ENZYKLOPAEDIE DER KLINISCHEN MEDIZIN

HERAUSGEGEBEN VON

L. LANGSTEIN
BERLIN

C. VON NOORDEN
FRANKFURT A. M.

C. PIRQUET
WIEN

A. SCHITTENHELM
KIEL

SPEZIELLER TEIL

DIE ERKRANKUNGEN DER MILZ, DER LEBER, DER GALLENWEGE UND DES PANKREAS

BEARBEITET VON

H. EPPINGER   O. GROSS   N. GULEKE   H. HIRSCHFELD
E. RANZI

DIE ERKRANKUNGEN DES PANKREAS

VON

O. GROSS
SAARBRÜCKEN

UND

N. GULEKE
JENA

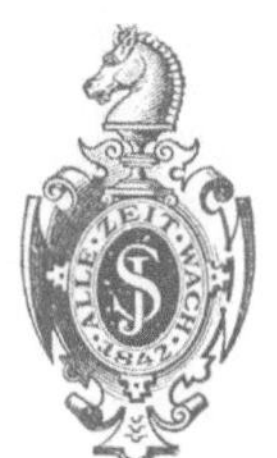

BERLIN
VERLAG VON JULIUS SPRINGER
1924

DIE ERKRANKUNGEN DES PANKREAS

VON

DR. O. GROSS
AO. PROFESSOR AN DER UNIVERSITÄT
GREIFSWALD UND CHEFARZT DER MED.
ABTEILUNG DES BÜRGER-HOSPITALS IN
SAARBRÜCKEN

UND

DR. N. GULEKE
O. Ö. PROFESSOR UND DIREKTOR DER
CHIRURGISCHEN UNIVERSITÄTSKLINIK
IN JENA

MIT 66 ZUM GROSSEN TEIL FARBIGEN TEXTABBILDUNGEN

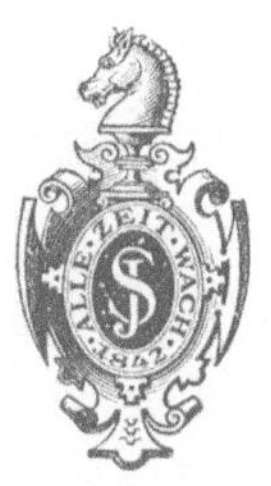

BERLIN
VERLAG VON JULIUS SPRINGER
1924

ISBN-13: 978-3-642-88838-0   e-ISBN-13: 978-3-642-90693-0
DOI: 10.1007/978-3-642-90693-0

Vorwort.

„Überblicken wir die Entwicklung, welche unsere Kenntnisse von den
Krankheiten des Pankreas genommen haben, so ist, wenn wir die zusammenfassenden Arbeiten von Bécourt, Mondière, Claessen, Ancelet, Friedreich vergleichen, ein stetiger, wenn auch langsamer Fortschritt nicht zu ver-
kennen. Eine besonders in den letzten Jahrzehnten außerordentlich gewachsene
Zahl von kasuistischen Mitteilungen und Arbeiten über einzelne Krankheitsformen des Organes bezeugt das rege Interesse, welches jetzt den Affektionen
desselben entgegengebracht wird.“

So schrieb Körte in der Einleitung zu seiner grundlegenden Monographie
über „die chirurgischen Krankheiten und Verletzungen des Pankreas“ im
Jahre 1898, und ebenso könnten wir die Einleitung zu vorliegendem Werke
beginnen, wenn wir den genannten Autoren noch die Namen Oser, Körte,
Opie und Heiberg hinzufügen.

Ein Vergleich zwischen den in neuerer Zeit erschienenen zusammenfassenden
Arbeiten über die Pankreaserkrankungen — chirurgischerseits von Guleke,
vom Standpunkt des Internisten aus von Heiberg — mit den 20—30 Jahre
zurückliegenden älteren Werken beweist den Fortschritt unseres Wissens auf
diesem Gebiet auf das deutlichste. Andererseits ist es aber unverkennbar,
daß trotz der so zahlreich publizierten Beobachtungen, trotz des unleugbar
großen Interesses, das der Frage der Pankreaspathologie und der Behandlung
der Pankreaserkrankungen entgegengebracht wird, unsere Erkenntnis doch nur
langsam zunimmt, wie dem einen von uns, der die Frage vor 12 Jahren bearbeitet hatte, bei der Neubearbeitung der chirurgischen Kapitel besonders klar
geworden ist. Viele damals offene Fragen, viele Unklarheiten bezüglich der
Entstehung, des Wesens und der Behandlung gar mancher Erkrankung des
Pankreas harren auch heute noch genau so einer befriedigenden Erklärung wie
vor 12 Jahren. Die Zahl der Einzelbeobachtungen ist zwar außerordentlich
gestiegen und mancher mit diesem Gebiete besonders vertraute Kliniker verfügt über eine größere persönliche Erfahrung. Aber noch fehlen viele Steine
zum einheitlich festgefügten Bau.

So erscheint es gerechtfertigt, eine Übersicht über den heutigen Stand
unseres Wissens auf diesem großen Gebiet zu geben, und dabei den Internisten
und Chirurgen nebeneinander zu Worte kommen zu lassen, um den umfang-
reichen, bald den Internisten, bald den Chirurgen mehr beschäftigenden Stoff

frei von einseitiger Einstellung verarbeiten zu können. Daß dabei ein völlig abgeschlossenes Ganze nicht geboten werden kann, teilt unser Buch mit jedem Werk lebender Wissenschaft. Und es ist gut, daß dem so ist; denn sonst fehlt der wichtigste Ansporn zu weiterer Forschung.

Der Krieg und die Schwierigkeiten der ihm folgenden Jahre, besonders des Jahres 1923, haben es mit sich gebracht, daß das nun vorliegende Buch viel später erschienen ist, als vorgesehen war. Das Manuskript war Ostern 1923 druckfertig, daher ist die Literatur auch nur bis zu dem genannten Termin berücksichtigt worden.

Der Verlagsbuchhandlung Julius Springer sind wir zu Dank verpflichtet, daß sie das Erscheinen des Buches trotz der ungeheuren Schwierigkeiten, mit denen jeder Verlag heute zu kämpfen hat, doch ermöglicht hat.

Ostern 1923.

Die Verfasser.

Inhaltsverzeichnis.

Anatomie des Pankreas.

Von O. Groß.

Bezüglich der Literatur über die Anatomie des Pankreas sei auf die Abhandlung von Sobotta in dem Handbuch der Anatomie des Menschen von Bardeleben verwiesen, die den folgenden Ausführungen zum Teil zugrunde liegt.

Makroskopische Anatomie. Das Pankreas ist ein langgestrecktes Organ, das, der Aorta und den großen Gefäßen aufliegend, eine nahezu horizontale Richtung einnimmt. Die Länge der Drüse wird zwischen 16 und 26 cm angegeben, ist aber erheblichen individuellen Schwankungen unterworfen. Dasselbe ist mit dem Gewicht der Fall. Schulz hat aus Anlaß gewisser klinischer Untersuchungen die Bauchspeicheldrüsen von 73 Leichen gewogen und dabei durchaus schwankende Werte gefunden, die beim Erwachsenen von etwa 35 g bis 112 g variieren. (Bei Geisteskrankheiten soll sie nach Parhon und Zugravu durchschnittlich schwerer sein.) Röpke fand bei 400 Wägungen von Bauchspeicheldrüsen an Soldaten ein Durchschnittsgewicht von 88 g. Das Gewicht steigt bis zum 25.—30. Jahre, bleibt dann bis in die 40er Jahre konstant, um später allmählich abzunehmen. Das Durchschnittsgewicht betrug 56,82 g; bei Frauen ist die Drüse im allgemeinen leichter als bei Männern. Die Farbe des Organs wird gewöhnlich als graurot angegeben, sie entspricht vielleicht mehr einem gelbrot. Im übrigen ist auch die Farbe inkonstant und wechselt sehr nach dem Blutgehalte und der Verdauungsphase, in der sich die Drüse befindet. Die Konsistenz ist ziemlich derb, aber von dem Verdauungszustand außerordentlich abhängig. Befindet sich die Drüse im Zustande der Verdauung, so kann sie steinhart erscheinen, was zu diagnostischen Irrtümern Veranlassung geben kann. An verschiedenen Stellen dieser Abhandlung ist auf diese wichtige Tatsache hingewiesen.

Man unterscheidet am menschlichen Pankreas 3 Teile, den Kopf (Caput pancreatis), den Körper (Corpus) und Schwanz (Cauda). Es erstreckt sich von dem Duodenum bis zur Milz.

Der Kopf liegt in der Konkavität der Duodenalschlinge, dessen Pars descendens und Pars inferior von dem Kopf ausgefüllt werden. Er ist aufs Engste mit dem Duodenum verbunden, zumal der Ausführungsgang zusammen mit dem Choledochus in der Papilla Vateri einmündet. Der Kopf ist der dickste und massigste Teil der Drüse. An ihn schließt sich der Körper, mit dem Kopf durch den Hals oder dem Isthmus verbunden, an. Diese Stelle kommt durch eine Verdünnung, sowie durch eine Abknickung der Längsachse zustande (Abb. 1).

Diese Verdünnung am Kopf entspricht dem Verlauf der Arteria und Vena mesenterica superior. Besonders an der Rückseite ist deutlich zu erkennen, wie der Kopf am Körper abgesetzt ist. Es entsteht durch den Verlauf der Arteria und Vena mesenterica superior ein direkter Einschnitt, die Incisura pancreatica. Der Teil des Kopfes, der sich unterhalb der Incisura pancreatica nach links, auf der Pars horizontalis inferior des Duodenums verlaufend, hinter den Gefäßen fortsetzt, wird als Processus uncinatus oder Pankreas Winslowii bezeichnet. Der Kopf tritt in innige Beziehungen zu dem Ductus choledochus, auf die an verschiedenen Stellen ausführlich eingegangen ist, da sie eine erhebliche Bedeutung bei der Entstehung des Ikterus bei Pankreaskrankheiten haben. Der Ductus choledochus tritt an die hintere Fläche des Kopfes, bleibt diesem entweder benachbart, oder wird, durch einen Einschnitt in den Kopf eintretend, von ihm umgriffen, so daß der Choledochus in einer Länge von 1—3 cm innerhalb des Pankreaskopfes verläuft. Der Gang bildet dabei mit der Pars descendens duodeni einen spitzen Winkel, so daß beide fast parallel verlaufen.

Der Körper des Pankreas kann mit einem dreiseitigen Prisma verglichen werden, so daß man eine hintere, eine vordere und eine untere Fläche unterscheiden kann, die natürlich nicht scharf voneinander zu trennen sind. Die Vorderfläche zeigt eine konvexe Vorwölbung, die den Namen Tuber omentale trägt. Unterhalb und links von dieser Vorwölbung besteht eine Konvexität, die Impressio gastrica, die klinisch insofern ein gewisses Interesse darbietet,

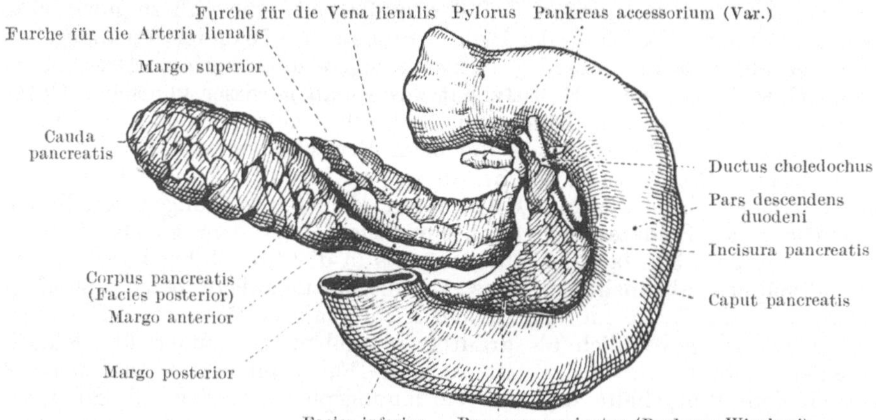

Abb. 1. Die Bauchspeicheldrüse; ihre Lagebeziehung zu dem Zwölffingerdarm und zu dem gemeinschaftlichen Gallengang. Pankreas accessorium. Ansicht von hinten. (Aus Toldt: Anatomischer Atlas.)

als hier die Hauptläsionsstelle für die vom Magen kommenden Prozesse ist (Durchbruchsstellen von Magengeschwüren in das Pankreas, Übergänge von Magencarcinomen auf die Drüse usw.).

Auf der Rückfläche besteht eine mehr oder weniger tiefe Furche, die durch den Verlauf der Arteria lienalis bedingt ist, darunter ein zweiter Einschnitt für die Vena lienalis. Auf der Rückseite findet man ferner schwächere oder stärkere Vertiefungen, die den Organen entsprechen, mit denen die Rückseite der Bauchspeicheldrüse in Konnex tritt: Linke Niere, Nebenniere, Nierengefäße und Arteria und Vena mesenterica inferior. Auch die Aorta und die Vena cava inferior können auf der Rückseite zu einem Eindruck führen. Das Volumen des Drüsenkörpers nimmt gegen den Schwanz zu ab, in den es ohne scharfe Abgrenzung übergeht.

Der Schwanz des Pankreas ist weniger dick als der Körper und erscheint abgeplattet, so daß eine Vorder- und eine Hinterfläche entstehen. Er ist auf seiner Vorderfläche leicht ausgehöhlt durch Anlagerung des Fundus ventriculi. Die Cauda zeigt etwas nach oben, wodurch eine geringe Änderung der Längsachse zustande kommt. Durch diese Änderung der Längsachse und die oben genannte Abknickung erhält das ganze Organ eine S-förmige Gestalt. Die

Spitze liegt der Facies pancreatica der Milz an. Der Schwanz kann sich schwalben-
schwanzförmig teilen, so daß er zweizipflig wird.

Ausführungsgänge des Pankreas. Die Anatomie der Ausführungsgänge
spielt in der Pathologie der Pankreaskrankheiten eine wichtige Rolle. An anderer
Stelle ist davon ausführlich gesprochen (s. S. 167). Um Wiederholungen zu
vermeiden, sei darauf verwiesen und nur die wichtigsten Punkte hier zusammengestellt.

Die ganze Bauchspeicheldrüse ist in ihrer Längsachse von dem Hauptgang durchzogen. Dieser Ductus pancreaticus oder Wirsungianus ist
nach dem deutschen Anatomen Wirsung benannt, der ihn im Jahre 1642 entdeckte, ohne jedoch seinen Zweck erkannt zu haben. Der Ductus pancreaticus
zieht von der Spitze des Schwanzes nach der Ausmündungsstelle durch das
ganze Organ, an Dicke zunehmend, von allen Seiten Nebenäste aufnehmend.

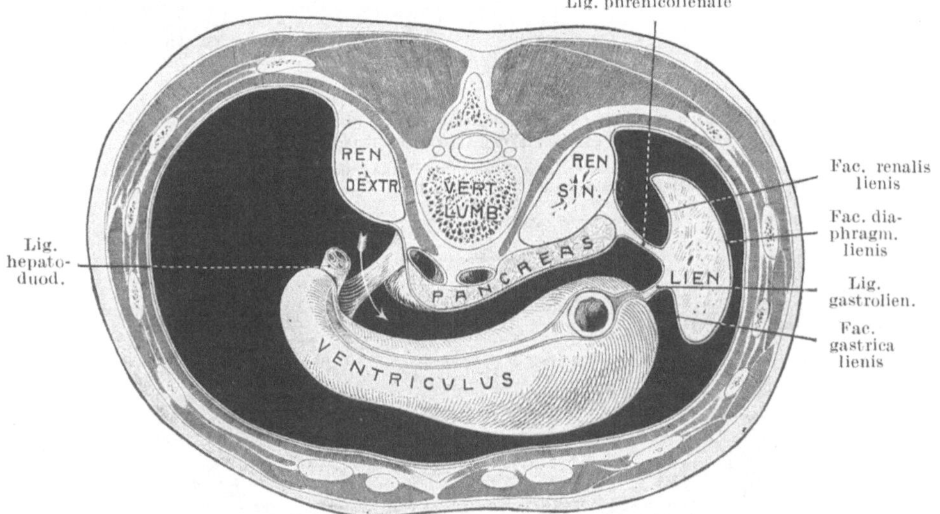

Abb. 2. Wandungen der Bursa omentalis, auf einem Horizontalschnitte durch den Bauch.
(Aus Corning: Lehrbuch der topographischen Anatomie.)

Die Ausmündungsstelle zeigt erhebliche individuelle Verschiedenheiten, indem
der Gang in oder neben der Vaterschen Papille einmünden kann. Er kann sich
mit dem Ductus choledochus vor seiner Ausmündung vereinigen und so zusammen mit ihm einen gemeinsamen Endgang bilden, oder beide können bis
zum Schluß getrennt sein. In der Papilla Vateri selbst kann sie ein Sporn
voneinander scheiden, oder sie vereinigen sich unmittelbar vor der Mündung.
An anderer Stelle ist auf diese Verhältnisse eingegangen und auf die Wichtigkeit dieses Verhaltens vor allem für die Entstehung entzündlicher Prozesse im
Pankreas infolge von Gallensteinen aufmerksam gemacht.

Im Kopf ist der Hauptgang ziemlich erheblich gewunden und zieht nach
rechts unten. In diesem Teil der Drüse zweigt sich von dem Hauptgang ein
Nebengang ab, der Ductus pancreaticus accessorius oder Santorini, der
aber schon vor diesem Anatomen von de Graaf und Haller beschrieben war.
Der Ductus pancreaticus minor s. accessorius, dem bei Verschluß des Hauptausführungsganges eine erhebliche klinische Bedeutung zukommt, kann nun ein
sehr verschiedenes anatomisches Bild darbieten. Bei manchen Menschen fehlt
er vollkommen, oft ist er obliteriert. Seine Stärke schwankt außerordentlich

1*

mitunter ist er dicker als der Hauptgang, ja er kann den einzigsten Ausführungsgang darstellen. Auch die Ausmündungsstelle ist verschieden. Gewöhnlich
liegt sie als Papilla minor oberhalb der Papilla Vateri. Aber die Mündung

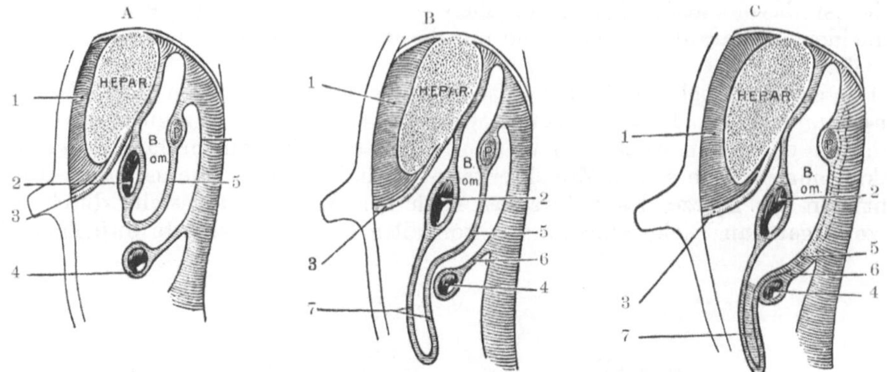

Abb. 3. Schemata zur Erläuterung der Bildung der Bursa omentalis (B. om.).
(Aus Corning: Lehrbuch der topographischen Anatomie.)

1. Lig. suspens. hepat. 2. Ventriculus und vordere Wand der Bursa omentalis. 3. Lig. teres hepatis. 4. Colon
transversum. 5. Hintere Wand der Bursa omentalis. 6. Mesocolon. 7. Blätter des Omentum majus, in Abb. C
verschmolzen.

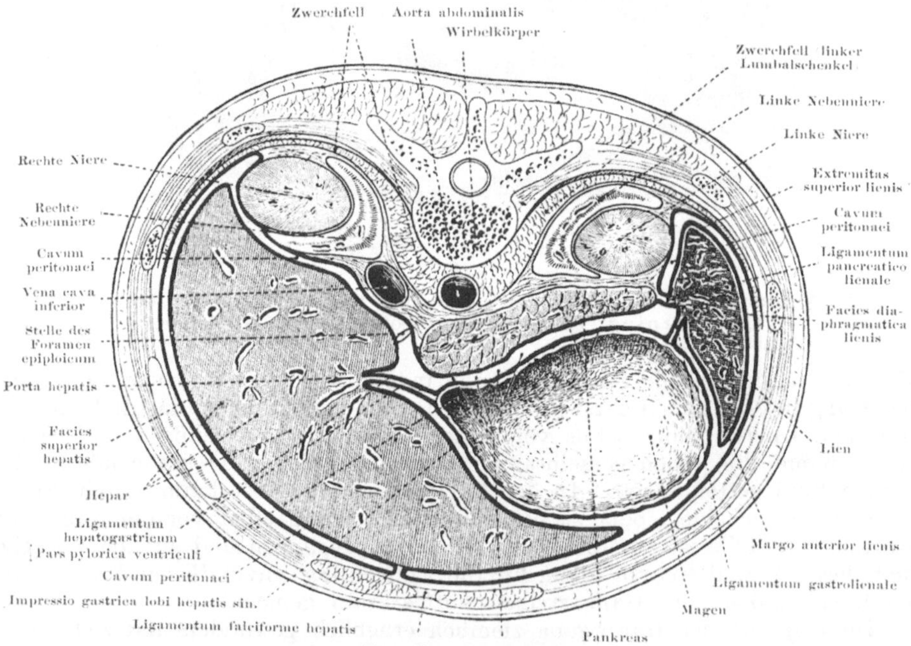

Abb. 4. Horizontaler Durchschnitt des Rumpfes in der Höhe des 12. Brustwirbels
(schematisiert). Das Bauchfell ist durch eine dunkle Linie angedeutet. (Nach Sobotta.)

kann auch völlig fehlen und der Gang, wenn er nicht überhaupt obliteriert
ist, blind endigen. Auch Beobachtungen von Einmündungen des Nebenganges
in Lieberkühnsche Krypten liegen vor. Es kann aber auch die Kommuni-

kation des Ganges mit dem Hauptgang fehlen und so ein eigenes Gangsystem vorhanden sein. Diese verschiedenen Variationen erklären sich aus dem entwicklungsgeschichtlichen Verhalten der Bauchspeicheldrüse. Sie entsteht aus

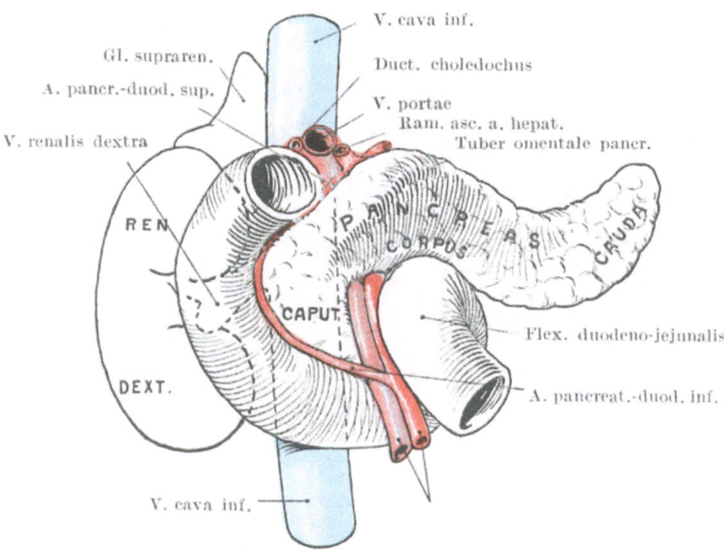

Abb. 5. Duodenum mit Pankreas und rechter Niere, von vorn. Nach dem Hisschen Gipsabguß. (Nach Corning.)

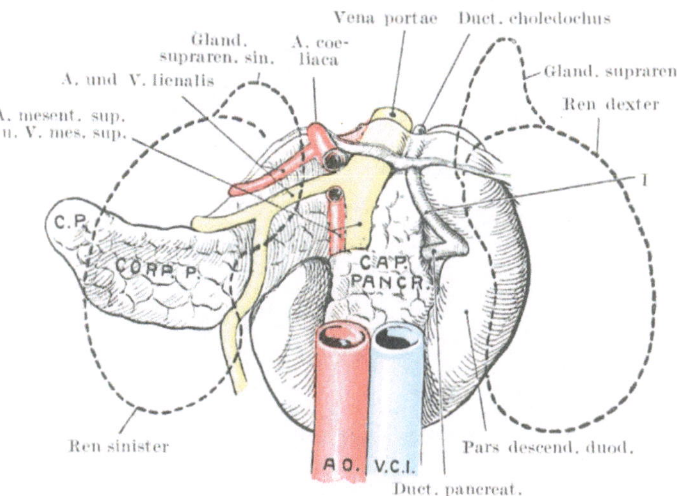

Abb. 6. Topographie des Duodenums und des Pankreas. Ansicht von hinten. Die Umrisse der beiden Nieren und Nebennieren sind punktiert angegeben; sie legen sich von hinten den Organen auf. I Duct. choledochus. Ao Aorta. V. c. i. Vena cava inf. Halbschematisch, mit Benützung der Hisschen Gipsabgüsse. (Nach Corning.)

zwei ventralen und einer dorsalen Anlage. Der Ductus accessorius Santorini entspricht dem Ausführungsgang der dorsalen Anlage, der Ductus Wirsungianus dagegen dem Gang der rechtsseitigen ventralen Anlage.

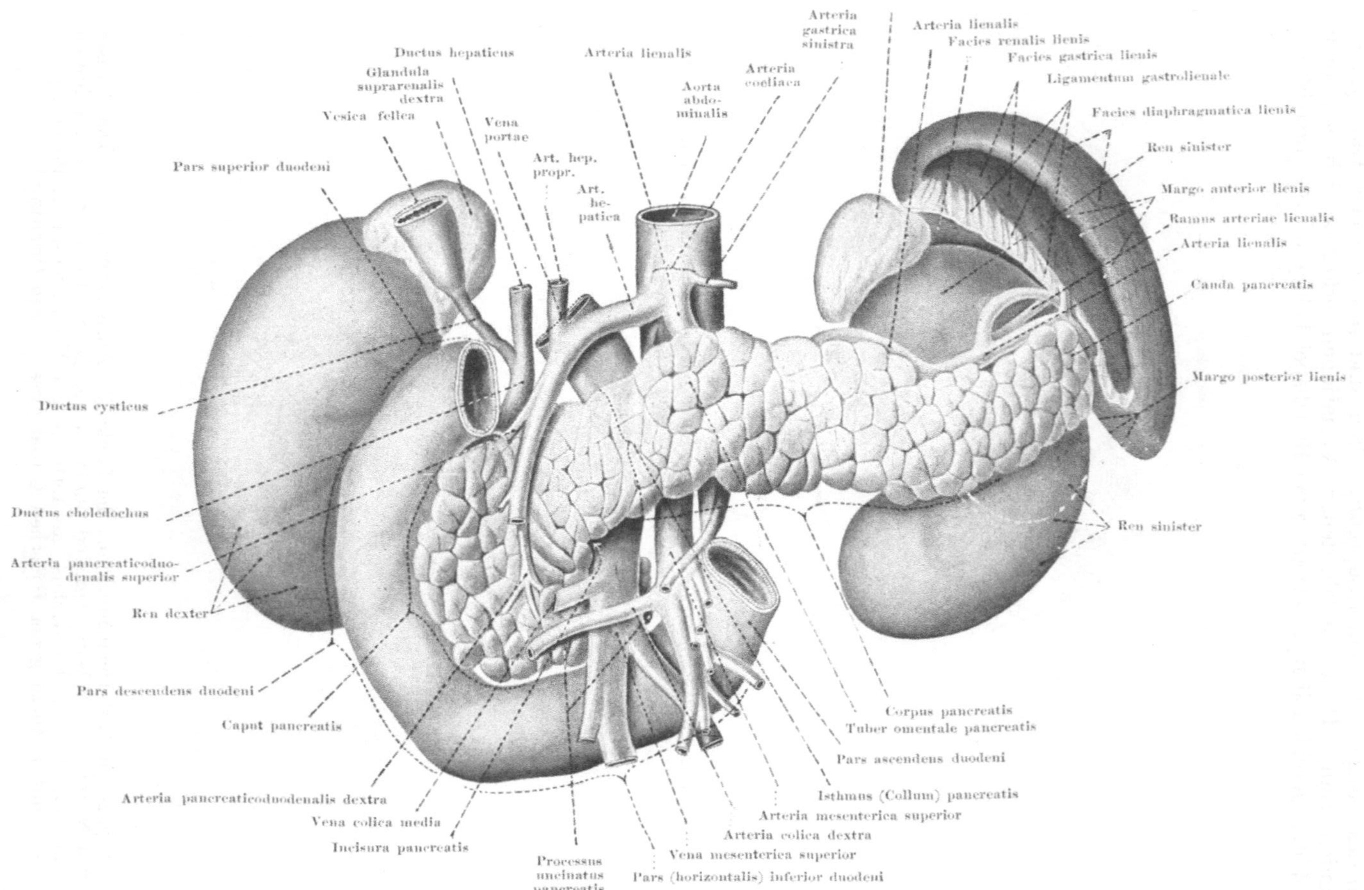

Abb. 7. Lagerungsverhältnisse des Pankreas zur Milz, den Nieren, Nebennieren, Duodenum, Aorta, Gallengängen, Vasa mesenterica superiora und Pfortader in der Ansicht von vorn. Der Hals der Gallenblase ist erhalten, der Rest mit der Leber weggenommen, das Bauchfell ist von allen Organen, mit Ausnahme der Milz, entfernt. (Nach Sobotta.)

Topographische Anatomie. Das Pankreas liegt zwischen dem Magen und den großen Gefäßen. Auf seiner Vorderfläche ist es zum Teil von Peritoneum parietale überzogen, das hier die hintere Wand der Bursa omentalis

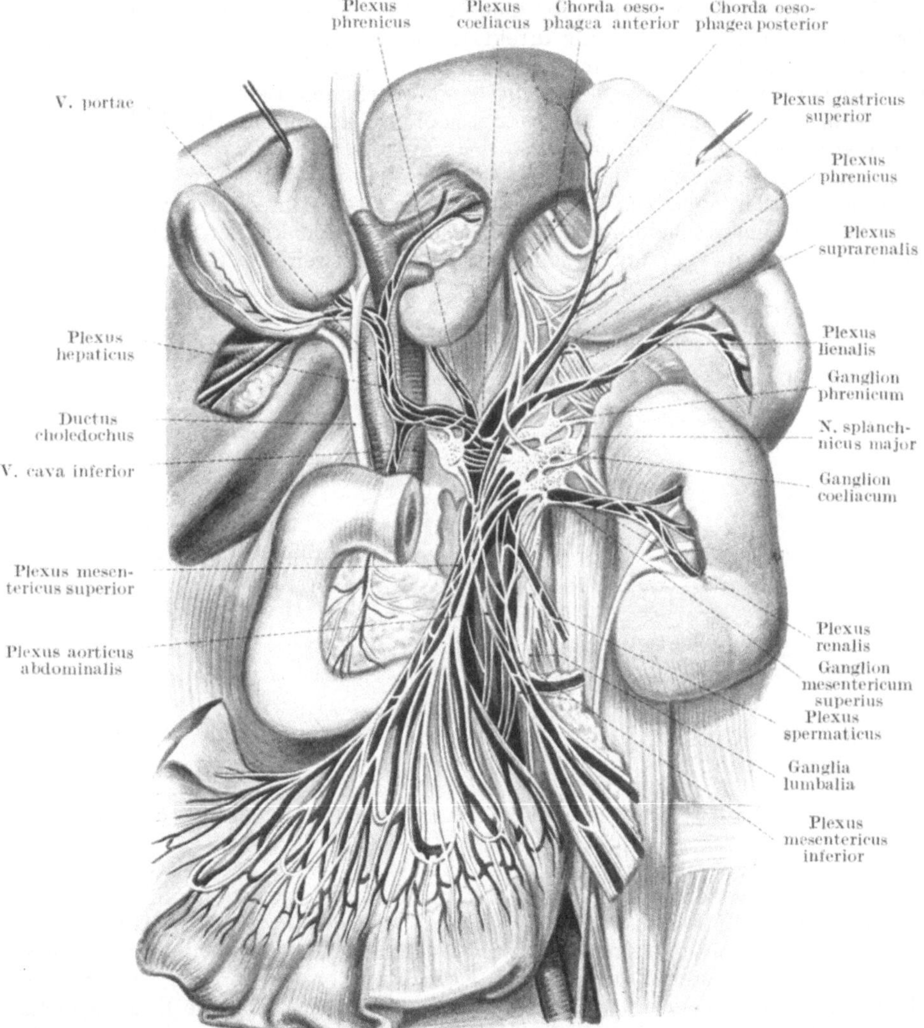

Abb. 8. Die Ganglia coeliaca und die von ihnen ausstrahlenden sympathischen Geflechte, Plexus sympathici, für die Baucheingeweide. (Von dem Magen ist nur der oberste Anteil im Zusammenhang mit der Speiseröhre erhalten worden, und dieser ist, so wie die Leber, nach oben umgelegt. Das Pankreas wurde an der Grenze seines Kopfes und Körpers durchgeschnitten und der letztere entfernt. An dem Gekröse sind die Arterien und Nerven nach Ablösung des Bauchfellüberzuges freigelegt worden.) (Nach T o l d t: Anatomischer Atlas.)

bildet (Abb. 2 und 4). Diese liegt also dem Pankreas auf, was für die Entstehung der Pankreaspseudocysten von ausschlaggebender Wichtigkeit ist (s. S. 262). Zwischen Magen und Pankreas befindet sich demnach nur der spaltförmige Raum der Bursa omentalis. Der Kopf ist nur zum Teil von Peritoneum

überzogen, auch kann sich dies teilweise auf die Unterfläche des Körpers
erstrecken (Abb. 3 und 4).

Die Bauchspeicheldrüse liegt in der Höhe des ersten Lendenwirbels. Wie
ausgeführt liegt der Kopf in der Konkavität der Duodenalschlinge, die dadurch
bei Tumoren des Kopfes Kompressionen erfahren kann. Er ist hier der rechten
Niere benachbart, ohne mit ihr direkt in Berührung zu kommen. Bei seinem
horizontalen Verlauf nach links kreuzt das Pankreas die Aorta und die Vena
cava inferior (Abb. 5 und 6). Diese nachbarlichen Beziehungen führen bei
Pankreastumoren zu den sog. Pseudoaneurysmen, indem die Pulsation der
Aorta von dem Tumor fortgeleitet wird und dieser selbst dadurch pulsierend
erscheinen kann. Es ist leicht ersichtlich, daß Pankreastumoren bei den nahen
topischen Beziehungen zur Vena cava inferior diese komprimieren und dadurch
schwere Stauungserscheinungen hervorgerufen werden können. Dasselbe kann
mit der Vena portarum geschehen. Bei dem weiteren S-förmigen Verlauf

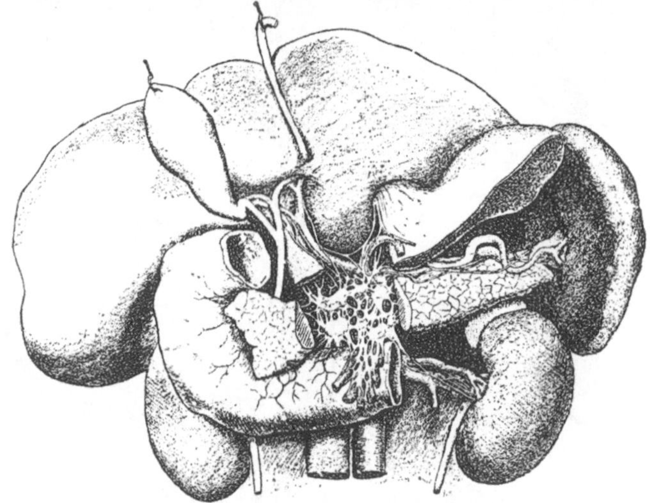

Abb. 9. Beziehung der Hinterfläche des Pankreas zum Plexus solaris. (Nach Léveillé
und Hirschfeld.)

des Pankreas erreicht der Körper die linke Niere und Nebenniere, auf die
ebenfalls krankhafte Prozesse des Pankreas übergehen können (Abb. 7).

Dem Pankreas aufgelagert ist, wie geschildert, die Bursa omentalis, deren
Bedeutung für Cystenbildung schon Erwähnung geschehen ist, darüber der
Magen, von dem aus also krankhafte Prozesse sehr leicht auf die Bauchspeicheldrüse überzugehen vermögen. Außer den schon genannten geschwürigen Prozessen und Tumoren spielen Verwachsungen eine wichtige Rolle.

Erwähnung mögen hier noch die topischen Beziehungen des Pankreas zu
den Geflechten des Sympathicus finden. Die Bauchspeicheldrüse liegt dem
Plexus coeliacus direkt auf, der hier das Ganglion solare bildet und der
in das Innere der Drüse Fasern sendet. An verschiedenen Stellen dieses Buches
ist auf die Wichtigkeit dieser Nervengebilde hingewiesen und auf die klinische
Rolle, die sie bei Pankreaserkrankungen spielen. Ihre Kompression ist die
Ursache der fast unerträglichen „Cöliakalneuralgien" oder „Pankralgien",
die bei Vergrößerung des Organs auftreten und sie werden auch für die bei
Pankreaskrankheiten beobachtete bronzeartige Verfärbung der Haut verantwortlich gemacht (Abb. 8 und 9).

. In der Nachbarschaft des Pankreas finden sich Lymphknoten, und zwar zwischen Vena cava inferior und Pankreas, ferner zwischen dem Pankreaskörper und Aorta, mitunter auch am Isthmus. Auch im Pankreas selbst kommen Lymphknoten vor. Auf diese intra- und peripankreatischen Lymphapparate und ihre Bedeutung ist an anderer Stelle hingewiesen.

Mikroskopische Anatomie. Wie die übrigen Speicheldrüsen ist auch das Pankreas eine zusammengesetzte tubulöse Drüse. Jedoch sind die Endstücke nicht immer rein tubulös, sondern zeigen zum Teil alveolären Bau. Die einzelnen Tubuli sind zu Acini zusammengefaßt, die ihrerseits wieder durch interstitielles Bindegewebe von einander getrennt sind. Das spezifische Endorgan, der Tubulus, ist von einer strukturlosen, feinen Membrana propria umgeben, die sich gegen das zwischen den Tubuli gelegene interstitielle Gewebe deutlich abgrenzt. Die Zellen der Endstücke bestehen aus einem kurzzylindrischen oder kegelförmigen polyedrischen Epithel, das aus einer dem Lumen zugekehrten mit hellen, lichtbrechenden, acidophilen 0,5—1 μ großen Körnchen angefüllten Innenzone, und einer dunkleren, streifig erscheinenden Außenzone besteht, deren Größenverhältnis zueinander von dem Tätigkeitszustand der Drüse abhängig ist. In dem Kapitel „Physiologie des Pankreas" ist die histologische Bedeutung und das Verhalten dieser „Cymogenkörnchen" erörtert. In der Außenzone der Zelle liegt der Kern, außerdem finden sich hier mit Osmium färbbare Fetttröpfchen (Sobotta).

Die Parenchymzellen des Pankreas sind um ein enges Lumen von 1—2 μ gelagert, in das sich die sog. centroacinären Zellen erstrecken. Diese eigentümlichen, von Langerhans entdeckten Zellen, die das Lumen vollständig ausfüllen können, sind Fortsetzungen der sog. Schaltstücke und gehen in das Epithel derselben über. Ihre physiologische Bedeutung ist noch unklar, über eine klinische ist nichts bekannt. Als Ausgangspunkt für maligne Neubildungen scheinen sie nicht in Betracht zu kommen.

Mit Hilfe der Golgi-Methode gelingt es, das feinere Gangsystem des Pankreas zur Darstellung zu bringen, indem sich das darin befindliche Sekret färbt. Man beobachtet dabei, daß sich von dem zentralen Lumen zwischen den Epithelien intracelluläre Sekretcapillaren erstrecken, die jedoch nicht bis zu der Membrana propria reichen und wahrscheinlich innerhalb der Drüsenzellen fein verästelt endigen.

Die Langerhansschen Inseln. Diesen im Jahre 1869 entdeckten eigentümlichen Zellkomplexen kommt eine ganz besonders wichtige physiologische Bedeutung zu. An den verschiedensten Stellen dieses Buches ist eingehend auf diese intertubulären Zellhaufen hingewiesen (s. S. 30). Mit vielen Autoren stehen auch wir auf dem Standpunkt, daß diese Gebilde die Funktionäre der inneren Sekretion des Pankreas sind. Vor allem dürften sie für den Kohlehydratstoffwechsel maßgebend sein, dagegen sind sie nach unseren Untersuchungen für die Resorption der Fette, die ebenfalls eine endokrine Funktion des Pankreas darstellt, nicht maßgebend. Sie zeichnen sich durch eine ganz besondere Widerstandsfähigkeit aus, die es gestattet, daß sie und die innere Sekretion auch dann wohl erhalten bleiben, wenn durch krankhafte Prozesse das Parenchym völlig oder fast völlig zerstört ist. Die Frage über die Bedeutung der Langerhansschen Inseln ist im Kapitel „Pankreasdiabetes" eingehend besprochen, so daß hierauf verwiesen sein möge. Auch die Frage, ob sie selbständige Gebilde darstellen, oder ob es sich um Umwandlungen des Drüsenparenchyms handelt, ist daselbst erörtert.

Die Langerhansschen Inseln oder intertubulären Zellhaufen sind im ganzen Pankreas verteilt, wenn auch in sehr verschiedenem Grade. In besonders großer Menge finden sie sich im Schwanz der Drüse, woselbst man bei schwacher

Vergrößerung in einem Gesichtsfelde oft mehrere Zellinseln erkennen kann. Dagegen gelingt es in Schnitten durch den Kopf oft im ganzen Präparat nicht, eine einzige Insel zu finden. Die Zahl der Inseln hat nach neueren Untersuchungen, die im Abschnitt „Pankreasdiabetes" beschrieben sind, eine ausschlaggebende Bedeutung bei der Zuckerkrankheit, da sich gezeigt hat, daß beim Diabetes die Zahl vermindert ist (Heiberg). Auch andere pathologische Veränderungen der Drüse können die Ursache der Zuckerkrankheit sein. Die Zahl der Inseln und ihr Gesamtvolumen ist in dem genannten Abschnitt geschildert. Nach Wilms sinkt nach der Geburt, besonders im 1. Lebensjahre, die Inselzahl beträchtlich, später langsamer. Die Variationsbreite der Inseln nimmt ebenfalls ab, vor allem auch im 1. Lebensjahre. Hier sei nur kurz erwähnt, daß Cleak die Zahl der Inseln auf 120 000—1 760 000 angibt. Die Zählung der kurz nach dem Tode entnommenen Drüsen geschah nach Durchspülen mit Farbstoffen, wodurch sie deutlich hervortreten.

Die Größe der Inseln schwankt zwischen 75 und 325 μ. Die größeren sind also makroskopisch erkennbar, wenn sie sich auch bei freier Betrachtung kaum von den umgebenden Geweben abheben. Besonders groß sind sie bei manchen Tieren (Meerschweinchen), was Veranlassung zu Irrtümern gegeben hat. Die Inseln stellen rundliche oder leicht ovale Gebilde dar, die eine besonders reichliche Blutversorgung zeigen. Sie sind den Capillaren eng angelagert und führen auch den Namen „Gefäßinseln", der sich in der Literatur allerdings weniger eingebürgert hat. Umgeben sind die Inseln mit einer bindegewebigen Kapsel, über deren Kontinuität (s. S. 32) die Meinungen divergieren.

Die Zellen selbst unterscheiden sich von dem sezernierenden Epithel durch ihre polygonale Form, das Fehlen der für die Parenchymzellen charakteristischen Cymogenkörnerbildung und des Lumens.

Die Langerhansschen Inseln können der Ausgangspunkt für „Adenome" sein, so daß gewissermaßen „Rieseninseln" entstehen (s. S. 311).

Das interstitielle Gewebe. Ihm kommt bei entzündlichen Prozessen eine hohe pathologische Bedeutung bei. Normalerweise besteht es aus einem zellarmen fibrillären Gewebe, das zwischen die Drüsenläppchen eindringt (interlobäres Bindegewebe) und sie in einzelne Drüsenläppchen teilt (interlobuläres Bindegewebe). Es dringt zwischen die Acini ein (interacinöses Gewebe), doch ziehen feinste Züge zwischen den Epithelien auch in die Acini hinein (intraacinöses Bindegewebe). Alle diese Bindegewebszüge zeigen bei krankhaften Prozessen, besonders bei chronischen Entzündungen, erhebliche Vermehrung.

Gangsystem des Pankreas. Der Ausführungsgang der Bauchspeicheldrüse geht aus den Schaltstücken hervor, die, wie erwähnt, bereits im Lumen der Endstücke als zentroacinäre Zellen beginnen. Sie besitzen eine Schicht niederer platter Zellen und eine Dicke von 5—6 μ. Der Übergang in die Ausführungsgänge erfolgt meistens ziemlich plötzlich, so daß das Lumen der letzteren von 26 μ eine erhebliche Erweiterung darstellt.

Die Ausführungsgänge, die sich nach dem Hauptausführungsgange zu vereinigen, sind von einem 13—18 μ hohen Zylinderepithel ausgekleidet, dem dadurch eine hohe klinische Bedeutung zukommt, als es vor allem den Ausgangspunkt für Carcinome, bzw. Adenocarcinome darstellt (s. daselbst). In der Wand des Hauptausführungsganges und der größeren Nebenäste finden sich Schleimdrüsen. Unter dem Epithel der Ausführungsgänge ist ein nach außen zu lockerer werdendes festes Bindegewebe vorhanden, außerdem besitzt der Hauptausführungsgang eine Schicht glatter Muskulatur.

Gefäßsystem des Pankreas. Das Gefäßsystem des Pankreas stammt

1. aus dem Ramus gastroduodenalis der Arteria hepatica, Arteria pancreatico-duodenalis superior,

2. aus der Arteria lienalis, die in ihrem Verlauf Seitenäste in das Pankreas abgibt,

3. aus der Arteria mesenterica sup., die außer kleineren Arterien die Arteria pancreatico-duodenalis inferior abgibt.

Den Arterien entsprechen Venen, die ihr Blut in die Pfortader abgeben.

In der Bauchspeicheldrüse finden sich außerdem zahlreiche Lymphgefäße, die im interlobären Gewebe Lymphplexus bilden. Von den Lymphknoten ist bereits oben gesprochen.

Nervöse Versorgung. Sie erfolgt vom Sympathicus aus, und zwar von dem schon genannten, hinter der Drüse liegenden, Plexus coeliacus, bzw. Ganglion solare. Die in die Drüse eintretenden Nervenfasern kommen von dem Plexus sympathicus hepaticus, lienalis und mesentericus sup. In der Drüse selbst finden sich zwischen den Lobuli sympathische Ganglien. Auch Pacinische Körperchen sind beschrieben (Ceelen). Die Endigung der Nervenfasern erfolgt nach Durchbrechung der Membrana propria innerhalb der Endstücke.

Physiologie des Pankreas.

Von O. Groß.

Veränderungen des Pankreas während seiner Tätigkeit.

Die physiologische Tätigkeit manifestiert sich an der Bauchspeicheldrüse ähnlich, wie dies bei allen anderen Drüsen des Körpers der Fall ist. Für die bei der Tätigkeit der Drüsen auftretenden Veränderungen bietet die Bauchspeicheldrüse ein besonders gutes Objekt zur Beobachtung, da sie die einzige Drüse ist, die bei Warmblütern während der Tätigkeit selbst, also lebend, beobachtet werden kann (Kühne und Lea). Die Methodik derartiger Untersuchungen besteht entweder darin, daß man, wie das beim Kaltblüter leicht möglich ist, die Drüsen in vivo mikroskopisch beobachtet, oder aber das zu untersuchende Organ wird in verschiedenen Phasen seiner Tätigkeit dem Körper entnommen und der mikroskopischen Untersuchung zugänglich gemacht. Die letztere Methode hat den Nachteil, daß sich sowohl postmortale als auch durch die Präparation künstlich hervorgerufene Veränderungen nicht immer mit Sicherheit ausschließen lassen. Alle Drüsen bilden ihr spezifisches Sekret aus dem Protoplasma der Zelle, indem sich dieses mit Granula anfüllt, die bei den meisten Drüsen im Zelleib gleichmäßig verteilt sind und nur den Kern frei lassen. Diese Cymogenkörner, die Claude Bernard, und zwar gerade am Pankreas, entdeckt hat, zeigen jedoch an dieser Drüse eine etwas abweichende Anordnung. Der vom Lumen abgewandte, basale Teil der Zellen ist nämlich frei von Granulis, die sich ausschließlich in dem der Lichtung zugekehrten Anteil des Zelleibes finden (Langerhans). So kann man eine Innen- und eine Außenzone unterscheiden. Der Granulationszustand des Protoplasmas zeigt nun erhebliche Unterschiede, je nach dem Tätigkeitszustand der Drüse, wie Kühne und Lea an dem lebenden Pankreas des Kaninchens, das sich wegen seiner diffusen Verteilung im Mesenterium zur Untersuchung besonders eignet, zeigen konnten. Während der Arbeit der Zelle verkleinert sich die Innenschicht, entsprechend nimmt die Außenschicht zu. Dabei scheinen die Cymogenkörner einer Auflösung zu verfallen, indem sie heller und durchscheinender werden, um schließlich ganz zu verschwinden. Zugleich findet ein Nachrücken der basalwärts gelegenen Körner nach der Innenzone zu statt, worauf diese Granula demselben Auflösungsprozeß unterliegen. Dabei ist es jedoch bemerkenswert, daß die Zelle niemals ganz frei von Granulis wird. Dafür, daß die Körner innerhalb der Zelle aufgelöst werden, spricht auch der Umstand, daß außerhalb der Zelle, also im Lumen, niemals Granula nachweisbar sind (Kühne und Lea, Langley). Diese am lebenden Organ erhobenen Beobachtungen scheinen durch den Nachweis von Granulis im Lumen anderer Drüsen und auch des Pankreas, wie sie manche Autoren (Krause, Galeotti) bei niederen Tieren gefunden haben, nicht widerlegt zu sein.

Ferner zeigt sich, daß die Cymogenkörner, wenn sie aus dem Protoplasma frei dargestellt werden, in physiologischer Kochsalzlösung unlöslich sind. Nach Noll läßt sich aus diesem Faktum wohl mit Recht der Schluß ziehen, daß die Körner innerhalb der Zelle durch irgendeinen vitalen Vorgang zur Lösung kommen.

Während die freien Granula aber gegen indifferente Flüssigkeit eine ausgesprochene Resistenz zeigen, sind sie in destilliertem Wasser, verdünntem Alkali (Heidenhain) und auch in Essigsäure (Laguesse) löslich, und zwar um so leichter, je näher sie der Lichtung liegen (Mathews).

Noll macht ferner darauf aufmerksam, daß die Zelle bei der Sekretion nicht nur an Körnchen verarmt, sondern daß diese auch kleiner werden, um im Ruhezustand wieder an Volumen zuzunehmen.

Während also so die Innenzone der Drüsenzelle mit Cymogenkörnern angefüllt ist, und diese Zone je nach dem Arbeitszustand in ihrer Ausdehnung schwankt, zeigt auch die Außenzone Bildungen, die das Interesse der Forscher wachgerufen haben. Es sind dies Körnchen, vor allem aber fadenähnliche Bildungen, die schon Pflüger beobachtet und als periphere Streifung beschrieben hatte. Sie werden bei der Arbeit der Drüse deutlicher. Dieselben Gebilde kommen aber auch in anderen Drüsen, z. B. in der Parotis vor. Sie werden bei der vitalen Färbung besonders deutlich (Michaelis). Die Bedeutung dieser Gebilde ist noch nicht klar; vielleicht sind sie die Vorstufen der Cymogenkörner, doch ist das noch ungewiß.

Während nun die sezernierende Zelle an Granulis verarmt, zeigt sich, daß die nicht sezernierende sich wieder mit neuen Körnchen anfüllt. Da die Granula als Cymogenkörner angesehen werden, so sind sie die Vorstufen der spezifischen Produkte der Drüse. Sie stellen also noch nicht dieses spezifische Sekret selbst dar, wie die Untersuchungen Heidenhains Ellenbergers und Hofmeisters gezeigt haben. Wann und wo die Umwandlung des Cymogens in das Ferment selbst stattfindet, steht noch nicht fest; zahlreiche Versuche an Pankreasfistelhunden haben jedoch gezeigt, daß der reine aus der Drüse gewonnene Saft bezüglich seiner tryptischen Wirkung völlig unwirksam ist oder eine nur schwache Verdauungskraft entfaltet, die jedoch sofort vorhanden ist, wenn dem Bauchspeichel Darmsaft zugesetzt und er so aktiviert wird (Bayliss und Starling).

Aber auch makroskopische Unterschiede zwischen ruhender und sezernierender Zelle bestehen. Erstere sieht weiß aus, die tätige Drüse zeigt dagegen eine ins Braune gehende Verfärbung, wobei die Acini der ruhenden Drüse glatt, die der arbeitenden dagegen eingekerbt erscheinen. Bei der tätigen Drüse ist der Lymphstrom vermehrt (Barcroft und Starling), sie ist stärker durchblutet und fühlt sich wesentlich härter an.

Der Pankreassaft.

Der Pankreassaft zeigt, je nach der Art der Reizung, die seine Sekretion hervorgerufen hat, erhebliche chemische Unterschiede. Je nach der Art der zugeführten Nahrung bestehen erhebliche Unterschiede in dem Gehalt an Wasser, Alkali, Asche und organischen Bestandteilen. Der durch Säurereiz erzielte Saft ist dünn und stark alkalisch, arm an Fermenten, umgekehrt verhält sich der durch Vagus- oder Sympathicusreiz gewonnene.

Bezüglich der chemischen Zusammensetzung des menschlichen Pankreassaftes sei auf die Arbeiten von Schumm, Glaeßner und Wohlgemuth verwiesen.

Der frisch sezernierte Pankreassaft stellt eine wasserklare, stark alkalisch reagierende Flüssigkeit dar. Die alkalische Reaktion, der eine hohe physiologische Bedeutung zukommt, beruht auf dem Gehalt des Saftes an Soda. Nach Auerbach und Pick soll die Alkalescenz des frisch gewonnenen Pankreassaftes geringer sein, als allgemein angenommen wird und auf seinem Gehalt an Bicarbonat, nicht an Soda, beruhen. Diese Alkalescenz soll das Optimum für die Peptolyse und Lipolyse darstellen. Die Wasserstoffionenkonzentration des Pankreassaftes weicht nach Michaelis nicht sehr erheblich von der des Blutes ab.

Kommt der salzsaure Mageninhalt in das Duodenum und trifft hier mit dem kohlensauren Natrium des Pankreassaftes zusammen, so entwickelt sich Kohlensäure. Abgesehen von der mechanischen Wirkung der Kohlensäure, die zu einer Lockerung des Speisebreies führt (Bunge), stellt eine mit Kohlensäure gesättigte Alkalilösung das Optimum für die Wirkung der Pankreasfermente dar (Schierbeck). Die Bauchspeicheldrüse ist die wichtigste Verdauungsdrüse des Organismus. Der Saft bewirkt eine fermentative Spaltung des Eiweißes, des Fettes und der Kohlehydrate, daneben finden sich noch Fermente von untergeordneter Bedeutung.

Trypsin. Das Trypsin stellt das eiweißspaltende Ferment des Bauchspeichels dar. Die peptolytische Wirksamkeit des Pankreassaftes wurde von Corvisart (1857/58) entdeckt, nachdem schon früher Purkinje, Pappenheim und Claude Bernard ähnliches beobachtet hatten. Es unterscheidet sich von dem Pepsin dadurch, daß es die Eiweißkörper bis zu den Aminosäuren herab abbaut. Es verdaut auch die Muskelfasern, die vom Pepsin des Magens nicht oder nur unzureichend angegriffen werden. Dies hat diagnostische Bedeutung (s. u.). Es wirkt am besten bei alkalischer Reaktion, bei saurer wird es zerstört. Das Optimum der Wirksamkeit liegt bei Körpertemperatur, doch wirkt es auch noch bei 55°. Bald nach Beginn der Einwirkung des Trypsins werden Cystin, Tyrosin und Tryptophan aus dem Eiweißmolekül abgespalten. Andere Aminosäuren (Alanin, Asparaginsäure, Glutaminsäure u. a.) treten erst nach längerer Einwirkung auf. Ein Teil des Eiweißes widersteht der Trypsineinwirkung. Bei manchen Eiweißkörpern macht dieser abiurete Rest (Polypeptide), der durch das Trypsin nicht völlig abgebaut werden kann, einen recht beträchtlichen Teil aus. Diese Substanzen entsprechen dem Antipepton Kühnes. Bezüglich der Einzelheiten des chemischen Abbaus verweise ich auf die Arbeiten von Emil Fischer und seiner Mitarbeiter, vor allem Abderhaldens. Nucleoproteide und Nuclein zerfallen durch die Einwirkung des Trypsins in Nucleinsäure und Eiweiß, das weiter abgebaut wird. Nach Schmidt u. a. soll die Spaltung der Nucleinsäure durch eine im Pankreassaft vorkommende Nuclease zustande kommen (s. weiter unten). Setzt man nichtdenaturiertes Eiweiß, vor allem Hühnereiweiß oder Blutserum der künstlichen Trypsinverdauung aus, so fällt die außergewöhnlich große Resistenz dieser Substanzen, gegen die Verdauung auf. Ja, es zeigt sich sogar eine sehr erhebliche antifermentative Wirkung. Stellt man mit einer künstlich hergestellten Trypsinlösung die an anderer Stelle (S. 49) angegebene Caseinprobe an und setzt zu der Caseinlösung Blutserum in stärkster Verdünnung, so läßt sich die Fermentabschwächung noch nachweisen, wenn die Verdünnung 1 : 5 000 000 beträgt. Das ist praktisch insofern sehr wichtig, als der Nachweis von Trypsin sehr häufig zur Erkennung von Pankreassekret in Cysten usw. angewandt wird. Es ist aber klar, daß in

derartigen Körperflüssigkeiten oft Serumbeimengungen sind, die die Trypsinwirkung vollkommen zu hemmen vermögen.

Zur Bestimmung der Trypsinwirkung dient das Verfahren nach Mett
(Eiweißröhrchen), die Caseinprobe, die weiter unten ausführlich angegeben
ist, sowie die Verdauung einer Fibrinflocke nach Grützner, die aber exakte
quantitative Untersuchungen nicht gestattet.

Da die Verdauungsprodukte der Trypsinverdauung (vor allem Aminosäuren,
weniger Albumosen und Peptone [Bayliss]), diese hemmen, so eignen sich zu
quantitativen Untersuchungen nur solche Methoden, bei denen die zu verdauende
Eiweißmenge und die dabei entstehenden Abbauprodukte so gering und wenig
konzentriert sind, daß diese Hemmung nicht eintritt.

Die Verdauung des Trypsins erfolgt dann nach einfachen Proportionen,
d. h., die Menge des verdauten Eiweißes ist proportional der Fermentmenge
und der Zeit der Einwirkung (Volhard, Faubel, Groß). Zu demselben Resultate sind Henri und Bayliss auf physikalisch-chemischem Wege gelangt.

Der aus einer Pankreasfistel gewonnene Pankreassaft zeigt eine sehr geringe
oder sogar gar keine tryptische Aktivität. Die Ursache ist darin zu suchen, daß,
wie Heidenhain gezeigt hat, und worauf bei den Veränderungen der Drüse
bei der Sekretbildung schon hingewiesen ist, das Trypsin als inaktive Vorstufe,
als Trypsinogen gebildet und ausgeschieden wird. Sowohl beim Pankreasfistelhund, als auch beim Menschen ist das der Fall (Glaeßner, Wohlgemuth).
Erst durch die Berührung mit Darmsaft wird das Cymogen in wirksames Trypsin
verwandelt. Der im Darmsaft vorhandene Körper, der diese Wirkung ausübt,
ist von Pawlow Enterokinase genannt worden und entsteht in dem Dünn-
darmepithel. Die Bildung der Enterokinase wird andererseits wieder durch
den Pankreassaft bewirkt. Sie ist durch Essigsäure fällbar, in Alkohol löslich,
wärme-, aber nicht hitzebeständig, da sie bei 70⁰ zerstört wird.

Das Trypsinogen verwandelt sich aber auch dadurch in Trypsin, daß der
Saft längere Zeit steht. Dagegen geschieht die Umwandlung durch Enterokinase
fast momentan. Trypsinogen wird nach Vernon durch Trypsin aktiviert,
was von Mellanby und Wolley abgelehnt wird. Die Verwandlung von Trypsinogen in Trypsin geschieht durch Autokatalyse.

Daß im Pankreassaft außer dem Trypsin noch andere peptolytische Fermente
vorkommen (Ereptase) (Pollack, Bayliss und Starling) ist nicht sicher
erwiesen. Nach Wohlgemuth befindet sich das Erepsin auch im inaktiven
Pankreassaft in aktivem Zustand. Es ist nach Lombroso mit der Darm-
ereptase nicht identisch.

Nuclease. Bei Ausfall der äußeren Pankreasfunktion finden sich nach Fleischnahrung zahlreiche Muskelfaserkerne im Stuhl, was nach Schmidt auf das
Fehlen einer im Pankreassaft enthaltenen Nuclease zurückzuführen ist.

Um Wiederholungen zu vermeiden verweise ich auf das bei den „Funktionsprüfungen" Gesagte.

Die Nuclease bewirkt nach Iwanoff, Araki, Sachs eine Umwandlung
der Nucleinsäure, indem diese in eine nicht gelatinierende Form verwandelt
wird. Im übrigen steht die Existenz einer Nuclease im Pankreassaft noch nicht
mit Sicherheit fest (Wohlgemuth).

London, Schittenhelm und Wiener fanden bei je einem normalen, magen-
losen, entpankreasten Hunde und einem, bei dem sämtliche Pankreasausführungsgänge
unterbunden waren, dieselbe Verdauung der Nucleinsäure. Die Ereptase des Pankreassaftes soll durch Serum in ihrer Wirkung, im Gegensatz zum Trypsin, gesteigert werden
(Glaeßner).

Kohlehydratspaltendes Ferment. Das diastatische Ferment verwandelt
Stärke über Dextrin in Maltose, wirkt also wie das Ptyalin des Speichels. Die

Diastase ist von der Reaktion des umgebenden Mediums unabhängiger, als das Trypsin, da sie bei neutraler Lösung ebensogut wirkt, wie bei alkalischer, und auch bei schwach saurer Reaktion noch wirksam bleibt.

Nach Hermann und Schlesinger wird die Wirksamkeit der wasserlöslichen Amylase in wäßriger Lösung rascher und stärker abgeschwächt, als in Kochsalz- und Dinatriumphosphatlösung oder in 50 %igem Alkohol und Aceton. Bei einer Amylase-Verdünnung von 1 zu 100 Millionen wird von einer einprozentigen Stärkelösung das Einmillionfache der Fermentmenge in 30 Stunden zu Erythrodextrin gespalten. In 30 Stunden ist die Spaltung vollendet.

Bei Stauung des Pankreassaftes wird die Diastase resorbiert und im Harn ausgeschieden. Dies ist diagnostisch nicht unwichtig (s. unten Funktionsprüfungen). Der Nachweis geschieht mittels der weiter unten ausführlich beschriebenen Methode von Wohlgemuth.

Daneben enthält das Pankreassekret Maltase, ferner bei Milchzuckerfütterung oder saugenden Jungen auch Lactase (Weinland, Almagia), was von Ibrahim und Kaumheimer nach Untersuchungen an jüngeren und älteren Säuglingen bestritten wird.

Fettspaltendes Ferment. Das Steapsin des Bauchspeichels (Berchelot) spaltet hydrolytisch Neutralfett in Glycerin und Fettsäure. Bei Anwesenheit von Alkali verbinden sich die freien Fettsäuren mit diesem zu Seifen. Die Menge derselben ist daher von der Alkalimenge abhängig. (Siehe unter: Ausnutzung der Nahrung bei Pankreaskrankheiten.) Die Seifen unterstützen die Emulgierung des Fettes. Dadurch wird die Spaltung des Fettes erleichtert, doch wirkt das Steapsin im Gegensatz zu der Lipase des Magens (Volhard) auch auf nicht-emulgierte Fette ein.

Was die Wichtigkeit des Steapsins betrifft, so steht es fest, daß auch bei Abwesenheit desselben das Fett in normaler Menge gespalten werden kann, wenn die entsprechenden fettspaltenden Bakterien vorhanden sind (Groß, s. u.). Natürlich braucht das nicht immer der Fall zu sein.

Durch Gallezusatz wird die Wirkung erhöht (Bompiani). Ebenso wie das Trypsin wird das Steapsin als inaktives Proferment ausgeschieden, die Aktivierung erfolgt wahrscheinlich durch die Galle. Das Steapsin wirkt ferner auf Ester ein, die bekanntlich erst im Dünndarm gespalten werden (Aspirin!).

Der Nachweis und die Bestimmung geschieht entweder durch Titration der aus neutralem Olivenöl gebildeten freien Säure oder stalagmometrisch.

Lecithinspaltendes Ferment. Von Kutscher und Lohmann entdeckt, soll es aus Lecithin Cholin freimachen.

Von Ehrmann wird auf das Fehlen dieses Ferments eine Lecithinvermehrung im Stuhl bei Pankreaskranken zurückgeführt (s. unten).

Labferment. Als Labferment des Pankreas ist von Kühne ein Ferment beschrieben worden, das die Milch zur Gerinnung bringt und sein Optimum bei 60—65° hat (Vernon). Dabei besteht ein Parallelismus zwischen tryptischer und Labwirkung (Pawlow und Parastschuck). Ebenso wie das Trypsin wird es als inaktives Proferment ausgeschieden und durch Darmsaft aktiviert. Während Pawlow und Parastschuck daher eine Identität des Trypsins und des Labs annehmen, eine Anschauung, die durch die von Jacoby beobachtete gleichzeitige Hemmung der Trypsin- und Labwirkung durch Pferdeserum gestützt wird, bestreiten andere Autoren, daß Pankreaslab und Trypsin dasselbe Ferment sind. Der Nachweis eines besonderen Labfermentes scheint auch durch die Untersuchungen Wohlgemuths gelungen zu sein. Danach findet sich auch im menschlichen Pankreassaft ein Labferment, „im inaktiven als Proferment, im aktiven als Ferment". Die Aktivierung geht mit der des Trypsins parallel.

Glaeßner hat im menschlichen Pankreassaft Lab vermißt.

Hämolytisches Ferment. Eine hämolytische Wirkung des Hundepankreassaftes wurde zuerst von Delezenne beobachtet. Friedemann hat dann weiterhin den Hundepankreassaft auf Hämolysine untersucht und im Fistelsaft durch Lecithin aktivierbare Hämolysine (Lecithide) nachgewiesen. Die wirksame Substanz des Pankreas, die aber im Gegensatz zu anderen Amboceptoren thermolabil ist, kann von Blutkörperchen gebunden werden, verhält sich also wie ein Amboceptor. Die hämolytische Wirkung ist auch gegen die eigenen Blutkörperchen gerichtet (Autohämolysin).

Wohlgemuth hat fast gleichzeitig das hämolytische Gift auch im menschlichen Pankreassaft nachgewiesen. Auch hier handelt es sich um ein Hämolysin und Lecithid, da es durch Lecithin aktiviert wird. Es verhält sich also wie das Kobragift (Ehrlich und Kyes) und das Bienengift (Morgenroth und Carpi).

Es besteht ein Parallelismus zwischen hämolytischer Kraft und fettspaltender Wirkung, dagegen besteht weitgehende Unabhängigkeit von der Trypsinwirkung. Nach Wohlgemuth ist die Hämolyse wohl eine Kombination von lipolytischer und proteolytischer Kraft.

Mydriatisch wirkende Substanzen sind im Pankreassaft wiederholt nachgewiesen worden (Glaeßner und Pick, Wohlgemuth, Minami), und zwar ist die mydriatische Wirkung besonders stark nach Fleischfütterung. Diese Substanzen sind von den Fermentmengen unabhängig. Sie sind nicht hitzebeständig.

Erregung der Pankreassekretion.

Die Anregung der Sekretion der Bauchspeicheldrüse geschieht sowohl auf nervösem Wege, als auch durch Vermittlung der Blutbahn. Vor allem haben uns die grundlegenden Untersuchungen Pawlows mit ihren exakten Versuchsbedingungen den Weg gewiesen, auf dem die Tätigkeit des Pankreas zur Auslösung gebracht wird. Die Untersuchungen in dem Pawlowschen Laboratorium zeigten, daß vor allem „die Säuren mächtige Erreger der Bauchspeicheldrüse sind, und daß man durch sie wie durch kein anderes Mittel die Tätigkeit der Drüse forcieren kann". Dabei ist ein Unterschied in der erregenden Wirkung verschiedener Säuren nicht vorhanden. Alle daraufhin untersuchten Säuren erwiesen sich in ihrer Wirksamkeit gleich stark. Im Gegensatz dazu bewirkt Alkali einen sofortigen Stillstand der Bauchspeichelsekretion. Berücksichtigt man die saure Reaktion des Magensafts, so fällt die Zweckmäßigkeit der Pankreaserregung durch Säuren sofort ins Auge und es zeigt sich, daß diese saure Reaktion als Bindeglied zweier benachbarter Abteilungen des Verdauungskanals dient. Nach Pawlow stellt die Säure ein spezifisches Reizmittel für das Pankreas dar, was vor allem daraus hervorgeht, daß Reizmittel wie Pfeffer und Senf, selbst in stärkster Konzentration, die Bauchspeichelsekretion vollkommen unbeeinflußt lassen, während selbst stark verdünnte Säuren eine mächtige Pankreastätigkeit auslösen. Daß hier in der Tat ein physiologischer Vorgang vorliegt, und nicht etwa durch die Versuchsbedingungen gegebene Verhältnisse, zeigt die Tatsache, daß auch Magensaft selbst ein spezifischer Reiz für die Pankreastätigkeit ist. Dasselbe bestätigen die Versuche von Schlagintweit und Stepp, die durch Einspritzen von Salzsäure, normalen und hyperaciden Magensäften in das Duodenum von Pankreasfistelhunden eine kräftige Pankreassekretion erzeugen konnten, die nach Injektion von achylischen Magensäften fast vollkommen ausblieb. Sie bleibt auch aus, wie Pawlow zeigte, wenn man dem Versuchstier seinen eigenen Pankreassaft einführt. „Wir sehen hier ein lehrreiches Beispiel, wie die Arbeit des einen Abschnittes des Verdauungskanals mit der des vorhergehenden zusammenhängt und durch sie bestimmt wird".

„Im Magen selbst sichert die psychische Sekretion, die ja die Verdauung einleitet, eben dadurch der Letzteren auch eine Fortsetzung. Die Säure des Magensaftes wirkt ihrerseits auf die Bauchspeicheldrüse erregend und hierin tritt das Prinzip der gegenseitigen Beeinflussung der Verdauungsdrüsen besonders deutlich hervor" (Pawlow).

Gebundene HCl wirkt schwächer als freie. Durch Störungen der Magensaftsekretion wird die Pankreassaftsekretion erheblich gehemmt (Cohnheim und Klee).

Die Zweckmäßigkeit der Säurewirkung sieht Pawlow aber weiter darin, daß durch den vermehrten Pankreassaftstrom die Säure neutralisiert und dadurch der Pankreassaft selbst vor der zerstörenden Wirkung des Pepsins geschützt wird. Man kann noch einen Schritt weiter gehen und annehmen, daß dadurch das gegen Säurewirkung außerordentlich empfindliche Trypsin vor einer Zerstörung bewahrt wird. Außerdem dient nach Pawlow das ganze Verhalten zur Aufrechterhaltung der chemischen Integrität des Organismus: „In einer besonderen, noch nicht recht begreiflichen Absicht, wird der Magensaft als äußerst konzentrierte Lösung von Salzsäure sezerniert; diese Salzsäure wird, wie die Physiologie gegenwärtig lehrt, aus dem Chlornatrium des Blutes bereitet; dadurch entsteht im Blute ein Überschuß von Alkali, und dieses muß, um die chemische Integrität des Blutes zu wahren, aus dem Organismus entfernt werden. Die Salzsäure jedoch würde nach Erledigung ihrer Aufgaben im Verdauungskanal wieder zur Resorption kommen und dadurch ihrerseits zu einem starken Sinken der Blutalkalescenz führen. Somit würde die Blutalkalescenz große Schwankungen nach beiden Richtungen hin vollführen; die Blutalkalescenz ist jedoch, wie wir wissen, ein sehr wichtiger Faktor der chemischen Prozesse im Organismus. Diese Schwierigkeiten werden leicht beseitigt, wenn man die erörterten Beziehungen der Verdauungssäfte in Betracht zieht; so treibt denn der saure Magensaft gerade seiner Acidität wegen, und ihr proportional, den alkalischen Pankreassaft; das heißt, während das saure Element des Blutkochsalzes in die Pepsindrüsen und von dort in die Magenhöhle geht, dient das basische Element als Soda dem Pankreas zur Bereitung des Bauchspeichels. Und so treffen die beiden Bestandteile des Chlornatriums in dem Darm wieder zusammen und regenerieren das Kochsalz." Hierzu sei aber bemerkt, daß nach den Untersuchungen von Straub, Beckmann, Erdt und Mettenleiter auf der Höhe der Magenverdauung Änderungen der CO_2-Spannung im Blut auftreten, die durch die mit der Nahrungszufuhr einhergehenden Verdauungsvorgänge — Verschiebung saurer Valenzen aus dem Blut in die Verdauungssekrete — verbunden sind.

Als Ursache der beschriebenen Säurewirkung nahm Pawlow zunächst einen reflektorischen Vorgang an, glaubte also, daß sie auf dem Wege der Nervenbahnen zustande käme. Hatten die Untersuchungen Popielskis und die Wertheimers und Lepages gezeigt, daß auch nach Zerstörung des Nervensystems und der Bauchganglien die Säurewirkung auf das Pankreas unverändert bestehen bleibt, so waren es Bayliss und Starling, die das Wesen dieser Wirkung völlig klärten. Sie konnten zeigen, daß die Wirkung der Säure auch dann bestehen bleibt, wenn in der Dünndarmschlinge, in die die Säure gebracht wird, alle Nerven zerstört sind. Die Wirkung mußte also auf dem Blutwege zustande kommen, doch konnte die Säure als solche nicht die Ursache sein. Es zeigte sich nun, daß in der Darmwand unter Einwirkung der Säure eine Substanz entsteht, die, in die Blutbahn gebracht, die Pankreassekretion auslöst. Bayliss und Starling nannten diesen Körper Secretin. War es schon früher durch die Untersuchungen von Popielski und von Wertheimer und Lepage bekannt, daß die Säure nur vom Duodenum und obersten Dünndarm aus wirkt, so zeigten

Bayliss und Starling, daß sich nur aus diesen Darmabschnitten das hitze-beständige Secretin herstellen ließ. Injiziert man einem Pankreasfistelhund das Blut eines anderen Tieres, das Säure in das Duodenum injiziert bekommen hat, so wird dadurch die Bauchspeichelsekretion des Fistelhundes zur Tätigkeit angeregt (Henriques und Hallion). Die chemische Natur der Säuresecretin-sekretion wird auch dadurch bewiesen, daß Atropin die Secretinsekretion, im Gegensatz zu der durch Vagus- oder Sympathicusreizung hervorgerufenen, nicht hemmt. Dagegen sollen pankreasexstirpierte und -diabetische Hunde eine erhebliche Abnahme des Secretingehalts der Darmschleimhaut zeigen, als Folge der fehlenden inneren Sekretion des Pankreas (Evans).

Die Pawlowsche Schule (Bylina) hat dann die Richtigkeit der Versuche von Bayliss und Starling anerkannt und die Anschauung einer vorwiegend nervösen Erregung der Pankreassekretion zugunsten der chemischen fallen lassen. Die Saftanregung durch Säure (Glaeßner), ihre Hemmung durch Alkali (Wohlgemuth) ist auch beim Menschen vorhanden. Glaeßner hat letztere beim Pankreasfistelmenschen vermißt.

Das Secretin wird aber nicht nur durch Säure im Darm freigemacht, sondern auch Seifen (Babkin) in 5—10%iger Lösung können diese Wirkung auslösen (Fleig). Dabei ist es aber interessant, daß im Gegensatz zur Säurewirkung die Seifenwirkung durch Atropin gehemmt wird (Ssawitsch), so daß bei dieser Art der Reizung vielleicht doch nervöse Einflüsse eine gewisse Rolle spielen.

Wesentlich schwächer als durch Säure und Seife wird die Pankreastätigkeit durch Wasser, Wittepepton (Cohnheim und Klee) und durch Fett (Pawlow) erregt. Letzteres hemmt bekanntlich die Magensaft- und damit Säuresekretion, so daß es direkt auf die Pankreassekretion wirken muß. Daß ebenso, wie in den Hundeversuchen des Pawlowschen Laboratoriums, auch beim Menschen dabei eine Wirkung der Magensäure auszuschließen ist, geht schon aus der Tatsache hervor, daß nach Einführen von Fett in den Magen, Dünndarminhalt zurückfließt und etwa vorhandene Säure neutralisiert (Boldy-reff, Volhard). Bei der chemischen Indifferenz des Fettes nimmt Pawlow eine Erregung der peripheren Endapparate im Darm, also nervöse Einflüsse, an. Im Gegensatz dazu will Bilina einen sehr starken Einfluß des Neutralfettes auf die Pankreassekretion beobachtet haben. Der durch Fett bewirkte Pankreas-saft ist besonders reich an fettspaltendem Ferment (Walther). Gley teilt die Pankreaserreger in folgende Klassen ein:

1. Säuren, Neutralfette, Seifen, die das Secretin in vivo zur Lösung bringen. Kommen sie mit der Duodenalschleimhaut in Berührung, so wird dieser das Secretin in großer Menge entzogen.

2. Alkohol, Pepton- und heiße Salzlösungen, die das Secretin in vitro lösen. Sie dienen zur Herstellung wirksamer Schleimhautextrakte.

3. Gewisse Alkaloide, Eiweißabbauprodukte, Cholin, die, in die Blutbahn gebracht, das Pankreas zur Sekretion bringen. Nach seiner Ansicht darf die reflektorische Erregung der Pankreassekretion nicht unterschätzt werden.

Auch auf psychischem Wege wird die Bauchspeicheldrüse erregt (Oechsler); lokal reizende Substanzen wirken zum größten Teil auf die Sekretion nicht ein. Auch die Extraktivstoffe des Fleisches rufen keine stärkere Erregung hervor, als Wasser allein.

Letzten Endes ist die durch eine Nahrung hervorgerufene Pankreassaft-sekretion abhängig von der durch diese Nahrung bewirkten Säuresekretion des Magens. Der Pankreassaft zeigt chemische Abweichungen je nach der Art des normalen Erregers.

Der „Säuresaft" ist arm an organischen Substanzen, reich an Aschebestandteilen; er enthält nur wenig Fermente, ist dafür aber stark alkalisch. Dagegen ist der durch Seifen, Wasser und Fette bewirkte fast konzentriert und verhält sich umgekehrt wie der Säuresaft; er ist schwach alkalisch, fermentreich und arm an anorganischen Bestandteilen (Pawlow).

Für praktische Zwecke besonders wichtig ist der Einfluß der Nahrung auf die Bauchspeichelsekretion, da ja besonders bei Pankreasfisteln eine entsprechende Regelung der Diät notwendig ist. Die Pawlowschen Versuche hatten gezeigt, daß die stärksten Erreger des Magensaftes — eben durch diese Erregung und den Zusammenhang zwischen Magensaft- und Pankreassaftsekretion — auch die stärksten Erreger für den Pankreassaft sind. Wurden die Versuchstiere mit Fleisch und Brot gefüttert, so trat in der ersten Zeit nach der Nahrungsaufnahme zugleich mit der Magensaftausscheidung auch eine erhebliche Sekretion von Bauchspeichel ein, der nach den obigen Ausführungen an organischen Stoffen und Fermenten arm war, während bei Milchfütterung die Pankreassekretion allmählich zunimmt. Auf Milch erfolgt die geringste Sekretion, wobei der Saft die geringste Alkalescenz aufweist. Die Verhältnisse beim Hunde ergeben sich aus folgender, der Arbeit von Walther entnommenen, Tabelle.

Menge und Art der Nahrung	Menge des abgeschiedenen Pankreassaftes	Dauer der Sekretion und mittlere Sekretionsgeschwindigkeit (im Laufe von 5')	Prozent des Trockenrückstandes	Prozent der Asche	Prozent der organischen Substanzen	Prozent des Stickstoffs	Alkalescenz der Asche in Proz. Na_2CO_3 auf 100 ccm Saft
600 ccm Milch .	45,7	4 Std. 30'— 0,85 ccm	5,268	0,869	4,399	0,68	0,348
250 g Brot . . .	162,4	7 „ 35'— 1,75 „	3,223	0,925	2,298	0,39	0,564
100 g Fleisch . .	131,6	4 „ 12'— 2,61 „	2,465	0,907	1,558	0,24	0,588

Im übrigen ist der Sekretionswert der Nahrung zu ermitteln, da er sich aus den einzelnen Sekretionsreizen zusammensetzt, die verschieden auf Saftmenge und auf den Gehalt an einzelnen Fermenten wirken.

Wohlgemuth zeigte, daß auch beim Menschen eine erhebliche quantitative Abhängigkeit des Pankreassaftes von der Nahrung besteht. Die größte Saftmenge wird nach Kohlehydratnahrung veranlaßt. Nach Eiweißnahrung ist die Menge geringer, am geringsten nach Fettzufuhr, wobei aber die Fermentmengen um so größer sind, je geringer die Bauchspeichelmenge ist. Der „Fettsaft" war also am konzentriertesten, der „Kohlehydratsaft" am fermentreichsten. Wie beim Hunde wird auch beim Menschen die Saftabsonderung durch Säure vermehrt, durch Alkali vermindert. Daraus ergibt sich die für die Behandlung der Pankreasfisteln beim Menschen wichtige Tatsache, daß die Diät in dem Sinne einer Diabetikerkost zu regeln ist, d. h. also unter Vermeidung der Kohlehydrate und Bevorzugung einer fettreichen Kost. Dazu sind kleine Mengen Natrium bicarbonicum zu verabreichen. Diese Diät hat sich in der Praxis in der Tat oft bewährt, doch liegen auch Beobachtungen über Mißerfolge vor (Kempf, Bickel).

Ich kann die Wohlgemuthschen Versuche insofern bestätigen, als ich bei Fleischnahrung eine größere Trypsinmenge im Stuhle fand, als nach Kohlehydratkost.

Die Menge des Pankreassaftes, die der Mensch am Tage liefert, wird verschieden angegeben. Dabei muß man bedenken, daß die Werte von Kranken mit Pankreasfisteln stammen und daß es nicht feststeht, wie weit dabei pathologische Veränderungen mitgewirkt haben. Auch kann ein Teil des Saftes

durch einen Nebengang abgeflossen sein. Nach einer Mahlzeit soll die Pankreas-
saftmenge 30—50 ccm/Stunde betragen (Glaeßner).

$$\begin{aligned}
&\text{Schumm} &&\text{gibt als Tagesmenge} &&293\text{—}531 \text{ ccm}\\
&\text{Glaeßner} &&\text{,,} \quad\text{,,} \quad\text{,,} &&450\text{—}848 \text{ ccm}\\
&\text{Pfaff} &&\text{,,} \quad\text{,,} \quad\text{,,} &&600 \text{ ccm an.}
\end{aligned}$$

Neben dieser Saftsekretion, die infolge des Reizes spezifischer Erreger auftritt, kennen wir durch Boldyreffs Untersuchungen aber auch eine periodische
Pankreastätigkeit, die auch in der Ruhe zustande kommt. Wie Boldyreff
nämlich zeigen konnte, wird der Ruhezustand des Verdauungsapparates, vor
allem auch der Bauchspeicheldrüse, durch Perioden der Tätigkeit unterbrochen,
die mit einer ganz wunderbaren Regelmäßigkeit auftreten. Die Tätigkeit ist
vom Appetit vollkommen unbeeinflußt, ja, ,,sie hört immer sogleich auf, wenn
sich das Eintreten des Appetits physiologisch bemerkbar macht. Ebenso verschwindet sie während der Verdauung.'' Dieser periodisch ausgeschiedene Saft
hat eine sehr beträchtliche Viscosität, enthält sehr viel organische Substanz
und zeichnet sich durch die Konstanz seiner Zusammensetzung aus. Besonders
fällt die große Regelmäßigkeit der periodisch auftretenden Erscheinungen auf.
Bei demselben Tiere treten sie in ganz bestimmten Intervallen auf, die noch
nicht um 5 Minuten differieren. Bei verschiedenen Hunden schwankten die
Ruhezeiten von 1 Stunde 20 Minuten bis etwa $2^1/_2$ Stunden. Je länger die Ruhe-
pausen sind, um so länger dauern die Arbeitsperioden. Die Bedeutung und
der Zweck dieser sehr interessanten periodischen Tätigkeit ist noch vollkommen
unklar.

Außer durch chemische Reize auf dem Wege der Blutbahn findet auch eine
nervöse Erregung und Regelung der Pankreastätigkeit statt. Sowohl im
Vagus, als auch im Sympathicus verlaufen Fasern, die fördernd und hemmend
auf die Pankreassekretion wirken (Pawlow, Kudrewetzky). Die Vagus-
erregung kann, wie Pawlow gezeigt hat, nur unter besonderen Versuchsbedingungen demonstriert werden; es tritt auf Vagusreiz auch dann eine Sekretion
ein, wenn dabei ein Übergang von saurem Mageninhalt in den Darm verhindert
wird. Die Vaguswirkung kommt nicht etwa durch Reizung vasodilatatorischer
Fasern und dadurch bewirkte Erweiterung der Pankreasgefäße zustande, sondern es handelt sich dabei um eine spezifische sekretorische Einwirkung. Es
geht dies daraus hervor, daß sie — im Gegensatz zu der Secretinsekretion —
durch Atropin gehemmt wird (Wertheimer und Lepage).

Der ,,Vagussaft'' ist reich an Fermenten und konzentriert, und wird in erheblicher Menge abgesondert. Ähnlich ist der spärlichere ,,Sympathicussaft''
zusammengesetzt.

Für das Bestehen eines nervösen Einflusses auf die Pankreastätigkeit spricht
auch der Umstand, daß beim Eßakt eine, wenn auch nicht sehr erhebliche, Tätigkeit der Drüse eintritt.

Atropin hemmt die ,,Vagussekretion'', Pilocarpin und Cholin regen sie
an. Große Dosen von Atropin bewirken dagegen eine sehr erhebliche Sekretion,
für die eine Erklärung bisher noch aussteht (Wertheimer und Lepage,
Modrakowski, Popielski).

Innere Sekretion der Bauchspeicheldrüse.

Von O. Groß.

Schon bei Besprechung der Nahrungsausnutzung bei Pankreaserkrankungen haben uns die Resultate der Stoffwechseluntersuchungen darauf hingewiesen, daß der Bauchspeicheldrüse außer der äußeren Sekretion sehr wichtige Funktionen innewohnen müssen, deren Erklärung nur durch die Annahme einer inneren Sekretion, wie wir sie ja heute für die meisten Drüsen des Organismus annehmen müssen, möglich ist. Nachdem schon die älteren klinischen Beobachtungen auf einen Zusammenhang zwischen Pankreaserkrankungen und Zuckerkrankheit hingedeutet hatten, bewies die Entdeckung des experimentellen Pankreasdiabetes durch von Mering und Minkowski, daß in der Tat enge Beziehungen zwischen dem Kohlehydratstoffwechsel und der Bauchspeicheldrüse bestehen. Es würde zu weit führen, in extenso auf dieses Gebiet einzugehen, wegen dessen auf die Lehrbücher über Stoffwechselkrankheiten und Diabetes mellitus, vor allem auf die klassischen Werke Naunyns und v. Noordens hingewiesen sein möge. Wir müssen uns hier mit dem Pankreasdiabetes nur insoweit beschäftigen, als die Glykosurie ein Zeichen einer Erkrankung der Bauchspeicheldrüse ist. Klinisch war das Zusammentreffen von Zucker- und Pankreaskrankheit schon lange und zu oft beobachtet, als daß es sich um einen reinen Zufall handeln konnte. So berichtet Bright über das Zusammentreffen von Pankreasleiden mit Diabetes, der später verschwand und bis zum Tode des Patienten nicht wieder auftrat. Bei 30 Obduktionen Zuckerkranker im Wiener Pathologischen Institut (Rokitansky) aus den Jahren 1838—1870 wurde das Pankreas 13 mal auffallend klein, schlaff, blutleer gefunden, einmal zeigte es deutliche Verfettung, Schwund auf ein Viertel mit Konkrementbildung in den Ausführungsgängen, Umwandlung in einen schwieligen Strang. Auch v. Recklinghausen fand zweimal bei Diabetikerleichen sehr schwere Veränderungen des Pankreas. Ähnliche Beobachtungen teilen Hartsen und Fles mit, bei denen das Pankreas bis zur Unkenntlichkeit in einen bindegewebigen Strang verwandelt war. Frerichs fand bei Zuckerkranken das Pankreas achtundzwanzigmal von normaler Beschaffenheit, zwölfmal atrophisch, einmal war es bis auf einzelne Teile vollkommen verfettet, mit Konkrementbildung im Ductus Wirsungianus, in einem andern Fall fand sich im Kopf der Drüse ein Carcinom, ein drittes Mal eine Umwandlung der Drüse in einen Absceß. Unter seinen Beobachtungen führt er an, daß sich bei zwei Kranken der Diabetes unmittelbar an eine akute Erkrankung des Pankreas anschloß.

Derartige Beobachtungen liegen in der Literatur in größerer Zahl vor, ohne daß man aber bei ihrem Studium den Eindruck gewinnt, daß zwischen Pankreaserkrankungen und Diabetes ein ursächlicher Zusammenhang angenommen worden wäre. Vielmehr hat man den Eindruck, daß die bei der Autopsie festgestellte Pankreaserkrankung mehr als ein zufälliges Zusammentreffen notiert sei, ebenso wie sich öfters ja auch Krankheiten der Nieren oder anderer Organe vermerkt finden. Es ist ein zweifelloses Verdienst französischer Forscher, zuerst auf die innigen Beziehungen zwischen Pankreaskrankheit und Diabetes hingewiesen zu haben. Schon Bouchardat hatte hierauf aufmerksam gemacht, und auch Lancereaux, Lapierre und Popper hatten ähnliche Anschauungen vertreten, ohne dabei jedoch eine innere Sekretion des Pankreas im Auge gehabt zu haben. Vielmehr nahmen sie an, daß die Zuckerkrankheit die Folge der gestörten äußeren Sekretion sei.

Den Forschungen deutscher Autoren war es vorbehalten, den sicheren
Beweis von:dem Zusammenhang zwischen Diabetes und Pankreas einwandfrei
zu erbringen. Diese Großtat experimenteller Forschung war die eingangs genannte Entdeckung des Pankreasdiabetes beim Hunde, durch v. Mering
und Minkowski im Jahre 1889, die, wie kaum eine andere Entdeckung auf
dem Gebiete der Stoffwechselkrankheiten, auf die experimentelle Forschung
anregend gewirkt hat. Schon vorher war versucht worden, bei Tieren das
Pankreas zu exstirpieren, ohne daß dies aber erfolgreich geschehen war. So
hatten Klebs und Munk versucht, den Zusammenhang zwischen Pankreaserkrankungen und Diabetes mellitus zu klären, indem sie unter anderem auch
Pankreasexstirpationen vornahmen. Einen Diabetes beobachteten sie dabei
nicht. Die Beziehungen zwischen Erkrankungen der Bauchspeicheldrüse und
Zuckerkrankheit suchten die genannten Autoren darin, daß sie die Glykosurie
als Folge einer gleichzeitig auftretenden Störung im Plexus solaris auffaßten.
Wie bei anderen früheren Experimentatoren war auch in den Versuchen von
Klebs und Munk, wie wir heute annehmen müssen, die Bauchspeicheldrüse nicht
vollkommen entfernt worden. Von Mering und Minkowski zeigten schon in
ihren Untersuchungen, daß die experimentelle Zuckerkrankheit nicht etwa durch
eine Beteiligung der nervösen Apparate, besonders des Plexus solaris im Sinne
von Klebs und Munk, hervorgerufen sein konnte; denn weder die Loslösung
der Bauchspeicheldrüse von dem Mesenterium, noch die Loslösung vom Duodenum unter Erhaltung der Verbindungen mit dem Mesenterium, noch die
partielle Exstirpation des Pankreas in verschiedenen Versuchen unter Zurück-
lassen verschiedener Teile des Organs in den einzelnen Versuchen vermochten
eine Glykosurie hervorzurufen. Sofort trat aber das Bild des schweren Pankreasdiabetes auf, wenn das zurückgelassene Stück auch noch entfernt wurde. Alle
diese Versuche sind bis heute so oft und so eingehend wiederholt und bestätigt
worden, daß ihre Richtigkeit als absolut sicher erwiesen zu gelten hat. Die
Versuchsresultate Pflügers, Cavazzanis und Thiroloix, die von Renzi und
Beate, Herlizka u. a., die den Pankreasdiabetes auf Nervenverletzungen zurückzuführen versuchten, haben heute als widerlegt zu gelten. Weder die Exstirpation des Duodenums beim Frosch, bei der Pflüger Diabetes bekommen haben
wollte, noch die beim Hunde (Tschernachowski) können in Wirklichkeit
einen Diabetes hervorrufen (Loewitz, Minkowski, Ehrmann, Lauwens,
Rosenberg u. a.). Die nach Entfernung dieser Organe auftretende, leichte
Glykosurie war transitorisch und hatte mit dem Pankreasdiabetes nichts zu tun.
Auch die Kopfspeicheldrüsen (de Renzi und Reale) vermögen keinen Einfluß auf den Kohlehydratstoffwechsel auszuüben, ebenso wie die von Falken-
berg beobachtete Glykosurie nach Schilddrüsenexstirpation nach Minkowskis
Untersuchungen nicht als Ausfallserscheinung zu erklären ist. Auch die Hypertrophie der Darmdrüsen, wie sie von verschiedenen Autoren nach Pankreasexstirpation beschrieben ist (Thiroloix, Boccardi), ist höchstens als ein
vikariierendes Eintreten für die äußere Sekretion aufzufassen, so daß wir heute
durchaus auf dem Standpunkt der Spezifizität des Pankreasgewebes für
den Kohlehydratstoffwechsel stehen.

Das Wesentliche der Untersuchungen von Merings und Minkowskis, die zu
allgemein bekannt und zu oft des Ausführlichen erörtert sind, ist die Tatsache,
daß die komplette Entfernung der Bauchspeicheldrüse beim Hund eine schwere
akut verlaufende Zuckerkrankheit erzeugt, die manchen Formen des menschlichen Diabetes mellitus äußerst ähnlich ist und in vielen Punkten auf das
genaueste mit ihm übereinstimmt. Nur wenn die Bauchspeicheldrüse vollkommen entfernt ist, kommt es zu einem schweren Pankreasdiabetes,
bleibt ein kleiner Teil der Drüse zurück, so genügt dieser zunächst, um

die Ausbildung eines Diabetes hintanzuhalten, der erst dann auftritt, wenn der Drüsenrest der Degeneration anheimfällt (Sandmeyer). Nicht bei allen Tiergattungen gelingt es, durch Entfernung der Bauchspeicheldrüse einen Diabetes hervorzurufen, eine Tatsache, die uns hier nicht weiter beschäftigen soll. Aber auch bei Kaltblütern und Vögeln kann man einen Pankreasdiabetes erzeugen. Da, wo im Hundeversuch nach angeblich totaler Pankreasentfernung der Diabetes ausblieb, war das Experiment, wie Minkowski zweifellos mit Recht annimmt, nicht sachgemäß ausgeführt, indem Reste der Drüse im Körper zurückgeblieben waren.

Die weiteren Untersuchungen Minkowskis ergaben nun bei den pankreasexstirpierten Tieren ein konstantes Verhältnis von Harnzucker (D) zu Harnstickstoff (N). Dieses Verhältnis D zu N beträgt nach Minkowski 2,8, ein Beweis, daß wirklich eine komplette Entfernung der Drüse vorgenommen ist. Das Wesentliche dieser Zahl sieht Minkowski in der Tatsache, daß sie das Maximum der Zuckerbildung aus Eiweiß angibt. Neben der Glykosurie finden wir auch beim experimentellen Pankreasdiabetes Vermehrung des Blutzuckers, der Werte bis zu 0,75 erreichen kann. Daneben besteht ausgesprochene Glykogenarmut, resp. kompletter Mangel.

Wie ist nun die Entstehung des Diabetes nach Entfernung der Bauchspeicheldrüse aufzufassen? Daß die Ursache nicht etwa in Läsionen der benachbarten Nervengebilde liegen kann, wie in neuerer Zeit noch Pflüger angenommen hat, ist schon erörtert. Daß auch die äußere Sekretion des Pankreas ohne Einfluß auf den Kohlehydratstoffwechsel ist, haben schon Mering und Minkowski gezeigt, und inzwischen eine große Reihe von Autoren bei Gelegenheit der Untersuchung der verschiedensten Fragen bestätigt. Es kann sich also nur um eine innere Funktion des Pankreas handeln und es fragt sich nur noch, ob diese Tätigkeit eine „positive" (von Hansemann) ist, d. h., ob die Pankreastätigkeit in der innersekretorischen Produktion eines für den Kohlehydratstoffwechsel notwendigen Körpers besteht, der nach der Exstirpation wegfällt, so daß es zum Diabetes kommt; oder aber es wäre die Möglichkeit zu erwägen, ob der Bauchspeicheldrüse entgiftende Aufgaben zufallen, die nach der Entfernung des Organs fehlen, so daß diese sog. „diabetogenen Substanzen" im Körper verbleiben und dadurch zur Zuckerkrankheit führen. Diese von Hedon u. a. ursprünglich angenommene Genese ist schon in der ersten Veröffentlichung von Mering und Minkowski erörtert und als unwahrscheinlich zurückgewiesen worden; die von Dominicis, der zugleich mit v. Mering und Minkowski den Pankreasdiabetes entdeckte, und später von Harley und Vani vertretene Ansicht einer negativen Funktion der Bauchspeicheldrüse, die entgiftend auf den Organismus wirken und nach deren Entfernung schwere Allgemeinerscheinungen durch Autointoxikation, unter anderem Zuckerkrankheit, entstehen sollten, hat sich in der Folgezeit nicht behaupten können. Heute dürfte man wohl allgemein annehmen, daß es sich bei der Pankreasfunktion um die Bildung eines inneren Sekretes, eines Hormons, handelt, das für den Kohlehydratstoffwechsel maßgebend ist. Der Beweis für die Richtigkeit dieser Auffassung wurde ebenfalls von Minkowski, der für die weitere Erforschung des Pankreasdiabetes durch seine grundlegenden Untersuchungen das Hauptverdienst für sich in Anspruch nehmen kann, gegeben. Durch Transplantation der von ihrer Umgebung losgelösten Bauchspeicheldrüse unter die Haut bleibt der Diabetes aus, der sofort auftritt, wenn man das transplantierte Stück nachträglich entfernt. Auch durch die Experimente anderer Autoren wurde die Richtigkeit der Minkowskischen Anschauung erwiesen. Dagegen sprechen die zahllosen negativen Versuche, durch Injektion und Verfütterung von Pankreasextrakten den experimentellen Pankreasdiabetes und den menschlichen Diabetes zu bessern oder zu heilen, in keiner Weise gegen die Anschauung einer innersekretorischen Funktion der Drüse [1]).

Wie ist nun diese Wirkung, die wir als eine positive kennen gelernt haben, zu erklären? Daß es sich dabei um die Bildung innersekretorischer Produkte, um Hormone, handelt, haben wir bereits erklärt. Der Weg den diese Hormone nehmen, ist durch die Untersuchungen Biedls bekannt: Er konnte zeigen, daß bei Ableitung der Lymphe des Ductus thoracicus nach außen auch bei kohlehydratfreier Nahrung und im Hungerzustand eine Glykosurie auftreten kann. Biedl nimmt daher an, daß das Pankreashormon auf dem Wege der Lymphe in die Blutbahn gelangt. Tiere, die auf diese Weise glykosurisch gemacht waren, zeigten die an anderer Stelle besprochene Adrenalinmydriasis (Löwi), die nur durch den Fortfall einer pankreatogenen Wirkung auf den Sympathicus zu erklären ist.

Biedl konnte ferner zeigen, daß beim partiell pankreasexstirpierten Hund die Glykosurie herunterging, wenn dem Versuchstier die Duktuslymphe gesunder Hunde in die Blutbahn gespritzt wurde. Schon Minkowski hat 1896 die Frage erwogen, ob die Hyperglykämie, die ja zweifellos die Ursache der Glykosurie ist, durch eine Störung der Zuckerbildung oder durch eine solche des Zuckerverbrauchs hervorgerufen wird. Er tritt der Ansicht von Chauveau und Kaufmann entgegen, daß es sich beim Diabetes mellitus nur um eine gesteigerte Zuckerproduktion handele, ebenso kann er eine gestörte Fixation des Zuckers in der Leber (Kaufmann) nicht anerkennen.

Der Pankreasdiabetes läßt sich nach Minkowski nur durch eine Störung des Zuckerverbrauchs erklären. „Eine Steigerung der Zuckerproduktion ohne Störung des Verbrauchs würde ja nur analoge Verhältnisse herbeiführen wie eine fortgesetzt vermehrte Zuckerzufuhr in der Nahrung. Mag man aber einen normalen Hund noch so sehr mit Zucker füttern, niemals wird man einen solchen Diabetes erzeugen, wie nach Pankreasexstirpation." Die vermehrte Zuckerbildung in der Leber ist nur die Folge des gestörten Zuckerverbrauchs: „Die vorhandenen regulatorischen Vorrichtungen, welche z. B. bei dem durch Muskelarbeit gesteigerten Zuckerbedürfnis das rasche Schwinden des Leberglykogens bewirken, kommen auch hier zur Geltung, wo infolge des gesteigerten Zuckerverbrauchs fortwährend ein sehr lebhaftes Bedürfnis nach Zucker besteht. So wird dann das Glykogen, welches aus den Eiweißsubstanzen oder dem in der Nahrung eingeführten Traubenzucker gebildet wird, immer wieder sofort in Dextrose umgewandelt, welche, da sie nicht verbraucht werden kann, sich im Blut anhäuft und in den Harn übergeht."

Als Hauptargumente sprechen für Minkowskis Anschauung eines verminderten Zuckerverbrauchs als Ursache des Pankreasdiabetes die Tatsachen, daß der Quotient D : N bei kohlehydratfreier Nahrung und im Hungerzustand beim pankreaslosen Hunde konstant bleibt, daß also der aus dem Eiweiß entstehende Zucker unverwertet bleibt, daß ferner injizierter Traubenzucker bei diesen Tieren quantitativ ausgeschieden wird (Minkowski, Allard) und daß Muskelarbeit die Zuckerausscheidung unbeeinflußt läßt, wohingegen beim leichten Diabetes die Glykosurie dadurch heruntergeht (Seo).

Das Wesen dieser Störung im Zuckerverbrauch ist uns allerdings noch unbekannt, ebenso wie die Art dieses für den Kohlehydratstoffwechsel so wichtigen innersekretorischen Produktes. Lépine nahm ein glykolytisches Ferment an, das zwar in der Hauptsache vom Pankreas, aber auch in anderen Organen, vor allem dem Duodenum gebildet werde. Fehlt dieses Ferment nach der

---

[1]) Siehe hierzu die neueren Untersuchungen amerikanischer Autoren über das „Insulin", p. 34.

Exstirpation des Pankreas, oder ist dies durch Erkrankung der Fall, so tritt Diabetes auf. Konnte diese Theorie einer exakten Nachprüfung nicht standhalten, so hat auch die später von Lépine angenommene Anschauung von einer entgiftenden, also negativen Funktion des Pankreas, sich nicht behaupten können. Auch Cohnheim, R. Hirsch und de Meyer treten für eine verminderte Zuckerzerstörung im Blute ein.

Viel Mühe und Arbeit ist darauf gerichtet worden, das für den Kohlehydratstoffwechsel maßgebende Hormon kennen zu lernen oder darzustellen, ohne daß diese Bemühungen bis heute ein eindeutiges und positives Resultat gehabt hätten. Der sichere Nachweis eines glykolytischen vom Pankreas sezernierten Ferments war also bis heute nicht gelungen und damit die Frage nach dem Wesen des Diabetes nicht endgültig gelöst. Eine wesentliche Erweiterung unserer Kenntnisse über die innersekretorische Wirksamkeit der Bauchspeicheldrüse wird aber vielleicht durch die vor kurzem veröffentlichten Versuche von Wohlgemuth und Koga gegeben. Die genannten Autoren konnten nachweisen, daß sich im Hungerzustand in der Pankreasvene eine Substanz befindet, die aus der Bauchspeicheldrüse der Leber zufließt, und die einen starken Einfluß auf das diastatische Ferment der Leber ausübt. Dieses erfährt eine starke Aktivierung. Nach reichlicher Nahrungsaufnahme ist dieser Aktivator nicht nachweisbar. Es dient zur Regulierung des Glykogenabbaus und bildet ein Gegenstück zu dem von de Meyer nachgewiesenen Inkret, daß für den Glykogenaufbau in der Leber maßgebend ist. Nach Wohlgemuth und Koga hätte man sich also die Wirkung des Pankreas derart vorzustellen, ,,daß von ihm zwei Aktivatoren an das Blut abgegeben werden, welche beide zwar fördernd auf die Diastase in der Leber einwirken, aber in entgegengesetzter Richtung, der eine in aufspaltendem, der andere in aufbauendem Sinne.''

Der Standpunkt Minkowskis, daß das Wesen des Diabetes in einer Störung des Zuckerverbrauchs zu suchen sei, ist durchaus nicht unwidersprochen geblieben. Vor allem ist es von Noorden, der den Hauptfaktor der Zuckerkrankheit in einer vermehrten Zuckerbildung in der Leber sieht. Das Primäre ist die gesteigerte Zuckerproduktion und als deren Folge das Unvermögen der Leber, Glykogen zu fixieren; daher wird das Blut mit Traubenzucker überschwemmt und die Folge der dadurch entstehenden Hyperglykämie ist der Diabetes. von Noorden glaubt, daß die Gewebe des Normaltieres und des pankreasdiabetischen Tieres sich in der Höhe des Zuckerverbrauchs nicht voneinander unterscheiden. Eingehende Untersuchungen zeigten nämlich, daß das Herz des pankreasexstirpierten Tieres denselben Zuckerverbrauch hat, wie das Herz des gesunden Versuchstieres (Patterson und Starling, Knowlton und Starling), dasselbe gilt für die Blutzellen und die Muskulatur, wie Landsberg in Versuchen aus der Greifswalder Medizinischen Klinik gezeigt hat. Es ergab sich dabei folgendes:

,,Blutzellen pankreasloser Tiere zerstören ebensoviel Zucker, wie Blutzellen normaler Tiere. Normale Blutzellen im Serum von pankreaslosen Tieren verbrauchen nicht weniger Zucker, als im Serum von normalen Tieren. Der Zuckerverbrauch arbeitender Muskeln pankreasdiabetischer Hunde (totaler Pankreasdiabetes im Sinne von Minkowski) entspricht in seiner Größenordnung durchaus dem Zuckerverbrauch der normalen Muskeln.''

Einen vermittelnden Standpunkt nehmen Eppinger, Falta und Rudinger ein, die das Wesen des Diabetes in einer Verminderung des Zuckerverbrauchs durch Wegfall bzw. Herabsetzung des inneren Pankreassekrets und durch vermehrte Mobilisierung des Zuckers in der Leber infolge Überfunktion des Adrenalsystems sehen.

Neuerdings hat Watermann auf Grund eingehender Versuche die Ansicht ausgesprochen, daß das Pankreashormon zu den Lipoiden gehöre. Die Beeinflussung des Kohlehydratstoffwechsels geschehe durch Beeinflussung der Permeabilität der Leberzellen. Ist diese gestört, so kann auch der Aufbau des Glykogens nicht in normaler Weise stattfinden. Die Beschaffenheit der Zellemulsion der Leberzellen soll aber eine Funktion des hypothetischen Pankreaslipoids sein.

Es kann nicht die Aufgabe dieses Buches sein, alle die Theorien und Anschauungen und alle die zum Teil außerordentlich wichtigen Versuchsergebnisse anzuführen die sich auf das Gebiet der pathologischen Physiologie und den Stoffwechsel des Pankreasdiabetes beziehen. Die Literatur hierüber ist in den 30 Jahren, die seit der Entdeckung des Pankreasdiabetes verflossen sind, ins Ungemessene angestiegen. Aber zieht man das Facit dieser gewaltigen geleisteten Arbeit, so muß man mit Erstaunen sehen, daß die wesentlichsten und wichtigsten Tatsachen, die wir heute über den Pankreasdiabetes kennen, schon in der ersten Veröffentlichung v. Merings und Minkowskis, vor allem aber in den folgenden Arbeiten Minkowskis, ausgesprochen sind und daß fast alle später erschienenen Arbeiten, so wichtig sie auch sind, schließlich doch nur Ergänzungen und Bestätigungen dessen sind, was Minkowski schon vorher gefunden oder weit ausschauend erkannt hatte. Hatte auch de Dominicis zugleich und unabhängig von Mering und Minkowski den Pankreasdiabetes entdeckt, so waren es doch deutsche Forscher, und hier wieder vor allem Minkowski, die die Tragweite und die Wichtigkeit der fundamentalen Entdeckung erkannt hatten und zu ihrem weiteren Ausbau beitrugen und anregten.

Der experimentelle Pankreasdiabetes zeigt nun, wie schon er wähnt, weit gehende Ähnlichkeit mit der Zuckerkrankheit des Menschen. Auch bei ihm kommt es zur Hyperglykämie, der ausgeschiedene Zucker ist Traubenzucker, eingeführter Traubenzucker verläßt den Körper unausgenützt, andere Zuckerarten werden wieder als Traubenzucker ausgeschieden. Polysaccharide erfahren eine bessere Ausnützung, teils vermehren auch sie den Traubenzuckergehalt des Harns. Dabei muß aber berücksichtigt werden, daß wegen des Mangels an Pankreassaft eine wesentlich schlechtere Ausnutzung dieser Körper vorhanden ist, wie ja überhaupt der Kot reich an unausgenützten Nahrungsstoffen sein muß. Die Fähigkeit des Organismus, Glykogen in sich abzulagern, wird aufs Schwerste geschädigt (Minkowski, Kausch); das in der Leber enthaltene Glykogen verschwindet bald fast vollkommen. Das sind alles Dinge, die wir auch beim menschlichen Diabetes in höherem oder geringerem Grade finden, je nach Art und Schwere des vorliegenden Falles, und wir glauben, daß man Minkowski Recht geben muß, daß für jede Art des menschlichen Diabetes Störungen der Bauchspeicheldrüse anzunehmen sind. Damit soll keineswegs gesagt sein, daß stets anatomisch nachweisbare Veränderungen vorhanden sein müssen, funktionelle Störungen können genügen. Manche Formen des leichten Diabetes bei sicheren Pankreaserkrankungen zeigen bezüglich des Kohlehydratstoffwechsels genau dasselbe klinische Bild und dieselbe Beeinflußbarkeit wie andere, bei denen scheinbar Veränderungen der Bauchspeicheldrüse fehlen. Zwei Dinge sind es, die die Annahme erweckt haben, daß nur in Ausnahmefällen der Diabetes die Folgeerscheinung einer Pankreasstörung ist. Die schon erwähnte Tatsache, daß bei den meisten Diabetikern anatomisch nachweisbare Pankreasveränderungen zu fehlen scheinen, zweitens der Umstand, daß andererseits, trotz schwerster anatomischer Veränderungen des Organs der Diabetes entweder ganz fehlen oder doch nur in einer ganz leichten Form auftreten kann.

Der Pankreasdiabetes beim Menschen.

Bei Besprechung der verschiedenen Erkrankungen der Bauchspeicheldrüse sahen wir, daß bei jedem dieser Leiden Zuckerkrankheit bestehen kann, daß aber Schwere des Diabetes und der pathologisch-anatomischen Veränderungen durchaus nicht proportional sind. Kann trotz schwerster anatomischer Läsion der Diabetes entweder ganz fehlen oder nur eine geringe, leicht zu behebende Glykosurie vorhanden sein, so fehlen gerade bei den schwersten Formen der Zuckerkrankheit anatomische Grundlagen am Pankreas meistens völlig. Während Minkowski für diese letztgenannten Formen der Pankreaskrankheit funktionelle Störungen des Pankreas verantwortlich macht, waren sie für andere Autoren Veranlassung zur Annahme, daß auch ohne Mitbeteiligung des Pankreas Diabetes auftreten könne. Immerhin ist das Zusammentreffen von Pankreaskrankheit und Diabetes, wie wir das zu Beginn dieses Kapitels auseinandergesetzt haben, eine schon vor Entdeckung des Pankreasdiabetes bekannt gewesene Tatsache, auf die insbesondere Bouchardat und Lancereaux aufmerksam gemacht hatten. Diese Autoren hatten als erste den ätiologischen Zusammenhang zwischen Pankreas- und Zuckerkrankheit erkannt, und Lancereaux hatte eine besonders akut und progredient verlaufende Form der Zuckerkrankheit als Pankreasdiabetes — Diabète pancréatique — beschrieben.

Nach Entdeckung des Pankreasdiabetes wurde das Augenmerk ganz besonders auf das Verhalten des Pankreas von Diabetikerleichen gerichtet. Doch ist bei der Verwertung der dabei erhaltenen Resultate eine gewisse Vorsicht notwendig. Einmal darf nicht jedes „atrophisch" gefundene Organ als anatomisches Substrat für den Diabetes betrachtet werden. Besteht doch bei progressem Diabetes infolge der allgemeinen Konsumption eine Atrophie aller Organe, und ein kleines schlaffes und atrophisches Pankreas kann sehr wohl nur ein Zeichen des allgemeinen Körperverfalls sein. Andererseits gibt nur die mikroskopische Untersuchung wirklich Aufschluß über das Verhalten des Organs. Eine scheinbar normal aussehende Drüse kann mikroskopisch erhebliche Veränderungen zeigen. Es kommt hinzu, daß kein Organ des Körpers so rasch postmortalen Veränderungen ausgesetzt ist, wie gerade die Bauchspeicheldrüse. Ferner ist die Tatsache zu berücksichtigen, daß manche Statistiken sich auf Obduktionsprotokolle stützen und es ist bekannt, wie oft gerade das Pankreas bei Obduktionen gar nicht oder nur oberflächlich betrachtet wird. Nach beiden Richtungen können so Fehler entstehen, und so dürften auch am besten die Widersprüche zu erklären sein, wie sie in manchen Veröffentlichungen über das Verhalten des Pankreas bei Diabetes zum Ausdruck kommen.

Die ersten eingehenden Untersuchungen über die „Beziehungen des Pankreas zum Diabetes" liegen von v. Hansemann vor, nachdem bereits Frerichs (1884) Atrophien und Verfettung der Bauchspeicheldrüse bei Diabetes festgestellt hatte. Zur Entscheidung der Frage über den genannten Zusammenhang können nach Hansemann nur die Erkrankungen der Drüse maßgebend sein, bei denen es sich entweder um eine komplette Zerstörung oder um ein Allgemeinleiden der Drüse handelt, da ja kleine Reste gesunden Gewebes zur Hintanhaltung des Diabetes genügen. Die totale Zerstörung des Pankreas führt aber in den meisten Fällen sehr bald zum Tode, so daß das Ausbleiben der Zuckerkrankheit durchaus nicht gegen einen Zusammenhang spricht. Zeigten doch schon die ersten Versuche v. Merings und Minkowskis, daß auch nach der Entfernung des Organs die Zuckerkrankheit erst nach einiger Zeit auftritt, kurz vor dem Tode aber verschwindet. „Es liegt also der Schluß nahe, daß bei der Schnelligkeit des Verlaufes der Pankreasnekrose die Inkubationszeit und Zeit des Verschwindens des Zuckers im Harn sich unmittelbar aneinander anschlossen." Bei besonderen Formen des Krebses, bei denen das ganze Organ in Krebsgewebe umgewandelt ist, ohne daß die Form dadurch wesentlich gelitten hätte und bei denen das Ganze den Eindruck einer erheblichen Induration macht, nimmt v. Hansemann an, daß in Analogie mit anderen Organen derartig krebsig umgewandelte Drüsen, zwar ihre negative Funktion, d. h. die Bildung eines äußeren Sekretes verlieren, die der inneren aber beibehalten können, unter Berücksichtigung des Umstandes, daß die Parenchymzellen des Krebses Nachkommen der Parenchymzellen des Pankreas sind.

Von den Allgemeinleiden des Pankreas führen einige, wie die Untersuchungen v. Hansemanns zeigen, gewöhnlich nicht zum Diabetes, so die parenchymatöse Trübung und Schwellung, ferner die Fettmetamorphose. Dagegen spielt unter den Pankreasveränderungen bei Diabetes die einfache Atrophie die größte Rolle. Dabei handelt es sich aber nicht etwa um die einfache kachektische Atrophie, die nur die Folge des allgemeinen Körperverfalls ist, und bei der nicht nur das Parenchym, sondern auch das Stroma atrophisch ist. Im Gegenteil, Bindegewebswucherungen sind stets vorhanden, indem die durch Verkleinerung der Drüsenläppchen entstehenden Lücken mit Bindegewebe ausgefüllt sind; dabei findet sich an einzelnen Stellen meistens auch zellige Infiltration. „Es ist also neben dem passiven Prozeß der Atrophie noch ein aktiver hinzugekommen und die ganze Art und Weise, wie er uns entgegentritt, verweist denselben in das Gebiet der interstitiellen Entzündungen, so daß eine prinzipielle Ähnlichkeit mit gewissen Formen der Granularatrophie der Niere auftritt." Verwachsungen und Stränge in der Umgebung des Organs sind gewöhnlich vorhanden. v. Hansemann spricht direkt von einer Granularatrophie des Pankreas, die für den Diabetes charakteristisch sein soll. Sie ließ sich in 70 % der Fälle von Zuckerkrankheit nachweisen. Daneben können natürlich alle möglichen Erkrankungen Zuckerausscheidung hervorrufen, wofern das Pankreasgewebe nur genügend geschädigt ist, doch tragen alle diese Prozesse „den Charakter des Zufälligen" an sich. Andere Autoren (Kasahara, Wille) konnten die Hansemannschen Befunde mehr oder weniger bestätigen, oder es wurden andere anatomische Befunde beschrieben, die für Diabetes charakteristisch sein sollten. So halten Lemoine und Lannois eine Sklerose des Pankreas für typisch, bei der nur mikroskopisch nachweisbare, in einer periacinösen von den Gefäßen ausgehenden Sklerose bestehende Veränderungen nachweisbar sind.

Sie haben als „sclèrose periacineux et unicellulaire" ein Krankheitsbild beschrieben, bei dem es sich vor allem um Veränderungen des lymphatischen Apparates des Pankreas handeln sollte. Wie weiter unten aber ausgeführt ist, wurden die Langerhansschen Inseln früher für Lymphknoten gehalten und es besteht kein Zweifel, daß die von Lemoine und Lannois beschriebenen Veränderungen nichts anderes waren, als pathologische Veränderungen der Langerhansschen Inseln, wie sie ganz ähnlich später Weichselbaum beim Diabetes zuerst beschrieben und richtig gedeutet hat.

In sehr eingehenden Untersuchungen hat dann Dieckhoff die Frage über die Beziehungen der Pankreaskrankheiten zum Diabetes mellitus in Angriff genommen. In 19 Fällen von Pankreaserkrankung bestand 7 mal Diabetes mellitus. Bei allen zur Sektion gelangten Zuckerkranken fand er Pankreasveränderungen, ohne aber, wie v. Hansemann, eine für die Mehrzahl der Diabetesfälle charakteristische Veränderung feststellen zu können. Dagegen kommt er zu folgenden Schlüssen:

1. In zahlreichen Fällen ist als einzig greifbare anatomische Ursache des Diabetes eine Krankheit des Pankreas nachzuweisen.

2. Diffuse Erkrankungen des Pankreas können eher Diabetes hervorrufen, als circumscripte.

3. In Fällen, wo in schweren Erkrankungen des Pankreas Diabetes nicht nachzuweisen ist, können ähnlich wie in den Hundeversuchen Minkowskis interkurrierende Infektionen, besonders Eiterungen, die Ursache der mangelnden Zuckerausscheidung sein.

Haben die genannten Untersuchungen, sowie die vieler anderer Autoren insofern ein positives Resultat gezeitigt, als in der Tat bei vielen Fällen von Diabetes Pankreaserkrankungen als anatomisches Substrat der gestörten innersekretorischen Tätigkeit der Drüse gefunden wurden, so blieben doch noch immer zahlreiche Fälle übrig, bei denen jedwede anatomischen Veränderungen des Organs vermißt wurden. In diesen Fällen hat man zur Erklärung seine Zuflucht zu funktionellen bzw. biochemischen Veränderungen genommen, wofern man sich überhaupt auf den Standpunkt stellte, daß jeder Diabetes als pankreatogen aufzufassen wäre. Vielleicht erscheint es aber nicht recht wahrscheinlich, daß rein funktionelle, anatomisch nicht nachweisbare Störungen die Ursache des Diabetes abgeben sollen. Es wäre merkwürdig, daß, wenn ein jahrelang bestehender Diabetes durch funktionelle Störung der Bauchspeicheldrüse hervorgerufen ist, diese Störung — die doch immerhin recht erheblich sein muß — mit unseren doch zweifellos feinen mikrochemischen Färbemethoden nicht nachweisbar sein soll. Anders ist dies natürlich bei vorübergehender Glykosurie.

Neue Untersuchungen — unter denen die eingehenden Arbeiten Weichselbaums und Heibergs besonders genannt zu werden verdienen, scheinen uns aber neue Wege gewiesen zu haben, indem diese Untersuchungen bei Diabetes stets Veränderungen der Drüse nachweisen konnten. Nicht nur Degeneration oder Entzündungserscheinungen des Drüsenparenchyms sind es, sondern Veränderungen der Langerhansschen Inseln, denen dadurch eine sehr wesentliche und weittragende Bedeutung beigelegt wird, sind nachweisbar. Nachdem 1893 Laguesse den Langerhansschen Inseln bei der Entstehung des Diabetes mellitus eine ausschlaggebende Rolle zuerteilt hatte, hatten weiterhin Opie und Sauerbeck auf pathologische Veränderungen dieser Gebilde bei der Zuckerkrankheit hingewiesen. Letztere hatte in 60% von 157 aus der Literatur zusammengestellten Fällen Inselveränderungen gefunden, oder diese waren vermindert, bzw. konnten überhaupt nicht gefunden werden. Es handelt sich oft mehr um quantitative, als um qualitative Veränderungen. Heiberg hat nach einer besonderen Methode die Inseln gezählt und ihr Volumen gemessen und dabei weitgehende Unterschiede zwischen dem Pankreas des Diabetikers und dem gesunder Menschen gefunden. Die Zahl der erhaltenen und funktionstüchtigen Inseln steht nach Heiberg im umgekehrten Verhältnis zur Schwere der Zuckerkrankheit. Er hat in einer großen Anzahl von Arbeiten seine Anschauungen zu beweisen versucht und kommt auf Grund seiner Untersuchungen zu folgendem Schluß: Beim Zählen der Pankreasinseln findet man „in der Cauda, dem zu diesen Untersuchungen am besten geeigneten Teiles des Pankreas, auf 50 qmm durchschnittlich etwa 130 Inseln beim normalen Menschen, bei Diabetikern des genannten Typs — d. h. denjenigen Fällen, die nach Aussage der meisten Forscher jeder Möglichkeit trotzen, ein sicheres Inselleiden nachzuweisen — dagegen nur etwa 30—40 durchschnittlich.“ „Die pathologisch-anatomische Diagnose: „Diabetes mellitus“ läßt sich nach der mikroskopischen Untersuchung des Pankreas gerade in denjenigen Fällen stellen, die man früher als jeder Untersuchungsmethodik trotzend betrachtete, indem man hier nur die Anzahl der Langerhansschen Inseln zu zählen hat, wodurch der Inseldefekt sich mit Sicherheit feststellen läßt.“

Auch Weichselbaums Untersuchungen zeigen die Wichtigkeit der Langerhansschen Inseln für die Entstehung des Diabetes mellitus. Gegenüber einer sehr großen Zahl von Bauchspeicheldrüsen nicht Zuckerkranker wurden 183

Diabetikerdrüsen untersucht, bei denen stets anatomische Veränderungen der intertubulären Zellhaufen gefunden wurden. Die Zahl der Inseln war verringert (Weichselbaum und Stangl), aber vor allem konnten auch qualitative Veränderungen gefunden werden, und zwar wurden 3 Typen aufgestellt:

1. Hydropische Degeneration mit Atrophie der Inseln. Sie wurde in 53% der Diabetesfälle gefunden und bevorzugt das jugendliche Alter. Sie stellt die schweren und schwersten Fälle dar, was den ausgesprochenen pathologisch-anatomischen Veränderungen entspricht. Da die hydropische Degeneration früher übersehen wurde, so bilden diese Fälle das Kontingent derer, die früher als Diabetes ohne anatomischen Befund registriert wurden. Neben der Degeneration finden sich Regenerationsvorgänge neuer rudimentärer, oft wieder degenerierender Inseln. Sklerose der Pankreasgefäße findet sich bei dieser Form nicht.

2. Hyaline Degeneration der Inseln in 28%. Sie geht wahrscheinlich von der Wand der Inselcapillaren aus, kommt besonders bei älteren Individuen vor, dabei finden sich häufig sklerotische Veränderungen der Pankreasgefäße. Sie ist zusammen mit der hydropischen Form beobachtet, öfter jedoch ist sie mit der 3. Form vergesellschaftet.

3. Chronisch interstitielle Pankreatitis mit peri- und intraacinöser Entzündung mit konsekutiver Atrophie. 43% der Fälle, selten allein vorkommend, oft mit Lipomatosis kombiniert. Bestimmung des relativen Inselvolumens bei Diabetikern und Nichtdiabetikern ergab bei ersteren $1,2\%$, bei letzteren $4,3\%$ der Gesamtmasse. Nach Weichselbaum stehen die Inselveränderungen ausschließlich in Beziehung zum Diabetes.

Untersuchungen amerikanischer Autoren, vor allem Allens und seiner Schule aus der neuesten Zeit bilden für die Wichtigkeit der Langerhansschen Inseln beim Diabetes mellitus eine wesentliche Stütze. Erzeugt man beim Hunde durch partielle Exstirpation der Bauchspeicheldrüse einen Diabetes, so kann man durch Änderung der Ernährung, besonders durch Belastung des Kohlehydratstoffwechsels mit Kohlehydraten, schwere Formen der Krankheit erzeugen. Führt sie zum Tode, so findet man im Pankreasrest stets Veränderungen der Langerhansschen Inseln. Wird die Exstirpation so weit getrieben, daß der Diabetes ein vollständiger wird, was dann der Fall ist, wenn nur ungefähr $1/20$ des Organs im Körper zurückbleibt, so tritt eine hydropische Degeneration der Zellinseln ein. Dabei werden 2 Arten von Langerhansschen Inselzellen unterschieden, die sog. α- und β-Zellen. Die ersteren sind größer, aber in geringerer Zahl vorhanden, als die β-Zellen, haben einen exzentrisch gelegenen Kern und basophile Granulationen, während die β-Zellen in größerer Zahl vorhanden sind, acidophile Körnelung zeigen und, in Reihen angeordnet, längs der Capillaren liegen. Allein die β-Zellen sind für die Bildung des für den Kohlehydratstoffwechsel notwendigen Inkrets maßgebend. Während die α-Zellen erhalten bleiben, kommt es an den β-Zellen infolge funktioneller Überanstrengung zu Vakuolisierung, und hydropischer Degeneration, bis sie schließlich ganz verschwinden, wenn der Diabetes ein vollständiger geworden ist (Allen, Martin).

Während im Tierexperiment die geschilderten Veränderungen stets nachweisbar waren, wurden sie bei menschlichem Diabetesmaterial zum Teil vermißt.

Bei der Wichtigkeit, die uns die genannten Untersuchungen zu haben scheinen, möchten wir auf die Langerhansschen Zellhaufen kurz eingehen.

Die Langerhansschen Zellinseln oder intertubulären Zellhaufen, auch Gefäßinseln genannt, liegen zwischen dem übrigen Drüsengewebe und stellen, wie der Name sagt, größere oder kleinere Zellhaufen dar. Sie haben, wie Pensa, ferner Kühne und Lea gezeigt haben, ein reichliches Gefäßnetz, das weit erheblicher ist, als das des anderen Drüsengewebes. Außerdem haben sie eine starke Nervenversorgung (Pensa). Der ganze Zellhaufen ist umgeben von einer Bindegewebskapsel, die vielleicht nicht ganz homogen, sondern an einzelnen Stellen unterbrochen ist. Die Zellen selbst unterscheiden sich von den sekretorischen Zellen des Pankreas durch ihre Form. Sie sind polygonal, zu Säulen geordnet. Der ganze Zellhaufen ist oval oder rund. Nach Heiberg besteht die Drüse zu etwa 3 % aus Inseln. „Rechnet man das Gewicht eines Pankreas zu 80 g, so ist das der Langerhansschen Inseln 2,4 g." Nach den Untersuchungen Allens und seiner Schüler hat man 2 Arten von Zellinseln zu unterscheiden, α- und β-Zellen, worauf schon eingegangen ist.

Die Anschauungen über die Zellhaufen haben im Wandel der Zeit des öfteren gewechselt, und so kommt es auch, daß heute die Frage über ihre Bedeutung noch nicht endgültig gelöst ist. Während man früher die Langerhansschen Inseln als lymphoide Organe betrachtete, stehen sich heute zwei prinzipiell verschiedene Anschauungen gegenüber. Die eine betrachtet die Inseln als feste,

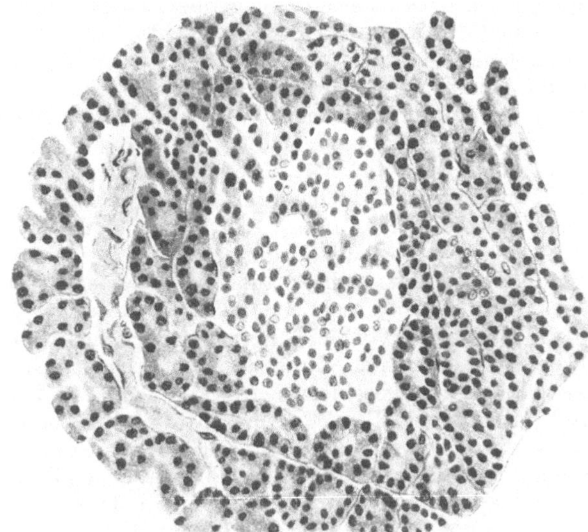

Abb. 10. Langerhanssche Insel.

dauernd vorhandene Zellgruppen, die im Gegensatz zu dem übrigen Drüsengewebe, das mehr das äußere Sekret zu bilden habe und dessen Zellen auch in Verbindung mit den Ausführungsgängen stehen, die Träger der inneren Funktion der Bauchspeicheldrüse bilden. Die Langerhansschen Inseln spielen dabei vor allem im intermediären Kohlehydratstoffwechsel eine wesentliche Rolle.

Die Vertreter der anderen Anschauung glauben in den Inseln keine spezifischen Zellmassen, denen besondere physiologische Aufgaben zukommen, sehen zu dürfen, sondern sie bestreiten ihre Konstanz und nehmen an, daß dauernd Übergänge von Drüsengewebe in Zellinseln und umgekehrt vorkommen.

Dieser fortwährende Übergang von Acinusgewebe im Inselgewebe wurde zuerst von Laguesse behauptet, der insofern eine eigenartige Stellung im Kampfe der Meinungen einnimmt, als er zwar einerseits für dieses „Balancement" eintritt, andererseits aber das Vorhandensein einer Bindegewebsmembran um die Inseln anerkennt; dabei räumt er den Inseln physiologisch eine Sonderstellung ein. Sie sollen die innere, die Acini die äußere Sekretion besorgen, trotzdem aber sich ineinander verwandeln können, um nebeneinander bald die eine, bald die andere Aufgabe zu erfüllen. Es besteht ein Gleichgewicht zwischen Parenchym und Inseln, indem Rückbildung und Umbildung stattfindet. Im Hunger zustand fand Laguesse die Zahl der Inseln (bei Tauben) doppelt so groß als bei Kontrolltieren. Drüsengewebe und Zellinseln werden als „artgleich und physiologisch gleichwertig" angesehen (Helly).

Gegen die Gleichwertigkeit der Inseln und des Parenchyms spricht eine Reihe von Tatsachen, die von den Gegnern dieser Anschauung ins Feld geführt werden. Vor allem sind die Inseln mit einer dünnen Bindegewebskapsel umgeben (Dia mare, Heiberg). Ferner soll die Art der Nerven- und Gefäßversorgung der Inseln dafür sprechen, daß wir es bei ihnen mit selbständigen Gebilden zu tun haben (Piazza). Wie Pensa zeigen konnte, besitzen die Inseln ein sehr dichtes Netz von Nervengeflecht, das sich längs der Blutgefäße erstreckt und zwischen die Zellen eindringt. Es unterscheidet sich ganz erheblich von der Nervenversorgung der Acini. Ferner scheint die wesentlich größere Widerstandsfähigkeit der Inseln, die auch wir zu beobachten Gelegenheit hatten, und die in den experimentellen Untersuchungen Apolants beobachtet wurden, für eine anatomische und physiologische Selbständigkeit der Inseln zu sprechen. Diese Widerstandsfähigkeit sehen wir nicht nur bei künstlicher Degeneration der Drüse nach Gangunterbindung, sondern auch bei allen möglichen Krankheiten des Organs. Bei derartigen Atrophien bleibt die Glykosurie ganz aus oder ist nur sehr gering und leicht beeinflußbar. Die Ansicht über die Autonomie der Langerhansschen Inseln wird auch durch experimentelle Untersuchungen gestützt (Löwenfeld und Jaffé u. a.).

Die Untersuchungen Herxheimers scheinen allerdings diese Befunde nicht zu bestätigen. Vielmehr kommt auch er auf Grund seiner Untersuchungen zu dem Schluß, daß es sich bei den Inseln nicht um selbständige Gebilde handelt, und daß auch im postembryonalen Leben Übergänge von Inselgewebe in Parenchymgewebe vor sich gehen. Zunächst leugnet er auf Grund von Serienschnitten die Existenz einer abgeschlossenen Kapsel um die Inseln, stellt vielmehr das die Inseln umgebende Bindegewebe auf dieselbe Stufe wie das intraacinöse Bindegewebe des übrigen Pankreas. An den Langerhansschen Inseln mancher Tiere fehlen kapselähnliche Gebilde überhaupt vollkommen. Es darf daher die sogenannte Kapsel nicht als Beweis gegen eine Umwandlung der beiden Zellarten benutzt werden. Auch Moldenhauer will die Selbständigkeit der Inseln nicht anerkennen; Claude leitet sie aus Bindegewebszellen ab, in die sie sich wieder zurückverwandeln sollen. Weiterhin konnten Herxheimer und Heiberg die von Lazarus beschriebene Vergrößerung und Hyperämie beim Phloridzindiabetes, die ebenfalls als Beweis der spezifischen Bedeutung der Inseln herangezogen wurden, nicht bestätigen, ebenso wie ersterer die noch zu besprechende nach Gangunterbindung auftretende Atrophie des Parenchyms unter Erhaltenbleiben der Inseln nicht als Stütze der Inseltheorie anerkennen will. Gerade weil ein Teil des Pankreas zugrunde geht, soll sich der Rest in eine Form umwandeln, „welche am besten Widerstand leisten kann und zugleich die höchste Potenz der Funktion in bezug auf Kontrolle des Kohlehydratstoffwechsels darstellt, das heißt eben die Langerhansschen Zellinseln." Auch v. Hansemann vertritt die Anschauung, daß die Inseln durch Umwandlung aus dem Parenchym entstehen können. Plattenrekonstruktionen zeigten ihm niemals vollkommen abgeschlossene Inseln.

Diese Frage der Entstehung der Zellinseln bedarf zunächst einer Lösung, ehe ihre Bedeutung für den Diabetes mellitus entschieden werden kann. Das eine geht aus einer großen Reihe sorgfältig durchgeführter Untersuchungen hervor, daß mikroskopisch sichtbare Veränderungen an den Inseln bei allen Formen des

Diabetes mellitus fehlen können, daß andererseits schwerste Veränderungen an den Inseln vorhanden sein können, ohne daß klinisch ein Diabetes nachweisbar wäre, daß aber drittens Inselveränderungen und Diabetes zu häufig nebeneinander vorkommen, als daß ein zufälliges Zusammentreffen angenommen werden könnte.

So fand Karakaschoff bei Diabetes mellitus die Langerhansschen Inseln stets normal, mitunter sogar gewuchert. Die Wucherung faßt er als vikariierendes Wachstum auf, indem daraus eine Neubildung von Drüsengewebe hervorgehen soll. Da, wo Drüsengewebe zugrunde geht, soll es zu dieser Wucherung der Inseln kommen. Gerade die Inseln bilden den widerstandsfähigsten Teil des Pankreasgewebes, das beim Pankreasdiabetes in toto geschädigt wird. Geht dabei das Parenchym zugrunde, so bilden die widerstandsfähigeren Inseln neue Acini. In späteren Untersuchungen desselben Autors an der Bauchspeicheldrüse von vier an schwerem Diabetes gestorbenen Patienten soll die Umwandlung von Inselschleifen und die Auflösung ganzer Inseln in Acini sehr deutlich gewesen sein. Auch an embryonalen Organen angestellte Untersuchungen bewiesen ihm, daß sich auch in der foetalen Entwicklung das Parenchym aus den Inseln entwickelt, daß diese im postfoetalen Leben gewissermaßen als Reserveorgane zu betrachten sind.

Von besonderer Wichtigkeit scheinen mir neuere Untersuchungen von Seyfarth zu sein. In einer großen Anzahl von Serienschnitten, die sich auf die Bauchspeicheldrüsen von 89 Embryonen und Kindern beziehen, zeigte er, daß sich die Langerhansschen Inseln stets aus den primären Pankreasgängen entwickeln, daß in der 10.—11. Embryonalwoche Wucherungen der Gangepithelien auftreten, die zu Knospen und Zapfen auswachsen und sich spiralig aneinander legen. Diese „Inselspiralen" beginnen in der 17. Woche sich in sezernierende Tubuli zu verwandeln. Derartige Umwandlungen von peripheren Inselschleifen in Drüsenacini kommen auch im postfoetalen Leben vor, und auch neue Inseln entstehen postfoetal aus kleinen Ausführungsgängen. Im Gegensatz zu Weichselbaum bestreitet Seyfarth das Vorhandensein einer bindegewebigen Kapsel. Die angebliche Kapsel soll nichts anderes sein als das auseinander gedrängte Bindegewebe, das keine völlig geschlossene Kapsel darstellt. Im Alter und bei gewissen Erkrankungen, vor allem beim Diabetes, bilden sich außer Funktion gesetzte Parenchymteile wieder zu Inseln zurück. Dabei ist eine Wucherung der zentroacinären Zellen zu beobachten. Seyfarth lehnt die Inseltheorie ab und nimmt auf Grund seiner Untersuchungen an, daß die innere Sekretion des Pankreas sowohl den Inseln, als auch den Acini zukommt, und zwar sind es bei den letzteren vor allem die zentroacinären Zellen, die dabei von Wichtigkeit sind. Ihnen schreibt er dieselbe innersekretorische Aufgabe zu wie den Inseln.

Die Untersuchung von 24 Bauchspeicheldrüsen von Diabetikern ergab nun auch bei Seyfarths Untersuchungen die eminente Wichtigkeit dieses Organs für das Zustandekommen der Zuckerkrankheit. Alle Drüsen zeigten pathologische Veränderungen, doch kommt er insofern zu einer Ablehnung der Inseltheorie, als nicht ausschließlich deren Veränderungen, sondern solche des ganzen Drüsenapparates für die Entstehung des Diabetes verantwortlich zu machen sind. Zwar sind die Veränderungen der Inseln bezüglich der Wichtigkeit an erste Stelle zu setzen, doch spielen auch die anderen Teile, vor allem die zentro acinären Zellen, eine sehr erhebliche Rolle. Der Diabetes tritt ein, „wenn ein Funktionsausfall vorliegt, der den einen oder anderen Teil, meistens aber wohl beide betrifft". Die Umwandlung von Drüsengewebe in Inselgewebe beim Diabetes ist ein reparatorischer Vorgang. Die Entwicklung der Erkrankung hängt davon ab, ob die Zerstörung der Inseln oder Acini eine schnelle und massenhafte ist, oder ob sie allmählich auftritt und die Regenerationsvorgänge gleichen Schritt halten. Ein Parallelismus zwischen Schwere der Erkrankung und Ausdehnung der anatomischen Schädigung besteht nicht.

Interessant ist es noch, daß Seyfarth als Ursache des Diabetes besonders die Blutgefäßerkrankungen betrachtet, vor allem die Arteriosklerose, und auch der Syphilis eine größere Rolle eingeräumt wissen will als bisher. Auch die Tuberkulose soll von besonderer Wichtigkeit sein. Auch Fahr glaubt auf Grund experimenteller Untersuchungen und Beobachtungen an Sektionsmaterial annehmen zu müssen, daß den intertubulären Zellhaufen bei der Regulation des Zuckerstoffwechsels zwar eine wichtige Rolle zukommt, daß krankhafte Veränderungen der Inseln allein jedoch nicht zur Entstehung eines Diabetes mellitus genügen.

Besondere Beachtung verdienen Untersuchungen, die in neuester Zeit von amerikanischen Autoren veröffentlicht worden sind. Banting und Best gelang es, aus der Bauchspeicheldrüse ein Extrakt herzustellen, das sie als Insulin bezeichnen und das eine spezifische Einwirkung auf den Kohlehydratstoffwechsel zeigt. Wenn die schon früher hergestellten Pankreasextrakte (Zülzer, Dohrn und Marxer) einen wesentlichen Einfluß beim Diabetes nicht hatten und praktisch keine Erfolge damit erzielt werden konnten, so lag das nach ihrer Ansicht daran, daß die wirksamen Stoffe der Drüse durch das in ihr enthaltene Trypsin zerstört werden. Durch Anwendung einer besonderen Methodik, auf die hier nicht näher eingegangen werden kann, wurde ein alkoholischer Auszug aus den Bauchspeicheldrüsen von Rindern, Schafen und Schweinen hergestellt (Collip), der nach seiner Reinigung das Insulin darstellt. Weitere Versuche (Jackson, Macleod) sollten zeigen, daß das Insulin tatsächlich das wirksame Prinzip der Langerhansschen Inseln darstellt. Bei pankreasdiabetischen Hunden geht nach seiner Anwendung bei Kohlehydratfütterung der respiratorische Quotient in die Höhe, woraus der Schluß zu ziehen ist, daß es wieder zu einer Oxydation von Kohlehydraten gekommen ist. Etwa vorhandene Acetonkörper schwinden, der Glykogengehalt der Leber erreicht hohe Werte, der im Herzen sinkt ab im Gegensatz zu nichtbehandelten Tieren. Ebenso sinkt nach Behandlung mit Insulin der Gehalt der Leber und des Blutes an Fett. Hyperglykämie und Glykosurie anderer Genese gehen zurück. Auch beim diabetischen Menschen wurde das Präparat in zahlreichen Fällen angewandt und es zeigte sich auch hierbei eine außergewöhnlich günstige Wirkung. Der Blutzuckergehalt nimmt normale Werte an, die Toleranz gegen Kohlehydrate steigt, Acetonkörper und Zucker verschwinden aus dem Harn. Bei zu hoher Dosis kommt es zu ernsten Erscheinungen, die das Leben des Patienten gefährden können und deren Ursache in einer Hypoglykämie zu suchen ist. Besonders günstige Erfolge werden bei drohendem Koma erzielt. Nachprüfungen (v. Noorden, Isaac) scheinen den hohen Wert der amerikanischen Untersuchungen zu bestätigen. (Vgl. hierzu Referat von Grevenstuk, Klin. Wochenschr. II, S. 704. 1923.[1]))

Man hat auch versucht, das Experiment zur Lösung der Frage nach der Stellung der Langerhansschen Inseln zu Hilfe zu nehmen und ist dabei zu äußerst interessanten Resultaten gekommen.

Eine wichtige Stütze für die Selbständigkeit der Langerhansschen Inseln in anatomischer und physiologischer Beziehung schienen die allerdings nicht unwidersprochen gebliebenen, schon oben erwähnten Versuchsresultate von

---

[1]) Anmerkung bei der Korrektur: Während der Drucklegung dieses Buches hat die Insulin-Therapie auch in Deutschland Eingang gefunden. Es liegt in der Deutschen medizinischen Literatur bereits eine große Anzahl von Veröffentlichungen vor, die die ausländischen Erfolge bestätigen, auf die aber leider hier nicht mehr eingegangen werden kann.

Lazarus zu bilden. Durch lange fortgesetzte Vergiftung von Meerschweinchen mit Phloridzin, die zu langdauernder Glykosurie mit zunehmender Kachexie und sehr erheblichem Gewichtsverlust führte, konnte eine sehr beträchtliche Hypertrophie der Bauchspeicheldrüse hervorgerufen werden. Diese Vergrößerung kam fast allein auf das Konto einer ungeheuren Hypertrophie und Hyperplasie der Langerhansschen Inseln zu stehen, die zum Teil eine derartige Größe erreichten, daß sie makroskopisch erkennbar waren, und deren Zahl auf ein Vielfaches der Norm anwuchs. Schien damit der Beweis einer Selbständigkeit der Inseln erbracht zu sein, so sprachen die Versuche weiterhin für eine wichtige Rolle, die sie im Kohlehydratstoffwechsel zu spielen hatten. Aber, wie gesagt, die Untersuchungen schienen den Nachprüfungen nicht standzuhalten. Die meisten nachprüfenden Autoren konnten sie nicht bestätigen (Liersum und Polenaar, Tiberti, Hertel, Herxheimer, Heiberg).

Kontrolluntersuchungen (Herxheimer) ergaben, daß sich im Meerschweinchenpankreas schon unter normalen Verhältnissen zahlreiche, auffallend große, hyperämische Zellinseln vorfinden, die sich in ihren Massen den von Lazarus nach Adrenalin- und Phloridzinvergiftung gefundenen durchaus gleich verhalten. Heibergs Untersuchungen an Mäusen stimmten hiermit überein. Die Versuche Lazarus', die eine besondere Stütze der Inseltheorie zu bilden schienen, hielten also der Kritik der Nachuntersuchungen nicht stand. Experimentelle Vergiftungsversuche, ähnlich denen von Lazarus, ebenfalls dazu geeignet, eine Stütze für die sogenannte Inseltheorie abzugeben, waren die von Hirata, der nach Verabreichung von Arsen, das schon früher bei Diabetes mit gutem Erfolg gegeben worden war, bei Meerschweinchen Inselhypertrophien beobachtet hatte. Die Tiere erhielten täglich 2—3 mg Liquor Kalii arsenicosi subcutan. Die hiernach auftretende, bei den Kontrolltieren nicht beobachtete, Vergrößerung der Langerhansschen Inseln war durch eine Zunahme der Zellen bedingt; das Drüsenparenchym wurde durch die Arsenmedikation nicht geschädigt.

Ähnliche Resultate hatten schon Carnot und Amet nach Phosphor- und Arsenikvergiftungen erhalten. Nachprüfungen an Tieren und Menschen, die Heiberg anstellte, ergaben nichts, „was man in der Richtung quantitativer Veränderungen der Inseln infolge der Arsenikvergiftung deuten könnte, kurz gar nichts, was sich gebrauchen ließe, um die von Carnot und Amet aufgestellten Ansichten zu stützen". Gegen die spezifische Stellung und die Wichtigkeit der Zellinseln sprechen die Versuche von Milne und Peters durchaus nicht, die bei partiell-pankreasexstirpierten, nichtdiabetischen Hunden trotz Hypertrophie des Drüsenrestes eine Zunahme der Zellinseln vermißten. Ihre Angabe, daß in einigen Fällen Langerhanssche Inseln überhaupt nicht gefunden wurden, bedarf der Nachprüfung. Spezifische Veränderungen der Inselzellen bei Leberleiden, die Ohlmacher zu beobachten geglaubt hatte, fanden ebenfalls durch Heiberg keine Bestätigung.

Vor allem haben die genannten Untersuchungen Heibergs und Weichselbaums der Inseltheorie eine gewichtige Stütze verliehen und gezeigt, daß man für die Fälle von Diabetes, bei denen bisher ein anatomischer Befund zu fehlen schien, eine funktionelle oder biochemische Schädigung ohne anatomisches Substrat nicht mehr anzunehmen braucht. Die Inseltheorie hat immer mehr Anhänger gefunden, und auch wir glauben uns auf den Standpunkt stellen zu müssen, die Langerhansschen Inseln als die Träger der innersekretorischen Tätigkeit der Bauchspeicheldrüse anzusehen, wenigstens, soweit sie für den Kohlehydratstoffwechsel maßgebend ist. Wir haben an anderer Stelle gesehen, daß damit die „positive Funktion" des Pankreas noch nicht erschöpft ist. Wir glauben, wie das ausführlich begründet ist, annehmen zu müssen, daß dem Pankreas zum mindesten noch eine wichtige Rolle bei der

Resorption des Fettes im Darm zufällt. Wir möchten es aber als zweifelhaft betrachten, ob für diese Aufgabe die Langerhansschen Inseln ebenfalls verantwortlich zu machen sind. Tierversuche und klinische Beobachtungen — auch unsere eigenen — haben gezeigt, daß sich das Inselgewebe vom Parenchym durch eine besondere Widerstandsfähigkeit auszeichnet (Ssobolew, Schulze, Sauerbeck, Groß u. a.), und es kann als eine feststehende Tatsache betrachtet werden, daß bei Degeneration der Drüsenzellen, z. B. durch sekundäre Atrophie nach Gangunterbindung oder bei chronischer Pankreasentzündung, die Zellhaufen lange Zeit unverändert bleiben können; infolge davon kommt es, wie wir annehmen müssen, nicht zu einem Diabetes, oder dieser ist, wenn die Zellen der Inseln nicht mehr ganz intakt sind, nur ganz leicht, und die Glykosurie kann zum Verschwinden gebracht werden, indem man die Diät nur wenig regelt. Ähnlich liegen die Verhältnisse in Tierversuchen (Visentini). Dabei fällt aber die Inkongruenz der Erscheinungen auf: Schwerste Steatorrhöe (trotz guter Fettspaltung) einerseits, Ausbleiben des Diabetes andererseits bei gut erhaltenen Inseln. Wäre es die Aufgabe der Inseln alle Komponenten der inneren Sekretion zu versehen, so wäre kein Grund einzusehen, warum beide Funktionen, Kohlehydratstoffwechsel und Fettresorption, so ganz verschieden betroffen werden. Umgekehrt finden wir beim Diabetes auch der schwersten Form an sich stets gute Fettresorption. Aber an der Fettresorption als innerer Funktion des Pankreas müssen wir aus den an anderer Stelle genannten Gründen festhalten.

Auch **Falta** ist der Ansicht, daß, „wenn ein inneres Sekret des Pankreas die Fettresorption tatsächlich wesentlich beeinflußt, es nicht mit dem den Kohlehydratstoffwechsel regulierenden Pankreashormon identisch ist".

Der Zusammenhang von innerer Sekretion des Pankreas und Sekretinbildung ist im Kapitel „Physiologie" erwähnt.

Beziehungen der Bauchspeicheldrüse zu anderen Drüsen mit innerer Sekretion.

In den vorhergegangenen Ausführungen haben wir die Wichtigkeit der Bauchspeicheldrüse für den Kohlehydratstoffwechsel und ihre Bedeutung für den Diabetes mellitus kennen gelernt. Wenn daher von manchen Forschern jeder Diabetes als pankreatogen aufgefaßt wird, und wenn dem Pankreas sicherlich auch eine dominierende Stellung im Kohlehydrathaushalt zukommt, so läßt es sich doch nicht leugnen, daß auch andere Systeme des Organismus als für den Kohlehydratstoffwechsel maßgebend angesprochen werden müssen, und es ist von vornherein nicht einzusehen, warum nicht durch Funktionsstörung eines dieser Organe ein Diabetes auftreten könnte. Daß es dadurch zum mindesten zu einer Glykosurie kommen kann, läßt sich sicherlich nicht bestreiten. Vor allem sind es auch hier wieder die endokrinen Drüsen, die zu dem Pankreas in gewissen Wechselwirkungen stehen. Sind die Beziehungen der verschiedenen Hormone zueinander gestört, so ist die Möglichkeit einer Glykosurie gegeben.

An erster Stelle seien hier die Korrelationen zwischen chromaffinem System und Pankreas genannt. Wenn man Nebennierenextrakt, bzw. Adrenalin, in die Blutbahn injiziert, so tritt eine Glykosurie auf. Wir nehmen an, daß ein Antagonismus in der Wirkung zwischen Adrenalsystem und Pankreas besteht, die sich normalerweise ausgleichen. Der Angriffspunkt des Adrenalins und des Pankreashormons ist die Leber. Hier wird der Zucker gebildet und hier ist die Ablagerungsstätte des Glykogens. Aber während das Pankreashormon einen hemmenden Einfluß auf die Zuckerbildung ausübt, während es also, wie v. Noorden sagt, als Dämpfer des diastatischen Prozesses dient, wirkt das Adrenalin durch Reizung der Sympathicusendigungen in der Leber mobilisierend auf das Glykogen. Diese Wirkung ist gleichbedeutend mit der durch Zuckerstich (Piqûre Claude Bernards) entstehenden, wodurch es ebenfalls durch zentrale Reizung des Sympathicus zur Glykosurie kommt. Fehlt das Pankreashormon (Pankreasexstirpation), so kommt die Adrenalinwirkung in vollem Maße zur Geltung, es kommt zu vermehrtem Glykogenzerfall und zu vermehrter Zuckerbildung. Das Leberglykogen wird nicht mehr aufgespeichert, der Blutzuckerspiegel geht in die Höhe, und als Folge der Hyperglykämie sehen wir die Glykosurie auftreten.

Diese Auffassung von der Wirkung des chromaffinen Systems als Ursache des Pankreasdiabetes ist mit der Minkowskischen Anschauung eines gestörten Zuckerverbrauchs nicht vereinbar. Denn hier gelten dieselben Einwände Minkowskis, die weiter oben gegen die Annahme einer vermehrten Zuckerbildung beim Pankreasdiabetes gemacht sind.

v. Noorden kommt hingegen zu dem Schlusse, „daß beim Diabetiker entweder infolge einer primären Anomalie der Leberzellen oder infolge von stärkerer (chromaffiner) Erregung oder infolge geringerer (pankreatogener) Hemmung der zuckerbildende Apparat sich im Zustand größerer Erregbarkeit befindet“. Einen Antagonismus zwischen Pankreas und Nebennieren glauben Desgrez und Dorléans auch daraus beweisen zu können, daß Guanin, die bei der Hydrolyse der Pankreasnucleinsäure abspaltbare Xanthinbase, beim Tiere Blutdruck erniedrigend wirkt. Die Beweiskraft dieser Versuche erscheint aber gering, da Blutdruckerniedrigung bei Injektion aller möglichen Substanzen eintritt und daraus auf eine Funktion des Organes, dem sie entstammen, nicht ohne weiteres geschlossen werden darf.

An dieser Stelle sei die von Loewi entdeckte Adrenalinmydriasis bei Pankreasinsuffizienz erwähnt (von Cockroft bei 2 autoptisch bewiesenen Fällen bestätigt). Loewi ging von der Erfahrung aus, daß Adrenalin, in die Blutbahn injiziert, bei den meisten Versuchstieren durch Reizung der sympathischen Nervenendigungen infolge Erweiterung des M. dilatator pupillae zu einer Erweiterung der Pupille führt, diese Mydriasis aber bei direkter Instillation ins Auge nur nach vorhergegangener Exstirpation des Ganglion cervicale superius auftritt (Meltzer). „Die Erklärung ist die, daß vom Ganglion cervicale superius Hemmungen ausgehen, die zu stark sind, als daß sie von dem offenbar nur in sehr geringer Menge resorbierten Adrenalin überwunden werden könnten; deshalb wirkt dies erst nach Exstirpation des Ganglions. Daher entscheidet der Eintritt oder Nichteintritt einer Mydriasis nach Adrenalininstillation über die Funktionstüchtigkeit der sympathischen Hemmungen. Tritt Mydriasis ein, so fehlen die Hemmungen, bleibt sie aus, so sind sie intakt.“ Bei entpankreasten Tieren trat stets als Folge der Adrenalininstillation eine deutliche und starke Mydriasis auf. Sie entsteht dadurch, daß die normalerweise durch das Pankreas bedingten Hemmungen beim pankreaslosen Tiere fehlen. Die Herabsetzung der Erregbarkeit sympathischer Nervenelemente ist aber eine Funktion des Pankreas.

Löwi selbst hat dieses Verfahren auch beim Diabetiker angewandt zur Entscheidung der Frage, ob ein Diabetes als Pankreasdiabetes aufzufassen ist. Auf Grund der an 18 Diabetikern, von denen bei 10 die Reaktion positiv war, vorgenommenen Untersuchung kommt Loewi zum Schluß, daß das Auftreten der Adrenalinmydriasis bei Diabetes für das Bestehen eines Pankreasdiabetes spricht, andererseits beweist das Fehlen beim Diabetes nichts gegen dessen pankreatogenen Ursprung. Wie die Untersuchung eines Hundes mit künstlich hervorgerufener Pankreassklerose und Diabetes gezeigt hatte, ist „die Frage, ob Diabetes und Augenreaktion Ausdruck des Ausfalles der gleichen Funktion ist, zu verneinen".

Schwarz erhielt nur bei wenigen Pankreaskranken eine positive Loewische Reaktion, ich selbst habe sie ebenso wie Pratt in 3 Fällen schwerer chronischer Pankreassklerose, die durch die Autopsie bestätigt wurden, vollkommen vermißt, ebenso neuerdings Baráth. Beim pankreaslosen Hunde zeigt sich ferner eine vermehrte glykosurische Wirkung des Adrenalins. Subcutane und intraperitoneale Injektionen bei pankreaslosen Tieren rufen eine vermehrte Zuckerausscheidung hervor, so daß der Quotient D : N wesentlich in die Höhe geht (Eppinger, Falta, Rudinger).

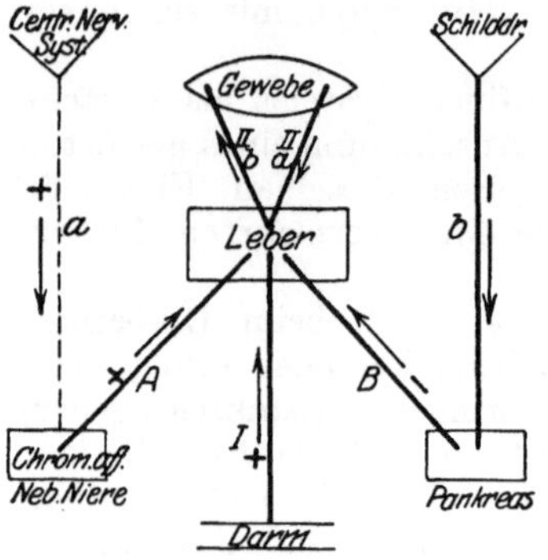

Die Korrelationen zwischen Pankreas einerseits und Schilddrüse und Geschlechtsdrüsen andererseits zeigen Versuche von Pratt: Hunde mit Pankreasinsuffizienz zeigen schwere Veränderungen der Thyreoidea und Zurückbleiben der Entwicklung der Geschlechtsorgane. Dadurch findet auch das im Kapitel „Funktionsstörungen" beschriebene Krankheitsbild des pankreatischen Infantilismus beim Menschen eine Erklärung. Martini stellte bei total-pankreasexstirpierten Hunden erhebliche Veränderungen der Schilddrüse im Sinne einer Hypersekretion und Kolloidvermehrung fest.

Ebenso wie das chromaffine System wirkt auch die positive Funktion der Schilddrüse und der Hypophyse dem Pankreas gegenüber antagonistisch. In der Tat sehen wir, daß bei disponierten Individuen durch Schilddrüsenfütterung ein Diabetes ausgelöst werden kann, daß bei Diabetikern dadurch die Zuckerausscheidung in die Höhe geht. Während das Pankreashormon als Förderer der Glykogenbildung in der Leber gilt, wird diese durch Nebenniere, Schilddrüse und Hypophyse gehemmt. So sehen wir auch bei einer verminderten Produktion von Nebennieren- und Schilddrüsenhormon, also bei Addisonscher Krankheit und Myxödem, den Blutzuckergehalt heruntergehen, die Adrenalinglykosurie kann ausbleiben, ebenso die alimentäre Glykosurie, wie wir sie beim Gesunden treffen. Durch den Antagonismus von Schilddrüse und Pankreas sind vielleicht auch die Zeichen von Hyperthyreoidismus zu erklären, die Cohn und Peiser bei Pankreaskranken beobachtet haben: Große Augen, weite Lidspalten, stierer Blick, Moebiussches und Stellwagsches Zeichen, dabei keine Struma; ferner Tremor, Dermographie und eine Erhöhung der Phlorhidzinglykosurie, wie bei Basedow-Kranken; außerdem Lymphocytose, Exophthalmus, Graefesches Symptom, Tachykardie. Wir haben bei einem nicht kleinen Material niemals derartige Beobachtungen gemacht. Es sei daran erinnert, daß im allgemeinen gerade Bradykardie für Pankreaskrankheiten bis zu einem gewissen Grade charakteristisch ist. Thyreotoxische Diarrhöen, die Curschmann bei Struma beobachtet und durch Strumektomie geheilt hat, will er als Folgeerscheinungen einer Pankreasinsuffizienz aufgefaßt wissen.

Während die Aufgabe des Schilddrüsenhormons in der Zuckerbildung aus Eiweiß zu suchen ist, soll die des Hypophysenhormons in der Zuckerbildung

Abb. 11.

Gestrichelte Linie = Nervenbahn. Ausgezogene Linie = Blutbahn. → = Richtung der Erregung. + = Reiz wirkt erregend. — = Reiz wirkt hemmend. Bahn I, II a, II b = Bahnen des normalen Kohlehydratumsatzes. Bahn II = Einwirkung des Gesamtstoffwechsels. Bahn II a = Ansprüche der Gewebe, besonders der Muskulatur. Bahn II b = Zuckermobilisierung und Zuckerexport. Bahn A u. B = Bahnen des chromaffinen Sensibilisators (A) und der pankreatogenen Dämpfung (B). Bahn a und b = Einwirkungen, die die Leistungen von chromaffinem System und Pankreas verstärken.

aus Fett bestehen (Höckendorf). Auch zwischen Pankreas und Ovarium sollen Beziehungen bestehen. Stolper hat pankreasexstirpierten Hunden Traubenzucker per os und intravenös eingeführt. Unter gleichzeitiger Darreichung von Ovarialsubstanz ging die Traubenzuckerausscheidung zurück. Durch Hyperovarisation wurde die Assimilationsgrenze für Traubenzucker bei derartig vorbehandelten Tieren erhöht. Nach Kastration sank sie sehr erheblich.

Eine besondere Stellung nehmen die Epithelkörperchen ein, deren Wirkung der Pankreaswirkung gleichgerichtet ist.

Der regulierende Einfluß der endokrinen Drüsen auf den Kohlehydratstoffwechsel wird in dem nebenstehenden Schema von Noordens dargetan.

Funktionsprüfungen bei Erkrankungen der Bauchspeicheldrüse.

Von O. Groß.

Die hierher gehörigen Methoden wollen in erster Linie die äußere Funktion des Pankreas prüfen. In der Tat hat es sich gezeigt, daß schon relativ geringe Veränderungen des Organs deutliche Abweichungen von der Norm erkennen lassen. Man hat zwei prinzipiell verschiedene Arten der Untersuchung zu unterscheiden, je nachdem man die zur Untersuchung dienende Substanz in den Verdauungskanal einführt, um sie hier der Pankreasverdauung zu unterwerfen, oder indem man den Bauchspeichel oder seine Reste direkt zu gewinnen versucht und ihn auf seinen Gehalt an Fermenten untersucht. Beide Wege können zum Ziele führen und ergeben brauchbare Resultate.

Zu den Verfahren der ersten Gruppe möchte ich in gewisser Beziehung die Schmidtsche Probediät rechnen. Einschränkungen sind hier insofern zu machen, als die Probe zwar nicht einen direkten Schluß auf die Funktion des Pankreas zuläßt, immerhin aber unter gewissen Umständen den Verdacht auf eine Pankreasaffektion aufkommen lassen und so Veranlassung zur weiteren Prüfung geben kann. Es kommt hinzu, daß die Anwendung der Schmidtschen Kost bei jeder Erkrankung des Magendarmkanals bzw. seiner Drüsen verabreicht und diese Untersuchung jeder speziellen Untersuchung vorangehen sollte. Wir empfehlen die Anwendung der sogenannten „allgemeinen Probekost", die nach Schmidt mindestens drei Tage lang gegeben werden soll, ehe der Stuhl zur Untersuchung kommt. Die Zusammensetzung ist folgende:

1. Frühstück:
$^1/_2$ l Milch oder Tee, wenn möglich mit viel Milch, oder Kakao. Dazu 1 Semmel mit Butter und 1 weiches Ei.

2. Frühstück:
1 Teller Haferschleimsuppe mit Milch gekocht, durchgeseit (Salz- oder Zuckerzusatz erlaubt), eventuell kann auch Mehlsuppe gereicht werden.

Mittags:
1 Pfund gehacktes, mageres Rindfleisch mit Butter leicht übergebraten (inwendig roh). Dazu eine nicht zu kleine Portion Kartoffelbrei (fein durchgesiebt).

Nachmittags:
Wie morgens, aber kein Ei.

Abends:
$^1/_2$ l Milch oder 1 Teller Suppe (wie zum Frühstück), dazu 1 Semmel mit Butter und 1—2 weiche Eier (oder Rührei).

Modifikationen sind möglich, doch muß die Diät enthalten:

1. $^1/_2$—$1^1/_2$ l Milch, auch in den Speisen verkocht.
2. 100 g Weißbrot (bzw. Keeks oder Zwieback).
3. 100—250 g Kartoffelbrei.
4. $^1/_4$ Pfund gehacktes Rindfleisch, zum Teil roh.

Bezüglich der Technik der mikroskopischen Stuhluntersuchung lasse ich die Anweisungen Schmidts folgen: „Zu dem Zweck wird der ganze Stuhl zunächst mit einem Holzspatel gründlich durcheinandergerührt, und ein geringes, etwa walnußgroßes Quantum in einer größeren Porzellanreibschale (von etwa 12 cm Durchmesser) übertragen. Hierin wird er mit dem Pistill unter Zusatz von anfangs wenigen cc, später allmählich mehr destilliertem Wasser auf das feinste (bis etwa zur Konsistenz einer Sauce) verrieben. Die Zerreibung muß sorgfältig gemacht werden, so daß keine zusammenklebenden Kotteile mehr vorhanden sind. Man breitet nun die verriebene Kotprobe auf einem flachen schwarzen Teller oder einer großen Glasschale in dünnster Schicht aus und gibt sich Rechenschaft über alle mit bloßem Auge noch darin erkennbaren Teile."

Es kann hier nur unsere Aufgabe sein, die Probekost insofern zu berücksichtigen, als bei Erkrankungen des Pankreas Abweichungen des „Probestuhls" von den Faeces des Gesunden vorhanden sind. So können noch im Stuhl Reste des zugeführten Fleisches vorhanden sein, die unter dem Mikroskop leicht an ihrer Querstreifung erkennbar sind und in größeren Mengen auf eine Störung der Darmverdauung, vor allem auch des Pankreas, hindeuten, zumal wenn Muskelfaserverbände in größerer Menge mit scharfen, d. h. nicht angedauten Kanten, vorhanden sind. Wir sehen an anderer Stelle, daß diese „Kreatorrhöe" bis zu einem gewissen Grade für Pankreasaffektionen charakteristisch ist, ohne zu vergessen, daß sie auch bei beschleunigter Darmperistaltik ohne Pankreaserkrankung auftreten kann. Noch charakteristischer sind ganze Verbände von Muskelfasern, die als Fleischreste vorkommen. Vereinzelte, an den Ecken angedaute Muskelfasern kommen auch bei Gesunden vor und sind ohne Bedeutung. Es mag nur daran erinnert werden, daß die Bindegewebsverdauung eine Funktion des Magens ist, und Bindegewebsreste daher auf eine Störung der Magenverdauung hinweisen.

Ebenso ist Fett in Form von amorphem Neutralfett oder Fettsäuren und Seifennadeln ein pathologischer Bestandteil, der, zumal in Verbindung mit Kreatorrhöe, auf eine Pankreaserkrankung hindeutet, aber auch unter anderen Umständen vorkommen kann. Eine Spaltung des Fettes, also das Auftreten des Fettes in Form von Fettsäurenadeln oder Seifen schließt andererseits durchaus nicht eine Pankreasaffektion aus, da die Fettspaltung durch Bakterienwirkung bedingt sein kann, wenn das Steapsin fehlt oder seine Menge herabgesetzt ist.

Hat man so durch die Schmidtsche Probekost, deren Wert nicht unterschätzt werden sollte, den Hinweis auf eine Pankreasaffektion gewonnen, so ist es Aufgabe der speziellen Funktionsproben, den Beweis für die Richtigkeit zu erbringen.

Sahlische Glutoidkapselmethode. Zur Prüfung der Pankreasfunktion läßt Sahli sogenannte Glutoidkapseln schlucken, das sind Gelatinekapseln, die nach einem besonderen Verfahren mit Formaldehyd gehärtet sind, im Magensaft praktisch unlöslich sind, dagegen von Pankreassaft ziemlich rasch aufgelöst werden. Die Kapseln sind mit einer nicht diffundierbaren Substanz gefüllt, die nach Verdauung der Kapsel leicht resorbiert, dann im Speichel oder Urin ausgeschieden wird und sich da leicht nachweisen läßt. Am geeignetsten hierzu infolge seiner leichten Resorbierbarkeit und Nachweisbarkeit ist das Jodoform $(0,1—0,15$ g), sowie das Salol. Nach Verabreichung der mit den genannten Medikamenten gefüllten Glutoidkapseln, „wird sich die Resorption des Jodoforms spätestens $1\frac{1}{4}$ Stunden, die Resorption des Salols spätestens $1\frac{1}{2}$ Stunden nach der Lösung des Glutoids durch den pankreatischen Saft in dem Auftreten der Jodreaktion in Speichel und Harn oder durch das Auftreten der Salicylurreaktion im Harne verraten." Der Nachweis des Jods geschieht mit Schwefelsäure und Stärke oder Ausschütteln mit Chloroform, der der Salicylursäure mit Eisenchlorid. Unter normalen Verhältnissen treten die Reaktionen nach 4—6 Stunden auf. Die Untersuchung geschieht dann in Intervallen von mehreren Stunden, 6, 8, 10, 24 Stunden nach Einnahme der Kapseln.

Vorbedingung für die Brauchbarkeit der Methode ist es, daß die Kapseln nicht zu lange im Magen verweilen, weil sie auch hier nach 6—8 Stunden der Auflösung verfallen. Vor Anwendung des Verfahrens hat man sich also zu überzeugen, daß keine motorische Insuffizienz des Magens besteht. Dann werden die Kapseln zusammen mit einem Ewald - Boasschen Probefrühstück verabreicht, das erfahrungsgemäß nach einer Stunde den Magen verlassen hat.

Zu beachten ist ferner, daß bei beschleunigter Peristaltik die Kapseln nicht aufgelöst und mit dem Stuhl wieder ausgeschieden werden können. Unter Berücksichtigung der genannten Faktoren gibt das Verfahren gute Resultate. Schwierigkeiten entstehen dann, wenn pankreatogene Diarrhöen vorhanden sind, da dann die Entscheidung, ob das Ausbleiben der Reaktion die Folge einer Pankreasstörung oder vermehrter Darmperistaltik ist, oft schwierig ist. Trotzdem möchte ich aus eigener Erfahrung mit Keuthe und Selbach die Auffassung Schmidts, daß der Methode höchstens ein negativer diagnostischer Wert zukomme, insofern, als nur das prompte Auftreten der Reaktion beweisend sei, nicht beipflichten. Ich möchte das Verfahren auch nicht, wie Wohlgemuth, für unbrauchbar halten. Wie jede andere Methode muß auch diese kritisch angewandt werden. Versager kommen außerdem überall vor.

Schmidtsche Kernprobe. Sie beruht auf der von Schmidt gefundenen Tatsache, daß die Verdauung der Zellkerne eine Funktion der Pankreassekretion ist, indem die Nucleirsäure durch die Nuclease des Bauchspeichels gespalten und wasserlöslich wird. Der Darmwandsaft besorgt dann den weiteren Abbau in Aminopurine (Abderhalden und Schittenhelm). Wie Schmidt fand, sollen die Kerne gegenüber den Einflüssen anderer Verdauungssäfte, vor allem denen des Magens, völlig resistent sein, im Gegensatz zum Bindegewebe, das von der Magenverdauung, nicht aber vom Bauchspeichel angegriffen wird. Diese Verhältnisse äußern sich im Verhalten der „Probekost", worauf schon oben hingewiesen ist. „Man kann also, wenn unverdaute Gewebskerne in den Faeces wieder erscheinen, den sicheren Schluß auf eine ungenügende Funktion des Pankreas ziehen, ebenso wie wir aus dem Wiedererscheinen von Bindegewebe den Schluß auf Insuffizienz der Magenverdauung ziehen können."

Um die verabreichten Muskelstückchen später im Kot leicht wieder finden zu können, werden sie in Gazebeutelchen gebracht, die der zu untersuchende Kranke zusammen mit der Probediät in einer Oblate schluckt. Das Fleisch wird so vorbereitet, daß frisches Ochsenfleisch in Würfel von $^1/_2$ cm Seitenlänge geschnitten und in Alkohol gehärtet wird. Die gehärteten Stückchen werden in die Gazebeutelchen gebracht, die wieder in Alkohol aufbewahrt, vor dem Gebrauch aber mehrere Stunden gewässert werden. Die Untersuchung der im Stuhl wiedergefundenen Würfel geschieht frisch mit Essigsäure und Methylenblau, oder sie werden gehärtet und gefärbt. Mit Kashiwado hat Schmidt seine Methode dann dahin modifiziert, daß er den Patienten nicht mehr gehärtete Fleischstückchen in Gazebeutelchen, sondern mit Eisenhämatoxylin gefärbte isolierte Kerne aus Thymusgewebe mit Lykopodium vermischt schlucken läßt. Das Gemisch ist im Handel (E. Merck-Darmstadt) zu haben. Das Pulver soll dann in dem Stuhl nachweisbar sein und wird auf das Vorhandensein von Zellkernen untersucht. Einhorn verwendet an Stelle der Fleischstückchen das kernreichere rohe Thymusgewebe. Man erspart sich dabei die Färbung und Härtung, da man das wiedergefundene Gewebestück nur zwischen Objektträger und Deckglas zu zerquetschen braucht, wonach die Kerne leicht erkennbar sind.

Schmidt kommt zu folgendem Resultat: „Wo immer die pankreatische Sekretion, sei es durch funktionelle Hemmung, sei es durch organische Erkrankung vollständig aufgehoben war, war auch die Kernverdauung aufgehoben. War dagegen die Sekretionsstörung nur eine unvollständige, so wurden die Kerne mehr oder weniger verdaut." Schmidt macht indessen selbst eine Einschränkung bei der Anwendung seiner Probe: Die Passagezeit soll nicht kürzer als 6 und nicht länger als 30 Stunden betragen. Bei zu rascher Darmpassage ist die Einwirkungszeit des Pankreassaftes nicht lange genug, bei zu langdauernder Darmpassage kann es durch Fäulnis zur Auflösung der Kerne kommen und dadurch zu Täuschungen Veranlassung gegeben werden. Diese Einwendungen sind aber nur zu berechtigt, wie zahlreiche experimentelle Untersuchungen und auch Erfahrungen beim Pankreaskranken gezeigt haben. Bestehen doch gerade bei schweren Pankreasleiden profuse Diarrhöen, so daß dann die Frage, ob eine pankreatogene oder eine Darmstörung vorliegt, nicht zu entscheiden ist.

Auf Schmidts Veranlassung hat Wallenfang an Hunden die Methode einer experimentellen Prüfung unterzogen und kam dabei zu dem Ergebnis, daß die Kerne aus den Fleischresten in den Hundefaeces verschwinden, wenn man das Pankreas unvollständig exstirpiert hat, nicht aber nach totaler Entfernung. Zu ganz ähnlichen Resultaten kam Kobayashi. Sollten diese Versuche nicht schon das Gegenteil von dem beweisen, was sie beweisen sollten und eine gewisse Unzuverlässigkeit des Verfahrens dartun? Es läßt sich doch wohl kaum bestreiten, daß die partielle Exstirpation einen außerordentlich schweren Eingriff an dem Organ darstellt, wie es in ähnlicher Intensität bei Erkrankungen nur selten vorkommt. Und doch werden die Kerne verdaut! Gewiß wird es sich bei den meisten Erkrankungen der Bauchspeicheldrüse um Leiden handeln, bei denen das ganze Organ gleichmäßig befallen ist, aber das braucht deswegen noch nicht immer der Fall zu sein. Ich erinnere an Cysten, Tumoren und ähnliches. In der Tat habe ich einen durch die Autopsie bestätigten Fall von kleinem Pankreascarcinom beobachtet, bei dem die Probe negativ ausfiel, d. h. die Kerne verdaut waren. Schmidts eigene Untersuchungen sprechen durchaus für den Wert der Methode. In 9 Fällen, von denen bei 4 die Richtigkeit der Diagnose durch die Autopsie bestätigt wurde, hat das Verfahren seinen Wert bewiesen. Ich glaube auch, daß bei totaler Pankreaserkrankung das Verfahren durchaus brauchbar ist. Aber bei partiellen Erkrankungen, ferner bei funktionellen Störungen, ist es unzuverlässig. Bei unvollständiger Sekretionsstörung werden nach Schmidts eigener Angabe die Kerne mehr oder weniger verdaut, d. h. doch schließlich mit anderen Worten, daß bei derartigen Verhältnissen — und das sind vielleicht die häufigsten — die Methode versagen kann. Und das tut sie in der Tat, wie mir eigene Beobachtungen vor allem auch bei funktionell verminderter Drüsentätigkeit gezeigt haben. Denn nicht selten besteht, auch ohne daß es zu einem vollkommenen Abschluß oder Versagen der Sekretion und dadurch hervorgerufenen Erscheinungen gekommen ist, der Verdacht einer Pankreaserkrankung, die sich in diesem Stadium noch erfolgreich bekämpfen läßt, während das nicht mehr der Fall zu sein braucht, wenn es zu schweren, den Kranken entkräftenden Darmerscheinungen gekommen ist. So erinnern wir uns eines Patienten, der von seiten seines Darmes nur unwesentliche Störungen zeigte, vielmehr unter dem Krankheitsbild einer schweren Anämie in die Klinik aufgenommen wurde. Die Schmidtsche Kernprobe ergab ein negatives Resultat, wohingegen die Funktionsprüfung der Bauchspeicheldrüse mit einer anderen Methode erhebliche Störungen zeigte. Der Patient starb, und die Autopsie ergab das Vorhandensein eines kleinen Carcinoms im Pankreas. Wir haben, worauf wir weiter unten zu sprechen kommen, wiederholt die Beobachtung machen können, daß geringe Veränderungen des Pankreas schon nachweisbar sein können, obwohl Darmerscheinungen fehlen und die Kernprobe noch negativ ist, da eben ein völliges Fehlen des Bauchspeichels nicht vorhanden ist. Dazu kommen die oben genannten Faktoren, verlangsamte und beschleunigte Darmpassage (Steele), die zu Irrtümern Veranlassung geben können. Daß die Probe dann positiv ausfällt, wenn erhebliche Kreatorrhöe besteht, wie das bei schweren Pankreasleiden der Fall ist, ist im übrigen selbstverständlich.

Ich gebe aber zu, daß die Reagenzglasversuche, wie sie von den verschiedensten Seiten ausgeführt sind und durch die der Wert des Verfahrens in Frage gestellt wurde (Umber, London, Araki), nicht unbedingt die Unzuverlässigkeit beweisen, während die mit Pankreasfistelsaft angestellten Versuche Wohlgemuths, Gläßners und Poppers doch nicht ganz so beweislos sind wie Albu annimmt.

Es sollen ferner, wie Cohnheim gegen die Methode einwendet, nach den Untersuchungen Umbers Nucleine bereits durch die Magentätigkeit verdaut werden, aber auch im Darmsaft soll eine Nuclease vorhanden sein (Araki). Bei vollkommenem Fehlen oder Abschluß des Pankreas von dem Darm fanden wir stets die Probe positiv. Andererseits konnten wir den Einwand Steeles, daß durch zu rasche Darmpassage ein positiver Ausfall der Probe vorgetäuscht werden kann, bestätigen, auch wenn die Säckchen länger als 6 Stunden im Körper verblieben. Bei sehr erheblichen, profusen Diarrhöen nicht pankreatogenen Ursprungs, wie sie aber auch bei Pankreaserkrankungen vorkommen können, fanden wir alle oder die meisten Kerne unverdaut vor, obwohl im Stuhl Trypsin in normaler oder sogar etwas vermehrter Menge nachweisbar war und auch andere Methoden der Funktionsprüfung ein negatives Resultat ergaben. Daß andererseits durch zu langsame Darmpassage infolge Fäulnis die Kernprobe auch positiv ausfallen kann ohne Pankreaserkrankung, gibt Schmidt selbst zu und verlangt daher eine Passagezeit von weniger als 30 Stunden. Es sei aber daran erinnert, daß bei Pankreaserkrankungen zu Beginn Obstipation bestehen kann.

Wenn man sich aber strikte an die von Schmidt gegebenen Vorschriften unter genauer Berücksichtigung der Passagezeit der Säckchen hält, wenn man ferner nach Schmidts und Walkos Vorschriften die Methode wiederholt, so hat man zweifellos immerhin ein diagnostisch wertvolles Hilfsmittel in der Hand, wofern es sich um einen vollkommenen Abschluß des Bauchspeichels handelt.

Pankreasdiagnostikum „Winternitz“. Ein Verfahren, das auch an dieser Stelle erwähnt werden muß, ist die von Winternitz angegebene Prüfung nach Verabfolgung von Monojod-Behensäureäthylester („Pankreasdiagnostikum nach Winternitz“). Das Präparat, das nur durch den Bauchspeichel, aber auch nur bei Gegenwart von Galle, gespalten werden soll, wird dem zu untersuchenden Patienten in Mengen von 3—5 ccm zugleich mit einem Probefrühstück gegeben. Bei normaler Pankreasfunktion soll durch den Bauchspeichel der Monojodbehensäureäthylester gespalten werden, so daß man nach 3—5 Stunden in Speichel und Harn Jod nachweisen kann. Es ist notwendig, das Präparat zugleich mit einem Probefrühstück zu verabreichen, da „das Pankreas in nüchternem Zustande kein oder zu wenig Sekret liefert, um Spaltung und Resorption des Esters zu ermöglichen, daß dagegen bei Anregung der Pankreassekretion durch Nahrungszufuhr prompt der erwartete Erfolg eintritt.“ Vorbedingung für die Anwendungsmöglichkeit des Verfahrens ist die Anwesenheit von Galle im Stuhl, da sonst mangelhafte Spaltung und Resorption eintritt. Fälle von chronischer und akuter Pankreatitis, bei denen wesentliche Veränderungen am Stuhl nicht vorhanden waren, konnten mit dieser Methode sichergestellt werden.

Wir können nun insofern die Angaben von Winternitz bestätigen, daß auch wir bei zwei Fällen schwerer chronischer Pankreatitis mit Schwund des Drüsengewebes einen positiven Ausfall der Probe erzielten, müssen aber hinzufügen, daß wir wiederholt auch bei vollkommen pankreasgesunden Individuen trotz strikter Einhaltung der Vorschriften, ein Ausbleiben der Esterspaltung beobachten konnten. Andererseits fanden Schlecht und Wittmund die Probe positiv werden durch Einwirkung von Darmsaft einer isolierten Dünndarmschlinge beim Menschen bei gleichzeitigem Zusatz von Galle. Das ist bei der Bewertung der Probe zu beachten. Sie ist naturgemäß außerdem nur da anwendbar, wo es sich um ein vollkommenes Versiegen der Bauchspeichelsekretion bzw. um einen kompletten Abschluß vom Darm handelt. Stegmann hat das Verfahren nachgeprüft und mit anderen Methoden der Pankreasfunktionsprüfung, der Caseinmethode nach Groß und dem Diastasennachweis nach Wohlgemuth, verglichen; zum Teil stimmten die erhaltenen Werte gut miteinander überein, so bei einem Kranken, bei dem Stegmann ein Darniederliegen der Pankreasfunktion annahm. Andererseits konnte aber mitunter ein Parallelismus zwischen den einzelnen Resultaten nicht gefunden werden. Bei einer Kranken mit perniciöser Anämie fanden sich normale Trypsinwerte, aber auffallend niedrige Diastasewerte und auch die Jodreaktion fiel nach Verabreichung des „Pankreasdiagnostikum Winternitz" erst im Urin des nächstfolgenden Tages positiv aus. Ich selbst habe bei perniciöser Anämie sowohl nach meiner Methode, als auch bei Untersuchung des durch Einhornschen Duodenalkatheter gewonnenen Duodenalinhalt bei perniciöser Anämie auffällig hohen Trypsingehalt und normalen Diastasegehalt gefunden. Die Ausscheidung der einzelnen Fermente braucht, wie Einhorn gezeigt hat, nicht parallel zu gehen. Bei funktioneller Herabsetzung der Bauchspeichelsekretion erhielt ich negativen Ausfall der Winternitzschen Probe.

Einhornsche Perlenprobe. Sie stellt gewissermaßen eine Modifikation der Schmidtschen Probemahlzeit und der Säckchenprobe dar. Zur Prüfung der Verdauungsfunktion bekommt der Kranke mit der Nahrung in Gelatinekapseln kleine verschieden gefärbte Glasperlen, an die die als Testobjekte verwandten Nahrungsmittel — Thymus zur Pankreasfunktionsprüfung, Fleischwürfel, Catgut usw. gebunden sind. Die Glasperlen werden aus dem Stuhl herausgefischt und daraufhin untersucht, ob das daran gebundene Objekt verdaut ist. Die Verdauung der Kerne des Thymusstückchens gibt einen Anhalt über die Pankreasfunktion. Die Methode, die im Prinzip der Schmidtschen Probekost bzw. der Säckchenprobe entspricht, wird bei uns in Deutschland kaum angewandt. Wir selbst haben keine Erfahrung darüber, doch dürfte sie dieselben Vorzüge und Fehler wie die Säckchenprobe haben.

Bei den bisher genannten Verfahren wird der Verdauungsprozeß, der zur Funktionsprüfung herangezogen wird, in den Körper selbst verlegt. Infolge davon spielt die Darmmotilität, bzw. die Passagezeit des eingeführten Körpers im Darm eine wichtige Rolle und kann zu Irrtümern Veranlassung geben. Durch unkontrollierbare Vorgänge können Verhältnisse geschaffen werden, die nicht zu übersehen sind, und, wie wir gesehen haben, Fehlresultate veranlassen. Mit Recht hat man daher den Versuch gemacht, den Verdauungsprozeß außerhalb des Körpers zu verlegen und ihn gewissermaßen unter Kontrolle des Auges vor sich gehen zu lassen, um so die störenden Momente nach Möglichkeit fernzuhalten. Dazu ist es notwendig, den Pankreassaft oder dessen Reste direkt zu gewinnen und ihn im Brutschrank seine verdauende Wirkung ausüben zu lassen. Zu dieser Art der Prüfung sind also zwei Vorgänge erforderlich:

1. Die Gewinnung des Pankreassaftes.

2. Die Untersuchung desselben auf seinen Fermentgehalt, gewöhnlich auf Trypsin, aber auch auf Diastase. Die Untersuchung auf Steapsin hat sich in die Praxis nicht eingeführt.

Gewinnung des Pankreassaftes vom Magen aus (Boas, Boldyreff, Volhard-Lewinski). Boas hat zuerst den Weg gewiesen, auf dem es möglich ist, aus dem Magen Pankreassaft zur Untersuchung zu gewinnen. Nach Einführung der Magensonde gelingt es bei Seitenlage des Patienten, den Pylorusverschluß zwischen Magen und Darm zu lösen, Dünndarminhalt zum Rückfluß

in den Magen zu bringen und auszuhebern. Der im Dünndarminhalt enthaltene
Pankreassaft läßt sich dann nach einer der gebräuchlichen Methoden untersuchen. Wenn das an sich einfache Verfahren keine Verbreitung fand, so lag
dies wohl nur daran, daß häufig der gewünschte Erfolg, d. h. der Rückfluß des
Pankreassaftes, ausblieb. Eine ähnliche Methode ist von Tschernoff angegeben.

Als dann aber Boldyreff zeigte, daß man leicht und mit einer relativ großen
Sicherheit beim Hunde Dünndarminhalt mit Bauchspeichel in den Magen
zurückfließen lassen kann, wenn man in diesen zuvor Fett einfließen läßt, war
damit ein neuer Weg für die Gewinnung des Bauchspeichels auch beim Menschen
gegeben. Und in der Tat konnte Boldyreff die Anwendungsmöglichkeit seiner
Methode beim Menschen durch einen Selbstversuch beweisen. Volhards Verdienst ist es, die Versuche Boldyreffs aufgenommen und an einem großen
Material die Brauchbarkeit des Verfahrens gezeigt zu haben. Auf Volhards
Veranlassung hat dann weiterhin Faubel die praktische Anwendung der
Methodik gezeigt. Volhard gießt dem zu untersuchenden Patienten durch die
Magensonde 200 ccm Öl in den Magen, wodurch ein Rückfluß von Duodenal-
inhalt, der zum großen Teil aus Bauchspeichel besteht, angeregt wird. Hebert
man den Magen nach einer gewissen Zeit — $^1/_2$ bis 1 Stunde – aus, so bekommt man
in den meisten Fällen eine sich in zwei Schichten absetzende Flüssigkeit; die
obere Schicht besteht aus dem Öl, die untere aus dem wässerigen Dünndarminhalt, der leicht mit der Pipette entnommen und mit einer der gebräuchlichen
Methoden der Trypsinbestimmung untersucht werden kann. Volhard hat dies
Verfahren in manchen Fällen diagnostisch wertvolle Hilfe geleistet. Der positive
Ausfall — d. h. das Vorhandensein von Pankreassaft im Mageninhalt — ist
natürlich beweisend, das Fehlen läßt noch nicht auf einen Abschluß des Bauchspeichels vom Darm bzw. ein Versiegen der Pankreassekretion schließen, da in
den von Volhard untersuchten 22 Fällen in 11$^0/_0$, in den 37 Fällen Faubels
sogar in 41$^0/_0$ Trypsin nicht nachgewiesen werden konnte.

Dadurch würde natürlich der Wert der Methode außerordentlich vermindert
werden. Aber durch Lewinskis Untersuchungen konnte gezeigt werden,
wie sich diese Fehlerquellen vermeiden lassen, so daß wir damit ein für die Diagnostik der Pankreaskrankheiten außerordentlich wertvolles Hilfsmittel zur
Verfügung haben. Nach der von Volhard angegebenen Methode erhielt
Lewinski in 70$^0/_0$ von 29 Fällen ein positives Resultat. Lewinski gelang nun
der Nachweis, daß das Ausbleiben der tryptischen Reaktion in den übrigen
30$^0/_0$ der Fälle durch die Magensaftverhältnisse bedingt war. Reagierte
der Mageninhalt sauer, so war die tryptische Verdauung nur schwach, bei Hyperacidität fehlte sie überhaupt. Bei der geringen Widerstandsfähigkeit des Trypsins gegenüber Säuren ist das ja auch erklärlich. Dazu kommt, daß die
Tätigkeit des Pylorus durch die Einwirkung der Salzsäure auf die Darmschleimhaut insofern geregelt wird, als es dadurch zu einem reflektorischen
Verschluß des Pylorus kommt, der sich bei Hyperacidität zu direktem
Pylorospasmus steigern kann.

Lewinski wies nun gleichzeitig auch den Weg, den man einschlagen muß,
um diese Fehlerquellen zu umgehen. Durch Verabreichung von Alkali zugleich
mit dem Ölfrühstück — er gibt $^1/_2$ Teelöffel Magnesia usta — gelang es ihm,
auch in allen den Fällen tryptisches Ferment zu gewinnen, in denen das zuvor nicht
möglich war. Somit ist der Wert der Methode an die Spitze gerückt. Lewinskis
Resultate erfuhren eine vollkommene Bestätigung durch Mahlenbrey, der
nach Alkalidarreichung außer bei einem Sanduhrmagen — worauf ebenfalls
Lewinski schon aufmerksam gemacht hatte — stets tryptisch wirksamen
Mageninhalt nach Ölfrühstück bekommen konnte. Die weitere Untersuchung

gestaltet sich dann einfach. Hat man Pankreassaft gewonnen, so untersucht man ihn auf seinen Fermentgehalt. Volhard benutzt dazu die von ihm angegebene, Lewinski die Caseinmethode von Groß, die weiter unten noch ausführlich geschildert werden wird.

Die theoretischen Bedenken, daß unter Umständen Trypsin durch Leukocytenferment aus den Speichelkörperchen oder durch Erepsin vorgetäuscht werden kann, sind nach unserer Meinung hinfällig. Das erstere ist an die Leukocyten gebunden und durch Filtration leicht zu entfernen, worauf schon Lewinski hinwies, außerdem die Wirkung zu gering, wie ja dann in der Tat die tryptische Verdauung — auch bei Bauchspeichelabschluß — niemals fehlen dürfte. Das letztere gilt auch für das Erepsin, das, wie Albu mit Recht bemerkt, schon deswegen praktisch keine Rolle spielen kann, weil es unwahrscheinlich ist, daß es mit derselben Regelmäßigkeit in den Magen zurückfließt wie das Trypsin, da die retrograde Bewegung des Darmsaftes nicht über das Duodenum hinausgeht. Im übrigen kommt es auch wohl unter gewöhnlichen Verhältnissen zu Rückfluß von Duodenalsaft in den Magen, wie an einem Pankreasfistelmenschen mit vorgelagertem Ösophagus gezeigt werden konnte (Groß).

Das Boldyreff - Volhard - Lewinskische Verfahren ist, auch nach unseren Erfahrungen, ein außerordentlich wichtiges und wertvolles Hilfsmittel bei der Diagnostik der Pankreaserkrankungen, das eine weitaus größere Verbreitung verdient, als ihm bisher zuteil geworden ist. Molnar verwirft die Methode, da sie bei der Diagnostik von Pylorusstenose keine einwandfreien Resultate ergeben soll. Dazu soll sie aber auch gar nicht dienen. Daß ein derartig wichtiges Hilfsmittel bald „Verbesserungen" erfahren hat, ist natürlich, ohne daß aber damit in Wirklichkeit wesentliche Vorteile erzielt worden wären. So hat von Koziczkowski in Versuchen, die sich auf 80 Fälle erstreckten, statt Öl einzugießen, den Patienten 250 g Sahne trinken lassen, was natürlich mit gewissen Annehmlichkeiten verbunden ist. Dabei soll auch bei Hyperacidität ohne Alkaliverabreichung Pankreassaft gewonnen werden. Bei vier Gruppen von Erkrankungen gelang der Trypsinnachweis nicht, nämlich bei inoperablen Magencarcinomen, Diabetes mellitus, perniciöser Anämie und Leberaffektionen.

Ehrmannsche Palminmethode. Auch eine von Ehrmann angegebene Methode möge hier erwähnt werden. Sie ist eine Kombination des Boldyreffschen Prinzips mit einer Farbenreaktion und insofern einfacher, als die im Magen stattfindende lipolytische Wirkung des Bauchspeichels durch eine Farbenreaktion nachgewiesen wird. Auch bei diesem Verfahren geht also die Verdauung, wie in der erstgenannten Gruppe, im Körper selbst und nicht unter Kontrolle des Auges vor sich. Reines Neutralfett — als solches verwendet Ehrmann Palmin —, das man morgens nüchtern in Mengen von 75 g zusammen mit einem Reisprobefrühstück verabreicht, soll nur durch Pankreassaft gespalten werden. Man hebert also das Probefrühstück nach 2—2$^1/_2$ Stunden aus und extrahiert durch Schütteln mit einer Mischung aus 90 Teilen Petroläther und 10 Teilen Benzol. Die Ätherschicht wird dann mit einer 3%igen Kupferfiltratlösung geschüttelt, wobei das entstehende fettsaure Kupfer die Ätherlösung smaragdgrün färbt. Fehlt das Pankreasferment, so bleibt diese Färbung vollkommen aus. Bei starker Hyperacidität muß auch bei dieser Probe Alkali verabfolgt werden.

Wertheimers Versuche am Hunde bestätigten Ehrmanns Resultate, doch ist die Methode an pankreaskranken Menschen meines Wissens noch nicht angewandt und erprobt, auch nicht bei dem von Ehrmann und Kruspe später veröffentlichten Fall chronischer Pankreasentzündung.

Gewinnung von Duodenalsaft aus dem Duodenum. Ist der Pylorus permeabel, so gelingt es, den Dünndarminhalt direkt zu gewinnen und dieses Gemisch der Untersuchung auf Pankreasfermente zugänglich zu machen. Dazu sind verschiedene Apparate angegeben worden, die alle auf demselben Prinzip beruhen. Zunächst hatte Einhorn im Jahre 1909 ein Verfahren angegeben, um mit Hilfe eines kleinen „Duodenaleimerchens" Duodenalinhalt direkt aus dem Zwölffingerdarm zu schöpfen. Das kleine, etwa 1,5—2 cm lange Eimerchen, das an einem langen Faden befestigt ist, wird eine Stunde nach einer kleineren Nahrungsaufnahme verschluckt und wandert dann durch den Pylorus in das Duodenum. Der mit einer 75 cm von dem Eimerchen mit einer Marke versehene und am Ohr des Patienten befestigte Faden wird nach 3 Stunden herausgezogen und enthält gewöhnlich Duodenalinhalt, also ein Gemisch aus Bauchspeichel, Galle, Duodenalsaft und durchgewanderten Mageninhalt. Die gewonnene Flüssigkeit wird zur Fermentuntersuchung benutzt. Es ist verständlich, daß dieses primitive Verfahren sich in der Praxis nicht einbürgerte und verbesserungsbedürftig war, da es einerseits nicht immer zu dem gewünschten Erfolg führte, andererseits die oft mit Mageninhalt vermischte Flüssigkeit in zu geringer Menge gewonnen werden konnte. Sehr bald wurden denn auch wesentliche Abänderungen von Einhorn selbst, zu ungefähr derselben Zeit von M. Groß, angegeben, die fast identisch sind, die Einhornsche Duodenalpumpe und die Großsche Duodenalröhre.

Die Einhornsche Duodenalpumpe besteht aus folgenden Teilen:

1. Aus einer durchlöcherten, zusammenschraubbaren Metallkapsel von 14 mm Länge und 23 mm Umfang.

2. Aus einem am oberen Ende der Kapsel befestigten etwa einen 1 m langen Gummischlauch von 8 mm Umfang (Durchmesser etwa 1,3 mm), der in 40 cm (Kardia), 56 cm (Pylorus) und 70 cm und 80 cm von der Kapsel entfernt mit einer Marke versehen ist.

Die Einführung des Apparates geschieht nach Einhorns Vorschrift folgendermaßen: „Die Kapsel, sowie der untere Teil des Schlauches werden in warmem Wasser angefeuchtet und in den Rachen des Patienten hineingelegt; sodann trinkt derselbe etwas Wasser, und das Instrument gelangt so bald in denMagen. Um sicher zu sein, daß die Kapsel nicht im Ösophagus stecken blieb, ist es ratsam, nach Durchschüttelung des Leibes des Patienten eine Spritze — die oben am Schlauch angesetzt wird — voll Chymus zu aspirieren. Nun wird eine Spritze Wasser, dann eine Spritze voll Luft durch den Schlauch geschickt, letzterer abgeklemmt und hier etwa eine Stunde sich selbst überlassen. Patient wird angewiesen, den Mund nicht zu fest zuzuhalten, damit der Schlauch nicht in seiner Wanderung zurückgehalten wird. Auch soll ein absichtliches Hinunterschlucken des Schlauches vermieden werden. Die Kapsel wird durch die Peristaltik des Magens weitergeschoben und gelangt gewöhnlich durch den Pylorus in das Duodenum und später sogar in den Beginn des Dünndarms. Nach Ablauf einer Stunde sieht man nach, wie weit der Schlauch hineingelangt ist. Befindet sich Zeichen III (70 cm) an den Lippen oder ist dieses gar bereits in den Mund hineingelangt, so wird jetzt versuchsweise aspiriert. Ist die Kapsel im Duodenum, so erhält man gewöhnlich eine klare goldgelbe oder wäßrige Flüssigkeit von alkalischer Reaktion und etwas viscider Konsistenz. Ist man jedoch im Magen, so erhält man gewöhnlich ziemlich rasch eine saure Flüssigkeit. Dieses kann natürlich vorkommen, wenn der Schlauch nicht gestreckt, sondern in Windungen im Magen liegt. Ist dies der Fall, so zieht man den Schlauch nach Durchspritzen von Wasser und danach Luft bis Marke II (56 cm) herauf, klemmt ab und wartet wieder eine halbe bis eine Stunde, um dann die beschriebene Prozedur zu wiederholen."

Die von Groß angegebene Duodenalröhre beruht auf demselben Prinzip wie die Einhornsche Duodenalpumpe und unterscheidet sich nur unwesentlich von ihr.

Die Untersuchung des durch diese Verfahren gewonnenen Duodenalinhaltes auf Pankreasfermente kann nach irgendeiner der bekannten Methoden vorgenommen werden. Es wird im allgemeinen die Untersuchung auf Trypsin genügen, da dieses Ferment den geringsten Schwankungen bezüglich seiner Konzentration unterworfen ist. Wir selbst haben mit den Einhornschen bzw. Großschen Verfahren zahlreiche Untersuchungen vorgenommen und sind im allgemeinen zu guten Resultaten gekommen. Das Trypsin haben wir stets nach dem Casein-Verfahren bestimmt.

Einhorn selbst bestimmt das proteolytische, diastatische und lipolytische Ferment. Er benutzt dazu die Agarröhrchen, die nach seinen Angaben folgendermaßen hergestellt werden:

„1. Stärkeröhrchen: Agarpulver 2,5 g, Stärke 5 g, Aqua dest. q. s. ad 100 ccm. Man reibt die Stärke und den Agar in einem Mörser mit genügendem Wasser zu einer dünnen Paste an, sodann füge man den Rest des Wassers hinzu. Diese Mischung wird dann in einen Kolben gebracht und bis zum Siedepunkt erhitzt. Dann wird die Lösung in Glascapillaren (innerer Durchmesser der Glasröhren 2,5 mm) aufgesogen, nachdem dieselben erst in der Flamme erwärmt wurden. Die Röhre mit ihrem Inhalt läßt man dann erkalten und schneidet sie später 3 cm lang. Diese Stücke werden dann an beiden Enden mit Paraffin versiegelt.

2. Olivenölröhrchen: Olivenöl 25 ccm, Agarpulver 2 g, wäßrige Lösung von Nilblausulfat (1 : 2000) q. s. ad 100 ccm. Man reibe den Agar und das Olivenöl mit genügendem Wasser zu einer dünnen Masse und setze das Nilblausulfat hinzu. Im übrigen verfährt man wie mit den Stärkeröhrchen.

3. Hämoglobinröhrchen. Hämoglobin 1,0 g, Agarpulver 2,5 g, Aq. dest. ad 100 ccm.

Man verreibe das Hämoglobin mit etwa 10 ccm Wasser, bis es homogen ist, füge das Agarpulver hinzu und den Rest des Wassers und verfährt dann wie bei den Stärkeröhrchen. Die Agarröhrchen muß man bis zum Gebrauch auf Eis halten. Sie bleiben 4—6 Wochen gut und fangen dann an, sich zu verschlechtern, trocknen ein und geben falsche Resultate.

Anwendungsmethode: Man nehme je eine Stärke-, Öl- und Hämoglobinröhre, kratze das Paraffin an seinem Ende ab und stelle sie vertikal in ein die Duodenalflüssigkeit enthaltendes Glas. Nach Zusatz einiger Tropfen Toluol halte man die Fläschchen 16 bis 24 Stunden bei Bluttemperatur. Die Untersuchung macht man dann folgendermaßen: Man nehme die Agarröhrchen heraus und betrachte sie. Das Hämoglobin zeigt eine Entfärbung oder Aufklärung des Inhalts (durch das Trypsin bedingt, so daß es durchscheinend wird). Das Ölröhrchen nimmt am Ende eine blaue Farbe an (das Steapsinferment produziert Fettsäuren, die diese Färbung verursachen). Man messe die Länge der veränderten Partie in beiden Röhrchen in Millimeter. Die Stärkeröhre untersucht man, indem man die Agarsäule ausstößt und sie in eine schwache, wäßrige Jodlösung taucht. Der untere Teil bleibt ungefärbt und zeigt den, durch das Amylopsinferment in Zucker umgewandelten Teil in Millimeter an.“

Für den Kranken, für den die Einführung einer Duodenalsonde, aber natürlich auch die Ausheberung des Mageninhaltes mit gewissen Unannehmlichkeiten verbunden ist, sind die Verfahren weitaus angenehmer, die das noch im Stuhl enthaltene Trypsin zu bestimmen versuchen.

Plattenverfahren von Müller-Jochmann-Schlecht-Kaufmann. Mit den älteren Untersuchungsverfahren auf proteolytische Fermente — der Mettschen, Hammerschlagschen, Grütznerschen Methode usw. — war es nicht möglich gewesen, Reste des Trypsins in den Faeces nachzuweisen. Zuerst gelang dies mit dem Müller-Jochmannschen Serumplattenverfahren in Versuchen, die von Schlecht und Kaufmann angestellt sind.

Bringt man auf eine Löfflerplatte, d. h. auf die Oberfläche einer in einer Petrischale befindlichen Schicht erstarrten Blutserums kleine Tröpfchen proteolytisch wirksamen Materials und läßt zur Verminderung von Bakterienwachstum die Platte bei einer Temperatur von 60⁰ im Brutschrank 24 Stunden stehen, so bilden sich durch die Eiweißverdauung an den Stellen der Tröpfchen kleine, bald größer werdende Stellen, die zum Nachweis der Verdauung dienen können. Und zwar ist damit nicht nur ein qualitativer Nachweis möglich, sondern durch steigende Verdünnung des zu untersuchenden Materials mit physiologischer Kochsalzlösung oder durch Zusatz von Blutserum mit bekannter antitryptischer Wirksamkeit läßt sich auch eine quantitative Untersuchung anbahnen.

Diese zuerst von Eduard Müller angegebene und zum Studium der verdauenden Eigenschaften leukämischen Blutes und Eiters angewandten Methodik läßt sich nach Schlechts Vorschlag auch zur Untersuchung der Faeces auf Trypsin verwenden. Gegen Pepsin ist die Löfflerplatte bei 60° unempfindlich. Schlecht konnte so beim normalen Menschen fast ausnahmslos Trypsin nachweisen, nachdem der Stuhl mit Glycerin zerrieben war. Nach Verabfolgung von Abführmitteln nimmt die Menge des Pankreastrypsins zu. Es empfiehlt sich also vor der Untersuchung (0,3 Calomel oder 0,5 Purgen) zu verabreichen und das Rectum auszuwaschen. Fettreiche Stühle sollen mit Äther extrahiert werden, ehe man sie auf die Serumplatte bringt, dünnflüssige lassen sich direkt verwenden, dickflüssige müssen entsprechend mit Glycerin verdünnt werden.

Kaufmann hat auf Schlechts Veranlassung das Verfahren weiterhin nachgeprüft und gezeigt, daß diarrhoische Stühle regelmäßig eine Verstärkung der tryptischen Verdauung zeigen, ebenso Enteritiden verschiedener Art, wobei allerdings wahrscheinlich die Vermehrung durch Leukocytenferment vorgetäuscht werden soll.

Trypsinuntersuchung des Stuhles nach Groß und Koslowsky. Das Verfahren beruht auf der von O. Groß angegebenen Caseinmethode: Casein in alkalischer Lösung fällt beim Ansäuern mit verdünnter Essigsäure aus, während die durch die tryptische Verdauung entstandenen Produkte in Lösung bleiben. Da die tryptische Verdauung der Konzentration der Trypsinlösung und der Länge der Verdauungszeit direkt proportional ist, so läßt sich aus der Länge der Zeit, die zur Verdauung einer gewissen Menge von Casein bis zum Ausbleiben einer Trübung notwendig ist, die Stärke einer Trypsinlösung bestimmen. Unsere Untersuchungen zeigten nun, daß bei verschiedenen Individuen unter sonst gleichen Bedingungen der Trypsingehalt des Kotes relativ geringen Schwankungen unterworfen ist, daß er ferner von der absoluten Menge des Stuhles nicht abhängt — ähnlich liegen ja auch die Verhältnisse beim Mageninhalt bezüglich des Pepsin- und Salzsäuregehaltes —, daß die Menge der zugeführten Nahrung ohne Einfluß ist, daß aber die Art der Nahrung, die die Pankreassekretion veranlaßt hat, auf die Trypsinmenge einen erheblichen Einfluß ausübt. Den stärksten Trypsingehalt erhält man nach Fleischnahrung, nach Fettnahrung ist die Stärke der Verdauung meistens wesentlich geringer; am schwächsten ist sie nach Kohlehydratkost. Die Anwendung der Methode ist folgende: Der Kranke bekommt nüchtern einen Einlauf, dann eine aus fettfreiem Schabefleisch bestehende Probekost. Dem Fleisch ist zur Kotabgrenzung etwas Carmin zugesetzt. Nach 1—2 Stunden wird ein leichtes Abführmittel verabreicht. Der dann gewöhnlich folgende gefärbte Stuhl dient zur Untersuchung. Ein Teil hiervon wird mit 3 Teilen 1⁰/₀₀iger Sodalösung versetzt, in einer Reibschale gleichmäßig zerrieben und filtriert. Gewöhnlich bekommt man ein vollkommen klares, goldgelbes Filtrat. Eine leichte Trübung stört bei der Untersuchung nicht, da sie bei der späteren Verdünnung mit Caseinlösung nicht mehr in Betracht kommt, zumal sie sich zu Boden setzt und die darüber stehende Flüssigkeit klar abgegossen werden kann. Am zweckmäßigsten sieht man nach unseren Erfahrungen von einem sog. „Reihenversuch" ab, sondern setzt in einem Erlenmeyer-Kölbchen zu einem Teil Stuhlfiltrat 10 Teile einer 0,5⁰/₀₀igen auf 40° vorgewärmten alkalischen Caseinlösung. Diese wird so hergestellt, daß man 0,5° Caseinum purissimum (nach Hammarsten [Grübler]) in 1 l einer 1⁰/₀₀igen Sodalösung unter Erhitzen und Umschütteln löst. Die Caseinlösung hält sich mehrere

Wochen, wenn man zur Hintanhaltung von Bakterienwachstum nach dem Erkalten Chloroform zusetzt und umschüttelt.

Die Stuhlfiltrat-Caseinmischung kommt nun unter Chloroformzusatz bei 38—40° in den Brutschrank. Von Zeit zu Zeit werden Proben entnommen und durch Zusatz von 1%iger Essigsäure der Zeitpunkt bestimmt, an dem eine Trübung nicht mehr eintritt, d. h. in dem alles Casein verdaut ist. Zahlreiche Untersuchungen haben nun gezeigt, daß beim pankreasgesunden Menschen bei den angegebenen Versuchsbedingungen Zeiten von 9—15, meistens von 12 bis 14 Stunden nötig sind, und daß Pankreasstörungen angenommen werden müssen, wenn die Verdauungszeit wesentlich länger, d. h. über 20 Stunden dauert.

Gegen das Verfahren könnten nun verschiedene Einwendungen gemacht werden und sind auch in der Tat erhoben worden. Zunächst einmal könnte eine proteolytische Wirkung durch Bakterien hervorgerufen werden. Darauf hingerichtete Untersuchungen zeigten, daß bei Zusatz von Blutserum, das durch seinen Antitrypsingehalt die Trypsinwirkung vollkommen aufhebt, die Verdauung in der Tat völlig verhindert wird. Durch den Serumzusatz könnten die Lebensbedingungen für die Bakterien nur verbessert werden, dagegen wird die tryptische Wirkung gehemmt. Wäre die Spaltung des Caseins auf Bakterienwirkung zurückzuführen, so müßte dies auch nach Serumzusatz der Fall sein. In der Tat bleibt aber das Casein danach völlig unverdaut. Außerdem läßt der Chloroformzusatz eine Bakterienwirkung nicht zu. Das Pepsin kann eine tryptische Wirkung ebenfalls nicht vortäuschen, da es in alkalischer Lösung unwirksam ist, ebenso kann im Darm vorhandenes Leukocytenferment nicht in Betracht kommen, wie Versuche am pankreaslosen Tier gezeigt haben. Wichtiger erscheint mir dagegen ein Einwand, der zwar ebenso unberechtigt ist, aber trotz aller Gegenbeweise, nachdem er einmal erhoben, in die Literatur übergegangen ist und sich, wie das so oft geschieht, von einer Veröffentlichung in die andere forterbt, nämlich eine Spaltung des Caseins durch das Erepsin. Das Erepsin wirkt auf die Spaltprodukte der Eiweißkörper, auf Albumosen und Peptone ein, aber auch nach den Untersuchungen Cohnheims wird durch dieses Ferment auch Casein gespalten. Vor allem haben Frank und Schittenhelm diesen Einwand gemacht, auf den wir in unserer ersten Veröffentlichung schon selbst eingegangen waren. Sowohl Untersuchungen an pankreasexstirpierten Hunden zeigen, daß nach Entfernung der Bauchspeicheldrüse dem Stuhl jede Fähigkeit, das Casein abzubauen, fehlt. Dasselbe ist der Fall nach Unterbindung der Pankreasausführungsgänge, eine Operation, die beim Hunde aber nur unsicher ausführbar ist, da Hunde stets mehrere, zum Teil ganz kleine, der Beobachtung leicht entgehende Ausführungsgänge haben. Vor allem aber zeigt die praktische Erfahrung, die eine große Anzahl von Nachuntersuchern gemacht haben, daß beim pankreaskranken Menschen das Trypsin im Stuhl stets fehlt oder die Caseinverdauung auf Tage verzögert ist. Vor allem fehlt bei autoptisch nachgewiesenem Bauchspeichelabschluß jede Caseinverdauung. Dem entsprechen auch die Versuche Werzbergs, der ebenfalls die Caseinprobe als spezifisch für die Prüfung der Pankreasfunktion bzw. des Pankreastrypsins ansieht. Siehe hierzu auch die Untersuchungen von Brugsch und Masuda, nach denen „das Fehlen caseolytischer Wirkung der Pankreasextrakte in der Verdünnung 1 : 5 oder 1 : 10 mit Erkrankungen der Bauchspeicheldrüse in Zusammenhang zu bringen ist". Wie könnte eine Trypsinverdauung durch Erepsin vorgetäuscht werden, wenn bei Pankreaserkrankungen das Erespin das Casein verdaute, da in diesen Fällen die Caseinverdauung stets ausbleibt oder verzögert ist? Zudem ist das Ausschlaggebende nicht etwa nur das vollkommene Fehlen einer tryptischen Verdauung, sondern die Herabsetzung der Verdauungszeit. Wir sehen also, daß bei vollkommener Destruktion der Drüse die Trypsinverdauung des Stuhles, mit der Caseinmethode bestimmt, ganz aufgehoben, bei Erkrankungen der Bauchspeicheldrüse, auch wenn sie nicht zu einer vollkommenen Zerstörung des Organs geführt haben, stark herabgesetzt ist. Diese Herabsetzung, auf die wir im Gegensatz zu Schmidt ein ganz besonderes Gewicht legen, läßt sich exakt nur mit der Caseinmethode bestimmen. Wenn Schmidt dem Umstand, daß die Kernprobe nur bei vollkommener Sekretionsinsuffizienz Resultate zeitigt, insofern praktisch keine große Tragweite beimißt, „als nach vielfachen experimentellen und klinischen Erfahrungen Verdauungsstörungen bei Pankreasleiden überhaupt erst dann in Erscheinung treten, wenn die Drüse ihre Tätigkeit ganz eingestellt hat", so stimmen wir dem ohne weiteres zu, halten es aber für praktisch um so wichtiger, daß die Caseinmethode gestattet, ein Pankreasleiden eben schon in einem Stadium nachzuweisen, in dem es noch nicht zu einer vollkommenen Insuffizienz gekommen, und in dem unter Umständen noch eine Hilfe möglich ist. Wir haben in der Tat Fälle gesehen, in denen die Schmidtsche Kernprobe negativ ausfiel, weil eben eine komplette Insuffizienz nicht vorhanden war, in denen aber eine deutliche Verlängerung der Verdauungszeit bei der Caseinprobe eintrat, so daß die nachher autoptisch bestätigte Diagnose auf Pankreasleiden gestellt werden konnte.

Es erscheint vielleicht zunächst merkwürdig, daß die Pankreasfunktion nachweisbar leiden soll, wenn auch nur ein Teil des Organs erkrankt ist, ohne daß eine Kompression des Ganges besteht. Wir erinnern an einen schon oben genannten Fall eines kirschkerngroßen Carcinoms im Caput pancreatis, bei dem die autoptisch bestätigte Diagnose einzig und allein aus dem Ausfall der Caseinprobe gestellt wurde. Aber wir haben ja ganz ähnliche Verhältnisse bei Magenerkrankungen. Sehen wir doch oft eine Herabsetzung oder vollkommene Sistierung der Salzsäuresekretion bei Carcinomen, die nur einen ganz kleinen Teil des Magens betreffen. Es spielen dabei zweifellos reflektorisch ausgelöste, wie funktionelle Vorgänge mit.

Daß alle die genannten und möglichen Einwendungen auf das Verfahren ohne Einfluß sind, haben wir in unserer ersten Veröffentlichung gezeigt. Zahlreiche Untersuchungen mit autoptischen Befunden und klinischen Beobachtungen im positiven und negativem Sinne haben unsere ursprüngliche Auffassung bestätigt. Zahlreich sind auch die Bestätigungen anderer Untersucher, von denen ich nur Albu, Brugsch und Masuda, Binder, Franke und Sabatowski, Goldschmidt, Heiberg, Katzenstein, Stegmann, Werzberg, Wynhausen nennen möchte.

Es ist mir kein Fall aus der Literatur bekannt, in dem bei autoptisch nachgewiesener Pankreaserkrankung das Verfahren versagt hätte. Auf sogenannte „Verbesserungen", wie sie von verschiedenen Seiten (Goldschmidt) angegeben sind, einzugehen, erübrigt sich.

Nachweis des diastatischen Ferments in den Faeces nach Wohlgemuth. Zur Untersuchung wird die von Wohlgemuth angegebene, leicht ausführbare Methodik zur Diastaseuntersuchung benutzt. Da die Diastase des Speichels im sauren Mageninhalt zerstört wird, kann im Stuhl gefundene Amylase nicht aus dem Speichel stammen. Zudem konnte Wohlgemuth zeigen, daß beim Hunde, in dessen Speichel Diastase fehlt, nach Unterbindung der Pankreasausführungsgänge und nach Zusatz von menschlichem Speichel zur Nahrung die Diastasewerte im Stuhl dadurch nicht erhöht werden. Auch im Darminhalt vorkommende Mikroben und Fermente der Darmschleimhaut spalten nach Cohnheim nur Maltose, Lactose, und Invertin, beeinflussen also die Stärke nicht. Dagegen ist zu berücksichtigen, daß nach Esser das Dickdarmsekret ein Stärkespaltendes Ferment liefert. Nach Straßburger stammt die im Stuhl, vor allem bei Diarrhöen, vorhandene Diastase fast ausschließlich aus der Darmschleimhaut, was aber durch Wohlgemuths Untersuchungen am Versuchstier widerlegt zu sein scheint. Wynhausen hat zuerst die amylolytischen Enzyme der Faeces untersucht und sich dabei der Wohlgemuthschen Methode bedient. Feste Faeces enthielten nur wenig Ferment, dünne dagegen sehr reichlich. Die Versuchsanordnung war dabei folgende:

„Von dem Filtrat der dünnen Faeces wurden abnehmende Quantitäten in eine Reihe von Reagenzgläschen gebracht, jedem derselben eine gleiche Menge (5 ccm einer 1 %igen Lösung) lösbarer Stärke beigefügt und dann die Reagenzgläschen bei einer Temperatur von 40° 24 Stunden lang in den Brutschrank gestellt. Die Reagenzgläschen werden darauf bis fingerbreit vom Rande mit destilliertem Wasser aufgefüllt und jedem Gläschen ein Tropfen einer n/10 Jodlösung hinzugefügt. Ist in dem Gläschen noch Stärke vorhanden, so entsteht nach dem Hinzufügen von Jod eine blaue Farbe, bei Vorhandensein von Erythrodextrin eine rote Farbe; wenn ausschließlich Achroodextrin, Maltose und weitere Spaltungsprodukte von Stärke vorhanden sind, entsteht nach dem Hinzufügen von Jod keine Verfärbung. Auf diese Weise kann man prüfen, ob in der untersuchten Flüssigkeit diastatisches Ferment vorhanden ist und die Menge schätzen. War z. B. $^1/_{10}$ ccm Filtrat von Faeces imstande, 5 ccm Stärke in 24 Stunden soweit umzusetzen, daß nach Zusatz von Jod keine Verfärbung mehr auftritt, so enthält die untersuchte Flüssigkeit, wenn man als Einheit die Umsetzung von 1 ccm durch 1 ccm untersuchter Flüssigkeit annimmt, $10 \times 5 = 50$ Einheiten." Wynhausen untersuchte nur dünne Stühle und fand Diastasewerte von 5000 bis 20000 Einheiten. Nach Unterbindung der Pankreasgänge beim Hunde gingen die Diastasenwerte auf 5—12 Einheiten zurück. Die noch vorhandene Diastase stammt nach Wynhausens Ansicht aus der Dickdarmschleimhaut. Bei einem Falle schwerer Pankreaserkrankung (Tumor?) wurden auch nur geringe Mengen von Amylase gefunden, daneben fehlte das tryptische Ferment (Caseinmethode) vollkommen. Dieselben Verhältnisse fanden sich bei zwei andern Fällen schwerer Pankreaserkrankung, darunter bei einer hämorrhagischen Pankreatitis. Auch Wohlgemuths eigene Untersuchungen lieferten bei Pankreaskranken gute Resultate, ferner sprechen die Erfahrungen von Hirschberg, Balint und Molnar, Paganelli und Albu für den Wert des Verfahrens.

Wohlgemuth verabreicht dem zu untersuchenden Patienten, eine Kost, die folgende Forderungen erfüllt: Das Pankreas soll möglichst viel Sekret absondern, der Stuhl soll möglichst homogen sein und er muß alkalisch reagieren. Dazu eignet sich eine kohlehydratarme Kost am besten, die zwei Tage lang gegeben werden soll und aus Milch mit Tee oder Kaffee, Bouillon, geschabten Fleisch, Eiern, Butter, weißem Käse und Weißbrot besteht. Vorher wird ein leichtes Abführmittel verabreicht. Der Wassergehalt, der erheblichen Schwankungen unterworfen ist, muß berücksichtigt werden. Zu diesem Zweck verfährt man folgendermaßen: „Eine auf der Handwage abgewogene Menge von 5 g frischem Kot wird in einer Reibeschale mit 20 ccm einer 1 %igen Kochsalzlösung verrieben, und zwar in der Weise, daß man von dem abgemessenen Quantum Kochsalzlösung erst ein paar Kubikzentimeter zufügt, so lange verreibt, bis man einen vollkommen homogenen Brei hat, wieder etwas Kochsalzlösung zufügt und verreibt und so weiter verfährt, bis man die gesamte Flüssigkeitsmenge mit dem Kot verrieben hat. Dann läßt man noch 30 Minuten bei Zimmertemperatur stehen, rührt in der Zwischenzeit häufig um, und verteilt nun den dünnen flüssigen Brei in gleichmäßiger Weise (je 10 ccm) auf 2 Zentrifugierröhrchen, die genau gegeneinander tariert sind und eine Graduierung von 10 ccm tragen. Solche Röhrchen sind überall käuflich zu haben. Dann wird solange zentrifugiert, bis die festen Bestandteile sich abgesetzt haben, was innerhalb

10—15 Minuten erreicht ist, und nun die Höhe des festen Rückstandes und der
Menge Flüssigkeit an der Graduierung in beiden Röhrchen abgelesen und notiert.
Hat man vor der Übertragung des Breies auf die Zentrifugierröhrchen noch einmal gründlichst durchgerührt, so wird man nach Beendigung des Zentrifugierens
finden, daß der Rückstand in beiden Röhrchen die gleiche Höhe einnimmt.
Glaubt man, daß der Rückstand bei weiterem Zentrifugieren noch mehr zusammen-
sinken würde, so läßt man die Zentrifuge noch weitere 5 Minuten laufen. Bei
einer elektrischen Zentrifuge genügt es, die Gläschen höchstens 15 Minuten lang
in Betrieb zu halten. Alsdann gießt man die überstehende Flüssigkeit ab und
bestimmt in der von mir angegebenen Weise die Diastase mittels des Reihen-
versuches. Die Fermentverteilung auf die einzelnen Gläschen nimmt man so vor,
daß man mit 1,0, 0,5 und 0,25 ccm beginnt und weiterhin so fortfährt, daß jedes
Gläschen die Hälfte von den vorhergehenden enthält, was man am bequemsten
erreicht, wenn man mit der 8fachen und 64fachen Verdünnung arbeitet. Die
Verdünnungen macht man sämtlich mit $1^0/_0$iger Kochsalzlösung und ergänzt
die fehlenden Mengen in den einzelnen Gläschen mit der nämlichen Lösung, um
überall gleichmäßige Kochsalzkonzentration zu haben. Dann kommen zu jeder
Fermentprobe 5 ccm $1^0/_0$ige Stärkelösung, hergestellt mit löslicher Stärke
(Kahlbaum), und destilliertem Wasser, und etwas Toluol, und nachdem die
Gläschen mit einem Kork- oder Wattestopfen fest verschlossen sind, werden
sie auf 24 Stunden in einen Brutschrank (38^0) gestellt. Nach Ablauf der Frist
werden sie herausgenommen, mit kaltem Leitungswasser bis etwa 1 Fingerbreit
vom Rande aufgefüllt, mit je einem Tropfen $^1/_{10}$ n-Jodlösung versetzt und nun
die Grenze bestimmt.“ Die Berechnung der Fermentmenge geschieht nun in
der Weise, daß man berechnet wieviel Kubikzentimeter der benutzten Stärkelösung durch 1 ccm der untersuchten Fermentlösung in der Versuchszeit derartig
verdaut werden, daß unveränderte Stärke nicht mehr vorhanden ist, d. h. eine
Blaufärbung (resp. Violettfärbung) nicht mehr auftritt. Sind beispielsweise bei
einer Untersuchung des Speichels bei einer Verdauungszeit von einer halben
Stunde 0,03 ccm notwendig, um die 5 ccm Stärkelösung bis zu dem genannten
Grade abzubauen, so verdaut 1 ccm des untersuchten Speichels 33 . 5 = 165 ccm
Stärkelösung. Die Stärke der Verdauung ist aber bei 40^0 in 30′

$$D \; \frac{40^0}{30'} = 165.$$

Was die Herstellung der Stärkelösung angeht, so wird lösliche Stärke in kaltes,
destilliertes Wasser gebracht, umgerührt und auf dem Wasserbade unter Um-
rühren bis zur Aufhellung erhitzt. Die Fermentlösung wird steigenden Mengen
zugesetzt, so daß jedes Glied der Reihe zu dem nächst höheren oder tieferen
in dem gleichen Verhältnis steht. Die Verdauungszeit beträgt 24 Stunden. Als
Einheit bezeichnet man die diastatische Kraft, die in 1 ccm Faecesfiltrat 1 ccm der
Stärkelösung abbaut. Die Werte beim normalen Menschen schwanken zwischen

$$D \; \frac{38^0}{24^h} = 100 \text{ bis über } 500.$$

Werte unter 100 sind pathologisch.

Die normalen Werte gehen nie unter 100 Einheiten, können aber 500 Einheiten
übersteigen. Wenn auch das Wohlgemuthsche Verfahren (im Gegensatz zu
Rotky) bei Pankreaskrankheiten an sich schon brauchbare Resultate ergibt,
so wird der Wert noch dadurch erhöht, daß bei Abschluß des Bauchspeichels
vom Darm die Diastase resorbiert und durch die Nieren ausgeschieden wird.
Während also die Diastasewerte im Stuhl sinken, gehen sie im Blut und Harn
in die Höhe. So fand Wohlgemuth bei einem Kranken, bei dem wegen Pankreastumor und Verschluß des Ductus choledochus eine Verbindung zwischen

Gallenblase und Darm angelegt war, im Urin außergewöhnlich hohe Diastasewerte (625 und 1250 E). Ähnlich lagen die Verhältnisse bei einem zweiten Fall von Abflußbehinderung des Bauchspeichels.

Zur Harnuntersuchung benutzt man am zweckmäßigsten die nüchtern nach dem Nachturin gelassene Harnportion. Der höchste normale Wert beträgt nach Wohlgemuth

$$D \frac{38^0}{24^h} = 156.$$

Bei einem Patienten, bei dem wegen Pankreastumor und Verschluß des Ductus choledochus eine Cystoenteroanastomose angelegt war, fand er Werte von

$$D \frac{38^0}{24^h} = 625 \text{ und } 1250,$$

später allerdings normale Werte. In einem andern Falle von sicherem Abschluß des Bauchspeichels vom Darm

$$D \frac{38^0}{24^h} = 625,$$

also auffallend hohe Werte.

In dem erstgenannten Falle betrug der für den Kot gefundene Wert

$$D \frac{38^0}{24^h} = 15,$$

war also außerordentlich vermindert.

Wir selbst konnten in zwei Fällen kompletter Pankreasatrophie hiermit sehr gut übereinstimmende Beobachtungen machen. Der Harn enthielt fast keine Diastase, auch der Stuhl nur Spuren.

$$D \frac{38^0}{24_h} \text{ schwankte zwischen 6 und 20.}$$

In einer Untersuchung fehlte Diastase ganz, war also außerordentlich niedrig. Wiederholte Untersuchungen ergaben dasselbe Resultat.

Wir haben hier also ein Verhalten vor uns, wo es an Pankreassaft im Darm nicht etwa fehlte, weil der Abfluß gehemmt war, sondern weil durch die Zerstörung der Drüse überhaupt keine Produktion mehr stattfand. Infolgedessen konnte auch die Diastase im Harn nicht vermehrt sein. Auf diesen Punkt möchten wir als wesentlich differentialdiagnostisches Hilfsmittel zwischen Pankreassaftabschluß und Drüsenstörung ganz besonders hinweisen. Hierin scheint uns der Hauptwert der Methode zu liegen. Andere Untersucher (Albu, Wynhausen, Hirschberg, Balint und Molnar, Poddighe, Noguchi) bestätigen den Wert des Verfahrens, das zwar noch weiterer Anwendung und Nachprüfung bedarf, aber eine wesentliche Bereicherung unserer diagnostischen Rüstkammer darzustellen scheint. Erwähnen möchten wir noch, daß in den Fällen, in denen neben der Kotdiastase das Kottrypsin bestimmt wurde, die Werte für beide parallel gingen. Auch Wynhausen konnte den Wert des Verfahrens bestätigen. Einer der von ihm veröffentlichten Fälle möge als Beispiel dienen:

„Vermehrung der Diastase im Harn wurde gefunden: 1. Bei einem 76jährigen Manne, der am 10. September 1909 in die Klinik des Herrn Prof. Pel eintrat. Am 16. August 1909 war Patient erkrankt, bekam Fieber und wurde kurzatmig; 8 Tage später wurde er ikterisch. Früher war er niemals krank.

Bei seinem Eintritt in die Klinik wurde außer starkem Ikterus eine große druckempfindliche Leber gefunden; der Leib war aufgetrieben, die Beine waren ödematös. Der Ikterus wurde während seines Aufenthaltes in der Klinik immer stärker; zuletzt hatte sich ein wahrer Melanikterus entwickelt. Am 26. November 1909 starb Patient.

In den Faeces wurde am 11. November nach Verabreichung eines Abführmittels die Quantität des diastatischen Ferments bestimmt. Da Patient sehr schwach war und nur schwer, auch mittels Abführmittels, einen filtrierbaren Stuhl bekam, wurde leider der Stuhl nur einmal untersucht; dabei wurden nur 10 Diastaseeinheiten im Stuhl gefunden. Der Harn wurde zweimal untersucht (am 1. und 3. November). Hierbei wurden 300 und 200 Diastaseeinheiten gefunden, während ich beim normalen Menschen (immer wurde Harn von 24 Stunden untersucht) als Durchschnittswert 50, als höchsten Wert ausnahmsweise 150 Einheiten fand. Auf Grund der starken Verminderung des diastatischen Ferments im Stuhl und der Vermehrung im Harn nahmen wir an, daß außer metastatischen Lebercarcinomen im vorliegenden Falle noch eine Affektion des Pankreas, und zwar ein Verschluß des Ausführganges des Pankreas bestehen müsse.

Bei der Sektion fand man große Carcinomknoten in der Leber, Cholelithiasis, Hydrops vesicae felleae, ein kleines Carcinom im Ductus choledochus in der Nähe des Ductus cysticus, ein ziemlich großes Carcinom im Kopf des Pankreas. Das Lumen des Ductus pancreaticus war hinter dem Tumor erweitert, die Wand des Ductus daselbst verdickt, während sie einzelne kleine Blutungen enthielt."

Die Untersuchung des Blutes auf Diastase soll besonders für die Erkennung von Verletzungen der Drüse wichtig sein. Partielle Pankreasresektionen beim Hunde hatten ergeben, daß danach die Diastase im Blute ansteigt und nicht etwa, wie a priori anzunehmen ist, abnimmt, wahrscheinlich infolge Resorption des aus dem Pankreasstumpf in die Bauchhöhle geflossenen Drüsensekrets oder durch dessen Stauung im Pankreasstumpf und nachfolgende Resorption. Gleichzeitig tritt eine Vermehrung der Diastase im Harn auf. Die Untersuchung wird an möglichst frischem defibriniertem und zentrifugiertem Blute vorgenommen. „4—5 ccm frisch entnommenes Blut werden defibriniert und zur Gewinnung des Serums sofort zentrifugiert. Alsdann beschickt man eine Reihe vorher mit fortlaufenden Zahlen versehener Reagenzgläser mit absteigenden Mengen Serum, so daß im ersten Gläschen 1,0 ccm Serum, im zweiten 0,5 ccm, im dritten 0,25 ccm, im vierten 0,125 ccm usf. enthalten ist. Hiernach fügt man zu jedem Gläschen 2 ccm einer 0,1%igen Stärkelösung hinzu und setzt sämtliche Gläschen auf einmal in ein Wasserbad von 38—40° C. Nach Verlauf von 30 Minuten werden sie herausgenommen, abgekühlt, und mit $\frac{1}{30}$ Normaljodlösung solange tropfenweise versetzt, bis die beim Einfallen des Jodtropfens auftretende Färbung nicht mehr verschwindet. Dasjenige Gläschen, in welchem der erste blaue Farbenton auftritt, das also bei Zusatz von Jod rotblau wirkt, gilt als Grenze (limes) der Wirksamkeit, und aus der in dem vorhergehenden Gläschen enthaltene Serummenge wird die Fermentstärke berechnet. Das soll an einem Beispiel, indem wir zur besseren Übersicht gleichzeitig, die einzelnen Phasen einer solchen Diastasebestimmung der Reihe nach aufführen, illustriert werden.

Tabelle I.

Nr.	I. Phase Numerierung der Gläschen	II. Phase Verteilung des Serums	III. Phase Zusatz der 0,1-proz. Stärkelösung	IV. Phase	V. Phase	VI. Phase	VII. Phase Feststellung des Resultates
1	1,0 ccm	2,0 ccm					+ (gelb)
2	0,5 „	2,0 „					+ (gelb)
3	0,25 „	2,0 „					+ (gelb)
4	0,125 „	2,0 „	Übertragung sämtlicher Gläschen in ein Wasserbad von 38—40° auf 30 Min.	Herausnahme der Gläschen und Abkühlung derselben	Zusatz von $\frac{1}{50}$ Normaljodlösung tropfenweise in geringem Überschuß		+ (gelb)
5	0,0625 „	2,0 „					+ (gelb)
6	0,032 „	2,0 „					— (violet) limes
7	0,016 „	2,0 „					— (blau)
8	0,008 „	2,0 „					— (blau)
9	0,004 „	2,0 „					— (blau)
10	0,002 „	2,0 „					— (blau)

Wenn wir aus dem hier angeführten Versuch den Diastasewert zahlenmäßig feststellen wollen, so müssen wir die im Gläschen 5 enthaltene Serummenge zur Berechnung heranziehen. Danach waren 0,0625 ccm Serum imstande, 2 ccm einer 0,1%igen Stärkelösung innerhalb 30 Minuten abzubauen bis zum Dextrin. Wir wollen nun wissen, wieviel Kubikzentimeter der Stärkelösung werden innerhalb der gleichen Zeit von 1,0 ccm Serum bis zum Dextrin abgebaut. Es ergibt sich demnach folgende Gleichung:

$$0,0625 : 2,0 = 1,0 : X$$
$$X = \frac{2,0 \cdot 1,0}{0,0625} = 32,$$

d. h. 1,0 ccm Serum ist imstande, 32 ccm der 0,1%igen Stärkelösung innerhalb 30 Minuten bis zum Dextrin abzubauen. Die diastatische Kraft, gemessen an einer 0,1%igen Stärkelösung, bezeichnen wir mit d unter gleichzeitiger Angabe der Versuchsdauer und der Temperatur. Hiernach würde für den vorliegenden Fall das Serum einen Diastasewert von

$$d \, \frac{38^0}{30'} = 32 \text{ haben.}$$

In der Tat konnte das im Tierexperiment gefundene und erprobte Verfahren von Noguchi auch am Menschen angewandt werden und scheint bei subkutanen Pankreasverletzungen von Wert zu sein. Nachprüfungen liegen allerdings nicht vor.

Erwähnt mögen hier noch Versuche von Gallart y Monés werden, der nach einem Verfahren von Enriquez, Ambard und Binet (Semaine méd. XIII, 1, 1909) bei Pankreasaffektionen und einem Falle von Bronzediabetes die Amylasewerte im Stuhl stark vermindert oder vollkommen fehlend fand.

Geloduratkapselmethode nach Müller und Schlecht. Eine Kombination der Sahlischen Geloduratkapselmethode und der zuletzt genannten Gruppe von Untersuchungsmethoden stellt die Geloduratkapselmethode nach Müller und Schlecht dar, die den Vorgang der Kapselverdauung „gewissermaßen aus dem Körper in das Reagenzglas verlegt". Die in alkoholischer Formalinlösung gehärteten Gelatinekapseln sollen nur durch das Pankreastrypsin gelöst werden. Legt man eine derartige mit Holzkohlenstaub gefüllte Kapsel bei Körpertemperatur in eine dünne Stuhlaufschwemmung, so wird bei Vorhandensein von Trypsin die Kapsel nach einigen Stunden gelöst und färbt die Flüssigkeit schwarz. Während normalerweise die Kapsel schon nach $^1/_2$—1 Stunde gelöst ist, zeigt es sich, daß beim Abschluß des Pankreassaftes vom Darm oder, wenn er vollkommen fehlt, noch nach 24 Stunden keine Lösung aufgetreten ist. Nachprüfungen fehlen bisher. Sollte sich die Methode bewähren, die außerdem die eventuellen Fehlerquellen des Sahlischen Verfahrens, zu schnelle Darmpassage, Auflösen der Kapseln im Magen vermeidet, so hätte man damit eine einfache Probe in der Hand, die vor allem für den praktischen Arzt den Vorteil besitzt, daß er es nicht nötig hat, sich Lösungen oder Platten herstellen zu müssen, da die Kapseln haltbar sein sollen.

Die Nahrungsausnutzung bei Pankreaskrankheiten.

Zunächst erscheint es selbstverständlich, daß nach dem Funktionsausfall einer so wichtigen Verdauungsdrüse, wie das Pankreas ist, sehr erhebliche Störungen in der Nahrungsausnützung auftreten, und es lag nahe, die Resultate hierauf gerichteter Stoffwechseluntersuchungen für die Diagnostik verwertbar zu machen; dabei müßte man natürlich voraussetzen, daß es in Wirklichkeit zu einem Funktionsausfall kommt, was durchaus nicht bei jeder Erkrankung der Bauchspeicheldrüse der Fall zu sein braucht. Schon lange war daher die Forschung darauf gerichtet, den Stoffwechsel und die Nahrungsausnützung bei gestörter Pankreastätigkeit zu ergründen, sei es an Tierversuchen, sei es an erkrankten Menschen, bei denen es gelungen war, die Diagnose bei Lebzeiten richtig zu stellen. Die Physiologie lehrte, wie wir oben gesehen haben, daß der äußeren Sekretion besonders drei Fermente zukommen, die sich in den Darm ergießen, und hier, mit den Ingestis vermischt, ihre Wirkung zur Entfaltung bringen, ein eiweißspaltendes Enzym, das Trypsin, ein fettspaltendes, das Steapsin, ein amylolytisches, die Diastase. Nun wissen wir ja, daß die Eiweiß- und Kohlehydratverdauung auch durch andere im Darmtraktus vorkommende Fermente übernommen werden kann, und nach Analogie anderer Vorgänge im Organismus müssen wir annehmen, daß diese Fermente, wie dies auch in der Tat der Fall zu sein scheint, vikariierend eintreten können, wenn die Pankreasfunktion in erheblicherem Grade gestört ist oder ganz ausfällt. Anders liegen aber die Verhältnisse bei dem fettspaltenden Ferment, dem Steapsin. Das Steapsin ist das einzige praktisch wirklich in Betracht kommende Enzym der Fettspaltung im menschlichen und tierischen Verdauungskanal. Daran ändert auch die Tatsache nichts, daß es Volhard gelungen ist, im Magen ein fettspaltendes Ferment nachzuweisen. Denn erstens scheint dieses überhaupt nur eine untergeordnete Rolle zu spielen, dann aber wirkt es nur auf emulgierte Fette ein, so daß beim Abschluß des Pankreasfermentes vom Darm seine Wirksamkeit außerordentlich beschränkt erscheint. Im übrigen bestreitet Boldyreff entschieden die Existenz einer Magenlipase. Tierversuche in dieser Beziehung wurden daher auch schon frühzeitig angestellt, die aber keine übereinstimmenden Resultate zeigten. Ergaben die Versuche Claude Bernards die Wichtigkeit der Bauchspeicheldrüse für die Verdauung und Resorption des Nahrungsfettes, und konnten seine Ergebnisse Bestätigung finden, so blieben sie doch nicht unwidersprochen (Weinmann, Hédon, Bidder und Schmidt, Schiff u. a.). Trotz Exstirpation des größten Teiles der Bauchspeicheldrüse oder Unterbindung und Verödung des Ganges fanden sich keine wesentlichen Störungen in der Fettausnützung. Die Ursache dieser eigentümlichen Erscheinungen, daß trotz scheinbarer Ausschaltung der für die Fettverdauung ausschließlich maßgebenden Drüse Störungen der Fettverdauung fehlten, ist bei manchen Versuchen sicherlich darin zu suchen, daß die Bauchspeicheldrüse meistens, beim Hunde stets, mehrere Ausführungsgänge hat. Bei Unterbindungen des einen Ganges, oder Exstirpation eines Stückes der Drüse kann sich dann sehr wohl der Saft aus dem zweiten Gang, der mit dem zurückgebliebenen Anteil in Verbindung steht, in den Darm ergießen und hier seine verdauende Kraft (Heß, Sinn) entfalten. Doch ergaben die Versuche vom Niemann und Brugsch, daß beim Versuchstier trotz Fehlens des Bauchspeichels im Darm die Resorption keineswegs verschlechtert war. Auch die Erfahrungen der menschlichen Pathologie zeigen, daß trotz völligen Abschlusses des Pankreassaftes des Darmes die Resorptionsstörungen gering sein können. Burkhardt glaubte zeigen zu können, daß beim Hunde, bei dem durch Verlagerung des Processus uncinatus des Pankreas unter die Bauchhaut das Drüsensekret nach außen geleitet worden war, eine gute Resorption bestand, solange das Tier den Bauchspeichel aufleckte (Resorption 86, 46% N, 79,83% Fett); weniger gut war sie, wenn durch einen Kompressionsverband das Sekret resorbiert wurde, am schlechtesten war sie, wenn das Sekret aufgefangen wurde (Ausnutzung 46,1% N, 13,0% Fett). Dagegen sind gewichtige Einwände möglich (Brugsch). Die Versuche, die denen anderer Autoren durchaus widersprachen, hielten im übrigen der Nachprüfung Fleckseders nicht stand. In seinen Versuchen, die in der Anordnung denen

Burkhardts glichen, war die Ausnutzung mäßig herabgesetzt, „gleichgültig ob das Sekret durch freies Abfließen für den Organismus gänzlich verloren geht, oder ihm durch Aufgelecktwerden zum Teil erhalten bleibt, oder ob es gestaut wird". Fleckseder nimmt als Ursache der gestörten Fettresorption trotz genügender Fettspaltung beim total exstirpierten Hunde eine Lähmung der resorptiven Fähigkeit des Darmes durch Ausfall einer innersekretorischen Tätigkeit des Pankreas an. Bemerkenswert bei Fleckseders Versuchen ist es noch, daß später bei vollkommenem Schwund des Pankreas und konsekutivem schwerem Diabetes die Fettresorption wieder normal wurde; eine Erklärung für dieses eigentümliche Verhalten, das im übrigen den Erfahrungen am pankreaskranken Menschen widerspricht, kann Fleckseder nicht geben. Er läßt es dahingestellt, ob andere Apparate die innere Funktion des Pankreas bzw. der Fettresorption übernommen haben oder die Darmepithelien aus eigener Kraft die Fähigkeit erlangten, vollständig zu resorbieren. Aber es spielen hier zweifellos auch noch andere Faktoren mit, wie neuere Untersuchungen (Fleckseder, Niemann, Brugsch, Lombroso, Groß) gezeigt haben, auf die ich weiter unten noch zu sprechen komme. Wenn ich die ältere Literatur über die Ausnützung des Fettes nach Gangunterbindung oder Verödung der Drüse nur kurz gestreift habe, so erscheint es notwendig, etwas genauer den gesamten Stoffwechsel und Ausnützungsversuche zu betrachten, die Abelmann auf Veranlassung von Minkowski ausgeführt hat, zumal diese Versuche die Veranlassung später am pankreaskranken Menschen unternommener Untersuchungen abgaben. Abelmann konnte zeigen, daß bei kompletter Entfernung der Bauchspeicheldrüse die Fettausnützung im hohen Grade gestört ist. Wurde auch Milch relativ gut ausgenutzt, indem davon 30—53% — je nach der zugeführten Menge — zur Verwertung kamen, so lagen die Verhältnisse bei anderen Fettarten wesentlich ungünstiger. Unemulgiertes Fett wurde so gut wie vollständig wieder ausgeschieden, in emulgiertem Zustande in den Verdauungskanal eingeführt, kam es auch nur in verschwindend kleiner Menge — 18,5% — zur Resorption. Bei partieller Exstirpation lagen die Verhältnisse schon wesentlich günstiger, indem Milch bis zu 80%, emulgiertes Fett bis zu 50%, aber auch nicht emulgiertes Fett bis zu einem gewissen Grade ausgenutzt wurde, vorausgesetzt allerdings, daß die zugeführten Mengen nicht zu groß waren. Die bessere Ausnützung der Fette durch gleichzeitige Verabreichung von Pankreassubstanz führte zu einer gewissen Besserung, wie das auch für menschliche Verhältnisse festgestellt werden konnte. Ähnliche Resultate erhielten Cavazzani, Baldi u. a. Dagegen fand Katz bei seinen unter Osers Leitung vorgenommenen Versuchen keine wesentliche Vermehrung des im Kot zur Ausscheidung gelangten Fettes nach teilweiser Pankreasentfernung, hingegen Störungen in der Fettspaltung. Es waren vorhanden:

$$\begin{array}{lr}
\text{Neutralfette} & 51{,}63\% \\
\text{Fettsäuren} & 46{,}04\% \\
\text{Seifen} & 2{,}33\% \\
\end{array}$$

Ergaben die Tierversuche keine übereinstimmenden Resultate, so kann man das noch mehr von den am Menschen gesammelten Erfahrungen sagen. Zunächst ist es eine bekannte Tatsache, daß auch ohne Erkrankungen der Bauchspeicheldrüse Fettstühle bei allen möglichen Erkrankungen auftreten können. Ich erinnere nur an die weit häufiger bei Gallenabschluß zustande kommende Steatorrhöe. Andererseits können wir, wie schon aus dem Tierexperiment hervorgeht, schwerere und in die Augen springendere Störungen der Fettausnützungen nur erwarten, wenn es wirklich zu einem vollkommenen Fermentmangel im Darm kommt, d. h. wenn der Bauchspeichel seinen Weg in das

Duodenum nicht mehr finden kann, oder aber infolge Zerstörung der Drüsen eine Produktion von Sekret nicht mehr zu erwarten ist. Ferner fragt es sich, ob es in diesen Fällen nur dadurch zur unvollkommenen Fettausnutzung kommt, daß das Neutralfett nicht gespalten und deswegen nicht resorbiert werden kann, oder ob trotz guter Spaltung eine Resorptionsstörung vorliegt; diese Frage nach der Natur der im Kot ausgeschiedenen Fettsubstanz ist es auch, die von vornherein besonderem Interesse begegnet. Es ist selbstverständlich, daß uns nur Stoffwechselbilanzen und exakte Untersuchungen Aufschluß über diese für die Diagnostik der Pankreaserkrankungen höchst wichtigen Verhältnisse geben können. Rubners Untersuchungen haben uns gezeigt, daß auch der normale Mensch gar nicht so unbedeutende Fettmengen in seinem Kot verliert. Bei Milchnahrung beträgt dieser Verlust 3,3—7,1 $\%$, oder 16,55 $\%$ (im Mittel) des Trockenkotes. Zu sehr ähnlichen Resultaten kam Tschernoff (14,4 $\%$) und Camerer (9,43 $\%$, 15,5 $\%$ bei Milchkost). Exakte Stoffwechseluntersuchungen an pankreaskranken Menschen hat zuerst Friedrich Müller angestellt. Die von ihm am gesunden Menschen gefundenen Werte decken sich im großen und ganzen mit denen der genannten Untersucher. Die folgende Tabelle möge die von Müller am Gesunden gefundenen Verhältnisse illustrieren:

	Versuch I reine Milchkost	Versuch II reine Milchkost	Versuch III Milch und Weißbrot
Zugeführte Fettmenge	138,2 g	188,4 g	131,9 g
Im Kot ausgeschiedene Fettmenge	9,97 g	13,15 g	13,9 g
Von dem in der Nahrung zugeführten Fett durch den Kot ausgeschieden	7,2 $\%$	6,9 $\%$	10,5 $\%$
Gesamtmenge des Trockenkotes	42,94 g	46,43 g	—
Fettgehalt des Trockenkotes	21,01 $\%$	25,7 $\%$	16,6 $\%$
davon Neutralfett	27,88 $\%$	20,5 $\%$	24,8 $\%$
freie Fettsäuren	51,3 $\%$	39,8 $\%$	25,3 $\%$
Seifen	20,9 $\%$	40,5 $\%$	49,7 $\%$
Versuchsperioden von 2 Tagen	—	—	—

Es verlassen also auch schon beim gesunden Menschen nicht unbeträchtliche Mengen des Nahrungsfettes den Darm unverwertet. Um so erstaunlicher könnte es daher auf den ersten Blick erscheinen, daß Müller bei zwei Menschen mit Pankreaserkrankungen bezüglich der Fettresorption annähernd normale Verhältnisse fand. In dem einen Fall handelt es sich dabei um einen Verschluß des Ductus pancreaticus mit sekundärer Atrophie der Drüse, im zweiten Falle um eine Cyste im Organ. Die dabei gefundenen Werte sind folgende:

	Atrophia pancreatis	Pankreascyste	
		gemischte Kost	Milchdiät
Gesamtmenge des Trockenkotes	47,17 g	—	—
Fettgehalt des Trockenkotes	29,04 $\%$	28,7 $\%$	30,8 $\%$
davon Neutralfett	77,57 $\%$	52 $\%$	51,2 $\%$
freie Fettsäure	17,08 $\%$	30,9 $\%$ \}	48,8 $\%$
Seifen	5,33 $\%$	16,8 $\%$ \}	

Aus diesen Analysen schließt Müller, daß „bei Abschluß des pankreatischen Saftes vom Darm" ein höherer Fettgehalt des Stuhles nicht konstatiert werden konnte und „es ist zweifelhaft, ob Steatorrhöe den Pankreaserkrankungen als solchen zukommt". Daß dies in der Tat der Fall ist, das werden wir weiter unten sehen. Müller stellt sich damit in Gegensatz zu älteren Anschauungen vor allem Claude Bernards, der der Bauchspeicheldrüse eine ausschlaggebende Rolle bei der Fettverdauung zuerteilte, bestätigte aber damit die Tierversuche früherer Untersucher (Schiff, Pawlow, Arnozan und Vaillard, Berard und Colin u. a.); demnach möchte es fast scheinen, daß der Pankreassaft eine nur untergeordnete Bedeutung für die Fettverdauung hätte, und daß Fettstühle mehr einen Gallenabschluß als den des Bauchspeichels charakterisieren. Aber insofern zeigen auch die Müllerschen Versuche ein abweichendes Verhalten, als bei seinen beiden Fällen die Fettspaltung ganz erhebliche Störungen zeigte, wie aus dem Vergleich der oben angeführten Zahlen beim Gesunden und Pankreaskranken eklatant hervorgeht. Die Fettspaltung hat beim Pankreaskranken ganz wesentlich gelitten. Aber die Müllerschen Resultate blieben nicht unwidersprochen und auch die Erfahrung lehrt ja, daß bei Pankreaskrankheiten Steatorrhöe durchaus nicht zu den Seltenheiten gehört, ja sogar heute in Verbindung mit anderen Erscheinungen als direkt charakteristisch für manche Pankreasleiden gilt. So fand Deucher sehr hohe Fettwerte bei normaler Spaltung im Stuhl, so daß es zu einem Fettverlust von über 80% kam. Ähnliche Resultate erhielten Gläßner und Sigel, während Keuthe einige Jahre später bei demselben Patienten einen Fettverlust von nur $9,8\%$ bei normaler Spaltung feststellen konnte. Brugsch und König konnten 1905 auf Grund der Fettbilanzen einen verhältnismäßig kleinen Pankreasabsceß, der weder einen Tumor noch eine Dämpfung hervortreten ließ, diagnostizieren. Dabei fanden sie folgende Werte:

Einnahmen an Fett: 49,0 g. Ausscheidung an Fett d. d. Kot $29,23 g = 59,7\%$ des zugeführten Fettes

davon: Neutralfett . . . . $17,9\%$
        Fettsäuren . . . . $47,3\%$
        Seifen . . . . . . $34,8\%$

Also schlechte Fettresorption bei relativ guter Fettspaltung.

$1/4$ Jahr nach der Operation:

Einnahmen an Fett: 143,7. Ausgaben an Fett d. d. Kot 37 g $= 26,1\%$ des zugeführten Fettes

davon: Neutralfett . . . . $37,5\%$
        Fettsäuren . . . . $30,4\%$
        Seifen . . . . . . $45,6\%$.

Die Fettausnutzung des frisch und kräftig aussehenden Patienten hatte sich also wesentlich gebessert, ohne aber wieder ganz normal geworden zu sein. Brugsch und König erklären dies, wohl mit Recht, mit dem Untergang eines Teiles funktionstüchtigen Pankreasgewebes. Besonderes Interesse verdienen die Stoffwechselversuche Ehrmanns bei einem Patienten mit Ikterus und chronischer Pankreatitis mit Verhärtung und Verdickung des Pankreaskopfes. Während der Kontrollfall etwa 9% des zugeführten Fettes ausschied, betrug der Fettverlust bei dem Pankreaskranken rund 50%; es kam also nur etwa die Hälfte des in der Nahrung enthaltenen Fettes zur Resorption. Aber auch die Fettspaltung zeigte wesentliche Störungen. Beim Kontrollpatienten betrug das Verhältnis Neutralfett zum gespaltenen Fett 1 : 2,5, beim Kranken 1 : 1,3. Auch die Seifenbildung war vermindert, worauf früher schon von Zoga hingewiesen war, jedoch glaube ich, daß hierauf aus weiter unten noch zu erörternden Gründen kein allzugroßes Gewicht gelegt werden darf.

Bei Untersuchungen, die ich selbst an zwei Patienten mit schwerer chronischer Pankreatitis, die in beiden Fällen einige Monate später zum Tode führte, anstellen konnte, zeigte sich die Fettspaltung sicherlich nicht vermindert, dagegen waren schwerste Störungen in der Fettresorption vorhanden (s. S. 184).

In dem einen Falle schwankte die Menge des Fettverlustes zwischen 52,4 und 55,4 % und war, was vielleicht besonders bemerkenswert erscheint, in diesem Verhältnis im großen und ganzen unabhängig von der absoluten Menge des zugeführten Fettes. Bei meinem zweiten Patienten, dessen Wohlbefinden zugleich mit dem Aussehen und der Menge der Stühle großen Schwankungen unterworfen war, wurden recht beträchtliche Mengen ausgenutzt, wenn sich der Kranke in einer Periode relativen Wohlbefindens befand. In zwei Versuchen betrug der Verlust 26,2 und 29,5 %, dagegen war der Verlust erheblich beträchtlicher in einer Periode schlechten Allgemeinbefindens, in der schon makroskopisch sichtbar der Stuhl zum größten Teil aus Fett bestand, das als ölartige Schicht obenauf schwamm, die beim Erkalten als stearinartige Masse gerann (sog. ,,Ölstuhl"). Dabei bestanden häufige, unstillbare Durchfälle, Widerwillen gegen Nahrungsaufnahme, große Mattigkeit, Hinfälligkeit.

Von 512 g in der Nahrung eingeführten Fettes verließen 416 g, also 81 % unausgenutzt den Körper, und auch bei fettarmer Nahrung war das Verhältnis ein ähnliches. Dabei war die Fettspaltung durchaus nicht verschlechtert, im Gegenteil, die prozentuale Menge gespaltenen Fettes war gegenüber der Norm eher vermehrt. Zu demselben Resultate kam Ehrmann und Kruspe bei einem Kranken mit chronischer Pankreatitis:

Gesamtkotfett . . .	58,80 %
davon Lecithin. .	5,42 %
Neutralfett . . .	5,12 %
Gespaltenes Fett . .	88,61 %
davon	
Fettsäuren. . . .	34,19 %
Seifen.	54,42 %

Auch Tileston fand bei einem Fettverlust von 72,7 % normale Fettspaltung. Er hält einen Fettverlust von 40 % bei fehlendem Ikterus, einen solchen von 50 % bei Ikterus für pathognomonisch für Pankreaskrankheiten.

Wir können jedenfalls aus allen diesen Versuchsresultaten entnehmen, daß völlige Übereinstimmung bei schweren Erkrankungen der Bauchspeicheldrüse oder bei völligem Abschluß des Bauchspeichels vom Darm nicht herrscht. Wie können wir es uns nun erklären, daß, wenn ein für die Fettverdauung so wichtiges Organ, wie die Bauchspeicheldrüse, deren Hauptaufgabe die Fettspaltung ist, funktionell ausfällt, trotzdem die Fettspaltung normal, ja sogar vermehrt sein kann, und daß ferner trotz der guten Spaltung des Fettes die Resorption sehr gestört ist? Das scheint ein Widerspruch zu sein und doch ist diese Tatsache jetzt durch eine große Reihe mühsamer und exakt durchgeführter Stoffwechselversuche erwiesen.

Zunächst einmal ist es auszuschließen, daß die übrigen im Körper vorkommenden fettspaltenden Enzyme bei der untergeordneten Rolle, die sie spielen, etwa die Arbeit des Bauchspeichelfermentes übernehmen. Vielmehr erscheint es wahrscheinlich, daß die Spaltung der Neutralfette, die wir hier vor uns haben, auf Bakterienwirkung beruht. Aber wenn es auch so zu einer ausgiebigen Fettspaltung kommen kann, — so ist sie doch für den Körper ohne Nutzen, da neben der Spaltung des Fettes auch die Resorption der Spaltprodukte gelitten hat. Damit stimmen auch die Versuchsresultate Lombrosos (u. a.) überein, der auf Grund eingehender Versuche annimmt, daß die Resorption der Fette eine wichtige

Funktion der inneren Sekretion der Bauchspeicheldrüse sei, daß also zu einer guten Verdauung der Fette nicht nur der Bauchspeichel notwendig ist, sondern auch Drüsengewebe noch im Körper sein muß, auch wenn es nicht mehr mit dem Darmlumen in Kommunikation steht. Eine ähnliche Anschauung vertritt Niemann. Der Anschauung Ehrmanns und Kruspes, daß die Resorption nur deshalb so vermindert ist, weil das Fett da, „wo es resorbiert werden konnte, im Dünndarm nämlich, noch nicht gespalten war, sondern erst im Dickdarm gespalten wurde", vermögen wir nicht beizustimmen, zumal wir uns an der Leiche eines an Pankreasschwund gestorbenen Menschen, der reichliche Mengen freier Fettsäure ausschied, überzeugen konnten, daß das Fett des Dünndarminhalts bereits in dem oberen Dünndarmabschnitt — sicherlich durch Bakterienwirkung — gespalten war. Nach Brugschs Ansicht, „zeigt sich die Störung der Verdauung in einer verminderten Sekretion, Motilität und Resorption höher wie tiefer gelegener Abschnitte des Darmkanals, was darauf hinweist, daß das Pankreas ein in die Verdauung eingeschobenes Regulationsorgan ist, das, sei es auf nervösem Wege, sei es auf sekretorischem Wege (durch Hormone), sei es auf beiden Wegen — eine weitgehende Beeinflussung des gesamten Verdauungstraktus ausübt". Das entspricht großen Teils unsern Anschauungen und Erfahrungen am pankreaskranken Menschen. Auch wir nehmen eine für die Resorption der Fette vorhandene innersekretorische Tätigkeit der Drüse an, ohne aber bisher eine Ansicht über die Wirkung dieser Hormone abgegeben zu haben.

Die von S. und J. Bondi und Pflüger beim pankreaslosen Hunde festgestellte Darmverfettung kann unseres Erachtens für die Resorptionsstörung beim Menschen nicht in Betracht kommen. Irgendwelche Schlüsse aus der relativen Menge der ausgeschiedenen Seifen zu ziehen, wie es Zoja und später Tileston, die verminderte Seifenmengen fanden, taten, halte ich nicht für gerechtfertigt. Die Mengen der Seifen sind beträchtlichen Schwankungen unterworfen und sind nach unserer Ansicht einzig und allein von den größeren oder geringeren Mengen zufällig im Darmkanal vorhandenen freien Alkalis abhängig.

Das Fett der Ölstühle zeigt ein auch von mir beobachtetes eigentümliches Verhalten, auf das Ehrmann zuerst hingewiesen hat. Mikroskopisch findet man im Stuhl trotz reichlicher Mengen freier Fettsäuren keine Fettsäurekrystalle, auch nicht nach Zusatz von Essigsäure und darauffolgender Erwärmung. Der Ätherextrakt des Stuhles ergibt jedoch nach dieser Vorbehandlung große Mengen von Fettsäurekrystallen. Auch in dem von Ehrmann und Kruspe beobachteten Falle lagen ganz analoge Verhältnisse vor, indem sich im Stuhl nur amorphe Fettsäure in großen Tropfen fand. Besteht dagegen Gallenabschluß, so ist das Fett in Form feinster Fetttröpfchen vorhanden, zum Teil in Krystallform, „oder doch mit großer Neigung versehen, Nadeln auskrystallisieren zu lassen". Die Ursache dieses eigentümlichen Verhaltens ist nach Ehrmann und Kruspe darin zu suchen, daß die Galle, die ja Fettsäure lösen kann, diese von der Krystallisation zurückhält, bei Gallenabschluß dagegen dieses Lösungsmittel wegfällt und dadurch die Fettsäuren leicht auskrystallisieren können.

Deucher hat wohl zuerst auf eine vermehrte Ausscheidung von Lecithin in den Faeces bei Pankreaserkrankungen hingewiesen, eine Beobachtung, die Salomon und Ehrmann bestätigt haben. Während ein normaler Trockenkot nach Ehrmanns Untersuchungen einen Lecithingehalt von $1,08\,^0/_0 = 0,51$ g aufwies, enthielt der Trockenkot des Pankreaskranken $1,97\,^0/_0 = 3,61$ g Lecithin. Der Kranke Ehrmanns und Kruspes schied ebenfalls außergewöhnlich große Mengen Lecithin aus, nämlich 3 g am Tage, gegen 1 g beim Kontrollpatienten. Ein Kranker mit biliärer Lebercirrhose auf luetischer Grundlage und vollkommenem Gallenabschluß mit Icterus gravis zeigte allerdings eine noch schlechtere Lecithinverdauung, indem er 7 g am Tage ausschied. Die vermehrte Lecithinausscheidung könnte also nur dann diagnostisch für Pankreaskrankheiten verwertet werden, wenn eine Vermehrung durch Gallenabschluß auszuschließen ist. Nach den Untersuchungen von Brugsch und Masuda wird Lecithin allerdings auch durch Kolivaccine und Darmsaft deutlich gespalten, so daß „die fermentativen Eigenschaften der Faecesextrakte nach dieser Richtung hin funktionell-diagnostisch für die Pankreasdiagnostik weniger verwertbar" erscheinen.

Was nun die Ausnutzung des der Nahrung eingeführten Eiweißes betrifft, so ist es von vornherein nicht unwahrscheinlich, daß, wenn Trypsin nicht mehr in den Dünndarm gelangt, die anderen peptolytischen Enzyme des Verdauungskanals für das fehlende Ferment eintreten, und es mehr oder weniger ersetzen können. Andererseits wissen wir, daß die Stickstoffresorption im Darm auch bei anderen Affektionen schwere Störungen erleiden kann. Suchen wir uns aus der großen Menge der vorliegenden Literatur das heraus, was als sicher feststeht, und für die Erkrankungen der Bauchspeicheldrüse charakteristisch zu sein scheint, so glaube ich, daß wir heute folgende Annahme zu machen gezwungen sind:

Ein erheblicher Stickstoffverlust im Stuhl, eine Azotorrhöe kann bei Durchfällen jeder Genese zustande kommen. Dagegen scheint eine Kombination von Azotorrhoe und Kreatorrhoe, d. h. das massenhafte Vorkommen unverdauter, quergestreifter Muskelfasern neben der Azotorrhöe charakteristisch für den funktionellen Ausfall der pankreatischen Peptolyse zu sein. Wir haben also bei der mikroskopischen Untersuchung eines Stuhles sehr wohl einen Anhaltspunkt dafür, ob eine festgestellte verminderte Peptolyse gastrogenen oder pankreatogenen Ursprungs ist. Durch die Untersuchungen Adolf Schmidts wissen wir ja, daß wir bei gastrogenen Störungen im Stuhl nach Probediät vor allem das Bindegewebe in unverdautem Zustande finden und daß bei Fehlen des Bauchspeichels und damit der im Bauchspeichel enthaltenen Nuclease (s. darüber S. 14) die Kern- und Muskelfaserverdauung beeinträchtigt ist. Die Stickstoffmengen — normalerweise etwa 1 g am Tage —, die bei Pankreasstörungen durch den Kot in Verlust geraten können, sind unter Umständen recht beträchtlich. Wir möchten als Beispiel nur die bei einem der oben genannten Patienten gewonnenen Zahlen anführen:

Versuchsperiode von zwei Tagen:

N. in der Nahrung zugeführt . . . . 73 g
N. ausgeschieden . . . . 84,4 g
davon im Harn . . . . 47,3 g
    im Stuhl . . . . 37,1 g = 50,8 des zugeführten N.

Bei einem andern Patienten gingen 31,1—40% durch den Stuhl in Verlust, und zwar in einer Zeit relativen Wohlbefindens. Wie oben erwähnt, traten bei diesem Patienten Perioden auf, in denen neben größter Mattigkeit und Hinfälligkeit der Stuhl makroskopisch große Fettmengen enthielt. Dabei waren aber auch die Stickstoffmengen erheblich vermehrt und betrugen über 60% des Nahrungsstickstoffes. Nach Tileston spricht ein N-Verlust durch den Kot von 30% und darüber für das Bestehen einer Pankreaserkrankung.

Wenn sich also die Verhältnisse für Kotfett und Stickstoff beim Pankreaskranken sehr ähnlich gestalten können, so besteht aber meines Erachtens ein sehr wesentlicher Unterschied darin, daß die gestörte Stickstoffresorption einzig und allein die Folge der verminderten Eiweißspaltung ist, während, wie wir gesehen haben, die Fettresorption auch daniederliegt, obwohl die Spaltung des neutralen Fettes durchaus genügend ist.

Es gelang durch Verabreichung tief abgebauten Eiweißes (Erepton) (Avé-Lallemant und Groß) den zahlenmäßigen Nachweis dafür zu erbringen, „daß nur der Fermentmangel die schlechte Eiweißausnutzung bewirkt, und daß diese nicht etwa die Folge einer auf Störung der inneren Pankreassekretion beruhenden Resorptionsstörung ist, wie wir das für die Steatorrhöe annehmen müssen". Wegen der Einzelheiten sei auf die Originalarbeit verwiesen. Es geht hieraus und aus den Stoffwechselversuchen des weiteren hervor, daß andere peptolytische Enzyme — wie das zunächst wahrscheinlich erscheint — höchstens in ganz untergeordnetem Grade imstande sind, für den Bauchspeichel vikariierend in Funktion zu treten. Denn die Störungen der Eiweißverdauung beruhen eben einzig und allein auf Trypsinmangel.

Auch die Besserung der Nahrungsausnutzung bei Pankreaserkrankungen durch Fütterung mit Pankreassubstanz und Pankreaspräparaten ist zu diagnostischen Zwecken herangezogen worden. Nachdem schon Fles und später Langdon-Down eine Verminderung der Steatorrhoe durch Pankreassubstanz bzw. Pankreatin erzielt hatte, und auch von anderer Seite eine Verminderung des Nahrungsverlustes durch Verabreichung derartiger Substanzen festgestellt war, wurde die Wirkung des Pankreatins in genauen Stoffwechselversuchen durch Weintraud geprüft, ohne daß über einen wesentlichen Erfolg berichtet werden konnte. Weiterhin hat dann Salomon eingehende Stoffwechselbilanzen bei einer an Pankreaserkrankung leidenden Frau mit Fettstühlen unter Verabreichung von Pankreasdrüse vorgenommen, und zwar unter Berücksichtigung des Fett- und N-Stoffwechsels. Dabei zeigte sich eine wesentliche Besserung der Fett- und N-Resorption unter Verminderung der objektiven und subjektiven Störungen, die auch bei der Verfütterung von Pankreatin-Rhenania anhielt, bei Verfütterung eines anderen Pankreatinpräparates aber vermißt wurde. Auch das Pankreon-Rhenania, ein gegen die Salzsäure des Magens widerstandsfähiges Präparat, hatte den gewünschten Erfolg. Diese Wirkung des Pankreons wurde dann bei Pankreaskrankheiten als diagnostisches Hilfsmittel ex juvantibus empfohlen. Doch konnte Ehrmann zeigen, daß „die Kreatorrhoe als typisches Merkmal der Pankreasinsuffizienz" bestehen bleibt, wenn sich auch die Nahrungsausnutzung wesentlich besserte. Trotz dieser Besserung haben wir im Pankreon kein differentialdiagnostisches Mittel für Pankreaskrankheiten gegenüber Diarrhöen anderer Ursache, da die meisten Diarrhöen durch Pankreaspräparate günstig beeinflußt werden und die Nahrungsausnutzung sich bessert. „Wofern es sich nicht um starke N- und Fettverluste handelt und wenigstens genaue Stoffwechselbilanzen vorliegen, ist diagnostisch mit den Pankreaspräparaten überhaupt nichts anzufangen" (Groß). Derartige Untersuchungen bei den genannten Verhältnissen geben aber, wie wir gesehen haben, an sich schon Aufschluß über vorhandene Pankreasleiden. Im übrigen ist der Einfluß des Pankreons auf die Fettresorption durchaus nicht immer vorhanden, während der Einfluß auf die N-Resorption bei Verabreichung sehr großer Pankreongaben unverkennbar ist, wie wir bei einem Falle schwerer chronischer Pankreatitis zeigen konnten (s. S. 187). Es entspricht dies durchaus der auch von uns akzeptierten Auffassung von der innersekretorischen Bedeutung des Pankreas für die Resorption der Fette. Danach ist deren Besserung durch künstliche Zufuhr von Pankreassaft nicht anzunehmen, während, wie dies in der Tat der Fall ist, eine bessere Ausnutzung des Eiweißes durch Pankreonfütterung zu erwarten ist. Ist die Eiweißresorption doch nicht die Funktion einer innersekretorischen Pankreastätigkeit, wie wir in unsern Untersuchungen zeigen konnten, und die Azetorrhöe also nur die Folge des Trypsinmangels.

Können also bei Pankreaserkrankungen schwere Schädigungen der Eiweiß- und Fettverdauung auftreten, so sind uns derartige Veränderungen der Kohlehydratspaltung- und Resorption nicht bekannt. Trotzdem muß auch mit dieser Möglichkeit gerechnet werden, nachdem Minkowski gefunden hat, daß beim pankreaslosen Hunde gewöhnliches Amylum zum größten Teil unverdaut in den Faeces wieder erscheint.

Durch Wohlgemuths Untersuchungen steht es fest, daß bei Pankreaserkrankungen der Erguß des diastatischen Fermentes des Bauchspeichels in dem Darm ebenso vermindert ist, wie wir es von dem Trypsin wissen, worauf weiter oben eingegangen ist. Vielleicht übernehmen andere Fermente die Arbeit der fehlenden Diastase, vor allem das im Mundspeichel vorhandene Enzym, das zwar durch die Säure des Magens unwirksam wird; doch ist dabei zu berücksichtigen, daß bei Pankreaserkrankungen häufig auch die HCl-Absonderung des Magens gestört ist. Ferner wissen wir, daß auch im Dickdarm eine Diastase vorkommt, wenn auch nur in geringen Mengen.

Auf die Störungen des Kohlehydratabbaues, soweit sie durch die innere Sekretion der Bauchspeicheldrüse bedingt sind, wird an anderer Stelle eingegangen.

Wir sehen also, daß bei Ausfall der Bauchspeichelfunktion recht beträchtliche Störungen in der Ausnutzung der Nahrung auftreten können, die, in ihrer Gesamtheit betrachtet, zu diagnostischen Zwecken sehr wohl Verwendung finden können und unter Umständen auch herangezogen werden müssen, wenn die Störungen, zum Teil wenigstens, auch im einzelnen bei anderen Erkrankungen vorkommen können und nicht spezifisch zu sein brauchen. Und in der Tat ist es wiederholt gelungen, einzig und allein aus den Stoffwechselstörungen die Diagnose auf Pankreaserkrankungen zu stellen. Wir erwähnen hier nur den von König und Brugsch mitgeteilten Fall von eitriger Pankreasentzündung, bei dem auf Grund der Fettanalyse in Nahrung und Kot die richtige Diagnose gestellt und der Patient durch rechtzeitigen chirurgischen Eingriff gerettet werden konnte. Dem schließen sich die Fälle Ehrmanns u. a. an. Aber wir dürfen nicht vergessen, daß durchaus nicht bei allen Erkrankungen der Bauchspeicheldrüse, derartige schwere Schädigungen der Nahrungsausnutzung auftreten, ja, daß oft ein kleiner Teil funktionstüchtigen und mit dem Darmkanal in Verbindung stehenden Drüsengewebes genügt, um schwere Ausfallserscheinungen zu vermeiden; andererseits stellen derartige Stoffwechselversuche recht erhebliche Anforderungen an Arzt und Patienten und sind nur in einem Krankenhause mit gut eingerichtetem Laboratorium durchführbar. Die Technik der Ausnutzungsversuche ist bei Besprechung der chronischen Pankreatitis (S. 181) ausführlich geschildert.

Es sei noch erwähnt, daß Rosenberger bei einem Falle von schwerer Erkrankung der Bauchspeicheldrüse mit Steatorrhoe, Kreatorrhoe, Acidose, Diabetes, Braunfärbung der Haut, Schmerzanfällen im Epigastrium bei prompter Ausscheidung der exogenen Harnsäure eine sehr erhebliche Verminderung der endogenen Harnsäure fand. Die Werte für die endogene Harnsäure waren so minimal, daß es sich sogar vielleicht doch um Spuren exogener Harnsäure gehandelt hat. Ein ähnliches Verhalten hatte Bloch beschrieben, weitere Beobachtungen in dieser Hinsicht liegen nicht vor; doch erscheint es notwendig, in Zukunft auf die Harnsäureausscheidung bei schweren Pankreaserkrankungen zu achten.

Die Cammidgesche Reaktion.

Besonderes Interesse hat in den letzten Jahren eine von Cammidge im Jahre 1904 angegebene Methode der Pankreasdiagnostik hervorgerufen, über deren Wert auch heute die Akten noch nicht geschlossen sind, obwohl eine ganze Literatur darüber vorliegt.

Nach Cammidge soll nämlich der Urin Pankreaskranker mit Phenylhydrazin mikroskopisch nachweisbare charakteristische Krystalle geben.

Die Reaktion wird folgendermaßen angestellt: 20 ccm des zu untersuchenden Harns werden mit 1 ccm Salzsäure (1,16) auf dem Sandbade vorsichtig in einem Kölbchen erhitzt, auf das man zur Vermeidung starken Eindampfens der Flüssigkeit einen Glastrichter stülpt. Nach Abkühlen des Inhalts wird wieder mit destilliertem Wasser auf das frühere Volumen von 20 ccm aufgefüllt, zur Neutralisation der Salzsäure 4 g Plumbum carbonicum unter Umschütteln zugesetzt und vom Niederschlag abfiltriert, bis das Filtrat völlig klar ist. Hierzu werden nunmehr 4 g dreibasisches Bleiacetat zugefügt, umgeschüttelt und nochmals filtriert. In dem klaren Filtrat wird das überschüssige Bleiacetat durch Zusatz von 2 g Natriumsulfat ausgefällt, kurz bis zum Sieden erhitzt und abermals filtriert. Das hierbei gewonnene Filtrat wird gut abgekühlt und 10 ccm davon mit Aqua destillata auf 28 ccm aufgefüllt, mit 1 ccm $10^0/_0$iger Essigsäure, 2 g Natriumacetat und 8 g Phenylhydracin. muriaticum versetzt und auf dem Sandbad — am besten mit aufgesetztem Rückflußkühler — zehn Minuten gekocht und heiß filtriert. Beträgt die Menge des Filtrates weniger als 15 ccm, wird auf diese Menge mit Wasser aufgefüllt.

Das Ganze soll nun 12 Stunden stehen, wobei bei positiver Reaktion ein Niederschlag auftritt, der bei mikroskopischer Untersuchung aus büschelförmigen Krystallen besteht. Diese sind in $30^0/_0$iger H_2SO_4 löslich.

Da es für die Anstellung der Reaktion notwendig ist, daß der zu untersuchende Harn auch nicht die geringsten Spuren von Zucker enthält, so muß, wenn dies der Fall ist, der Zucker vorher durch Vergärung entfernt werden. Enthält der Harn Eiweiß, so ist auch dies noch zu beseitigen.

Über das Wesen und die Ursache der Probe, die, wie man annimmt, auf dem Zugrundegehen von Pankreasgewebe beruht, ist mit Sicherheit nichts bekannt.

Cammidge selbst nahm zunächst an, daß es bei Pankreaserkrankungen infolge von Fettzerfall zur Ausscheidung von Glycerin im Harn kommt. Dies werde durch Salzsäure in Glycerose umgewandelt, das mit Phenylhydrazin ein Osazon bildet. Gegen diese Anschauung liegen gewisse Bedenken vor, wie auch Cammidge selbst später annahm, es handle sich um Osazone aus einer den Nucleoproteiden des Pankreas entstammenden Kohlehydratgruppe.

Und zwar sollte es nicht-gärungsfähige Pentose sein, deren Isolierung in freiem Zustande nicht möglich war. Der Schmelzpunkt der Phenylhydrazinverbindung wurde von Cammidge auf 178—180 ° angegeben.

Auch diese Annahme über die Natur der Krystalle ist bestritten worden, andere Theorien sind noch weniger erwiesen. Vielleicht besteht die Anschauung von Schumm und Hegler zu Recht, daß wenigstens ein Teil der positiven Cammidgeproben nur positive Traubenzuckerproben sind. Das dreibasische Bleiacetat soll Pentosen, Traubenzucker, Rohrzucker und Fruchtzucker nur ungenügend ausfällen, so daß durch den gelösten Rest eine positive Reaktion bewirkt werden kann.

Ist man sich, wie man aus diesen Ausführungen ersieht, über die Natur der Reaktion noch ganz im unklaren, so steht ebensowenig der praktische Wert der Probe fest.

Während manche Autoren in allen Fällen von Pankreaserkrankungen die Reaktion positiv gefunden haben und überall da, wo sie positiv war, eine sichere Pankreaserkrankung vorgelegen haben soll, sprechen andere der Reaktion jeden praktischen Wert ab. So bestätigt Eichler auf Grund von Untersuchungen, die er an drei Hunden mit experimentell hervorgerufener Pankreatitis machte, den Wert der Methode. Fiorio und Zambelli untersuchten den Harn von zwölf Patienten bezüglich des Verhaltens der Cammidgereaktion. Bei fünf dieser Patienten wurde bei der Sektion oder Operation das Pankreas erkrankt gefunden und gerade bei diesen Fällen war die Reaktion positiv. So fanden sie auch einen positiven Ausfall bei Pyämie, wobei sich dann bei der Autopsie ein Eiterherd in der Bauchspeicheldrüse fand. In einigen Fällen bewirkte das Übergreifen eines krankhaften Prozesses auf das Pankreas ein Positivwerden der zuvor negativen Reaktion.

So kommt auch Dreesmann zu dem Schluß, daß wir in der Cammidgereaktion ein wertvolles diagnostisches Mittel haben. Von zwölf Untersuchungen fand er einen positiven Ausfall bei je einem Fall von akuter und chronischer Pankreatitis, von malignem Tumor in der Pankreasgegend und Cholecystitis. Maß stellte die Reaktion an 20 durch Autopsie sichergestellten Fällen an. Sechsmal bekam er einen negativen Ausfall. In allen Fällen waren Veränderungen an der Bauchspeicheldrüse nicht vorhanden. Bei positivem Ausfall fanden sich in $64^0/_0$ Veränderungen der Drüse (Atrophien verschiedener Art, Tumor, chronische Pankreatitis), in $36^0/_0$ waren trotz des positiven Ausfalles Veränderungen nicht vorhanden. Maß folgert, daß negativer Ausfall Pankreaserkrankungen ausschließen läßt, positive sie sehr wahrscheinlich macht, und spricht ihr erheblichen Wert für die Pankreasdiagnostik zu.

In den beiden Fällen von Pankreaserkrankungen Caros und Wörners bestand ebenfalls positive Cammidgereaktion, ebenso in dem Fall von Pankreascyste von van der Willigen, wo die Reaktion auch nach der Operation noch positiv blieb.

Besondere Wichtigkeit schien die Reaktion durch die Untersuchungen Kehrs zu bekommen, der der Reaktion für die Indikationsstellung der Gallensteinoperation ganz besonderen Wert beilegte. In einem außerordentlich hohen Prozentsatz der von ihm wegen Gallensteinen und deren Folgeerscheinungen operierten Patienten glaubt er bei der Autopsia in vivo eine Pankreatitis festgestellt zu haben, ein Befund, der bei den meisten Fällen schon vor der Operation durch den positiven Ausfall der Cammidgereaktion erhoben werden konnte, so daß er schließlich einen operativen Eingriff von dem Ausfall der Probe abhängig machte.

Auch Riedel kam zu ähnlichen Ergebnissen bezüglich der Cammidgeschen Reaktion, so daß damit in der Tat ein außerordentlich wichtiges diagnostisches Hilfsmittel gewonnen zu sein schien.

Klauber stellte die Reaktion bei Patienten mit Geschwülsten des Magens, Pankreaserkrankungen und bei solchen, bei denen Verdacht auf eine Entzündung der Bauchspeicheldrüse bestand, an. War der Sitz der Erkrankung nicht das Pankreas, so fiel die Reaktion stets negativ aus; war aber die Bauchspeicheldrüse, wie die Autopsie ergab, erkrankt, so fiel die Reaktion zwar mitunter auch negativ aus, doch ging dieser Periode stets ein positiver Ausfall voran; danach müßte man die Probe also wiederholt anstellen, vor allem im Anfangsstadium der Erkrankung, so daß nach Klaubers Ansicht die Methode einen hohen praktischen Wert behält, ein Resultat, zu dem auch andere Untersucher kommen.

Doch haben sich die Erwartungen, die man an den Wert der Probe gestellt hat, soweit man bis jetzt übersehen kann, nicht ganz erfüllt. Ebensowenig wie man sich bis heute über die Ursache und das Wesen der Krystalle im klaren ist, sind die Akten über die praktische Bedeutung geschlossen. Denn die Sicherheit und damit der von so manchen Untersuchern behauptete diagnostische Wert konnte durchaus nicht immer bestätigt werden. Gerade durch die Empfehlung erfahrener Chirurgen, die imstande zu sein schienen, nach Anstellung der Probe das Resultat mit dem autoptischen Befund bei der Operation zu vergleichen, schien der Wert der Methode gesichert. Aber die Untersuchungen zeigen, daß man sie weit überschätzt hat.

Grimbert und Bernier fanden die Probe aller von ihnen untersuchten 40 Harne teils gesunder, teils kranker Menschen positiv, so daß die genannten Untersucher der Probe jeden diagnostischen Wert absprechen. Zu ähnlichen

Resultaten kamen Mayesima, Großer und Kern, Sorrentino und andere. Andererseits wurde die Probe bei sicheren Entzündungen der Bauchspeicheldrüse vermißt (Albrecht). Dasselbe zeigten auch Tierversuche (Eichler, Schirokauer). Wir können diese Mitteilungen aus eigener Erfahrung durchaus bestätigen. Wir fanden die Probe sowohl bei durchaus sicheren Fällen chronischer Pankreatitis, die durch Autopsie sichergestellt waren, als auch nach künstlich hervorgerufenen Verletzungen der Bauchspeicheldrüse, die sich durch andere diagnostische Hilfsmittel mit Sicherheit dokumentierten, negativ. In vielen Harnen von Patienten, bei denen auch nicht die Spur eines Verdachts einer Erkrankung der Bauchspeicheldrüse vorlag, und bei denen uns alle anderen zu Gebote stehenden Hilfsmittel im Stiche ließen, erhielten wir dagegen einen positiven Ausfall, ohne daß wir dafür eine Ursache ermitteln konnten, und obwohl die Methode unter allen Kautelen angestellt war.

Im übrigen hat Kehr, wie er in einer späteren Publikation zugibt, später mit der Cammidgereaktion, deren positiver Ausfall ursprünglich für ihn die strikte Indikation zu einem operativen Eingriff abgab, auch schlechte Erfahrungen gemacht.

Im großen und ganzen können wir jedenfalls sagen, daß die Probe nicht das gehalten hat, was man sich von ihr versprochen hat. Zweifellos ist die eigentümliche Reaktion trotz oder vielleicht gerade durch ihr rätselhaftes Wesen von großem theoretischen Interesse; ihr praktischer Wert ist nicht erheblich.

Die Röntgendiagnostik der Pankreaserkrankungen.

Von O. Groß.

Zu den diagnostischen Hilfsmitteln zur Erkennung der Pankreaserkrankungen ist in letzter Zeit das Röntgenverfahren hinzugetreten, das in manchen Fällen, besonders für die Erkennung der raumbeschränkenden Prozesse der Bauchspeicheldrüse, eine besondere Bedeutung erlangen dürfte.

Wenn es so lange Zeit gebrauchte, bis die radiologische Technik auch in der Diagnostik der Pankreaserkrankungen die gebührende Stelle einnahm, so sind auch hierfür die Gründe in der eigentümlichen, versteckten Lage des Organs zu suchen, doch liegen die Anfänge der röntgenologischen Diagnostik weiter zurück. Wenn Eccles berichtet, daß er bei einem Krebs des Pankreaskopfes einen Schatten im Röntgenbild festgestellt hat, so liegt die Bedeutung dieses Befundes weniger in dem diagnostischen Wert, als in der Tatsache, daß sie für eine schon gestellte Diagnose zunächst einmal ein radiologisch erkennbares Substrat ergab.

Die Schwierigkeit der röntgenologischen Diagnostik der Pankreaserkrankungen wird vor allem dadurch vermehrt, daß es nur ausnahmsweise gelingt, das erkrankte Organ selbst röntgenologisch zur Darstellung zu bringen. In den meisten Fällen wird man darauf angewiesen sein, die Auswirkungen des erkrankten Pankreas auf die Nachbarorgane zu studieren, vor allem auf die Verdauungsorgane, die sich nach Anfüllen mit Kontrastbrei beobachten lassen. In erster Linie sind es Magen und Duodenum, was sich ja aus den anatomischen Beziehungen zwischen ihnen und der Bauchspeicheldrüse erklärt. Dabei können differentialdiagnostische Schwierigkeiten dadurch entstehen, daß andere Organe des Magens und Zwölffingerdarms, vor allem Leber, Nieren, Mesenterium, Gallengänge, Aorten-Aneurysma (Haenisch), dann aber Tumorbildung an Magen und Duodenum selbst Veränderungen des Kontrastschattens hervorrufen, die denen gleichen, die Pankreaserkrankungen machen. Der extraventrikuläre

Sitz der Veränderung muß daher stets nachgewiesen werden, was aber oft dadurch außerordentlich erschwert wird, daß Pankreastumoren oft gar nicht palpabel sind (Albu). Zum Nachweis eines extraventrikulären Sitzes dienen Veränderungen des Magenschattens bei Lagewechsel des Kranken (Schlesinger), Trennung des Magenschattens von der Geschwulst bei der Palpation, Hinweggehen peristaltischer Wellen über den Defekt (Schlesinger, Püschel).

Je größer das Pankreas durch die Erkrankung geworden ist, desto leichter wird sein röntgenologischer Nachweis sein. So kommt es, daß vor allem die Tumoren des Pankreas typische Veränderungen geben können. Dabei lassen sich aus dem Bild des Magenschattens auch auf die Art der Pankreasveränderung gewisse Schlüsse ziehen. So hat Schlesinger wohl als erster eine Pankreascyste nicht nur als einen vom Pankreas ausgehenden Tumor erkannt, sondern vor allem auch aus der Schattenform des Magens, der nach links und unten verschoben und von der Wirbelsäule abgedrängt erschien, wobei die im Gegensatz zur normalen Magenkontur vollkommen glatte Linienführung der medialen Magengrenze auffiel, die Wahrscheinlichkeitsdiagnose einer Pankreascyste stellen können (Abb. 12 und 13).

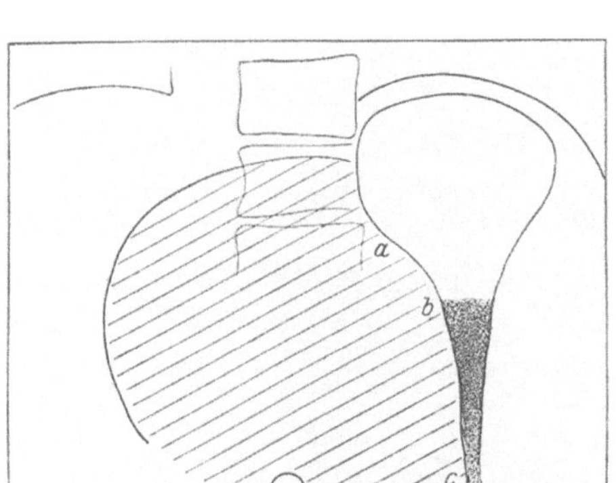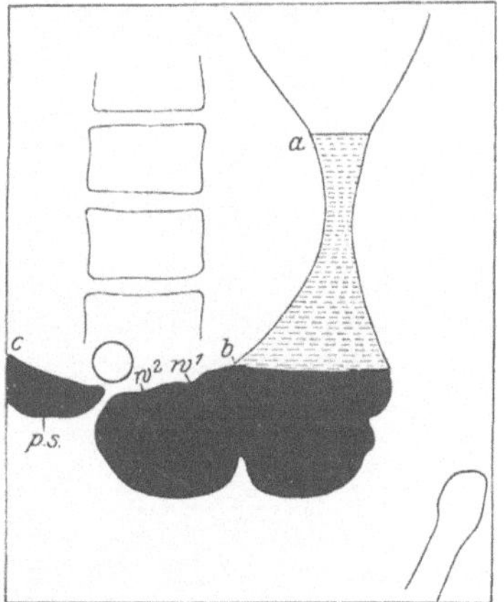

Abb. 12 und 13. Pankreascyste. (Nach Schlesinger.)

Je nach Sitz und Ausgangspunkt des Tumors können die Veränderungen des Magenschattens sehr verschiedene sein (vgl. hierzu vor allem die Arbeiten von Püschel und Herrnheiser).

Veränderungen an der Pars media des Magens, verursacht vor allem durch Tumoren von Corpus und Cauda. Der Magen wird dabei oft verlagert. Je nach Ausbreitung der Geschwulst kommt es zu einer Ausbuchtung der kleinen oder großen Kurvatur. Tumoren, die sich hinter dem Magen entwickeln, können nach Herrnheiser das sog. Pelottensymptom bewirken. (Zentrale Aussparung im Magenschatten bei Horizontallage. Im Stehen Aufhellungszone durch Fingerdruck.)

Veränderungen an der Pars pylorica. Sie werden besonders durch Tumoren des Caput hervorgerufen. Dabei sieht man entweder das Bild einer zapfenförmigen Verschmälerung infolge Kompression von außen, oder der Pylorusanteil ist unscharf, ohne daß die Form an sich wesentlich verändert ist.

Daß vor allem aber auch das Duodenum und seine Tätigkeit bei Pankreaskrankheiten in Mitleidenschaft gezogen wird, ist aus seiner anatomischen Nachbarschaft mit dem Pankreas selbstverständlich.

Besonders sind es Stenosenerscheinungen und Verdrängungen, die das Duodenum erleiden kann. Ohne Anwendung des Röntgenverfahrens hatte Lexer schon bei chronischer Pankreatitis Stauung im Duodenum gefunden. Eisler und Kreuzfuchs erhoben bei Pankreaskrebs folgenden röntgenologischen Befund, den ich im Wortlaut wiedergebe:

„Der erste klinisch vorzüglich beobachtete Fall betraf einen Patienten mit Carcinom des Pankreas, das den Ductus choledochus komprimierte. Bei wiederholter Röntgenuntersuchung fand sich regelmäßig das Bild der duodenalen Magenmotilität (hoch einsetzende, tief einschneidende, segmentierende Korpus- und vertiefte, zuweilen fast abschnürende Antrumperistaltik bei normalem, bis stark erhöhtem Tonus und bei offenstehendem Pylorus, so daß sich Duodenum und Jejunum fast unmittelbar nach Verabreichung der Wismutmahl-

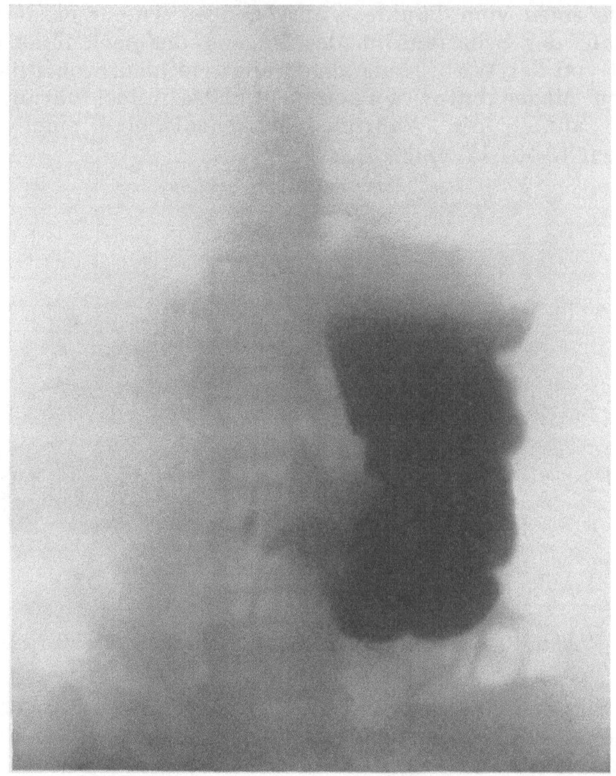

Abb. 14. Füllungsdefekt am Antrum pylori durch Ca. des Pankreaskopfes. Operativ kontrolliert. (Chir. Klinik Jena.)

zeit in deutlich erkennbarer Weise füllen, wobei das Duodenum entgegen seinem sonstigen Verhalten manchmal kontinuierlich und ausgußförmig gefüllt erscheint) (Abb. 16). Der Patient war kachektisch und litt an einem an Intensität zunehmenden Ikterus. Es war kein Tumor tastbar, auch ergab weder die Harn- noch die Stuhluntersuchung einen Anhaltspunkt für eine Erkrankung des Pankreas. Trotzdem wurde die Vermutungsdiagnose Pankreascarcinom gestellt, und die Röntgenuntersuchung sprach für einen das Duodenum in Mitleidenschaft ziehenden Prozeß. Mit Rücksicht auf unsere Erfahrungen beim Icterus catarrhalis nahmen wir einen in der Umgebung der Papilla Vateri sitzenden Prozeß an, der, da der Ikterus an Intensität zunahm, offenbar den Ductus choledochus an seiner Ausmündungsstelle immer mehr komprimierte, und mit Rücksicht auf die zunehmende Kachexie dachten wir, da Carcinome, die vom Duodenum ihren Ausgangspunkt nehmen, etwas ungemein Seltenes sind, in erster Linie an ein Carcinom des Pankreas. Die Obduktion ergab Carcinom des Pankreas mit Kompression des Ductus choledochus.

Der zweite nicht minder interessante Fall ist folgender: E. G., 64jährige Frau. Seit vielen Jahren magenleidend. Seit 3—4 Monaten starke Abmagerung. Erbrechen. Im rechten Oberbauch eine faustgroße, derbe, höckerige, verschiebliche Resistenz.

Röntgenbefund: Magen in normaler Größe, tiefe, segmentierende Peristaltik. Er ist nach oben verlagert und der pylorische Anteil beschreibt mit dem rasch und kontinuierlich gefüllten ersten und zweiten Abschnitt des Duodenums einen Halbkreis. An der Grenze der Pars descendens und inferior wird das Lumen plötzlich eng. Der Tumor kann unter dem Schirm als zwischen den Duodenalschenkeln gelegen lokalisiert werden und zeigt bei der Verschiebung einen Zusammenhang mit demselben.

Operation: Kindskopfgroßer, derber Tumor des Pankreas mit der Pars inferior duodeni verbacken und sie stenosierend. Magen normal."

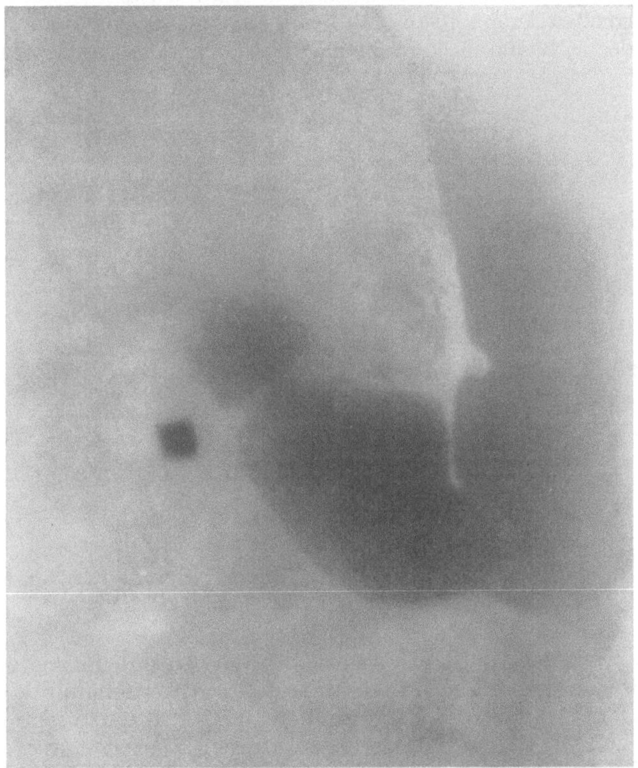

Abb. 15. Unscharfe Zeichnung des Antrum pylori bei chronischer Pankreatitis. Operativ kontrolliert. (Chir. Klinik Jena.)

Diese Befunde wurden dann vor allem von Stierlin bestätigt, der der röntgenologisch nachgewiesenen Duodenalstenose eine besondere Wichtigkeit für die Erkennung der Pankreaserkrankungen zuerteilt.

Ein besonderes Interesse in der Diagnostik der Pankreaserkrankungen beanspruchen Divertikelbildungen im Duodenum. Dabei besteht einerseits die Möglichkeit einer divertikelartigen Schattenbildung als Folge einer Erkrankung des Pankreas; andererseits kann das Zusammentreffen von Divertikel und Pankreasleiden im umgekehrten ursächlichen Zusammenhang stehen. Im erstern Falle handelt es sich vor allem um Pseudodivertikel, die dadurch entstehen, daß Zerfallshöhlen von Pankreastumoren mit dem Duodenum in

Kommunikation treten (Herren heiser) oder um nischenartige Ausbuchtungen bei Geschwüren. Wichtiger ist die Beobachtung von Case, der in 7 Fällen von chronischer Pankreasentzündung Divertikelbildung im Duodenum nachweisen konnte. Dabei handelte es sich in erster Linie um eine divertikelartige Erweiterung der Ampulla Vateri, jedoch kann auch bei Divertikelbildung an anderen Stellen des Duodenums chronische Pankreasentzündung auftreten. In einem der von Case beobachteten Fälle bestand neben einer Erweiterung der Ampulla Vateri und Pankreassklerose ein Duodenaldivertikel. Ein ähnlicher Fall wird von Åkerlund berichtet: Im Duodenum wurde bei der Durchleuchtung ein Divertikel sichtbar, das zweifellos der erweiterten Vaterschen Ampulle entsprach und dadurch besonders charakteristisch war, daß an dem Schatten deutlich die Endstücke des Ductus choledochus und pancreaticus sichtbar wurden (Abb. 17, 2). Neben dieser bohnengroßen Ausbuchtung fand sich eine zweite von Walnußgröße an der Pars inferior des Duodenums, ferner ein drittes noch kleineres Divertikel im Colon

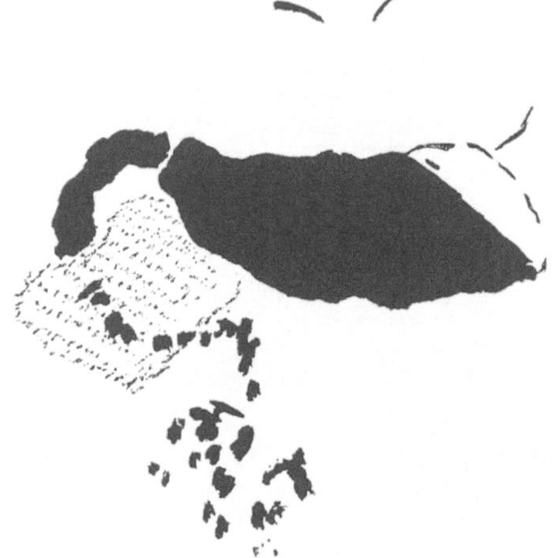

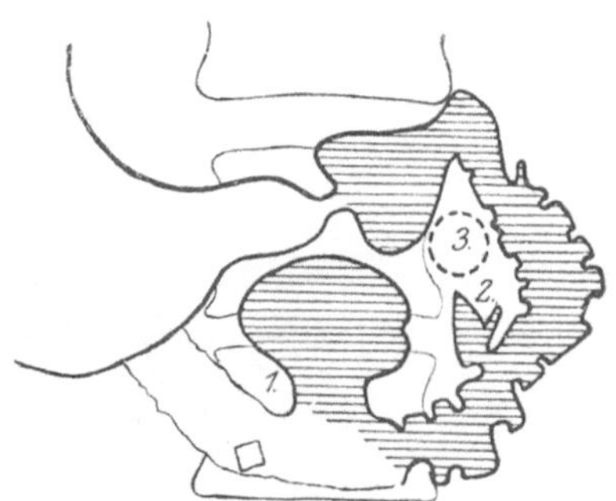

Abb. 16. Pankreascarcinom. (Nach Eisler und Kreuzfuchs.)

Abb. 17. Erweiterung der Ampulla Vateri bei Pankreasnekrose. (Nach Åkerlund.)

transversum. Kurz nach der Untersuchung traten bedrohliche Abdominalerscheinungen auf, wegen deren der Kranke laparotomiert werden mußte und als deren Ursache eine Pankreasnekrose festgestellt wurde. 1908 hatte schon Rosenthal bei einer an zunehmendem Ikterus verstorbenen Frau den anatomischen Befund eine Divertikelbildung bei Pankreatitis beschrieben, ohne den schweren entzündlichen Erscheinungen in der Divertikelwand Bedeutung beizulegen.

Es fragt sich nun, wie ein so eigentümliches Zusammentreffen von Erweiterung der Ampulla Vateri bzw. Duodenaldivertikel und Pankreatitis zu erklären ist. Es liegen doch heute zu viel Beobachtungen hierüber vor, als daß nur ein rein zufälliges Zusammentreffen angenommen werden könnte. Der Åkerlundsche Fall gibt hierfür die Erklärung. Bei ihm sieht man nicht nur, wie der Kontrastbrei in der erwähnten Ampulle retiniert wird, sondern er füllt auch noch die Ausführungsgänge der Leber und der Bauchspeicheldrüse aus. Von anderer Seite sind Divertikel beschrieben worden (Bauer), die als Ursache einer Duodenitis verantwortlich gemacht werden mußten. Bedenkt man, wie erheblich die Retention von Darminhalt in einem solchen Divertikel sein kann, — Forsell und Key konnten Retention bis zu vier Tagen in einem Divertikel röntgenologisch nachweisen — so ist es erklärlich, daß durch die Zersetzung der retinierten Ingesta entzündliche Prozesse ausgehen können. Dabei mag noch berücksichtigt werden, daß normalerweise das Duodenum frei von pathogenen Keimen ist, die aber bei Retention sofort auftreten. Der Ansicht Åkerlunds muß durchaus beigepflichtet werden, daß von dem Divertikel aus eine Duodenitis entstehen und diese auf die Pankreasausführungsgänge übergehen kann, oder daß sich bei Erweiterung der Ampulle der entzündliche Prozeß direkt auf die Ausführungsgänge fortsetzt. Wenn man das Åkerlundsche Röntgeno-

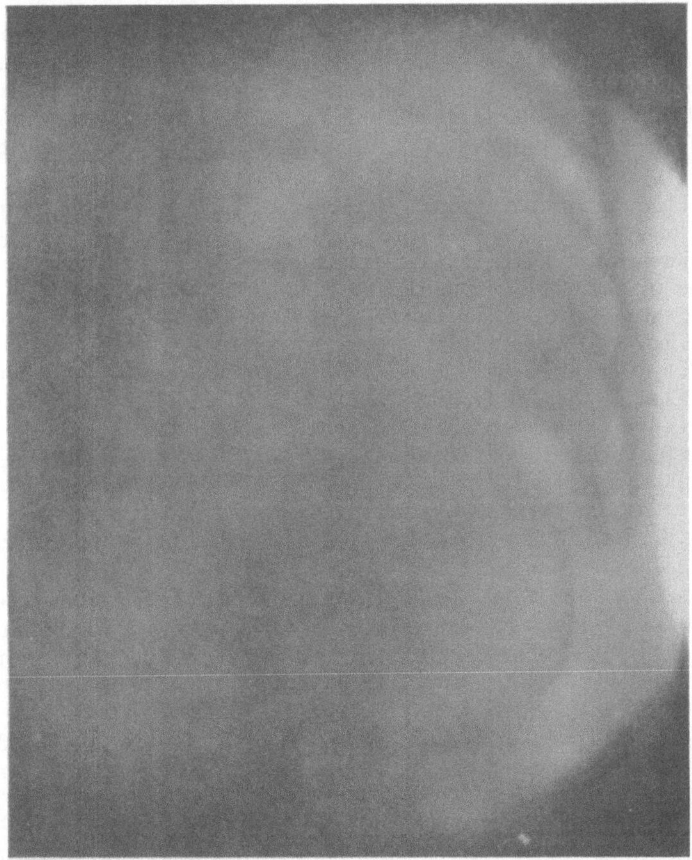

Abb. 18. Neben der Wirbelsäule der scharf abgegrenzte runde Schatten einer verkalkten Cyste, bis oberhalb der 12. Rippe reichend. Namentlich der untere und laterale Rand deutlich ausgesprochen. (Nach Wolff.)

gramm mit der Ausfüllung des Ductus choledochus und pancreaticus betrachtet (Abb. 17), erscheint ein derartiger Zusammenhang mehr als wahrscheinlich. Es kommt hinzu, daß es durch entzündliche Schwellung des Ganges, vielleicht auch durch Kompression der gefüllten Ampulle, zu einer Sekretstauung kommen kann. An anderer Stelle ist aber schon eingehend erwähnt, wie wichtig für die Pathogenese der Pankreatitis die anatomischen Verhältnisse der Ausführungsgänge sind, welche Rolle Sekretstauung und katarrhalische Prozesse in den Gängen spielen. Die Erweiterung der Ampulla Vateri, die ursprünglich nur eine physiologische Variation darstellt, bekommt so wie echte Divertikel des Zwölffingerdarms, die an sich ja auch harmloser Natur sind, eine wichtige pathologische Bedeutung. Sie ist nicht die Folge der Pankreatitis, sondern sie kann im Gegenteil die Ursache einer derartigen Erkrankung sein.

Die Annahme, daß ein atrophierendes Pankreas als primärer Faktor eine Ausstülpung des Duodenums durch kontinuierlichen Zug hervorruft, eine Anschauung, die Clairmont und Schinz für manche Fälle nicht ganz von der Hand weisen, erscheint weniger wahrscheinlich.

Eine im Röntgenbild festgestellte Erweiterung der Vaterschen Ampulle oder Divertikelbildung im Duodenum soll stets an die Möglichkeit einer Pankreasentzündung denken lassen und Veranlassung geben, die klinischen Methoden der Funktionsprüfung der Bauchspeicheldrüse in Anwendung zu bringen. Clairmont und Schinz führen folgende Symptome als charakteristisch für Duodenaldivertikel an, deren Mitteilung bei der Wichtigkeit ihrer Feststellung für die Diagnose der Pankreaserkrankungen an diese Stelle gerechtfertigt erscheint:

1. Fleckförmiger Schatten mit bei guter Füllung scharfen Konturen innerhalb des Gebietes des Duodenums.

2. Passieren eines Teiles des Kontrastbreis über oder neben dem Kontrastfleck vorbei in das aborale Duodenum oder Jejunum.

3. Dauer des Kontrastfleckens bei der Entleerung des Duodenums.

4. Stunden- bis tagelange Retention.

5. Als fakultatives Kennzeichen: circumscripter Druckpunkt mit dem fleckförmigen Schatten zusammenfallend (nur bei entzündeter Divertikelwandung).

Nach Herrnheiser ist ferner zu achten auf

6. Verschieblichkeit des Depots gegen die hintere Bauchwand in einem kleinen Umkreise (Forsell und Key).

7. Nachweis von Peristaltik am Divertikel (Freud).

8. Ausguß der Endstücke des Ductus choledochus und pancreaticus bei erweiterter Ampulla Vateri (Åkerlund).

Erfährt ein Pankreastumor ein Wachstum nach unten, so können auch andere Darmabschnitte von der Kompression betroffen werden. So können Stenosierungen des Querkolons auftreten (Aßmann, Köhler), aber auch Verengerung und Verdrängung der Flexura sinistra nach unten sind beobachtet worden (Püschel).

Beobachtungen über alle die genannten Veränderungen liegen von Aßmann, Püschel, Schlesinger, Stierlin, Herrnheiser, Åkerlund, Case, Forsell und Key u. a. vor.

In einem von Wolff veröffentlichten Falle von Pankreascyste war diese infolge ihres Kalkgehaltes auf der Röntgenplatte direkt erkennbar (Abb. 18).

Die im folgenden beschriebenen Fälle von Pankreascyste sind durch ihren Röntgenbefund charakteristisch. Der zweite Fall ist vor allem dadurch besonders bemerkenswert, weil er durch Anwendung der Methode des Pneumoperitoneums besonders schöne und instruktive Bilder ergeben hat.

Auszug aus der Krankengeschichte:

F. Z., Arbeiter, 38 J. Aufnahme: 22. 10. 21. Entlassung: 22. 12. 22.

Anamnese: Familienanamnese o. B. Im Felde Ruhr. Am 20. 9. 21 Unfall: Als er einen Wagen aus der Scheune holen wollte, stieß ihn die Deichsel, so daß er zu Boden fiel. Darauf ging ihm der Wagen, der ein Gewicht von 40 Ztr. hatte, über den rechten Arm und über den Oberbauch. Er konnte sich bald darauf erheben und nach Hause gehen, mußte aber das Bett hüten, da er große Schmerzen hatte, die nicht nachließen. Erbrechen hat er nicht gehabt.

Befund: Blasser sehr elend aussehender Mann in reduziertem Ernährungszustand. Muskulatur und Fettpolster mäßig. Brustorgane ohne Besonderheiten.

Bauchorgane: Bei äußerer Betrachtung des Abdomens fällt eine kindskopfgroße, kugelige Hervorwölbung im Epigastrium auf. Der übrige Bauch ist stark gespannt, aber nicht schmerzhaft, nirgends eine besondere Druckschmerzhaftigkeit. Der untere Leberrand steht rechts in der Mamillarlinie in Höhe des Rippenrandes, links am unteren Rand der V. Rippe. In der Mittellinie ist der Leberrand nicht fühlbar. Unterhalb des linken Rippenbogens fühlt man deutlich den unteren Milzpol. Der Tumor im Epigastrium ist stark gespannt und pulsiert undeutlich. Bei dieser Inspiration glaubt man Schwirren bei der Pulsation zu fühlen. Der Tumor erstreckt sich bis 3 Querfinger unterhalb des Nabels. Der übrige Bauch ist weich. Kein Leistenbruch.

Vor dem Röntgenschirm ist die Lunge beiderseits frei von Verschattungen. Beide Zwerchfellkuppen gut gerundet. Linke Zwerchfellkuppe steht 3 Querfinger höher als rechts. Starke Erweiterung und Pulsation im Bulbus aortae. Herz liegt sonst an normaler Stelle, der linken Zwerchfellkuppe aufgelagert. Im Epigastrium undeutliche Verschattung. Kontrastbrei geht flott und glatt durch den

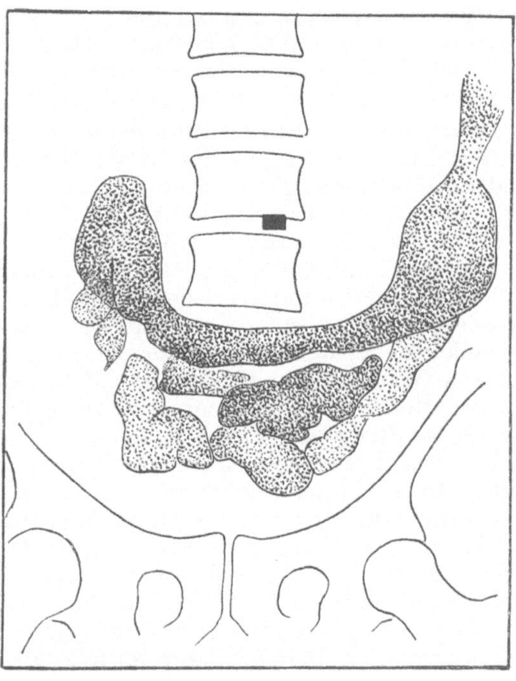

Abb. 19. Pankreascyste. Schema.

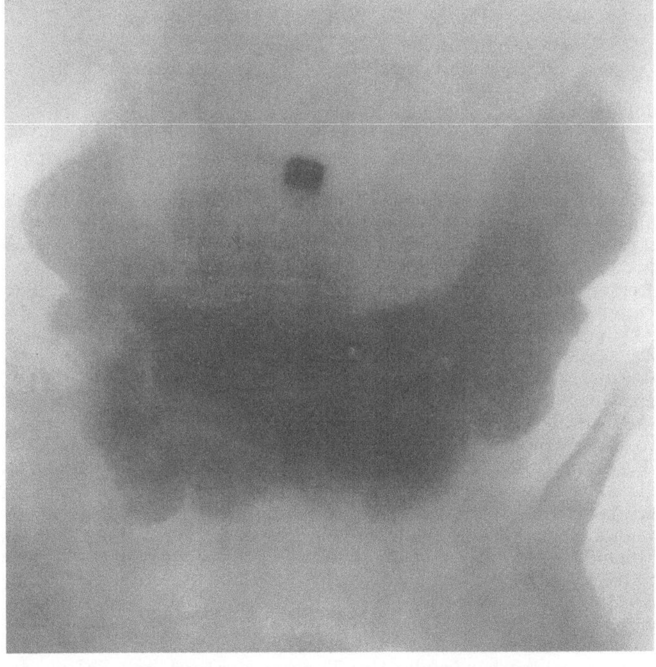

Abb. 20. Pankreascyste. Röntgenbild.

Oesophagus. Derselbe ist im thorakalen Teil nicht verlagert. Der eingeführte Kontrastbrei bewegt sich sofort stark nach der linken Seite und sammelt sich dann schlauchförmig gekrümmt bis ins Becken in einen rechts konkaven Bogen, der in der Mitte eine fadenförmige Einschnürung erfährt. Es gelangt der ganze Brei sofort in den Magen (Abb. 19 und 20).

Die Operation ergab eine Pankreascyste von $2^1/_2$ l Inhalt.

Dieser Fall hat manche Ähnlichkeit mit dem von Schlesinger veröffentlichten. Der Magen ist hier nicht verkleinert und nach links oben verdrängt, sondern im Gegenteil, der Tumor hat ihn zusammen mit dem Duodenum weit nach unten verschoben. Zusammen mit dem Zwölffingerdarm umrankt er als enger Schlauch die Cyste, so daß wir auch bei diesem Kranken die Kompression des aboralen Teiles des Magens und des Duodenums unschwer erkennen können. Daß es in dem oralwärts gelegenen Abschnitt des Magens noch nicht zu einer Ektasie gekommen ist, findet seine Deutung in der relativ kurzen Dauer der Erkrankung. Es besteht doch für den vorliegenden Fall kein Zweifel darüber, daß eine traumatische Cyste vorliegt, wobei das auslösende Trauma einen knappen Monat vor der Aufnahme in der Klinik stattgefunden hatte. Wir sehen ja auch bei Stenosen des Magens anderer Ursache, daß lang bestehende Hindernisse zu mächtigen Ektasien führen, rascher auftretende diese aber oft vermissen lassen. In der Differentialdiagnose zwischen Ulcusstenose und carcinomatöser Verengerung des Pylorus spielt dieses Moment eine wichtige Rolle. Wir werden also erwarten müssen, daß bei rasch auftretenden, vor allem traumatischen Cysten die Ektasie des oralwärts gelegenen Teiles oft fehlt, während die bei langsam auftretenden Cysten, die zu ihrer Entwicklung jahrelang dauern und jahrelang das Lumen verengern, in ausgesprochenem Maße vorhanden ist. Ein charakteristisches Beispiel dafür ist folgender Fall.

Auszug aus der Krankengeschichte:

Frau M. R., 36 J.

Aufgenommen in die Medizinische Klinik am 4. 11. 21.

Verlegt nach der Chirurgischen Klinik am 14. 11. 21.

Anamnese: Vater durch Unglücksfall tot. Mutter nervenschwach, 2 Geschwister gesund.

Patientin selbst war in der Jugend immer gesund.

1912 lag Pat. in hiesiger Frauenklinik wegen Abortes, angeblich infolge eines Risses der Cervix. Auskratzung des Uterus. Nach 4 Jahren hatte Pat. eine Frühgeburt im 7. Monat, das Kind ist tot.

Später bei neuer Gravidität im 3. Monat Abgang von Blutstücken, Abort. Wiederum lag Pat. in der hiesigen Frauenklinik, es soll Entzündung in der rechten Oberbauchgegend (Ovarium?) bestanden haben unter heftigen Schmerzen. Die letzte Geburt verlief glatt. 2 Kinder der Pat. leben und sind gesund.

Das jetzige Leiden besteht seit Ende August 1920. Die Pat. klagt über kolikartige Schmerzen im Bauch. Der Stuhl war abwechselnd hart und dünn, aber die Durchfälle waren häufiger. Damals bemerkte sie zum erstenmal eine Verhärtung in der linken Oberbauchgegend.

Anfang September traten besonders heftige Schmerzen auf, die unterhalb des Processus ensiformis begannen und nach der Brust und andererseits nach der Blase zu ausstrahlten. Pat. hat an Körpergewicht abgenommen.

Status praesens: Mittelgroße Pat. in mäßigem Ernährungszustand.

Herz und Lunge o. B.

Abdomen: In der Regio epigastr., vorn unterhalb des Processus ensiformis bis zum Nabel sich erstreckend, ist ein kleinkindskopfgroßer Tumor von ziemlich derber Konsistenz palpabel. Der Tumor pulsiert auf der Aorta und ist von der Leber nicht abzugrenzen. Mit der Atmung nicht verschieblich. In der linken Unterbauchgegend ist ein zweiter apfelgroßer Tumor palpabel, prall elastisch (Kottumor).

Gynäkologischer Untersuchungsbefund: Vordere Muttermundlippe vergrößert, erodiert, hart und gerötet.

Milz: nicht nachweisbar vergrößert.

Leber: nicht genau abtastbar infolge des Tumors, der evtl. mit Leber verwachsen ist.

Urin: Eiweiß ⎫
    Sacch. ⎪
    Indikan ⎪
    Urobilin ⎬ negativ.
    Urobilinogen ⎪
    Diazo ⎭

Stuhl: gut geformt, von heller (gelber) Farbe. Kein Blut, keine Muskelfasern, wenig Neutralfett und Fetttropfen.

Blutbild:

Leukocyten	63 $\%$
Lymphocyten	$33^{1}/_{2}\%$
Monoucl.	2 $\%$
Eosinoph.	—
Übergangsformen	$1^{1}/_{2}\%$

Leukocyten: 10 200.
Erythrocyten: 3 600 000.
Hämoglobingehalt: 62%.

Magenausheberung, nüchtern: alkalischer Schleim. Nach Probefrühstück: Freie Salzsäure 2, Gesamtacidität 10. Reaktion auf Kongopapier schwach positiv.

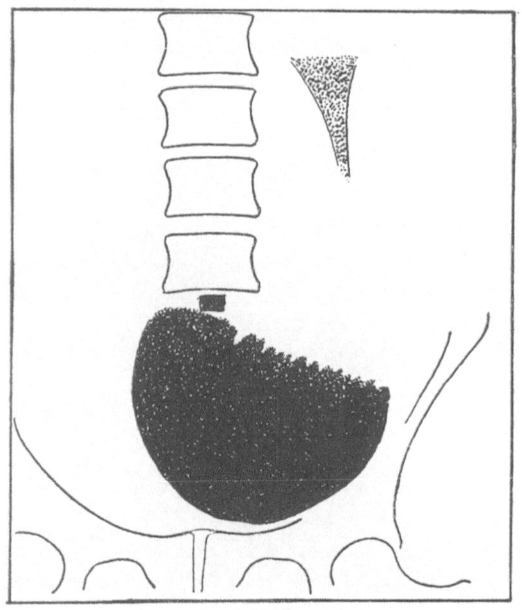

Abb. 21. Schema.

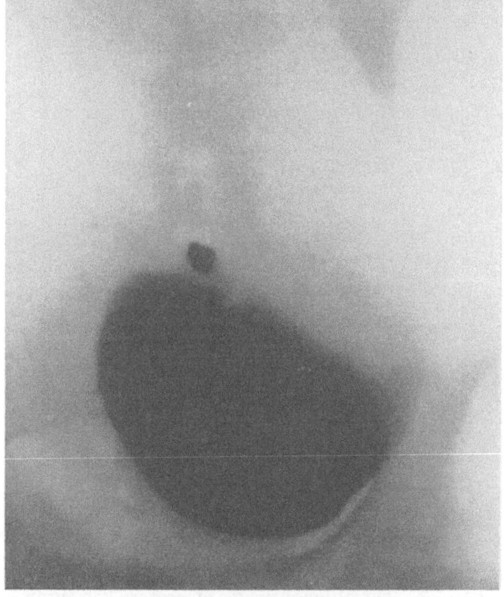

Abb. 22. Röntgenbild.

Magenaufblähung: Der Magen steht tief, mit der kleinen Kurvatur unterhalb des Nabels. Die große Kurvatur ist ebenfalls deutlich zu sehen. Sie liegt tief in der Regio hypogastrica. Der obere Tumor ist mit dem Magen nicht verwachsen. Der untere Tumor ist bei der Aufblähung verschwunden (Kottumor).

Röntgendurchleuchtung: Tumor hängt mit dem Pylorusteil des Magens zusammen (?) Rest von Brei noch nach 10 Stunden im Magen. Magen stark erweitert. Füllung des Bulbus duodeni, aus dem sich während der Beobachtungszeit der Kontrastbrei nicht entleert. (Abb. 21 und 22.)

9. 11. Pat. klagt über wehenartige Schmerzen

Blutentnahme zur Komplementbindung auf Echinokokken. Ergebnis negativ. Wa.-R. negativ.

10. 11. Pneumoperitoneum 4 l Luft. Röntgendurchleuchtung.

Röntgenbefund: Durchleuchtung im ersten schrägen Durchmesser (Abb. 23, 24): man sieht vorn gegen die Bauchwand zu den scharfen Leberrand. Durch Palpation ist festzustellen, daß dieser Teil der Leber sich links seitlich vom Nabel befindet. Hinter der Leber tritt ein, nach unten zu glatt begrenzter kugeliger Schatten hervor, der sich nach oben und hinten deutlich verfolgen läßt (Platte im ersten schrägen Durchmesser). Eine dichte Trübung im linken Abschnitt bei dieser Durchleuchtung entspricht dem rechten Teil der Leber, die sich oben bogenförmig abhebt (Platte). Die Gallenblase ist auf der Platte unterhalb und rechts (im Sinne des Patienten) des oben beschriebenen rundlichen Tumors sichtbar.

Bei der Durchleuchtung im 2. schrägen Druchmesser: rundlicher Tumor ebenfalls darstellbar. Man kann teilweise sogar einen schmalen Spalt als Begrenzung des Tumors unterhalb des Leberschattens erkennen. In der Gegend

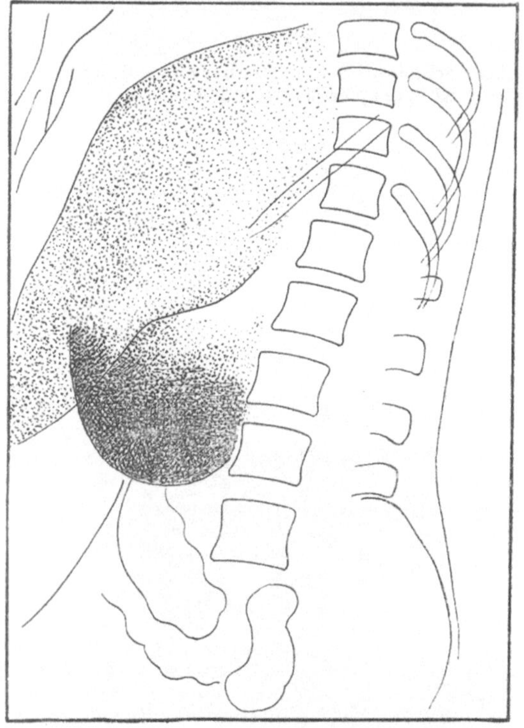

Abb. 23. Durchleuchtung im ersten schrägen
Durchmesser. Schema.

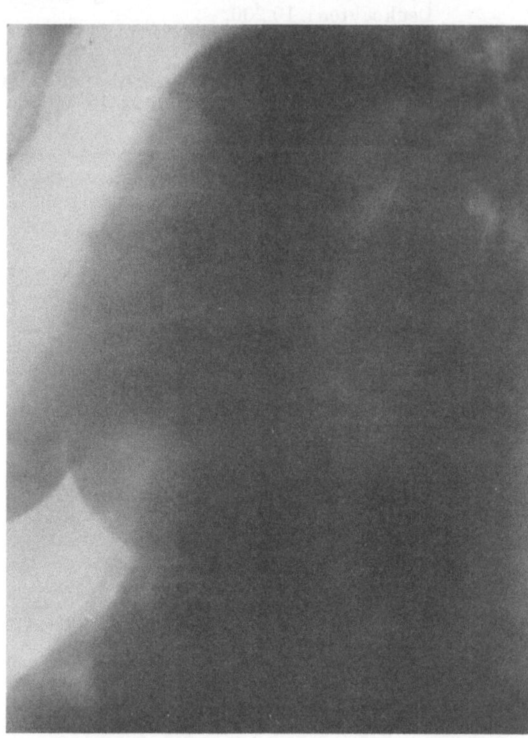

Abb. 24. Durchleuchtung im ersten schräge
Durchmesser. Röntgenbild.

der ersten Beckenschaufel und oberhalb derselben kommt hier, von teilweise gefüllten Dünndarmschlingen überlagert, ein flach begrenzter intensiver Schatten zur Darstellung (Abb. 25, 26).

Aufnahme im Stehen: sagittale Richtung: oberhalb des Nabels sieht man eine Schattenbegrenzung, diese entspricht dem unteren Rand des mehrfach erwähnten kugeligen Tumors hinter dem 1. Leberlappen. Bei dieser Aufnahme sieht man dichte Trübung im Bereich der linken Darmbeinschaufel, nach oben und der Mitte zu nicht deutlich abgrenzbar, die sich jedoch von der Milz gut abhebt. Bei der Durchleuchtung läßt sich mechanisch anscheinend eine Abgrenzung dieser großen Trübung nach oben und nach der Mitte zu bewerkstelligen. Linke Seitenlage: Leber von Zwerchfell und Bauchwand abgehoben. Im unteren Teil in Höhe der Beckenschaufel, sieht man zahlreiche Dünndarmschlingen, die anscheinend nach unten gesunken sind. Rechte Seitenlage: Milz deutlich vom

Zwerchfell abgehoben. Keine Verwachsungen im unteren Teil der Milz. Bei
Drehung der Pat. nach hinten zu kommt im linken unteren Teil eine glatt-
begrenzte Verschattung zum Vorschein. Man sieht den scharfen Leberrand.
Bei der Aufnahme ist die Milz deutlich sichtbar. Außerdem bemerkt man eine
dichte Trübung, die den unteren Milzpol schneidet und dann bogenförmig über
die Darmbeinschaufel zuzieht, sich auch noch im kleinen Becken abgrenzen läßt,
dann verschwindet. Im Becken sieht man in dieser Lage das Colon descendens.
Es handelt sich erstens anscheinend um einen cystischen Tumor in der linken
Bauchgegend hinter dem linken Oberlappen, der relativ wenig beweglich ist
und sich von der Leber teilweise deutlich abgrenzt. Ferner ist in der linken
unteren Bauchgegend im Bereich der linken Darmbeinschaufel eine große Verschattung vorhanden die jedoch von Darmschlingen überlagert ist. Dieselbe
muß nach dem Befund der Aufnahme in rechter Seitenlage, gut nach der Mitte
zu beweglich sein (Kottumor).

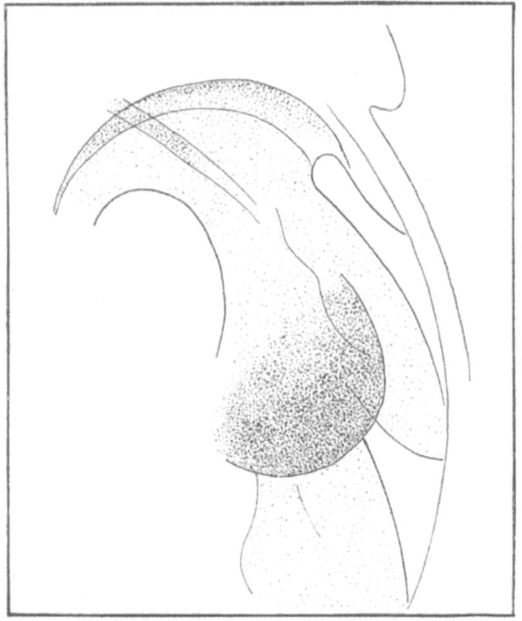

Abb. 25. Durchleuchtung im zweiten schrägen
Durchmesser. Schema.

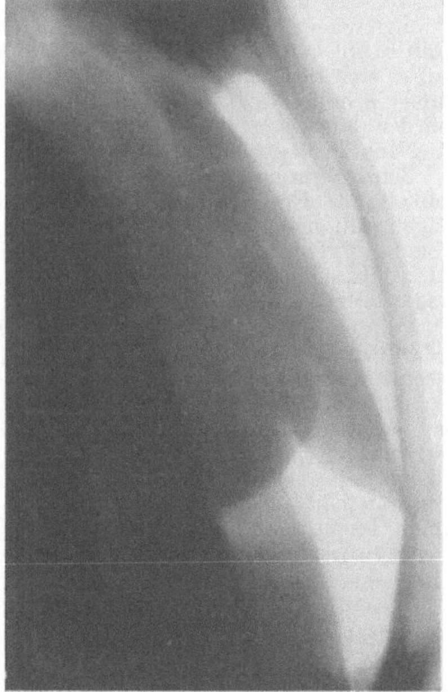

Abb. 26. Durchleuchtung im zweiten
schrägen Durchmesser. Röntgenbild.

Carminbeefsteak: Nach 72 Std. Casein noch unverdaut.
11. 11. Phenalhydrazinprobe im Urin: negativ.
Blutdruck: 102.
Im Stuhl wenig Muskelfasern (gut angedaut).
13. 11. Pat. klagt über starke Schmerzen im Abdomen bei Bewegungen. Punktion
zur Luftablassung.
Pat. wird zwecks Operation zur Chirurgischen Klinik verlegt.
14. 11. 21. Operation: Medianschnitt zwischen Nabel und Schwertfortsatz. Nach
Eröffnen des Peritoneums stellt sich die Kuppe einer bläulich durchschimmernden Cyste
ein. Die Cyste ist kindskopfgroß, setzt sich nach links unten in der Richtung der Hypogastrica
sin. fort. Der Magen ist tief nach abwärts gedrängt. Die Vorderwand der Cyste wird in
das Peritoneum parietale genäht, sodann die Cyste punktiert. Es entleert sich eine blutig
getränkte dünne Flüssigkeit. Sodann wird ein kleineres Loch in die Cyste geschnitten und
ein Drain eingeführt. Die Wunde der Bauchdecken wird ringsum verkleinert.
Patientin hat viel Schmerzen, Brechneigung. Der Leib ist aber weich, Peristaltik vorhanden: Sekretion aus dem Drain nur mäßig.
Am 17. 12. 21 geheilt entlassen.

Was die Röntgenuntersuchung dieses Falles betrifft, so ergab er ein dem ersten Falle insofern ähnliches Bild, als auch hier der Magen weit nach unten verlagert war. Aber er ist stark dilatiert, was ja auch bei der weit längeren Dauer des Leidens ohne weiteres erklärlich ist.

Die Anwendung des Pneumoperitoneums hat hier besonders schöne Bilder geliefert. Wir können am Schirm und an der Platte den kugeligen Tumor bei gleichzeitiger Palpation als von der Leber getrennt und hinter dieser liegend erkennen. Wir konnten ferner die Unverschieblichkeit bei der Atmung und bei der Palpation feststellen und sehen, daß sich der Kontrastbrei bei der Passage in den unteren großen Sack von dem Tumor abdrängen ließ.

Auch der folgende Fall ist ein Beweis dafür, welche wichtigen Aufschlüsse das Röntgenbild bei Pankreaserkrankungen zu geben vermag.

Auszug aus der Krankengeschichte: E. H., Tischler, 49 Jahre. Aufnahme in die Medizinische Klinik am 11. 11. 1921. Entlassung am 9. 12. 1921.

Vorgeschichte: Seit 1916 Magenbeschwerden, die zeitweise auf längere oder kürzere Zeit verschwinden. Sie sind zum Teil unabhängig von der Nahrungsaufnahme, werden aber im allgemeinen nach ihr geringer, um nach $^1/_2$ Stunde wieder an Intensität zuzunehmen. Kein Erbrechen, aber oft saures Aufstoßen. Appetit gut, doch hat Patient stets das Gefühl, daß er sich der Schmerzen wegen nicht sattessen darf. Vom 30. 12. 1920 bis 28. 1. 1921 war H. schon einmal in der Klinik wegen Hyperacidität und Verdacht auf Magengeschwür. Bei der damaligen Untersuchung wurde bezüglich des Magens folgender Befund erhoben: Nach Probefrühstück freie HCl 62, Ges. Ac. 76.

Benzidinprobe im Stuhl nach fleischfreier Kost negativ. Allgemeine Druckempfindlichkeit des Epigastriums. Die Röntgenuntersuchung ergab damals folgenden Befund: Magen füllt sich rasch. Sofortige Entleerung. Peristaltik setzt frühzeitig ein und ist mäßig lebhaft. Pylorus darstellbar in der Mittellinie. Auf der Platte Antrumteil etwas unscharf. Nach 3 Stunden schmaler Rest im Magen, der übrige Kontrastbrei im Darm. Nach 6 Stunden Magen leer, Kontrastbrei im Dickdarm. Urin frei von Eiweiß und Zucker.

Bei dem ersten Aufenthalt — am 11. 1. 1921 — hatte H. einmal einen Schmerzanfall, der 3 Stunden nach der Nahrungsaufnahme auftrat. Am 28. 1. 1921 wurde er vollkommen beschwerdefrei entlassen. Körpergewicht bei der Aufnahme 56 kg, bei der Entlassung 59,5 kg. Nach Aufnahme der Arbeit stellen sich jedoch die Beschwerden bald wieder ein und nahmen an Stärke erheblich zu. Sie treten unabhängig von der Nahrungsaufnahme ein und strahlen nach dem Rücken aus. Es besteht starkes saures Aufstoßen und ungefähr alle 8 Tage heftiges Erbrechen, ca. 1 Stunde nach dem Essen. H. will stark an Gewicht abgenommen haben. Keine Klagen über übermäßiges Durstgefühl. Stuhlgang regelmäßig. Keine Teerstühle.

Befund: 1,68 m großer, in dürftigem Ernährungszustand befindlicher Mann mit erheblicher Abmagerung. Fettpolster schlecht entwickelt. Haut und sichtbaren Schleimhäute mäßig durchblutet.

Brustorgane o. B.

Abdomen überall weich. In der Mitte zwischen Proc. xiph. und Nabel Druckschmerzhaftigkeit. Kein Meteorismus, kein Ascites. Leber und Milz nicht vergrößert, Glénardsches Phänomen +. Beiderseits neben dem II. Lendenwirbel Druckschmerzhaftigkeit. Der Magen enthält in nüchternem Zustand keine Reste der vorhergehenden Abendmahlzeit, doch werden ca. 60 ccm grünlichgelbe Flüssigkeit ausgehebert, die sauer reagiert und freie HCl enthält. Nach Probefrühstück freie HCl 28, Gesamtacidität 58. Nach fleischfreier Kost Benzidinprobe negativ. Im Urin Trommerprobe positiv, kein Eiweiß.

Krankheitsverlauf: Zuckerdiät mit 100 g Brot, sonst keine Kohlenhydrate. Dabei 7,5 g Zucker. Bei 50 g Brot (25 Kohlenhydrate) wird der Urin bald zuckerfrei. Am 30. 11. 1921 enthält der Urin, der bis dahin bei 120 g Brot zuckerfrei geblieben war, plötzlich 120 g Zucker, da H. wahrscheinlich unerlaubterweise größere Mengen von Kohlenhydraten zu sich genommen hat. Am nächsten Tag ist er bei 100 g Brot zuckerfrei und bleibt es auch bis zu seiner Entlassung.

13. 11. 1921 starke Schmerzen in der Magengegend.

14. 11. Röntgenuntersuchung. Gute Entfaltung des Magens, der sich bald nach Einführung des Kontrastbreies zu entleeren beginnt. Der Magen zeigt Hakenform. Nach 5 Stunden noch kleiner Rest im Magen. Am Duodenum sieht man nach Füllung der Pars superior zwei nischenartige Ausstülpungen, die auch nach der Entleerung noch stundenlang sichtbar bleiben und sich nicht wegdrücken lassen. Eine Peristaltik ist in diesen Flecken nicht vorhanden. Druck auf die Gegend dieser Schatten wird von H. als sehr schmerzhaft empfunden (Abb. 27 und 28).

17. 11. 1921. Untersuchung des Stuhles auf Trypsin mittels der Caseinmethode von Groß: Nach 48 Stunden ist das Casein noch vollkommen unverdaut.

19. 11. 1921. Stuhl gut geformt. Einzelne gut angedaute Muskelfasern, sonst o. B.

Von dem weiteren Verlauf ist noch zu bemerken, daß wiederholt heftige Schmerzanfälle aufgetreten sind, die meist unabhängig von der Nahrungsaufnahme waren, einige Male Erbrechen. Wiederholung der Caseinprobe hatte dasselbe positive Resultat. Durchleuchtung ergab wieder Nischenbildung.

Am 9. 12. 1921 in wesentlich gebessertem Zustand entlassen. Gewichtszunahme von 54,5 auf 55 kg. Operation abgelehnt.

Die Deutung dieses Falles ist differentialdiagnostisch nicht einfach. Bei dem Patienten bestanden seit langer Zeit erhebliche Beschwerden von seiten des Magens, derentwegen er ungefähr ein Jahr zuvor schon einmal klinisch behandelt wurde, wobei der Verdacht eines Magengeschwürs erhoben wurde. Als er sich dann Ende des Jahres 1921 wiederum in die Klinik aufnehmen ließ, waren bei ihm die Erscheinungen eines leichten Diabetes hinzugekommen,

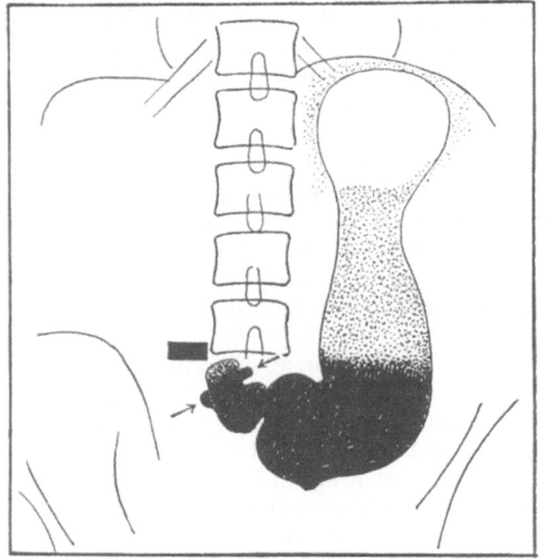
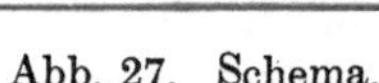

Abb. 27. Schema.

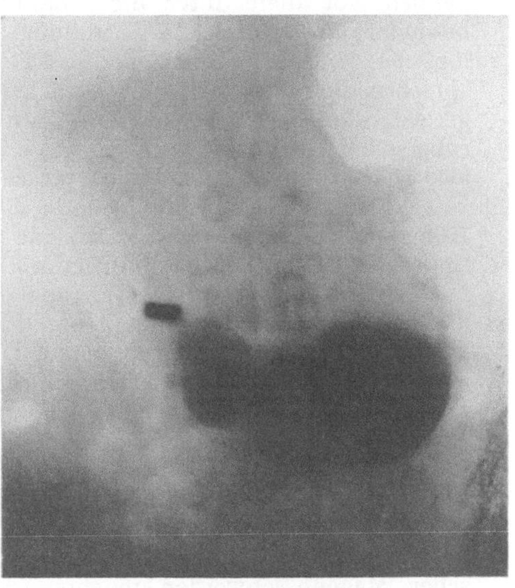

Abb. 28. Röntgenbild.

die zuvor nicht bestanden hatten. Natürlich mußte dieser mit den Beschwerden von seiten des „Magens" in Zusammenhang gebracht werden. Bei den nahen anatomischen Beziehungen zwischen Magen bzw. Duodenum und Pankreas war an eine organische Veränderung der Bauchspeicheldrüse zu denken. Magen- und Duodenalgeschwüre spielen ja in der Genese der Pankreatitis eine nicht unwichtige Rolle. Verlötung des Geschwürsgrundes mit dem Pankreas können entzündliche Prozesse hervorrufen (Umber), und auch A. Schmidt glaubt, daß bei Duodenalerkrankungen durch Eindringen von Infektionserregern in den Pankreasgang, sowie durch Fortleitung entzündlicher Prozesse auf dem Lymphweg in das Pankreasparenchym Entzündungen herbeigeführt werden können. Noch leichter zu erklären sind die Entzündungen der Bauchspeicheldrüse, die durch Perforation eines Ulcus in die Drüse zustande kommen.

Die Tatsache, daß es sich in unserem Falle um einen leichten Diabetes gehandelt hat, spricht nicht etwa gegen eine Affektion des Pankreas. Der Ausfall der Caseinprobe hat gezeigt, daß der Verdacht einer Mitbeteiligung des Pankreas zu Recht bestand.

Einen überraschenden Befund ergab nun das Röntgenbild. Der Schatten des Duodenums zeigte in der nächsten Nachbarschaft des Pylorus in der Pars superior horizontales duodeni zwei Ausbuchtungen, die auch nach Entleerung des Duodenums noch lange Zeit bestehen blieben, und die bei der Palpation vor dem Schirm ausgesprochene Druckschmerzhaftigkeit zeigten. Bei der Ulcusanamnese erschien es daher zunächst das Wahrscheinlichste, daß wir es hier mit Ulcusnischen zu tun hatten. Liegt eine derartige Nische nach dem Pankreas zu, dann können sich auf dem schon besprochenen Wege entzündliche Prozesse auf dieses fortsetzen, so daß es zu einer Erkrankung im Sinne einer Pankreatitis kommt. Damit wären ja alle Symptome erklärt, die wir bei unserem Kranken fanden: Insuffizienz der Bauchspeicheldrüse (positiver Ausfall der Caseinprobe), Diabetes, Ulcusanamnese, die in manchen Punkten für Duodenalulcus spricht, Hyperacidität.

Aber eine andere Möglichkeit darf nicht unberücksichtigt werden. Wir kennen, vor allem durch die genannte Untersuchung von Case, Åkerlund, besonders aber durch die Mitteilung von Clairmont und Schinz die pathologische Bedeutung der Duodenaldivertikel. Gegen eine derartige Annahme sprechen die scheinbar typischen Ulcusbeschwerden durchaus nicht. Wir haben gesehen, daß, wie Case und Åkerlund zeigen konnten, pankreatische Veränderungen bei Duodenaldivertikel keine Seltenheit sind. Die Schmerzen könnten also sehr wohl von der Bauchspeicheldrüse ihren Ausgang genommen haben. Wissen wir doch auch, daß gerade die Schmerzen bei Pankreatitis dann ihren Höhepunkt erreichen, wenn sich das Organ auf der Höhe seiner Tätigkeit befindet, also einige Zeit nach Aufnahme der Speisen in den Magen. Es können aber auch, worauf vor allem Clairmont und Schinz aufmerksam gemacht haben, dadurch schwere Erscheinungen auftreten, daß es in der Divertikelwand zu entzündlichen Prozessen, zu einer Diverticulitis, und von da, wie schon erwähnt, zu einer Duodenitis kommt, die ja als Ursache für die entzündlichen Veränderungen in der Bauchspeicheldrüse angesprochen wird. Auch der lokale Druckpunkt, der nach der Röntgenkontrolle mit dem Schattenflecken zusammenfiel, könnte im Sinne einer Diverticulitis gedeutet werden und spricht nicht unbedingt für eine Haudecksche Nische, wie Freud annimmt. Wie aus den Mitteilungen von Forsell, Case, Åkerlund und Clairmont und Schinz hervorgeht, können auch unkomplizierte Divertikel die Erscheinungen chronischer Magenbeschwerden machen, die den Symptomen des Ulcus duodeni oder denen des Magencarcinoms ähnlich sind. Aber die Beobachtungen von Clairmont und Schinz zeigen noch etwas anderes: nämlich das häufige Zusammentreffen von Divertikel und Ulcus des Magens oder Duodenums, wie dies in der Mehrzahl der Fälle der genannten Beobachter, vor allem aber bei dem mit schweren Magenblutungen einhergehenden Fall 5, einwandfrei gezeigt werden konnte. Ein Zusammenhang zwischen beiden kann bei der unklaren Genese der Geschwürsbildung am Magen und Duodenum nicht unbedingt abgelehnt werden. Clairmont und Schinz kommen auf Grund ihrer Beobachtungen zu dem Ergebnis, daß die Differentialdiagnose zwischen Divertikel der Pars superior und Recessus als Folge von Ulcus schwierig wenn nicht unmöglich ist. Das Hauptgewicht dürfte natürlich auf den übrigen klinischen Befund zu legen sein. Für eine Divertikelbildung spricht vielleicht die Multiplizität der Schattenflecke, doch ist es ja bekannt, daß auch Geschwüre in benachbarter Lage gedoppelt vorkommen können, ferner das Fehlen einer Haudeckschen Luftschicht und von Strikturphänomen. Divertikel kommen, wie die Fälle von Åkerlund u. a. zeigen, ja häufig multipel vor. Ferner war die wiederholt vorgenommene Benzidinprobe sowohl bei dem ersten, als auch bei dem zweiten klinischen Aufenthalt stets negativ.

Gegen eine Divertikelbildung und für Ulcus spricht die Hyperacidität und die Unverschieblichkeit. Vor allem aber spricht gegen Divertikel die Tatsache, daß bisher Divertikel der Pars horizontalis superior duodeni, mit Ausnahme eines Falles von Maag, noch nicht mit Sicherheit beobachtet sind. Sie sitzen an der Pars descendens oder inferior oder an der Flexura duodeno-jejunalis, meistens an der dem Pankreas zugekehrten Fläche des Duodenums. Bei der Lokalisation an der Pars inferior ist aber eine Mitbeteiligung des Pankreas wegen der anatomischen Verhältnisse unwahrscheinlich.

Nach allem glaube ich der Ansicht zuneigen zu müssen, daß trotz der negativen Benzidinprobe bei unserem Kranken ein Recessus als Ulcusfolge in doppelter Anlage vorhanden war. Jedoch läßt sich mit absoluter Sicherheit die Frage, ob Ulcus oder Divertikel, nicht entscheiden, dagegen ist die Beteiligung des Pankreas sicher.

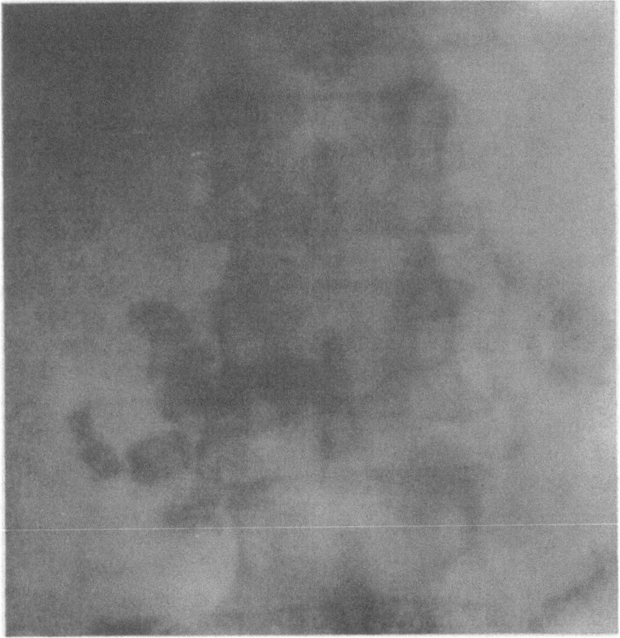

Abb. 29. Pankreassteine. (Nach Aßmann.)

Gelegentlich ist es auch gelungen Pankreassteine auf der Platte zur Darstellung zu bringen. In dem Abschnitt „Sialolithiasis pancreatica" ist auf die Untersuchungen über die chemische Zusammensetzung der Steine hingewiesen worden. Die meisten bestehen in der Hauptsache aus Kalksalzen, so daß sie sich zur röntgenographischen Darstellung besonders eignen. So gelang es zuerst Aßmann, bei einem Pankreastumor Steine darzustellen, die in dem buchtig erweiterten Gang des Schwanzteils lagen (Abb. 29). Wenn die Diagnose Pankreassteine auch nicht zu Lebzeiten des Patienten gestellt wurde und die Schatten der Steine erst nach der Autopsie als von den Steinen herrührend identifiziert wurden, so hat der Fall doch prinzipielles Interesse.

Auch in dem Falle von Pförringer wurde die Diagnose auf Pankreasstein nicht gestellt, wenn auch nach Lage des Schattens ein Nierenstein unwahrscheinlich war und Steinbildung in einem anderen Organ angenommen wurde.

Bei einem Patienten Rosenows mit Kolikanfällen, Diabetes, Kreatorrhöe und Steatorrhöe fanden sich in der Gegend des Pankreasschwanzes mehrere halbdichte Schatten, die als Pankreassteine gedeutet wurden. Kontrolle durch Autopsie oder Operation fehlte.

Funktionelle Störungen der Pankreassekretion.

Von O. Groß.

Es ist das große Verdienst Adolf Schmidts, das Interesse der Kliniker zuerst auf diese Störungen der Bauchspeicheldrüse hingewiesen zu haben. „Störungen der Magensaftsekretion erkennen wir, auch wenn sie ohne grobe anatomische Veränderungen des Organs verlaufen, also wesentlich funktioneller Natur sind, eine Behinderung der pankreatischen Sekretion wird in der Regel erst dann klinisch erkennbar, wenn das Organ mehr oder minder vollständig zerstört ist. Und doch müssen wir nach Analogie des Magens und anderer drüsiger Organe annehmen, daß auch die Bauchspeichelabsonderung funktionellen Störungen unterliegt." In der Tat haben die Untersuchungen der letzten Jahre gezeigt, daß diese Worte Ad. Schmidts den Tatsachen durchaus entsprechen. Ebenso wie bei der Magensaftsekretion kann es sowohl zu einer abnorm starken Sekretion, als auch zu einer Unterfunktion der Bauchspeichelsekretion kommen. Die erstere spielt in der Klinik der Verdauungskrankheiten keine Rolle, denn es ist kaum anzunehmen, daß eine Vermehrung der Pankreasfermente zu irgendwelchen Beschwerden oder Störungen Veranlassung gibt. Wie ja auch bei der entsprechenden Störung des Magens nicht eine Vermehrung des Pepsins, sondern die der Salzsäure, die Hyperacidität, das ausschlaggebende Moment ist. Die Schwierigkeit der Erkennung der Pankreassekretionsstörungen hat seine Ursache in zwei Faktoren. Daß die Sekretionsstörungen der Bauchspeicheldrüse seltener zur Beobachtung kommen, als die des Magens, hat einmal seinen Grund in der Methodik, die ja zweifellos — einerlei welches Verfahren wir zur Anwendung bringen und sei es auch nur die einfache Stuhluntersuchung nach Schmidtscher Probekost — komplizierter und weit weniger Allgemeingut der Ärzte ist, als die einfache Funktionsprüfung des Magens nach Probefrühstück. Es kommt hinzu, daß bei Störungen der Pankreasfunktion andere Verdauungsdrüsen vikariierend eintreten können. Doch hat meines Erachtens dieser funktionelle Ausgleich nicht die Bedeutung, die ihr Ad. Schmidt zuschreibt. Sehen wir doch, daß wenn der Bauchspeichel wirklich vollkommen fehlt, schwere Störungen in der Ausnutzung der Nahrung eintreten und daß es zu dem Zustand der „Pankreaskachexie" kommt. Immerhin mag der funktionelle Ausgleich eine gewisse Rolle spielen. Nach Schmidt kommen dafür andere Verdauungssäfte, der Mundspeichel, der Magen- und Darmsaft, aber auch Bakterienwirkung in Betracht. Das letztere trifft wohl sicherlich für die Fettspaltung zu, die, wie die Versuche auf S. 184 zeigen, in der Tat bei fehlendem Bauchspeichel durch Bakterienwirkung vollkommen ersetzt werden kann. Ist die Drüse organisch gesund, die innere Funktion und damit Fettresorption erhalten, so kann wohl durch funktionelles Eintreten fettspaltender Mikroorganismen die Fettausnutzung ungestört vor sich gehen. Für die Verdauung von Eiweiß und Kohlenhydrate trifft das aber kaum zu, ebensowenig wie ein so wichtiger Verdauungsfaktor, wie das Pankreas, durch den Mundspeichel oder das Pepsin des Magensaftes ersetzt werden kann. Im übrigen sind ja Pepsin und Trypsin nicht gleich wirkende Enzyme. Ebenso erscheint die von Schmidt als „Ausgleichsvorrichtung" herangezogene Resorption des Pankreassekrets in die Blutbahn und nachherige Ausscheidung in den Darm, die bei Verschluß des Pankreasganges vielleicht statthaben kann, bei Funktionsstörungen ebensowenig in Betracht zu kommen, wie das kompensatorische Eintreten von Nebenpankreasen. Denn funktionelle Störungen dürften doch wohl auch stets diese Nebenorgane neben dem Hauptpankreas betreffen. Manche der genannten Faktoren mögen bei gewissen organischen Pankreaskrankheiten eine Rolle spielen, bei funktionellen Erkrankungen tun sie es nicht. Der Hauptgrund, daß Funktionsstörungen des Pankreas so selten zur Beobachtung kommen und die Literatur über diese Leiden so auffällig klein ist, ist vielmehr einzig und allein in der Scheu vor der Anwendung der einschlägigen Methoden zu suchen. In ausgesprochenen Fällen, in denen es zu schweren Störungen in der Nahrungsausnutzung kommt, genügt schon die mikroskopische Untersuchung des Stuhls, eventuell nach Verabreichung der Schmidtschen Probekost. Die charakteristischen Erscheinungen der Pankreasinsuffizienz können vorhanden sein: Vor allem massenhaftes Auftreten unverdauter Muskelfasern, das wir unter dem Namen „Kreatorrhoe" kennen gelernt haben, aber auch unverdaute Stärkekörner und Fetttropfen bzw. Krystalle können sich finden. Wir haben dann dieselben Erscheinungen wie bei Sekretionsstörungen organischer Natur und nur der Verlauf und das übrige klinische Bild der Erkrankung zeigen, daß es sich nicht um ein schweres organisches Leiden, sondern nur um eine funktionelle Störung in der Bauchspeichelsekretion handelt. Dasselbe gilt von der Säckchenprobe, die Schmidt neben der Probediät bei seinen Versuchen angewandt hat. Auch hierdurch waren schwere Störungen nachweisbar. Die Kerne der Muskelstückchen wurden unverdaut im Stuhl herausbefördert. Groß benutzte die Caseinmethode zum Nachweis der Hypofunktion der Bauchspeicheldrüse. Einhorn gewann den Pankreassaft direkt mit seiner Duodenalsonde. Der Bauchspeichel wurde sodann auf Röhrchen einwirken lassen, die nach dem Prinzip der Mettschen Röhrchen zur Untersuchung auf Lipase, Diastase und proteolytisches Ferment mit Olivenöl, Stärke und Hämoglobin unter Agarzusatz angesetzt waren. Mit allen diesen Verfahren, auf deren Vor- und Nachteile an anderer Stelle eingegangen ist, ist es nun in der Tat gelungen, funktionelle Störungen in der Sekretion des Pankreas festzustellen. Bei diesen Untersuchungen ist es, wie Schmidt mit Recht anführt, Voraussetzung, „daß die Sekretionsstörung das gesamte Drüsengewebe in gleicher Weise trifft, daß also nicht einzelne, wenn auch nur kleine Teile der Drüse intakt bleiben". Bei rein funktioneller Verminderung der Bauchspeichelsekretion sind diese Verhältnisse a priori gegeben. Im Vordergrund des Interesses stehen die Durchfälle, wie wir sie im Gefolge der Achlorhydrie des Magens so häufig zu sehen bekommen. Man hat früher für diese Zustände verschiedene Faktoren verantwortlich gemacht. Die Durchfälle bei der Achylia gastrica sollten durch bakterielle Reizung der Darmschleimhaut hervorgerufen sein, da die antiseptische Wirkung der Magensalzsäure fehlte, oder der mechanische Reiz der aus dem Magen austretenden, schlecht verdauten und in grobem Zustand befindlichen Ingesta sollte die Durchfälle veranlassen. Schmidt macht für die Diarrhöen die Belastung des Darmes mit dem infolge der Achylie des Magens unverdautem Bindegewebe verantwortlich, Tabora glaubt die Ursache in der Eiweißfäulnis des eiweißreichen Chymus suchen zu müssen. Aber gegen die Richtigkeit dieser Anschauungen spricht einerseits, daß durchaus nicht alle Kranke mit Magenachylie Durchfälle haben, und daß wir sie andererseits trotz oft völligen Salzsäuremangels dann vermissen, wenn die Achylie des Magens organisch bedingt ist, sei es durch chronisch entzündliche Prozesse, sei es durch Carcinome oder auch bei perniziöser Anämie. Hierauf muß ausdrücklich aufmerksam gemacht werden. Es ist durchaus nicht bei jeder Achlorhydrie des Magens eine Pankreasachylie vorhanden. Und wenn versucht wird, wie dies geschehen ist, das Vorkommen von Pankreasachylien zu leugnen, weil bei perniziösen Anämien im Stuhl oder Duodenalinhalt Trypsin nachweisbar ist, so heißt das offene Türen einrennen (Roth und Sternberg). Es ist von keiner Seite behauptet worden, daß der Salzsäuremangel stets eine Hypofunktion der Bauchspeicheldrüse im Gefolge habe.

Zum Verständnis der Frage wäre es nötig, sich über die Ursache der Achylie klar zu werden. Zweifellos spielen nervöse Einflüsse von seiten des visceralen Nervensystems bei dem Zustandekommen der Sekretionsstörungen des Magens im allgemeinen und der Achylia simplex eine ausschlaggebende Rolle. Doch ist die Pathologie des Nervensystems der Verdauungsorgane und seine Funktion noch in tiefes Dunkel gehüllt. Jedenfalls sind dabei sekretionshemmende Einflüsse maßgebend, und was liegt näher als die Annahme, daß derartige Hemmungen nicht nur auf den Magen, sondern auch auf andere Verdauungsdrüsen einwirken. Gerade die Erkrankungen der Bauchspeicheldrüse geben aber zu Durchfällen Veranlassung. Stellt doch das Pankreas den mächtigsten Faktor bei der Verdauung dar. Es lag also nahe, für die bei der Achylia gastrica simplex auftretenden Durchfälle Pankreasstörungen verantwortlich zu machen, und es ist anzunehmen, daß auch ohne Achylia gastrica pankreatogene Durchfälle derselben Genese auftreten können. In der Tat beobachtete Ad. Schmidt schon 1901 einen derartigen Kranken, einen Knaben von 12 Jahren, bei dem die Durchfälle schon seit 6 Jahren bestanden. Eine organische Erkrankung des Darmes oder der Verdauungsdrüsen ließ sich nicht nachweisen. Der Mageninhalt war achylisch, „der massenhaft abgesetzte dünne Stuhl war sehr fettreich, enthielt makroskopisch erkennbare Fleischreste, mikroskopisch Neutralfetttropfen und Stärkekörner". Die Resorptionsstörung betraf sowohl Fett, als auch Eiweiß und Kohlenhdyrate und würde auch analytisch nachgewiesen. Die Sahlische Glutoidkapselmethode und die Schmidtsche Säckchenprobe ergaben ein positives Resultat. Daß es sich dabei um eine funktionelle Störung handelte, ging daraus hervor, daß nach Verabreichung von Pankreatin die Durchfälle sistierten, sich die Ausnutzung der Nahrung nicht unwesentlich besserte und die Säckchenprobe jetzt negativ wurde, vor allem aber auch die Besserung anhielt, eine Tatsache, die auch ich beobachtet habe und von der weiter unten noch die Rede sein wird. Zwei andere von Schmidt beschriebene Fälle, bei denen aber die Säure des Magens vermehrt war, scheinen mir bezüglich ihrer Zugehörigkeit zur funktionellen Pankreasstörung zum mindesten zweifelhaft zu sein.

Bei diesen „gastrogenen" Diarrhöen handelte es sich also zweifellos um Kranke, bei denen, wie schon die Stuhlbeschaffenheit zeigte, ganz schwere Störungen vorhanden waren, wie man sie eigentlich nur selten zu Gesicht bekommt. Weit häufiger scheinen mir gastrogene Diarrhöen bei Magenachylie vorzukommen, bei denen die mikroskopische Stuhluntersuchung entweder überhaupt keinen krankhaften Befund zutage gefördert oder höchstens vereinzelte Fleischfasern erkennen läßt, wie man sie bei beschleunigter Darmpassage stets findet. Gerade diese Fälle scheinen mir für die Praxis besonders wichtig zu sein. Auch hierbei lassen sich funktionelle Pankreasstörungen nachweisen, wenn man sich meiner Caseinmethode bedient. Gelingt es doch damit, die funktionelle Tüchtigkeit der Bauchspeicheldrüse zahlenmäßig zu bestimmen. Diese Werte lassen sich ohne weiteres von den bei organischen Pankreaskrankheiten zu erhebenden unterscheiden. Wir sehen bei der oben beschriebenen Versuchsanordnung, daß die Verdauungszeit normalerweise 7—12 Stunden, bei organisch bedingten Sekretionsstörungen mehrere Tage dauert oder überhaupt aufgehoben ist, während wir bei funktionellen Störungen des Pankreas nur eine Verzögerung — und hierauf lege ich besonderes Gewicht — bekommen, die 1—2 × 24 Stunden dauert. Also keine Aufhebung, sondern nur eine Verzögerung der

Trypsinverdauung. Daß diese Verzögerung nicht etwa durch die Durchfälle hervor-gerufen ist, haben die Untersuchungen von Koslowsky, Groß u. a. gezeigt, da bei beschleunigter Darmpassage die Trypsinverdauung eher stärker ist. Eine große Reihe von Untersuchungen zeigten nun, daß es — und das ist für die Auffassung der ganzen Erkrankung sehr wichtig, — recht viele Fälle von Achylia gastrica gibt, bei denen die Trypsinwerte im Stuhl vollkommen normal sind und die Durchfälle fehlen. Aber gerade wenn sie vorhanden sind, dann pflegt auch das Trypsin stets herabgesetzt zu sein. Dabei fehlen zumeist gröbere Veränderungen des Stuhles und auch die Sahlische und die Schmidtsche Probe ergeben ein negatives Resultat. Derartige Fälle sind in großer Menge beobachtet und der Verlauf, vor allem aber die Erfolge der Therapie beweisen, daß es sich um rein funktionelle Störungen gehandelt hat.

Folgender Krankengeschichtsauszug möge die Verhältnisse illustrieren:

M. Th., 65 Jahre alt, Rentiere.

Anamnese: Erblich nicht belastet, früher stets gesund, leidet Pat. seit etwa 7 Jahren an Durchfällen, die periodenweise alle 1—2 Wochen, mitunter öfter auftreten, um mehrere Tage anzuhalten. Die Durchfälle sind dünn, stinken, wiederholen sich 3—5 mal am Tage und treten auch ohne sichtbare Diätfehler auf. Oft besteht ein Gefühl des Druckes und der Völle in der Magengegend. Weder Diätkuren zu Hause, noch Sanatoriumsbehandlung haben eine wesentliche Besserung des Zustandes erzielen können. Infolge dieser dauernden Beschwerden hielt Pat. die strengste Diät inne, lebt nur von Suppen und ganz leichten Speisen, zumal sie befürchtet, durch einen Diätfehler eine Verschlimmerung des Leidens herbeizuführen. Während Pat. früher in gutem Ernährungszustand und recht korpulent war, ist sie seit ihrer Erkrankung stark abgemagert.

Befund: Frau in schlechtem Ernährungszustand, stark abgemagert; die Haut läßt sich in Falten abheben; etwas anämisches Aussehen.

Herz nicht verbreitert, Töne rein, Blutdruck 135 mm Hg. Puls o. B. Lungen: o. B.

Bauch: Decken weich, überall gut eindrückbar, nirgends Tumor oder abnorme Druckempfindlichkeit, nirgends Resistenz fühlbar. Urin: E. —, Z. —.

Stuhlgang: dünn bis breiig, stinkend, nach Schmidtscher Probekost mikroskopisch vereinzelte Fleischfasern, reichlich Bindegewebe, kein Fett, keine Stärke.

Magen: nüchtern leer, kein Schleim. Nach Ewald-Boasschem Probefrühstück schlechte Amylorrhexis, freie HCl 0, Gesamtacidität 2,5, keine Milchsäure, keine Milchsäurebacillen, keine Sarcine. Röntgenuntersuchung des Magens; etwas tiefstehender Magen, sonst o. B.

Der nach Carminbeefsteak gewonnene Stuhl wird nach Vorschrift zur Trypsinuntersuchung verarbeitet. Caseinprobe nach Groß ergibt vollkommene Verdauung erst nach 37 Stunden.

Therapie: Sistieren der reizlosen Diät, allmählich Zulagen nach Art der Schmidtschen Probekost, Acidolpepsin und Pankreon in größeren Mengen.

Sofort Aufhören der Durchfälle. Caseinprobe nach einigen Tagen angestellt ergibt Verdauung nach 11 Stunden. Die Pat. setzte diese Therapie mehrere Monate fort, ohne daß die Durchfälle wieder aufgetreten wären. Es wurde sodann Acidolpepsin und Pankreon ausgesetzt, ohne daß es dann zu Diarrhöen gekommen wäre. Ganz erhebliche Gewichtszunahme, sehr gutes Allgemeinbefinden. Im nächsten Jahr einmal leichter Rückfall, der durch sofortiges Einnehmen von Pankreon und Acidolpepsin behoben wurde. Jetzt nach 5 Jahren ist Pat. bezüglich ihrer Verdauungsorgane vollkommen gesund und trotz der Kriegsernährung, die sie gut vertragen hat, so fettleibig wie vor ihrer Erkrankung.

Es ist dies ein typisches Beispiel für das vorliegende Krankheitsbild und nur eine von vielen Beobachtungen.

Wir haben es hier mit einer Sekretionsstörung zu tun, bei der es sich um eine herabgesetzte Trypsinproduktion handelt. Nach Analogie mit der Achylia gastrica simplex ist dieses Krankheitsbild als Achylia pancreatica simplex oder vielleicht richtiger als Hypochylia pancreatica (Schmidt) bezeichnet worden.

Die Untersuchungen Einhorns haben aber gezeigt, daß es auch Sekretionsstörungen anderer Art gibt; aus ihnen geht vor allem hervor, daß die Bildung der drei Fermente ganz unabhängig voneinander vor sich geht, daß ein Ferment in normaler oder sogar übernormaler, die übrigen aber in verminderter

Menge ausgeschieden werden können. Aber auch die absolute Menge des verschieden konzentrierten Saftes kann schwanken, so daß man von einer Hypersekretion oder verminderten Sekretion sprechen kann. Ich möchte allerdings die Genauigkeit der hierüber erhobenen Resultate in Zweifel ziehen. Denn bis jetzt steht uns keine Methode zur Verfügung, den Duodenalinhalt oder gar den Pankreassaft als solchen auch nur annähernd quantitativ zu gewinnen. Auch mit Hilfe der Duodenalsonde gelingt dies nicht. Der Duodenalsaft ist ein Gemisch der Sekrete verschiedener drüsiger Organe, wir wissen nicht, wie weit der Pankreassaft durch diese Flüssigkeiten verdünnt ist, vor allem aber haben wir noch weniger als beim Magen einen Anhaltspunkt darüber, wieviel Flüssigkeit das Duodenum verlassen hat. ,,Da das Trypsin das wichtigste Ingredienz des Pankreassaftes bildet, so wäre es angezeigt, dasselbe als Richtschnur für die funktionelle Tätigkeit der Drüse aufzustellen." Diese Ansicht, zu der sich Einhorn entschließt, ist auch die meine, solange uns keine Methode zur Verfügung steht, den Pankreassaft in reinem Zustand annähernd quantitativ zu gewinnen.

Einhorn schlägt für die Sekretionsstörungen des Pankreas folgende Nomenklatur vor:

1. Eupankreatismus = normale Funktion: Alle Fermente vorhanden, Trypsin in normaler Menge.

2. Hyperpankreatismus = eine vermehrte Aktivität, alle Fermente vorhanden, Trypsin im Überfluß.

3. Hypopankreatismus = vermindert Aktivität: die drei Fermente sind vorhanden, Trypsin verringert.

4. Dyspankreatismus = gestörte Aktivität: ein oder zwei Fermente sind abwesend.

5. Heteropankreatismus = variable Funktion: Die Gegenwart und Quantität der Fermente zeigen keine Beständigkeit, sondern ändern sich von Zeit zu Zeit.

Nach der Quantität des Pankreassekrets unterscheidet Einhorn
Euchylie = normale Pankreassekretion,
Hyperchylie = vermehrte Pankreassekretion,
Hypochylie = verminderte Pankreassekretion,
Achylie = aufgehobene Pankreassekretion.

Einhorn versteht also unter Hypo- und Achylie etwas anderes, als Schmidt und Groß. Dadurch können leicht Irrtümer entstehen. Da die Ausdrücke Achylie und Hypochylie in Analogie mit den Verhältnissen im Magen gebildet sind, wobei darunter auch nicht etwa eine absolute Verminderung des Magensaftes, sondern eine relative Herabsetzung eines Bestandteiles des Magensaftes, nämlich der Salzsäure, verstanden ist, so halte ich es für richtiger, die verminderte bzw. aufgehobene funktionelle Trypsinbildung als Hypo- bzw. Achylia pancreatica zu bezeichnen, wie es auch Schmidt getan hat. Es kommt hinzu, daß aus den angeführten Gründen eine annähernd quantitative Schätzung des Pankreassaftes praktisch gar nicht möglich ist. Matko unterscheidet eine Achylia pancreatica simplex, bei der auf HCl-Therapie die Trypsinwerte ansteigen im Gegensatz zu der weit selteneren Achylia pancreatica completa, bei der auch nach Salzsäuremedikation das Trypsin im Stuhl dauernd herabgesetzt bleibt. Solche Fälle habe ich niemals beobachtet, vielleicht handelte es sich dabei doch um organisch bedingte Leiden.

Das wesentliche der Achylia bzw. Hypochylia pancreatica ist meines Erachtens in der Herabsetzung des Trypsins zu suchen. Zahlreiche Untersuchungen haben gezeigt, daß bei achylischen Durchfällen diese Verminderung fast stets vorhanden ist, daß sie bei Diarrhöen anderer Genese und bei Anaciditäten des Magens, die ohne Durchfälle verlaufen, vor allem aber immer bei solchen organischer Natur fehlt. Die Untersuchungen von Ehrmann und Lederer haben gezeigt, daß bei Achylia gastrica die Pankreasfunktion nicht gestört zu sein braucht, daß sie sogar mitunter besser ist, als normal. Es ließ sich ferner feststellen, daß die Trypsinwerte sofort ansteigen, wenn die Durchfälle aufhören. Ich muß Ad. Schmidt widersprechen, wenn er nur dann von einer Achylia pancreatica gesprochen haben will, wenn neben dem Fermentmangel ein abnormer Faecesbefund vorliegt, „der die Zeichen verminderter Ausnutzung von Fett und Fleisch (Kreatorrhoe und Steatorrhoe) oder wenigstens eine dieser beiden Nahrungskategorien aufweist“. Im Gegenteil möchte ich behaupten, daß eine derartige schlechte Nahrungsausnutzung viel eher für eine organisch bedingte Störung der Bauchspeicheldrüse spricht, was auch die von Schmidt beschriebenen Fälle zum Teil mit Sicherheit zeigen, wie Schmidt in seiner späteren Veröffentlichung für einen Fall selbst zugibt. Nicht der Fermentmangel ist für die Achylia pancreatica charakteristisch, sondern die Trypsinarmut des Stuhles; in der Tat handelt es sich bei diesen „gastrogenen“ Diarrhöen eher um eine Hypochylie, als um eine Achylie der Drüse. Es kommt hinzu, daß die Kreatorrhoe allein, und damit der positive Ausfall der Säckchenprobe, nicht viel beweist, da bei beschleunigter Darmpassage fast stets Muskelfasern im Stuhl gefunden werden. Echte Steatorrhöen, d. h. Ölstühle, wie man sie bei organischen Pankreaskrankheiten findet, sind meines Wissens bei funktionellen Störungen überhaupt nicht gefunden worden. Auch Schmidt gibt als Eigentümlichkeit der vorliegenden Erkrankung an, daß die Störungen der Eiweißverdauung, also die Kreatorrhoe, die der Fettverdauung überwiegen. Letzteres dürfte allerdings auch darin seine Erklärung finden, daß Störungen der inneren Sekretion des Pankreas, auch der Fettresorption, bei der Achylie fehlen. Diese Erklärung, die durch die Versuche von Lombroso und meine eigenen selbstverständlich erscheint, erscheint natürlicher als die Schmidts, der annimmt, „daß das normale Stimulans der Trypsinwirkung, nämlich die Salzsäure, ausfällt während die Galle, der spezifische Aktivator des lipolytischen Ferments, vorhanden ist.“

Matkos Untersuchungen haben gezeigt, daß der Verminderung des Trypsins eine Herabsetzung des Antitrypsintiters im Blut parallel geht. Bei Hypochylia pancreatica fand sich der Antitrypsingehalt des Blutes normal, bei einzelnen Fällen von Achylia pancreatica simplex vermindert, bei Achylia pancreatica completa auf Null herabgesetzt.

Es erhebt sich nun die Frage nach der Genese der Achylia pancreatica. Die Forschungen des Pawlowschen Instituts, Cohnheims und Klees, bewiesen die große Rolle, die die dem Magen entstammende Salzsäure für die Pankreassekretion hat. Die grundlegenden Versuche von Popielski und Wertheimer, ferner von Bayliss und Starling zeigten uns weiterhin, daß die in den Dünndarm eintretende Salzsäure in der Darmwand eine Substanz das Sekretin, bildet, die resorbiert wird und auf dem Wege der Blutbahn die Bauchspeicheldrüse zur Sekretion veranlaßt. Durch mühsame Versuche wurde der Beweis erbracht, daß die Bauchspeichelbildung tatsächlich vor allem auf chemischem und nicht auf nervösem Weg angeregt werden kann, daß die Salzsäure in erster Linie als Sekretinbilder in Betracht kommt, und daß in weit geringerem Grade andere Substanzen, vor allem Seifenlösungen, diese Funktion ausüben können. Die schönen Versuche von Stepp und Schlaginweit, die die Einwirkung verschiedener menschlicher Magensäfte am Hunde prüften, ergaben, daß gerade „in den meisten Fällen von Achylia gastrica der nach Probefrühstück gewonnene Mageninhalt sich zur Extraktion der pankreaserregenden Substanz und der

Darmschleimhaut gesunder Hunde nicht eignet. Fast regelmäßig hatten solche Extrakte bei intravenöser Einverleibung keine Pankreassekretion zur Folge." Auf Grund der Untersuchungsresultate nehmen sie an, daß bei Daniederliegen der Magensaftsekretion das Pankreas auf chemischem Wege eine weniger gute Anregung erhält, als bei gesundem Magen. Dagegen, daß das Fehlen des erregenden Einflusses der Magensalzsäure die Ursache der Pankreasachylie ist, oder wenigstens allein in Betracht kommt, sprechen die oben genannten Untersuchungen Ehrmanns und Lederers.

Es ist nun unbedingt zuzugeben, daß die Salzsäure für die Pankreassekretion eine äußerst wichtige Rolle spielt und daß sie bei der Entstehung der Achylia pancreatica von erheblichem Einfluß ist. Aber ich glaube, das nervöse Moment darf nicht unterschätzt werden. Ebenso wie es einen „cerebralen Magensaft" gibt, wie „das Wasser im Mund zusammen laufen kann", wie also bei anderen Verdauungsdrüsen neben chemischen Momenten reflektorische und nervöse eine bedeutende Rolle spielen, so ist das auch bei der Bauchspeicheldrüse der Fall. Bei der Achylia pancreatica kommt sie meines Erachtens sogar in erster Linie in Betracht. Denn wie wäre es sonst zu erklären, daß bei organisch bedingter Achylia gastrica, bei Katarrhen und Tumoren, niemals pankreatische Achylie beobachtet wird, wie wäre es ferner möglich, daß bei richtig eingeleiteter Therapie das Pankreas auch dann noch normale Trypsinwerte liefert, — und das ist von allen Untersuchern bestätigt — wenn die Salzsäuremedikation ausgesetzt wird. Andererseits ist Pankreasachylie auch bei normalen und sogar hyperaciden Magensäften gefunden worden (Schmidt). Alles in allem glaube ich also, daß nervöse Momente bei diesen Funktionsstörungen in erster Linie in Betracht kommen, daß aber die verminderte Sekretbildung infolge Salzsäuremangels des Magens als unterstützendes Moment in Frage kommt. Weiß doch jeder, wie sehr gerade die Funktion der Verdauungsorgane von dem jeweiligen Zustand des Nervensystems abhängig ist und haben wir uns dies auch bei der Therapie der Achylie stets zunutze gemacht. Auch das ganze Krankheitsbild spricht in der Überzahl der Fälle für die rein nervöse Ursache der Achylie. In vielen Fällen handelt es sich um typische Neurastheniker.

Die übrigen funktionellen Störungen des Pankreas spielen bis jetzt keine Rolle. Vor allem ist eine Vermehrung des Trypsins, die Hyperchylia pancreatica, klinisch ohne Interesse. Ebensowenig, wie eine Pepsinvermehrung zu Störungen Veranlassung gibt, dürfte dies bei Trypsinvermehrung der Fall sein. Dasselbe gilt für die Achylien, bei denen nur eine geringe Verminderung der Pankreasfunktion besteht, ohne daß es zu subjektiven Beschwerden kommt. A. Mayer hat jüngst interessante Untersuchungen veröffentlicht, die er an Feldsoldaten gemacht hat. Systematisch durchgeführte Untersuchungen an 32 Soldaten, die aus dem vordersten Schützengraben kamen und seelisch und körperlich schwer gelitten hatten, ergaben bei fünf, ohne daß Beschwerden bestanden, eine verminderte Funktionstüchtigkeit der Bauchspeicheldrüse; bei allen bestand eine Subacidität des Magens. Nach wenigen Wochen traten ohne besondere Therapie bei allen wieder völlig normale Verhältnisse ein. Mayer zieht aus seinen Beobachtungen den Schluß, „daß der normale Ablauf der Pankreasfunktion durch körperliche Strapazen, wie sie eben der Krieg mit sich bringt, gehemmt wird, ohne daß es zu subjektiven Beschwerden kommen muß". Vor allem glaubt Mayer, daß neben Magenachylie derartige Störungen bei jungen Leuten mit thyreotoxischen Symptomen auftreten. Daneben sind neurogene Einflüsse wichtig. Außerdem teilt er den Ernährungsschäden des Krieges insofern eine wichtige Rolle zu, als sie zu Funktionsstörungen des Darmes und dieser wieder zu funktioneller Pankreasstörung bei gleichzeitiger Achylia gastrica Veranlassung geben. Die gastrogenen Diarrhöen sollen dabei erst in zweiter Linie in Betracht kommen.

Das mag für manche im Feld beobachteten Fälle zutreffen, für die Mehrzahl der „Pankreasachylien" gilt das aber sicherlich nicht.

Carrison macht darauf aufmerksam, daß durch Vitaminmangel, bzw. durch verminderte Ausnützung der Vitamine in der Nahrung infolge von Verdauungsstörungen schwere Störungen von seiten des Pankreas auftreten können. Zum Teil sind sie durch atrophische Prozesse bedingt, zum Teil aber handelt es sich um Funktionsstörungen der Zelle. Die Vitamine sind Förderer der Pankreassaftsekretion.

Symptomatologie und Verlauf. Wie die Magenachylie kann auch die Pankreasachylie in jedem Alter auftreten, doch ist sie bei Kindern selten, während sie jenseits der 50er Jahre häufiger angetroffen wird. Beide Geschlechter dürften wohl in gleichem Maße betroffen werden. Die subjektiven Symptome schwanken nach der Schwere der Erkrankung und sind bei den innigen Beziehungen zu der Achylia gastrica nur schwer von ihr abzugrenzen. Wie die Untersuchungen Mayers zeigen, scheinen Unterfunktionen der Bauchspeicheldrüse ohne jede subjektiven Symptome vorzukommen. Die Regel ist das nicht. Gewöhnlich bestehen Klagen über Magenbeschwerden, Druckgefühl und Gefühl der Völle vor allem nach dem Essen. Daneben Aufstoßen. Oft treten diese achylischen Beschwerden aber gegenüber den Darmbeschwerden in den Hintergrund. Anfallsweise kommt es zu sehr starken Durchfällen, ohne daß ein Diätfehler als Ursache erkennbar wäre. Die Durchfälle bestehen entweder einige Tage, um zu verschwinden und um dann wieder zu kommen, oder es bestehen dauernd Diarrhöen, durch die die Patienten außerordentlich herunterkommen, geschwächt und in ihrem Ernährungszustand geschädigt werden. Die Darmstörungen sind es, die den Kranken gewöhnlich veranlassen, den Arzt aufzusuchen. Die Erkrankung ist eminent chronisch und kann jahrelang und jahrzehntelang dauern, doch kommt auch ein akuterer Verlauf vor. Die Schwere und lange Dauer der Krankheit stehen in auffallendem Gegensatz zu den oft momentan einsetzenden therapeutischen Erfolgen, die unmittelbar nach der Medikation aufzutreten pflegen.

Über die Eigenschaften des Stuhlgangs selbst siehe oben.

Differentialdiagnostisch kommen in erster Linie organische Pankreaskrankheiten in Betracht. Der Ausfall der Trypsinprobe, vor allem aber der Verlauf der Erkrankung und der Erfolg der Therapie dürften bei genauer Untersuchung nur selten zu Verwechslung Veranlassung geben. Ferner kommen Verwechslungen mit Darmkatarrhen vor, die auch mit Anacidität des Magens verbunden sein können. Aber auch hierbei dürfte die Stuhluntersuchung und die Erfolge der Therapie in Zweifelsfällen bald Aufklärung geben.

Bramwell und neuerdings Moorhead haben unter der Bezeichnung „pankreatischer Infantilismus" ein Krankheitsbild beschrieben, bei dem es neben sexuellem Infantilismus zu schweren chronischen Darmstörungen kommt: Jahrelang bestehende Durchfälle, stark stinkende Fettstühle, Kreatorrhöe. Sahlische Glutoidprobe negativ. Nach Verabreichung von Pankreaspräparaten nicht nur Sistieren der Durchfälle, sondern auch Förderung der Körperentwicklung.

Porter nimmt an, daß es sich bei dieser Erkrankung nicht um eine funktionelle Störung des Pankreas handelt, sondern daß die Ursache in einer bakteriellen Schädigung des Organs zu suchen sei, die die Folge einer abnormen Dünndarmflora ist. Und zwar sollen verschiedene Bakterien ätiologisch in Betracht kommen, neben dem Bacillus bifidus vor allem auch das Bacterium coli. Bei einem von ihm beobachteten Kinde, das im Alter von 3 Jahren starb, fand sich ein hartes und geschrumpftes Pankreas mit interstitieller Bindegewebswucherung. (Danach wäre das Krankheitsbild zu den chronischen Entzündungen zu rechnen.)

Als Therapie empfiehlt Porter die Autovaccine-Behandlung, bei der Heilung beobachtet wurde.

Therapie. Daß der Salzsäuremangel allein nicht die Ursache der Diarrhöen sein kann, geht zur Evidenz aus dem Erfolg der Therapie hervor. Das Nächstliegende ist natürlich, an Stelle der fehlenden Magensalzsäure diese künstlich zuzuführen. In der Tat ist dies auch, wie die Erfahrung zeigt, dringend erforderlich, doch genügt die HCl-Medikation allein nicht, um die Erscheinungen zum Verschwinden zu bringen. Das liegt nicht allein daran, daß die künstlich zugeführten HCl-Mengen niemals die normalerweise gebildeten an Mengen erreichen. Auch Spülungen des Magens mit HCl (ungefähr von der Konzentration einer n/10 HCl) bringen allein nicht den gewünschten Erfolg. Vielmehr ist auch die künstliche Zufuhr von Pankreaspräparaten erforderlich. Dabei dürfen aber die verordneten Mengen nicht zu gering sein. Ich habe das Pankreon der Fa. Rhenania in Aachen mit bestem Erfolg angewandt, natürlich in Verbindung mit Salzsäureverabreichung, wobei sich das Acidolpepsin ganz besonders bewährt hat. Die Wirkung des letzteren scheint nicht dieselbe zu sein, wie die der offic. HCl, vielmehr scheint es, daß die in statu nascendi auftretende HCl auf die Sekretion des Magens ganz besonders anregend wirkt. Gewöhnlich werden den Kranken zu jeder Mahlzeit je nach deren Größe 2—3 Acidolpepsintabletten Nr. 1, nach dem Essen 3—6 Pankreontabletten verordnet.

Kern und Wiener empfehlen Pilocarpininjektionen, von denen ich jedoch keinen Erfolg gesehen habe.

Besonders wichtig scheint mir die Regelung der Diät. Fast stets handelt es sich um Kranke, die aus Angst vor Schädigungen seit langem strengste Diät inne halten, oft nur von flüssiger Nahrung und Zwieback leben. Wenn wir uns auf den Standpunkt stellen, daß diese funktionelle Erkrankung des Pankreas auf nervösem Wege zustande kommt, so erscheint es notwendig, gerade eine Kost zu verordnen, die den Appetit des Kranken und somit die Sekretion anregt. Wir haben, von diesem Gesichtspunkte ausgehend, eine blande Diät vermieden und dem Kranken gerade eine anregende auch leicht gewürzte Kost, die sich zu Beginn in ihrer Zusammensetzung der Schmidtschen Probekost nähert, verordnet. Daneben wurde ein Glas Wein zum Essen, hinterher bei Männern auch eine Zigarre empfohlen.

Die Erfolge dieser Kostordnung, daneben der Acidolpepsin- und Pankreondarreichung, ist stets eklatant. Die Durchfälle sistieren meist sofort, nachdem sie oft monate- und jahrelang bestanden haben. Die Kranken, die an die blande Kost gewöhnt, zunächst mit Mißtrauen an die neue Verordnung herangehen, erkennen bald die Besserung, und überwinden ihre Scheu vor dem Essen. Und da die Durchfälle meist sofort aufhören, nehmen sie bald an Körpergewicht und Kräften zu und gehören zu den dankbarsten Patienten.

Wie nun aus den Beobachtungen fast aller Autoren hervorgeht, kann nach einiger Zeit mit der Medikation sistiert werden, ohne daß neue Erscheinungen auftreten. Kommt es gelegentlich zu einem Rückfall, so genügt eine kürzere Verabreichung der genannten Medikamente, um sofortige Besserung herbeizuführen.

Katsch und v. Friedrich fanden eine Anregung der Pankreassaftsekretion durch Injektion von 2 ccm Schwefeläther in das Duodenum unter Benutzung der Einhornschen Duodenalsonde. Der Bauchspeichel fließt nach einer derartigen Einspritzung fast rein, ohne wesentliche Beimengung von Lebergalle aus, auch bei funktionellen Hypochylien des Pankreas. Vielleicht ist diese Methode in der Therapie der Pankreas-Funktionstörungen anwendbar.

Anomalien der Bauchspeicheldrüse.

Von O. Groß.

Die Anomalien des Pankreas beanspruchen ein besonderes Interesse, da ihnen bei der Entstehung von Geschwülsten eine nicht unwesentliche pathologische Bedeutung zukommt. In dem Kapitel „Geschwülste" ist unter „Carcinom" und „gutartige Geschwülste" hierauf eingegangen und zahlreiche Beobachtungen erwähnt, in denen sich Geschwülste aus einem Nebenpankreas (Pancreas accessorium) entwickelt haben. So sind es auch in erster Linie diese aberrierten Pankreaskeime, die unser Interesse erwecken. Sie stehen mit der Hauptdrüse in keinem Zusammenhang, finden sich in der Wandung des Magendarmkanals und können an jeder Stelle mit Ausnahme von Oesophagus und Dickdarm vorkommen. Besonders ist es das Duodenum, das als Ort ihrer Anwesenheit von erhöhter Wichtigkeit ist.

Auch in der Bursa omentalis (Hyrtl), im Mesenterium des Jejunums (Thorel), in der Radix mesenterii (Saltykow) und in der Milz (Weidmann) sind sie beobachtet.

Das Nebenpankreas wird gewöhnlich nur in der Einzahl beobachtet, doch kommt es auch multipel vor (Thorel u. a.). Nach Burkhardt sollen nicht mehr, als zwei Nebendrüsen vorkommen, doch scheinen die kleinen akzessorischen Keime auch in größerer Zahl vorhanden sein zu können (Scagliosi).

Nebenpankrease sind nun in der Tat schon seit vielen Jahren bekannt und sind nach Kremer nicht allzu selten. Die erste Beobachtung einer akzessorischen Bauchspeicheldrüse dürfte wohl von Klob stammen (1859). Er beobachtete eine in der Wand der großen Kurvatur des Magens sitzende flachrunde Geschwulst, in einem zweiten Falle wurde eine ähnliche Bildung in der Schleimhaut der Hinterwand des oberen Jejunums gefunden. Die mikroskopische Untersuchung zeigte Gewebe vom Bau des Pankreas, doch wurde ein Ausführungsgang nicht gefunden. Kurze Zeit darauf berichtete Zenker über sechs ähnliche Befunde, in denen jedoch Ausführungsgänge nachgewiesen werden konnten. Von ihm stammt auch der Befund eines Nebenpankreas in einem Meckelschen Divertikel, und zwar in dem Fettgewebe des Mesenteriums der Ausstülpung. Es ist dies die erste Beobachtung dieser Art, wenn man nicht die des Johann Heinrich Schulze aus Kolbitz, Professor zu Altorf und Halle, hinzunehmen will (Actae curiosorum, T. I, 1727, S. 504 zit. nach Schirmer). In der Übersetzung lautet der von ihm erhobene Befund folgendermaßen: „Im Magen und in der Milz habe ich, außer daß sie etwas aus der Lage gezogen waren, nichts Besonderes gemerkt, auch nicht in den Eingeweiden, außer daß das Ileum 4 Daumenbreite vor dem Coecum einen außergewöhnlichen Anhang hatte, in seiner Länge dem äußersten Gliede des Ringfingers gleich, in der Basis zweimal größer als die Breite des Därmchens selbst, aber sofort sich zuspitzend, dessen Scheitel gewissermaßen eine drüsenartige Papille krönt." Es ist wohl kaum ein Zweifel, daß es sich auch hier um ein in der Spitze eines Divertikels sitzendes Nebenpankreas gehandelt hat, wie sie später ziemlich häufig beschrieben sind (Albrecht, Kaufmann, Linsmayer, Meyer, Schirmer u. a.). Hyrtl hat ein Nebenpankreas in der hinteren Wand der Bursa omentalis beschrieben.

Das Nebenpankreas entsteht nach Zenker als angeborene Bildungsanomalie als Folge einer Persistenz multipler Anlage der Bauchspeicheldrüse in frühester Embryonalzeit. Die mehrfache Anlage geschieht in der Umgebung des Hauptausführungsganges, doch werden die einzelnen angelegten Drüsenteile infolge des Längenwachstums des Darms auseinander gerückt. Dabei sollen folgende Möglichkeiten bestehen:

„1. Die Nebenpankreasanlage befindet sich oberhalb der Hauptpankreasanlage und wird von der letzteren während der weiteren Entwicklung in der Richtung nach oben weggerückt, das Nebenpankreas kann so in den Darmabschnitt zu liegen kommen, welcher sich später zum Magen differenziert.

2. Das Nebenpankreas ist unmittelbar unter dem Hauptpankreas angelegt und wird bei der weiteren Entwicklung auch nur sehr wenig nach unten gerückt. In diesem Falle verschmilzt entweder der Drüsenkörper des Nebenpankreas mit dem des Hauptpankreas und der Ausführungsgang mündet nahe unter dem Ductus Wirsungianus ins Duodenum. Es sind dies die Fälle des Pankreas minus mit gesondertem Ausführungsgang (während die Fälle, in welchen der Ausführungsgang in den Ductus Wirsungianus mündet, auf eine einfache primäre Drüsenanlage hinweisen). Oder das Nebenpankreas bleibt gesondert und liegt teils hinter der Arteria und Vena meseraica superior, teils um die Wurzel derselben herum.

3. Das unterhalb des Hauptpankreas angelegte Nebenpankreas wird weiter nach unten gerückt. Es erscheint als gesonderter Drüsenkörper zwischen die Häute des Jejunum eingeschoben, am häufigsten an dessen oberster Schlinge, bisweilen auch tiefer.

4. Das Nebenpankreas rückt noch tiefer herab, es findet sich in der Wand des Ileum, und zwar in einem wahren Darmdivertikel.“

Vielleicht ist die Bildung von Nebenpankreas phylogenetisch zu erklären. Die Bauchspeicheldrüse ist die phylogenetisch älteste Speicheldrüse der Wirbeltiere und hat, wie an anderer Stelle ausgeführt ist, eine mehrfache Anlage. So sehen wir, daß bei manchen Anuren (Telobates), beim Erdsalamander und beim Maulwurf, ein geteiltes, mit der Darmwand verschmolzenes Pankreas vorhanden ist. Nach Weishaupt sind die Pankreasinseln, je nach ihrer Lage verschieden zu deuten. Gewöhnlich liegen sie in der Gegend des Pankreas an der ventralen Duodenalwand, ausnahmsweise in der dorsalen Wand. „Diejenigen, die sich in der Darmwand dort finden, wo normaler- oder abnormerweise Ausführungsgänge der Bauchspeicheldrüse angelegt werden, oder dort, wo sich mit oder ohne Ausführungsgang ein akzessorisches Pankreas außerhalb des Darmes diesem anlegt, werden durch eine frühzeitige Aussprossung des Ausführungsganges, durch eine Verschmelzung von Darmwand mit Pankreasanlage, also durch eine illegale Gewebsverbindung zustande gekommen sein. Diejenigen Pankreasinseln dagegen, die innerhalb der Darmwand, mitten in der Schleimhaut, an einem für den Menschen nicht normalen, in der Stammesgeschichte aber als Entstehungsort gekennzeichneten Platze liegen, sind meines Erachtens phylogenetisch als lokaler Rückschlag, ontogenetisch als Prosoplasie des Darmepithels aufzufassen“ (Weishaupt).

Endres hält das Pankreas accessorium für einen vom Hauptstamm erst sekundär abgeschnürten Teil.

Die Größe eines Nebenpankreas kann sehr verschieden sein. Sie schwankt zwischen der einer Erbse und darunter (Weishaupt) und Walnußgröße (v. Heinrich). Wie schon die erwähnten ältesten Beobachtungen gezeigt haben, kann die akzessorische Drüse einen oder mehrere Ausführungsgänge besitzen oder sie können ganz fehlen.

Die versprengten Pankreaskeime sind meistens der Submucosa eingelagert, doch liegen auch Beobachtungen vor, in denen die Ringmuskulatur mit Drüsenläppchen durchsetzt war. Meistens besteht zwischen der Geschwulst und der Muscularis ein Zusammenhang, die Oberfläche wird gewöhnlich als rundlich oder grobhöckerig angegeben. Trotz vorhandener Sammelröhren werden Ausführungsgänge oft nicht gefunden. Der mikroskopische Bau kann übrigens vollkommen mit dem der Hauptdrüse übereinstimmen, oder es finden sich durch die abnorme Lage bedingte Veränderungen, die die Erkennung erschweren können. Vor allem können die Läppchen durch Muskelfasern auseinander gedrängt werden. Besonders ausgeprägt zeigt sich dieses Verhalten, wenn es zu einer adenomatösen Wucherung des Nebenpankreas kommt; es entsteht so das Bild eines Adenomyoms (s. Tumoren).

Über die Entstehung der Muskulatur in derartigen Gebilden herrschen Meinungsverschiedenheiten, vielleicht ist sie auch nicht immer dieselbe. Sie kann, und das dürfte für die meisten Fälle zutreffen, entweder von den Muskelschichten der Darmwand abstammen. Wenn jedoch die Muskulatur der Darmwand glatt über den submukös gelegenen Tumor hinweggeht, dann dürfte nach Thorel eine andere Erklärung Platz greifen. In diesen Fällen sollen für die neugebildete Muskulatur die Züge glatter Muskelfasern den Ausgangspunkt darstellen, die die größeren Ausführungsgänge begleiten.

Vielleicht ist die von Thorel beschriebene Hypertrophie des Pylorus, der von einem Nebenpankreas durchsetzt war, auch durch den Reiz des heterotopen Pankreas auf die Muskularis zu erklären.

Oft zeigt das mikroskopische Bild cystische Erweiterungen der verzweigten Drüsenschläuche und der Ausführungsgänge (Nauwerk, v. Heinrich, Cordua), in anderen Fällen erscheinen die Drüsenschläuche regelmäßiger angeordnet und sind von der Muscularis scharf abgetrennt. Sammelröhrchen können fast ganz fehlen. Oft tritt aber das Drüsenparenchym in den Hintergrund, indem das Pankreasgewebe zum größten Teil aus Sammelröhrchen gebildet wird (Thorel). Ribbert sieht darin eine Rückbildung spezifischen Gewebes, während jedoch die Möglichkeit einer Entwicklungsstörung der aberrierten Pankreaskomplexe besteht. Dafür spricht nach Thorel das häufige Fehlen Langerhansscher Inseln, das sich bei der bekannten Widerstandsfähigkeit dieser Zellverbände nur schwer durch „Rückbildung" erklären läßt. Langerhanssche Inseln können im Drüsenparenchym vorkommen (Albrecht, Griep, Opie, Albrecht und Arzt, Thorel, Cohen, Letulle, Kremer), oder sie werden vermißt (Bize, Thorel, v. Heinrich, Letulle), ähnlich ist es mit den zentroacinären Zellen. Da sich die Inseln nur in der Dorsalanlage des Pankreas bilden sollen, ist das wechselnde Verhalten in akzessorischen Drüsen vielleicht hierdurch zu erklären; das Volumen der Inseln wird sehr verschieden angegeben (Scagliosi). Bei den in die Magenwand dislozierten Pankreaskeimen findet man häufig auch dislozierte Brunnersche und Lieberkühnsche Drüsen (Glinsky, Thelemann).

Es wären also mikroskopisch drei Typen von akzessorischem Pankreas zu unterscheiden (v. Heinrich):

1. Aus normalem Pankreasgewebe entstehend, und dann sämtliche Komponenten enthaltend, Parenchymzellen, Langerhanssche Inseln, zentroacinäre Zellen und Schaltstücke.

2. Die Langerhansschen Zellinseln fehlen, die übrigen, für das Pankreas charakteristischen Elemente sind vorhanden.

3. Es sind nur sekretorische Zellen vorhanden, alle anderen Zelltypen fehlen.

Klinische Erscheinungen dürften in den meisten Fällen fehlen, doch kann es auch zu ziemlich schweren Erscheinungen kommen, wenn das Nebenorgan infolge seines innigen Zusammenhanges mit der Muscularis einen motorischen Reiz auf Magen und Darm ausübt. Es kann dies zu schweren Schmerzanfällen führen (Gibson, Letulle, Griep). Auf den Übergang in Adenome und deren Bedeutung für die Entstehung von Carcinomen sei ebenfalls verwiesen. Auch Fettgewebsnekrosen können nach Opie vom Nebenpankreas ausgehen. Nach Scagliosi kommt den versprengten Keimen eine wesentliche Bedeutung für die Entstehung des Ulcus rotundum (im Magen und Duodenum) zu.

Durch Druckwirkung dieser versprengten Drüsen sollen mechanische Faktoren geschaffen werden, die zu Gewebsstörung und dadurch zu Geschwürsbildung führen.

Eine Anomalie des Pankreas, die aber kein klinisches Interesse beansprucht, ist das zuerst von Hyrtl beschriebene Pancreas divisum. Kopf und Körper der Drüse sind durch einen Zwischenraum, in dem die Arteria und Vena mesenterica verlaufen, getrennt. Beide Teile sind durch einen Ausführungsgang miteinander verbunden. Diese Anomalie ist dadurch zu erklären, daß die normale Verbindung der Pankreasanlagen ausbleibt.

Unter Pancreas minus versteht man ein überzähliges Läppchen am Kopfe der Bauchspeicheldrüse, von dieser durch Einkerbungen getrennt. Das Pancreas minus kann einen eigenen Ausführungsgang besitzen.

Das seltene Pancreas anulare stellt eine ringförmige Bildung der Drüse dar, die das Duodenum umgeben und dadurch zu schweren klinischen Erscheinungen führen kann, indem es zum Darmverschluß und zur Erweiterung des Magens oder Duodenums kommt (Schirmer, Benedetti, Gruber). Das Ringpankreas kann mitunter zu einem palpablen Tumor werden und dadurch zu diagnostischen Irrtümern führen. Durch Stauung des Speisebreies können erhebliche Beschwerden auftreten. Ghon und Roman beschreiben die Sektion der Leiche eines 14jährigen Idioten mit Status thymo-lymphaticus, bei dem nur die ventrale Pankreasanlage ausgebildet war, während die dorsale fehlte. Im Leichenharn wurde Zucker nachgewiesen.

Bei einem Diabetiker Heibergs fehlte die Cauda pancreatis. Ob es sich in diesen Fällen wirklich nur um ein zufälliges Zusammentreffen von Diabetes und Mißbildung gehandelt hat, und ob diesen Mißbildungen vielleicht nicht doch ein klinisches Interesse zukommt, mag dahingestellt bleiben. Doch spricht hierfür auch die Beobachtung von Duschl, der bei einem im Coma diabeticum verstorbenen 21jährigen Manne eine Bauchspeicheldrüse fand, der der Körper- und Schwanzteil fehlten. Es sind dies die Teile des Pankreas, die sich aus der dorsalen Pankreasanlage herleiten. Da sich der Diabetes im Anschluß an eine akute Infektionskrankheit entwickelte, so nimmt Duschl an, daß die bisher genügende Drüsensubstanz infolge der akuten Erkrankung insuffizient wurde.

Hier mögen noch Einlagerungen von Nebennierengewebe in das Pankreas erwähnt werden, wie sie von verschiedenen Seiten als Seltenheit beobachtet sind (Kudrewetzky). Einen in die Milz versprengten Pankreaskeim hat Weidmann beschrieben.

Die klinisch wichtigen Anomalien der Pankreasausführungsgänge sind im Kapitel „Chronische Entzündungen" erörtert.

Die Hypertrophien der Bauchspeicheldrüse sind ebenfalls zu den Anomalien zu rechnen, da ihnen eine pathologische Bedeutung nicht zuzukommen scheint. Rößle sieht Organe über 120 g schon als hypertrophisch an. Dabei handelt es sich um mikroskopisch völlig gesunde Drüsen, wobei oft die Volumenzunahme von Leber und Pankreas, mitunter auch der Nieren, parallel geht, so daß man nach Rößle von einer Splanchnomegalie sprechen kann. Derartige Vergrößerungen waren besonders an Münchener Sektionsmaterial aufgefallen und betrafen besonders starke Esser und Trinker, so daß es sich wohl um eine Arbeitshypertrophie handelt, wie man sie ja an den Nieren schon lange kennt.

Bei anderen Fällen zeigte sich jedoch das Pankreas allein als vergrößert. Die Ursache dieser „isolierten wahren Hypertrophie des Pankreas", bei der sich das Organ hart anfühlt, ohne induriert zu sein, ist unklar, doch glaubt Rößle, daß auch hierbei eine besondere Arbeitsleistung verantwortlich zu machen ist. Welche der Funktionen der Bauchspeicheldrüse hierfür in Betracht kommt, wie weit die Beziehungen der Magenfunktion zur Bauchspeicheldrüse verantwortlich zu machen sind, ist unbekannt.

Eine echte diffuse Pankreashyperplasie ist von Sklenounos beschrieben. Bei einem an Sepsis verstorbenen Manne fand sich eine Bauchspeicheldrüse von 187 g Gewicht und eine Größe von 18,4 : 5 : 2,5. Hypertrophie der Zellelemente war nicht vorhanden.

Akute Pankreasnekrose.

Von N. Guleke.

Ursache und Wesen des unter schnellem Absterben des Pankreasgewebes, mit oder ohne ausgedehnte Blutungen, unter Vergiftungserscheinungen rasch zum Tode führenden interessanten Krankheitsbildes sind seit den ersten Beobachtungen dieser Krankheit in so verschiedenartiger Weise gedeutet worden, wie das sonst wohl nur selten bei einer Krankheit geschehen ist. Die Verschiedenartigkeit der Auffassungen machte sich in den der Krankheit beigelegten Benennungen geltend und auch heute noch ist keine vollständige Einigkeit erzielt, so daß Bezeichnungen, wie „akute Pankreatitis“, „akute hämorrhagische Pankreatitis“, „hämorrhagische Pankreasnekrose“ und „akute Pankreasnekrose“ miteinander bei der Beschreibung eines und desselben Krankheitsbildes abwechseln. Immerhin ist aber insofern eine gewisse Klärung zu verzeichnen, als die ausgesprochen bakteriell-entzündlichen eitrigen Erkrankungen der Bauchspeicheldrüse als (akute und subakute) „eitrige Pankreatitis“ (und als Pankreasabszeß) von den Prozessen getrennt werden, bei denen Nekrose und Blutung im Vordergrund des Krankheitsbildes stehen.

Die oben genannten Bezeichnungen für die uns zunächst beschäftigende Erkrankung des Pankreas zeigen, daß die Auffassungen über das Wesen der Krankheit insofern auch heute auseinandergehen, als von den einen die Krankheit als ein entzündlicher Prozeß (Pankreatitis) aufgefaßt wird, während andere die dabei auftretenden Nekrosen, die als nicht entzündlicher Natur gelten, in den Vordergrund stellen.

Es unterliegt nun keinem Zweifel, daß wir neben den Erscheinungen eines schnell um sich greifenden Gewebszerfalles in der Drüse, mit oder ohne Blutungen, häufig auch entzündliche Veränderungen vorfinden und daß eine scharfe Trennung der Fälle je nach dem Vorliegen oder Fehlen von Entzündungserscheinungen in der Praxis häufig nicht durchzuführen ist. Das hängt schon damit zusammen, daß sich in den verschiedenen Stadien der Entwicklung alle Übergänge finden, von einem rein chemisch bedingten Gewebszerfall zur reaktiven, zunächst abakteriellen Entzündung, weiter, infolge der in der Regel nicht ausbleibenden Sekundärinfektion, zur Vereiterung des Krankheitsherdes, häufig auch zur Verjauchung. Entsprechend den dabei sich abspielenden Vorgängen sind diese Stadien von manchen Autoren als „hämorrhagische, eitrige und gangränöse Pankreatitis“ unterschieden worden. Auf der anderen Seite kann sich wiederum an eine primäre, eitrige Pankreatitis eine Nekrose des Pankreasgewebes mit nachfolgender Sequestration und Verjauchung anschließen. Trotz dieser mannigfachen Übergänge lehrt aber sowohl die klinische Erfahrung als auch das Tierexperiment, daß reine Formen der akuten Pankreasnekrose und reine Formen der eitrigen Entzündung der Bauchspeicheldrüse häufig vorkommen und daß es daher möglich und notwendig ist, diese zwei Krankheitsformen auseinander zu halten.

Da nach der heute fast allgemein anerkannten Auffassung Chiaris eine
Autodigestion, eine Selbstverdauung des Pankreas unter dem Einflusse
der Enzyme des Bauchspeichels die Ursache des Gewebszerfalles ist, die sich
in vielen Fällen zunächst ohne ausgesprochene Entzündung und ohne jede
Beteiligung von Bakterien abspielt (und für deren Entstehung auch das Tierexperiment die Mitbeteiligung von Bakterien, wenn überhaupt, so nur in sehr
beschränktem Maße plausibel gemacht hat, siehe weiter unten), so erscheint
es mir nicht richtig, von einer „Pankreatitis" zu sprechen, sondern ich möchte
auch weiterhin, wie ich das in meinen früheren Arbeiten begründet habe, an
der Bezeichnung „akute Pankreasnekrose" festhalten, um so mehr, als sich
diese Bezeichnung in neuerer Zeit allgemeiner eingebürgert hat (v. Haberer,
Zöpffel u. a.).

Die oft gebrauchte Bezeichnung „Pancreatitis gangraenosa" würde dementsprechend nur für das Endstadium der akuten Pankreasnekrose zutreffend sein, das im
übrigen völlig mit dem der akuten Pankreatitis übereinstimmen kann. Als allgemeine
Bezeichnung der Erkrankung ist der Ausdruck aber ungeeignet, um so mehr, als wir wissen,
daß leichtere Formen der akuten Pankreasnekrose — und das wohl gar nicht selten —
spontan ausheilen können, ohne daß es zu einer Gangrän mit Sequestration der abgestorbenen Pankreasteile kommt.

Wie die eitrige Entzündung, so gehört auch die Blutung nicht zum Kern
des uns hier beschäftigenden Krankheitsbildes. Während anfangs gerade
solche Fälle die Aufmerksamkeit auf sich lenkten, bei denen ganz ausgedehnte
schwere Blutungen in das Pankreas und seine Umgebung aufgetreten waren,
so daß man vielfach dabei den Tod als Verblutungstod auffaßte und die Bedeutung der Blutungen auch in dem Namen „Pankreasapoplexie" zum
Ausdruck brachte, wissen wir jetzt, daß die Blutung oft nur eine geringe Rolle
im Krankheitsverlauf spielt und nicht selten nur mikroskopisch nachweisbar
sein oder auch vollständig fehlen kann. Die Rolle der Blutung ist somit zweifellos vielfach überschätzt worden, und damit entfällt auch die Berechtigung,
der Krankheit allgemein den Namen „hämorrhagische" Pankreasnekrose
beizulegen, wenn er auch für viele Fälle das Krankheitsbild durchaus treffend
kennzeichnet. Ich kann mich der Ansicht von Opie und Meakins nur anschließen, die die Hämorrhagie und Entzündung als Folgen der Nekrose ansehen. Gerade auf Grund dieser Anschauung kann ich weder der von
ihnen gewählten Bezeichnung „hämorrhagische Pankreasnekrose" noch auch
der heute immer noch viel gebrauchten „hämorrhagische Pankreatitis" zustimmen.

Im folgenden soll zunächst das Krankheitsbild der akuten Pankreasnekrose mit ihren Begleiterscheinungen und in dem folgenden Kapitel die
eitrige Entzündung der Bauchspeicheldrüse auf der Grundlage bakterieller
Infektion besprochen werden. Daß eine exakte Trennung der beiden Gruppen
in der Praxis vielfach unmöglich ist, geht aus dem eben Gesagten schon hervor.

Pathologie der akuten Pankreasnekrose.

Unter dem Einfluß verschiedenartiger Schädigungen, die weiter unten
genauer besprochen werden sollen, tritt, in der Regel plötzlich einsetzend und
oft zunächst nur einzelne Teile der Drüse befallend, im weiteren Verlauf sich
über die ganze Drüse erstreckend, eine Störung der Lebensfähigkeit des Pankreasgewebes auf, die in leichten Fällen nur zu einer serösen Durchtränkung der
geschwollenen Drüsenpartien mit trüber Verfärbung derselben, in schweren
Fällen zum völligen Zerfall der erweichten mißfarbigen Gewebspartien führt.
Das Pankreas ist im Anfang dabei glasig geschwollen und hart und bietet

mikroskopisch das Bild eines entzündlichen Ödems, ohne daß schon ein Zellzerfall nachweisbar wäre (Zoepffel). Erst im weiteren Verlauf geht das Drüsengewebe in größerer oder geringerer Ausdehnung zugrunde und es treten erweichte Stellen auf, die konfluieren und sich zu großen Zerfallshöhlen im Pankreas und seiner Umgebung umwandeln können, in denen kleinere oder größere Bröckel des zugrunde gegangenen Drüsengewebes oder sehr ausgedehnte, manchmal fast totale Sequester des Pankreas sich finden. Überlebt der Kranke das akute Stadium und bleiben die Zerfallshöhlen steril, so entstehen aus denselben Pankreaspseudocysten (sog. „Degenerationscysten"), die retroperitoneal liegen, oder primär oder sekundär in die Bursa omentalis durchbrechen und hier zu sehr beträchtlichen Flüssigkeitsansammlungen führen können. Wenn in die Höhle Blutungen erfolgen, so daß ihr Inhalt ein schokoladenfarbiges Aussehen

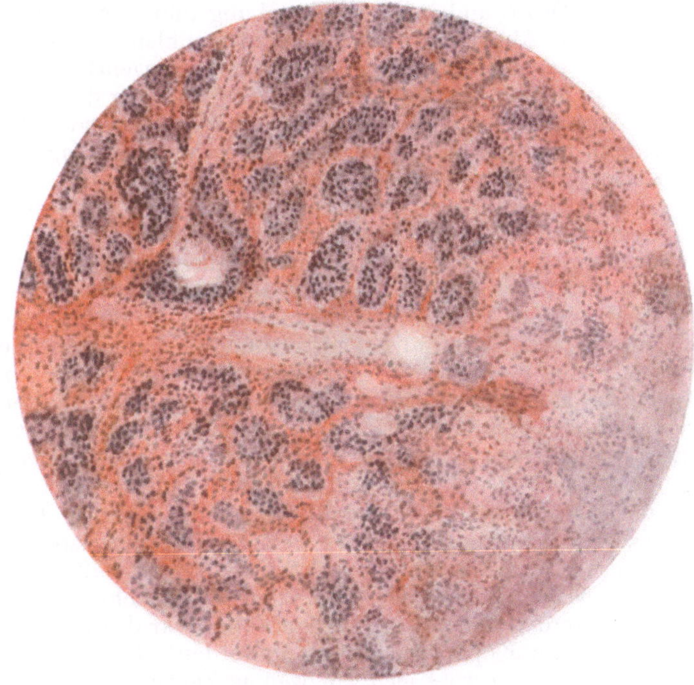

Abb. 30. Akute Pankreasnekrose (Groß).

erhält, so entsteht eine „hämorrhagische Pankreaspseudocyste". Tritt eine Sekundärinfektion hinzu, wie das so oft der Fall ist, dann kommt es zur Vereiterung der Nekroseherde und Zerfallshöhlen und eventuell zur Verjauchung des ganzen Krankheitsgebietes mit Senkung des Eiters nach abwärts entlang dem Kolon oder mit Durchbruch in die freie Bauchhöhle oder auch in den subphrenischen Raum.

Die Ausdehnung und Schwere der Veränderungen im Pankreas wechselt je nach der Schwere des Falles. Die wichtigen Beobachtungen von Zöpffel haben gezeigt, daß als Vorstufe oder Anfangsstadium der akuten Pankreasnekrose das „akute Pankreasödem" auftritt, das durch glasige Schwellung und Verhärtung des teilweise oder in ganzer Ausdehnung befallenen Pankreas, eventuell auch des Mesocolon transversum charakterisiert wird, ohne daß sich schon schwerere Parenchymschädigungen mikroskopisch nachweisen ließen.

Bei günstigem Verlauf und bei frühzeitigem Eingreifen gehen diese Störungen oft zurück, ohne daß erst ausgedehntere Nekrosen auftreten.

Bei schwereren Fällen geht dagegen das Drüsenparenchym, das dazwischen liegende Fettgewebe und schließlich auch das interstitielle Bindegewebe herdförmig oder in großer Ausdehnung zugrunde. Mikroskopisch zeigt sich schon frühzeitig ein Schwund der Kernfärbbarkeit der Drüsenzellen, in den Fettzellen treten dieselben Veränderungen, wie in den später zu beschreibenden disseminierten Fettgewebsnekrosen, auf und weiterhin folgt die Nekrose des Stützgewebes und der völlige Zerfall der Drüse. Schon frühzeitig treten reaktive Entzündungserscheinungen in der Umgebung der Nekrose-Herde auf, ohne daß eine bakterielle Infektion vorzuliegen braucht; bei vielen Fällen gesellt sich aber schon nach wenigen Tagen eine Sekundärinfektion (meist mit Bact. coli, aber auch mit Strepto- und Staphylokokken) hinzu, die dann zur Eiterbildung und Abscedierung in der Drüse und in ihrer Umgebung führt. Abgestorbene Teile der Drüse kommen zur Abstoßung; meist sind es nur kleinere Teile der Drüse, die einzeln oder zu mehreren sequestriert werden, gelegentlich werden aber sehr ausgedehnte, ja fast totale Sequester bei der Eröffnung der Zerfallshöhlen gefunden. Die Abstoßung und Lösung der Sequester erfolgt offenbar sehr verschieden schnell, manchmal ist sie schon nach wenigen Tagen vollendet, bei anderen Fällen scheint es wochenlang zu dauern, bis die abgestorbenen Partien völlig gelöst sind (dementsprechend werden die Sequester manchmal auch schon gelegentlich der Operation im akuten Anfall, wenige Tage nach Beginn der Erkrankung beseitigt, bei anderen Fällen dagegen erst im Spätstadium bei der Eröffnung hämorrhagischer Pseudocysten). Eine Spontanheilung nach Nekrose und Abstoßung großer Teile des Pankreas durch Durchbruch der Höhle in den Darm und Entleerung des Pankreassequesters per anum ist übrigens von Rokitansky-Trafoyer und von Chiari beobachtet worden. Solche besonders glücklichen Zufälle gehören aber zu den größten Seltenheiten; gewöhnlich gehen die Patienten bei längerem Verweilen gangränöser, oft verjauchter Pankreassequester im Körper an den Folgen der Infektion zugrunde, wenn sie nicht rechtzeitig von denselben befreit werden.

Die Frage, ob der plötzlich eintretende Verlust großer Pankreasteile vom Organismus ohne schwere Schädigung vertragen werden kann, wird durch die Fälle von Zöpffel und Kraul beantwortet, die zeigen, daß auch eine ganz ausgedehnte Einbuße an Pankreasgewebe vom Körper ohne nennenswerten Schaden vertragen werden kann — bei beiden Fällen war das Pankreas bis auf einen geringen Rest des Kopfes nekrotisch geworden! Auch bei den Fällen von Oehler, Miller u. a. erwies sich ein wenige Zentimeter langer Rest des Pankreaskopfes als ausreichend, um die Lebensfähigkeit zu erhalten. Nach Zöpffel kommt es dabei offenbar nur darauf an, daß sich das Sekret aus dem Pankreasrest in den Darm entleeren kann, da sonst Störungen der äußeren Sekretion, anscheinend aber auch der inneren Sekretion, auftreten.

Zöpffels Beobachtung betraf einen 19jährigen Konditorlehrling, einen starken Esser, der besonders Süßigkeiten bevorzugte. Seit 3 Jahren „Gallensteinkoliken", meist von leichtem Ikterus begleitet. Dabei Schmerzen in der Lebergegend, die in Rücken und Schultern zogen, manchmal auch galliges Erbrechen. Die Anfälle dauerten früher zwei Stunden und traten alle 10—20 Tage auf. Vor einem Vierteljahr schwerer Anfall, der erst nach einem Monat ganz abklang. Vor 14 Tagen ein besonders schwerer Anfall, desgleichen vor 5 Tagen. Im Anschluß daran wurde vor $1^1/_2$ Tagen der Leib aufgetrieben und hart, trotzdem auf Einlauf noch Stuhl abgegangen war, und es trat eine schwere Verschlimmerung mit mehrmaligem reichlichen Blutbrechen und zunehmender Schwäche auf. Bei der Aufnahme war der stark abgemagerte Patient auffallend blaß und unruhig. Puls 120, klein. Temperatur 37,6°. Ikterus. Leib aufgetrieben, gespannt, sehr druckempfindlich, besonders links unten. Eine Resistenz war nicht fühlbar. Keine Darmgeräusche. Rectum leer. Urin o. B.

Diagnose: Diffuse Peritonitis (Perforation der Gallenblase?).

Operation: Reichlich schmutzig-blutige Flüssigkeit im Abdomen. Ausgedehnte Fettnekrosen, Darm gebläht mit fibrinösen Auflagerungen. Im Oberbauch große, hinter Magen und Querkolon gelegene Geschwulst. Gallenblase frei, keine Steine fühlbar. Zwischen Magen und Querkolon Eingehen auf die Geschwulst. Diese erwies sich als eine enorme, mit massenhaft frischem geronnenen und flüssigen Blut gefüllte Höhle, in der sich ein großes nekrotisches sequestriertes Organstück — Körper und Schwanz des Pankreas — fand. Extraktion desselben. Spülung. Feste Tamponade der Höhle. Links unten Gegenincision und Drain ins Becken.

In den ersten Tagen Zustand bedrohlich. Noch 2 mal blutiges Erbrechen, dann schnelle Besserung. Am 17. Tag Entfernung des vorher schon gelockerten Tampons. Dahinter entleerte sich reichlich flockiges Sekret und etwas Blut. Entstehung einer Pankreassekretfistel, tägliche Menge bis zu 220 ccm. Wohlgemuthsche Diät; danach Besserung. Ende der 7. Woche Fistelschluß. Gewichtszunahme von 17 Pfund in 21 Tagen, nachdem die anfänglich bestehende Glykosurie und Kerato- und Steatorrhöe aufgehört hatten. Geheilt entlassen.

Eine ähnlich ausgedehnte, nur sehr langsam verlaufene Sequestration des Pankreas veröffentlichte Kraul. Ein 46jähriger Beamter, der schon lange „heftige Magenkrämpfe und Kreuzschmerzen" hatte, erkrankte im Oktober 1921 an Gallensteinkoliken und Gelbsucht. Die Anfälle wiederholten sich immer häufiger. Im Dezember trat häufiges Erbrechen auf. Januar 1922 Anschwellung im Oberbauch und dadurch bedingtes Druckgefühl und Aufstoßen. Temperatur bis 38,4°. Stuhl manchmal entfärbt.

3. 2. 1922. Aufnahme. Kleiner Mann. Dürftiger Ernährungszustand. In der Mitte des Epigastriums sichtbare Vorwölbung, „der entsprechend man eine etwa kindskopfgroße, undeutlich begrenzte, undeutlich tiefe Fluktuation zeigende, respiratorisch unverschiebliche Geschwulst tastet"; darüber Dämpfung, die in die den Rippenbogen zwei Fingerbreit überragende Leberdämpfung übergeht. Starke Bauchdeckenspannung. Kein Hydatidenschwirren. Temperatur 38,3°. Puls 88. Atmung 20, costal. Im Urin kein Eiweiß, kein Zucker. Urobilinogen vermehrt. Stuhl makroskopisch normal, enthält unverdaute Speisereste, Schleim und Blut.

Diagnose: Absceß im linken Leberlappen, eventuell vereiterter Echinokokkus oder Pankreasaffektion (?).

3. 2. 1922. Operation (H. Lorenz): Medianschnitt im Epigastrium. Tumor geht vom Pankreas aus, ist vom ganz platt gedrückten Magen und von der Leber überlagert. Im Bereich der kleinen Bauchwunde keine Fettnekrosen sichtbar. Eröffnung der Bursa omentalis durchs Lig. gastrocolicum. „Die von einem stark injicierten, aber spiegelnden Peritoneum überzogene Geschwulst war pyloruswärts und nach oben mit dem Magen, nach unten mit dem Mesocolon transversum breit verlötet, nur milzwärts war die Bursa omentalis noch vollkommen frei." Einnähung der Geschwulstoberfläche in die Bauchwunde. Punktion und Entleerung von 1 Liter schmutzig-grauen geruchlosen Eiters. Eingehen mit dem Finger in die Höhle und Extraktion des matschen, innerhalb der Höhle verschieblichen, vor der Wirbelsäule gelegenen, anscheinend totalen Pankreassequesters (das sequestrierte Stück ist hämorrhagisch infarciert, von charakteristischem gesprenkeltem Aussehen, 15 cm lang und 90 g schwer, was den mittleren physiologischen Werten des Pankreas entspricht. Im Eiter Streptokokken (Sekundärinfektion) und tryptisches und diastatisches Ferment).

Noch längere Zeit stießen sich bis bohnengroße nekrotische Pankreasbröckel ab. Am 50. Tag Wunde geschlossen, am 77. Tag Patient mit 3 kg Gewichtszunahme geheilt entlassen. Harn stets normal und zuckerfrei. Bei Aussetzen der von Anfang an gegebenen Pankreontabletten (6 pro die) traten einige Male Butterstühle auf. Im ganzen mangelhafte, aber doch ausreichende Verdauung von Eiweiß, Fett und Kohlehydraten.

Wenn auch die nachträgliche Abstoßung kleiner Pankreassequester und das Fehlen deutlicher Ausfallserscheinungen gegen eine totale Sequestration des Pankreas im vorliegenden Falle sprechen, so bleibt der Fall doch wegen der Ausdehnung des Pankreasdefektes und der Abfindung des Körpers mit diesem Zustand sehr bemerkenswert.

Wenn sich die akute Pankreasnekrose unter gleichzeitigem oder bald folgendem Auftreten von Blutungen in das Drüsengewebe und seine Umgebung entwickelt, so sind die befallenen Drüsenpartien auffallend bunt verfärbt, zumal die fast immer vorhandenen Gewebsnekrosen das Bild noch bunter gestalten; gelbe, opakweiße, tiefrote und blau-schwarze Partien wechseln miteinander ab, so daß die Drüse sowohl an der Oberfläche als auch auf dem Durchschnitt ein ganz charakteristisches marmoriertes Aussehen bekommt. Die Blutungen können, wie schon erwähnt, gegenüber der Nekrose ganz in den

Hintergrund treten, sie sind mitunter makroskopisch überhaupt nicht nachzuweisen, sie können aber auch so massig sein, daß sie die Pankreasstruktur
völlig überdecken und sich in der Umgebung des Pankreas so weit ausdehnen,
daß der Gedanke an eine dadurch direkt bedingte Verblutung bei manchen
Fällen nahe liegt. In der Literatur, besonders der älteren Zeit, finden sich eine
ganze Reihe von Fällen, bei denen der Tod wenige Stunden nach Beginn der
Erkrankung eintrat und die Größe der Blutung im Pankreas und dessen Umgebung in der Tat eine sehr beträchtliche war.

So berichtet Draper (1886) über eine 26jährige Frau, Alkoholistin, die 8 Tage vor
dem Tode angeblich in trunkenem Zustand von ihrem Manne einen Tritt gegen den Bauch
erhielt. Sie blieb danach anscheinend völlig gesund. 24 Stunden vor dem Tode traten
heftige Leibschmerzen auf, so daß Patientin sich hinlegen mußte. 14 Stunden vor dem
Tode entstand ein schwerer Kollaps. Bei der Sektion wurde eine sehr ausgedehnte Blutung
in das Pankreas und in das retroperitoneale Gewebe aufgedeckt, die rechts neben dem Colon
ascendens sich weit nach abwärts ausdehnte.

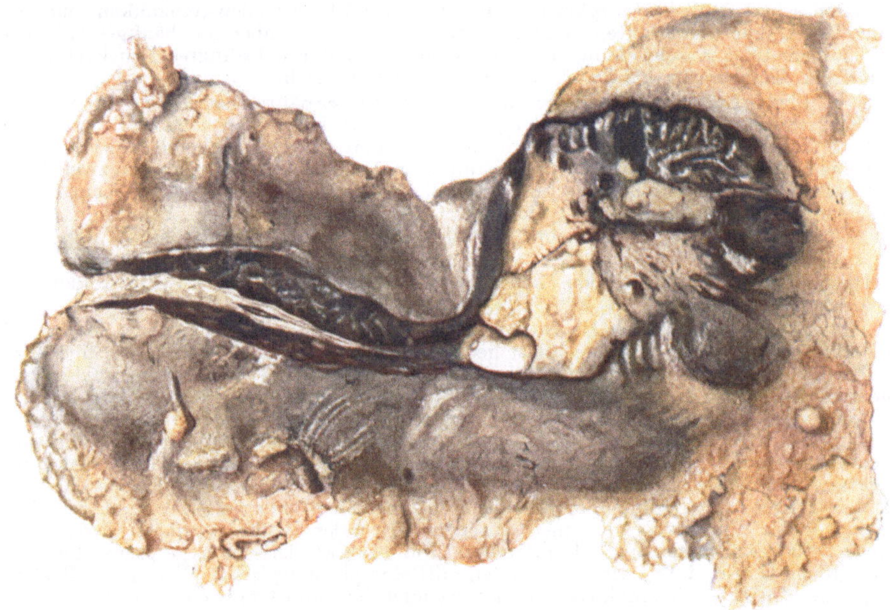

Abb. 31. Akute Pankreasnekrose mit totaler Durchblutung und zahlreichen
Fettgewebsnekrosen (7 Tage alt). (Path. Inst. Jena.)

Einige weitere ähnliche Befunde, die Draper anführt, sind nur mit Vorsicht zu verwerten, da die betreffenden Kranken tot aufgefunden wurden, ohne daß näheres über den
Verlauf ihrer Erkrankung bekannt gewesen wäre.

Bei einem von Kötschau veröffentlichten Fall war der Tod bei einem schweren Säufer,
nachdem zwei Tage vorher ein Anfall von heftiger „Kardialgie" vorausgegangen war,
schon 1½ Stunden nach Beginn der Erscheinungen eingetreten. Die Sektion ergab außer
einer kolossalen Fettleibigkeit Fettgewebsnekrosen im Bauch, und im Pankreas eine ausgedehnte Blutung, die nach der Auffassung des Verfassers und des Obduzenten auch die
Todesursache war.

Ähnliche Fälle sind von Seitz, Roßbach, Stewart u. a. beschrieben. Aus der neueren
Zeit seien kurz folgende Beobachtungen erwähnt: Bei einem Patienten von Seidel (1913)
trat 18—20 Stunden nach Beginn der Erkrankung der Exitus ein; die Obduktion deckte
nur eine schwere Blutung ins Pankreas auf, die Umgebung desselben war anscheinend
frei geblieben.

Einen ähnlich verlaufenden Fall beschrieb auch Borelius (Fall 10).

Eine sehr ausgedehnte Blutung beobachtete ferner Liek (1911) bei einer 28jährigen, mageren, 7 Wochen vorher niedergekommenen Frau 20 Stunden nach Beginn der Erkrankung. Es fand sich bei der Operation massenhaft blutiges Exsudat im Abdomen, keine Fettnekrosen, aber ein riesiges retroperitoneales Hämatom, bei enorm vergrößertem, prall gespannten Pankreas, dessen Kopf besonders stark befallen war. Entleerung des Exsudates, Schluß der Wunde.

Zwei Tage später wegen absoluten Darmverschlusses erneute Operation. Das Querkolon ist maximal gebläht, der Dünndarm kollabiert. Das Pankreas ist jetzt faustgroß, blau-rot und hart, vereinzelte Fettnekrosen im Netz. Das Kolon wird durch ein ins Rectum eingeführtes Rohr entleert, das Exsudat abgelassen und die Wunde wieder geschlossen.

Einen Tag später wegen Fortdauer des Ileus dritte Operation. Coecostomie.

Vier Tage später wegen enormer Auftreibung des Leibes Entleerung des Querkolons durch Punktion.

Am 12. Tage vierte Operation. Wiedereröffnung der Wunde. Freilegung des Pankreas durch das Lig. gastrocolicum. Incision der gespannten Pankreaskapsel und Tamponade. Danach noch einige Wochen Fieber, im übrigen glatter Verlauf ohne Abstoßung von Pankreassequestern. Vorübergehend Zucker im Urin, nach $1^3/_4$ Jahren war Patientin völlig wohl.

Dieser Fall beansprucht deshalb ein besonderes Interesse, weil er zeigt, was Patienten auch mit ausgedehnten Blutungen in das Pankreas und seine Umgebung alles aushalten können! Trotz des schweren Allgemeinzustandes und trotz der Unzulänglichkeit der Eingriffe in bezug auf die Beeinflussung der Pankreaserkrankung sind die wiederholten Operationen von der Patientin glücklich überstanden worden. Eine Abstoßung von Pankreassequestern hat dabei nicht stattgefunden und das erklärt wohl, warum der Ausgang schließlich doch ein günstiger war: denn daraus ist zu entnehmen, daß eine ausgedehntere Nekrosenbildung im Pankreas trotz der schweren Veränderungen wohl nicht stattgefunden hat (dafür spricht auch die geringe Ausbreitung der Fettnekrosen) und daß deshalb auch eine tödliche Vergiftung, wie wir sie sonst zu sehen pflegen, ausgeblieben ist. Hier hat die Blutung im Vordergrund der Erscheinungen gestanden und diese ist, wie der Verlauf zeigt, nicht so gefährlich, wie eine schnell sich ausbreitende Nekrose des Pankreas. Im übrigen ist es beachtenswert, daß ein Rückgang der Erscheinungen erst eintrat, nachdem das hochgradig geschwollene Pankreas durch Kapselspaltung entspannt und entlastet war.

Auch der oben schon ausführlich angeführte Fall von Zöpffel (s. S. 100) gehört hierher, da bei ihm eine massige Blutung in die Umgebung des Pankreas nach Sequestration des größten Teiles der Drüse eingetreten war. Der Verlauf und das klinische Bild lassen hier deutlich erkennen, daß durch eine solche Blutung, die sich zu einer an sich schon schweren Pankreasnekrose hinzugesellt, der Tod direkt herbeigeführt werden kann, wenn nicht durch schnelles und zielbewußtes Eingreifen die Gefahr noch rechtzeitig abgewendet wird.

Prüft man die Fälle aus der Literatur, bei denen so schwere Pankreasblutungen aufgetreten waren, daß sie von den betreffenden Autoren auch als Todesursache angesprochen wurden (wie das auch für die oben zitierten Fälle zum Teil zutrifft), darauf hin, ob der Blutung an sich wirklich eine so schwerwiegende Bedeutung zukommt, so ergibt sich, daß die meisten der Fälle einer schärferen Kritik nicht standhalten. Bei einem großen Teil ist die Blutung an sich viel zu gering, um einen Verblutungstod herbeizuführen; bei einem anderen Teil ist die klinische Beobachtung zu ungenau oder es fanden sich Störungen des Zirkulationsapparates (Arteriosklerose, Herzfehler, Nierenerkrankungen usw.), wodurch allein schon der Tod herbeigeführt sein konnte. Stets aber bestanden bei den tödlich verlaufenen Fällen neben den Blutungen auch schwere Nekrosen und Zerstörungen im Pankreas, so daß der Blutung allein der ausschlaggebende Einfluß auf den schnell tödlichen Verlauf nicht zugesprochen werden kann. Berücksichtigt man aber ferner, daß die Blutung bei vielen Fällen von akuter Pankreasnekrose ganz fehlen kann, so muß man zu der Überzeugung kommen, daß das Ausschlaggebende für den Verlauf die Nekrose im Pankreasgewebe und ihre Ausdehnung ist, nicht aber die Blutung, die wohl eine schwere Komplikation darstellt, gelegentlich auch den Tod durch Summation mit den übrigen Schädigungen herbeiführen kann, an sich allein aber nur in ganz seltenen Ausnahmefällen den Tod herbeizuführen imstande ist.

So beobachtete Hochhaus einen außerordentlich schnell verlaufenden Fall von akuter Pankreasnekrose, bei dem schon 19 Stunden nach Beginn der Erkrankung der Tod eingetreten war und die Sektion und mikroskopische Untersuchung des Pankreas ergaben, daß nicht die nur sehr geringe Blutung, sondern die Nekrose des Pankreas das Wesentliche und Primäre der ganzen Affektion war. Ähnliche Beobachtungen machten Opie und Meakins, Monnier, Jung u. a.

Auch der Ausfall der Tierexperimente beweist, daß die Blutung nur eine sekundäre Bedeutung für den Verlauf der (experimentell erzeugten) Pankreasnekrose hat. Trotzdem der Verlauf der experimentellen Pankreasnekrose oft ein schwerer und tödlicher war, gelang es lange nur unvollkommen, neben der Nekrose des Pankreas auch ausgedehnte Blutungen zu erzeugen, so daß die erzielten Veränderungen nach Körtes Ausspruch nur einen schwachen Anklang an die beim Menschen beobachteten Veränderungen bildeten. Erst neuere Arbeiten brachten auch Berichte über ausgedehnte Blutungen im Pankreas, die den menschlichen Hämorrhagien vollkommen entsprechen. Doch auch hier war nicht die Größe der Blutung, sondern die Ausdehnung der Nekrose das Ausschlaggebende für den Verlauf (Guleke, Pólya, Seidel u. a.).

Bezüglich der Entstehung der Blutungen sei hier nur kurz darauf hingewiesen, daß es sich bei den ausgedehnten Blutungen im späteren Stadium des Krankheitsverlaufes in der Regel um Arrosionsblutungen aus großen benachbarten Gefäßen handelt, so aus der Art. pancreatico-duoden. sup., der Mesent. sup. und den Milzgefäßen (Chiari, Reinhardt). Die Ansichten über die Entstehung der Blutungen im Frühstadium der akuten Pankreasnekrose gehen ziemlich weit auseinander. Nach Bunge u. a. handelt es sich dabei um primäre Gefäßläsionen, Thrombosen, Embolien und Infarktbildungen. Bei einem Teil der Fälle spielen zweifellos traumatische Zerreißungen der Gefäße eine Rolle. Für den größten Teil der Fälle muß aber angenommen werden, daß die Blutungen durch Übergreifen des nekrotisierenden Prozesses vom Pankreasgewebe aus auf die Gefäßwände zustande kommen. Ob es sich dabei um eine Andauung der Gefäßwand durch das tryptische Enzym des Pankreassaftes, wie das Guleke, Rosenbach u. a. angenommen haben, handelt, oder um von dem verdauenden Enzym unabhängige primäre capilläre Blutungen, die auf Reizzustände des Gefäßnervensystems zurückzuführen sind (Ricker, Knape und Natus), bleibt vorläufig dahingestellt. In dem Abschnitt über die experimentelle Forschung wird ausführlicher hierauf zurückzukommen sein.

Zu den regelmäßigen Begleiterscheinungen der akuten Pankreasnekrose gehören die im Pankreas selbst und seiner Umgebung, aber auch weit davon entfernt auftretenden disseminierten Fettgewebsnekrosen, die seröse Durchtränkung des Mesocolon transversum und der Radix mesenterii und das charakteristische blutig-seröse Exsudat.

Die Fettgewebsnekrosen,

auf die Balser zuerst im Jahre 1882 aufmerksam gemacht hat, treten in Form kleinster, oft noch nicht stecknadelkopfgroßer, aber auch bis erbsengroßer und noch größerer opakweißer Stippchen und Flecken im Pankreas selbst und im Fettgewebe des Abdomens auf. Sie sind rundlich oder eckig und zackig begrenzt und liegen subperitoneal, wie das über sie hinwegziehende intakte

Peritoneum erkennen läßt. Auf dem Durchschnitt haben sie eine Talg- oder Stearin-ähnliche Beschaffenheit. Bei längerem Bestehen werden sie von einem schmalen roten Hof als Ausdruck einer reaktiven Entzündung umsäumt und können eine bröckelige, krümelige Beschaffenheit annehmen.

Die mikroskopische Untersuchung der Fett-Nekroseherde zeigt, daß im Bereich der opakweißen Verfärbung die Fettzellen zugrunde gegangen sind und keine Kernfärbung mehr aufweisen. Dagegen finden sich reichlich Fettsäurenadeln, die sich mit Kalk zu fettsaurem Kalk, der sich mit Hämatoxylin blau färbt, verbinden, während die bei der Zersetzung des Neutralfettes frei werdenden flüssigen Bestandteile, Ölsäure und Glycerin, zur Resorption gelangen. Durch die am Rande der Nekroseherde auftretende reaktive Entzündung wird eine Abkapselung derselben herbeigeführt. Bei Verflüssigung des Inhaltes

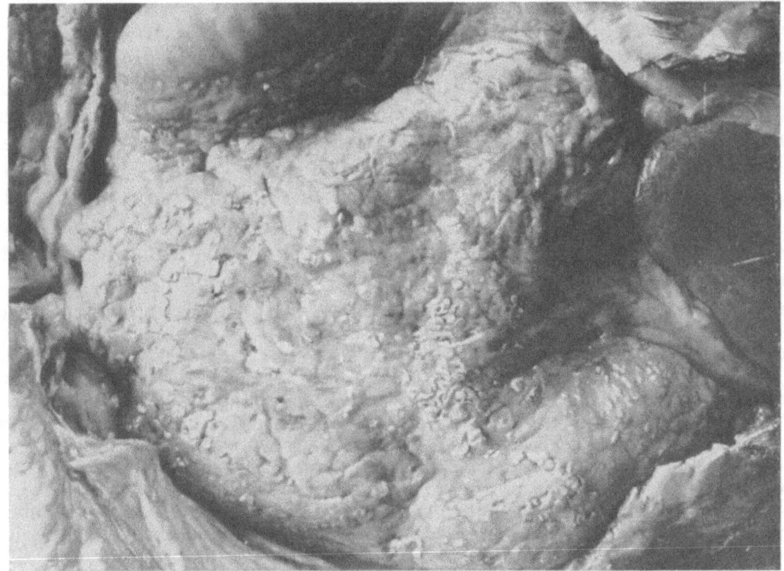

Abb. 32. Ausgedehnte Fettgewebsnekrosen bei akuter Pankreasnekrose (wohl vor 5 Wochen begonnen). Präparat des pathol. Instituts Jena.

und bei Konfluieren mehrerer Herde können größere Zerfallshöhlen entstehen, die, meist auf Grund einer sekundären Infektion mit Kolibakterien, zu Absceßbildung mit nachfolgendem Durchbruch in die Bauchhöhle führen können.

Die Fettnekrosen werden bei der akuten Pankreasnekrose nur selten vermißt, sie fehlen nur in den allerfrühesten Stadien der Erkrankung, in denen es zu einer weiteren Ausbreitung des Prozesses noch nicht gekommen ist. Mehrfach wurde in Operationsberichten das Fehlen von Fettgewebsnekrosen notiert, während die 1—2 Tage später vorgenommene Sektion die inzwischen entstandenen Fettnekrosen aufdeckte; das gleiche wurde bei mehrfach wiederholten Operationen beobachtet (vgl. z. B. den oben zitierten Fall von Liek). In der Regel entwickeln sie sich schon innerhalb der ersten 1—2 Tage nach Krankheitsbeginn [1]) und wo sie in späteren Stadien fehlen, handelt es sich entweder um einen ganz

---

[1]) Bei seinen Tierversuchen fand Seidel, daß Fettnekrosen bei Hunden, denen aktives Pankreassekret in die Bauchhöhle gespritzt wurde, fehlten, wenn die Tiere nach 8 bis 12 Stunden eingingen, daß aber reichlich Fettnekrosen vorhanden waren, wenn die Hunde länger am Leben blieben.

leichten Fall von Pankreaserkrankung, oder das in die Umgebung diffundierte
Pankreassekret hat keine fettspaltende Wirkung.

Am zahlreichsten, oft geradezu flächenhaft ausgedehnt, treten die Fettgewebsnekrosen im Pankreas selbst und seiner nächsten Umgebung, d. h. also
im Bereich des Lig. gastrocolicum, hepatogastricum und am Mesocolon transversum auf. Bei weiterer Ausbreitung finden sie sich am ganzen Netz, im retroperitonealen, mesenterialen und perirenalen, aber auch im mediastinalen und
perikardialen Fettgewebe, in dem die weißen Fleckchen längs den Lymphbahnen sich ausbreiten (Balser, häufig im Tierexperiment — Guleke); in einigen
Fällen sind sie auch im subcutanen Gewebe gefunden worden (Krüger, Bryant,
Bode, Seidel) und bei den Fällen von Dreesmann und Jenckel traten
die subcutanen Fettnekrosen, außer an anderen Körperstellen, ganz symmetrisch
an den Extremitäten auf [1]).

Die Bedeutung der disseminierten Fettgewebsnekrosen wurde von ihrem
Entdecker Balser dahin ausgelegt, daß sie auf Grund bakterieller Entzündung
entstehen und die gleichzeitig auftretende Pankreaserkrankung verursachen,
eine Anschauung, der sich Ponfick u. a. angeschlossen haben. Diese Auffassung
hat nur noch historisches Interesse, da heute auf Grund der klinischen Beobachtung und ausgedehntester experimenteller Untersuchungen als fest-
stehend angesehen werden muß, daß die Pankreasnekrose das Primäre
und die disseminierten Fettgewebsnekrosen davon abhängig,
also sekundäre Erscheinungen sind, die nichts mit einer Bakterienwirkung zu tun haben.

Belanglose Fettgewebsnekrosen ohne eine deutliche Pankreaserkrankung kommen
zwar vor. So weist Chiari darauf hin, daß bei Sektionen Fettgewebsnekrosen im Pankreas
und in der nächsten Umgebung desselben gefunden werden, die zweifellos postmortal entstanden sind und für deren Entstehung nach unseren heutigen Auffassungen das aus den
absterbenden Pankreaszellen diffundierende Pankreassekret verantwortlich zu machen ist.
Eine klinische Bedeutung kommt diesen Bildungen natürlich nicht zu. Des weiteren wurden
bedeutungslose Fettgewebsnekrosen ohne nachweisbaren Zusammenhang mit Pankreaserkrankungen nach Simmonds bei Lebercirrhose nicht selten gefunden, sie sind auch
bei Stauungzuständen infolge von Herzfehlern (Sawyer) beobachtet. Wulff beschrieb
einen Fall von Fettnekrose im Abdomen bei gleichzeitig bestehender ausgedehnter retro-
peritonealer Absceßbildung, bei dem das Pankreas angeblich normal war und die Fettgewebsnekrose auf das Potatorium des Patienten zurückgeführt wurde, und Küttner
beobachtete eine circumskripte Fettspaltung und dadurch bedingte Tumorbildung in der
Mamma infolge eines Traumas. Im ganzen sind aber derartige Vorkommnisse ohne nachweisbare Pankreaserkrankung so selten, daß gegenüber der Fülle von Beobachtungen, bei
denen die Fettgewebs- und die akute Pankreasnekrose Hand in Hand gehen, die noch
in neuerer Zeit vereinzelt vertretene Ansicht, daß ein direkter Zusammenhang zwischen
den genannten Veränderungen nicht erwiesen sei, nicht mehr haltbar ist.

Auch die seltenen Fälle, bei denen trotz vorgeschrittener Pankreasnekrose eine disseminierte Fettgewebsnekrose nicht gefunden wurde, lassen sich nicht zur Stütze dieser Auffassung
heranziehen, da bei ihnen das Ausbleiben der Fettnekrosen dadurch zu erklären ist, daß
das die Fettgewebsnekrose erzeugende diffundierende Pankreassekret bei diesen Fällen
kein fettspaltendes Ferment enthält. Der Beweis hierfür wird durch die Fälle von peripankreatischen, auf der Grundlage einer vorangegangenen akuten Pankreasnekrose entstandenen Pseudocysten erbracht, deren Inhalt tryptisches und diastatisches Ferment
enthält, das Steapsin aber vermissen läßt.

Neben den klinischen Beobachtungen beweist auch das Tierexperiment die Abhängigkeit der disseminierten Fettgewebsnekrose von einer primären Pankreaserkrankung auf
das Unzweideutigste. Bei richtiger Methodik gelingt es regelmäßig, durch Erzeugung einer
akuten Pankreasnekrose auch ausgedehnte Fettgewebsnekrosen hervorzurufen, desgleichen
durch Implantation eines fremden Pankreas und durch Injektion von Pankreassekret
in die Bauchhöhle. Die Fettnekrosen treten dabei in der nächsten Umgebung des zugrunde

---

[1]) Nach Oehlecker ist das subcutane Fettgewebe der Bauchdecken bei der akuten
Pankreasnekrose eigentümlich starr und fest, so daß „eine schwankende Diagnose schon
nach dem Hautschnitt der Laparotomie zu einer sicheren gemacht wird".

gehenden Pankreas am zahlreichsten auf, mit zunehmender Entfernung vom Krankheitsherd werden sie immer seltener. Die Entstehung auch weit von dem primären Herd entfernt auftretender Fettnekrosen ist durch die Verschleppung des in die Bauchhöhle aus-
getretenen oder in die Blut- und Lymphbahn aufgenommenen Pankreassekretes oder kleiner
Pankreaszellkomplexe (Payr und Martina, Wiesel) leicht zu erklären. Sie läßt sich
übrigens durch sorgfältige Tamponade der Umgebung des Pankreas verhindern.

Auch die Auffassung, daß den Fettgewebsnekrosen eine wichtige Bedeutung
für den klinischen Verlauf der Erkrankung zukommt, ist nicht mehr haltbar,
vielmehr sind sie als eine ziemlich harmlose Begleiterscheinung des Pankreas-
leidens anzusehen. Dafür spricht die Beobachtung, daß weit ausgedehnte
Fettgewebsnekrose im Pankreas und in der Bauchhöhle bestehen und der Verlauf doch ein günstiger sein kann, während die Erkrankung ein anderes Mal
bei ganz geringem Auftreten von Fettgewebsnekrosen in foudroyanter Weise
zum Tode führt. Heilt die Pankreaserkrankung ab, so heilen auch die Fettgewebsnekrosen aus, ohne den Krankheitsverlauf irgendwie zu beeinflussen,
wenn es nicht durch Sekundärinfektion derselben zu multiplen Absceßbildungen
und, bei Durchbruch in die Bauchhöhle, zur Peritonitis kommt.

Die Entstehung der Fettgewebsnekrosen ist nach Langerhans, Hildebrand, Böhm u. a. auf die Einwirkung des fettspaltenden Enzyms des Pankreassaftes, des Steapsins, auf das Fettgewebe im Pankreas und in seiner näheren
und weiteren Umgebung zurückzuführen, wobei das in den Fettzellen enthaltene
Neutralfett in lösliche Natron- und unlösliche Kalkseifen umgewandelt wird
(Heß). Den Beweis für die Richtigkeit dieser Anschauung hat der Nachweis
des fettspaltenden Fermentes in den Fettnekrosen durch Flexner geliefert.
Nur darüber herrscht noch keine Klarheit, ob das Steapsin allein an der Ent-
stehung der Fettnekrosen beteiligt ist oder ob das Trypsin durch tryptische
Schädigung der Fettzellen gewissermaßen als Schrittmacher dabei mitwirkt
(Rosenbach).

Der Weg, auf dem das Steapsin an die Fettzellen herantritt, kann ein verschiedenartiger sein: es kann sich dabei sowohl um eine Kontaktwirkung durch
das aus den zugrunde gegangenen Pankreaszellen ausgetretene und in die Umgebung sich ausbreitende und diffundierende Pankreassekret, als auch um eine
Verschleppung desselben auf dem Lymph- oder Blutwege handeln. Von den
meisten Autoren wird die Kontaktwirkung als ein besonders wichtiger Aus-
breitungsweg angesehen, doch hat Dreesmann sich gegen diese Auffassung
ausgesprochen, indem er die Kontaktwirkung als nicht wesentlich in Betracht
kommend bezeichnete, und die Entstehung der Fettnekrosen auf eine Verschleppung der Fermente eventuell auch von Pankreaszellen in erster Linie auf dem
Blutwege, vielleicht auch auf dem Lymphwege zurückführt. Seiner Ansicht nach
spricht das gelegentliche Fehlen des hämorrhagischen Exsudates gegen die
Kontaktwirkung, auch müßten die Fettnekrosen bei Richtigkeit dieser Annahme
im Becken am zahlreichsten auftreten, was nicht der Fall sei. Die seinerzeit
von mir angeführte Beobachtung, daß trotz Tamponade des Pankreas bei
totaler Nekrose desselben später Fettnekrosen aufgetreten seien, ließe nur die
Deutung einer embolischen Entstehung zu.

Daß Fettgewebsnekrosen in der Tat embolisch auf dem Blutwege zustande
kommen, ist nicht zu bezweifeln, denn, abgesehen davon, daß ihr Auftreten
an weit entfernten Körperstellen, z. B. im subcutanen Gewebe der Extremitäten — noch dazu symmetrisch — nicht gut anders erklärt werden kann,
haben Payr und Martina, nachdem schon Böhm und Eppinger Pankreas-
zellembolien als Ursache solcher Nekrosen beschuldigt hatten, Pankreaszell-
embolien in den Nekroseherden des Fettgewebes histologisch nachweisen und
dadurch den strikten Beweis für die Richtigkeit dieser Anschauung erbringen
können. Nach den genannten Autoren unterscheiden sich die embolischen

Nekrosen von den durch Kontaktwirkung entstandenen durch ihr späteres Auftreten und durch ihre Lokalisation in der nächsten Nähe von Venen, in denen mikroskopisch Pankreaszellen nachzuweisen sind. Es gelingt auch, durch Injektion von stark zerkleinertem Pankreasgewebe in die Blutbahn typische Fettnekrosen experimentell zu erzeugen. (In gleicher Weise entstehen übrigens auch in der Leber bei Pankreaserkrankungen [Wiesel und Eppinger] Nekrosen.)

Für die Ausbreitung des fettspaltenden Fermentes auf dem Lymphwege spricht die Anordnung der Fettgewebsnekrosen entlang den Lymphbahnen, wie man sie z. B. im mediastinalen und perikardialen Fettgewebe ganz ausgesprochen findet. Außerdem besteht aber auch zweifellos eine direkte Kontaktwirkung. Das wird am deutlichsten durch das Auftreten direkter Abklatschnekrosen an den Berührungsflächen eines in die Bauchhöhle eingebrachten und hier autolytisch zerfallenden Pankreas bewiesen. Auch bei der akuten Pankreasnekrose des Menschen sieht man nicht selten, besonders in nächster Nähe des Pankreas, an gegenüberliegenden oder sich berührenden Stellen des Netzes und der Aufhängebänder symmetrisch angeordnete Fettnekrosen, die zweifellos auf Kontaktwirkung zurückzuführen sind, und nicht durch embolische Vorgänge erklärt werden können. Daß solche Nekroseherde subperitoneal unter anscheinend normalem Peritoneum liegen, kann nicht gegen die Kontakt- resp. Diffusionswirkung angeführt werden, da der Peritonealüberzug an sich fettlos ist und infolgedessen auch dem Steapsin keine Angriffsmöglichkeit bietet. Des weiteren spricht der Erfolg einer sorgfältigen Tamponade der Umgebung des Pankreas, nämlich das Ausbleiben weiter verbreiterter Fettnekrosen, entschieden zugunsten der Kontakttheorie, desgleichen, im Gegensatz zu Dreesmanns Annahme, gerade auch der von mir operierte und erwähnte Fall der Straßburger Klinik, den Dreesmann als Stütze seiner Anschauung heranzieht; denn bei demselben waren im Bereich der abtamponierten Teile der Pankreasoberfläche keine weiteren Fettgewebsnekrosen entstanden, während um den von unten her ungenügend abtamponierten Pankreasschwanz herum nach der Operation noch zahlreiche Fettgewebsnekrosen nachträglich aufgetreten waren. Es scheint mir ganz unmöglich, diese Beobachtung mit Hilfe einer embolischen Verbreitung der Fettnekrosen zu erklären, da nicht einzusehen ist, inwiefern sich die Ausbreitung der embolischen Herde nach der Lage des Tampons richten sollte. Ganz dasselbe gilt auch von den an den Wundrändern unter der Einwirkung des ausfließenden Pankreassekretes entstehenden Nekrosen im subcutanen Fettgewebe, die doch nur durch Kontakt und zweifellos nicht durch embolische Prozesse verursacht werden[1]).

Was wird nun aus den Fettnekrosen? Ihr weiteres Schicksal ist ein verschiedenes, je nachdem sie aseptisch bleiben oder unter dem Einfluß einer Sekundärinfektion — meistens handelt es sich um vom Darm her eingewanderte Kolibakterien — vereitern. In diesem Falle kommt es zur Abszeßbildung, bei Konfluieren ausgedehnterer Nekroseherde zur Entstehung größerer Abszeßhöhlen und zur Verjauchung derselben mit oder ohne Durchbruch in die freie Bauchhöhle. Die Multiplizität der Abscesse kann bei solchen Fällen jeden Eingriff von vornherein aussichtslos machen. Die aseptisch bleibenden Fettnekrosen können dagegen vollständig ausheilen und verschwinden, wie nach verschieden langen Zeiträumen vorgenommene Relaparotomien (Wiesinger, Körte, Halsted, Robson u. a.) und auch die Tierexperimente (Guleke, Pólya) gezeigt haben. Bei Wiesingers Fall z. B. wurde das Verschwinden der Fettnekrosen 1 Jahr nach ihrer Entstehung festgestellt, bei den Tierexperimenten waren sie mitunter schon wenige Wochen nach ihrer Entstehung

---

[1]) Vgl. auch den Fall von Peičić aus der Züricher Klinik.

verschwunden. Andererseits fanden sich bei einer an meiner Klinik wegen einer schweren Cholecystitis mit Steinen operierten Frau reichlich Fettgewebsnekrosen, die nach der Anamnese zu urteilen, vor $3^1/_2$ Monaten entstanden waren. Gelegentlich einer zweiten, 1 Jahr später vorgenommenen Relaparotomie fand sich trotz genauen Suchens keine Spur der Fettgewebsnekrosen mehr. Dabei waren auch die bei der ersten Operation anscheinend völlig verkalkten Nekroseherde restlos verschwunden, wie auch nach den Untersuchungen Tanakas (vgl. M. B. Schmidt: Handb. d. allg. Pathol. Bd. 2) anzunehmen ist.

Kurz erwähnt sei der von Küttner bei zwei Fällen beobachtete sehr seltene Endausgang einer Fettnekrose, eine circumscripte Tumorbildung.

1. Bei einer 56jährigen sehr korpulenten Dame, die seit drei Wochen akut erkrankt war, fand sich im Bauch rechts etwas oberhalb der Ileocöcalgegend ein kindskopfgroßer, derber, rundlicher Tumor, der nur in seinen unteren Partien höckerig, im übrigen glatt war. Unter der Diagnose eines appendicitischen Infiltrates wurde operiert, ein zwischen verbackenen Darmschlingen gelegener, mit einer opaken, reichlich Fetttropfen enthaltenden Flüssigkeit und bröckeligen Massen — ähnlich einem zerfallenen Tumor — angefüllter Hohlraum eröffnet und sein Inhalt, anscheinend nekrotisches Fett, durch Auslöffelung entfernt. Tamponade. Bakteriologisch negativer Befund. Mikroskopisch: nekrotisches Fettgewebe.

Es erfolgte glatte Heilung ohne jede Eiterung. Nach $3^1/_2$ Jahren war Patientin völlig gesund.

2. 45jähriger fetter Herr, vor $2^1/_2$ Monaten unter den Erscheinungen einer akuten Cholecystitis mit Ikterus erkrankt. Zurückbleiben einer Resistenz, bei Zurückgehen aller übrigen Erscheinungen. Bei der Aufnahme findet sich ein länglicher, derber Tumor in der Gallenblasengegend, der für die vergrößerte Gallenblase gehalten wird.

Bei der Operation erweist sich dieser Tumor als dem Netz angehörig; er ist durch unbedeutende Adhäsionen am Colon ascendens in Höhe der Gallenblase fixiert und zeigt ein eigentümlich opakes Aussehen, das sofort an nekrotisches Fett erinnert. Abtragung dieser Netzpartie. Keine Gallensteine. Auch in der Gegend des Pankreas und in der übrigen Bauchhöhle findet sich nichts Pathologisches. Mikroskopisch erweist sich der Tumor als aus nekrotischem Fett bestehend. Bakteriologisch: steril. Ungestörte Rekonvaleszenz. Patient seit der Operation völlig wohl.

Eine weitere, fast immer anzutreffende Begleiterscheinung der akuten Pankreasnekrose ist das **blutig-seröse** Exsudat in der Bauchhöhle, das zu Beginn der Erkrankung und in leichten Fällen nur in der Nähe des Pankreas zu finden ist, das aber bei tödlichen Fällen, wie Beobachtungen von Dreesmann und Bornhaupt lehren, nur sehr selten fehlt. Hand in Hand damit geht die gleichfalls frühzeitig auftretende, **seröse Durchtränkung** des retroperitonealen Gewebes und der Duplikaturen des Bauchfells, vor allen Dingen des Mesocolon transversum, auf die u. a. Fritz König aufmerksam gemacht hat. Die sulzige, oft mächtige Auftreibung des Mesocolon transversum (und der Radix mesenterii) und die dadurch bedingte hochgradige Blähung des Querkolons ist so charakteristisch, daß Gobiet sie als ein diagnostisch wichtiges Frühsymptom einer Pankreaserkrankung ansieht, besonders wenn andere Symptome, vor allem die Fettnekrosen fehlen.

Über die Entstehung der Durchtränkung des Mesocolon transversum geben die Injektionsversuche Körtes guten Aufschluß. In das Pankreas eingespritzte blaue Farbstofflösungen breiten sich zunächst im Pankreas, dann im umgebenden Bindegewebe unter Vorwölbung des das Pankreas überziehenden Peritonealblattes aus und dringen dann zwischen die beiden Blätter des Mesocolon transversum, besonders nach links hin, weiter vor, wo sie an der Niere vorbei sich entlang dem Mesocolon descendens bis zum Beckenrand herabsenken, während sie rechts gewöhnlich schon am Duodenum halt machen, nach Fritz König sich aber auch noch entlang dem Choledochus weiter ausbreiten.

Bei Rückgang der Pankreaserkrankung bildet sich auch die seröse Durchtränkung im Mesokolon zurück. Damit verschwinden auch die durch die Blähung des Querkolons bedingten ileusartigen Erscheinungen.

Das in die Bursa omentalis ausgeschiedene blutig seröse Exsudat führt hier bei Verschluß des Foramen Winslowii oder bei frühzeitiger Verklebung desselben zur Bildung einer hämorrhagischen Pseudocyste, die sich wohl nur ausnahmsweise spontan zurückbildet, gewöhnlich operativ beseitigt werden muß. Bei der Mehrzahl der Fälle bleibt es aber nicht bei dem Exsudat in der Bursa omentalis, sondern die blutig seröse Flüssigkeit findet sich in reichlichen Mengen in der ganzen Bauchhöhle. Während der frühen Stadien der Erkrankung ist dieses Exsudat in der Regel steril (Jung, Babitzky, eigene Beobachtungen u. a.), wie auch die Serosa der Därme zwar stark injiziert, aber glatt und spiegelnd aussieht und fibrinöse und eitrige Beläge in der Regel vermissen läßt. Letztere treten erst in späteren Stadien auf, wenn eine Sekundärinfektion hinzugetreten ist und das Exsudat einen eitrigen Charakter annimmt.

Wieweit das Exsudat fermenthaltig ist, ist nicht recht klargestellt. Wenn auch die Versuche Jungs mit Überimpfung des Exsudates auf Meerschweinchen und Kaninchen gezeigt haben, daß eine toxische Wirkung dadurch nicht erzielt wird, so ist doch andererseits auf Grund der Ausbreitung der Fettgewebsnekrosen mit Sicherheit anzunehmen, daß in dem Exsudat diffundiertes Pankreassekret enthalten sein muß. Aller Wahrscheinlichkeit nach wird dieses aber teilweise gebunden und durch das Exsudat so hochgradig verdünnt, daß der Nachweis des Fermentgehaltes sehr erschwert oder unmöglich gemacht wird.

Auf den Verlauf der Erkrankung ist das Exsudat an sich entgegen früheren Auffassungen wohl ohne Einfluß. Ich glaube, das auch im Tierexperiment bewiesen zu haben, da der Verlauf schwerer, ausgedehnter Pankreasnekrosen der gleiche blieb, ob das Exsudat nun abgeleitet wurde oder nicht, ebenso wenn durch frühzeitige Tamponade des Pankreas eine Exsudatbildung in der freien Bauchhöhle überhaupt verhindert wurde. Ausschlaggebend war immer nur die Ausdehnung und Schwere der Pankreaserkrankung selbst.

Nach den neuesten Untersuchungen von Zöpffel über den Bakteriengehalt des Exsudates scheint die Infektion doch eine größere Rolle zu spielen, als gewöhnlich angenommen wird, denn der genannte Autor konnte jedesmal, wenn er daraufhin untersuchte, die Beteiligung von Bakterien nachweisen. So fand er im Exsudat 2mal Bact. coli, außerdem einmal bei der Vorstufe der akuten Pankreasnekrose, beim akuten Pankreasödem, ebenfalls Bact. coli im Exsudat und in der Galle. Da wir nicht wissen, wie frühzeitig die Einwanderung von Bakterien vom Darm her unter günstigen Bedingungen stattfinden kann und wieweit in den vorliegenden Fällen die gefundenen Bakterien die eigentliche Ursache der Exsudatbildung waren, werden weitere genaue Beobachtungen erforderlich sein, um diese Frage zu klären. Der gewöhnlich bei Frühfällen in der Bauchhöhle zu erhebende Befund am Operationstisch (kein eitriges Exsudat, keine Fibrinniederschläge auf der spiegelnden Serosa) im Verein mit den Ergebnissen der Tierexperimente spricht meines Erachtens viel mehr für eine toxische als für eine bakterielle Peritonitis.

Auf den Verlauf und Ausgang der akuten Pankreasnekrose und ihrer Begleiterscheinungen ist schon mehrfach kurz hingewiesen worden. Leichtere Fälle kommen, wie auch die Anamnese der Kranken vielfach lehrt, unter Rückbildung aller Krankheitserscheinungen offenbar häufig zur spontanen Heilung, doch scheint die Rezidivgefahr, wie die oft sich wiederholenden Attacken lehren, recht groß zu sein. Aber auch schwerere Fälle, bei denen es zur Abstoßung kleinerer und selbst größerer nekrotischer Abschnitte des Pankreas kommt, können einen gelinden Verlauf nehmen, indem sich allmählich eine hämorrhagische Pseudocyste oder ein Absceß entwickelt, in dem das sequestrierte Pankreasstück enthalten ist. Freilich muß dabei über kurz oder lang operativ eingegriffen werden und sind solche Patienten den verschiedenartigsten Gefahren ausgesetzt. So kann es zu schweren Arrosionsblutungen in die Höhlen kommen, es können sich ausgedehnte Senkungen bilden, die sich meist auf der linken

Seite im retroperitonealen Gewebe ausbreiten oder auch nach Zerstörung des Lig. hepatogastricum in den subphrenischen Raum durchbrechen (Körte), ja von hier aus zur Beteiligung der Pleurahöhle führen können. Am alarmierendsten ist natürlich der Durchbruch in die freie Bauchhöhle, der bei den in der Regel stark heruntergekommenen Kranken eine schnell tödlich verlaufende Peritonitis hervorruft.

Entstehung der akuten Pankreasnekrose.

Die Frage nach der Entstehung der akuten Pankreasnekrose ist trotz reicher klinischer Erfahrungen und trotz ausgedehntester experimenteller Bearbeitung noch nicht so weit geklärt, daß eine allgemein gültige Antwort darauf gegeben werden kann. Wir kennen zwar eine ganze Reihe von Momenten, die offenbar die Disposition für die Erkrankung schaffen, wir haben mit Hilfe des Tierexperimentes ermitteln können, auf welche Weise sich künstlich Krankheitsbilder erzeugen lassen, die sowohl in bezug auf den klinischen Verlauf als auch in bezug auf die pathologisch-anatomischen Veränderungen vollkommen mit den Verhältnissen am kranken Menschen übereinstimmen. Aber so weitgehend das Experiment auch unsere Kenntnisse bezüglich der Entstehungsmöglichkeiten einer Pankreasnekrose vertieft hat — die letzten Einzelheiten, die den Anstoß zur Entwicklung des Krankheitsbildes geben, sind noch nicht einwandfrei aufgedeckt.

Was zunächst die den Ausbruch einer akuten Pankreasnekrose begünstigenden

disponierenden Momente

anlangt, so sei vorausgeschickt, daß dem Alter in dieser Beziehung kein ausschlaggebender Einfluß zukommt. Wenn auch Männer im Alter zwischen 40 und 60 Jahren am häufigsten von der Krankheit befallen werden, so liegt das wohl im wesentlichen daran, daß die vielfachen Schädigungen, die den Ausbruch der Erkrankung begünstigen, im reiferen Mannesalter am häufigsten und ausgesprochensten zur Geltung kommen. Im übrigen werden auch die anderen Lebensalter nicht verschont, da manche Kranke über 70 Jahre alt waren und das Stadium zwischen dem 20. und 40. Jahr keineswegs selten vertreten ist. Selbst die Jugend bleibt nicht vollständig verschont, wie Beobachtungen Zöpffels (19jähriger Lehrling), Körtes (16jähriger Jüngling) und Langdons (9 Monate alter Knabe) beweisen.

Die Zahl der Erkrankungen bei Männern überwiegt die bei Frauen nicht unerheblich. Eine auffallende Ausnahme hiervon macht das Material Kümmells, das sich nach der Zusammenstellung von Müller aus 12 Frauen und nur 3 Männern zusammensetzte.

Eine größere Bedeutung ist der Tatsache zuzuschreiben, daß die ganz überwiegende Mehrzahl der Kranken sich durch ihre Fettleibigkeit auszeichnete. So erwähnt Habs, daß von seinen 8 operierten Fällen 7 auffallend fett waren, und ähnliche Angaben finden sich überall in der Literatur. Ganz besonders disponierend scheint eine starke Fettentwicklung im Pankreas selbst zu sein, worauf z. B. Thorel und Leonhardt hinweisen. Trotzdem ist die Entstehung der akuten Pankreasnekrose nicht etwa an die Fettsucht der Patienten gebunden, da nicht ganz selten Fälle beobachtet wurden, die ausgesprochen mager waren (v. Haberer, Jenckel, Liek u. a.). Hand in Hand mit der Fettsucht der Patienten geht deren sehr oft festgestellte Gewohnheit, ausgiebige große Mahlzeiten zu sich zu nehmen. Der akute Anfall setzt auch sehr oft gerade im

Anschluß an eine reichliche Mahlzeit ein. (Das stimmt völlig mit meinen Erfahrungen im Tierexperiment überein, daß der Krankheitsverlauf bei der experimentellen Pankreasnekrose ein äußerst schwerer, in der Regel tödlicher ist, wenn die Operation bei vollem Verdauungszustande des Tieres ausgeführt wird, während derselbe Eingriff am hungernden Tier nur zu einer chronischen Pankreatitis führt. Ich habe diesen Unterschied im Krankheitsverlauf auf die reichlichere Absonderung von Pankreassekret während der Verdauung zurückgeführt, während Knape annimmt, daß die zahlreichen nervösen Reize, die nach jeder Mahlzeit vom Magen und Darm aus dem Pankreas übermittelt werden, Zirkulationsstörungen in der Bauchspeicheldrüse hervorrufen und dadurch ein auslösendes Moment für die Entstehung der Pankreasnekrose werden.)

Die Beobachtung von Wilms über den zahlenmäßigen Rückgang der Häufigkeit der akuten Pankreaserkrankungen während des Krieges kann ich nur bestätigen und hinzufügen, daß ihre Zahl auch in der darauffolgenden Zeit noch nicht zu der früheren Höhe angestiegen zu sein scheint, da auch jetzt noch die Zahl akuter Pankreasnekrosen, wenigstens an der Jenaer, über ein ganz besonders reichhaltiges Bauchmaterial verfügenden Klinik eine auffallend geringe ist (5 Beobachtungen in $3^1/_2$ Jahren). (Soweit ich aus der Literatur sehe, hat nur Zöpffel in Hamburg wieder eine deutliche Zunahme der Erkrankungen feststellen können, hat er doch allein im Jahre 1921 8 Fälle zu sehen bekommen.) Daß diese Häufigkeitsabnahme der akuten Pankreasnekrose während des Krieges und der darauffolgenden Jahre auf die mangelhafte Ernährung bei uns zurückzuführen ist, liegt wohl auf der Hand.

Auch der Alkoholismus scheint in dieser Beziehung eine Rolle zu spielen, ganz besonders wenn er, wie so oft, mit Fettsucht kombiniert ist. Wieweit der Alkoholmißbrauch direkt, wieweit er auf dem Umwege über Gefäßveränderungen schädigend auf das Pankreas einwirkt, bleibe dahingestellt.

Kurz erwähnt sei, daß die akute Pankreasnekrose gelegentlich nach schweren Vergiftungen aufgetreten ist (Lysol — Rosenbach, Oxalsäure — Fred Taylor). Nach Kretz können auch toxische Zustände nach septischen Erkrankungen eine akute Pankreasnekrose verursachen. Vielleicht ist das auch der Fall bei den nach vorausgegangenem Typhus beobachteten Erkrankungen (v. Haberer, Chauffard und Ravant).

Chronische Gefäßerkrankungen, vor allem die Arteriosklerose, können ferner durch Ernährungsstörungen im Drüsengewebe den Ausbruch der Erkrankung begünstigen. Durch Endarteriitis obliterans, durch Embolien, Thrombosen, Gefäßspasmen und dadurch bedingte lokale Ischämien werden vorübergehende oder dauernde Veränderungen im Pankreas hervorgerufen, die die Widerstandsfähigkeit der Zellen herabsetzen und sie dadurch der verdauenden Einwirkung des Pankreassaftes ausliefern können. Auch die Lues wird in diesem Zusammenhang vielfach beschuldigt. Daß die auf solcher Basis wie auch durch Übergreifen von Entzündungen aus der Umgebung entstandene chronische Pankreatitis den Boden für eine akute Pankreasnekrose vorbereitet, kommt gelegentlich vor; aber die Anschauung von Delagenière, die akute Pankreasnekrose sei mit wenigen Ausnahmen der letzte Ausgang der chronischen Pankreasentzündung, ist sicher nicht zutreffend.

Die Häufigkeit, mit der bei der akuten Pankreasnekrose gleichzeitig schwere Gallenwegsleiden, sowohl Steine als auch entzündliche Prozesse, gefunden werden, legt die Vermutung nahe, daß ein ätiologischer Zusammenhang zwischen beiden Erkrankungen besteht; das um so mehr, als die Anamnese sehr häufig ergibt, daß Attacken, wie sie den akuten schweren Krankheitsverlauf einleiten, schon wiederholt vorangegangen sind, ohne daß eine Unterscheidung, was davon auf die Gallenwegserkrankung, was auf das Pankreas zu beziehen ist, möglich wäre.

Es ist ganz interessant zu beobachten, wie die Häufigkeit dieser Kombination immer öfter gefunden wird, je mehr die Aufmerksamkeit der Chirurgen darauf gerichtet ist. So berichtete Egdahl (1907), daß 42% der Pankreaskranken gallensteinleidend seien, nach Dietrich (1914) waren es 62,5%, Körte fand Gallensteinleiden bei etwa $^2/_3$ seiner Pankreasfälle, Mayo bei 81% und Zöpffel weist neuerdings (1921) darauf hin, daß von seinen 11 Fällen von akuter Pankreasnekrose 10 Gallensteine hatten (bei der Hälfte der Fälle fanden sich diese allerdings erst bei der Sektion; bei dreien seiner Fälle waren Gallensteine in der Papille eingeklemmt, 1 mal war der Choledochus enorm erweitert und die Sektion ergab einen walnußgroßen Stein im Darm, der offenbar erst kurz vorher durch die Papille hindurchgetreten war). Je genauer man also darauf achtet, um so häufiger scheint sich das Vorhandensein von Gallenwegserkrankungen feststellen zu lassen.

Es fragt sich nun, in welcher Weise eine Gallenwegsaffektion die Entstehung einer akuten Pankreasnekrose begünstigt oder herbeiführt. Wie die klinische Beobachtung und das Tierexperiment lehrt, kommen dabei verschiedene Möglichkeiten in Betracht. Zunächst ist der mechanischen Schädigung zu gedenken, die bei langsamem Durchtreten eines Gallensteines durch die Vatersche Papille oder bei länger dauernder Einklemmung desselben auf das Pankreas ausgeübt wird, indem der Abfluß des Pankreassekretes durch den Ductus Wirsungianus vollständig aufgehoben und, je nach den anatomischen Verhältnissen des Ductus Santorini, eine mehr oder minder schwere Stauung des Sekretes im Pankreas hervorgerufen wird. Ein Blick auf das nebenstehende Bild oder auf die Abbildungen in Clairmonts Arbeit über die Anatomie des Ductus

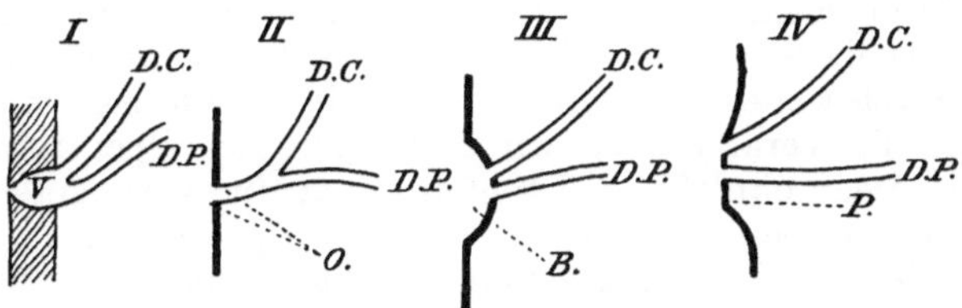

Abb. 33. Diagramm der 4 Typen, nach welchen der Ductus choled. u. Wirsung. ins Duodenum eintreten. (Nach Mayo-Robson.)
D.C. Duct. choled., D.P. Duct. pancr., V. Amp. Vateri, O. Gemeinsame Öffnung, B. Beckenförmige Grube in der Wand des Duodenums, P. Papille.

Wirsungianus und Ductus Santorini zeigt, wie verschiedenartig ein Abschluß des Hauptausführungsganges in Anbetracht der Inkonstanz der Beziehungen der beiden Gänge zueinander wirken kann. Für gewöhnlich wird der Verschluß des Ductus Wirsungianus kaum mehr als eine chronische Pankreatitis in einzelnen Pankreasabschnitten herbeiführen, wenn der Nebengang funktioniert. (Auch das Tierexperiment zeigt, daß nur dann schwere Schädigungen des Pankreas (beim Hunde) eintreten, wenn alle Ausführungsgänge unterbunden sind; außerdem muß der Abschluß auf der Höhe des Verdauungsstadiums herbeigeführt werden, andernfalls kommt es zur chronischen Pankreatitis.)

Anders liegen indessen die Verhältnisse, wenn es sich um die Einklemmung kleinerer Gallensteine in der Papille handelt, die diese wohl verschließen, nicht aber die dahinter gelegene Ampulle ganz ausfüllen. Wie zuerst Opie hervorhob, ist dadurch die Möglichkeit gegeben, daß hinter dem Stein Galle aus dem Choledochus in den Ductus pancreaticus überfließt, wodurch nicht nur eine mechanische Schädigung (Vermehrung der Sekretstauung und Erhöhung des Druckes), sondern auch chemische Schädigungen herbeigeführt werden. Denn die Galle erhöht die Wirksamkeit des Pankreassaftes, besonders des Steapsins, um das Vielfache (von Fürth). Nach Delezenne ist die Galle dazu allerdings nur imstande, wenn das Pankreassekret schon schwach aktiv ist, aber nach den Untersuchungen von Pólya tritt das ohne weiteres ein, wenn die

Galle reichlich Bakterien enthält (vgl. S. 120). Mithin ist das Überfließen infizierter Galle in den Pankreasgang außerordentlich gefahrbringend, da dadurch eine Aktivierung des Pankreassekretes und gleichzeitig durch die Stauung des Pankreassekretes und Druckerhöhung im Gangsystem eine Herabsetzung der Widerstandsfähigkeit der Drüsenzellen herbeigeführt wird und so gerade die beiden, nach unserer heutigen Auffassung für die Entstehung der Pankreasnekrose notwendigen Vorbedingungen geschaffen werden.

Besonders hervorzuheben ist hierbei, daß also nicht die Einklemmung größerer Gallensteine für das Pankreas besonders gefährlich ist, da diese die Ampulle voll ausfüllen und beide Gänge für sich abschließen, sondern daß gerade kleinere Steine in dieser Beziehung mehr zu fürchten sind (wie z. B. der tödlich verlaufene Fall von Rosenbach zeigt, bei dem ein 4 mm großer, erst bei der Sektion gefundener Stein in der Papille steckte, während der gemeinsame Gangabschnitt 8 mm lang und infolgedessen reichlich Galle in die Pankreasgänge übergeflossen war).

Was die Häufigkeit der Steineinklemmung in der Papille bei akuter Pankreasnekrose anlangt, so ist allerdings zu sagen, daß die Einklemmung eines Steines in der Papille und eine dadurch bedingte Rückstauung von Galle in den Pankreasgang doch nur verhältnismäßig selten beobachtet wurde. So fand Körte unter seinen 44 Fällen nur 2mal die Einklemmung eines Papillensteins, ich selbst habe bei den von mir beobachteten 11 Fällen kein einziges Mal einen eingeklemmten Papillenstein gesehen, während Zöpffel das Vorkommnis unter 11 Fällen allerdings 3mal beobachtet hat. Es ist aber auch gar nicht notwendig, daß der Stein, der durch seine Wanderung durch die Papille zur Entstehung einer Pankreasnekrose die Veranlassung wird, zur Zeit der Operation noch in der Papille festsitzt. Denn ohne Zweifel genügt schon eine vorübergehende Störung der erwähnten Art, wobei der Stein zur Zeit der Operation bereits abgegangen oder in den Choledochus zurückgefallen sein kann, um den Anstoß zur Entstehung der Pankreasnekrose zu geben, die sich, wenn sie erst einmal im Gang ist, selbständig weiter entwickelt, auch wenn die Stauung behoben ist. Immerhin spricht die Seltenheit, mit der bei der Sektion tödlich verlaufener Pankreasnekrosen Galle in den Gängen des Pankreas gefunden wird, dagegen, daß dieser Entstehungsmodus besonders häufig vorkommt. Zudem ist ja auch zu berücksichtigen, daß die beiden Gänge keineswegs regelmäßig gemeinsam in die Vatersche Ampulle einmünden, sondern sehr oft getrennt voneinander in einer Furche der Duodenalschleimhaut enden. Bei diesen Fällen kann also die Einklemmung eines Gallensteines an der Choledochusmündung allenfalls eine Kompression und Stauung im Pankreasgang, keinesfalls aber den Übertritt von Galle in denselben hervorrufen.

Auch die Annahme, daß durch den Durchtritt von Gallensteinen Störungen des Papillenschlusses (Überdehnung des Oddi-Hellyschen Muskels, Einrisse usw.) herbeigeführt werden, die zu einem Klaffen der Papille führen und dem Duodenalinhalt die Möglichkeit bieten, in das Gangsystem des Pankreas einzudringen (Seidel u. a.), ist wohl nicht zutreffend. Denn der Sekretstrom dürfte etwa eingedrungenen Darminhalt gleich wieder hinausschwemmen und bei Stauung und Drucksteigerung im Duodenum wird der schräg durch die Duodenalwand hindurchtretende Ductus pancreaticus so fest zugedrückt, daß die Duodenalwand eher platzt, als daß Darminhalt in den Ductus eindringt (Stracker, Pólya).

Nach den Untersuchungen von Clairmont und Schinz über Häufigkeit und Sitz der Duodenaldivertikel ist anzunehmen, daß eine akute Pankreasnekrose gelegentlich auch durch ein solches neben der Papilla Vateri gelegenes Divertikel verursacht werden kann, indem das letztere nach Ansicht der genannten Autoren Stauung im Ductus pancreaticus, Aktivierung des Pankreassekretes und dadurch akute oder chronische Pankreatitis hervorrufen kann.

Viel ungünstiger liegen die Verhältnisse bei den Fällen, bei denen der Ductus Santorini der Hauptausführungsgang des Pankreas ist (10 % aller Fälle). Denn hier entbehrt die Mündung des Ganges in den Darm einer Papille, der Abschluß ist infolgedessen ein schlechter und das Regurgitieren von Darminhalt in den Pankreasgang kann dementsprechend leichter stattfinden (Opie). So war bei einem Fall von Opie und Meakins, bei dem der Ductus Santorini den Hauptgang darstellte und eine Sonde von 2 mm Dicke glatt eindringen ließ, von hier aus die tödliche hämorrhagische Pankreasnekrose entstanden, während sich die einzigen Reste von erhaltenem Pankreasgewebe in der Umgebung des Ductus Wirsungianus fanden. Wie oft dieser Weg in Wirklichkeit in Betracht kommt, entzieht sich noch unserer Kenntnis, da bei der Operation in der Regel nichts darüber festzustellen und aus den in der Literatur veröffentlichten Sektionsberichten kein genügender Aufschluß über diese Frage zu gewinnen ist.

Ein anderer Modus des ätiologischen Zusammenhanges einer Gallenwegsaffektion mit akuten Pankreaserkrankungen beruht auf der Ausbreitung von in den Gallenwegen etablierten Infektionen. Die Infektion kann sich dabei vom Choledochus aus, wie wir schon gesehen haben, durch das Ganglumen auf den Ductus Wirsungianus ausdehnen; sie kann aber auch durch den in den Pankreaskopf eingebetteten Teil der Coledochuswandung hindurch auf die anliegenden Teile des Pankreas übergreifen. Es besteht aber durchaus nicht immer eine so nahe direkte Beziehung, sondern auch bei entfernterem Sitz der Infektion, z. B. bei Bestehen einer akuten Cholecystitis ohne Beteiligung des Choledochus, kann die Infektion durch die Lymphbahnen, wie Arnsperger besonders hervorgehoben hat, zum Pankreaskopf fortgeleitet werden. Dabei ist allerdings anzunehmen, daß bei dieser Art der Ausbreitung der Infektion in der Regel eine eitrige Pankreatitis und keine akute Pankreasnekrose zustande kommt. Nach Zöpffel scheint der Infektion bei der Entstehung der Pankreasnekrose vielleicht eine größere Bedeutung zuzukommen, da er bei seinen Fällen von akuter Pankreasnekrose jedesmal, wenn er daraufhin untersuchte, auch Bakterien im Spiele fand (2 mal Bact. coli im Exsudat, einmal Streptokokken und einmal Staphylokokken in der Galle; beim akuten Pankreasödem, der von ihm beschriebenen Vorstufe der Pankreasnekrose, fand er einmal Bact. coli in der Galle und im Exsudat, 2 mal war die Galle mit Eiter gemischt und einmal fand er im Eiter Bact. coli).

Es ist ja natürlich ungeheuer schwer, auch bei einem positiven Bakterienbefund in der Galle und im Exsudat im Einzelfall zu bestimmen, welchen ursächlichen Anteil die Bakterien in diesen Fällen an der Pankreaserkrankung haben. Aber es scheint mir vorläufig doch, daß die klinisch und anatomisch-pathologisch so verschiedenen Krankheitsbilder der sicher bakteriellen eitrigen Pankreatitis und der akuten Pankreasnekrose, wie auch der Ausfall der ganz überwiegenden Mehrzahl der Tierexperimente, dafür sprechen, daß der bakteriellen Infektion bei der Entstehung der akuten Pankreasnekrose eine führende Rolle nicht zuzuerkennen ist (siehe nächsten Abschnitt).

Die Seltenheit des Auftretens einer akuten Pankreasnekrose bei in das Pankreas durchgebrochenen Magen- oder Duodenalgeschwüren läßt eine durch die Ulcuskrankheit bedingte Disposition nicht annehmen. Ebenso dürfte das Zusammentreffen einer Pankreasnekrose mit eben vorangegangenen oder einige Wochen zurückliegenden Entbindungen sowie mit einer noch bestehenden Gravidität ein zufälliges sein. Mir sind nur 6 derartige Fälle aus der Literatur bekannt, wobei erwähnt zu werden verdient, daß beide bei graviden Frauen im 5. und 7. Monat beobachteten Fälle (v. Haberer und Jung) nach der Operation in Heilung ausgingen.

Dagegen kommt den Verletzungen des Pankreas zweifellos eine Bedeutung für die Entstehung akuter Pankreasnekrosen zu. Sowohl nach stumpfen Kontusionen (Lossen, Lauenstein, Steiner)[1] als auch nach Schußverletzungen (Hinz, Steinthal) sind tödlich verlaufende Pankreasnekrosen zur Beobachtung gekommen. So führte der auf den Präsidenten Mac Kinley abgegebene Revolverschuß zu einer tödlichen Pankreasnekrose. Auch nach operativen Verletzungen des Pankreas bei Gelegenheit der Resektion ins Pankreas perforierter Magengeschwüre (Jenckel) sind tödliche Pankreasnekrosen zur Beobachtung gekommen. Der ursächliche Zusammenhang läßt sich dadurch erklären, daß bei derartigen Verletzungen Pankreasgewebe geschädigt, Pankreassekret zum Austreten aus seinen gewöhnlichen Bahnen gebracht wird, und daß zur Aktivierung des Sekretes das Hinzutreten von Blutserum genügt.

Schwieriger zu deuten sind zwei Fälle von Jenckel, bei denen die Pankreasnekrose nach Eingriffen in der Bauchhöhle, aber ohne direkte Berührung des Pankreas zustande gekommen war:

Im Fall 11, Resektion eines Carcinoms der Flexura sigmoidea mit seitlicher Anastomose und Netzplastik. Zwei Tage später Relaparotomie: Colostomie. Dabei fällt die starke Durchtränkung der Radix mesenterii auf. Am 6. Tage nach der Operation Exitus an ausgedehnter Pankreasnekrose.

Im Fall 12, tödliche Pankreasnekrose bei einer alten fetten Dame nach Exstirpation einer Ovarialcyste, wobei ein adhärenter Netzzipfel abgebunden wurde.

Beide Fälle sind nach Jenckel wohl durch retrograde Embolie von den Netzvenen aus über die Vena pancreatico-duodenalis, wodurch es zum Pankreasinfarkt und darauffolgender Nekrose gekommen war, zu erklären.

Experimentelles über die Entstehung der akuten Pankreasnekrose und über die Todesursache bei derselben.

Bei der Schwierigkeit, die Frage nach der **Entstehung** der akuten Pankreasnekrose eindeutig zu beantworten, die Abhängigkeit der einzelnen, das bunte Krankheitsbild der akuten Pankreasnekrose zusammensetzenden Veränderungen voneinander zu ergründen und dabei Ursache und Wirkung richtig auseinander zu halten, lag es nahe, das Tierexperiment zu Rate zu ziehen. Das ist in den letzten 25 Jahren in ausgiebigem Maße geschehen. Wir verfügen heute über sehr ausgedehnte mühevolle Untersuchungsreihen (so hat Pólya allein über 240, ich selbst habe über 100 Hunde operiert), und eine ganze Reihe von Fragen konnte auf diesem Wege gelöst werden. Andererseits sind aber, wie sich aus dem folgenden ergeben wird, noch manche Einzelheiten ungeklärt, und gerade die Frage, wie der Stein letzten Endes ins Rollen kommt, ist auch heute noch nicht für alle Fälle endgültig geklärt; allem Anschein nach ist sie auch gar nicht einheitlich zu beantworten, da im Einzelfall wahrscheinlich sehr verschiedenartige Faktoren zusammenwirken können, deren Kombination den Anstoß zur Entwicklung des Krankheitsbildes der akuten Pankreasnekrose gibt.

Überblicken wir die angestellten Untersuchungsreihen, so ergibt sich, daß das Problem von den verschiedensten Seiten aus angegriffen worden ist. Es geht das wohl am deutlichsten aus nachfolgender Zusammenstellung hervor, die uns die im Tierexperiment eingeschlagenen Wege zur Erzeugung der akuten Pankreasnekrose überblicken läßt.

1. Mechanische Schädigungen,
2. Gefäßschädigungen,
3. Schädigungen vom Pankreasgang aus durch:
    1. Gifte, Salze, Säuren usw.,
    2. Duodenalinhalt.

---

[1] Die Beobachtung von Dietrich ist meines Erachtens nicht als akute Pankreasnekrose, sondern als partielle Pankreasruptur aufzufassen. Wieweit bei dem Fall von Steiner der Fall auf den Rücken das Pankreas selbst betroffen, wieweit er durch Mobilisierung der Gallensteine etwa nur indirekt zur Entstehung der Pankreasnekrose führte, ist schwer zu entscheiden.

a) als Ganzes,
b) in seinen Bestandteilen: Fett (Öl, Ölsäure, Glycerin usw.), Schleimhautextrakte, Enterokinase, Bakterien, Bakterien + Galle, Bakterien + Stauung, Galle.
  3. Pankreassekret:
   a) aktiviert,
   b) inaktiv.
4. Kombination von Gewebsschädigung und Aktivierung des Pankreassekretes.

Es würde viel zu weit führen, im Rahmen der vorliegenden Arbeit genauer über alle einschlägigen experimentellen Arbeiten zu berichten. Es soll daher nur ein kurzer orientierender Überblick gegeben werden, bei dem die älteren, mehr oder weniger überholten Versuche kurz gestreift und nur die neueren, unsere heutige Auffassung vom Wesen der akuten Pankreasnekrose stützenden Arbeiten so weit berücksichtigt werden, als das zum näheren Verständnis notwendig ist.

Die Vorstellung, daß mechanische Schädigungen (Quetschungen, Zertrümmerungen, Umschnürungen des Pankreas, Durchschneidung desselben) mit ihren Folgen die Entstehung einer akuten Pankreasnekrose begünstigen, vielleicht auch verursachen können, hat schon frühzeitig zu diesbezüglichen Untersuchungen geführt (Körte, Hildebrand, Dettmer, Milisch, Williams, Flexner, Katz und Winkler). Wenn auch einzelne dieser Versuche zu mehr oder weniger ausgedehnten Nekrosen im Pankreas führten und auch mit Blutungen einhergingen, so entsprachen die Resultate bei der großen Mehrzahl der Versuche doch nicht den Erwartungen. Auch die Unterbindung des Hauptausführungsganges oder der Ausführungsgänge und die dadurch hervorgerufene Sekretstauung führte meist zu relativ unbedeutenden Schädigungen des Pankreas; in der Regel entstehen nach derartigen Eingriffen nur umschriebene, bei schweren Fällen auch ausgedehnte chronische Pankreasentzündungen, die später in Atrophie und Schwund des Drüsengewebes übergehen können. Nur wenn sämtliche Ausführungsgänge auf der Höhe der Verdauung gleichzeitig unterbunden werden, gelingt es mitunter, das typische Krankheitsbild zu erzeugen. Dieses Ergebnis entspricht durchaus den am Menschen gemachten Erfahrungen, da auch hier das Trauma nur in Ausnahmefällen zur Entstehung einer tödlich verlaufenden akuten Pankreasnekrose führt, und zwar anscheinend nur dann, wenn eine gewisse Disposition dazu (gleichzeitige Gallenwegsleiden, Fettleibigkeit usw.) ohnehin vorliegt.

Das häufige Vorkommen ausgedehnter, mitunter scheinbar im Vordergrund des Krankheitsbildes stehender Blutungen ließ daran denken, daß die akute Pankreasnekrose auf primäre Gefäßschädigungen zurückzuführen sei. Diesbezügliche Versuche, durch Gefäßschädigungen verschiedenster Art die akute Pankreasnekrose experimentell zu erzeugen, sind alt. Schon 1862 konnte Panum Embolien der Pankreasarterien und Blutungen im Pankreas durch Injektion von Wachskügelchen in die großen Körperarterien erzeugen, und Lépine erhielt schnell tödlich verlaufende hämorrhagische Infarkte im Pankreas durch Einspritzung von Lycopodiumauschwemmungen in die Pankreasarterie. Bunge, ebenso Guleke erzielten, wenn auch nicht regelmäßig, durch Ligatur der Pankreasarterien mit nachfolgender Injektion von Öl tödlich verlaufende hämorrhagische Infarcierungen des Pankreas. Die vielfach ausgeführten Venenligaturen führten zu keinem deutlichen Resultat.

Auch durch Injektion von Blut in den Ausführungsgang des Pankreas suchte man der Frage näher zu kommen. Es gelang Flexner und Pearce, Guleke u. a., auf diese Weise nur eine chronische Pankreasentzündung zu erzielen, und Pólya fand, daß so große Blutmengen in den Pankreasgang eingespritzt werden müssen, daß dieser Modus für die menschliche Pathologie nicht in Frage kommen kann. Eppinger erhielt mit solchen Blutinjektionen nur dann positive Ergebnisse, wenn die Tiere kurz vorher mit Fett gefüttert waren; er nahm das Vorhandensein einer Kinase im Blut an, die das Pankreassekret aktiviert und dadurch die Selbstverdauung des Organes in Gang bringt.

Aus diesen Untersuchungen geht hervor, daß eine akute Pankreasnekrose durch primäre Gefäßschädigungen und dadurch bedingte Blutungen in der Tat hervorgerufen werden kann, daß das aber keineswegs regelmäßig eintritt und daß offenbar noch andere Einflüsse zum Zustandekommen der Erkrankung wirksam sein müssen. Unsere heutige Auffassung geht ja auch im allgemeinen dahin, daß die Blutung bei der Pankreasnekrose nicht die primäre, sondern eine sekundäre Schädigung ist, bewirkt durch die bei der akuten Pankreasnekrose sich abspielenden Selbstverdauungsvorgänge in der Drüse. Rosenbach und Mück haben versucht, das experimentell zu beweisen; sie riefen durch Beträufelung der Zunge und des Mesenteriums des lebenden Frosches mit $10^0/_0$- und $20^0/_0$iger Trypsinlösung Dilatation, Stase und Diapedese an den Gefäßen hervor und folgerten daraus, daß die eiweißverdauende Wirkung des Trypsins zu Gefäßwanddefekten und infolgedessen zu Hämorrhagien, vorwiegend aus den Capillaren führt. Zu ähnlichen Resultaten kam auch Kirchheim. In vollem Gegensatz dazu stehen aber die Untersuchungsergebnisse von Ricker, Knape und Natus, die bei der Entstehung der Pankreasblutungen eine verdauende Einwirkung des Pankreassaftes auf die Gefäßwand vollständig ablehnen, vielmehr auf Grund sehr eingehender sorgfältiger Experimente der Anschauung sind, daß sowohl das Trypsin als auch beliebige, in ihrer Konzentration und Zusammensetzung dem Salzgehalt des Pankreassaftes entsprechende Salzlösungen, ferner der native inaktive Pankreassaft und noch einige andere Sekrete und Exkrete des tierischen Körpers „eine starke Erweiterung der Blutgefäße, verbunden mit einer bis zum Stillstand des Blutes sich steigernden Verlangsamung des Blutstromes" begleitet von zahlreichen Diapedesisblutungen bewirken; daß es sich dabei aber nicht um eine fermentative Verdauung handelt. „Danach verliert die Pankreasblutung die ihr bisher zugesprochene genetische Sonderstellung, ihre Entstehung ist dieselbe wie die jeder anderen Blutung." Wenn der Pankreassaft aus dem Gangsystem in die Umgebung austritt, so erzeugt er wegen seines hohen Salzgehaltes und nicht wegen seines Trypsingehaltes, Stase und Blutung. Die Vorbedingung für den Austritt des Pankreassaftes sind Traumen und eine völlige oder unvollständige Sekretstauung [1]. Für die überwiegende Mehrzahl der Pankreasblutungen beim Menschen sind diese Vorbedingungen indessen nicht gegeben „und es bleibt uns nur die Möglichkeit, das Auftreten einer primären kapillären Blutung in der Bauchspeicheldrüse anzunehmen, unabhängig von ihrem Sekret". Da nun die geschilderten Zirkulationsstörungen nach Ansicht der genannten Autoren vom Gefäßnervensystem abhängig sind, so können die verschiedensten als Nervenreiz wirkenden Vorgänge solche Blutungen verursachen. Es kommen also von der Umgebung hergeleitete Reize (chronisches Magen- oder Duodenalgeschwür, Gallensteineinklemmungen u. a.), aber auch an entfernten Körperstellen einwirkende Traumen, Blutverluste, Nervengifte usw. in Betracht. Wahrscheinlich sind die vom Magen und Darm nach der Nahrungsaufnahme dem Pankreas übermittelten Reize ein besonders wichtiges auslösendes Moment für die Entstehung einer Pankreashämorrhagie. Demnach beruhen die Pankreasblutungen nicht auf einer einheitlichen Grundlage und es konkurrieren verschiedenartige Ursachen, die sich teils im Organ selbst finden, teils auf den Bahnen des Nervensystems von außen an das Pankreas herangelangen, miteinander. Der Angriffspunkt für die übermittelten Reize ist dagegen stets ein einheitlicher, nämlich das Gefäßnervensystem mit seinen Beziehungen zur Blutung und Gewebsnekrose.

Die Untersuchungsergebnisse und Schlußfolgerungen von Ricker, Knape und Natus mußten etwas ausführlicher angeführt werden, weil sie für unsere ganze Auffassung von der Entstehung der akuten Pankreasnekrose von weittragender Bedeutung sind. Wieweit sie als allgemein zutreffend anzuerkennen sind, muß vorläufig dahingestellt bleiben. Ein gewichtiger Einwand läßt sich jedoch schon jetzt gegen die Anschauung, daß die Pankreasblutung bei der Mehrzahl der Fälle das Primäre ist, erheben; wenn das nämlich richtig ist, dann müßten sich im Krankheitsbeginn entsprechend häufig Blutungen nachweisen lassen. Das ist aber durchaus nicht der Fall, vielmehr ist die einzige Erscheinung, die wir bei allen Fällen der Erkrankung konstant finden, die Nekrose des Drüsengewebes bzw. ihre Vorstufe, das „akute Pankreasödem". Wenn nun auch schon die Stase genügt, um Nekrosen hervorzurufen (Ricker), so ist doch anzunehmen, daß auf die Stase im allgemeinen auch bald die Diapedeseblutung folgt und häufiger zu finden sein müßte, als das tatsächlich zutrifft. Ich möchte auch glauben, daß capilläre Blutungen nicht ausreichen, um die schweren ausgedehnten Hämorrhagien oder Infarcierungen des ganzen Pankreas und die großen Blutergüsse in der Umgebung desselben zu erzeugen.

Als drittes wichtiges ätiologisches Moment für die Entstehung der akuten Pankreaserkrankungen kommen vom Ausführungsgang aus wirkende Schädigungen in Betracht, indem das Pankreas schädigende Stoffe vom Darm her in den Pankreasgang eindringen und durch direkte Zellschädigung oder durch Veränderung des Pankreassekretes, vor allen Dingen durch Aktivierung desselben, zur Entstehung der Pankreasnekrosen führen. Die Versuche, das Krankheitsbild durch Injektion von reizenden ätzenden Substanzen und Giften in den Pankreasgang zu erzeugen, können kurz abgetan werden, da die dabei zur Anwendung gelangten Versuchsbedingungen für den Menschen nicht in Betracht kommen. (So wurde Terpentinöl, Salpetersäure, Chromsäure, Formalin, Soda, Zinkchlorid, Calcium, Natriumchlorid und verschiedenes andere eingespritzt.) Auch die Injektionen von Salzsäure (Hlava) — es wurde dabei an die Möglichkeit des Eindringens von Magensaft in den Ductus gedacht — sind für die Beurteilung der Vorgänge beim Menschen nicht verwertbar, da die dabei zur Anwendung gelangten Konzentrationen und Mengen beim Menschen gar nicht in Betracht kommen.

Sehr viel wichtiger sind die Untersuchungen über die Wirkung des in das Pankreas eingedrungenen Duodenalinhaltes und der Galle, da ein derartiges Vorkommnis beim Menschen nicht nur in den Bereich der Möglichkeit fällt, sondern erwiesen ist. Was zunächst den Duodenalinhalt als Ganzes anlangt, so liegen Untersuchungen über die Wirkung desselben nach Injektion in den Pankreasgang des Hundes von Pólya vor, wonach bei 97

---

[1] Letzteres trifft für zahlreiche Hundeversuche nicht zu.

derartigen Tierversuchen häufig akute tödliche Pankreasnekrosen erzielt wurden. Pólya führt diese Wirkung auf die aktivierende Eigenschaft der im Darmsaft enthaltenen Enterokinase auf das Pankreassekret zurück, wodurch letzteres aktiviert wird und die Fähigkeit erhält, das Pankreasgewebe zu verdauen und dadurch die Nekrosen hervorzurufen. Pólya hält indessen das Eindringen von Duodenalsaft in den Pankreasgang, selbst bei Klaffen der Papille infolge Steinabganges, für unwahrscheinlich, während Seidel auf Grund einer klinischen Beobachtung, bei der nach übermäßiger Stauung im Duodenum infolge Abknickung einer Gastroenterostomieschlinge eine Nekrose im Pankreaskopf mit Blutungen und disseminierten Fettnekrosen aufgetreten war, die gegenteilige Ansicht vertritt und den Nachweis zu liefern gesucht hat, daß bei derartigen Stauungen im Duodenum der Duodenalinhalt in der Tat in den Ductus pancreaticus eindringen kann.

Seidel machte bei 5 Hunden nach vorausgeschickter Gastroenterostomie eine Pylorusausschaltung nach v. Eiselsberg und ligierte nachher das Duodenum unterhalb der Mündungsstelle des Ductus Wirsungianus. Es entstand eine starke Stauung im abgeschlossenen Duodenalschenkel und bei vieren der Tiere traten schwerste Pankreasnekrosen mit Fettgewebsnekrosen und hämorrhagischem Exsudat auf, während diese Störungen ausblieben, wenn der Ductus Wirsungianus vor der Ligatur des Duodenums verschlossen worden war oder wenn das Duodenum oberhalb der Mündung des Pankreasganges unterbunden wurde.

Auf Grund dieser Experimente und der klinischen Beobachtung, die durch einen von Peičič veröffentlichten, allerdings nicht eindeutigen Fall Clairmonts eine weitere Stütze erfährt, ist wohl zuzugeben, daß gelegentlich einmal eine akute Pankreasnekrose durch Rückstauung des Duodenalinhaltes in den Pankreasgang zustande kommen kann. Ein häufigeres Vorkommnis ist das aber sicher nicht, da die schon erwähnten Untersuchungen von Stracker beweisen, daß das Duodenum gewöhnlich eher platzt, als daß Duodenalinhalt in den Pankreasgang eindringt.

Bei der Frage, welche Bestandteile des Duodenalinhaltes für die Erzeugung von Pankreasnekrosen in Betracht kommen, wurden zunächst das Fett und seine Bestandteile einer eingehenden Prüfung unterzogen. Die Injektion von verschiedenen Fetten in den Pankreasgang bewirkt bei genügender Menge und vor allem, wenn sich die Tiere während des Experimentes auf der Höhe des Verdauungszustandes befinden (Guleke), regelmäßig ausgedehnte tödliche, oft mit ausgedehntesten Blutungen einhergehende Pankreasnekrosen, die völlig dem Bilde der sog. Pankreasapoplexie der Menschen gleichen (Oser, Heß, Guleke, Eppinger). Bei Anwendung von geringeren Mengen Öl entsteht dagegen nur eine chronische indurative Pankreatitis.

Auf Grund derartiger Injektionsversuche mit Olivenöl, Ölsäure, Natronseife, Glycerin und Paraffin gelangte Heß zu der Anschauung, daß durch die Verseifung der in das Pankreas eingespritzten Fette eine um sich greifende Nekrose des Pankreas entstehe und daß der tödliche Verlauf dabei auf eine Seifenvergiftung zurückzuführen sei. Auf diese Theorie von Heß und ihre Widerlegung durch v. Bergmann und Guleke wird noch bei Besprechung der Todesursache bei den akuten Pankreaserkrankungen zurückzukommen sein. Hier genügt es festzustellen, daß zur Erzeugung tödlicher Pankreasnekrosen so große Mengen Öl zur Anwendung kommen müssen, wie sie beim Menschen gar nicht in Betracht kommen. Im übrigen handelt es sich bei diesen Versuchen, wie bei allen Injektionsversuchen, nicht um eine rein chemische Wirkung, sondern gleichzeitig auch um eine mechanische Schädigung des Pankreas infolge der Unterbindung des Ausführungsganges und der Sekretdrucksteigerung in der Drüse, wodurch an sich schon schwere Zellschädigungen hervorgerufen werden.

Mit Extrakten aus der Darmschleimhaut und mit Enterokinase, die, wie bekannt, eine Aktivierung des inaktiven Pankreassekretes herbeiführen, haben u. a. Lombroso, Seidel und Pólya gearbeitet und gezeigt, daß damit häufig akute Pankreasnekrosen erzeugt werden können.

Die von manchen Autoren vertretene Annahme, daß die akute Pankreasnekrose durch bakterielle Infektion hervorgerufen werde, legte den Versuch nahe, die im Duodenalinhalt vorhandenen Bakterien in den Pankreasgang zu injizieren, um auf diese Weise das etwaige Eindringen derselben in den Pankreasgang künstlich nachzuahmen. Solche Versuche sind in großer Zahl von den verschiedensten Autoren ausgeführt worden (Körte, Hlava, Carnot, Flexner, William), in neuerer Zeit von Seidel, Rosenbach, Pólya und Lattes. Während man dabei anfangs an Bakterien-Schädigungen gleicher Art wie an anderen Organen dachte, führte die Erkenntnis, daß Bakterien ebenso wie Leukocyten imstande sind, den Pankreassaft zu aktivieren (Delezenne und Gläßner), zu der Annahme, daß die Bakterienwirkung auf der Aktivierung des Pankreassekretes beruhe und dadurch die Selbstverdauung des Pankreas in Gang komme. Überraschenderweise führten aber alle diesbezüglichen Versuche zu durchaus unbefriedigenden Resultaten, so daß sie der bakteriellen Theorie keine rechte Stütze gaben.

So fand z. B. Seidel, daß bei Versuchen mit Injektion von Duodenalsaft und mit „genau so viel Bakterien, wie in diesem Duodenalsaft enthalten waren", die Tiere, bei denen Duodenalsaft und Bakterien eingespritzt wurden, schnell zugrunde gingen, die nur mit Bakterien Injizierten dagegen nicht. Auch Niosi, Lattes und Pólya kommen zu ähnlichen negativen Resultaten; unter 12 Bakterieninjektions-Versuchen Pólyas führte nur ein einziger zu einer hämorrhagischen Pankreasnekrose, alle übrigen dagegen nur zu interstitiellen Entzündungen und Eiterungen im Pankreas ohne Fettnekrose.

Berücksichtigt man die Gesamtresultate der experimentellen Untersuchungen einerseits und die klinischen Beobachtungen andererseits, so wird man auch heute daran festhalten müssen, daß die bakterielle Theorie der Entstehung der akuten Pankreasnekrose als nicht genügend gestützt abzulehnen ist. Allem Anschein nach ist das Pankreassekret sogar imstande, eingedrungene Bakterien schwer zu schädigen oder abzutöten, wie die von Hlava und Carnot festgestellte schlechte Färbbarkeit der Bakterien nach Trypsineinwirkung und die neuen Untersuchungen von A. Mayer beweisen.

Anders scheinen die Verhältnisse zu liegen, wenn die Bakterien in Kombination mit Galle oder mit schwerer Sekret-Stauung im Pankreas zur Wirkung gelangen. So konnte Pólya durch Injektion von Bakterien und Galle bei der Mehrzahl der Versuchstiere eine schnell tödlich verlaufende typische Pankreasnekrose mit zahlreichen Fettgewebsnekrosen, Blutungen und blutigem Bauchhöhlen-Erguß erzeugen, während die gleiche Menge Galle allein oder die gleiche Menge der Bakterienkultur und -filtrate dazu nicht genügte. Pólya kommt zu dem Schluß, daß die Bakterien den Pankreassaft zwar nur schwach zu aktivieren vermögen, daß aber die Galle die tryptische Kraft des so aktivierten Pankreassaftes nach Pawlow, Delezenne und Gläßner dermaßen erhöht, daß dieser jetzt imstande ist, das Drüsengewebe selbst anzugreifen und die Autodigestion desselben in Gang zu bringen.

Den Einfluß der Bakterienwirkung bei gleichzeitiger Stauung des Pankreassekretes erforschte Nordmann gelegentlich seiner Untersuchungen über den Zusammenhang zwischen akuter Pankreatitis und Erkrankungen der Gallenblase; er fand, daß die alleinige Ligatur der Ausführungsgänge des Pankreas beim Hunde nur unbedeutende Veränderungen hervorruft, daß aber durch gleichzeitige Injektion von $^1/_2$ ccm Darmbakterienkulturen in die Gallenblase schwere Pankreasnekrosen zu erzeugen sind. Wenn dabei der untere Pankreasgang offen geblieben war, so blieben Veränderungen am Pankreas aus, trotzdem die Hunde in 5—7 Tagen an Cholangitis zugrunde gingen. Zum Erfolg ist es also notwendig, daß eine vollständige Sekretstauung im Pankreas vorliegt. Da nach Ligatur des Choledochus unterhalb der Gallenblase bei sonst gleichen Versuchsbedingungen alle Veränderungen am Pankreas trotz Auftretens von Cholangitis und Leberabscessen ausblieben, so genügt nach Nordmann das Durchwandern der Bakterien durch den intrapankreatischen Choledochusteil in das Pankreas zur Entstehung der akuten „Pankreatitis"[1]. Die Verschleppung von infektiösem Material auf dem Lymphwege ist nach seinen Untersuchungen dafür nicht ausreichend.

Wie schon erwähnt, zielen ja auch die Untersuchungen Zöpffels am klinischen Material dahin, daß der infizierten Galle bei der Entstehung der akuten Pankreasnekrose wahrscheinlich mehr Bedeutung zukommt als bisher angenommen wurde. Im Verein mit den Untersuchungen Pólyas und Nordmanns fordern diese Feststellungen dazu auf, in dieser Richtung weiter zu forschen. Immerhin ist auch hier wieder daran zu erinnern, daß der Nachweis von Galle, sei sie nun infiziert oder nicht, in den Pankreasgängen beim Menschen nur verhältnismäßig selten erbracht worden ist.

Mit den eben geschilderten Versuchen ist schon das Wesentlichste, was an Experimenten über die Einwirkung der Galle auf das Pankreas vorliegt (Flexner, Opie, Guleke, Pólya, Seidel, Nordmann) vorweggenommen. Wir wissen heute, daß die Galle an sich zwar nicht imstande ist, den Pankreassaft zu aktivieren, daß sie aber die Verdauungskraft des auch nur schwach aktiven Pankreassekretes sehr beträchtlich zu erhöhen vermag. Die Versuche, durch Injektion reiner Galle in den Pankreasgang akute Pankreasnekrosen zu erzeugen (Opie, Guleke, Pólya), haben zu keinen befriedigenden Resultaten geführt. Es gelingt zwar, auf diese Weise Pankreasnekrosen zu erzeugen und nach Opie tritt dabei im Pankreas eine auffallende Neigung zu Blutungen auf, aber die Nekrosen sind nur dann von größerer Ausdehnung, wenn so große Mengen Galle eingespritzt werden, wie sie beim Menschen nicht in Betracht kommen. Aus den eben besprochenen Versuchen geht hervor, daß noch andersartige Störungen hinzutreten müssen, um nennenswerte Erkrankungen zu erzeugen, nämlich mechanische Schädigungen des Pankreas (Sekretstauung) und eine Infektion der Galle. Da beim Menschen bei Einklemmung eines Choledochussteines in der Vaterschen Papille eine kombinierte Schädigung des Pankreas durch gleichzeitige Sekretstauung und Druckerhöhung und durch Überfließen von meist infizierter Galle in den Pankreasgang in ganz analoger Weise wie bei den erfolgreichen Tierversuchen

---

[1] Gemeint ist die von mir als akute Pankreasnekrose bezeichnete Erkrankung.

zustande kommt, so muß als erwiesen angesehen werden, daß bei einer Reihe von Fällen in der Tat in dieser kombinierten Schädigung die Entstehungsursache zu suchen ist.

Die bisher geschilderten Versuche brachten schon verschiedentlich Hinweise darauf, daß das Pankreassekret selbst anscheinend eine wichtige Rolle bei der Entstehung der akuten Pankreasnekrose spielt. Dafür spricht zunächst die verschiedene Schwere der unter sonst gleichen Versuchsbedingungen erzeugten Krankheitszustände, je nachdem das Versuchstier sich zur Zeit der Vornahme der Injektion auf der Höhe des Verdauungszustandes oder im Hungerzustande befindet; im einen Fall treten diffuse schwere, tödlich verlaufende Pankreasnekrosen auf, im anderen Falle nur vorübergehende Krankheitserscheinungen und eine chronische Pankreatitis (Guleke). Pólyas und Seidels Versuche, durch Einspritzung von Pankreassekret in den Pankreasgang die akute Pankreasnekrose zu erzeugen, führten übereinstimmend zu dem Resultat, daß bei Einspritzung aktiven Pankreassaftes fast immer schnell tödlich verlaufende ausgedehnte Pankreasnekrosen entstanden. Das Quantum des eingespritzten Pankreassekretes ist dabei nach Pólya ziemlich belanglos, da 2—3 ccm, ja sogar 1 ccm einer wirksamen Lösung den Tod herbeiführen; auch der Verdauungszustand der Drüse und das Vorhandensein oder Fehlen mechanischer Schädigungen (z. B. Ligatur des Ausführungsganges) soll für den Erfolg belanglos sein. Eine aktive Trypsinlösung wirkt nach den Untersuchungen der genannten Autoren in völlig gleicher Weise, inaktiver Pankreassaft ist dagegen ziemlich wirkungslos, da Versuche mit viel größeren Mengen inaktiven Pankreasfistelsaftes (8—10 ccm — Pólya) keine nennenswerten Resultate ergeben haben. Auch durch Erwärmung ganz oder teilweise inaktivierte Trypsinlösungen sind nicht imstande, das schwere Krankheitsbild hervorzurufen.

Auf Grund dieser Untersuchungen muß der Aktivierung des Bauchspeichels eine wichtige Bedeutung für das Zustandekommen der akuten Pankreasnekrose zuerkannt werden. Die Aktivierung kann nun auf sehr verschiedene Weise zustande kommen: sowohl durch Beimengung von Enterokinase, Duodenalinhalt, Gallegemischen zum Pankreassaft als auch durch Bakterien und Leukocyten, obschon Lattes festgestellt hat, daß Leukocyten- und Bakterienkulturen auf die Proteolyse keinen Einfluß haben. Gegenüber der Anschauung von Pólya, Eppinger u. a., daß die aktivierende Kraft von außen in das Pankreassekret hineingelangen muß, um die Selbstverdauung des Pankreas in Gang zu bringen, bewies Lattes in seiner ausgezeichneten gründlichen Arbeit, daß das keineswegs notwendig sei, wie schon aus den Erscheinungen nach Implantation von Pankreasstücken in die Bauchhöhle geschlossen werden kann. Es gibt vielmehr im Pankreasgewebe eine Substanz mit aktivierenden Eigenschaften. Sie leistet der Erwärmung auf 60⁰ eine Zeitlang Widerstand, so daß man sie bei Wiedererwärmung des Macerationsproduktes 15 Minuten auf 60⁰ von dem proteolytischen Ferment trennen kann. Sie ist sehr labil, wird bei 75⁰ in 15 Minuten zerstört, ebenso in längerer Zeit schon bei niederen Wärmegraden (in 25 Minuten bei 60⁰, in einigen Tagen im Brutschrank). Diese aktivierende Substanz ist nicht im Pankreas vorgebildet, sondern entsteht erst allmählich während der Autolyse." Demnach genügen geringe autolytische Vorgänge im Pankreas, um dessen Sekret zu aktivieren und seine Wirkung beträchtlich zu verstärken. „Der Lehre von Pólya und Eppinger, nach denen die Nekrose hauptsächlich durch intrapankreatische Aktivierung des Sekretes zustande kommt", stellt Lattes „die gerade umgekehrte entgegen, daß nämlich die im Pankreas vor sich gehende Sekretaktivierung und die anschließende Vergiftung durch die irgendwie entstandene Nekrose verursacht wird."

Im Einklang damit steht die Feststellung von Wohlgemuth, daß inaktiver Pankreassaft durch Zusatz von Aminosäuren aktiviert werden kann. Die bei der Autolyse des Pankreas entstehenden Eiweißabbauprodukte sind also an sich imstande, das Pankreassekret zu aktivieren und damit den Selbstverdauungsprozeß erst recht in Gang zu bringen.

Der Anschauung, daß dem aktivierten Pankreassekret, und zwar im wesentlichen seiner proteolytischen Komponente eine Hauptrolle bei der Entstehung der akuten Pankreasnekrose zuzusprechen ist, stehen, wie schon erwähnt (vgl. S. 118), auch Ricker, Knape und Natus ablehnend gegenüber. Wenn man aber annimmt, daß auch bei den durch Gefäßstörungen oder sonstwie hervorgerufenen Nekrosen im Pankreas Eiweißabbauprodukte entstehen, die den Pankreassaft aktivieren und so erst recht zur Ausbreitung der Erkrankung führen, so scheint mir eine Vereinigung der verschiedenen Ansichten durchaus möglich, wie man ja überhaupt gezwungen ist, verschiedene Entstehungsmöglichkeiten nebeneinander gelten zu lassen, wenn man das gesamte vorliegende Beobachtungsmaterial und die experimentellen Feststellungen zusammenfaßt.

Allem Anschein nach müssen zwei Vorbedingungen für das Zustandekommen der akuten Pankreasnekrose stets erfüllt sein: auf der einen Seite muß der Pankreassaft aktiviert sein, was, wie wir gesehen haben, durch die verschiedenartigsten Einflüsse geschehen kann. Hierbei kommen sowohl bei dem Zellzerfall entstehende

Eiweißabbauprodukte als auch von aüßen in das Pankreas eindringende Substanzen (Duo-denalinhalt, infizierte Galle, vielleicht auch Bakterien und Blut) in Frage. Auf der anderen Seite sprechen alle Experimente dafür, daß eine Gewebsschädigung des Pankreas vorhanden sein muß, die die Zellen ihrer natürlichen Widerstandskraft gegenüber den verdauenden Säften des Pankreas beraubt (Rosenbach, Guleke, Eppinger, Nordmann, Seidel). Schon eine plötzliche reflektorische Ischämie kann nach Beneke dazu genügen, Stase und Blutungen erst recht; mechanische Störungen, Sekretstauung und Druckerhöhung im Gangsystem und Traumen können dasselbe Resultat herbeiführen. Möglicherweise kommt auch den Bakterien insofern eine Bedeutung für die Entstehung mancher akuten Pankreasnekrose zu, als sie durch Erzeugung von Zellnekrosen indirekt den Pankreassaft aktivieren und den Anstoß zur Autodigestion geben (Lattes).

Demnach kann sowohl die Gewebsschädigung als auch die Aktivierung des Pankreassekretes durch sehr verschiedenartige Einflüsse hervorgerufen werden; sie können sich auch vice versa verstärken. Das erklärt die Vielseitigkeit der Entstehungsmöglichkeiten und die Schwierigkeit, zu einer einheitlichen Deutung der Pathogenese zu kommen. — Für die Praxis ergibt sich daraus, daß die Frage, welche Faktoren im gegebenen Fall ätiologisch in Betracht kommen, von Fall zu Fall gesondert untersucht werden muß.

Die Todesursache bei der akuten Pankreasnekrose bildete das Objekt der Fragestellung bei einer anderen Reihe von experimentellen Untersuchungen. Die in früherer Zeit vertretene Anschauung, daß der Tod bei der sog. Pankreasapoplexie ein Verblutungstod sei, war, wie oben auseinandergesetzt, deshalb nicht haltbar, weil die in das Pankreas und seine Umgebung ausgetretene Blutmenge nur bei einigen wenigen Fällen so ausgiebig war, daß sie für den Tod allenfalls hätte in Betracht kommen können. Auch die Annahme, daß der bei der Pankreasnekrose so häufig zu beobachtende Kollaps auf nervöse, reflektorische Störungen infolge des durch das harte, vergrößerte Pankreas auf das Ganglion semilunare und den Plexus solaris ausgeübten Druckes (Friedreich, Böhm, Seitz) zurückzuführen sei und daß auch der Tod mit diesen nervösen Störungen zusammenhänge, konnte nicht befriedigen. Ebenso kann eine bakterielle Infektion als Todesursache nicht herangezogen werden, da bakterielle Einflüsse bei der überwiegenden Mehrzahl der Fälle nicht nachgewiesen werden konnten und die bakterielle eitrige Pankreatitis im Gegenteil viel milder verläuft.

Dagegen macht der Krankheitsverlauf bei der akuten Pankreasnekrose so sehr den Eindruck einer schweren Vergiftung, daß die Vermutung, es könnte sich dabei um eine Intoxikation handeln, von verschiedenen Seiten (Sarfert, v. Mikulicz, Longenecker, Hahn, Bunge) ausgesprochen wurde. Dabei wurde sowohl an eine von dem durch das austretende Pankreassekret geschädigten Darmtraktus ausgehende Intoxikation als auch an eine solche durch die im Bauchhöhlenexsudat enthaltenen Gewebszerfallsprodukte gedacht. Für die erstere Annahme liegt keinerlei Beweismaterial vor, die Ungiftigkeit des Bauchhöhlenexsudates wurde von Jung nachgewiesen.

Auf Grund seiner Versuche mit der Einspritzung verschiedener Fette in das Pankreas nahm Heß an, daß es sich bei dem durch die akute Pankreasnekrose verursachten Tod um eine Seifenvergiftung handle. Diese Annahme haben v. Bergmann und Guleke seinerzeit widerlegt, indem sie darauf hinwiesen, daß die Verseifung der Fette im nekrotischen Fettgewebe als Todesursache nicht in Betracht kommen kann, weil der Tod auch bei Verhinderung der Ausbreitung des Steapsins und infolgedessen auch bei der Ausschaltung von Fettgewebsnekrosen (Tamponadeversuche Gulekes) doch eintritt, andererseits trotz ausgedehntester Fettgewebsnekrosen häufig ausbleibt. Auch die gleich noch zu besprechenden Erfolge der Immunisierung gegen sonst tödliche Pankreasnekrosen durch Trypsinvorbehandlung, dank der trotz reichlichster Anwesenheit von Fettgewebsnekrosen der Tod ausbleibt, sind mit der Annahme einer Seifenvergiftung unvereinbar, zumal Heß selbst ausspricht, daß es eine Immunisierung gegen Seifen nicht gibt. Schließlich muß die Seifenvergiftung, um tödlich zu wirken, nach Bunge viel schneller zustande kommen, als das bei der Pankreasnekrose je der Fall sein kann. Auch Rosenbach und Lattes kommen auf Grund eigener Versuche zu einer Ablehnung der Seifenvergiftung.

Es lag nahe, das Gift im Pankreas selbst zu suchen, da schon die Implantation von steril entnommenen Pankreasstücken in die Bauchhöhle, wenn nur genügend große Stücke eingebracht wurden, regelmäßig unter den charakteristischen Erscheinungen zum Tode führt. Die von mir gemachte Beobachtung, daß der Ausgang bestimmter Eingriffe am Pankreas davon abhängt, ob das Tier sich zur Zeit des Eingriffes im Hunger- oder im Verdauungszustand befindet, weist darauf hin, das schädliche Agens im Pankreassekret selbst zu erblicken. Meine diesbezüglichen zum großen Teil mit G. v. Bergmann gemeinsam angestellten Versuche ergaben, daß die Erzeugung tödlicher Vergiftungen unter ganz analogen Erscheinungen wie bei der experimentellen Pankreasnekrose oder bei der Implantation von Pankreasstücken in die Bauchhöhle sowohl mit frischem Pankreasfistelsekret als auch durch Injektion käuflicher Trypsinlösungen gelingt. Entgegen anderen Anschauungen konnte ich zeigen, daß auch inaktiver Pankreassaft tödliche Vergiftungen hervorruft, indem ich mittels entsprechender Methodik den durchschnittenen Pankreasgang bei völlig intaktem Pankreas frei in die Bauchhöhle münden ließ und durch das Ausfließen des Pankreassekretes in die Bauchhöhle die üblichen tödlichen Vergiftungen hervorrief. v. Bergmann und ich konnten ferner durch entsprechende Vorbehandlung der Tiere mit steigenden Trypsininjektionen eine aktive Immunität erzielen, dank der die vorbehandelten Tiere nicht nur Trypsininjektionen in tödlicher und größerer Dosis, sondern sowohl die akute Nekrose des ganzen eigenen Pankreas als auch den Zerfall sonst tödlicher Mengen eines fremden, in die Bauchhöhle implantierten Pankreas überstanden. Die Immunisierung wurde auch durch Trypsinpräparate erzielt, die durch Erwärmung inaktiviert waren, so daß wir zu der Überzeugung kamen, daß das proteolytische Ferment im Trypsin an sich nichts mit der Schwere der Vergiftung zu tun hat und annahmen, daß von der proteolytischen eine toxische Komponente im Trypsin zu trennen sei, die die tödliche Vergiftung hervorbringe. Den Einwand Matthes', daß es sich bei unseren Versuchen gar nicht um eine eigentliche Immunisierung, sondern um die Gewöhnung an eine beim Pankreaszerfall vor sich gehende Albumosenvergiftung handele, hat v. Bergmann in einer besonderen Arbeit widerlegt.

Unsere Versuchsergebnisse fanden in der Folgezeit von verschiedener Seite wertvolle Stützen und Ergänzungen. So fanden Matthes und Kirchheim, daß das Trypsin neben seiner proteolytischen auch eine nekrotisierende Wirkung besitzt, Friedemann stellte eine hämolytische Wirkung des Trypsins fest, Sailer und Speese fanden im Blut an experimenteller Pankreasnekrose leidender Hunde ein Toxin, das den Tod von Meerschweinchen und anderen Hunden (nach Injektion von Serum der erkrankten Tiere) herbeiführte, während das Serum normaler Hunde keine Schädigungen erzeugte. Es gelang den genannten Autoren auch, Meerschweinchen gegen dieses Gift durch Vorbehandlung mit steigenden Dosen des Giftes zu immunisieren. Diese Versuche konnten allerdings weder von v. Bergmann und mir, noch auch von Heß bestätigt werden. Doberauer suchte den Nachweis zu führen, daß das in vorgeschrittener Autolyse befindliche Pankreas bei Implantation in die Bauchhöhle giftiger wirke als das frische Pankreas, da er annahm, daß im zerfallenden Pankreas eine in den Zerfallsprodukten des Pankreasgewebes zu suchende toxische Substanz produziert wird, die die tödliche Vergiftung hervorruft. Dieser Ansicht Doberauers können v. Bergmann und ich indessen nicht zustimmen, wenn wir auch zugeben, daß bei der Autolyse des Pankreas giftige Stoffe entstehen können. Denn abgesehen davon, daß sich gegen die Versuche Doberauers mancherlei einwenden läßt, beweisen meine Versuche mit der „inneren Pankreasfistel", daß das Pankreassekret allein, ohne jede Schädigung des Pankreas, genau so schwere tödliche Vergiftungen hervorrufen kann, wie sie vom autolytisch zerfallenen Pankreas ausgehen. Auch der Nachweis einer erst während der Autolyse entstehenden aktivierenden Substanz im Pankreasgewebe scheint mir nicht dazu auszureichen, die Anschauungen von v. Bergmann und mir einerseits und die von Doberauer andererseits in Einklang zu bringen, wie Lattes annimmt. Denn auf Grund unserer Untersuchungen müssen wir daran festhalten, daß das giftige Agens auch im inaktivierten Pankreassaft und im gesunden Pankreas enthalten ist, wie denn auch eine Immunisierung gegen dieses Gift mit inaktiviertem Pankreassekret möglich ist.

Jedenfalls kann aber als erwiesen angesehen werden, daß der Tod bei der akuten Pankreasnekrose auf eine Vergiftung zurückzuführen ist, die durch ein im frischen oder kranken Pankreas, im Pankreassekret und im Trypsin enthaltenes Gift erzeugt wird. Mit der proteolytischen Komponente im Trypsin hängt die Vergiftung nicht zusammen; vielmehr muß eine toxische Komponente angenommen werden. Ob es gelingen wird, dieselbe zu isolieren, muß die Zukunft lehren.

Klinik der akuten Pankreasnekrose.

Symptome und klinischer Verlauf. Bei einer großen Zahl von Fällen ergibt die Anamnese, daß ganz dieselben Erscheinungen wie bei dem vorliegenden Anfall bereits früher, oft in mehrfachen Schüben vorausgegangen sind. Diese Attacken werden in der Regel als „Magenkrämpfe" oder „Gallensteinkoliken" gedeutet, mit denen sie ja auch häufig vergesellschaftet sind. Bei anderen Fällen werden dagegen ganz charakteristische Gallensteinkoliken mit oder ohne Ikterus als Vorläufer geschildert, denen gegenüber die Kranken die bei dem Einsetzen der akuten Pankreasnekrose

auftretenden Beschwerden als etwas Differentes, Neuartiges selbst bezeichnen. Sehr oft ist eine genaue Unterscheidung der Krankheitsbilder,
auch bei genauester Untersuchung durch den erfahrenen Arzt, nicht möglich,
zumal bei der häufigen Kombination der Pankreasnekrose mit Gallensteinen die Erscheinungen sich leicht überdecken. Die Prodromalattacken
reichen bei manchen Fällen über viele Jahre zurück, bei anderen sind sie erst
einige Monate vor Ausbruch des schweren Anfalles aufgetreten, sie können
auch vollständig fehlen.

Der akute Anfall setzt unter rascher Entwicklung stürmischer Erscheinungen
unvermittelt ein. Meist werden davon fettleibige Patienten betroffen und
nicht selten ergibt die Anamnese, daß der Anfall im Anschluß an eine reichliche oder überreiche Mahlzeit, oft verbunden mit Alkoholmißbrauch, aufgetreten ist. Als allgemein gültige Vorbedingung kann das indessen nicht angesehen werden, da, wie schon früher erwähnt, auch sehr mäßige, nüchterne,
magere Patienten nicht verschont bleiben.

Unter schnell zunehmendem Krankheitsgefühl und unter Übelkeit und
wiederholtem Erbrechen treten schnell sich steigernde Schmerzen von oft
ungeheurer Intensität im Oberbauch auf, die von der Mitte des Epigastriums
nach dem Rücken ausstrahlen, auch rechts von der Mittellinie, häufiger nach
links hinüberziehend empfunden werden. Sie haben keinen kolikartigen Charakter, sondern sind von gleichmäßiger Stärke und von solcher Intensität,
daß die Kranken sich oft stöhnend und schreiend herumwälzen und nicht selten
unter schweren Chokerscheinungen völlig zusammenbrechen. Der Puls ist anfangs
ruhig, wenn auch oft klein, die Temperatur entsprechend dem Chok eher subnormal. Winde und Stuhlgang sistieren mehr oder weniger; auf hohe Einläufe
hin läßt sich zwar nicht selten Stuhl- und Windabgang vorübergehend erzielen;
der Eindruck eines unvollständigen Ileus bleibt aber bestehen.

Die Untersuchung des Abdomens ergibt im Anfangsstadium eine auf den
Oberbauch beschränkte Auftreibung und Spannung des Leibes, ohne daß eine
ausgesprochene Muskelspannung, wie sie bei einer Perforationsperitonitis so
frühzeitig in die Erscheinung tritt, vorhanden wäre. Infolgedessen ist eine
tiefe Palpation bei einiger Vorsicht ganz gut möglich und man kann dabei
einen entsprechend der Lage des Pankreas oberhalb des Nabels quer nach links
hinüber zu verfolgenden tiefliegenden Druckschmerz nachweisen. Bei typischen
Fällen läßt sich auch in der Tiefe vor der Wirbelsäule eine quergestellte Resistenz
— entsprechend dem vergrößerten, geschwollenen Pankreas — tasten, die,
wie Körte betont, das wichtigste, differentialdiagnostische Merkmal der akuten
Pankreasnekrose ist. Bei schweren Fällen ist Glykosurie nachweisbar, während
Störungen der äußeren Pankreassekretion nur sehr selten auftreten.

Daneben finden sich nicht selten die auf das primäre Gallenwegsleiden
hinweisenden Symptome (Koliken und Druckschmerz in der Gallenblasengegend, eine Resistenz daselbst oder eine palpable Vergrößerung der Gallenblase, Ikterus, eventuell cholangitische Erscheinungen).

Im weiteren Verlauf dehnt sich die Auftreibung diffus über den ganzen
Leib aus und es entsteht in den nächsten Tagen auch in den weiter abwärts gelegenen Partien des Abdomens ein klinisch nachweisbares Exsudat. Unter
Fortdauer der Ileuserscheinungen, zu denen sich allmählich die Symptome
einer Peritonitis hinzugesellen, unter Fortdauer oder Zunahme des schweren
Choks, unter Kleiner- und Frequenterwerden des Pulses und allmählich ansteigender Temperatur und unter zunehmendem allgemeinen Verfall tritt nach
wenigen Tagen der Exitus ein. Der Krankheitsverlauf macht dabei, besonders
bei den schwersten, schnell tödlich verlaufenden Fällen durchaus den Eindruck
einer schweren Intoxikation; daß es sich tatsächlich um eine solche handelt

und daß dieselbe durch Resorption toxischer Stoffe aus dem zerfallenden Pankreas und seinem Sekret zustande kommt, haben die experimentellen Untersuchungen von v. Bergmann und Guleke, Doberauer, Lattes u. a. gezeigt.

Die Schwere des Krankheitsbildes und die Schnelligkeit des Verlaufes sind abhängig von der Schwere und der Ausdehnung der Veränderungen im Pankreas. Bei den sog. „ultraakuten" Fällen (Mayo Robson), bei denen diffuse, schwerste Nekrosen des Pankreas vorliegen, kann der Tod schon nach einer Reihe von Stunden eintreten; wenn sich der Prozeß nur langsam im Pankreas ausbreitet, vergehen einige Tage, bis die von hier aus resorbierten Toxine den Tod herbeiführen.

So trat der Exitus bei einem Falle von Hochhaus schon 19 Stunden nach Beginn der Erkrankung ein. Das Pankreas war schwer verändert, begleitende Blutungen waren nur in geringem Maße vorhanden.

Bei einem Fall Bodes, einer 41jährigen Frau, die vor 6 Wochen mit Schmerzen im Leib, Fieber, Erbrechen, Stuhlverstopfung erkrankt war, nach 3 Wochen wieder aufstehen konnte, waren zwei Tage vor der Operation wieder Schmerzen in der Magengegend, Meteorismus, blutiges Erbrechen und blutiger Stuhl aufgetreten. Sie kam schwer krank in die Klinik und wurde unter der Diagnose „Peritonitis" sofort operiert. Entfernung der Appendix. Reichlich blutiger Ascites in der Bauchhöhle und Fettgewebsnekrosen. Daher Medianschnitt und Freilegung des blutig gefärbten Pankreas. Drains und Tampons auf das Pankreas. Wenige Stunden später Exitus. Die Sektion ergab ein stark vergrößertes, hartes, von Blutungen und Nekrosen durchsetztes Pankreas. Reichlich Fettgewebsnekrosen auch im Mediastinum. Das Peritoneum spiegelnd und glatt.

Zwei trotz Operation außerordentlich rapide verlaufende Fälle beobachtete u. a. auch Gobiet. Trotzdem die Operation schon 12 resp. 4 Stunden nach Beginn der Erkrankung ausgeführt wurde, trat der Tod 36 resp. 18 Stunden nach Krankheitsbeginn ein. Dabei fand sich weder eine Peritonitis, noch ein vorgeschrittener Zerfall des Pankreas, wohl aber war dasselbe in voller Ausdehnung befallen (bei beiden Fällen war das Pankreas gallig durchtränkt, es bestanden im Choledochus und an der Papille entzündliche Veränderungen und es war eine Rückstauung von Galle in den Pankreasgang erfolgt).

Der Befund bei diesen Fällen weist unzweifelhaft darauf hin, daß der Tod bei ihnen auf die schwere Vergiftung zurückzuführen ist, da die lokalen Veränderungen am Pankreas an sich den Tod nicht erklärt hätten.

Bei weniger akut verlaufenden Fällen kann im Laufe von einigen Tagen ein Stillstand eintreten, der unter allmählicher Besserung des Allgemeinbefindens zur Ausbildung eines abgekapselten Exsudates führt. Aus diesem entwickelt sich dann eine peripankreatische Pseudocyste oder es folgt bei Eintritt einer Sekundärinfektion unter septischen Temperaturen Abscedierung und Verjauchung des Ergusses mit Sequestration des zerfallenen Pankreasteiles, retroperitonealen Senkungen oder mit Durchbruch in die freie Bauchhöhle. Bei leichtem Verlauf kann der Anfall nach einigen Tagen auch völlig abklingen, ohne daß schwerere Allgemeinerscheinungen oder lokale Veränderungen (Abstoßung von Nekrosen, Entstehung von Degenerationscysten oder Absceßhöhlen, Störung der inneren oder äußeren Sekretion des Pankreas) auftreten. Daß ein solcher glücklicher Ausgang gar nicht allzu selten vorkommt, wird durch das Überstehen oft mehrmaliger Prodromalattacken und durch den Befund alter Blutreste im Pankreas bei Gelegenheit der Operation oder Sektion bestätigt.

So typisch das Krankheitsbild und der Verlauf bei manchen Fällen auch ist, so verschiedenartig können die Erscheinungen im Einzelfalle sein. Sie sollen daher noch gesondert ausführlicher durchgesprochen werden. Zur besseren Illustration des Gesagten seien neben den schon ausführlicher angeführten Krankengeschichten noch einige charakteristische Beobachtungen kurz beschrieben.

Als Typus eines Frühfalles der akuten Pankreasnekrose („akutes Pankreasödem") sei einer der Fälle (4) Zöpffels erwähnt. 47jährige Frau. Im Frühjahr 1922 zwei Gallensteinanfälle, ein ebensolcher Anfall am Abend vor der Aufnahme. Nachts Besserung. Am

Morgen des 8. 4. 1922 „wahnsinnige" Schmerzen im ganzen Leib, zwischen die Schulterblätter und in den Rücken ausstrahlend. Dauerndes Erbrechen.

Starkes Fettpolster. Macht schwerkranken Eindruck. Gesichtszüge blaß, verfallen. Puls fadenförmig, beschleunigt. Leib äußerst gespannt und druckempfindlich, am stärksten in der Mitte des Oberbauches und in der Gallenblasengegend, spärliche Darmgeräusche. Leukocyten: 16 000. Kein Zucker im Urin.

Operation: Kleine, geschrumpfte, entzündete Gallenblase mit Steinen und trübeitrigem Sekret im Innern. Choledochus nicht erweitert. Die eingeführte Sonde stößt auf einen Widerstand, den sie mit einem kleinen Ruck überwindet, und gleitet dann mit einem charakteristischen Ruck durch die Papille in den Darm. Pankreas geschwollen, härter als normal, von einem glasigen Ödem durchsetzt, das aber nur in der Gegend des Pankreaskopfes auf die Umgebung übergegangen ist. Keine Fettgewebsnekrosen, keine Nekrose des Drüsenparenchyms, keine Blutungen. Probeexcision aus dem Pankreas ergibt: lockere, entzündliche Infiltration ohne Schädigung der Drüsenzellen. Im Inhalt der Gallenblase bakteriologisch Bact. coli.

Der Zustand am Morgen nach der Operation auffallend zum Besseren gewendet. Puls kräftig, regelmäßig, die schweren toxischen Erscheinungen sind geschwunden. In den folgenden Tagen Gallensteine durch den Stuhl entleert. Weiterer Verlauf o. B.".

Eigene Beobachtung: 51jährige Frau. Seit 1913 Gallensteinkoliken von 1 bis 2 Tagen Dauer, mit Erbrechen und Ikterus. Am 23. März 1922 nach einem sehr reichlichen Mittagessen gegen Abend krampfartig ziehende Schmerzen im Oberbauch und dann im ganzen Leibe. Sie dauern ununterbrochen $1^{1}/_{2}$ Tage an, „fortwährendes Erbrechen galliger Massen". Am 25. 3. 1922 läßt das Erbrechen nach, aber der Leib wird stark aufgetrieben, Stuhlverhaltung. Puls am 25. 3. 1922 morgens 72, abends 92; Temperatur 36,8 resp. 37,2.

Am 26. 3. 1922 nachmittags Aufnahme in die Klinik. Sehr fette Frau von mittlerer Größe. Aussehen fieberhaft; leicht cyanotische Gesichtsfarbe, kurzatmig. Puls 120, klein, Temperatur 38°. Die ziemlich apathische Patientin liegt ruhig da, klagt nicht über Schmerzen, meint, daß es ihr heute nachmittag besser ginge als vorige Nacht. Das sehr fette Abdomen ist tonnenförmig aufgetrieben, in allen Teilen gleichmäßig gering gespannt. Eine eigentliche Bauchdeckenspannung fehlt, nur unterhalb des linken Rippenbogens sind die Bauchdecken leicht gespannt. Wegen der Spannung und des Fettreichtums ist eine genaue Palpation in der Tiefe nicht möglich, doch findet sich bei tiefem Eindrücken eine starke Druckempfindlichkeit oberhalb des Nabels quer über den Oberbauch verlaufend; sie ist am ausgesprochensten unterhalb des linken Rippenbogens. Hier scheint auch eine quer liegende Resistenz in der Tiefe vorhanden zu sein. Der Unterbauch ist anscheinend frei, kein Exsudat nachweisbar. Abdomen im übrigen o. B.

Auf Grund der Anamnese und des Palpationsbefundes nahm ich eine Pankreasnekrose bei gleichzeitiger alter Cholelithiasis an und schritt sofort zur Operation: Medianschnitt im Oberbauch. Subcutanfett kolossal reichlich, nicht verändert, enthält keine Fettnekrosen. Nach Eröffnung des Peritoneums fließt blutig-seröse Flüssigkeit ab und in dem vorliegenden handdicken Netz erscheinen sofort reichlich weiße, stippchenförmige Fettgewebsnekrosen, die vielfach dem Verlauf der Gefäße entsprechend angeordnet sind und sich auch gleichmäßig über das ganze Lig. gastrocolicum verteilen. Das Querkolon ist kolossal gebläht, das Mesocolon transversum hochgradig sulzig infiltriert. Nach Heraufschlagen des Querkolons finden sich auch an der Unterfläche des Mesokolons Fettgewebsnekrosen, wenn auch nicht so reichlich wie im Lig. gastrocolicum. Austupfen des Exsudates, Abtamponieren der Wurzel des Mesokolons von unten her. Eingehen durch das Lig. gastrocolicum in die Bursa omentalis. Es zeigt sich nun, daß das Pankreas in ganzer Ausdehnung auf ungefähr das Doppelte seines normalen Volumens verdickt, hart und gespannt ist. Es ist bunt verfärbt, dunkelrote, gelbe und weiße Felder wechseln miteinander ab. Die distale Hälfte des Pankreas scheint am stärksten befallen zu sein. Ein Erweichungsherd im Pankreas ist nicht nachweisbar. Stumpfes Eindringen mit der Kornzange in das Pankreas an der härtesten Stelle, ohne daß dabei eine Blutung auftritt. Die Pankreaswunde wird in der Längsrichtung der Drüse, auf etwa 4 cm erweitert. Tamponade der Pankreaswunde und der ganzen Vorderfläche des Pankreas vom Schwanz bis zum Kopf, ein dritter Tampon kommt in die Gegend des Lig. hepatogastricum, aus dem reichlich blutig-seröse Flüssigkeit hervorquillt. Da das Allgemeinbefinden der Patientin sich nicht verschlechtert hat, Mobilisierung der stark verwachsenen, prall gespannten und mit zum Teil fest eingeklemmten Steinen gefüllten Gallenblase. Entleerung ihres Inhaltes und Cholecystostomie. Bauchnaht bis auf die Austrittsstelle der Tampons, die am oberen resp. unteren Wundwinkel herausgeleitet werden.

In den ersten Tagen Temperatursteigerung; geringes Aufstoßen. Keine Schmerzen mehr, kein Erbrechen. Zwei Tage nach der Operation Stuhl- und Windabgang. Nach Entfernung der Tampons 9 Tage nach der Operation Einführung eines Drains, das wegen fortdauernder eitriger Sekretion und wiederholter Abstoßung kleiner nekrotischer Pankreasstückchen erst nach 3 Monaten definitiv fortgelassen werden kann. Danach glatte Heilung. Ein Jahr später ist Patientin völlig wohl. Sekretionsstörungen des Pankreas waren zu keiner Zeit vorhanden.

Einen schnell tödlichen Verlauf unter den üblichen schweren Vergiftungserscheinungen nahm folgender Fall von Borelius: Ein 48jähriger praktischer Arzt, der „Alkohol in vielleicht nicht geringer Menge genossen hat" und in der letzten Zeit, in der er ungewöhnlich viel zu tun hatte, sich „jeden Abend mit mehreren Whisky-Grogs rekreiert hatte", hat schon früher, gewöhnlich 2—3 Tage nach starkem Alkoholgenuß, sehr erhebliche Schmerzen im Epigastrium mit wiederholtem Erbrechen gehabt. Gleichzeitig mit den dabei plötzlich einsetzenden Schmerzen sistierte die Harnsekretion für einige Tage fast vollständig, und „erst nachdem sie wieder in Gang gekommen, haben die Symptome nachgelassen".

Am 24. 2. 1907 vormittags erkrankte Patient mit dem Gefühl, als wenn seine Lumbagoschmerzen plötzlich verschwanden und gleichsam „ein Geschwür in ihm aufbrach". Unmittelbar darauf heftige Schmerzen im Epigastrium, starkes Erbrechen. Bei der Untersuchung mittags um 1 Uhr intensive Schmerzen im Oberbauch, Patient sehr unruhig. Blasses Aussehen, kalte Hände und Füße, Puls 80, klein und weich, Temperatur 36,7°. Bauch aufgetrieben und gespannt, besonders im oberen Teil. Überall Druckempfindlichkeit, am stärksten im Oberbauch. Keine abnorme Dämpfung. Im Urin Eiweiß in geringer Menge, kein Zucker, kein Gallenfarbstoff. Nachmittags auf Einlauf etwas Gasabgang. Abends Puls 90—100, Temperatur 37,6°. Aufstoßen, aber kein Erbrechen, deutliche Dämpfung in der linken Seite. Nachts steigt der Puls auf 130, ist unregelmäßig; Abdomen stärker aufgetrieben, diffus empfindlich, besonders im Oberbauch. Im Harn Zucker.

Am 25. 2. 5 Uhr morgens Operation: Schnitt im Epigastrium, aus der Bauchhöhle fließt stark blutig gefärbtes Exsudat ab. Oberhalb des Magens tiefliegende Resistenz zu fühlen. Stumpfes Durchgehen durch das Lig. hepatogastricum, Freilegung des Pankreas. Es ist in vager Ausdehnung blutig infiltriert, von schwarz-blauer Farbe. Tamponade des Pankreas. Bauchnaht. Zustand tagsüber schlecht, abends etwas besser. Am 26. 2. weniger Schmerzen; Gasabgang mit Darmrohr. Keine Harnabsonderung seit der Operation, resultatloser Katheterismus. Puls entschieden besser; Temperatur morgens 37,1°, abends 37,2°. Tod am 27. 2. gegen 2 Uhr morgens.

Die Sekretion ergibt in der ganzen Bauchhöhle zahlreiche Fettgewebsnekrosen. Der Tampon führt auf den oberen Rand des Pankreas, das gleich den umgebenden Geweben breiigen Zerfall zeigt. Es ist in allen Richtungen stark vergrößert, härter als normal, zeigt auf der Schnittfläche ein marmoriertes Aussehen. Umschriebener Gewebszerfall. Im Pankreasgang und am Choledochus nichts Pathologisches nachweisbar. An verschiedenen Stellen des Pankreas und im umgebenden Gewebe schieferfarbige kleine Herde mit bindegewebiger Umrandung, die vom Obduzenten als Reste früherer begrenzter Blutung angesehen werden. Leber und Nieren normal. Harnblase leer.

Der letzte Fall ist insofern von besonderem Interesse, als er deutlich das schwere Vergiftungsbild, wie es für die akute Pankreasnekrose charakteristisch ist und das sich in diesem Fall auch durch die Operation nicht beeinflussen ließ, zeigte. Zu den Intoxikationserscheinungen gehörte zweifellos auch die Anurie, die, wie der Patient selbst angab, auch die früheren leichteren Anfälle begleitete. Bemerkenswert ist auch der Befund von Resten früherer Blutungen, die ohne Zweifel bei Gelegenheit der früheren Attacken zustande gekommen, aber ausgeheilt waren.

Trotz aller aus den angeführten Krankengeschichten sich ergebenden Verschiedenheiten in bezug auf die Einzelsymptome tritt doch das an eine schwere Vergiftung erinnernde Krankheitsbild oft deutlich vor Augen, wenn man in der Lage ist, den Gesamtverlauf zu überblicken. Leider ist indessen zu Beginn der Erkrankung eine solche Klarheit keineswegs immer zu erlangen und die Symptome sind oft so wechselnd und vieldeutig, daß sie nicht nur im Anfangsstadium, sondern auch noch im weiteren Verlauf irreführen können. Es muß daher noch etwas genauer auf die einzelnen Krankheitserscheinungen eingegangen werden.

Der Schmerz leitet den Anfall gewöhnlich ein. Er steigert sich schnell zu einer solchen Höhe, daß er von den Kranken als qualvoll „vernichtend", „wahnsinnig" bezeichnet wird und ist meist so stark, daß dadurch ein mehr oder weniger hochgradiger Chok hervorgerufen wird. Kranke, die gleichzeitig an Gallensteinen leiden und die die Gallensteinkoliken kennen, geben an, daß die bei der akuten Pankreasnekrose auftretenden Schmerzen viel schlimmer

als die bei Gallensteinkoliken seien. Von der Gallensteinkolik unterscheidet
sich der Schmerz bei der akuten Pankreasnekrose auch durch seine kontinuier-
liche Fortdauer ohne rhythmisches An- und Abschwellen. Häufig ist aber
eine klare Unterscheidung der Schmerztypen weder für den Kranken noch
für den Arzt möglich, zumal sie gemeinsam auftreten und sich teilweise überdecken können.

Anfangs diffus im Bauch empfunden, konzentrieren sich die Schmerzen
bald auf den Oberbauch, wo sie median oder seitlich, öfter links sitzen und
in den Rücken, auch zwischen die Schulterblätter ausstrahlen oder gürtel-
förmig den Leib umfassen. Sie strahlen mitunter auch in ganz atypischer Weise
weithin aus, so ins Kreuz und bis zum Schienbein (Dörfler) oder in die Becken-
gegend; sie können auch Ureter- und Ischiasschmerzen vortäuschen (Jenckel).
Manchmal werden sie durch Einnahme der Seitenlage (Geßner) oder durch
eine Magenaufblähung (Martina) gemildert.

Als Ursache der Schmerzen wird seit den ersten Beobachtungen der Druck
des geschwollenen vergrößerten Pankreas auf den Plexus coeliacus und auf
das Ganglion semilunare beschuldigt. Aber auch der Druck, unter den das
geschwollene Pankreas durch seine gespannte Kapsel versetzt ist und die Spannung des Mesocolon transversum durch das stets reichlich und frühzeitig in
demselben angesammelte Exsudat muß zur Erklärung herangezogen werden.
Es ist doch auffallend, wie schnell die Schmerzen nach der Operation wieder
verschwinden, da die meisten Kranken schon Tags darauf, ja oft im direkten
Anschluß an die Operation geradezu aufatmen, weil ihre quälenden Schmerzen
beseitigt sind. Da der Druck auf den Plexus coeliacus durch die Operation
nicht so schnell beseitigt wird — denn die zahlreichen, nach Operationen vorgenommenen Sektionen zeigen, daß die Pankreasschwellung noch nach Tagen
fortbesteht und sich erst langsam zurückbildet —, so kann meines Erachtens
für das Sistieren der Schmerzen nur die in neuerer Zeit von der Mehrzahl der
Autoren ausgeführte Kapselspaltung mit der dadurch herbeigeführten Entspannung des Pankreas verantwortlich gemacht werden. Außerdem kann die
durch die Tamponade erzielte Ableitung der aus dem zerfallenden Pankreas
in die Umgebung diffundierenden oder ausfließenden Fermente in Betracht
kommen: daß das Pankreassekret bei Berührung mit dem Peritoneum außerordentlich heftige Schmerzen verursacht, habe ich gemeinsam mit G. v. Bergmann bei zahlreichen Tierversuchen, bei denen ich Pankreassaft oder Trypsinlösungen in die Bauchhöhle spritzte, konstatieren können, so daß ich dazu
stets eine tiefe Narkose anwenden mußte. Es wäre also durchaus möglich,
daß auch der in der Umgebung des Pankreas sich ausbreitende Pankreassaft
an der Schmerzerzeugung beteiligt ist.

Im Verhältnis zu den heftigen spontanen Schmerzen ist die lokale Druckempfindlichkeit, wie Heiberg mit Recht hervorhebt, relativ gering. Sie
tritt, entsprechend der Lage des Pankreas, erst bei tieferer Palpation auf und
erst bei einer gewissen Intensität des Palpierens. Nach Radziewski und
Hinz soll ein in der linken Lendengegend unter der 12. Rippe auftretender
Druckschmerz charakteristisch für die akute Pankreasnekrose sein, indessen
scheint mir das nicht immer zuzutreffen. Auch der „Point pancréatic" Desjardins, der auf einer den Nabel und die rechte Achselhöhle verbindenden
Linie 5—7 cm vom Nabel entfernt liegt und der Mündung des Ductus Wirsungianus entsprechen soll und der von Mayo Robson als charakteristisch für
Pankreaserkrankungen bezeichnete Punkt unter dem rechten Rectus 10 cm
oberhalb Nabelhöhe ist unzuverlässig.

Da sich der Prozeß, zunächst wenigstens, retroperitoneal abspielt, fehlt
in den Anfangsstadien die Bauchdeckenspannung fast immer. Dieser

Umstand ist als differentialdiagnostisches Merkmal gegenüber einer Perforationsperitonitis von großer Bedeutung. Indessen kommen doch Fälle vor, bei denen der Prozeß offenbar von vornherein auf die Peritonealhöhle übergreift und die Bauchdeckenspannung nicht erst im späteren, ausgesprochen peritonitischen Stadium auftritt, sondern schon frühzeitig, mitunter sogar sehr ausgesprochen, vorhanden ist („bretthart" — Gobiet); ja Hammond behauptet, daß eine brettharte Spannung der Bauchdecken zwischen der rechten 9. Rippe und dem Nabel besonders bezeichnend sei. Diese Anschauung ist aber zweifellos nicht richtig.

Seidel äußert sich zu dieser Frage folgendermaßen: „Die Palpation ergab im Oberbauch fast stets erheblichen Druckschmerz, verbunden mit starker Rectusspannung, der übrige Leib war in allen Fällen ebenfalls druckempfindlich; nur fiel dabei meist auf, daß das meteoristisch aufgetriebene Abdomen in den seitlichen Partien zwar auch empfindlich, aber doch verhältnismäßig weich, leicht eindrückbar war, wie man es bei diffuser, bakterieller Peritonitis auch nach Abklingen der initialen défense musculaire nicht zu finden gewohnt ist."

Als einziges einigermaßen sicheres Symptom der akuten Pankreasnekrose ist mit Körte die druckempfindliche, quer verlaufende Resistenz im Oberbauch, die bei vorsichtigem Eindringen mit den Fingern oft in der Tiefe vor der Wirbelsäule oder links davon nachweisbar ist, anzusehen. Sie entspricht dem verdickten geschwollenen Pankreas, bei manchen Fällen wohl auch dem in der Umgebung des Pankreas, besonders oft in der Bursa omentalis auftretenden Erguß. Leider ist diese Resistenz gerade im Anfangsstadium, in dem wir ein sicheres diagnostisches Merkmal am nötigsten brauchen, oft noch nicht vorhanden und in späteren Stadien wird ihr Nachweis durch die zunehmende Auftreibung des Oberbauches sehr erschwert (und oft erst nach Magenspülung und Darmentleerung möglich [Körte]). Immerhin ermöglicht das Fehlen einer ausgesprochenen Bauchdeckenspannung bei vielen Fällen eine so gründliche Palpation, daß man bei genügender Sorgfalt und bei speziell dem Pankreas zugewandter Aufmerksamkeit doch wenigstens den Eindruck eines in der Tiefe sich findenden abnormen Widerstandes erhält, wenn man seine Ausdehnung und Grenzen auch nicht genauer bestimmen kann.

Die bei der akuten Pankreasnekrose auftretenden Ileuserscheinungen bieten in der Regel das Bild eines unvollständigen Darmverschlusses. Bei schnell zunehmendem Meteorismus gehen ab und zu spontan Winde, gelegentlich auch etwas Stuhl ab, und durch hohe Einläufe und Darmspülungen gelingt es oft vorübergehend, Wind- und Stuhlabgang zu erzielen, den aufgetriebenen Leib etwas zum Einfallen zu bringen und dem Kranken Erleichterung zu verschaffen. (Für die Untersuchung ist eine solche Vorbereitung von Wichtigkeit, da eine genaue Palpation des Abdomens, wie Körte hervorhebt, oft erst danach möglich wird.) Die Auftreibung des Leibes beschränkt sich anfangs fast immer auf die oberen Teile des Bauches, so daß nur ein hochsitzender Ileus in Betracht käme. Das Fehlen fäkulenten Erbrechens im Verein mit den übrigen Erscheinungen läßt aber eine solche Annahme wohl meist ausschließen.

Für die Erklärung der Ileuserscheinungen werden verschiedene Momente herangezogen, so die Beteiligung des Plexus coeliacus (M. B. Schmidt, Hart), die peritonitische Reizung (Dreesmann, Brentano), eine durch die toxische Wirkung des Pankreassaftes erzeugte Darmparalyse (Jenckel); die oft kolossale alleinige Blähung des Colon transversum, mitunter auch des Colon ascendens, die ich, wie Gobiet u. a., bei den meisten Fällen beobachtet habe, lassen meines Erachtens daran denken, daß diese wohl durch die starke Durchtränkung und Spannung des Mesocolon transversum bedingte Darmblähung zum mindesten mit Schuld an dem teilweisen Ileus ist, indem dadurch das Duodenum komprimiert und der Dickdarm gelähmt wird. Der oben ausführlich angeführte Fall von Liek scheint ja auch in diesem Sinne zu sprechen.

Für das Erbrechen bei der akuten Pankreasnekrose ist es charakteristisch, daß es, außer im Endstadium, nie fäkulent, sondern gallig oder wässerig ist.

Auffallend ist das sehr häufige, meist mühelose Herausbrechen geringer Flüssigkeitsmengen (Böhm beobachtete bei einem Fall 20—30 maliges Erbrechen
in wenigen Stunden, bei dem Fall 4 von Borelius wird von „unaufhörlichem"
Erbrechen gesprochen); mitunter werden auch sehr große Flüssigkeitsmengen
entleert; bei einem Falle Hahns 10 Liter in 24 Stunden! Von besonderer
Bedeutung ist das manchmal auftretende Blutbrechen, das ich z. B. bei
einer Patientin der Straßburger Klinik beobachtete, die alle 10 Minuten ohne
Anstrengung einen Mund voll blutigen Mageninhalts herausbeförderte, denn
sämtliche Fälle, bei denen dieses Symptom auftrat, mit Ausnahme je eines
Falles von v. Haberer und von Zöpffel, sind tödlich verlaufen [1]). Glücklicherweise scheint diese Komplikation aber nur selten vorzukommen, da in
der ganzen Literatur nach Zöpffel, der sich mit dieser Frage eingehender
beschäftigte, nur 18 Fälle beschrieben sind.

Für die Erklärung des Blutbrechens kommen nach Zöpffel drei Möglichkeiten in
Betracht: 1. Können Blutungen aus der Magenschleimhaut infolge von retrograder Embolie
oder Fortsetzung einer Thrombose aus den Gefäßen der Pankreasgegend stammen, möglicherweise auch eine Folge einer auf Grund der Intoxikation entstandenen hämorrhagischen
Diathese sein, unter Umständen im Verein mit Cholämie; 2. kann die Blutung durch Perforation des Blutungsherdes in den Magen-Darmkanal zustande kommen und 3. kann sich
das Blut durch den Ductus Wirsungianus aus dem Pankreas in das Duodenum ergießen
und von da aus in den Magen gelangen. Nach Zöpffel ist die letzte Erklärung wohl die
am häufigsten zutreffende, doch finden sich auch für die anderen Entstehungsmöglichkeiten Beispiele in der Literatur.

Dauernder, schmerzhafter Singultus scheint nur vereinzelt vorzukommen
(Hinz, Deaver, Hahn). Er tritt vermutlich nur bei solchen Fällen auf, bei
denen der Prozeß sich nach oben hin ausdehnt und das das Zwerchfell über-
ziehende Peritoneum in Mitleidenschaft zieht.

Der Puls ist zu Beginn des Anfalles ruhig und langsam und wird erst allmählich frequenter; nur ganz ausnahmsweise steigt er schon zu Beginn der
Erkrankung bis zu einer Höhe von 120—140 [2]). Gegenüber dem viel schnelleren
Ansteigen bei einer Perforationsperitonitis ist der ruhige Puls daher unter
Umständen differentialdiagnostisch mitzuverwerten. Die Annahme Dreesmanns, daß der Puls bei schweren Fällen schnell ansteige, bei leichteren Fällen
dagegen längere Zeit langsam bleibe und daß man folglich an der Frequenz
der Pulszahl unter gleichzeitiger Berücksichtigung der übrigen Erscheinungen
einen gewissen prognostischen Anhaltspunkt für den Verlauf der Fälle, demnach auch für die Auswahl der zu operierenden Fälle besitze, ist leider nicht
zutreffend. Denn die Pulszahl betrug z. B. bei Fall 5 von Gobiet, der als
„ultraakuter" Fall frühzeitig zugrunde ging, bis zum Tode 66, während
Gobiets Fälle 1, 6 und 7 mit Pulszahlen von 140, 100 und 120 und schweren
Erkrankungen des Pankreaskopfes oder mit ausgedehnter Nekrose des Pankreas
(Fall 1) durchgekommen sind; alle 4 Fälle sind operiert worden, Fall 5 sogar
schon 4 Stunden nach Beginn der Erkrankung; trotz seines langsamen Pulses
ging Fall 5 schon 14 Stunden nach Krankheitsbeginn zugrunde. Da ähnliche
Beobachtungen mehrfach berichtet wurden, muß ich meine frühere Ablehnung
des Standpunktes Dreesmanns aufrecht erhalten, wie auch Jung meines
Erachtens mit Recht betont, daß Art und Zahl des Pulses kein zuverlässiges
Symptom ist und daß man, wenn man abwarten wollte, bis der Puls schlecht
wird, oft den günstigsten Moment für die Frühoperation verpaßt.

Entsprechend dem schweren Chokzustand, in dem sich die Kranken gewöhnlich befinden, ist die Temperatur anfangs subnormal (36—36,5°) und steigt
erst allmählich zu mäßiger Höhe an. Auch darin ist ein differentialdiagnostisch,

---

[1]) Dabei ist von Interesse, daß v. Haberers Fall exspektativ behandelt worden ist.
[2]) So bei Beobachtungen Gobiets.

gegenüber der Perforationsperitonitis, bei der die Temperatur meist schneller ansteigt, gelegentlich verwertbares Symptom gegeben.

Weiter wird von einer Anzahl von Autoren auf die eigentümliche Cyanose des Gesichts hingewiesen; Halsted und Turner beobachteten auch an den Bauchdecken eine eigenartige, an Leichenflecke erinnernde umschriebene Cyanose. Wieweit diese Cyanose mit der durch die Schmerzen im Oberbauch bedingten Erschwerung der Atmung zusammenhängt, ist schwer zu entscheiden. Immerhin weist die Beobachtung, daß man gelegentlich auch bei anderen Bauchaffektionen eine solche Cyanose antrifft, auf einen solchen Zusammenhang hin.

Der bei manchen Fällen auftretende Ikterus dürfte bei der häufigen Kombination der akuten Pankreasnekrose mit Gallenwegserkrankungen ohne größere Bedeutung für die Diagnose sein. Wenn die Gallenwege frei sind, ist der Ikterus häufig auf die Kompression des intrapankreatischen Choledochusanteiles durch den maximal geschwollenen Pankreaskopf, gelegentlich auch auf die Kompression des Lig. hepato-duodenale (Zöpffel) zurückzuführen. Heiberg erklärt den Ikterus bei der akuten Pankreasnekrose durch Stauung der Galle infolge Stillstandes der Duodenalperistaltik und der reflektorisch erfolgenden Gallenentleerung.

Von großem Interesse ist natürlich die Frage, wieweit bei der akuten Pankreasnekrose Störungen der äußeren oder inneren Sekretion des Pankreas auftreten. Äußere Sekretionsstörungen kommen anscheinend nur sehr selten vor, da bei den Überlebenden ein Teil des Pankreas wohl stets erhalten bleibt und weiter funktioniert und bei den nach wenigen Tagen Sterbenden ein etwaiger Ausfall des Pankreassekretes wegen des schnellen Krankheitsverlaufes und wegen der daniederliegenden Nahrungsaufnahme sich nicht bemerkbar macht. Dagegen sind Störungen der inneren Sekretion nicht selten beobachtet worden. So konstatierte Körte das Auftreten von Zucker im Urin unter 44 eigenen Fällen bei 6—7 Kranken. Da geringe Reste des Pankreas ausreichen, um das Auftreten eines dauernden Diabetes zu verhindern und die Drüse bei den Überlebenden wohl nie vollständig zerstört ist, so kommt ein schwerer dauernder Diabetes glücklicherweise nur relativ selten, und zwar anscheinend vorwiegend bei solchen Fällen vor, bei denen sich im Anschluß an ausgedehnte Nekrosen eine chronische, allmählich zur Atrophie führende Entzündung in den übrig gebliebenen Resten des Pankreas entwickelt. So trat bei einem Fall Körtes noch 8 Jahre nach der Operation der Tod im diabetischen Koma ein. Eine vorübergehende Glykosurie im akuten Stadium ist dagegen gar nicht selten; offenbar wird eben anfangs die Drüse im ganzen in Mitleidenschaft gezogen, und wenn sich die am Leben gebliebenen Pankreasteile wieder erholt haben, verschwindet auch der Zucker wieder aus dem Urin.

Immerhin ist auch bei diesen Fällen, bei denen immer große Teile des Pankreas geschädigt sind, die Möglichkeit eines später sich entwickelnden Diabetes im Auge zu behalten und eine dauernde Kontrolle nach der operativen Heilung erforderlich, da sich erfahrungsgemäß eine chronische Pankreatitis mit späterer Atrophie des Pankreas nicht selten an eine akute Pankreasnekrose anschließt.

Ein interessantes Beispiel von vorübergehender Zuckerausscheidung ist folgender Fall von Oehler. Ein 39jähriger Mann, der seit 5 Jahren öfter Schmerzanfälle in der Lebergegend hatte, erkrankte plötzlich an einem besonders schweren Anfall unter den üblichen Erscheinungen. Es fand sich eine vermehrte Resistenz in der Pankreasgegend links, Blut im Stuhl, Andeutung von Zucker im Urin. Die Operation ergab eine walnußgroße Zerfallshöhle im Pankreaskörper links, die ausgekratzt und tamponiert wurde. Danach Auftreten einer Pankreassekretfistel. Im Sekret wurden Pankreasfermente nachgewiesen. Nach einigen Wochen Abstoßung des nekrotischen Pankreasschwanzes. Im Urin wochenlang $2—4^{1}/_{2}\%$ Zucker. Zunehmender Verfall. Nach 8 Wochen plötzliches Versiegen der Fistel und Heilung. Der Zucker verschwand dabei vollständig. Eine Erklärung dieser plötzlichen Änderung in der Zuckerausscheidung ist schwierig, da der Pankreaskopf erhalten war und das Fehlen von Fettstühlen bewies, daß zum mindesten ein

Teil des Pankreassekretes schon vor dem Fistelschluß in normaler Weise in den Darm gelangt sein mußte.

Kurz erwähnt sei im Zusammenhang mit den Sekretionsstörungen des Pankreas die von Brentano und Dreesmann erwähnte vermehrte Salivation während des Anfalles.

Schwere Nierenschädigungen, die zu vorübergehender Anurie geführt haben, sind mehrfach beobachtet worden (2 Fälle von Borelius [vgl. S. 127], Rasumowski, ein eigener Fall). Ich habe auch bei Tierexperimenten schwere parenchymatöse Degeneration und Nekrosen in den Nieren bei ausgedehnten Pankreasnekrosen und bei Pankreassekretvergiftungen sehr häufig gefunden; sie sind als toxische Störungen im Gefolge der Pankreasvergiftung anzusehen. Der Umstand, daß 3 von den 4 Fällen zugrunde gegangen sind, zeigt, daß das Auftreten solcher Nierenschädigungen ein prognostisch ungünstiges Zeichen ist. Gelegentlich kommt übrigens im Gegensatz zur Anurie auch Polyurie vor (Wrede, Küster).

In diesem Zusammenhang sei die sog. „Cammidge-Reaktion" im Urin kurz erwähnt, die angeblich für die Diagnose der Pankreaserkrankungen wertvolle Hinweise geben sollte und eine Zeitlang großes Aufsehen machte. Sie ist aber nach unseren und anderen Erfahrungen für die Diagnose völlig wertlos (nach Heiberg eine „Fata morgana").

Eine seltene Komplikation stellen Darmblutungen dar (von Deaver, Bode, Öhler, Zöpffel beobachtet). Öhler führt dieselben „auf Veränderungen resp. Mitbeteiligung der Mesenterialgefäße im Mesokolon" zurück. Mir scheint auch die Möglichkeit gegeben, daß das aus dem Pankreas in das Duodenum fließende Blut die Quelle derartiger Blutungen ist.

Allgemeine Krämpfe sind nur von Tomaschny bei einem tödlich verlaufenen Fall gesehen worden. Da G. v. Bergmann und ich sie auch bei einer Anzahl von Tierexperimenten, außerdem auch nach Trypsininjektionen in die Bauchhöhle beobachtet haben, möchte ich sie als ein Symptom der Pankreasvergiftung ansehen und die von Tomaschny offen gelassene Möglichkeit, daß sie auf einer Reizung des Plexus solaris und einer von diesem ausgehenden Reflexwirkung beruhten, ablehnen.

Der Fall von Tomaschny betraf eine 66jährige Frau, die in den letzten Jahren Zeichen zunehmender seniler Demenz zeigte und vor einem halben Jahre eine rechtsseitige Hemiplegie durchgemacht hatte. Sie erkrankte nachts plötzlich an einem schweren Krampfanfall, dem tiefe Benommenheit folgte; Pupillen maximal erweitert und reaktionslos. Am nächsten Tage erneute Krampfanfälle, Erbrechen, Leib druckempfindlich. Vier Tage nach Beginn der Erkrankung Exitus im Koma. Zucker im Urin nicht nachweisbar. Sektion; in den Ventrikeln reichlich Liquor, Pia leicht getrübt, Gehirn sonst o. B. Herz schlaff, Nieren o. B., Pankreas auffallend derb, von einer großen Anzahl frischer, herdweiser Blutungen durchsetzt. Blutungen auch in der Umgebung des Pankreas. Disseminierte Fettgewebsnekrosen.

Diagnose. Die Vieldeutigkeit der Krankheitserscheinungen, das Fehlen eines sicheren pathognomonischen Symptomes, die Ähnlichkeit des Krankheitsbildes mit zahlreichen anderen Bauchaffektionen und die Unmöglichkeit einer längeren Beobachtung beim akuten Anfall machen es verständlich, daß die Diagnose nicht selten nur als Wahrscheinlichkeitsdiagnose gestellt werden kann. Das Wichtigste dabei ist, daß man überhaupt an die Möglichkeit des Vorliegens einer akuten Pankreasnekrose denkt; dann wird man auch bei der Mehrzahl der Fälle das ja oft durchaus charakteristische Krankheitsbild erkennen und die Diagnose mit ziemlicher Sicherheit stellen können. Ein Beweis für die Richtigkeit dieser Annahme ist der Umstand, daß die Diagnose, je geläufiger das Krankheitsbild dem Chirurgen geworden ist und je größer die persönliche Erfahrung des einzelnen auf diesem Gebiet ist, auch um so häufiger und sicherer schon vor der Operation gestellt wird.

So konnte Nordmann bei 8 eigenen Fällen die Diagnose 6mal mit Sicherheit vor der Operation stellen und 2mal „in Erwägung ziehen", und Müller erwähnt, daß bei 15 Fällen des Eppendorfer Krankenhauses die Diagnose 11 mal, nach Dietrich „bei den letzten 10 Fällen" des gleichen Krankenmaterials stets richtig gestellt wurde.

Den wichtigsten Anhaltspunkt für die Diagnose bildet zweifellos die druckempfindliche, in der Tiefe des Oberbauches vor der Wirbelsäule gelegene und nach links hin zu verfolgende Resistenz (Körte), die in Gemeinschaft mit den übrigen Erscheinungen meist eine sichere Diagnose ermöglicht, wenn sie auch nicht ganz eindeutig ist, da entzündliche Prozesse an der großen Kurvatur des Magens, am Querkolon oder Mesokolon ähnliche Erscheinungen machen können. Leider tritt eine nachweisbare Resistenz häufig erst einige Zeit nach Beginn der Erkrankung deutlich in Erscheinung, so daß dieses wichtige Symptom gerade in den Anfangsstadien, in dem wir eine exakte Diagnose am meisten brauchen, nicht selten vermißt wird. Die Feststellung der Resistenz kann übrigens durch die Auftreibung des Epigastriums erschwert oder unmöglich gemacht werden, doch kann diese Schwierigkeit durch Magenspülung und teilweise Entleerung des Darmes nicht selten behoben werden.

Alle übrigen Symptome sind an sich nicht so charakteristisch, daß sie ohne weiteres auf das Pankreas hinwiesen. Nur das gleichzeitige Auftreten von Zucker im Urin kann in dieser Beziehung von größter diagnostischer Bedeutung sein. Dieses Symptom tritt aber nur bei einer verhältnismäßig geringen Zahl von Fällen auf. Wieweit sich der Nachweis vermehrter Diastasemengen im Blut nach Wohlgemuth und Noguchi in der Praxis für die Diagnose der akuten Pankreasnekrose bewährt hat, ist aus den Angaben in der Literatur bis jetzt nicht ersichtlich.

Immerhin wird das alarmierende plötzliche Einsetzen der Erkrankung bei Fettleibigen, die früher schon ähnliche leichtere Attacken durchgemacht haben, mit heftigsten kontinuierlichen, nicht kolikartigen Schmerzen im Oberbauch, die rasch sich ausbildende Auftreibung des Oberbauches bei fehlender Bauchdeckenspannung mit den Erscheinungen eines teilweisen Darmverschlusses, der Kontrast zwischen dem schweren Kollapszustand und dem ruhigen, meist leidlich guten Puls, die Cyanose des Gesichts ohne Lungen- und Herzbefund, mit anderen Worten das Gesamtkrankheitsbild, das an eine schwere Allgemeinvergiftung erinnert, die Erkennung der akuten Pankreasnekrose bei genügender, darauf gerichteter Aufmerksamkeit in der Mehrzahl der Fälle ermöglichen. Gerade im Anfang der Erkrankung ist die Diagnose oft leichter als in späteren Stadien, wenn der Prozeß bereits auf die freie Bauchhöhle übergegriffen und zu peritonitischen Erscheinungen geführt hat, die eine genaue Feststellung des Ausgangsortes der Erkrankung nicht mehr zulassen. Erst nach Stillstand und Abkapselung des Prozesses wird die Diagnose auch im Spätstadium wieder leichter.

Am häufigsten kommen erfahrungsgemäß Verwechslungen mit einer von den oberen Teilen des Magen-Darmkanales ausgehenden Perforationsperitonitis vor. Auch diese tritt ja oft ganz unvermittelt unter stürmischen Erscheinungen auf, begleitet von einem schweren Chok. Aber die für die frische Perforationsperitonitis so charakteristische, über das ganze Abdomen ausgebreitete brettharte Spannung der Bauchdecken fehlt bei der akuten Pankreasnekrose bis auf ganz wenige Ausnahmefälle vollständig, und an Stelle des anfangs tief eingezogenen Leibes bei der Perforationsperitonitis findet man bei der akuten Pankreasnekrose schon zu Beginn der Erkrankung eine zunehmende Auftreibung im Oberbauch. Viel früher als bei der Pankreasnekrose gehen bei der Perforationsperitonitis Puls und Temperatur in die Höhe, während der anfängliche Chok bei der Peritonitis in der Regel allmählich nachläßt, bei der Pankreasnekrose dagegen weiter fortbesteht.

Sehr viel schwieriger ist die Differentialdiagnose gegenüber einer von den Gallenwegen oder der Gallenblase ausgehenden Perforation, da die peritonitischen Erscheinungen bei der Gallenwegsperforation lange nicht so stürmisch und deutlich ausgeprägt sind wie bei der akuten Magenperforation. Hier wird, besonders bei Sitz des Prozesses im Pankreaskopf, eine sichere Unterscheidung auch dem Erfahrensten oft unmöglich sein, während bei Ergriffensein der caudalen Teile des Pankreas die Hauptlokalisation der Erscheinungen in der linken Hälfte des Oberbauches die Differentialdiagnose mit einer gewissen Wahrscheinlichkeit doch ermöglichen kann.

Dagegen sollte eine Verwechslung mit einer Peritonitis ex appendicitide nicht vorkommen, da es bei einer genauen Untersuchung wohl immer möglich sein wird, die Appendix als Ausgangspunkt der Peritonitis zu ermitteln.

Auch die Differentialdiagnose gegenüber einem Ileus ist bei vielen Fällen möglich. Die Lokalisation der Erscheinungen im Oberbauch, die in den Anfangsstadien meist ziemlich deutlich ist, und das Freisein der unteren Bauchhälfte lassen überhaupt nur die Annahme eines hochsitzenden Ileus zu. Dagegen spricht aber das Fehlen geblähter Schlingen und von Darmsteifungen, das rein gallige und erst im Endstadium fäkulent werdende Erbrechen, schließlich auch die Art des Schmerzes, der von vornherein mit großer Heftigkeit einsetzt und sich kontinuierlich ohne An- und Abschwellen, wie bei der Stenosenperistaltik, weitersteigert. Im übrigen stimmt auch die Unvollständigkeit des bestehenden Ileuszustandes mit der Schwere des Krankheitsbildes nicht überein.

Große, ja unüberwindliche Schwierigkeiten kann die Unterscheidung gegenüber einer Mesenterialthrombose in gewissen Stadien der Erkrankung bereiten, da in vieler Beziehung weitgehende Analogien bestehen. Auch bei den Mesenterialembolien und -thrombosen finden wir nach Rittershaus und Reich akuten plötzlichen Beginn mit heftigen Schmerzen im Leib, besonders in der Umgebung des Nabels, bei gleichzeitigem Kollaps und sinkender Temperatur, zunächst galliges, später fäkulentes Erbrechen, anfangs umschriebene, später diffuse Auftreibung des Leibes mit Exsudatbildung, manchmal eine tastbare Resistenz infolge Verdickung der Platten des Mesenteriums durch Blutansammlungen und eine Kombination von ileusartigen Erscheinungen mit oft blutigen Diarrhöen; wenn sich das von Kolisch im Tierexperiment gefundene Auftreten von Glykosurie nach Ligatur der Art. mesent. sup. auch beim Menschen bestätigen sollte, so würde damit eine äußerst leicht irreführende Analogie mehr gegeben sein. Schließlich kann der Verlauf sich auch insofern ähneln, als der Exitus, wie bei der akuten Pankreasnekrose, oft schon in den ersten 48 Stunden, bei $^2/_3$ der Fälle in den ersten 8 Tagen eintritt. Daß unter diesen Umständen eine Differentialdiagnose unmöglich sein kann, ist ohne weiteres verständlich. Das gleichzeitige Auftreten oder Vorhandensein von Embolien in anderen Gefäßgebieten und der Nachweis der Quelle für die eventuelle Embolie kann gelegentlich zu einer richtigen Diagnose verhelfen. Im übrigen kommt die Mesenterialthrombose resp. -embolie anscheinend seltener vor, als die akute Pankreasnekrose.

Trotz aller differentialdiagnostischen Merkmale wird aber immer eine Anzahl von Fällen übrig bleiben, bei denen auch der Erfahrenste über eine gewisse Wahrscheinlichkeitsdiagnose nicht hinauskommt. Das ist glücklicherweise bezüglich der einzuschlagenden Therapie deshalb von verhältnismäßig geringer Bedeutung, als bei sämtlichen in Frage kommenden Krankheiten, nach neueren Anschauungen auch bei der Mesenterialthrombose (eventuell als Probelaparotomie), die Operation, und zwar die möglichst frühzeitige Operation, vorzunehmen ist. Da, wo Zweifel über die Art der Erkrankung bestehen, ist zur Klärung der Lage nicht abzuwarten, sondern die Probelaparotomie zu machen, da die Erfolge der Operation um so günstiger sind, je frühzeitiger man eingreift.

Prognose. Die Prognose der akuten Pankreasnekrose ist eine sehr ernste. Da das Schicksal der Kranken im wesentlichen davon abhängt, wieweit die Nekrose im Pankreas sich ausbreitet und wie schwer die vom Pankreas ausgehende Allgemeinvergiftung ist, so läßt sich a priori über den Ausgang gar nichts Bestimmtes voraussagen, da aus dem klinischen Krankheitsbild ein sicherer Rückschluß auf die Ausdehnung der Pankreaserkrankung nicht gezogen werden kann. Ja, wir sind nicht einmal in der Lage, nach operativer Freilegung des Pankreas und Feststellung der Ausdehnung des Krankheitsprozesses in demselben ein sicheres Urteil darüber abzugeben, wie der Fall prognostisch weiter zu beurteilen ist, da schwerste und tödliche Vergiftungserscheinungen nicht nur bei ausgedehnter Nekrose, sondern manchmal auch bei geringer Ausdehnung des Prozesses im Pankreas auftreten können. Ohne Zweifel kommt dabei der Schnelligkeit, mit der die Nekrose im Pankreas sich entwickelt und über das Organ ausbreitet, eine große Bedeutung zu; denn der von Chiari beobachtete Fall von Ausstoßung eines fast total sequestrierten Pankreas durch den Darm, wie auch die Fälle von Kraul (vgl. S. 101) und Zöpffel (vgl. S. 100) zeigen, wie ausgedehnte Nekrosen des Pankreas überstanden werden können, wenn sie sich langsam entwickeln.

Die Schwere des Allgemeinzustandes entspricht im allgemeinen wohl der Schwere der Pankreaszerstörung und der vom Pankreas ausgehenden Intoxikation. Sie läßt aber einen sicheren Rückschluß auf den weiteren Verlauf des Falles nicht zu, denn manchmal erholen sich die Kranken allmählich von dem tiefen Chok, und es ist geradezu auffallend, wie günstig in dieser Beziehung die Operation gewöhnlich wirkt. Die Annahme, daß neben den übrigen Erscheinungen der Puls einen Anhaltspunkt für die Beurteilung der Schwere des Falles und für die Prognose abgibt (Dreesmann), ist, wie oben schon (vgl. S. 130) auseinandergesetzt, leider nicht zutreffend. Es wäre ja außerordentlich wünschenswert, sichere klinische Unterscheidungsmerkmale für die schweren und leichten Fälle zu besitzen. Aber die einzigen in dieser Beziehung ziemlich zuverlässigen Symptome treten nur selten auf und sind auch keineswegs als völlig sicher anzusehen, nämlich das Blutbrechen und die Anurie. Das Blutbrechen weist auf schwere Veränderungen im Pankreas, die Anurie auf eine schwere Allgemeinvergiftung hin; beide sind prognostisch zweifellos sehr ungünstige Zeichen, da sie fast nur bei tödlich verlaufenen Fällen beobachtet wurden, sie bedeuten aber doch nicht, daß der Fall unbedingt letal verlaufen muß (s. S. 130).

Eine günstigere Prognose haben natürlich die Fälle, die über das erste stürmische Stadium hinweggekommen sind und bei denen sich eine Begrenzung des Prozesses angebahnt hat. Doch auch diese Fälle sind durch Absceßbildung und Durchbrüche der Erweichungshöhlen und Eiteransammlungen in die freie Bauchhöhle oder in die Pleura noch schwer bedroht, ganz abgesehen davon, daß auch zunächst günstig verlaufene, anscheinend geheilte Fälle von akuter Pankreasnekrose durch Übergang der akuten Erkrankung in eine chronische, allmählich zur Atrophie und Verödung führende Pankreatitis von der Gefahr eines späteren tödlichen Diabetes bedroht werden.

Wie häufig Fälle von akuter Pankreasnekrose spontan ausheilen, entzieht sich vorläufig unserer Kenntnis. Daß das möglich ist und wohl gar nicht selten vorkommt, beweisen die vielfach von den Kranken überstandenen Prodromalattacken, die meist einen leichteren Charakter haben.

Die in der Literatur befindlichen Angaben über das Schicksal der Nichtoperierten sind nicht ohne weiteres zu verwerten, sondern geben nur einen ungefähren Anhaltspunkt.

Ebner stellte z. B. fest, daß von 20 Nichtoperierten 18 starben; von 36 nicht operierten Fällen, die Dreesmann zusammenstellte, gingen 32 zugrunde. Die von Körte beobachteten 6 Nichtoperierten starben sämtlich, ebenso 3 nicht operierte Fälle von Borelius, während allerdings 2 nicht operierte Fälle v. Haberers zur Heilung gelangten.

Diese Zahlen können nur zeigen, wie außerordentlich gefährlich eine schwere Pankreasnekrose ist, wenn nicht rechtzeitig eingegriffen wird. Denn die Angaben der Kranken über früher durchgemachte leichtere Attacken und die bei Sektionen gemachten Feststellungen von Blutresten im Pankreas und seiner Umgebung, die zweifellos auf frühere Anfälle zurückzuführen sind, beweisen, daß leichte Anfälle häufiger überstanden werden, als aus den eben angeführten Zahlen entnommen werden könnte. Solche geheilten Fälle sind aber von der Gefahr eines Rezidivs in hohem Maße bedroht. Auch schwere Fälle können übrigens mitunter zur Spontan-Ausheilung gelangen, wie die mehrfach erwähnte Beobachtung von Chiari beweist, doch dürfte das zu den großen Seltenheiten gehören.

Bei der Operation kann die Ausdehnung der Fettgewebsnekrosen einen gewissen Anhalt dafür geben, wieweit sich der Prozeß in der Bauchhöhle schon ausgedehnt hat, sie wird auch einen gewissen Rückschluß auf die Schwere der Zerstörung im Pankreas zulassen. In prognostischer Beziehung kann dieser Feststellung aber keine allzu große Bedeutung beigelegt werden und ist die Anschauung von Ochsner, daß das Vorhandensein von Fettgewebsnekrosen einen Fall so gut wie aussichtslos erscheinen läßt, ohne allen Zweifel unrichtig. Daß die im Pankreas selbst festzustellenden Veränderungen keinen sicheren Rückschluß gestatten, ist schon erwähnt; sowohl ganz ausgedehnte harte Schwellungen des Pankreas mit oder ohne Blutungen als auch ein frühzeitiger Zerfall der Drüse in größerer oder geringerer Ausdehnung können günstig verlaufen oder zum Tode führen.

Therapie. Die Tatsache, daß leichte Fälle von akuter Pankreasnekrose spontan zur Ausheilung kommen können, während die schweren ohne operativen Eingriff wohl immer oder fast immer zum Tode führen, hat die Frage aufwerfen lassen, ob es richtig und zweckmäßig ist, bei der akuten Pankreasnekrose ausnahmslos zu operieren und ob die Operation nicht nur für die schweren Fälle zu reservieren ist. Eine solche Fragestellung wäre dann berechtigt, wenn es uns möglich wäre, die leichten Fälle von den schweren zu trennen und wenn wir mit einiger Sicherheit darauf rechnen könnten, daß zu den anfangs leicht verlaufenden Erkrankungen nicht nachträglich noch schwere, ja tödliche Komplikationen hinzutreten. Aus dem schon Gesagten geht zur Genüge hervor, daß eine sichere Trennung der leichten von den schweren Fällen bis jetzt nicht gelingt: weder die Kontrolle des Pulses oder sonstiger Symptome, noch die Berücksichtigung des Allgemeinzustandes geben einen sicheren Anhaltspunkt in dieser Beziehung, ja nicht einmal die sog. „ultraakuten" Fälle sind klinisch ohne weiteres von den günstig verlaufenden zu unterscheiden. Zudem zeigt sich immer wieder, daß anfangs anscheinend günstig verlaufende leichtere Fälle sich unerwartet verschlechtern und zugrunde gehen und daß ein großer Teil derjenigen, die den akuten Verlauf der Pankreasnekrose überstanden haben, nachträglich doch noch an Spätkomplikationen zugrunde gehen oder derentwegen schweren Operationen unterzogen werden müssen. Es bleibt uns daher vorderhand gar nichts anderes übrig, als grundsätzlich alle Fälle von akuter Pankreasnekrose, die wir auch nur mit einer gewissen Wahrscheinlichkeit diagnostizieren, der Operation zu unterziehen, und es kann sich höchstens die Frage erheben, ob wir gewisse Kontraindikationen für die Operation anerkennen wollen. So hat Nordmann darauf hingewiesen, daß es besser sei, bei schwerstem Kollaps und bei schweren Komplikationen

(Herzfehler, Arteriosklerose, hohes Alter) die Operation lieber zu unterlassen. v. Haberer will die Frühfälle zwar stets operieren, die Spätfälle aber bei gutem Puls und bei Fehlen einer ausgesprochenen Peritonitis abwartend behandeln und nur bei schlechtem Puls operieren, da die Operation für solche desolaten Fälle die einzige Chance bedeutet. Ich glaube, daß sich für die Vornahme der Operation bei den Spätfällen allgemein gültige Richtlinien nicht aufstellen lassen, da die Erfahrungen in dieser Beziehung doch noch nicht ausreichend sind. Ich persönlich würde auch die Spätfälle stets operieren, wenn sie nicht moribund sind, da die Nekrosen doch einer Beseitigung bedürfen und die Gefahren einer sich ausbreitenden Infektion, der Arrosionsblutungen und einer später zu Atrophie und Diabetes führenden chronischen Pankreatitis durch Eröffnung der Herde wesentlich verringert werden kann.

Bezüglich des Zeitpunktes der Operation gilt heute als Regel, daß man bei der akuten Pankreasnekrose so frühzeitig wie möglich eingreifen soll. Der Chok darf dabei keine Gegenindikation bilden, da er, wenigstens bei den schweren Fällen, bis zum Tode anhält, und die Erfahrung immer wieder lehrt, daß das beste Mittel zu seiner Beseitigung gerade die möglichst frühzeitige und schnell und zielbewußt durchgeführte Operation ist. Freilich sind die Resultate dieser „Frühoperation" nicht so sicher und glatt, wie z. B. bei der Frühoperation der Appendicitis. Das kann aber auch nicht erwartet werden, da die zugrunde liegenden Veränderungen völlig verschieden sind.

Da das Ziel des Eingriffes darin besteht, durch frühzeitige Entspannung des Pankreas die Zirkulationsverhältnisse in der Drüse und die Widerstandskraft und Restitutionsfähigkeit des Gewebes zu bessern und damit die Entstehung von Nekrosen und ihre Ausbreitung möglichst zu verhüten, durch Ableitung der Toxine und des Exsudates der Allgemeinvergiftung entgegenzuwirken und durch Tamponade das Übergreifen des Prozesses auf die übrige Bauchhöhle zu verhindern, so ist es klar, daß dieses Ziel um so sicherer erreicht wird, je früher der Eingriff erfolgt. Denn die Schnelligkeit, mit der der Prozeß im Pankreas sich abspielt, ist sehr wechselnd und läßt sich klinisch nicht ohne weiteres erkennen. Körte, der auf diesem Gebiet wohl über die größte persönliche Erfahrung verfügt, spricht sich dahin aus, daß der unter sonst gleichen Verhältnissen sich befindende Patient, bei dem die erkrankte Drüse frühzeitig freigelegt wird, mehr Chancen zur Heilung hat als derjenige, „welcher nach schwerem unberechenbaren Verlauf erst im Stadium der Nekrose zur Operation kommt".

Abgesehen von der theoretischen Überlegung, spricht auch die klinische Erfahrung für den Wert der Frühoperation, wie folgende Zusammenstellungen ergeben:

Von dem Material Körtes starben:

von 16 in den ersten 2 Wochen Operierten 5,
„ 14 „ der 3. und 4. Woche „ die Hälfte,
die 4 „ der 5. bis 7. Woche „ alle.

Bei anderer Gelegenheit erwähnt derselbe Autor, daß er

in der ersten Woche . . . . $20^0/_0$ $\big\}$
„ „ zweiten „ . . . . $35^0/_0$ $\big\}$ Mortalität
bei den später Operierten . . . . . $100^0/_0$ $\big\}$

hatte.

Eine Übersicht über das Material der Baseler Chirurgischen Klinik ergab nach Jung, daß

von 9 innerhalb 24 Stunden Operierten 2 = $22^0/_0$,
von 10 später Operierten . . . . 6 = $60^0/_0$

starben.

Das Material der Leipziger Chirurgischen Klinik in den Jahren 1908—1918 ergab nach Stephan folgende Zahlen:

am 1. und 2. Krankheitstag operiert 6, davon gestorben 4 = $66^2/_3{}^0/_0$,
„ 3. „ „ 4, „ „ 3 = 75 $^0/_0$,
nach dem 3. .. „ 4, „ „ 4 = 100 $^0/_0$.

Sehr eindrucksvoll ist auch die Übersicht Zöpffels über die zum großen Teil von ihm selbst am Allgemeinen Krankenhaus Hamburg-Barmbeck operierten Fälle:

Tabelle, geordnet nach dem Zeitraum zwischen Beginn der Pankreaserkrankung und der Operation.

		Operation innerhalb	Pankreas	Fettgewebs-nekrosen	Ausgang
1	31 a ♂	12 Stunden	ödematös	Ø	Heilung
2	47 a ♀	12 ,,		Ø	
3	45 a ♀	12 ,,		(^{1})	
4	40 a ♂	24 ,,		+	
5^1)	22 a ♀	36 ,,	nekrotisch-hämorrhagisch	+	†
6	22 a ♀	2 × 24 ,,		Ø	
7	54 a ♀	2 × 24 ,,		+	
8	46 a ♂	2 × 24 ,,		+	
9	32 a ♀	3 × 24 ,,		+	
10	34 a ♀	3 × 24 ,,		+	
11	46 a ♀	4 × 24 ,,		+	
12^1)	66 a ♂	?		+	
13	19 a ♂	2 Wochen	nekrot.-sequestr.	+	Heilung
14^1)	27 a ♀	mehrere Wochen	subakute Nekrose	+	

[1]) Diese Fälle wurden von anderer Hand operiert.

Fall 12: Schwerster Spätfall; genauere Anamnese fehlt.

Eine zahlenmäßige Übersicht, über die von mir beobachteten 11 Fälle in dieser Beziehung zu geben, bin ich leider nicht in der Lage, da ein großer Teil der von mir beobachteten Fälle in meine Straßburger Zeit fällt und mir die Krankengeschichten nicht mehr zugänglich sind.

Die Forderung der frühen Operation bei der akuten Pankreasnekrose erscheint um so berechtigter, als allem Anschein nach der Erfolg des Eingriffes bei schon ausgebildeter Nekrose des Pankreas, sofern diese akut zustande kommt, viel ungünstiger ist, als bei den der Nekrose vorangehenden Stadien der akuten Schwellung mit oder ohne Blutung.

Wir verdanken Körte in dieser Beziehung besonders genaue Feststellungen, die den Unterschied in den Operationsfolgen, je nachdem bei der Operation schon ausgedehnte Nekrosen des Pankreas vorhanden waren oder nicht, sehr deutlich zeigen (vgl. beifolgende Tabelle Körtes):

	Fälle	Heilungen	Tod
Entzündung des Pankreas, Fettgewebsnekrose und seröser Erguß	3	3	—
Hämorrhagische Entzündung [2]) mit später Abstoßung von Drüsensequestern in größeren und kleineren Stücken .	8	5	3
Eiterung im Pankreas und in der Umgebung ohne Nekrosen	4	3	1
Akute Entzündung mit Bildung abgekapselter blutiger Ergüsse	3	3	—
Eiterung im Pankreas oder in der Umgebung mit späterer Nekrosenbildung	3	2	1
Akute Entzündungen ohne Nekrosen	21	16	5
Ausgedehnte Nekrosen des Pankreas und Gangrän . . .	13	2	11

Zu einem ähnlichen Ergebnis an kleinerem Material kommt Habs, dessen 4 Fälle mit bei der Operation nachweisbarer Nekrose sämtlich gestorben sind, während von 4 Fällen, bei denen sich zur Zeit der Operation noch keine Nekrosen vorfanden, 2 zur Heilung

[2]) Körte u. a. bezeichnen als hämorrhagische „Entzündung", was ich hämorrhagische Pankreasnekrose nenne.

gelangten. Auch Zöpffels Tabelle spricht ja in dieser Beziehung eine sehr beredte Sprache. Nur Mettin kommt zu einem anderen Resultat, da nach seiner Berechnung von 22 Fällen des Krankenhauses am Friedrichshain die ohne Nekrose 71%, die mit Nekrose $66^2/_3$% Mortalität aufweisen. Jedenfalls empfiehlt es sich, zur weiteren Klärung dieser sehr wichtigen Frage, in Zukunft möglichst genau auf das Vorhandensein oder Fehlen von ausgebildeten Nekrosen zu achten.

Eine selbstverständliche Forderung ist es, daß jeder Eingriff bei dem schweren Chok und dem schlechten Allgemeinzustand der Kranken so schonend und schnell wie möglich ausgeführt wird. Dabei muß aber der Krankheitsherd doch zielbewußt angegriffen werden und es genügt nach unseren heutigen Anschauungen nicht, nur eine kleine Incision zu machen und das Exsudat abzulassen, wie das seiner Zeit von Hahn u. a. ausgeführt wurde. Wenn so behandelte Fälle auch in geringer Zahl geheilt worden sind, so wird man nicht umhin können anzunehmen, daß dieser Ausgang eher trotz des Eingriffes als dank demselben eingetreten ist. Auch die gelegentlich zur Entlastung des geblähten Darmes in aller Eile angelegte Kolonfistel (Tietze u. a.) kann, wie Tietze selbst bestätigt, nur als ein Notbehelf angesehen werden, da der Krankheitsherd dadurch unbeeinflußt bleibt. Besonders schwierig kann die Entscheidung sein, wieweit nach Vollendung des Eingriffes am Pankreas eine gleichzeitig vorliegende Gallenwegserkrankung sofort mitbehandelt werden soll, da man den in der Regel schwer kollabierten Kranken eine Verlängerung der Operation nur sehr ungern zumuten wird. Hierauf wird noch zurückzukommen sein (S. 145).

Für das Vordringen auf das Pankreas ist der Medianschnitt im Epigastrium der gebräuchlichste Weg, der schon deshalb empfehlenswert ist, weil man sich von ihm aus bei der ja häufig nicht sicheren Diagnose am bequemsten über die Verhältnisse in der ganzen in Frage kommenden Region der Bauchhöhle orientieren und von hier aus auch nötigenfalls unter Anlegung von Hilfsschnitten sich überallhin Zugang verschaffen kann. Nach Eröffnung der Bauchhöhle fließt gewöhnlich reichlich blutig-seröses Exsudat ab, das im Anfangsstadium klar ist, sich erst im späteren Verlauf trübt und bei Eintreten einer Sekundärinfektion fibrinös-eitrige Beschaffenheit annimmt. Im großen Netz, im Lig. hepatogastricum, am zahlreichsten in der näheren Umgebung des Pankreas sich vorfindende weißlich-opake Fettgewebsnekrosen weisen im Verein mit dem charakteristischen Exsudat sofort darauf hin, daß das Pankreas der Sitz der Erkrankung ist. In den Frühstadien können Fettgewebsnekrosen noch fehlen. Mitunter weist dann die alleinige hochgradige Blähung der Querkolons und die sulzige Durchtränkung des Mesocolon transversum auf den richtigen Weg. Den bequemsten Zugang zum Pankreas gewährt das Eingehen durch das stumpf zu durchtrennende Lig. gastrocolicum und durch die Bursa omentalis. Man kann sich auf diesem Wege den größten Teil der vorderen Pankreasoberfläche übersichtlich zugänglich machen. Bei anderen Fällen, so z. B. bei Enteroptotischen, bei denen das Pankreas oberhalb der kleinen Kurvatur zum großen Teil freiliegt, ist der Weg durch das kleine Netz das Gegebene. Stets soll man sich aber auch durch Hochklappen des Querkolons von der Beschaffenheit des Mesocolon transversum und der eventuellen Anwesenheit von Fettgewebsnekrosen an dessen Unterfläche und an der Radix mesenterii überzeugen. All das läßt sich bequem in wenigen Minuten ausführen, ohne daß den Kranken dadurch zu viel zugemutet wird, wenn man nur schonend und zielbewußt arbeitet (vgl. hierzu die Abb. 34—37).

Der von manchen Autoren gewählte lumbale Weg zur Freilegung des Pankreas hat den Vorzug, daß dabei die freie Bauchhöhle nicht berührt wird und daß sich der ganze Eingriff im retroperitonealen Raum abspielt. Auch für die Drainage bietet dieses Vorgehen zweifellos günstige Bedingungen. Dafür

ist aber die Orientierungsmöglichkeit über die am Pankreas vorliegenden Ver-
änderungen und über die Ausdehnung des Prozesses über die Grenzen des
Pankreas hinaus eine ungenügende und das Arbeiten in der unübersichtlichen
Tiefe kann sehr große Schwierigkeiten bereiten. Wenn auch das von Deaver

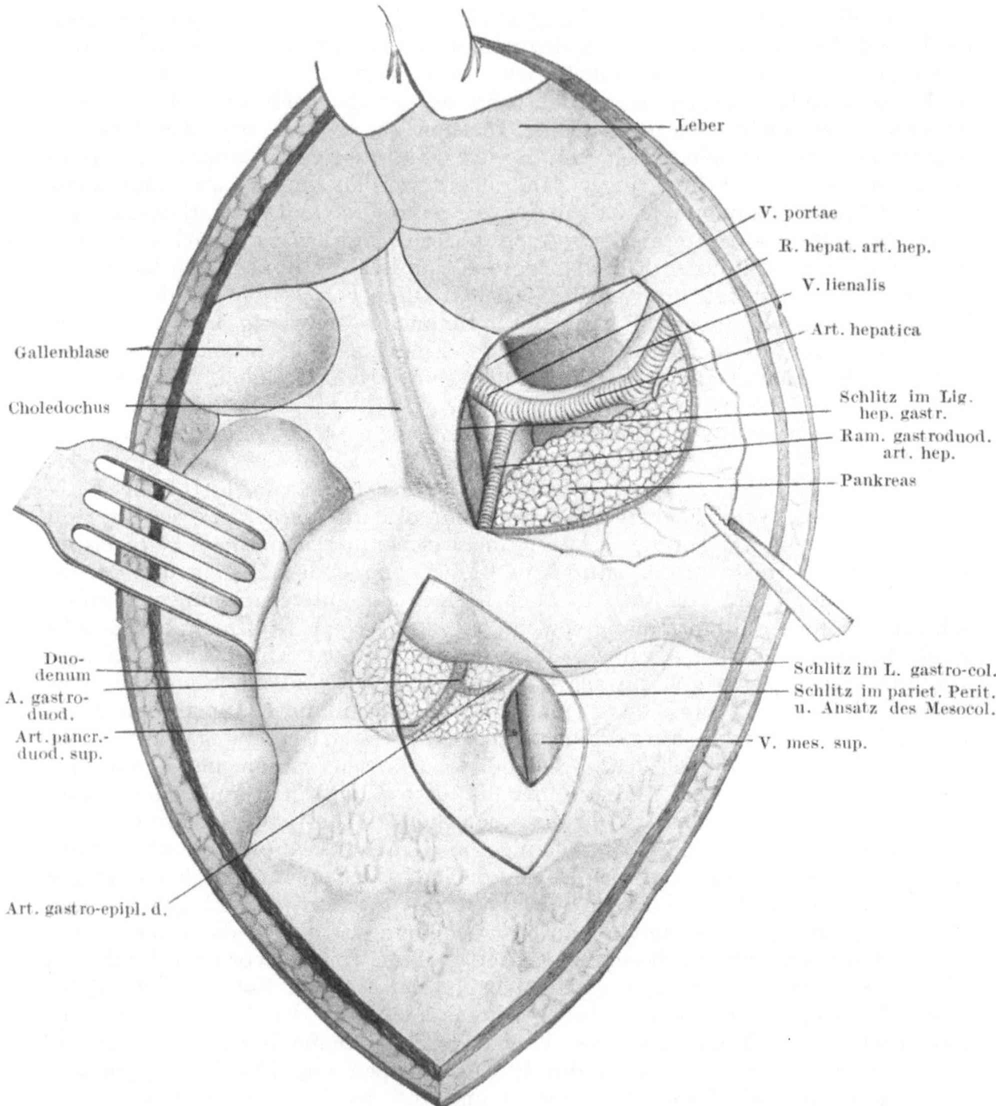

Abb. 34. Zugang zum Pankreaskopf durch das Lig. gastrocolicum mit Freilegung der V.
mes. sup., und zum P.-Körper durch das Lig. hep. gastr. Magere Leiche, leichte Enteroptose.

über den lumbalen Weg gefällte Urteil „We can drain, that is all“ wohl zu
hart ist, so kommt das lumbale Vorgehen doch nur bei schon lokalisierten Prozessen, bei der Eröffnung von umschriebenen Exsudat- oder Eiterhöhlen, also
in späteren Stadien der Erkrankung in Frage. Bei der Frühoperation würde

man es kaum umgehen können, zur genaueren Orientierung einen Bauchschnitt
hinzuzufügen und daher ist es richtiger, die Operation von vornherein von

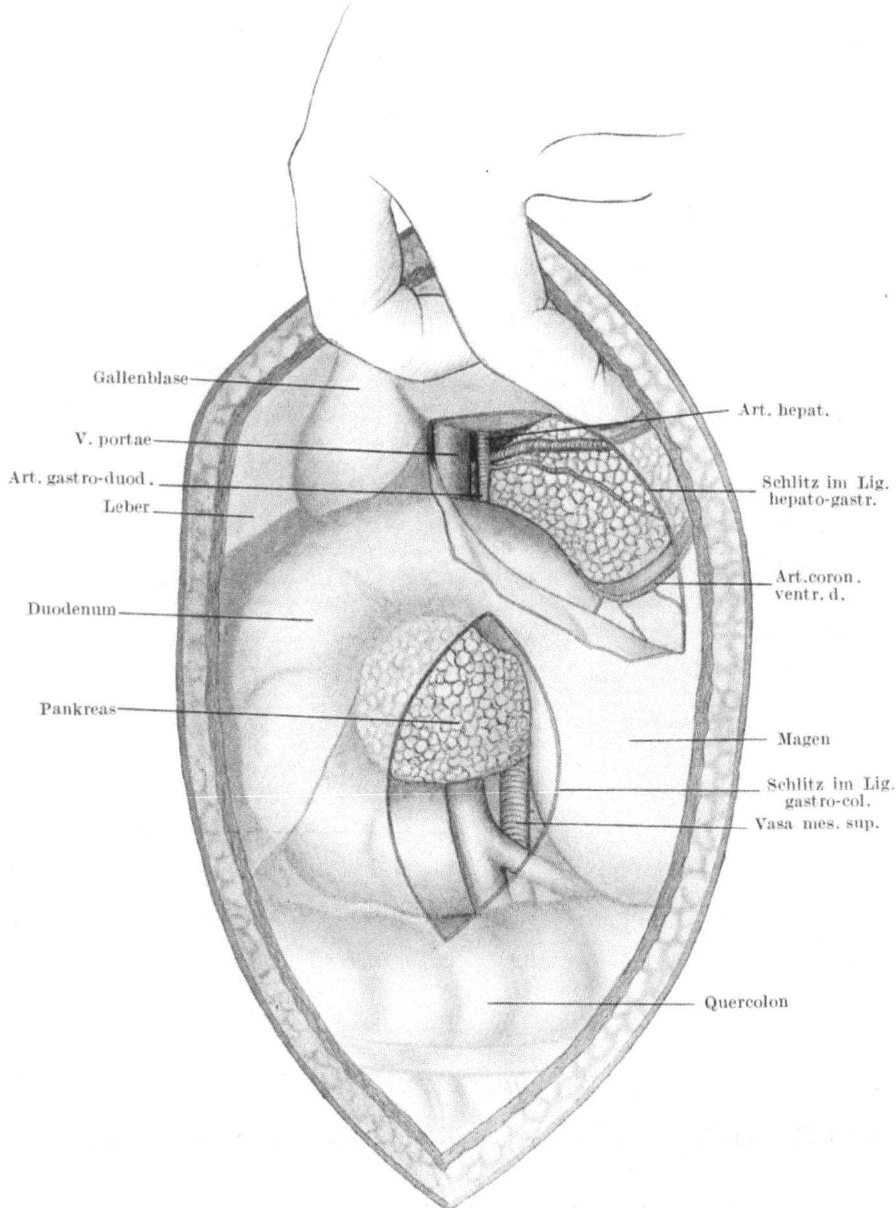

Abb. 35. Dieselben Verhältnisse wie Abb. 34 mit Freilegung der Vasa mes. sup. bei magerer
Leiche ohne Enteroptose. Magen nach unten gezogen.

vorn her durchzuführen und eine lumbale Gegenincision zu machen, wenn
sich eine solche als notwendig erweist.

Die transpleurale Eröffnung von peripankreatischen Ergüssen oder Abscessen ist nur verhältnismäßig selten, und zwar in Spätstadien der Erkrankung, zur Anwendung gekommen. So hat Körte 3 mal subphrenische, vom Pankreas ausgehende Abscesse transpleural eröffnet (mit einer Heilung und 2 Todesfällen).

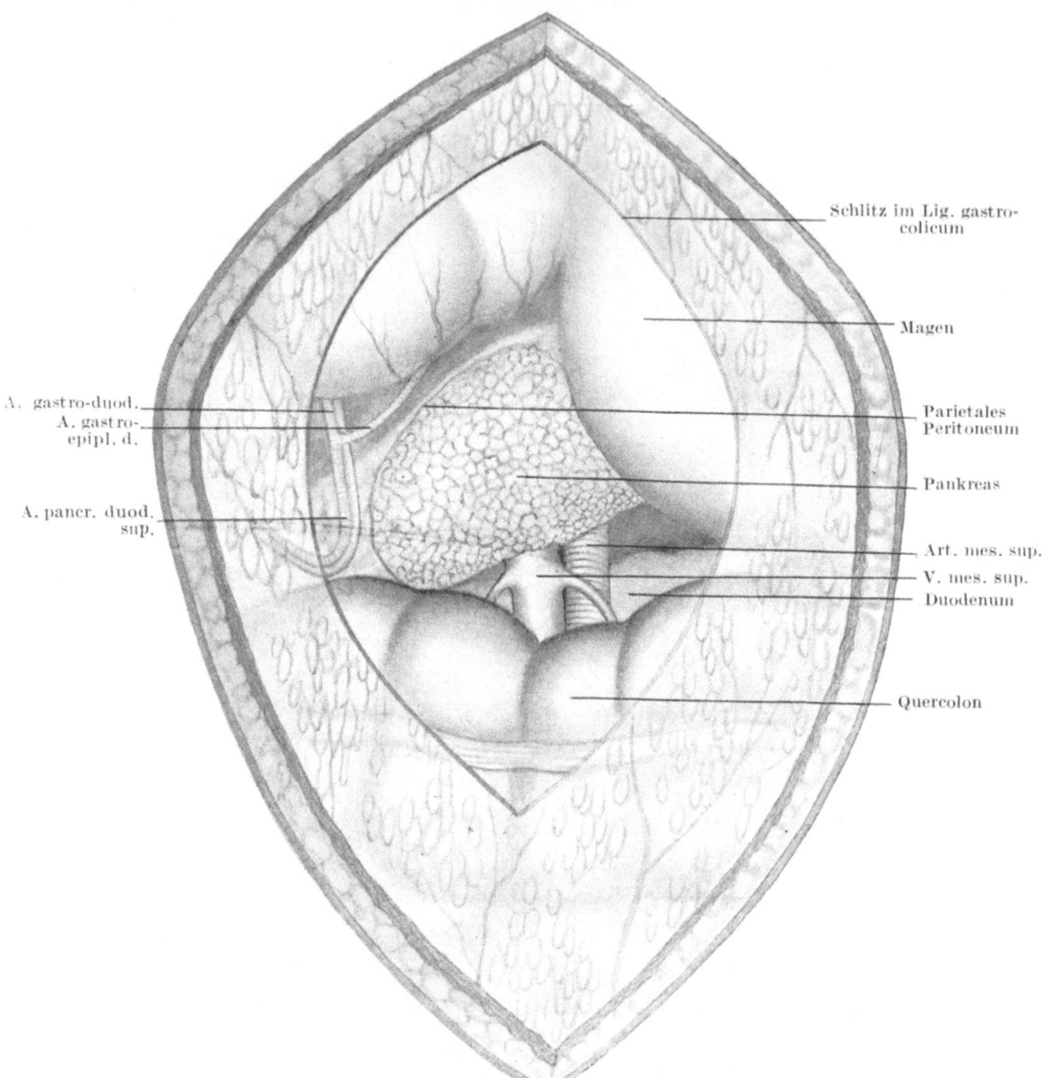

Abb. 36. Zugang durch das Lig. gastrocol. Magen nach oben, Quercolon leicht nach unten gezogen.

Die Frage, in welcher Weise das Pankreas selbst zu versorgen ist, ist vielfach diskutiert worden und auch heute noch gehen die Ansichten der Chirurgen in dieser Beziehung auseinander. Darüber, daß das Pankreas ausgedehnt freizulegen und sorgfältig abzutamponieren ist, besteht allerdings kein Zweifel. Für die meisten Fälle genügt es nicht, nur einzelne Teile der Pankreasoberfläche abzutamponieren oder, wie Pels-Leusden früher vorschlug, nur einen

Tampon durch das Foramen epiploicum auf das Pankreas hinzuführen. Die von mir an einem Fall der Straßburger Klinik gemachte Erfahrung, daß infolge ungenügender Tamponade des Schwanzendes des Pankreas vom Mesocolon transversum aus gerade hier und nur hier die Fettgewebsnekrosen, wie die Sektion aufdeckte, sich weiter ausgebreitet hatten, während das an den übrigen Teilen des Pankreas durch die Tamponade verhindert worden war, scheint mir eindeutig dafür zu sprechen, daß man sich nicht auf das gesunde Aussehen des Pankreas oder einzelner Teile desselben bei der Freilegung verlassen darf,

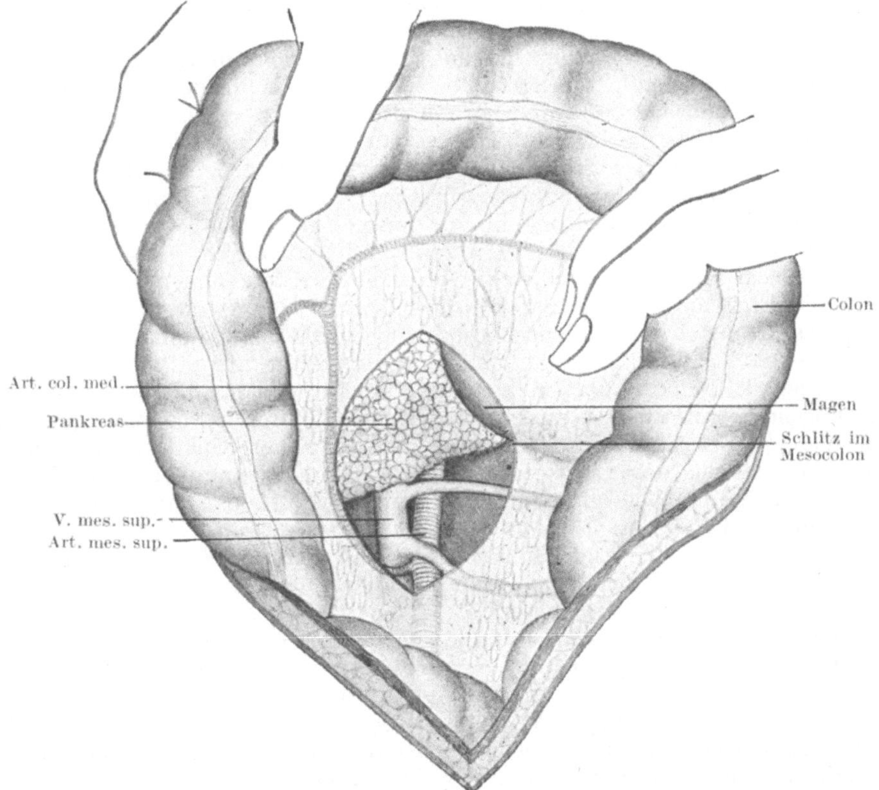

Abb. 37. Zugang zum Pankreas durch das Mesocolon transversum. Colon transversum hochgeklappt. Mesocolon durchtrennt, Pankreashals liegt frei.

sondern daß man in Anbetracht dessen, daß der Prozeß sich nach der Operation jederzeit im Pankreas und seiner Umgebung weiter ausdehnen kann (auch bei meinem Fall hatte sich die Nekrose im Pankreas auf das bei der Operation noch ganz normal erscheinende Schwanzende ausgedehnt), grundsätzlich bei allen Fällen das ganze Pankreas sorgfältigst abtamponieren muß, selbst wenn Teile desselben relativ gesund erscheinen. Eine ausreichende Tamponade in diesem Sinn ist aber nur zu erzielen, wenn das Pankreas sowohl durch das kleine Netz als auch durch die Bursa omentalis und vom Mesocolon transversum aus abtamponiert und von der Umgebung abgeschlossen wird. Das mag bei leichteren Fällen als eine überflüssige Vorsicht erscheinen, bei schweren Fällen ist sie aber unbedingt erforderlich, und daß leichte und schwere Fälle auch bei der

Operation nicht sicher auseinanderzuhalten sind, darauf ist bereits hinreichend hingewiesen worden.

Eine exakte Tamponade ist zwar imstande, die Umgebung des erkrankten Pankreas vor der Einwirkung der aus ihm austretenden schädlichen giftigen Stoffe zu schützen und die Resorption der Toxine einzuschränken. Sie kann dagegen auf den Prozeß im Pankreas doch wohl nur einen indirekten und nicht sehr großen Einfluß ausüben und die Resorption giftiger Stoffe aus dem Pankreas selbst schwerlich verhindern. Soll daher der im Pankreas sich abspielende Prozeß wirksam beeinflußt werden, so muß auch das Pankreas selbst angegangen werden: es muß versucht werden, durch Spaltung (erstmalig 1902 von Bertelsmann ausgeführt) und Zurückschieben der Pankreaskapsel die geschwollene, durch Ansammlung von Exsudat, Blut und Zerfallsprodukten verdickte und gespannte Drüse zu entlasten, dadurch die Zirkulation in derselben zu heben und die Entstehung bzw. Ausbreitung von Nekrosen zu verhindern. Man sieht danach nicht selten das geschwollene Organ sofort durch den Kapselschlitz vorquellen. Diese Wirkung kann durch die von Mikulicz zuerst empfohlene Incision in das erkrankte Pankreas gesteigert werden, da durch Eröffnung der Herde selbst eine Ableitung in viel ausgiebigerem Maße erzielt wird als durch die Kapselpaltung allein. Der Einwand, daß durch Incisionen in das Pankreas leicht schwere Blutungen hervorgerufen werden können und daß durch eventuelle Eröffnung von Pankreasgängen schwer zur Heilung zu bringende Pankreassekretfisteln entstehen, ist natürlich berechtigt, wenn man auf die anatomischen Verhältnisse nicht genügend Rücksicht nimmt und verhältnismäßig gesunde Pankreaspartien incidiert. Sucht man das Pankreas auf Erweichungsherde hin ab und eröffnet diese stumpf durch Punktion mit einer Hohlsonde (Körte), mit der Kornzange oder auch mit dem Finger, nachdem man den Überzug des Pankreas vorsichtig incidiert und eventuell zurückgestreift hat, so ist die Gefahr einer schwereren Blutung nicht groß und läßt sich auch die Eröffnung größerer Gänge, wenn sie nicht ohnehin durch die Nekrose arrodiert sind, vermeiden. (Gobiet sah z. B. unter 7 Fällen nur 2 mal eine etwas stärkere Blutung aus dem incidierten Pankreas, ich selbst habe stärkere Blutungen dabei nicht erlebt.)

Schwieriger ist die Frage, wie man sich verhalten soll, wenn das Pankreas zwar hochgradig geschwollen und verhärtet, auch wohl durchblutet ist, aber Erweichungsherde noch nicht aufzufinden sind. Der Entschluß, hier in das Pankreas selbst vorzudringen, ist begreiflicherweise nicht leicht, aber das Bestreben, auch bei diesen Fällen eine möglichst ausgiebige Entlastung und Drainage zu erzielen, um das Drüsengewebe vor dem Zugrundegehen nach Möglichkeit zu schützen, wird wohl auch hier ein vorsichtiges Eindringen in die am stärksten verdickte und verhärtete Drüsenpartie rechtfertigen. Ich selbst bin wenigstens bei meinen letzten Fällen so vorgegangen und glaube dadurch genützt zu haben; ein Beweis dafür ist natürlich nicht zu erbringen, da es kaum möglich ist zu sagen, wie solche Fälle ohne ein derartiges Vorgehen verlaufen würden.

Die von Röpke bei einem Fall mit gutem Erfolg ausgeführte Aufklappung des Duodenum mit dem Pankreaskopf dürfte nur in seltenen Ausnahmefällen notwendig sein. Excisionen aus dem erkrankten Pankreas oder gar „die Ausschälung der ganzen infarcierten Drüse" scheinen mir gänzlich überflüssig und opfern viel mehr Gewebe, als notwendig ist. Auch die von Hofmann ausgeführte und empfohlene quere Durchtrennung der Bauchspeicheldrüse, die nach Meinung dieses Autors die „idealste" Druckentlastung für das Organ herbeiführt, da ihr Hauptausführungsgang durchschnitten wird, dürfte schwerlich Nachahmung finden. Wenn schon incidiert wird, dann sollen Längsincisionen in die Drüse gemacht werden.

Bei der Häufigkeit der Kombination der akuten Pankreasnekrose mit Gallensteinen oder entzündlichen Erkrankungen der Gallenwege und bei der ätiologischen Bedeutung dieser letzteren Erkrankungen ist eine genaue Revision der Gallenwege unter allen Umständen zu verlangen. Wieweit dabei das Gallenwegsleiden operativ anzugreifen ist, läßt sich nicht prinzipiell entscheiden, da hierfür der Allgemeinzustand des Kranken nach Beendigung des Eingriffes am Pankreas ausschlaggebend sein muß. An sich ist es gewiß wünschenswert, etwa vorliegende Erkrankungen der Gallenwege stets zu beseitigen, da sie bei einer großen Anzahl von Fällen zweifellos als wichtiger ätiologischer Faktor für die Entstehung der Pankreasnekrose anzusehen sind. Außerdem wirkt auch die Drainage der Gallenwege durch Saugwirkung indirekt auf den Pankreasprozeß ein. Daß aber die Versorgung der Gallenwege wichtiger sei als der Eingriff am Pankreas selbst (Dreesmann), kann nicht zugegeben werden. So hat z. B. Körte 4 Fälle von Pankreasnekrose, bei denen nur an den Gallenwegen operiert war, verloren (während allerdings 1 Fall nach Cholecystostomie ohne Eingriff am Pankreas durchgekommen ist).

Wenn der Allgemeinzustand es gestattet, die Operation so weit auszudehnen, dann kommt als Eingriff an den Gallenwegen in erster Linie die Entleerung und Drainage der Gallenblase durch Cholecystostomie in Betracht (Körte, Nordmann), eventuell ist die Choledochusdrainage anzuschließen. Größere Eingriffe am Gallenwegssystem empfehlen sich im allgemeinen nicht, da die Kranken dem meist nicht mehr gewachsen sind. Die Cholecystostomie ist schon deshalb der Ektomie vorzuziehen, weil die Gallenblase später möglicherweise für eine Anastomose mit dem Magen oder Darm notwendig werden kann. Wenn schwere eitrige Entzündungen der Gallenwege vorliegen, verschiebt sich die Indikationsstellung natürlich insofern, als man hier unter allen Umständen versuchen wird, die Drainage der Gallenwege durchzuführen, da sonst die Aussichten auf einen glatten Verlauf verhältnismäßig sehr geringe sind. (Der Fall Gobiets, bei dem, nach Heilung einer Pankreasnekrose durch Incision ins Pankreas und Tamponade, in der Rekonvaleszenz eine typische Cholecystitis auftrat, spricht mit anderen ähnlichen Beispielen deutlich genug für die Wichtigkeit der Versorgung der Gallenwege.) Nur wenn der Gesamtzustand so schlecht ist, daß er eine Verlängerung der Operation ausschließt, und lokale schwere Veränderungen selbst eine Cholecystostomie sehr schwierig erscheinen lassen, ist bei Vorliegen einer Gallenwegserkrankung deren sekundäre Beseitigung angezeigt, damit nicht die Gefahr eines Rezidivs der akuten Pankreasnekrose heraufbeschworen wird.

Bei der **Nachbehandlung,** die sich im übrigen nach den allgemein gültigen Regeln vollzieht, ist zu berücksichtigen, daß hinter dem Tampon sehr häufig eine Retention von Wund- und Pankreassekret auftritt, so daß es zweckmäßig ist, neben den Tampons 1 oder 2 Drains an den tiefsten Punkt der Wunde hinzuführen. Die Drainage darf erst entfernt werden, wenn die Sekretion vollständig versiegt ist, da etwaige Ansammlungen von Pankreassekret gefährlicher werden können als eine gewöhnliche Eiterretention. Die Tampons sollen wegen der Gefahr von Nachblutungen nicht zu früh entfernt werden, nach v. Haberer auch deshalb nicht, weil die Klebekraft des Peritoneums durch die Andauung des Bauchfells durch den Pankreassaft herabgesetzt ist.

Da bei der Mehrzahl der Fälle infolge Ausfließens von Pankreassekret aus den durch die Nekrose, auch durch Incisionen eröffneten Drüsenteilen, vorübergehend eine Pankreassekretfistel entsteht, ist die Umgebung der Wunde von vornherein vor der oft stark andauenden Wirkung dieses Sekretes zu schützen und die Haut mit Zinköl oder Zinkpaste zu bedecken. Auch die Ableitung des Sekretes durch ein langes, möglichst abgedichtetes Drainrohr (nach Perthes) aus dem Verband heraus kann hierbei wichtige Dienste leisten. Die Dauer des Bestehens solcher Pankreasfisteln kann sich über Wochen und Monate hinziehen und ist völlig unberechenbar, da mitunter ganz unerwartet und plötzlich eine Fistelheilung zustande kommt. Durch Anwendung der Wohlgemuthschen antidiabetischen Diät ist bei manchen Fällen anscheinend ein schnelleres Versiegen der Fistel herbeigeführt worden, mit Körte, u. a. habe ich mich aber nicht von dem Nutzen dieses Verfahrens überzeugen können. Kroiß und v. Haberer empfehlen an Stelle der Wohlgemuthschen Diät die Verabreichung von Erepton nach Pregl, wovon sie gute Erfolge gesehen haben (vgl. S. 332).

Eine kurze Erwähnung verdienen auch die im späteren Verlauf nicht selten auftretenden Nachblutungen, die häufig sehr schweren Charakter haben, ja tödlich verlaufen. Wenn man bei Gelegenheit von Spätoperationen oder bei Sektionen sieht, wie große Gefäße völlig frei durch die Eiter- oder Jauchehöhle hindurchziehen, so kann das Auftreten schwerer Nachblutungen nicht weiter wundernehmen. Die Vasa mesenterica superiora und die Milzgefäße sind·am häufigsten die Quelle der Blutung. Nach Lage der Dinge kann dabei therapeutisch nur die Tamponade der Wundhöhle in Frage kommen, da eine Freilegung und exakte Unterbindung in dem schwer infizierten Wundgebiet ausgeschlossen ist. Wie gefährlich die Nachblutungen sind, geht aus Körtes Erfahrungen hervor, dem es nur einmal unter 7 Fällen gelang, die Blutung durch Tamponade zu stillen.

Je nach den vorliegenden Verhältnissen ist die Heilungsdauer nach der Operation eine sehr verschieden lange. Bei glatt verlaufenden günstigen Fällen kommen die Kranken mit 1—2 Monaten davon, sehr häufig aber, besonders bei ganz allmählich erfolgender Abstoßung mehrerer Drüsensequester, bei schweren Infektionen und ausgedehnten Absceßbildungen dauert die Heilung viele Monate und noch gar mancher, der durch die Operation anscheinend Gerettete geht noch im Spätstadium an septischen Komplikationen oder an Nachblutungen zugrunde. Auch Störungen der inneren Sekretion des Pankreas kommen hierbei in Betracht, da noch nach Jahren der Tod im diabetischen Koma eintreten kann.

Die Resultate der chirurgischen Behandlung der akuten Pankreasnekrose sind daher recht wechselnde, je nach dem dem betreffenden Operateur zugehenden Krankenmaterial. Es ist schon darauf hingewiesen worden, daß die Mortalität von der Schwere und Ausbreitung der Erkrankung im Pankreas zur Zeit der Operation abhängt und daß die Erfolge der Operation dementsprechend um so günstiger sind, je frühzeitiger der Eingriff vorgenommen wird. Aus den sehr zahlreichen, in der Literatur verstreuten Mitteilungen über einzelne geheilte Fälle ist, wie Körte zutreffend hervorhebt, ein genauer Aufschluß über das bei der akuten Pankreasnekrose durch die Operation Erreichte nicht zu erhalten, da eine große Anzahl erfolglos operierter Fälle sicher nicht veröffentlicht worden und infolgedessen ein wirklicher Vergleich nicht möglich ist. Ich habe daher (ohne Anspruch auf Vollständigkeit zu erheben) die von Körte 1911 veröffentlichte Reihenstatistik, bei der nur solche Mitteilungen berücksichtigt wurden, die sich auf das Gesamtmaterial eines Autors oder eines Krankenhauses beziehen, bis zur Jetztzeit fortgesetzt. Dabei ergibt sich folgendes:

Körtes Statistik (1905—1911)	103 Fälle,	41 geheilt,	62 gestorben.	
Körtes eigene Fälle	38 ,,	18 ,,	20	,,
Borelius	8 ,,	4 ,,	4	,,
Monnier (1911)	4 ,,	— ,,	4	,,
Hinz (Riese) 1911	6 ,,	2 ,,	4	,,
Mettin (Neumann) (1902—1911) . .	22 ,,	7 ,,	15	,,
Arnsperger (1913)	3 ,,	1 ,,	2	,,
Blaxland und Claridge (1913) . . .	7 ,,	— ,,	7	,,
Nordmann (1913)	8 ,,	4 ,,	4	,,
Gobiet (1913)	7 ,,	4 ,,	3	,,
MacLennan	3 ,,	2 ,,	1	,,
Faykiss (1913)	6 ,,	2 ,,	4	,,
Evans (1913)	3 ,,	1 ,,	2	,,
Rollmann (Morian) (1914)	13 ,,	4 ,,	9	,,
Jenckel (1914)	9 ,,	3 ,,	6	,,
Mehliss (Habs) (1915)	7 ,,	2 ,,	5	,,
Jung (Baseler Klinik) (1916)	20 ,,	12 ,,	8	,,
v. Haberer (1917)	9 ,,	5 ,,	4	,,
Stephan (Payr) (1919)	14 ,,	3 ,,	11	,,
Müller (Kümmell) (1922)	15 ,,	8 ,,	7	,,
Zöpffel (Sudeck) (1922)	14 ,,	6 ,,	8	,,
Guleke	11 ,,	5 ,,	6	,,

330 Fälle, 134 geheilt, 196 gestorben

Davon sind abzuziehen, weil doppelt
verwertet: Morian . . . .   5 Fälle,   — geheilt,   5 gestorben.
Neumann   17   ,,   4   ,,   13   ,,

308 Fälle, 130 geheilt, 178 gestorben.

Gesamt-Mortalität . . . . $= 57{,}8\,^0/_0$.
Mortalität nach Körtes Zahlen . . . . . . $= 60\ \ ^0/_0$.
Mortalität in den letzten 10 Jahren . . . . $= 56{,}7\,^0/_0$.

Vergleicht man das Ergebnis der Körteschen Reihenstatistik, die $60\,^0/_0$ Mortalität ergab, mit der jetzt 10 Jahre später aufgestellten mit $56{,}6\,^0/_0$ Mortalität, so ergibt sich, daß ein nennenswerter Fortschritt auf diesem Gebiet im letzten Dezennium nicht erreicht worden ist. Da eine wesentliche Erweiterung unserer operativen Maßnahmen in Anbetracht der in den letzten 10 Jahren ohnehin schon radikaler gewordenen Methoden wohl kaum möglich ist, ist in Zukunft das Hauptaugenmerk darauf zu richten, daß die Krankheitsfälle nach Möglichkeit früher als bisher dem Chirurgen zugeführt werden. Dazu ist aber erforderlich, daß das Krankheitsbild der akuten Pankreasnekrose auch dem Praktiker noch bekannter und geläufiger wird, als das bisher der Fall ist.

Es ist sehr bedauerlich, daß die seinerzeit von v. Bergmann und mir angestellten Immunisierungsversuche gegen die akute Pankreasnekrose nur zu dem Ergebnis geführt haben, daß eine aktive Immunisierung durch allmählich steigende Vorbehandlung auch gegen schwerste Pankreasnekrosen und die dabei auftretende Intoxikation möglich, eine passive Immunisierung aber nicht zu erzielen ist. Joseph und Pringsheim haben unsere Versuche nachgeprüft und sind, wie wir, zu dem Resultat gekommen, daß nach genügender Vorbehandlung der Zerfall einer ganzen Bauchspeicheldrüse in vollem Verdauungszustand von dem Versuchstier reaktionslos vertragen wird, daß sich also eine hohe aktive Immunität gegen nekrotisches Pankreasgewebe und Trypsin in der Tat erzielen läßt. Dagegen ist auch diesen Autoren der Versuch, mit dem Serum hoch immunisierter Tiere eine ausreichende passive Immunität gegen die Pankreasvergiftung zu erzielen, mißlungen. Für die Praxis ist damit die Hoffnung, auf diesem Wege therapeutisch weiter zu kommen, leider genommen, da bei der Schnelligkeit, mit der die akute Pankreasnekrose einsetzt und verläuft, mit einer aktiven Immunisierung nichts zu erreichen ist.

10*

Die Frage, wieweit die durch die Operation erzielten Resultate als Dauerheilungen anzusehen sind, kann dahin beantwortet werden, daß Rezidive nicht ausgeschlossen sind, daß sie aber nicht häufig auftreten. So berichtete Jung z. B. über einen Patienten, der im Jahre 1901 wegen „Pankreatitis und Cystenbildung" schon operiert worden war und 1913 mit einem sehr schweren Rezidiv 5 Stunden nach Beginn der Erkrankung wieder zur Operation kam und geheilt wurde. Auch Beck, Hänel und Morton berichten über Rezidive. Es ist anzunehmen, daß ein Wiederauftreten der akuten Pankreasnekrose um so sicherer verhütet wird, je gründlicher die Veränderungen im Pankreas zur Ausheilung gebracht und in ätiologischer Beziehung wichtige Nebenerkrankungen, vor allem gleichzeitige Gallenwegserkrankungen, beseitigt werden. Nachoperationen werden weniger häufig notwendig werden, wenn frühzeitig operiert und das Pankreas dabei gründlich und sorgfältig versorgt wird (in dieser Beziehung ist der [S. 103] zitierte Fall von Liek sehr lehrreich). Körte weist mit vollem Recht darauf hin, daß die wegen Absceß und Nekrosen in der Literatur erwähnten Nachoperationen zum großen Teil vermeidbar gewesen wären, „wenn gleich auf das erkrankte Organ eingegangen worden wäre".

Akute und subakute eitrige Pankreatitis; Pankreasabsceß.

Von N. Guleke.

Im Vordergrunde der krankhaften Veränderungen bei der akut oder subakut verlaufenden Pankreasentzündung steht die Eiterung, die auf einzelne Teile der Drüse beschränkt, über das ganze Organ ausgebreitet oder auch schon in die Umgebung des Pankreas durchgebrochen sein kann. Ihrer Natur nach trägt diese Pankreaserkrankung den Charakter einer bakteriellen Entzündung, was sich schon in dem Auftreten von Temperatursteigerungen und Schüttelfrösten im klinischen Krankheitsbild zu erkennen gibt; sie unterscheidet sich darin nicht von Eiterungsprozessen in allen übrigen Körperorganen. Eine scharfe Trennung der eitrigen Pankreatitis von der akuten Pankreasnekrose ist, wie schon im vorigen Kapitel hervorgehoben, nicht durchführbar, denn einesteils kann bei der eitrigen Pankreatitis die Einschmelzung des Drüsengewebes zur Nekrosenbildung mit nachfolgender Sequestration des nekrotischen Stückes führen, andererseits kann eine zunächst rein nekrotisierende Erkrankung durch Hinzutreten einer Sekundärinfektion in eine eitrige Pankreatitis übergehen, so daß sich nicht selten beide Prozesse nebeneinander im Pankreas finden und in vielen Fällen weder nach dem klinischen Verlauf noch auch nach dem Operations- oder Sektionsbefund ein Auseinanderhalten der beiden Krankheitsbilder möglich ist. Dieser Umstand macht es auch erklärlich, daß dieselben Zustände von verschiedenen Autoren vielfach mit verschiedenen Namen belegt werden und daß eine einigermaßen zuverlässige Rubrizierung der veröffentlichten Fälle auf Grund der Angaben in der Literatur völlig undurchführbar ist.

Als leichteste Vorstufe der eitrigen Pankreatitis ist wohl die katarrhalische Pankreatitis Mayo Robsons anzusehen, die nach dem genannten Autor bei Gastro-Duodenalkatarrhen vorkommt und an Sekretionsstörungen des Pankreas und dadurch bedingten Verdauungsstörungen, manchmal auch an einer palpablen druckschmerzhaften Anschwellung der Drüse erkannt werden kann. Geht dieser einfache Pankreaskatarrh in einen eitrigen Katarrh über, so gestaltet sich die Prognose außerordentlich ernst, da die Erkrankung dann in der Regel allmählich zu Pyämie und Sepsis und nur ausnahmsweise zu der prognostisch günstigeren lokalen Abscedierung führt. Wie ernst die Erkrankung ist, geht schon daraus hervor, daß von 4 Fällen Robsons 3 zugrunde gegangen sind.

Bei einem dieser Fälle wurde ein eingeklemmter Gallenstein auf transduodenalem Wege aus der Vaterschen Ampulle entfernt und dabei festgestellt, daß aus dem Pankreasgang Eiter abfloß. Trotz ausreichender Drainage ist der Fall nach 14 Tagen zugrunde gegangen.

Bei Übergreifen der Eiterung auf das Drüsengewebe selbst entsteht nach Opie eine akute interstitielle Pankreatitis, deren leichtere Formen spontan ausheilen können, während die schwereren teils in Absceßbildung, teils in die chronische Form der Pankreatitis, die schließlich zu schwerem tödlichen Diabetes führen kann, übergehen. Die Eiterung kann in verschiedener Form im Pankreas auftreten: als diffuse eitrige Entzündung, als sogenannte Pankreatitis apostematosa, bei der eine Unzahl kleiner Eiterherde über das ganze Pankreas zerstreut ist oder schließlich als isolierter Absceß, der in der Regel durch Konfluieren mehrerer kleiner Abscesse zustande kommt. Dabei können auch einzelne Teile der Drüse aus dem Zusammenhang gelöst werden und in Nekrose übergehen.

Der häufigste Sitz der Abscesse ist der Pankreaskopf, was leicht zu verstehen ist, wenn man berücksichtigt, daß ein großer Teil der eitrigen Pankreatitiden von den Gallenwegen oder durch aufsteigende Infektion vom Darm aus entsteht. Im übrigen bleibt aber weder der Körper noch der Schwanz des Pankreas von eitrigen Entzündungen verschont, wie die Beobachtungen von Petrow und Falkenstein beweisen.

Der Fall von Petrow betraf ein 17jähriges Mädchen, das vor 13 Monaten wegen eines Leberechinokokkus operiert worden war, wonach eine Fistel zurückblieb. Durch Auskratzung vor 3 Monaten wurden erneut einige Echinokokkusblasen entfernt. Seit 2 Tagen Erbrechen, Schmerzen im Epigastrium und Durchfall. Die Untersuchung ergab eine Auftreibung der median gelegenen Teile des Epigastriums, in ihrem Bereich Druckempfindlichkeit und Bauchdeckenspannung. Operation: Im Mesenterium, im großen Netz und im Mesokolon zerstreut kleinste und größere Hämorrhagien, die stellenweise Fettnekrosen einrahmen. Daraufhin wurde zwischen Magen und Querkolon auf das Pankreas, in dessen Schwanz eine apfelgroße, höckerige Anschwellung gefunden wurde, eingegangen. Der Bauchfellüberzug des Pankreas wurde über der Anschwellung eingerissen und diese Partie sorgfältig abtamponiert. — Nach der Operation Aufhören der Schmerzen, nach zwei Wochen Durchbruch eines Abscesses, der etwa einen Eßlöffel voll dicken Eiters entleerte. Heilung in 6 Wochen.

Wenn auch in der angeführten Krankengeschichte die Anwesenheit von Fettgewebsnekrosen erwähnt wird und diese sogar den Hinweis auf die Erkrankung des Pankreas abgaben, so ist doch festzustellen, daß Fettgewebsnekrosen ebenso wie Blutungen bei der akuten und subakuten eitrigen Pankreatitis, abgesehen von einigen Ausnahmefällen (z. B. Wendel), im Gegensatz zur akuten Pankreasnekrose meist fehlen; auch das blutig-seröse Exsudat wird gewöhnlich vermißt. Greift der Prozeß infolge Eiterdurchbruches auf die freie Bauchhöhle über, so entsteht eine typische eitrige Peritonitis mit all ihren Folgen.

Der weitere Verlauf der eitrigen Pankreatitis gestaltet sich für die Kranken, sofern nicht durch frühzeitige Eiterentleerung rechtzeitig Abhilfe geschaffen wird, äußerst gefahrvoll. Denn abgesehen von einer Verallgemeinerung der Infektion und dem Auftreten von metastatischen Eiterungen droht den Kranken noch eine Reihe anderer schwerster Komplikationen. Wie bei der akuten Pankreasnekrose kommen auch bei der eitrigen Pankreatitis Arrosionsblutungen aus den die Eiterhöhlen mitunter weithin ganz frei durchziehenden Gefäßen, in erster Linie aus den Milzgefäßen und den Vasa mesenterica superiora, nicht selten vor. Ebenso gefährlich ist die septische Thrombose der Mesenterialvenen, der Milzvene und diejenige der Vena portae mit den ihr folgenden multiplen Leberabscessen (Körte, Oser).

Infolge Durchbruches durch die Pankreaskapsel in die Umgebung entstehen die peripankreatischen Abscesse, die teils die Bursa omentalis anfüllen, teils sich im retroperitonealen Gewebe zwischen den Platten des Mesocolon transversum und der Radix mesenterii (Fritz König, Marwedel), nach rechts hin hinter dem Duodenum (König) oder beiderseits hinter dem auf- und absteigenden Ast des Dickdarmes weit ausbreiten (Brown). Auch nach oben hin in den subphrenischen Raum, besonders der linken Seite, kann der Eiter durchbrechen. Daraufhin hat Guinard sogar eine „forme thoracique" der eitrigen Pankreatitis von der „lumbo-abdominalen Form" abgetrennt, was in Anbetracht des nicht allzu häufigen Vorkommens dieser Ausbreitung nicht genügend begründet erscheint. Die Neigung zur Bildung ausgedehnter Senkungen ist allerdings nicht so groß wie bei der akuten Pankreasnekrose und erst im weiteren Verlauf, wenn es zur Verjauchung der Abscesse und zur Abstoßung kleinerer und größerer Gewebssequester kommt, kommen häufiger Durchbrüche in den verschiedensten Richtungen zustande. Dann finden sich in den mit fötidem Eiter gefüllten Höhlen oft eine Anzahl kleinerer oder auch große abgestoßene Pankreasstücke und nekrotische Bröckel von Fett- und sonstigem Gewebe.

Einen derartigen Fall beschreibt z. B. Fasano. Ein 14jähriges Mädchen war einen Monat vor der Aufnahme mit Schmerzen im Epigastrium, Druckgefühl, Ekel, Erbrechen und häufigem Stuhldrang bei hochgradiger Verstopfung erkrankt. Seit drei Tagen wesentliche Verschlimmerung. Puls 120°. Temperatur 37,6°. Das Epigastrium aufgetrieben und druckempfindlich. Hier findet sich eine kugelförmige fluktuierende Resistenz, die zum Teil hinter dem Magen gelegen ist. Darmsteifungen. Operation: Im Epigastrium findet sich eine oben vom Magen, unten vom Kolon begrenzte 4 Liter stinkenden Eiters und Nekrosefetzen enthaltende Höhle. Im Abdomen Fettgewebsnekrosen. Marsupialisation der Höhle, Drainage. Patientin stirbt nach zwei Tagen an Peritonitis. Die Sektion ergibt eine totale Nekrose des wie ein Schwamm von Eiterherden durchsetzten Pankreas. Leber und Gallengänge o. B.

Bei Durchbruch des Eiters in die freie Bauchhöhle folgt eine diffuse eitrige Peritonitis, der die Kranken gewöhnlich sehr schnell erliegen. Nur sehr selten scheint eine Spontanheilung infolge Durchbruchs des Eiters in den Darm (Duodenum) zustande zu kommen, wie das Robson bei einem Fall erlebt hat, bei dem er wegen des schlechten Allgemeinbefindens einen operativen Eingriff nicht mehr vorzunehmen wagte und der nach Entleerung des Eiters durch den Darm glücklich zur Heilung gelangte.

Aus dem Gesagten geht schon hervor, daß das Leiden zum Tode führt, wenn dem Eiter nicht rechtzeitig Abfluß verschafft wird. Auch der Durchbruch des Eiters in den Magen oder Darm führt nicht immer zu einer Spontanheilung, wie die Beobachtungen von Whitton u. a. zeigen; bei der Seltenheit des Vorkommnisses wäre es auf jeden Fall ein schwerer Fehler, darauf etwa mit dem Eingriff zu warten.

Die Ätiologie der akuten und subakuten Pankreaseiterungen ist eine recht vielseitige.

Als Quellgebiet der Infektion kommen auch hier in erster Linie wieder die Gallenwege in Betracht, da bei einer Infektion derselben eine Übertragung der Infektion auf den Pankreasgang im Bereich der Vaterschen Ampulle leicht stattfinden kann, ganz besonders, wenn die Papille durch entzündliche Schwellung oder durch Einklemmung eines kleinen, die Ampullen nicht ganz ausfüllenden Steines verschlossen ist, so daß die gestaute infizierte Galle hinter diesem Abflußhindernis in den Pankreasgang übertritt. Außer dem direkten

Übergreifen von Gang zu Gang kann die Ausbreitung der Infektion auf das Drüsengewebe des Pankreaskopfes nach Körte und Nordmann auch durch die Wandung des intrapankreatischen Choledochusabschnittes hindurch erfolgen und in den dem Choledochus benachbarten Pankreasteilen zur interstitiellen Entzündung und zur Abszeßbildung führen. Erfahrungsgemäß kommt das besonders häufig bei eitriger Cholangitis vor. Schwieriger ist es, den Infektionsweg zu ermitteln, wenn die großen Gallenwege intakt und die Gallenblase allein infiziert ist. Man wird Quénu und Duval zustimmen müssen, daß eine Übertragung der Infektion auf dem Blutwege bei solchen Fällen wohl nur selten in Frage kommt. Diese dürfte vielmehr am häufigsten auf dem Lymphwege zustande kommen, da nach den Untersuchungen von Bartels und Arnsperger ein reiches Lymphgefäßnetz die Gallenblase mit dem Pankreaskopf verbindet und die den Pankreaskopf umgebenden und in ihn eingelagerten Lymphdrüsen speist. Es ist sehr wahrscheinlich, daß mancher Absceß im Pankreaskopf zunächst gar nicht im Pankreasgewebe selbst, sondern durch Vereiterung der im Pankreaskopf gelegenen Lymphdrüsen entstanden ist. Auch pericholecystitische Abscesse, die sich bis zum Pankreaskopf hin ausdehnen, können die Infektion des letzteren vermitteln, vielleicht auch vorüberwandernde Gallensteine, obschon es nicht sehr wahrscheinlich ist, daß dieselben zu einer Infektion im Ductus Wirsungianus führen, ohne eine solche im Choledochus zu verursachen.

Nach Mayo Robson ist die vom Duodenum in den Pankreasgang aufsteigende Infektion bei katarrhalischen Zuständen des Magens und Duodenums, meist infolge Alkoholmißbrauches, die häufigste Ursache der eitrigen Pankreatitis. Ob ein solcher Zusammenhang aber wirklich so häufig anzunehmen ist, erscheint mir zweifelhaft, da im Verhältnis zu der Häufigkeit von Magen-Darmkatarrhen die eitrige Pankreatitis doch nur sehr selten vorkommt. Auch in der Nachbarschaft des Pankreas sich abspielende entzündliche Prozesse, vor allem das perforierte Magen- und Duodenalgeschwür, können eine eitrige Pankreatitis im Gefolge haben.

So berichten Stockton und Williams über einen bei der Operation nach Durchtrennung ausgedehnter Verwachsungen in der Gegend des verhärteten Pankreaskopfes aufgedeckten Absceß im Pankreaskopf, dessen Ursprung erst durch die Sektion aufgeklärt wurde; es fand sich nämlich, daß derselbe von einem dicht an der Mündung des Pankreasganges gelegenen Duodenalgeschwür aus entstanden war.

Ähnliche Fälle wurden von Fritsch, Brentano, Körte, Robson beschrieben. Die Übertragung kann dabei sowohl durch direktes Fortschreiten der Infektion als auch auf dem Lymphwege vor sich gehen (das letztere soll nach Haggard das Häufigere sein). Auf Grund der klinischen Erfahrungen muß aber gesagt werden, daß die Geschwürsperforation vom Magen und Duodenum aus doch nur selten zu einer akuten oder subakuten eitrigen Pankreatitis führt, da dabei in der Regel nur eine chronische circumscripte Pankreatitis entsteht, selbst wenn das Ulcus sich tief in das Pankreas hineinfrißt. Dagegen sieht man Pankreasabscesse gelegentlich nach der Resektion von peptischen Magen- oder Duodenalgeschwüren, wenn die zurückbleibende Pankreaswundfläche sich infiziert (z. B. vom Duodenalstumpf aus, zu dessen Deckung sie herangezogen wurde. Dadurch kann unter Umständen der Duodenalverschluß beim Billroth II oder die Naht beim Billroth I undicht oder, wie bei dem von Peičić beschriebenen Fall Clairmonts, das zur Deckung des Duodenalstumpfes benutzte intakte Pankreas durch Überwandern von Bakterien vom Duodenalstumpf aus infiziert werden.

Über eine nach Ansicht des Autors auf dem Lymphwege entstandene, von einer Perikolitis ausgegangene Abszeßbildung im Pankreas berichtete Buzi. Bei einem 47jährigen Mann wechselten seit dem 14. Lebensjahr Verstopfung und Durchfälle miteinander ab.

Aufnahme im Ileuszustand. Operative Lösung perikolitischer Adhäsionen am Coecum und Colon ascendens. Ektomie der leicht entzündeten Appendix. Darauf zunächst Heilung. Nach einigen Wochen Wiederaufnahme mit Eiterfieber und Diarrhöen. Im Epigastrium ist eine druckschmerzhafte kleine Geschwulst festzustellen; im Urin Zucker. Erneute Operation: In der Mitte des Pankreas findet sich ein Absceß, der einige nekrotische Drüsenfetzen enthält. Kopf und Schwanz des Pankreas sind gesund. Tamponade. Heilung bis auf Spuren Zucker im Urin.

Auf hämatogenem Wege kommen akute Entzündungen im Pankreas, die allerdings häufig nicht zur Eiterung und Absceßbildung führen, im Anschluß an Infektionskrankheiten oder bei Vorhandensein von Infektionsherden an den verschiedensten Stellen des Körpers (Mastitis, Eiterungen im Gebiet der Pfortader) zustande. Besonders zahlreich werden solche Beobachtungen im Verlauf von Mumpsepidemien gemacht. So berichtete Edgecombe über 5 leichte Fälle von sekundärer Pankreatitis bei einer Epidemie von 33 Mumpsfällen; Simonin stellte unter 652 Mumpsfällen 10 mal eine Beteiligung des Pankreas fest. Neurath berichtete über 4 derartige Fälle, bei denen sich die Erscheinungen von seiten des Pankreas zwischen dem 2. und 8. Krankheitstage zeigten; es traten plötzlich unter Übelkeit, Erbrechen und Temperatursteigerung heftige Leibschmerzen und eine Druckempfindlichkeit oberhalb des Nabels auf, mehrmals fand sich hier eine diffuse Resistenz, ohne daß dabei eine Bauchdeckenspannung nachzuweisen gewesen wäre. Der übrige Bauch war frei. Im Urin kein Zucker; im Stuhl fanden sich dagegen zuweilen Blut sowie öl- und fettartige Massen als Ausdruck der gestörten Pankreasfunktion. Diese Störungen dauerten einige Tage und gingen stets in Heilung aus.

Da auch andere Drüsen, vor allem die Hoden, beim Mumps sekundär erkranken, so ist die Annahme Neuraths, daß die Mumpspankreatitis auf dem Blutwege und nicht durch verschluckten Speichel vom Duodenum aus entsteht, wohl zutreffend. Eine gewisse Vorsicht gegenüber der Deutung derartiger Fälle, wie sie z. B. auch von Allegri veröffentlicht worden sind, ist immerhin am Platze, wenn Sekretionsstörungen von seiten des Pankreas fehlen. Denn wenn auch leichte Entzündungen des Pankreas ganz sicher ohne Störungen der inneren oder äußeren Sekretion verlaufen können, so ist doch bei solchen Fällen die Diagnose recht unsicher, besonders wenn eine auf das geschwollene Pankreas hinweisende Resistenz nicht nachweisbar ist.

Auch der Typhus abdominalis spielt bei der Entstehung der eitrigen Pankreatitis eine gewisse Rolle, worüber Madelung [1]) genauere Mitteilungen macht. Nach seinen Angaben hat H. Weber 1891 als Erster über einen Absceß im Pankreaskopf nach eben überstandenem Typhus berichtet.

Bei dem 19 jährigen Patienten traten 8 Wochen nach Beginn des Typhus, nachdem ein Rückfall völlig überstanden war, von neuem Fieber, Durchfälle und Bauchschmerz auf. Zehn Tage später entleerte er auffallend reichliche Mengen dickflüssigen Speichels. Unter Fieber und Frösteln wurde der Schmerz in der Nabelgegend nach 4 Wochen immer stärker. Es trat eine Parotisschwellung rechts auf und 5 Tage später ging der stark abgemagerte Patient zugrunde, fast 16 Wochen nach Beginn des Typhus. Die Sektion ergab neben typhösen, zum Teil vernarbten Darmgeschwüren über dem Kopf des Pankreas nach dem senkrechten Teil des Duodenums hin einen mit dickem Eiter gefüllten Absceß, der zum Teil im Pankreasgewebe selbst gelegen war. In der Vena portae fand sich ein blasser, ziemlich trockener Thrombus, in der Parotis dicker Eiter.

Eine unter septischen Erscheinungen zum Tode führende diffuse Eiterung im Pankreaskopf mit Zerstörung des Drüsengewebes im Anschluß an einen Typhus beschrieb Pepper und eine gleichfalls tödlich verlaufende abscedierende Pankreatitis bei gleichzeitiger eitriger Cholecystitis, eitriger Thrombose der Milzvene, eitriger Pylephlebitis und Vereiterung der Mesenterialdrüsen brachte Posselt zur Kenntnis.

---

[1]) Ich sage meinem verehrten Lehrer und früheren Chef für die freundliche Überlassung seiner Literaturauszüge herzlichsten Dank!

Das Auftreten eines schweren Diabetes einen Monat nach Abheilung eines Typhus bei einem 22jährigen Soldaten läßt die Annahme der Autoren Rieux und Arcolas, daß der Diabetes auf eine Typhusinfektion des Pankreas zurückzuführen sei, nicht unwahrscheinlich erscheinen, zumal schon C. E. G. Hoffmann auf Grund seiner wiederholt an Typhusleichen gemachten Beobachtung, daß das Pankreas dabei erhebliche Veränderungen in bezug auf Konsistenz und Färbung aufweist, zu dem Schluß gelangt war, daß wohl auch Sekretionsstörungen damit verknüpft sein dürften.

Schwere Pankreasentzündungen mit Blutungen und Nekrosen und schweren Sekretionsstörungen sind von A. Mayer bei Weilscher Krankheit beschrieben, leichte werden als im Anschluß an Scharlach (Goldie), Influenza, Malaria (Egdahl) auftretend erwähnt. Daß auch gegenüber diesen Fällen bei Fehlen von Ausfallserscheinungen von seiten des Pankreas Vorsicht in der Deutung der Symptome am Platz ist, geht aus dem oben Gesagten hervor.

Als weitere Quelle der akuten Pankreaseiterung ist die Sekundärinfektion von akuten Pankreasnekrosen anzusehen, wie im vorigen Kapitel schon erwähnt wurde. Die Entscheidung, wieweit den bei der Operation sich findenden eitrigen Prozessen eine reine Pankreasnekrose ohne Eiterung vorangegangen ist, ist oft schwer, ja unmöglich. In der Regel nehmen solche Fälle einen subakuten Verlauf; bei frühzeitigem Einsetzen der Infektion und virulenten Erregern kann der Verlauf aber auch ein sehr schneller sein. Als Vorläufer der eitrigen Pankreatitis kommen ferner Pankreassteine und die chronische Entzündung des Pankreas in Betracht (siehe dort). Da sich die Eiterung bei solchen Fällen im indurierten Pankreasgewebe abspielt und meist einen chronischen Verlauf nimmt, so ist die Gefahr eines Durchbruchs, wie die Krankengeschichten z. B. bei den Pankreassteinen lehren, verhältnismäßig nicht sehr groß. Dagegen führt der allmähliche Schwund des Drüsengewebes häufig zu schwerem, tödlichen Diabetes.

Endlich können auch Traumen sowohl durch direkte Wundinfektion (wie bei Schußverletzungen) als auch auf hämatogenem Wege, wie bei der Sekundärinfektion von Blutungs- und Zertrümmerungsherden nach subcutanen Verletzungen, die Veranlassung zur Entstehung einer akuten eitrigen Pankreatitis bilden.

Was die Frage anbelangt, welche Bakterien bei den Eiterungen im Pankreas in Betracht kommen, so sei kurz erwähnt, daß das Bacterium coli der häufigste Erreger der Pankreaseiterungen ist, daß aber auch Staphylo- und Streptokokken, Pneumoniebacillen u. a. sowie Gemische der verschiedenartigsten Bakterien im Eiter gefunden werden können. Es ist das leicht verständlich, wenn man berücksichtigt, wie verschiedenartige Wege der Infektion hier offen stehen.

Klinische Symptome. Die Symptome der eitrigen Pankreatitis gleichen im großen und ganzen denen der akuten Pankreasnekrose mit dem Unterschied, daß sie sich gewöhnlich langsamer entwickeln und milder auftreten als bei der akuten Pankreasnekrose; außerdem gesellen sich zu den übrigen Erscheinungen die Zeichen der Infektion, vor allem Fieber und Schüttelfröste, schon frühzeitig hinzu, ja mitunter beginnt die Erkrankung von vornherein mit einem initialen Schüttelfrost, wie bei den Fällen von Brown, Guinard u. a.; auch eine erhebliche Leukocytose ist mehrfach konstatiert worden.

Übelkeit, Ekelgefühl, Erbrechen, Schmerzen im Oberbauch und Magen-Darmstörungen, bei denen Verstopfung und Durchfälle abwechseln, leiten die Erkrankung ein. Die Schmerzen sind gewöhnlich geringer als bei der Pankreasnekrose, der bei dieser regelmäßig auftretende schwere Chok fehlt. Die Auftreibung des Epigastriums entwickelt sich meist nur langsam, sie kann aber auch schon frühzeitig in ausgedehntem Maße vorhanden sein, sich über das ganze Abdomen ausbreiten und eine Peritonitis vortäuschen, da gleichzeitig Druckempfindlichkeit vorhanden ist. Das sicherste auf das Pankreas hinweisende Symptom ist auch hier die dem verdickten Pankreas entsprechende quergelagerte Resistenz, besonders im Verein mit gleichzeitigen Funktionsstörungen des Pankreas. Auf die Schwierigkeit ihres Nachweises (vorherige Magen- und Darmentleerung!) ist schon bei der akuten Pankreasnekrose hingewiesen worden. Wenn es zum Durchbruch der Eiterung in die Umgebung, vor allem in die Bursa omentalis kommt, kann sich ein deutlicher Tumor im Oberbauch, mitunter schon frühzeitig, entwickeln; in demselben ist manchmal, wie bei dem schon erwähnten Fall von Fasano, Fluktuation nachweisbar. Bei Durchbruch des Eiters in die freie Bauchhöhle treten die charakteristischen Zeichen der eitrigen Peritonitis hinzu, die dann im Krankheitsbild dominieren und in kurzer Zeit zum Tode führen.

Einen verhältnismäßig schnell verlaufenden Fall von akuter eitriger Pankreatitis mit frühzeitigem Durchbruch in die Bursa omentalis schildert Borelius (Fall 1). Eine 68jährige Frau leidet seit 3 Jahren an Gallensteinanfällen und öfteren Schmerzen in der Lebergegend. Vor 3 Wochen ein schwerer Anfall mit unbedeutendem Ikterus, danach Abgang eines erbsengroßen Steines. Seitdem bestehen Schmerzen in der Magengrube; Leib aufgetrieben und empfindlich, besonders links vom Nabel, wo sich eine Resistenz und Schalldämpfung findet. Die Temperaturen betragen 38—39°. Im übrigen besteht das Bild einer diffusen Peritonitis, die unter rascher Verschlechterung des Zustandes 4 Wochen nach Beginn der Erkrankung zum Exitus führt. Die Sektion ergibt eine diffuse fibrinös-eitrige Peritonitis. In der Bursa omentalis finden sich mehrere Liter trüber Flüssigkeit, auf ihrem Grunde liegt das von Abscessen und Blutungen durchsetzte und zum großen Teil gangränöse Pankreas. Der Pankreasgang ist bis zur Mündung aufgetrieben und mit Eiter gefüllt. In der Papilla Vateri sind zwei Gallensteine eingekeilt. In der Gallenblase Eiter und Steine; der Choledochus hochgradig erweitert. Fettgewebsnekrosen fehlen. Der Annahme des Verfassers, daß die eitrige Pankreatitis in diesem Fall durch eine von den Gallenwegen direkt fortgeleitete Infektion verursacht ist, kann man nur bestimmen.

Einen gleichfalls relativ schnellen Verlauf nahm die Krankheit bei folgender Beobachtung von Körte.

32jährige Frau erkrankte Anfang September 1895 mit heftigen Magenschmerzen, Erbrechen, Durchfällen. Es entstand Fieber mit Frösten, Benommenheit, Kopfschmerz, Appetitlosigkeit. Nach 4—5 Tagen Nachlaß. Durchfall dauert fort. Herpes labialis. 30. September 1895 auf die innere Abteilung (Dr. Stadelmann) aufgenommen. Patientin war leicht ikterisch, fieberte, hatte Durchfälle. 17. 10. Schüttelfrost. 18. 10. auf die chirurgische Abteilung verlegt. Leichter Ikterus. Puls 108. Temperatur bis 41°. Abdomen nicht aufgetrieben, nicht empfindlich. Oberhalb der linken Darmbeinschaufel eine undeutliche abgrenzbare Resistenz. Unter wechselndem Fieberverlauf und sich verschlechterndem Allgemeinbefinden kam allmählich eine Resistenz zur Beobachtung, die sich vom linken Hypochondrium schräg nach dem Nabel hinzog. Urin stets ohne Zucker und Eiweiß. 5. November 1895. Vom linksseitigen Lendenschnitt aus wird retroperitoneal hinter dem Colon descendens vorbei der gefühlte Absceß freigelegt und eine bis zum Nabel reichende buchtige Höhle, mit geruchlosem Eiter gefüllt, eröffnet. Das Fieber fiel ab, die Eiterung war reichlich. Am 7. November Kollaps und Tod. Sektion (Dr. Benda): Fibrinös-eitrige Peritonitis. Multiple Abscesse im Mesenterium, gegen die Wurzel des Gekröses hinziehend. Im Processus vermiformis Eiter, keine entzündlichen Veränderungen und keine Abscesse in seiner Umgebung. Bei Eröffnung des Duodenum quillt Eiter aus der Papilla Vateri, im Pankreaskopf eine buchtige Absceßhöhle. Im Mesocolon transversum eine große, retroperitoneal eröffnete Eiterhöhle. Thrombose der Pfortaderäste mit teilweiser eitriger Schmelzung, kleine Leberabscesse. Milzinfarkt.

Im Gegensatz dazu sei ein langsam verlaufener Fall von Marwedel erwähnt. Bei dem 60jährigen Patienten bestanden seit 10 Monaten nach links ausstrahlende Schmerzen im Oberbauch rechts, die häufig anfallsweise auftraten. Vorübergehender Ikterus. Obstipation. Starke Abmagerung. Erbrechen. In der Tiefe des Epigastriums links ist eine nach rechts hinüberreichende, hinter dem Magen und Querkolon gelegene, harte, rundliche Resistenz, die bei der Atmung nicht mitgeht, zu fühlen. Eiweiß und Zucker im Urin. Stuhl o. B. Temperatursteigerung fand sich nur einmal. Puls 110—120. Diagnose: Tumor des Pankreasschwanzes.

Die Operation ergab einen unterhalb des Querkolons gelegenen, zweifaustgroßen retroperitonealen, peripankreatischen Absceß, der etwa $1/_2$ Liter stinkenden Eiters enthielt und zweifellos vom Pankreas ausgegangen war. Nekrotisches Pankreasgewebe wurde nicht darin gefunden. Einnähung und Drainage der Höhle. Im Eiter fand sich der Friedländersche Pneumoniebacillus. Allmähliche Heilung nach vorübergehend aufgetretener Chylusfistel. Urin wieder frei von Zucker.

Einen wichtigen Hinweis auf den Ausgang der Erkrankung vom Pankreas bilden die nicht selten nachweisbaren Sekretionsstörungen von seiten der Bauchspeicheldrüse. So traten bei dem von König und Brugsch beobachteten Kranken Verdauungsstörungen infolge mangelhafter Fettresorption auf. Störungen der inneren Sekretion führen zu meist vorübergehender Glykosurie, doch kann diese auch in einen dauernden Diabetes übergehen, besonders wenn sich eine chronische Pankreatitis an die akute anschließt.

Der Fall von Brugsch und König betraf einen 23jährigen Schlächter, der vor drei Wochen ganz plötzlich an heftigen Koliken im Oberbauch erkrankt war. Die Koliken dauerten mit geringen Unterbrechungen 24 Stunden und traten 8 Tage später erneut, wenn auch weniger heftig wieder auf. In den letzten 8 Tagen dauernd Schmerzen in der Magengegend. Stuhl nur auf Einläufe hin, ohne auffallende Veränderungen. Schnelle Gewichtsabnahme. Minimale Gelbfärbung der Haut. Temperatur morgens normal, abends 40 Grad. Puls 100—120. Im Abdomen war außer einem ganz geringen Ascites nichts sicher Pathologisches nachweisbar. Leukocyten 20 400. Im Blut Streptokokken. Auftreten eines geringen Ikterus. Stuhl gelb-braun, zeigt eine auffallende salbenartige Weichheit. Hydrobilirubin reichlich vorhanden. Mikroskopisch stellenweise Seifen- und Fettsäurenadeln in reichlicher Menge. Mangelhafte Resorption des Fettes (59,7%) nicht resorbiert. Bei der Operation sprudelte reichlich gelbliche Flüssigkeit aus der Bauchhöhle, Netz und Därme injiciert. Es fanden sich starke Verwachsungen um die (steinfreie) Gallenblase und zwischen Gallengängen, Netz und Därmen. Das Duodenum und das retroperitoneale Gewebe auffallend „prall, saftreich". Unterhalb des Choledochus findet sich an der Hinterwand eine fluktuierende Stelle, deren Punktion dicke, eitrige Flüssigkeit mit gelblichen und blutigen Klümpchen ergibt. Incision des Abscesses, der etwa halb walnußgroß ist und an den Pankreaskopf heranreicht. (In dem eitrigen Inhalt ist Trypsin enthalten.) Tamponade. Heilung.

Auffallend ist die bei der eitrigen Pankreatitis oft rasch zunehmende Abmagerung der Kranken auch bei fehlenden oder nur geringen Störungen im Pankreasstoffwechsel, wie sie bei dem eben zitierten Fall von König und Brugsch, ebenso von Faure, dessen Kranker in kurzer Zeit 50 kg abgenommen hatte, beobachtet wurde. Der septische Zustand der Kranken spielt dabei zweifellos eine wichtige Rolle, doch muß die Abmagerung, zum Teil wenigstens, auf Rechnung der Pankreasstörung selbst gesetzt werden.

Wenn die Eiterung oder ein Absceß im Pankreaskopf lokalisiert sind, so kann durch Kompression des Choledochus Ikterus hervorgerufen werden. Damit kann ein wertvoller Hinweis auf den Sitz der Erkrankung gegeben sein, trotzdem wird aber eine genauere Präzisierung der Diagnose durch das so häufige gleichzeitige Bestehen von Gallenwegsleiden oft sehr erschwert, ja unmöglich gemacht.

Mitunter tritt bei der eitrigen Pankreatitis auch ein septischer Milztumor auf, und zwar ist das bei chronischem Verlauf mit ausgedehnter Eiterbildung häufiger der Fall.

Die **Diagnose** ist in der Regel außerordentlich schwierig und kann im Anfangsstadium gegenüber der akuten Pankreasnekrose völlig unmöglich sein. Die bei der letzteren erwähnten differentialdiagnostischen Schwierigkeiten ergeben sich auch bei der eitrigen Pankreatitis, nur gestattet der mildere Verlauf öfter ein abwartendes Verhalten und damit die Möglichkeit etwas eingehenderer klinischer Beobachtung. Das Auftreten von Fieber und Schüttelfrösten, eventuell auch von pyämischen Erscheinungen ermöglicht die Erkennung des entzündlichen Charakters der Erkrankung manchmal schon früh und das Auftreten einer quergestellten Resistenz im Epigastrium, besonders wenn sie zwischen Magen und Querkolon liegt und die typische Dämpfungszone aufweist, ermöglicht die Diagnose, die durch gleichzeitig auftretende Sekretionsstörungen von seiten des Pankreas gesichert werden kann. Körte wies seinerzeit weiter darauf hin, daß das Auftreten einer teigigen Resistenz in der Tiefe des Abdomens links auf das Bestehen eines retroperitonealen

Abscesses schließen läßt. Dieses Symptom kommt aber erst im Spätstadium in Betracht.

Guinard hob als differentialdiagnostisch besonders wichtig hervor, daß nach deutlich abdominellem Beginn der Erkrankung einige Tage später nur noch thorakale Symptome (Erscheinungen der Pleuritis sicca, fötides Sputum) die Aufmerksamkeit auf sich lenken. Er unterschied auch eine thorakale Form der Pancreatitis purulenta von der lumbo-abdominalen, da er zufällig zwei ganz ähnliche, klinisch für einen abgesackten Pyopneumothorax gehaltene Fälle von vom Pankreas ausgehenden subphrenischen Abscessen beobachtet hat. Dieses zufällige Zusammentreffen berechtigt indessen nicht zu einer Verallgemeinerung des Befundes.

Bei der Differentialdiagnose gegenüber der akuten Pankreasnekrose wäre schließlich noch zu berücksichtigen, daß die akute eitrige Pankreatitis in ihrer reinen Form allem Anschein nach viel seltener auftritt als die akute Pankreasnekrose. So hat z. B. Borelius neben 12 Fällen der letzteren Erkrankung nur einen Fall von akuter eitriger Pankreasentzündung gesehen.

Die **Prognose** der akuten und subakuten eitrigen Pankreatitis ist zwar entsprechend ihrem milderen Verlauf relativ günstiger als die der akuten Pankreasnekrose, wie schon aus der Tabelle Körtes über die Resultate der Operation bei den Pankreaserkrankungen mit und ohne Nekrose hervorgeht (vgl. S. 138). Trotzdem ist sie immer als ernst anzusehen, da ein spontaner Rückgang der eitrigen Entzündung nur bei ganz leichten Fällen möglich ist, auch da aber wohl nicht häufig erfolgt. Bei allen übrigen Fällen führt aber die sich in gefährlichster Gegend abspielende Eiterung bei nicht rechtzeitiger und genügender Entleerung des Eiters zur Allgemeininfektion, zur Peritonitis und zum Tode, wenn nicht ganz ausnahmsweise ein seltener Glückszufall eine Spontanheilung infolge Durchbruches des Eiters in den Magen oder Darm oder auch nach außen eintreten läßt. (Nach Mettin sind z. B. alle eitrigen Fälle von akuter Pankreatitis des Krankenhauses am Friedrichshain zugrunde gegangen.) Auch der Umstand, daß die eitrige Pankreatitis in eine chronische, zur Atrophie und zum Schwund des Drüsengewebes führende Pankreatitis übergehen kann, läßt die Prognose äußerst ernst erscheinen.

Therapie. Die Behandlung der eitrigen Pankreatitis kann nur eine operative sein, sobald die Diagnose der Eiterung im Pankreas gestellt ist; dann muß dem Eiter so bald und so gründlich wie möglich Abfluß verschafft werden. Es ist natürlich klar, daß der Erfolg eines solchen Eingriffes um so sicherer und günstiger ist, je mehr man es mit einem einzelnen abgesackten Absceß und nicht mit einer diffusen interstitiellen Eiterung mit vielen zerstreuten kleinen Absceßchen zu tun hat, und insofern könnte es angezeigt erscheinen, mit dem Eingriff so lange zu warten, bis eine Lokalisation der Eiterung, am besten eine ganz umschriebene Absceßbildung, eingetreten ist. Das wird nun in der Praxis bei vielen Fällen schon dadurch herbeigeführt, daß die Diagnose erst in einem Stadium gestellt wird, in dem eine abgesackte Absceßbildung bereits vorliegt. Im übrigen wird aber auch bei der nicht abgegrenzten, mehr phlegmonösen Form der Eiterung eine Spaltung des erkrankten Gebietes einer Weiterverbreitung entgegenwirken und eine Lokalisierung des Prozesses herbeiführen können, so daß mir auch diesen Fällen gegenüber nicht ein abwartendes Verhalten, sondern eine ausgiebige Incision in das eitrig infiltrierte Gebiet mit nachfolgender Tamponade angezeigt erscheint. Daß dabei die gleiche Vorsicht obzuwalten hat wie bei allen anderen Eingriffen am Pankreas, ist selbstverständlich (vgl. „akute Pankreasnekrose"). Leichter und einfacher gestaltet sich der Eingriff, wenn es sich um größere und besonders um oberflächlich im Pankreas gelegene Abscesse handelt. Bei tieferer Lage der Abscesse im Drüsengewebe ist sein Sitz durch Punktion festzustellen und dann der Punktionsnadel entlang mit der Kornzange vorzudringen. Das gilt besonders auch für die mit chronischer Entzündung und mit Steinen komplizierten Fälle (siehe dort).

Wenn der Absceß im Pankreaskopf sitzt, so kann man nach Körte auf drei Wegen an ihn herangelangen, nämlich nach Einreißen des Lig. gastrocolicum im Duodenalwinkel von vorn her, dann von der Bursa omentalis aus mehr von der linken Seite her und schließlich von hinten her, nach Mobilisierung des Duodenums mit dem Pankreas. Bei Vorhandensein mehrerer Abscesse ist die Eröffnung und Drainage aller Eiterherde anzustreben. Wie die Verletzung benachbarter Gefäße ist auch eine Verbreitung der Infektion auf die übrige Bauchhöhle durch vorheriges sorgfältiges Abstopfen der gesunden Umgebung selbstverständlich zu vermeiden.

Größere Abscesse in der Bursa omentalis werden nach Orientierung über ihre Ausdehnung und ihre Beziehungen zur Nachbarschaft von vorn her eröffnet, worauf sie auf das Vorhandensein von Pankreassequestern hin untersucht werden; dann wird eine Gegenincision in der Lumbalgegend angelegt, da sich die Abflußbedingungen für die Drainage dadurch erheblich günstiger gestalten lassen, als wenn Tampons und Drains vorn zur Bauchwunde herausgeleitet werden. Wenn man erst im Spätstadium dazu kommt, den Eingriff vorzunehmen, dann empfiehlt sich bei retroperitonealen Eiteransammlungen überhaupt der lumbale Weg, der direkt auf den Absceß hinführt, ohne daß die freie Bauchhöhle eröffnet wird. Bei subphrenischer Ausbreitung des Eiters kann es angezeigt sein, transpleural auf den Eiterherd vorzudringen; wo eine Abdichtung der übrigen Pleurahöhle durch Verklebungen bereits eingetreten ist, kann die Absceßentleerung in einer Sitzung erledigt werden, andernfalls darf die Pleura in der ersten Sitzung nur umsäumt und der Absceß erst nach einigen Tagen eröffnet werden. Adler, Brentano, Guinard und Körte haben auf diesem Wege mehrere Patienten geheilt, Körte hat allerdings auch zwei Fälle dabei verloren.

Die Frage, wieweit die Gallenwege bei Vorhandensein von Steinen oder von entzündlichen Veränderungen bei der Operation gleichzeitig mit zu versorgen sind, kann nicht allgemeingültig beantwortet werden. Das schlechte Allgemeinbefinden des Kranken und die Gefahr einer Weiterverbreitung der Infektion von dem Eiterherd aus auf die übrige Bauchhöhle wird den Operateur meist davon abhalten, mehr zu unternehmen, als unbedingt notwendig ist. Bei gleichzeitiger schwerer Infektion der Gallenwege, bei der eine Säuberung derselben doch unbedingt erforderlich ist, und in gewissem Sinne eine Prophylaxe gegen die Weiterverbreitung der Entzündung oder gegen ein Rezidiv derselben darstellt, ist es aber angezeigt, auch die Gallenwegsdrainage sofort vorzunehmen. Stets aber sollte bei den Fällen, bei denen die Versorgung der Gallenwegserkrankung bei der primären Operation nicht ausgeführt werden konnte, das Versäumte später nachgeholt werden.

Es braucht kaum darauf hingewiesen zu werden, daß die Resultate der Operation um so günstiger sind, je früher die Entleerung des Eiters vorgenommen und je sicherer damit die Gefahr der Pyämie, metastatischer Eiterungen und einer Ausbreitung des Entzündungsprozesses auf die freie Bauchhöhle vermieden werden kann. Dasselbe gilt bezüglich der Beeinflussung des Zerstörungsprozesses im Pankreas selbst und seiner Folgen. Eine genaue Statistik der Operationsergebnisse bei der eitrigen Pankreatitis auf Grund der Angaben in der Literatur aufzustellen, ist allerdings ganz unmöglich, da gerade bei den akut verlaufenden Fällen eine Trennung von der akuten Pankreasnekrose bis jetzt nicht genau genug durchgeführt ist, übrigens, wie eingangs des Kapitels schon erwähnt und wie aus den angeführten Krankengeschichten auch ersichtlich, gar nicht immer exakt durchgeführt werden kann.

So ist z. B. die Statistik von Osler (1907), nach der von den nicht Operierten 90%, von den Operierten nur 52,8% starben, nicht recht verwertbar. Wichtiger für diese

Frage sind einige Einzelmitteilungen, wie z. B. Mayo - Robsons Angabe, daß von den 8 von ihm beobachteten Fällen von eitriger Pankreatitis 6 operiert und 5 geheilt wurden. Marwedel ergänzte 1901 eine Zusammenstellung Körtes über 7 operierte Pankreasabscesse durch Hinzufügung eines Falles von Elliot und eines eigenen Falles; von diesen 9 Fällen wurden 6 durch Operation geheilt.

Ein einigermaßen klares Bild wird erst dann zu erhalten sein, wenn man sich bemüht, eine schärfere Trennung zwischen den primär eitrigen Pankreatitiden und der akuten Pankreasnekrose durchzuführen.

Für die Nachbehandlung und die während des Heilverlaufes auftretenden Zwischenfälle gelten die gleichen Regeln, wie bei der akuten Pankreasnekrose. Auch hier wird die Drainage nicht zu früh weggelassen werden dürfen, da sich häufig noch im späteren Verlauf nekrotische Pankreasstücke abstoßen. Die Sekretion ist oft eine rein eitrige, bei anderen Fällen enthält das Sekret auch einzelne oder alle Bauchspeichelfermente. (Bei einem interessanten, von Takayasu veröffentlichten Fall schied die Fistel anfangs reinen Eiter ab, während das Sekret später alle drei Fermente enthielt.) Die Möglichkeit des Übergehens der akuten Pankreasentzündung in eine chronische Pankreatitis macht es notwendig, den Stoffwechsel genau zu überwachen und den Kranken in bezug auf das Auftreten eines Diabetes unter ständiger Kontrolle zu behalten. Durch entsprechende Diät und Verabfolgung von Ersatzmitteln bei Ausfallserscheinungen von seiten der Pankreassekretion läßt sich oft auf lange Zeit hinaus Gutes erreichen.

Chronische Pankreasentzündung und Pankreasnekrose.

Von O. Groß.

Ätiologie. Wenn Schädlichkeiten infektiöser oder toxischer Art auf die Bauchspeicheldrüse einwirken, so kommt es zur Entzündung. Je nach Intensität und Dauer der Einwirkung sehen wir entweder eine akute Pankreatitis, auf die im vorhergehenden Kapitel eingegangen ist, entstehen, oder es kommt zu einer chronischen Entzündung. Oder aber die Verhältnisse liegen ähnlich wie bei der chronischen Hepatitis bzw. Lebercirrhose. Zweifellos ist diese häufig nur das Endstadium einer akuten Entzündung. Gelingt es doch mitunter bei genauer mikroskopischer Untersuchung, als Residuen dieser akuten Entzündung mikroskopisch kleine Abscesse nachzuweisen, von denen angenommen werden muß, daß auch sie der Beobachtung entgangen wären, hätte man den Fall nur wenige Monate später zur Untersuchung bekommen.

In der Tat werden wir in den folgenden Ausführungen wiederholt sehen, daß dieses ätiologische Moment für die Entwicklung der chronischen Pankreatitis äußerst wichtig ist. Wir werden es daher nicht vermeiden können, für einzelne Formen der Pancreatitis acuta und chronica die Ursachen gemeinsam zu besprechen.

Auf die chronische Entzündung reagiert das Organ durch Wucherung von Bindegewebe. Derartige reaktive Bindegewebswucherungen, die zu einer Konsistenzvermehrung der Drüse führen und daher als Sklerose, in Analogie mit der Lebercirrhose aber auch fälschlich als Pankreascirrhose (κιρρός = gelb) bezeichnet werden, kennen wir auch bei der Syphilis, der Pigmentsklerose und bei der Tuberkulose. Daraus geht schon hervor, daß die chronische Entzündung des Pankreas nicht etwa eine ätiologisch einheitliche Erkrankung ist, sondern daß Schädlichkeiten der verschiedensten Art dasselbe pathologisch-anatomische und klinische Krankheitsbild hervorzurufen imstande sind. Soweit Tuberkulose und Syphilis als Ursache in Betracht kommen, ist das Leiden in den betreffenden Kapiteln abgehandelt. Die große Zahl der Erkrankungen, die übrig bleibt, möge hier ihre Besprechung finden. So kann die rein mechanische Behinderung des Abflusses zu anatomischen Veränderungen der Drüse Veranlassung geben, die als chronische Entzündung anzusprechen sind.

Heß zeigte am Tierexperiment (Hund), daß die Unterbindung aller Ausführungsgänge zu Störungen der Fettresorption und zu totaler Sklerose des Pankreasgewebes führt; entgeht ein Gang — beim Hund sind stets mehrere Ausführungsgänge vorhanden — der Unterbindung, so hängt es von der Weite dieses Ganges und seiner Kommunikation mit dem Hauptkanalsystem ab, ob die Sklerose ganz oder teilweise ausbleibt. Ähnlich äußern sich Sinn, Guleke und Happel. Auch Rosenberg erzielte durch Gangunterbindung vollkommene Sklerose der Drüse. Die gegenteilige Ansicht Niemanns, daß die Versuche nicht beweisend seien, weil zugleich mit den Ausführungsgängen auch die zu der Arteria und Vena pancreatico-duodenalis führenden Gefäße mit unterbunden wurden, besteht sicherlich nicht zu Recht. Nach Lombroso braucht die Gangunterbindung Pankreassklerose nicht unbedingt im Gefolge zu haben, doch ist es zweifelhaft, ob bei seinen Versuchen stets alle Gänge unterbunden waren.

Eingehende Untersuchungen über den Einfluß der Unterbindung des Ausführungsganges des Pankreas auf die Drüse und den Stoffwechsel liegen von Rosenberg vor.

Bei zwei Hunden wurden unter sorgfältiger Schonung der Gefäße die Ausführungsgänge unterbunden, und zwar 1. der Hauptausführungsgang, 2. der dicht neben dem Ductus choledochus mündende Nebengang. Bei dem einen Hund wurde dann in einer erneuten Operation die Pars descendens des Pankreas exstirpiert, da dieser Teil relativ wenig atrophisch zu sein schien. Dieser Hund wurde zwei Monate, der andere 1 Monat nach der Gangunterbindung getötet und das Pankreas mikroskopisch untersucht.

Dabei fand sich folgender Befund:

Hund I.

Pars descendens. (5 Wochen nach der Ligatur exstirpiert.) Auf dem Querschnitt dieses Teiles der Drüse zeigen sich die zentralen Ausführungsgänge erheblich erweitert und von einer Lage neugebildeten Bindegewebes umgeben. Das Parenchym völlig nekrotisch: ohne erkennbare Acinuszeichnung, die Kerne ungefärbt, nur an einigen Stellen eine Andeutung von Kernfärbung. Nur eine kleine Zone am Rande der Drüse zeigt noch annähernd normale Beschaffenheit, doch ist hier die Acinuszeichnung verwischt, während die Kerne stellenweise gut gefärbt erscheinen. Keine Karyokinesen. Langerhanssche Inseln normal.

Pars duodenalis (nach dem Tode, 2 Monate nach der Ligatur untersucht):
Ausführungsgänge stark erweitert, vermehrte Bindegewebsneubildung um die Gänge herum. Drüsenparenchym total nekrotisch, ohne Andeutung von Acini, Kern- und Protoplasmazeichnung. Stark injicierte Blutgefäße.

Pars lienalis (gleichfalls nach dem Tode untersucht): „Zentrale Drüsengänge erweitert und mit einer dicken Lage neugebildeten Bindegewebes umgeben. Drüsenparenchym nur in einer schmalen Zone an der Peripherie erhalten, während das Zentrum der Drüse zu nekrotisieren beginnt (Acinuszeichnung verwaschen, Kerne undeutlich bzw. gar nicht gefärbt). Einzelne Acini an der Peripherie erscheinen erheblich erweitert. Zwischen den Acini findet sich eine kleinzellige Infiltration. Keine Karyokinesen. Langerhanssche Inseln deutlich erhalten.“

Der Befund an der Bauchspeicheldrüse des zweiten Versuchs war entsprechend. Es war nirgends mehr normales Drüsengewebe zu finden. „Es tritt also nach der Ligatur eine Nekrose des Drüsengewebes ein, die zunächst die zentralen Partien ergreift, peripherwärts fortschreitet und von starker Bindegewebsentwicklung gefolgt ist.“

Auch Pratts Untersuchungen zeigen das Auftreten der Nekrose nach Gangunterbindung und auch in Versuchen anderer Autoren an den verschiedensten

Versuchstieren wurde durch die Sekretstauung Sklerose der Bauchspeicheldrüse hervorgerufen. Wie wir das bei menschlichen Sklerosen und anderen Erkrankungen der Drüse sehen, blieben auch in den meisten dieser Versuche die Langerhansschen Inseln am längsten erhalten (Pawlow, Langendorff, MacCallum, Tiberti, Herxheimer). Auch Diabetes wurde bei diesen Versuchen beobachtet (Tiberti), doch ist dies nach Sandmeyers Versuchen ja leicht verständlich.

Berücksichtigt man, daß beim Menschen der akzessorische Ausführungsgang keine wesentliche Rolle spielt — nach Opie ist der Ductus Santorini in 50%, nach Ruge in $80-90\%$ unwegsam oder so eng, daß er für den Sekretabfluß nicht genügt —, so ist es erklärlich, daß obturierende Prozesse im Ausführungsgang auch beim Menschen sehr wohl imstande sind, Nekrose des Drüsenparenchyms mit Bindegewebswucherung, also Sklerose, hervorzurufen.

Aus diesen Versuchen geht schon hervor, daß es nicht angängig ist, zwischen chronischer Pankreasnekrose und Pankreassklerose einen scharfen Unterschied zu machen. Dieser Umstand, auf den ich noch weiter unten zu sprechen kommen werde, hat mich veranlaßt, beide Veränderungen gemeinsam zu besprechen.

Nach den angeführten Versuchen ist es also leicht verständlich, daß auch beim Menschen Sekretstauung infolge mechanischen Verschlusses des Ausführungsganges zu indurativen Prozessen in der Drüse und zur Nekrose führen kann. In der Tat sehen wir bei Steinbildung im Pankreasgang, auf die in einem besonderen Kapitel eingegangen ist, Pankreassklerose mit ihren typischen, klinischen Symptomen auftreten. Berücksichtigt man, daß es bei der Sialolithiasis pancreatica doch wohl stets durch bakterielle Tätigkeit auch zu Entzündungserscheinungen der Gangschleimhaut kommt, so verstehen wir nicht nur die nicht selten beobachteten akuten Entzündungen, sondern es ist auch erklärlich, daß die durch Sekretstauung bewirkte Nekrose durch eindringende Bakterien bei entsprechend abgeschwächter Wirksamkeit ausgesprochene entzündliche Erscheinungen aufweist.

Findet man bei chronischer indurativer Entzündung Steine im Ausführungsgange, so darf man aber nicht ohne weiteres die Steine bzw. die Sekretstauung für die Ursache der Sklerose halten. Ich habe wiederholt Fälle von chronischer Pankreassklerose gesehen — ich möchte beinahe sagen, daß man diesen Befund meistens erheben kann —, bei denen sich in den Ausführungsgängen sandförmige Konkrementbildung fand. Dieser „Grieß" war so fein, daß er unmöglich zu Sekretstauung geführt und die Pankreassklerose hervorgerufen haben kann. Aber man kann beobachten, wie sich diese Konkremente vereinigen und erst sekundär den Gang verschließen. Man muß vielmehr annehmen, daß häufig die chronische Entzündung das Primäre ist, daß infolge der Erkrankung ein abnorm zusammengesetztes Sekret gebildet wird, aus dem feste Substanzen ausfallen und zur Konkrementablagerung führen. Es kommt hinzu, daß infolge der Fremdkörperwirkung entzündliche Prozesse in der Gangwandung auftreten, die ihrerseits wieder durch Epitheldesquamation die Konkrementbildung vermehren. So entsteht ein Circulus vitiosus, dessen Beginn nicht immer leicht festzustellen ist. Primäre Steinbildung soll man vielleicht nur dann annehmen, wenn im Leben die typischen kardialgischen Schmerzanfälle bestanden haben.

Fleiner beschreibt einen Fall, den er so aufgefaßt haben will:

Bei einem 40jährigen Taglöhner, der 8 Jahre vor Aufnahme in die Klinik wegen heftiger Kardialgie schon einmal im Krankenhaus behandelt wurde, traten die Erscheinungen der Zuckerkrankheit auf. Der Urin enthielt $8,2\%$ Zucker bei einer Tagesmenge von 2200 ccm. Während der Beobachtung nahm die Schwere des Diabetes immer mehr zu. Später kam es dann zu Diarrhöen, über deren mikroskopisches und chemisches Verhalten in der Krankengeschichte nichts gesagt ist. Aus dem Sektionsprotokoll entnehme ich folgende für die Beurteilung des Falles wichtige Stellen: Brustorgane: Medial nach dem Mediastinum zu ist unter der eingerissenen Pleura eine walnußgroße Höhle mit flachen, fettigen, schmutziggrauen Wandungen und übelriechenden, schmierigen, mit zerfallenen Gewebsmassen untermischtem Inhalt. In der Leber an zahlreichen Stellen umschriebene Eiterherde von wechselndem, im allgemeinen zwischen Kirschkern- und Walnußgröße schwankendem Umfang, einzelne Herde sind auch kleiner. An manchen Stellen schließen sie sich an die Pfortaderverzweigungen an. Das Pankreas ist klein und auffallend derb, in fibröses Bindegewebe ganz eingebettet und durch Pseudomembranen und schwielige Bindegewebsmassen mit den benachbarten Organen, insbesondere mit der Leber und dem Pylorusteil des Magens fest verwachsen. Der Ductus Wirsungianus ist vom Darm aus nur im Anfangsteil wegsam, von da ab ganz verlegt. Der Pankreaskopf ist besonders derb und schwer zu durchschneiden. Entsprechend der Schnittfläche ist ein acinöser Bau nicht mehr zu erkennen, vielmehr gleicht das Gewebe einer fibrösen Bindegewebsmasse. Der Ductus Wirsungianus ist ausgefüllt mit Steinbildungen der verschiedensten Größe. Der größte Stein, etwa haselnußgroß, sitzt an der Stelle, wo der Duktus aus dem horizontalen Schwanzteil in den vertikalen Kopfteil umbiegt. Er hat den Duktus seiner Größe entsprechend ausgebuchtet, besitzt eine ovaläre Form und himbeerähnliche rauhe Oberfläche. Zahlreiche andere Steine, zwischen Erbsen- und Kirschkerngröße schwankend, füllen den Ductus Wirsungianus im Kopfteil des Pankreas aus. Sie haben ebenfalls rauhe Oberflächen, sind sehr unregelmäßig gestaltet und zeigen an den Berührungsstellen schön ausgeschliffene Facetten. Der Schätzung nach mögen es etwa 6 Steine gewesen sein. Andere Ausführungsgänge des Pankreaskopfes und des Schwanzteils sind varikös erweitert und erscheinen auf der Schnittfläche als größere und kleinere Hohlräume, die zum Teil größere Konkremente, zum Teil bräunliche, mit Kalkkörnern vermischte Flüssigkeit enthalten.

Der Schwanzteil des Pankreas läßt auf dem Durchschnitt eine acinöse Zeichnung erkennen, doch knirscht auch hier das Gewebe unter dem Messer, teils, weil es eine sehr derbe und fibröse Beschaffenheit hat, teils weil es im Gewebe zerstreut liegende kleine Konkrementkörner enthält.

Histologischer Befund: An den gefärbten Schnitten aus dem Schwanzteil des Pankreas ist schon mit bloßem Auge zu erkennen, daß nur einzelne insuläre, dunkel gefärbte Drüsenläppchen erhalten geblieben sind. Die Hauptmasse der Gewebestücke ist eingenommen von einem derben, faserigen und zellarmen Bindegewebe, in welchem kleinere und größere Herde von Rundzellen, mehr im Anschluß an Drüsenausführungsgänge als an Gefäße zerstreut sind. An der Peripherie sind auch einzelne spärliche Züge von Fettgewebe eingestreut. Durch mächtige Bindegewebszüge voneinander getrennt liegen vereinzelte oder in kleinen Gruppen zusammenstehende Acini oder unregelmäßig gestaltete Haufen von Drüsenepithelien im Gewebe zerstreut. Die Drüsenzellen sind durchweg klein, das Protoplasma spärlich und getrübt, die Kerne erhalten und tingiert. Das interacinöse Bindegewebe ist an vielen Stellen kleinzellig infiltriert. Die kleinen Ausführungsgänge einzelner Läppchen zeigen an vielen Stellen beträchtliche, oft auch ganz unregelmäßig gestaltete Ausweitungen ihres Lumens; an manchen Stellen ist das auskleidende Epithel erhalten, an anderen desquamiert und das Lumen mit abgestoßenen Epithelien, Rundzellen und einer feinkörnigen trüben Masse ausgefüllt. Kleinzellige Infiltration der Wand und des Bindegewebes in der Umgebung der Ausführungsgänge ist vielfach nachweisbar.

An den Leberpräparaten finden sich in einigen Ästen der Pfortader bakterienreiche Thromben und kleine Herde von Rundzellen in den interacinösen Bindegewebszügen. Außerdem ist beträchtliche Stauung in den Lebercapillaren und Atrophie der Leberzellen nachweisbar gewesen.

Ich habe diesen Fall, auf den ich im Kapitel „Pankreassteine" verwiesen habe, deshalb an dieser Stelle so ausführlich beschrieben, weil ich die Auffassung Osers, daß es sich hier um einen typischen Fall von chronischer Pankreatitis infolge Verschlusses des Ausführungsganges der Drüse durch Steine handelt, durchaus nicht teilen kann. Im Gegenteil handelt es sich hier nach meiner Ansicht um ein typisches Beispiel dafür, daß die chronische Pankreatitis das primäre Leiden, die Steinbildung aber erst sekundär durch sie hervorgerufen ist. Natürlich soll damit keineswegs geleugnet werden, daß die Steinbildung umgekehrt wieder von ungünstigem Einfluß auf den Krankheitsprozeß der Drüse war.

Aus dem Autopsieprotokoll ergibt sich nämlich

1. daß eitrige Prozesse in verschiedenen Organen des Körpers, in Lunge und Leber, ferner Rundzelleninfiltrationen auch im Pankreas gefunden werden;

2. daß Konkremente auch in anderen Ausführungsgängen vorhanden waren, ohne daß diese dadurch obturiert werden;

3. daß an den kleinen Ausführungsgängen Desquamation und Abstoßung des Epithels in die Gänge hinein, deren Lumen mit diesen abgestoßenen Epithelien, Rundzellen und einer feinkörnigen trüben Masse angefüllt waren. Diese „Masse" ist doch wohl sicher die Folge der Entzündung, ihrerseits aber die Ursache der Steinbildung.

Meines Erachtens ist der Fall so aufzufassen, daß sich auch am Pankreas ein akut entzündlicher Prozeß abgespielt hat, genau wie an der Leber und an den Lungen. Er ist auch noch an manchen Stellen an der Rundzelleninfiltration nachweisbar, im übrigen aber in seinem akuten Stadium nicht mehr, aber noch als chronische Entzündung erkennbar. Also ganz ähnliche Verhältnisse, wie ich sie oben für die Leber geschildert habe.

Was die 8 Jahre ante exitum vorhandenen „Gastralgien" betrifft, so ist es doch mindestens zweifelhaft, ob es sich wirklich um Pankreaskoliken gehandelt hat. Hätte der Patient damals schon ein Pankreassteinleiden gehabt, so wäre er doch wohl kaum 8 Jahre lang vollkommen gesund geblieben. Hätten die Steine die Schmerzen hervorgerufen, so ist kein rechter Grund einzusehen, warum später niemals wieder die Schmerzen aufgetreten wären.

Ähnliche Fälle hat v. Recklinghausen, Marchand u. a. beschrieben, in denen die Stauung durch Steine hervorgerufen wurde. Aber auch Narben und Tumoren, vor allem solche des Pankreaskopfes, vermögen ähnliche Erscheinungen hervorzurufen (Loeper und Rathery, Aschoff, Ssobolew).

Es ist auch zu berücksichtigen, daß beträchtliche Konkremente in den Ausführungsgängen bei allen möglichen Erkrankungen, bei Cysten, Carcinomen usw. gefunden werden. Andererseits muß berücksichtigt werden, daß, analog den erwähnten Tierversuchen Pankreassklerose beim Menschen tatsächlich auch beobachtet ist, wenn es sich um eine durch Tumoren (Friedreich, Ssobolew, Aschoff), narbige Strikturen, Verschluß der Plica Vateri (Opie) oder durch Gallensteine, die in der Vaterschen Papille eingekeilt waren, hervorgerufene Sekretstauung handelte. Es werden aber auch hier bakterielle Prozesse mitgespielt haben.

Der Zusammenhang zwischen Verschluß und chronischer Entzündung müssen wir wohl so auffassen, daß der Verschluß allein wohl eine Nekrose mit konsekutiver Bindegewebswucherung machen kann — siehe die oben angeführten Tierversuche, ferner die Analoga bei Gallengangs-, Ureteren-, Nebenhodenatresie —, daß aber die Entzündung erst sekundär vom Gang aus durch eingewanderte Bakterien zustande kommt. Weiter oben habe ich schon darauf hingewiesen, daß praktisch Nekrose durch Verschluß mit konsekutiver Bindegewebswucherung und chronische Entzündung allerdings nicht scharf voneinander zu trennen sind.

Eine weitere wichtige Ursache für die chronische Pankreasentzündung bilden die Intoxikationen, besonders chronischer Art. In erster Linie ist hier der Alkohol zu erwähnen, der ätiologisch eine große Rolle spielt. So wie der chronische Alkoholismus oft die Ursache, wenn auch nicht die einzige, der entsprechenden Leberveränderungen, der Lebercirrhose ist, so kann er auch in der Bauchspeicheldrüse die typischen Veränderungen der „Pankreascirrhose" hervorrufen. In der Tat finden sich bei Säufern beide Organe zusammen erkrankt.

Schon Friedreich vertrat die Ansicht, daß eine allgemeine chronisch-interstitielle Pankreatitis auch infolge übermäßigen Alkoholgenusses zur Entwicklung gelangen könnte und bezeichnete diese Form der Erkrankung direkt als Säuferpankreas. Er stellte diese Erkrankung schon auf eine Stufe mit den „unter demselben ätiologischen Einflusse so häufig entstehenden chronisch-interstitiellen Entzündungen und Cirrhosen der Leber und der Nieren" und es kann, wie er beobachtet hat, die Veränderung solche Grade erreichen, daß man ebenso von einer Cirrhose, von einer Granularentartung des Pankreas zu sprechen berechtigt ist.

Bei einem von ihm beobachteten Säufer, der unter den Erscheinungen chronischer Herzschwäche zugrunde ging, wurde bei der Autopsie chronische fibröse Myokarditis, Granularatrophie der Nieren, Cirrhose der Leber und ein hartes, oberflächlich sich gekörnt anfühlendes Pankreas gefunden, das eine mächtige Bindegewebshyperplasie aufwies. Symptome, die auf eine Pankreaserkrankung hinwiesen, hatten während des Lebens nicht bestanden.

Wir müssen bei diesen Fällen, bei denen Lebercirrhose und Pankreascirrhose beobachtet sind, die Frage erheben, ob beide Erkrankungen die Folge derselben Schädlichkeit sind, oder ob die Lebercirrhose zuerst da war und ob dann bei den nahen anatomischen und physiologischen Beziehungen der Leber und der Bauchspeicheldrüse infolge der durch die Lebercirrhose entstandenen schädlichen Einwirkungen auf die Bauchspeicheldrüse die Pankreascirrhose entstanden ist. In erster Linie kämen dabei Störungen im Pfortaderkreislauf in Betracht, zumal ja bei derartigen Störungen alle Organe, die dem Pfortaderkreislauf angehören, in Mitleidenschaft gezogen werden können.

Diskutiert man also die Frage der ätiologischen Bedeutung des chronischen Alkoholismus für die Pankreatitis, so läßt sich diese Frage nicht von der über seinen Zusammenhang mit den Lebererkrankungen trennen.

Eine große Reihe von Autoren hat sich mit der Frage des Zusammenhanges der Pankreatitis und der Lebercirrhosen beschäftigt, und zwar besonders vom anatomisch-pathologischen Standpunkte aus (D'Amato, Dieckhoff, Guillain, Kasahara, Klippel und Lefas, Lando, Lefas, Pirone). So sprechen die Untersuchungen von Steinhaus durchaus dafür, daß die Pankreasaffektion nicht die Folge der Lebererkrankung ist, sondern koordiniert mit ihr auftritt. Bei der anatomischen Untersuchung der Organe von 12 an Lebercirrhose gestorbenen Patienten fand sich kein Parallelismus in der Intensität der Veränderungen der Leber und des Pankreas. So war in einem Fall die Leber hochgradig erkrankt, die Bauchspeicheldrüse dagegen frei und umgekehrt in einem anderen Falle die Veränderungen in der Leber in einem noch relativ jugendlichen Stadium, während das Pankreas von derbem alten, bereits sklerotischem Bindegewebe durchsetzt war. Die Veränderungen geben vielleicht eine Erklärung für den bei Lebercirrhose beobachteten Diabetes, für den nicht eine Störung in der Leber, sondern die Pankreasveränderungen verantwortlich zu machen wären. In 11 von den untersuchten 12 Fällen waren die Langerhansschen Inseln unverändert. Eine Untersuchung nach der Methode Heibergs, die an anderer Stelle eingehend gewürdigt ist, war natürlich nicht vorgenommen. Besonders wichtig scheinen mir die Untersuchungen und die Tierexperimente Poggenpohls zu sein, die im Prinzip zu denselben Resultaten führten. Auf Grund eingehender pathologisch-anatomischer Untersuchungen, die er an 24 Fällen von Lebercirrhose machte, fand er, daß bei Lebercirrhose stets Veränderungen am Pankreas im Sinne einer Pankreassklerose vorhanden sind. „Die Hauptveränderung des Pankreas bei atrophischer Lebercirrhose ist intralobuläre Sklerose des Pankreas, welche in verschiedenem Grade ausgebildet ist. Den Ausgangspunkt dieser Sklerose bilden in der weitaus größten Mehrzahl der

Fälle die Ausführungsgänge, deren Epithelüberzug Kontinuitätstrennung aufweist oder pathologisch verändert ist." Das Bindegewebe im Pankreas wurde dabei hauptsächlich in reifem Zustande angetroffen, während das der Leber verschiedene Reifegrade darbietet, im allgemeinen aber jünger ist. Es ist daraus zu schließen, daß die Pankreasveränderungen denen der Leber vorangehen. Das sklerogene Agens für Leber und Pankreas soll daher gemeinsam sein. Die bei Lebercirrhose gefundenen Veränderungen am Magendarmkanal sieht Poggenpohl mit Thierfelder nicht als die Folge der Cirrhose, sondern als die Ursache an, indem der Krankheitsprozeß vom Duodenum auf die Hauptausführungsgänge des Pankreas und von da ab auf die Drüse übergreift. Gestützt werden diese Anschauungen durch die experimentellen Untersuchungen an Kaninchen, indem es gelang, nach Anlehnung an die Anschauungen von Boix, daß die Produkte der im erkrankten Darm stattfindenden Gärungsprozesse Bindegewebswucherungen hervorrufen, durch Verfütterung von Buttersäure über längere Zeit hinaus sklerotische Veränderungen an Leber und Pankreas zu erzielen.

Die Wirkung des Alkohols wäre also so aufzufassen, daß durch den chronischen Alkoholismus ein Gastroduodenalkatarrh hervorgerufen wird, daß es infolge davon zu abnormen Gärungsvorgängen kommt und daß die dabei entstehenden Gärungsprodukte von den Ausführungsgängen aus gleichzeitig Leber und Pankreas schädigten. Die Auffassung Dieckhoffs (S. 53), daß es sich bei der alkoholischen Pankreatitis um eine hämatogene Erkrankung handelte, bestände demnach nicht zu Recht.

Zur Entscheidung der Frage über den Zusammenhang der alkoholischen Lebercirrhose und der Pankreassklerose untersuchte Weichselbaum die Organe von 27 Trinkern, unter denen sich aber keine Lebercirrhosen befanden. Veränderungen am Pankreas konnten also nicht die Folge von Lebercirrhose bzw. von Stauungen im Pfortaderkreislauf sein: In 25 Fällen fand sich Vermehrung und Verbreiterung des intra- und interlobulären Bindegewebes. Daraus geht hervor, daß der chronische Alkoholismus, auch ohne daß es zur Lebercirrhose kommt, zu einer Pankreatitis führt, daß also beide Erkrankungen koordiniert sind, wenn auch der unterstützende Einfluß der Lebercirrhose für die Ausbreitung der Erkrankung von erheblicher Wichtigkeit ist. Diese Untersuchungen decken sich also vollkommen mit denen Poggenpohls und Steinhaus, die zeigten, daß bei dem „Säuferpankreas" (Friedreich) auch die Langerhansschen Inseln geschädigt werden, und Weichselbaum macht auf die Gefahr der Entwicklung eines Diabetes bei dieser Erkrankung aufmerksam. Lissauer konnte unter 24 Säufern, die keine Lebercirrhose hatten, 7 mal keine Veränderungen des interstitiellen Bindegewebes am Pankreas nachweisen. In den anderen Fällen waren sie vorhanden. Auch er sieht in der Pankreassklerose das anatomische Substrat für den Alkoholiker-Diabetes. Auch die Untersuchungen von Marx und Pfuhl sprechen für primäre Erkrankung des Pankreas als Ursache einer Lebererkrankung, wenn es sich dabei auch nicht um chronische Pankreatitis gehandelt hat.

Daß Gifte anderer Art ebenfalls chronische Entzündungen hervorrufen können, wohl auf demselben Wege wie der Alkohol, geht schon aus den oben erwähnten Tierversuchen hervor. Wieweit Tuberkulin in diesem Sinne schädigend wirkt (Carnot), ist bei Besprechung der Tuberkulose des Pankreas gesagt. Auch andere Gifte vermögen das im Tierversuch. Öl und Fett (Claude Bernard, Mouret), Naphtholspiritus, Papain, Trypsin, Diphtherietoxin (Carnot, Polya) vermögen im Tierexperiment Sklerosen zu erzeugen. Ob das aber auch für die menschliche Drüse gilt, vor allem aber, ob es von praktischer Bedeutung ist, erscheint zweifelhaft.

Einen weiteren ätiologischen Faktor für die Entstehung chronischer Pankreasentzündungen bilden die **Infektionskrankheiten.** Daß Syphilis und Tuberkulose Pankreassklerose hervorrufen können, ist in den Kapiteln „Syphilis und Tuberkulose der Bauchspeicheldrüse" auseinandergesetzt. Im übrigen kennen wir ja heute die wichtige Rolle der Infektionskrankheiten für die Entstehung der Leberentzündungen und Lebercirrhose (Schmorl, Bingel). Und da, wie wir oben gesehen haben, dieselben Momente Leber- und Pankreascirrhose hervorrufen können, da beide Erkrankungen bezüglich ihrer Entstehungsweise in engem Zusammenhange stehen und oft vergesellschaftet vorkommen, so erscheint uns die Genese chronischer Pankreatitis auf Grund infektiöser Erkrankungen durchaus wahrscheinlich.

Was die Bedeutung anderer Infektionskrankheiten für die Entstehung dieser Erkrankung betrifft, so erscheint sie mir pathologisch-anatomisch noch nicht vollkommen geklärt. Im Verlauf von Dysenterie, Cholera, Typhus (Carnot) kann es zu Bindegewebswucherung in der Drüse kommen. Ob es sich aber dabei um eine hämatogene Infektion der Drüse oder vielleicht eher um ein Eindringen von Krankheitskeimen durch den Wirsungschen Gang vom Darm aus handelt, ist nicht klar gestellt. Der letztere Weg ist der wahrscheinlichere, da metastatische Veränderungen in anderen Organen fehlen. In 3 Fällen von Scharlach und bei einer Diphtherie, bei denen unter Temperaturanstieg Ikterus und Leibschmerzen auftraten, will Goldis die Ursache in einer palpablen Schwellung des Pankreaskopfs gesehen haben.

Influenza und Angina sollen ebenfalls die Ursache einer Pancreatitis chronica sein können. Nach Hirschfelds Anschauungen kommt es zunächst zu akuten Entzündungserscheinungen, aus denen sich dann die chronische Erkrankung entwickelt. In zwei von Hirschfeld beschriebenen Fällen von Diabetes im Anschluß an Influenza und Angina nimmt dieser Autor chronisch entzündliche Veränderungen der Bauchspeicheldrüse auf hämatogenem Wege an. Sie sollen die Ursache der Zuckerkrankheit sein. Da beide Patienten, die übrigens mit Diabetes erblich belastet waren, am Leben blieben, fehlt jeder anatomische Beweis für die Richtigkeit dieser Annahme. Luccarelli berichtet über drei Fälle von Pankreatitis nach Influenza, bei denen während des Lebens schwere Verdauungsstörungen, zum Teil auch Diabetes bestanden hatte. Die Autopsie ergab ein vergrößertes sklerotisches Organ. Auch im Anschluß an Pneumonie (Rudolph) sind Pankreasveränderungen mit Bindegewebsbildung beschrieben. Daß allerdings nur selten beobachtete Fremdkörper eine Rolle bei der Ätiologie der chronischen Pankreatitis spielen können, zeigt die Beobachtung von Muroya, der bei einer 21jährigen Frau einen durch chronisch-entzündlichen Prozeß entstandenen Pankreastumor beschrieb, der durch zahlreiche Askarideneier hervorgerufen war. Um die Eier hatten sich Fremdkörpertuberkel mit Riesenzellen gebildet.

Einer kurzen Besprechung bedarf noch die Mitbeteiligung der Bauchspeicheldrüse bei der Parotitis epidemica (Mumps). Wenn es sich dabei auch mehr um akute Entzündungsprozesse des Pankreas handeln dürfte, so muß, die Wahrscheinlichkeit der Entstehung einer chronischen Entzündung aus der akuten zugegeben, eine derartige Entwicklung im Auge behalten werden.

Wir sehen im Verlauf der Mumps mitunter abdominelle Schmerzen nach Art der Gastralgien auftreten. Dabei besteht Druckempfindlichkeit der Pankreasgegend, wenn auch Störungen der Nahrungsausnutzung und der anatomische Beweis für das Vorhandensein einer Mitbeteiligung der Bauchspeicheldrüse nur ausnahmsweise vorhanden waren (Harris, Barbieri, Schmackpfeffer, Lemoine und Lepasset, Muroya, Timbal). Ich selbst habe vor mehreren Jahren einen 13jährigen Knaben zu beobachten Gelegenheit gehabt, der an Mumps der Parotiden und der Glandulae submaxillares und sublinguales erkrankt war. Am 5. Krankheitstage kam es zu „gastralgischen" Schmerzen, Gefühl des Druckes und der Völle in der Pankreasgegend. Die Oberbauchgegend war gespannt, es trat Erbrechen auf. Gleichzeitig kam es zu einer linksseitigen Orchitis. Am nächsten Tage bestand ganz leichter, aber deutlicher Subikterus. Im Urin war kein Zucker vorhanden; der Stuhl zeigte keine abnormen Veränderungen. Die Caseinprobe war jedoch positiv, d. h. es ließ sich auch nach 24 Stunden kein Trypsin nachweisen. Die Krankheitserscheinungen schwanden nach einigen Tagen, indem gleichzeitig die Kopfspeicheldrüsen und der Hoden abschwollen.

Derartige Beobachtungen liegen heutzutage doch in einer zu großen Anzahl vor, als daß man sie als zufällige gastrointestinale Störungen deuten könnte. Dazu kommt noch, daß in meinem Fall durch den Ausfall der Caseinprobe die Mitbeteiligung der Bauchspeicheldrüse erwiesen war. Es besteht für mich kein Zweifel, daß es sich in dem beschriebenen Falle um eine Pankreatitis, die auf hämatogenem Wege durch die Mumps entstanden war, gehandelt hat.

Schon Friedreich diskutiert die Frage der Möglichkeit einer derartigen Genese der Pankreatitis und erwähnt einen von Schmackpfeffer beobachteten Fall mit Sektionsbefund, bei dem das Pankreas geschwollen, gerötet und sehr blutreich gefunden wurde. In der neueren Literatur finden sich Beobachtungen, die ebenfalls einen derartigen Zusammenhang als sicher erweisen (Simonin, Barbieri, Sharp, Haggard, Neurath). Lemoine und Lepasset berichten über einen Fall, der dem von mir oben beschriebenen durchaus ähnlich war, und bei dem sich bei der Autopsie eine entzündliche Schwellung des Pankreas fand.

Vielleicht die wichtigste und nach der Ansicht mancher Autoren die häufigste Ursache für die Entstehung entzündlicher Prozesse in der Bauchspeicheldrüse akuter und chronischer Art sind Krankheitsprozesse, die ihren Ausgang vom Magendarmkanal bzw. von den Ausführungsgängen nehmen, also ascendierende Entzündungen. Es ist ja natürlich, daß krankhafte Prozesse, die ihren Sitz im Darm oder den Drüsengängen haben, nach oben steigen, wie wir das ja auch an anderen Organen kennen. Bei allen wird das Zustandekommen einer aufsteigenden Erkrankung dann ermöglicht werden, wenn der Sekretstrom der Drüse aus irgendeinem Grunde unterbrochen und so das mechanische Moment einer Durchspülung der Gänge fehlt. Wir haben derartige Vorgänge bereits bei der Besprechung der Pankreatitis infolge Gangverschlusses und infolge chronischem Alkoholismus berührt. Es ist oft die Rede von einer bactericiden Wirkung des Pankreassaftes. Es erscheint mir sehr zweifelhaft, ob eine derartige antiseptische Wirkung, die auch nur der strömende und nicht der gestaute Saft haben soll, wirklich besteht. Zahlreiche Versuche, die ich über die bakterientötende Wirkung des Hunde-Bauchspeichels im allgemeinen und von Trypsin- und Steapsinlösungen im besonderen angestellt habe, haben mir gezeigt, daß der Pankreassaft durchaus nicht so antiseptisch wirkt, wie das im allgemeinen angenommen wird. Die Untersuchungen einiger Autoren (Hlava, Carnot, Klippel, Nencki) zeigen zwar, daß der Pankreasspeichel manche Bakterien abzutöten vermag, vor allem Diphtheriebacillen, und auf deren Gifte auch antitoxisch wirkt, aber man kann sich leicht davon überzeugen, daß Pankreassaft, einige Zeit im Brutschrank aufbewahrt, bald ungeheure Mengen von Bakterien der verschiedensten Art enthält.

Besteht eine Abflußerschwerung, so kommt es infolge Aufhebung der durch die Durchströmung bewirkten Reinigung der Pankreasgänge und der Stauung des Saftes zu einer Wucherung der in ihm enthaltenen Bakterien. Diese führt zu einer Zersetzung des Saftes und zu einer Entzündung des Ganges. Die Verhältnisse sind also analog denen bei Harnverhaltung.

So kommt es, daß in der Tat entzündliche Prozesse und Abflußerschwerung gemeinsam tatsächlich die häufigste Ursache für Pankreasentzündungen bilden. Je nach dem Grade und der Dauer der entzündlichen Erscheinung wird es zu einem akuten oder chronischen Prozeß kommen. Vor allem sind es Gallensteine, die die Ursache für Pankreatitiden abgeben. Rufen wir uns die anatomischen Verhältnisse ins Gedächtnis zurück: Der Ductus choledochus hat die allerinnigsten anatomischen Beziehungen zum Pankreas. In 95% aller Fälle (Bardeleben, Körte) zieht er mitten durch den Kopf der Drüse in einer Strecke von $1^1/_2$—3 cm (Zuckerkandl); bei den übrigen liegt er der Bauchspeicheldrüse in deren Kopfteil aufs engste an. Ductus choledochus und pancreaticus treffen sich in der Vaterschen Papille, nachdem sie ihren Weg ganz nahe beieinander genommen haben. Nur selten haben beide getrennte Mündungen im Duodenum, öfters sind sie in dem letzten Teile ihres Weges vereint.

Aus diesen nahen anatomischen Beziehungen geht schon hervor, daß Krankheitsprozesse des Choledochus leicht auf das Pankreas übergehen können (Bode, Ebner, Kehr). Eine durch Gallensteine bewirkte Entzündung des Choledochus kann so leicht auf das Pankreas übergreifen. Kommt es dabei zu einer entzündlichen Schwellung der Bauchspeicheldrüse, so wird umgekehrt der Gallengang komprimiert und die Gallenstauung nimmt zu. Also auch hier ein Circulus vitiosus. Ist der Choledochus durch einen Gallenstein verschlossen, so wird der Pankreasgang leicht komprimiert. Es kommt zur Stauung des Pankreassaftes mit den schon geschilderten üblen Folgen.

Sitzt der Gallenstein in der Vaterschen Papille und haben sich beide Gänge oberhalb ver-

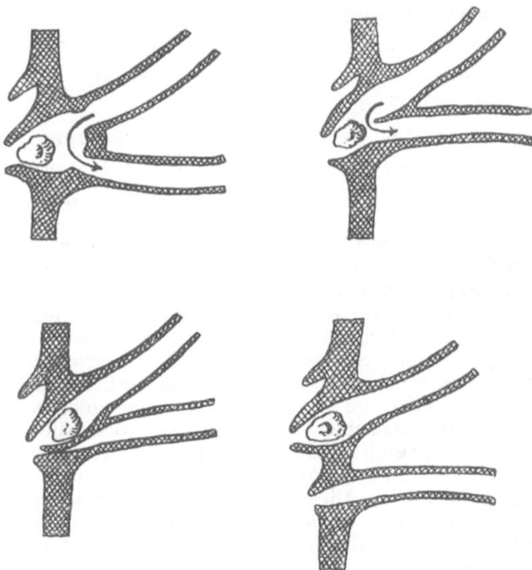

Abb. 38. Verhalten von Konkrementen zum Ductus choledochus und Wirsungianus. (Nach Kehr.)

einigt, so tritt Galle in den Ductus pancreaticus über und es kann zu Schädigungen der Drüse chemischer Natur kommen (Hoffmann).

Die Gallensalze wirken im Pankreas entzündungserregend, wie Flexner nachgewiesen hat. Die Wirkung wird abgeschwächt, wenn sich die Gallensalze in kolloidaler Lösung befinden, so daß es dann nur zu einer subakuten Entzündung kommt. Da durch den in der Galle enthaltenen Schleim eine kolloidale Lösung entsteht, wird nach Flexner eine chronische Pankreatitis erklärlich, wenn Galle in das Pankreas kommt. Daß ein derartiger Übertritt von Galle in das Pankreas tatsächlich möglich ist, ist durch die Untersuchungen Cl. Bernards, Opies und Körtes erwiesen.

Endlich besteht die Möglichkeit, daß ein Stein im Choledochus ein Decubitalgeschwür hervorruft, das auch den Pankreasgang perforiert und so eine Kommunikation bewirkt.

Die Gallensteine spielen, wie schon aus dieser kurzen Schilderung hervorgeht, infolge der anatomischen Verhältnisse eine sehr wichtige Rolle in der Pathogenese der Pankreatitis, sowohl der akuten als der chronischen. Vor

allem von chirurgischer Seite ist auf diesen Punkt aufmerksam gemacht und
es ist ein großes Verdienst Riedels, Körtes, Kehrs und anderer Chirurgen,
mit Nachdruck darauf hingewiesen zu haben. Besonders hat Kehr an Hand
seines großen chirurgischen Gallensteinmaterials die Wichtigkeit der Gallensteine für die Entstehung der Pankreatitis betont. Aber ich glaube doch, daß
seine Zahlen viel zu hoch gegriffen sind, wenn er angibt, daß bei chronischer
Cholecystitis in $14^0/_0$, bei Choledochussteinen und Cholangitis in $50^0/_0$ das
Pankreas sekundär erkrankt ist. Dabei ist zu berücksichtigen, daß die Mitbeteiligung der Bauchspeicheldrüse vor allem auf Grund des positiven Ausfalls
der Cammidge-Reaktion festgestellt ist, deren Wert auf S. 65 eingehend
besprochen ist.

Was die Verhärtung der Bauchspeicheldrüse betrifft, so ist ihre Verwertung
mit größter Vorsicht für die Diagnose der chronischen Entzündung in Betracht
zu ziehen. Zwar wird der erfahrene Chirurg ohne weiteres feststellen können,
ob wirklich eine Verhärtung der Bauchspeicheldrüse vorliegt, oder ob diese
durch physiologische Verhältnisse vorgetäuscht wird. Für denjenigen aber,
der hierauf nicht zu achten gewohnt ist, liegen zweifellos gewisse Schwierigkeiten vor.

Über die Verhärtung des Pankreas, die das Zeichen der Pankreasentzündung sein soll, sagt schon Claessen (1842):

Die Behauptungen der Schriftsteller über die Verhärtung der Bauchspeicheldrüse
und selbst die sie erläuternden Tatsachen sind darum so sehr widersprechend und miteinander unvereinbar, weil man die Verhärtung als einfache organische Abweichung in
der Struktur dieses Teiles, die an und für sich noch durchaus keine Krankheit begründet,
von derjenigen Verhärtung, die das Produkt einer mehr oder weniger heftigen und hart-
näckigen chronischen Entzündung ist, nicht unterschieden hat. So sind denn anatomische
Tatsachen nebeneinandergestellt worden, denen bald durchaus keine funktionelle Störung
entsprach, bald ein sehr scharf gezeichnetes Krankheitsbild angehörte. Bekanntlich haben
die Mundspeicheldrüsen das Eigentümliche, daß sie eine außerordentliche Verschieden-
heit in Größe und Konsistenz als anatomische Spielarten darbieten; das Pankreas als in
seinen anatomischen Eigenschaften wesentlich mit ihnen übereinstimmend bietet dieselbe Eigentümlichkeit dar und man hat sein Volumen beträchtlich erhöht, seine Härte
bis zu der eines Knorpels vermehrt gefunden, ohne daß im Leben Beschwerden vorangegangen wären. Dieselbe Eigenschaft vermehrter Größe und Konsistenz ist auf der anderen
Seite nach einem längeren Krankheitsverlaufe, der im allgemeinen Zufälle einer chronischen
Entzündung, ähnlich denen, wie sie bei der akuten Pankreatitis beschrieben wurden, darbot,
gefunden worden.

Und auch Friedreich (1875) sagt: „Wenn man die frühere Kasuistik der
Pankreaskrankheiten durchmustert, so überzeugt man sich bald, daß vieles,
was als chronische Pankreatitis aufgeführt wird, nicht in diese Rubrik gehört.
Namentlich kann man sich des Gedankens nicht entsagen, daß viele Fälle
die man als sog. Pankreasverhärtung beschrieb, noch dem Bereiche normaler
Verhältnisse zugehörten und daß man häufig das Organ wegen seines oft derben
körnigen Verhaltens irrtümlicherweise als pathologisch verändert auffaßte."

Man kann sagen, daß diese Worte auch heute noch, vielleicht
noch mehr als früher, ihre Geltung haben. Und jeder, der bei
Sektionen darauf geachtet hat, weiß, wie verschieden konsistent das normale
Pankreas sein kann. Auch ist es ja bekannt, daß der Verdauungszustand dabei
von erheblichem Einfluß ist, daß es in der Verdauungsperiode besonders hart
erscheint. Die Blutfüllung mag dabei auch eine Rolle spielen.

Außerdem muß die Möglichkeit, daß es auch bei der einfachen Gallenblasen-
entzündung zu einer Entzündung der Lymphbahnen des Pankreas kommt
(Arnsperger), die eine Konsistenzvermehrung hervorruft, zugegeben werden.
Diese Lymphangitis kann natürlich wieder rasch verschwinden und so wäre
das Zurückgehen einer Pankreasgeschwulst nach Gallenwegsoperation in der

Tat leichter zu erklären, als wenn man eine chronische Entzündung annimmt.
Man kann sich doch nur schwer vorstellen, daß die bei einer chronischen Entzündung des Drüsengewebes auftretende Härte, die doch durch Bindegewebswucherung bewirkt ist, in kurzer Zeit nicht mehr nachweisbar sein sollte.

Auch Pratt und Heiberg (S. 190) weisen auf die Unzuverlässigkeit des
Palpationsbefundes hin. Mir scheinen daher die Angaben Riedels, der bei
122 Gallensteinkranken 3 mal Pankreassklerose beobachtet hat, und die Körtes,
der sie bei 254 Eingriffen an den Gallenwegen 6 mal (also in fast genau derselben Anzahl wie Riedel) antraf, der Wirklichkeit näher zu kommen. Auch
wenn man die Statistiken darüber ins Auge faßt, wie oft bei Pankreaserkrankungen Gallensteine gefunden werden, und diese Zahlen mit dem Vorkommen
von Gallensteinen überhaupt vergleicht, kommt man zu Zahlen, die die Bedeutung
der Cholelithiasis für die Genese der Pankreaskrankheiten zu vermindern scheinen.
Truhart (S. 433) macht hierüber folgende Angaben: In 200 Fällen seiner
Kasuistik lieferte der Obduktionsbefund 33 mal, also in 16,5 % den Nachweis
von Gallensteinen; nach Pariser finden sich aber in 17,5 % aller Leichen Gallensteine. „Hieraus resultiert, daß die Häufigkeit der Kombination von Cholelithiasis mit Pankreaskrankheiten, die zu abdominaler Fettgewebsnekrose
führen, nicht nur nicht die auch sonst konstatierte Frequenz der Gallensteinbildung beim Menschen übertrifft, sondern in der letzteren sogar um ein geringes
zurückbleibt." Gewiß soll dies nur für die mit abdomineller Fettgewebsnekrose
einhergehenden Pankreaserkrankungen gelten. Aber gerade für diese soll,
wie in dem betreffenden Kapitel ausgeführt ist, der Gallenstein eine ganz besondere Wichtigkeit haben. Und wenn die erhebliche Bedeutung der Gallensteine für Pankreaskrankheiten überhaupt und für chronische Entzündungen
speziell durchaus zugegeben werden muß, so geht doch daraus hervor, daß
sie auch nicht überschätzt werden darf. Ich schließe mich da völlig der Ansicht
Truharts an.

Der Zusammenhang des Ikterus und der Pankreassklerose wird bei der
Symptomatologie besprochen werden.

Ohne weiteres verständlich sind die Formen der Pankreasentzündung —
mag es sich um akute, chronische oder aus akuten hervorgehenden chronische
Formen handeln —, bei denen ein krankhaft entzündlicher Prozeß der benachbarten Organe auf die Drüse übergreift. In der Tat sieht man auch bei Autopsien
solche Fälle nicht selten. Vor allem sind es ulceröse Prozesse des Magens und
des Duodenums, die zunächst zu Verwachsungen mit der Bauchspeicheldrüse
führen (Mayo-Robson, de Santos, Sehlbach). Je nach der Intensität
des Prozesses kann es zu den verschiedensten Graden und Formen der Entzündung kommen. Aber auch Krankheitsprozesse des Peritoneums, des
Darms, der Lymphdrüsen (Senn, Diekhoff, Martina) und schließlich
aller Organe, die in Verbindung mit dem Pankreas treten können, vermögen
auf das Organ überzugehen. Hierher ist auch die Pankreatitis zu rechnen,
die man infolge und in der Umgebung von Pankreascarcinom beobachtet (Diekhoff).

Daß katarrhalische Erkrankungen des Duodenums (Hagen, Gilbert und
Lereboullet) auf das Pankreas übergreifen können, haben wir schon oben
(S. 164) bei Besprechung des Einflusses des Alkoholismus auf die Drüse erwähnt.
Besonders wird das der Fall sein, wenn der in der Vaterschen Papille vorhandene Schließmuskel insufficient ist und so das Übergehen von Krank-
heitserregern und Krankheitsstoffen erklärlich wird (Helly). Hierzu gehören
auch die Formen chronischer Pankreasentzündung, die bei Divertikelbildung
im Duodenum beobachtet werden (Åkerlund, Case) und auf die im Abschnitt
„Röntgendiagnostik" eingegangen ist.

Seltener scheinen die nach traumatischen Einwirkungen entstehenden chronischen Entzündungen zu sein (Bardenheuer, Sendler).

Das Pankreas kann auch vom Lymphweg aus von einem krankhaften Prozeß befallen werden. Wahrscheinlich sind manche Pankreatitiden, die bei chronischen Gallenblasenentzündungen angetroffen werden und bei denen der Gang frei angetroffen wird, so zu erklären. Oben habe ich schon darauf hingewiesen, daß manche auf Pankreatitis zurückgeführte Verhärtungen nur scheinbar sind und durch Erkrankung des Lymphapparates hervorgerufen werden (Arnsperger). So finden manche „chronische Pankreatitiden", die nach operativen Eingriffen sehr rasch zurückgehen, leicht eine Erklärung. Es ist aber immerhin mit der Möglichkeit zu rechnen, daß sich aus einer derartigen langdauernden Lymphstauung schließlich doch eine Bindegewebswucherung entwickelt. Deaver nimmt für die Infektion des Pankreas von den Gallenwegserkrankungen aus in erster Linie Infektion auf dem Lymphwege an und berichtet als Stütze für seine Anschauung über zwei Fälle. In dem einen bestand ein Pankreasabsceß, der auf dem Lymphweg von einer Appendicitis aus entstanden war. Bei dem anderen lag eine Pankreatitis als Folge einer Cholecystitis mit Carcinombildung vor. Auch nach Ulcus duodeni haben Deaver und Pfeiffer Entzündung des Pankreas, des peripankreatischen Gewebes und der benachbarten Lymphdrüsen beobachtet, wofür die Infektion auf dem Lymphwege verantwortlich zu machen war.

Wenden wir uns zu den Zirkulationsstörungen, durch die chronische Pankreasschädigungen hervorgerufen werden, so haben wir oben schon ausführlich geschildert, daß wir die bei Lebercirrhose auftretende Pankreatitis nicht mehr als die Folge der Pfortaderstauung, sondern für eine mit der Lebercirrhose auf gleicher Stufe stehende Erkrankung halten, wenn auch der ungünstige Einfluß der Pfortaderstauung nicht in Abrede gestellt werden darf. Bei Arteriosklerose der Pankreasgefäße kommt es ebenfalls zu Sklerosen mit Atrophie der Drüsenzellen (Fleiner, Hoppe-Seyler, Poggenpohl, Hagen). Ähnlich liegen die Verhältnisse bei den durch Syphilis bedingten Gefäßveränderungen.

Nach Lewit kann eine durch Arterienkrampf bedingte Ischämie von 10 bis 20 Minuten schon Pankreasnekrosen bewirken. Reflexischämien durch eingeklemmte Gallensteine sollen auf dem Wege des Sympathicus zustande kommen und dadurch Nekrose hervorrufen können. Wenn aber Nekrose auftreten kann, kann hieraus auch sekundäre Bindegewebswucherung entstehen.

Atrophie der Pankreaszellen kann auch die Folge von Avitaminose sein (s. Funktionsstörungen, Cassierer). In seltenen Fällen ist als Ursache chronischer Pankreatitis Einwanderung von Parasiten (Distomum) beobachtet (Seyfarth).

Pathologische Anatomie. Wenn wir von der im Greisenalter und bei allgemeiner Körperkonsumption auftretenden Atrophie der Bauchspeicheldrüse, wie sie in Gemeinschaft mit der Altersatrophie anderer Organe auftritt, absehen, läßt sich eine scharfe Grenze zwischen ihr und der chronischen Entzündung nicht ziehen. Denn ebenso, wie bei Atrophie die Zeichen einer chronischen Entzündung auftreten können, gibt es keine chronische Entzündung, bei der es neben oder infolge der Bindegewebswucherung nicht zum Schwund des Drüsengewebes kommt. Eine gesonderte Besprechung des pathologisch-anatomischen Bildes beider Krankheiten erscheint daher ebensowenig am Platze wie eine gesonderte Behandlung der klinischen Erscheinungen. Richtiger scheint es, zwei Formen des pathologischen Bildes aufzustellen: eine atrophische und eine hypertrophische Form der chronischen Pankreatitis (Robson), je nachdem das Volumen der Drüse verkleinert oder infolge der Bindegewebswucherung vermehrt ist. Was zunächst den makroskopischen Befund bei der Pankreatitis betrifft, so fällt in der Mehrzahl der Fälle die vermehrte Konsistenz der Drüse auf, wobei wir aber aus den an anderer Stelle dieses Kapitels geschilderten Gründen mit der Verwertung des erhobenen Befundes zugunsten einer Erkrankung vorsichtig sein müssen. Das Volumen der Drüse kann verschieden sein nach der Form bzw. dem Stadium der Erkrankung, das man antrifft. Das Pankreas kann eine ganz beträchtliche Verdünnung zeigen, die Drüsensubstanz ist schon makroskopisch als atrophisch erkennbar und erreicht kaum die Dicke eines Fingers, im Körperteil oft nur 6—8 mm Durchmesser. Die Atrophie braucht dabei das Pankreas nicht gleichmäßig zu betreffen, oft zeigen Kopf und Schwanz besonders erhebliche Verdünnungen, während der Körper weniger betroffen ist, und umgekehrt. Laup schildert ein solches Organ als von grauem, fibrösem, nur wenig körnigem Aussehen, entsprechend hart, und schwer zu schneiden. Die Konsistenz wird aber gerade in diesen Fällen, die sich mehr der „Atrophie" als der Sklerose nähern, auch oft vermindert gefunden. Die Volumenverminderung besteht mehr in der Dicke, während die Länge des Organs unverändert ist. Die einzelnen Drüsenläppchen erscheinen klein, makroskopische Veränderungen am Zwischengewebe können vollkommen fehlen. Der Ausführungsgang kann unverändert und gut durchgängig oder aber auch in seinem Durchmesser verschieden sein: Ausbuchtungen und Erweiterungen wechseln mit Verengerungen, so daß er für die Sonde undurchgängig ist oder diese sich fängt. An den Stellen der stärksten Gangveränderungen ist auch der pathologische Befund am Drüsengewebe am ausgesprochensten. Der Gang wird entweder leer gefunden oder er enthält eine fadenziehende schleimige Flüssigkeit oder Konkremente. Daß diese Konkremente meist sekundärer Natur sind, habe ich weiter oben ausgeführt. Das Gewicht der Drüse ist in diesen Fällen, dem äußeren Aussehen entsprechend, erheblich herabgesetzt. Es beträgt nach den Untersuchungen von Hugo Schulz beim Pankreasgesunden im Durchschnitt ungefähr 56,82 g, wobei allerdings Kinderorgane mitberechnet sind. Läßt man diese außer Betracht, so ergibt sich aus Beobachtungen an Erwachsenen ein von 30,69 bis 115,96 g schwankendes, im Durchschnitt 57,1 g betragendes Gewicht. Es bestehen also recht erhebliche Schwankungen, indem vor allem im höheren Lebensalter wohl infolge der allgemeinen Altersatrophie innerer Organe niedere Werte gefunden werden. Bei der Atrophie des Pankreas werden jedoch noch geringere Gewichte gefunden und Zahlen von 15 bis 20 g gehören nicht zu den Seltenheiten, die bei Pankreasgesunden gefundenen niedrigsten Werte berühren die höheren Werte bei Pankreasatrophien.

Gerade die einfache Atrophie ist es, die man mitunter bei Diabetes mellitus findet. Dabei ist das Pankreas „gewöhnlich schlaff und etwas dunkel gefärbt. Die dunklere Färbung rührt nicht von einer Pigmentierung, sondern von der Beschaffenheit des Bindegewebes und dem Durchscheinen kleiner; venöser Gefäße her. Die Drüse ist besonders in ihrem Dickendurchmesser verkleinert, so daß sie in ein plattes Organ verwandelt ist. Die Drüsenläppchen sind klein, das Binde- oder Fettgewebe der Umgebung setzt sich in das Organ fort, so daß es sich oft schwer herauspräparieren läßt. Zuweilen finden sich direkt größere Verwachsungen und neugebildete Stränge, die das Pankreas mit der Umgebung verbinden" (v. Hansemann). Im Gegensatz zu der kachektischen Atrophie, wie wir sie im Alter und bei Kachexien in Verbindung mit Atrophien anderer Organe finden, ist das Stroma nicht atrophisch, sondern es ist in die durch die Atrophie des Parenchyms entstehenden Lücken gewuchert. Wegen der Ähnlichkeit mit der Granularatrophie der Niere spricht Hansemann von einer

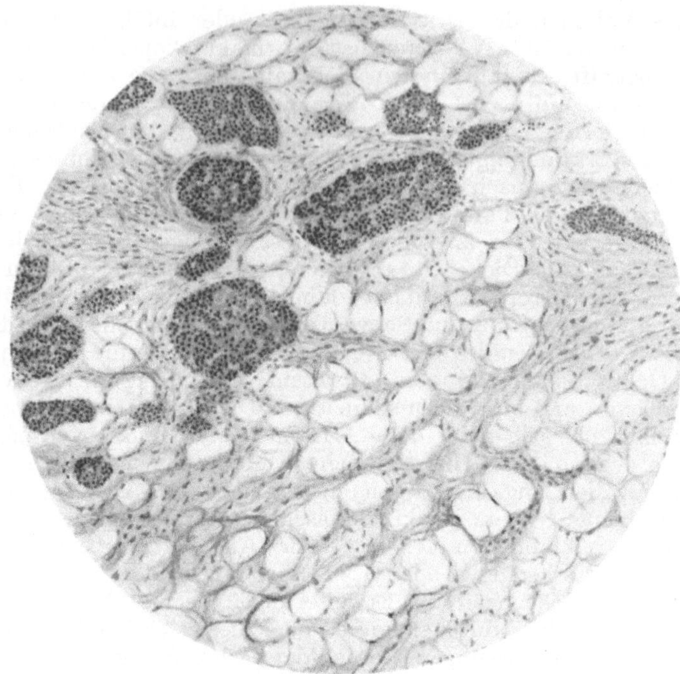

Abb. 39. Pankreas-Atrophie bei Pankreassklerose.

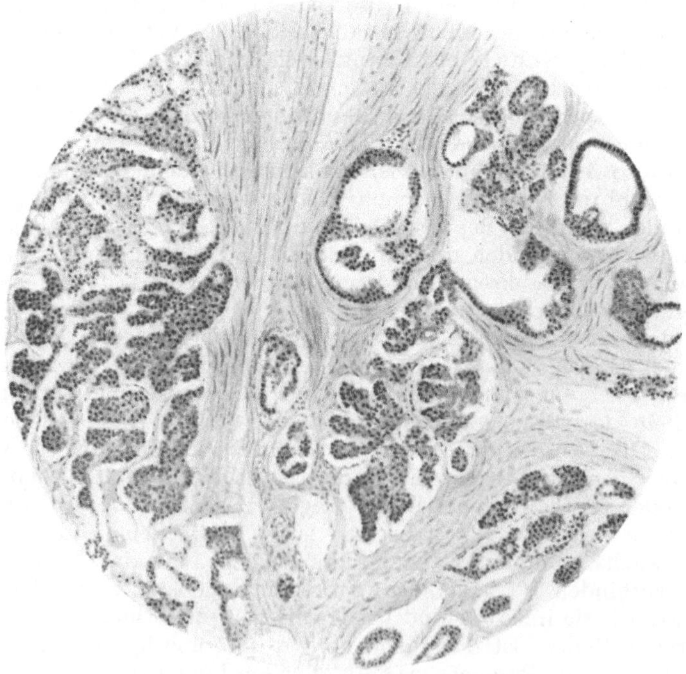

Abb. 40. Sklerose des Pankreas bei Diabetes.

Granularatrophie des Pankreas, die niemals ohne Diabetes vorkommt und von der kachektischen Atrophie scharf zu trennen ist. Es handelt sich um eine spezifische entzündliche Atrophie. Sie geht selten so weit, daß es zu einem vollkommenen Schwund des parenchymatösen Gewebes kommt. Nach Truhart wurde unter 574 Fällen von Diabetes 226 mal Granularatrophie des Pankreas beobachtet. Diese Form ist scharf zu trennen von der fibrösen Induration, die mit Hypertrophie einhergeht. Die Bauchspeicheldrüse ist dabei erheblich vergrößert und an Volumen und Gewicht vermehrt. Bei Besprechung der klinischen Erscheinungen werden wir sehen, daß die Vergrößerung des Organes so erheblich sein kann, daß schwere Kompressionserscheinungen der Nachbarorgane auftreten. Das Gewicht kann beträchtlich vermehrt sein, 200—300 g gehören nicht zu den größten Seltenheiten. Makroskopisch erkennt man auch hier den Schwund des Drüsenparenchyms. Aber statt dessen ist es zu einer erheblichen Wucherung des interstitiellen Gewebes gekommen. Nicht nur das Bindegewebe ist exzessiv vermehrt, auch das Fettgewebe ist sehr stark gewuchert. Steht diese Wucherung im Vordergrund, so kann die Konsistenz der Drüse vermindert sein. Je mehr Bindegewebe in der Drüse vorhanden ist, desto härter fühlt sich das Organ an. Diese vermehrte Konsistenz hat früher dazu geführt, in derartigen Bildungen einen Scirrhus zu sehen, ein Irrtum, auf den schon Claessen aufmerksam macht. Die Farbe des Organs wird verschieden angegeben, bald als weißlich, als grau oder als ikterisch. Auch hierbei sehen wir, daß die einzelnen Teile der Drüse sehr verschieden betroffen sein können. Meistens

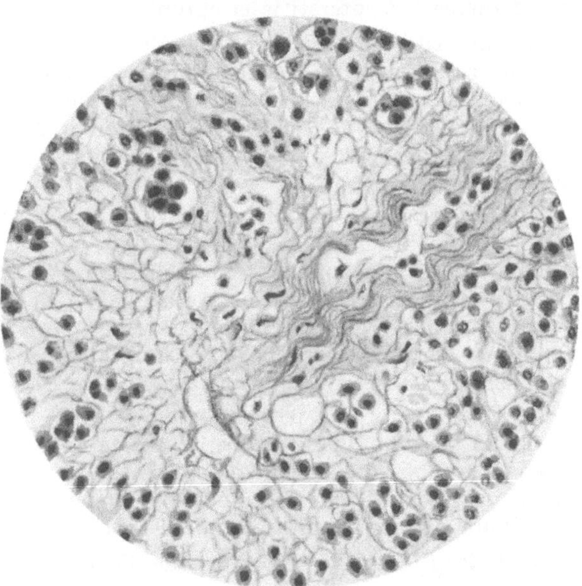

Abb. 41. Pankreassklerose. (Chronische Entzündung.)

ist der Kopf besonders stark affiziert, mitunter aber auch Körper oder Schwanz. Wir finden oft Veränderungen am Ausführungsgang, der bald infolge Stenosierung undurchgängig gefunden wird, bald erweitert ist und außerordentlich oft Steinbildungen enthält, die meist als sekundär anzusehen sind. Durch Kompression oder narbige Verziehung des oft durch den Pankreaskopf laufenden Ductus choledochus kann es zu Ikterus oder zu Erweiterungen des Duktus kommen.

Beiden Formen der Erkrankung ist also die Bindegewebsneubildung, wenn auch in verschiedenem Maße, gemeinsam, bei beiden kommt es zu einem Schwund des Drüsengewebes. Vielleicht erscheint es angebracht, die atrophische Form, bei dem das ganze Organ in seinem Volumen erheblich reduziert ist, mit dem Namen der Pankreasphthise zu belegen, den Namen Pankreassklerose aber für die hypertrophische Form zu reservieren. Der Ausdruck Pankreascirrhose wird aus den eingangs erwähnten Gründen am besten ganz vermieden.

Auch mikroskopisch kommt sowohl der Unterschied zwischen beiden Formen als auch die gemeinsamen Punkte, in denen beide übereinstimmen, durchaus zum Ausdruck. Hoppe - Seyler nimmt an, daß bei der chronischen indurativen Pankreasentzündung infolge der krankhaften Verengerung und Verlegung des Gefäßlumens durch die Ernährungsstörung die Parenchymzellen zum Schwund und das Bindegewebe zur Wucherung gebracht werden. Dabei kann das Fettgewebe wuchern. Diese Fettwucherung kann übrigens makroskopisch das Bild beherrschen und die Konsistenz der Drüse herabsetzen. Man bekommt so ein Bild, das als Lipomatosis bezeichnet ist, sich aber prinzipiell nicht von der Induration unterscheidet. Dieser von Hoppe - Seyler beschriebene Hergang trifft wohl sicher bei einem Teil der Fälle zu, und zwar vor allem für die arteriosklerotischen und manche syphilitischen. Für alle scheint das aber nicht der Fall zu sein. Steinhaus untersuchte die Pankreasveränderungen bei Lebercirrhose und fand in 11 von 12 Fällen Erscheinungen im Sinne einer Pancreatitis interstitialis chronica.

„1. Es tritt zunächst eine Zunahme des perilobulären Bindegewebes auf, das sehr zellreich wird, junges fibrilläres Bindegewebe produziert und Herde lymphocytärer Infiltration enthält. In dieser Ausbildung kann der Prozeß zum Stillstand kommen, oder aber, genau wie in der Leber, zu einer narbigen Schrumpfung des neugebildeten Gewebes führen, so daß das Bild einer annulären Cirrhose entsteht.

2. Schreitet der Prozeß fort, so dringt das entzündlich wuchernde Bindegewebe in die Lobuli ein und trennt die einzelnen Acini voneinander. Zu der perilobulären Anordnung gesellt sich eine periacinöse Wucherung des Interstitiums. Die einzelnen Acini bleiben aber in ihrer Struktur noch erhalten. Der entzündliche Charakter des Gewebes verrät sich außer durch die oben genannten Merkmale durch eine Neubildung zahlreicher Blutgefäßcapillaren und kleiner Pankreasausführungsgänge.

3. Erfährt nun das periacinös gewucherte junge Gewebe eine weitere Zunahme, so wird die Struktur des Organs ganz aufgelöst, dadurch, daß das interstitielle Gewebe die einzelnen Drüsenschläuche erheblich auseinanderdrängt, komprimiert, schließlich zum Schwund bringt. In diesen Fällen muß das spezifische Parenchym eine bedeutende Einbuße erleiden."

Nach Poggenpohl sind folgende Formen zu unterscheiden:

„1. Die syphilitische interstitielle Pankreatitis. Sie ist durch Bildung von dicken bindegewebigen Zügen charakterisiert, welche sowohl um als auch innerhalb der Lobuli liegen. Inmitten dieses Bindegewebes findet man in reichlicher Quantität Ansammlungen von jungen, bindegewebigen Zellen. Die Gefäße bieten an vielen Stellen Veränderungen dar, welche für obliterierende Arteriitis charakteristisch sind, während das Drüsenparenchym sich im Zustande von Atrophie und Hypoplasie befindet.

2. Die arteriosklerotische Pankreatitis, wobei gleichfalls Veränderungen von seiten der Gefäße beobachtet werden, wobei aber das Bindegewebe reiferer Natur ist und längliche Kerne aufweist.

3. Die tuberkulöse Sklerose des Pankreas. Hierbei sind Veränderungen von seiten der Gefäße meistenteils nicht vorhanden; vielmehr treten Erscheinungen von fettiger Degeneration und fettiger Infiltration von seiten des Parenchyms besonders scharf in den Vordergrund.

4. Die granuläre Atrophie nach Hansemann besteht in Wucherung des fibrösen Bindegewebes mit Schrumpfung derselben und Herden von rundzelliger Infiltration. Dieser Prozeß spielt sich sowohl um die Lobuli herum

als auch interacinös ab und geht häufig mit einer Verdickung der Gefäßwandungen einher. Das Pankreas ist dabei durch entzündliche Kommissuren mit den umgebenden Organen verlötet, und das Bindegewebe wuchert aus den umgebenden Teilen in das Pankreas selbst hinein, so daß es schwer fällt, dasselbe herauszupräparieren.

5. Die Pankreassklerose, welche von den Ausführungsgängen ihren Ausgang nimmt (Perisialangitis pancreatica), gleichfalls nicht selten zur Schrumpfung der Drüse infolge bedeutender intralobulärer Wucherung des Bindegewebes führt, durch Veränderungen von seiten der Ausführungsgänge charakterisiert, und zwar wird um dieselben herum besonders reichliche Wucherung von Bindegewebe wahrgenommen, während die Ausführungsgänge selbst bedeutend erweitert erscheinen und buchtenförmige Vorstülpungen aufweisen. Schließlich werden dabei sehr häufig zahlreiche neugebildete Gänge angetroffen.‘‘

Poggenpohl macht darauf aufmerksam, daß diese Beschreibung nur schematisch ist und daß meistens Kombinationen und Übergänge der einzelnen Arten der Erkrankung beobachtet werden. In seinen Untersuchungen, die sich auf Pankreasveränderungen bei Lebercirrhose beziehen, zeigte es sich, daß in sämtlichen untersuchten 22 Fällen sehr erhebliche Veränderungen am Pankreas im Sinne einer chronischen Entzündung mit Induration vorhanden waren.

Was uns besonders interessiert, ist, daß sich in 10 Fällen (46%) fettige Degenerationen, in 4 Fällen (19%) auch Blutergüsse in den Langerhansschen Inseln fanden. Es fand sich stets eine intralobuläre Sklerose des Pankreas, deren Ausgangspunkt in den meisten Fällen die Ausführungsgänge waren. Es ist dies gewissermaßen eine Bestätigung der Befunde Diekhoffs, der die hämatogene Form von dem weit häufigeren Typ unterscheidet, der seinen Ausgang von den Ausführungsgängen aus nimmt. Diese aszendierende Form kann, wie wir in dem 1. Abschnitt des Kapitels gesehen haben, sehr mannigfache Ursachen haben und ist wohl häufig die Folge einer aszendierenden, akuten Entzündung. Für die hämatogene Form macht Diekhoff vor allem zwei Momente verantwortlich, die Syphilis und den Alkoholabusus. Dabei fällt das Vorwiegen von Gefäßverdickungen und schwerem Bindegewebe auf. Ob die auf Alkoholmißbrauch beruhende Pankreatitis wirklich als hämatogene Form anzusehen ist, ist nach dem oben Gesagten zweifelhaft. Doch können wir Diekhoff durchaus beistimmen, wenn er für die meisten Fälle der indurativen Pankreatitis annimmt, daß es zunächst zu einer Bindegewebswucherung um die Ausführungsgänge, ferner um Gefäße, Drüsenläppchen und Nervenstämme kommt. Die Bindegewebsvermehrung nimmt dann zu, sie betrifft auch das zwischen den einzelnen Tubuli wuchernde Bindegewebe, das schließlich zwischen die Acini eindringt und diese auseinandersprengt und einsargt. Dabei kommt es zu einem erheblichen Schwund des spezifischen Parenchyms, das an Volumen immer mehr abnimmt, so daß das ganze Organ schließlich in einen mehr oder minder derben bindegewebigen Strang verwandelt ist, der äußerlich kaum an die ursprüngliche Drüse erinnert, mikroskopisch überhaupt kein Drüsengewebe mehr erkennen läßt, oder dieses ist nur in einzelnen versprengten Herden wieder zu finden. Auch wir sind der Ansicht, daß diese Art der Entwicklung, also von den Ausführungsgängen aus, die weitaus häufigere ist.

Hier sei auch die Atrophie des Drüsengewebes erwähnt, wie sie vor allem von Herxheimer bei Diabetes gefunden ist. Die oft sehr hochgradige Atrophie ist in den verschiedenen Teilen der Drüse sehr verschieden stark. Die Acinuszellen sind atrophisch, sie sind kleiner, geschrumpft, auch die Kerne erscheinen geschrumpft. ,,Vor allem fanden sich auch, und ganz besonders im Zentrum der einzelnen Acini, sehr zahlreiche helle Zellen und Gruppen solcher, d. h.

Zellen, deren Kerne zwar noch vorhanden waren, deren Protoplasma aber die charakteristischen Körnchen verloren hatte, zahlreiche Vakuolen zeigte und einen Eindruck wie verdünnt, sich auflösend machte." Da, wo die Atrophie am auffälligsten ist, ist auch die Bindegewebswucherung am ausgesprochensten, teils interlobulär, teils auch interacinös. Bei diesen Stellen fällt eine Masse kleinster Kanälchen auf, die nach Herxheimer entweder durch Wucherung kleiner und mittelgroßer Ausführungsgänge entstanden sind oder sich aus atrophischem Pankreasparenchym oder von Langerhansschen Inseln ableiten sollen. Deren Randschlingen spalten sich ab und bekommen ein Lumen. Daneben finden sich an diesen Stellen Langerhanssche Inseln in abnorm großer Zahl und von abnormer Größe. Herxheimer nimmt in diesen Stellen einen Übergang von Drüsenparenchym in Zellinseln an, die von vornherein stark sklerotisch sein können. Durch Konfluenz kleiner Zellinseln entstehen die erwähnten, abnorm großen Zellhaufen, sog. Riesenzellinseln. Neben dem Bindegewebe kann auch das Fettgewebe gewuchert sein. (Herxheimer hält also die Zellinseln nicht für selbständige Gebilde, sondern für Umwandlungen des Parenchyms. Siehe hierzu Seite 31). Herxheimer nimmt mit Weigert an, daß die Atrophie des Pankreasgewebes als die ältere primäre Veränderung anzusehen ist und daß durch die hierbei entstehende Entspannung das Bindegewebe sekundär proliferiert. Dafür spricht erstens, daß Atrophie des Pankreas auch ohne Bindegewebsvermehrung vorkommt, 2. daß aber Bindegewebswucherung ohne Atrophie nicht beobachtet wird. An Stelle des Bindegewebes kann auch das Fettgewebe wuchern. Ohne an dieser Stelle auf die Bedeutung der Langerhansschen Inseln einzugehen, möchte ich die Tatsache notieren, daß es jedenfalls auffällig ist, daß auch bei völliger Atrophie der Drüse die intertubulären Zellhaufen erhalten gefunden werden. Wieweit dies als für den Stoffwechsel wichtig aufgefaßt werden kann, ist weiter unten gesagt. Im übrigen verweise ich auf das Kapitel „Pankreasdiabetes".

Klinischer Verlauf. Bei einer Erkrankung, bei der die Ätiologie, der pathologisch-anatomische Befund und die Ausbreitung so außerordentlich große Unterschiede aufweisen wie bei der chronischen Pankreatitis, ist es natürlich, daß auch das klinische Krankheitsbild außerordentlich vielgestaltig ist. Berücksichtigt man ferner, wie viele Funktionen der inneren und äußeren Sekretion das Pankreas zu erfüllen hat, ferner, daß für die einzelnen Aufgaben verschiedene Zellkomplexe maßgebend sind, diese aber von der Erkrankung in durchaus ungleichem Grade affiziert werden, dann wird das wechselnde klinische Krankheitsbild durchaus verständlich.

Ziehen wir weiterhin in Betracht, daß die innere Sekretion mitunter völlig ungestört ist, die äußere ebenfalls normal sein kann oder so wenig beeinträchtigt ist, daß wesentliche Störungen dadurch nicht entstehen, dann ergibt sich, daß klinische Erscheinungen von seiten des Pankreas völlig fehlen können. Aber dies ist doch nur bei einem Teil der Kranken der Fall und ich kann Albu nicht beistimmen, wenn er sagt, daß die klinische Diagnose der Erkrankung in vivo noch niemals mit Bestimmtheit gestellt worden ist. Ich verweise zu diesem Zweck auf meine Publikation aus dem Jahre 1912 „Versuche an Pankreaskrankheiten" bei denen ich bei zwei in vivo diagnostizierten Fällen von chronischer Pankreatitis, von denen bei einem die Diagnose später durch die Autopsie bestätigt wurde, auf Grund der Stoffwechselstörungen und unter Heranziehung der funktionell-diagnostischen Methodik die Krankheit bei Lebzeiten erkennen konnte.

Aber in der Tat handelte es sich hier um sehr ausgesprochene und schwere Fälle der Krankheit, andere können ganz oder fast ganz ohne objektiv nachweisbare Symptome verlaufen. Daß auch die subjektiven Symptome völlig fehlen, ist wohl sehr selten. Wie überall, ist es auch gerade hierbei notwendig, überhaupt erst einmal an die Möglichkeit einer Pankreasaffektion zu denken. Dann wird es, wenn man die Hilfsmittel der modernen Pankreasdiagnostik zu Hilfe nimmt, in vielen Fällen gelingen, eine Pankreaserkrankung festzustellen.

Stehen Stoffwechselstörungen im Vordergrunde des klinischen Bildes, so wird die Diagnose dadurch bedeutend erleichtert. Charakteristisch war dies in zwei von mir beobachteten Fällen, deren Krankheitsgeschichten anbei folgen mögen.

Fall I. Friedrich F., Maler, 50 Jahre.

Familienanamnese o. B. Früher immer gesund. Vor 3 Jahren plötzlich Durchfälle und Erbrechen. Bei dieser Gelegenheit wurde im Harn Zucker gefunden. Wiederholt Schwellung der Beine. Starke Abnahme der Kräfte und große Mattigkeit. Die später in der Apotheke wiederholt vorgenommenen Urinuntersuchungen ohne Berücksichtigung der Tagesmenge ergaben stets einen Zuckergehalt von ca. $2-3^0/_0$. Allmählich nahm nun die Mattigkeit immer mehr zu, Patient konnte nur noch vorübergehend leichtere Arbeit verrichten. Seit ca. 3—5 Wochen — genauere Angaben hierüber kann Patient nicht machen — bestehen heftige Durchfälle, die außerordentlich stark stinken. Er selbst hat stets den Geruch dieser Stühle auch bei größter Reinlichkeit und das Gefühl, als ob dieser Geruch aus dem Munde käme. Keine Lues, kein Potatorium.

Status: Gealtert aussehender Mann in sehr stark reduziertem Ernährungszustande. Fettpolster fehlt vollkommen. Die Haut läßt sich in Falten abheben. Sie ist blaß, welk und trocken. Sonst keine Veränderungen der Haut. Die Muskulatur ist ganz schlaff und atrophisch. Schleimhäute ebenfalls blaß. Kein Ikterus, kein Bleisaum. Auffällig ist der penetrante Geruch der Ausatmungsluft nach ranziger Butter. An den unteren Extremitäten mäßige Ödeme.

Respirationsorgane: Überall normaler Befund.

Herz: Nicht verbreitert. 1. Ton über der Spitze unrein. Herzaktion stark verlangsamt, ca. 35—40 in der Minute. Puls gering gespannt.

Bauchorgane: Bei der Palpation überall normaler Befund.

Blut: Mikroskopisch o. B. Keine punktierten Erythrocyten. $75^0/_0$ Hämoglobin (Sahli). Wassermannsche Reaktion: Negativ.

Urin: Am ersten Tag nach der Aufnahme enthält der Urin bei gemischter Diät bei einer Tagesmenge von 4400 ccm (1027 spez. Gew.) $5,5^0/_0 = 242$ g Traubenzucker. Kein Aceton. Keine Acetessigsäure. Nach kurzer Zeit bei Einschränkung der Kohlenhydrate (150 g Brot) zuckerfrei.

Stuhl: Täglich 5—6, oft mehr, dünne voluminöse Stühle. Auffallend ist zunächst der außerordentlich starke Gestank der Faeces nach Fettsäuren. Zugleich mit dem Stuhl wird eine ölige, gelblichgrüne Masse ausgeschieden, die nach dem Erkalten zu einer fettigen, sich auf der übrigen ablagernden Masse gerinnt. Reaktion des Stuhles gegen Lackmus stark sauer. Mikroskopisch reichlich stark lichtbrechende amorphe Substanz, die in Wasser unlöslich ist. Keine Krystalle. Ferner sieht man im mikroskopischen Bild in jedem Gesichtsfeld sehr große Mengen quergestreifter Muskelfasern. Caseinprobe positiv.

„Bei Zusatz von CH_3COOH und Erwärmen auf dem Objektträger scheiden sich keine Fettsäurenadeln aus (vgl. Ehrmann!)." Jedoch zeigt das Ätherextrakt nach Eindunsten reichlich Fettsäurenadeln.

Mageninhalt: Magen nüchtern leer, nach Probefrühstück fehlt freie HCl völlig, Gesamtacidität 3,5. Sehr schlechte Amylorrhexis. Pepsingehalt (Caseinmethode) stark herabgesetzt. Mikroskopisch: Keine abnormen Bestandteile.

Wenige Wochen nach Entlassung aus der Klinik trat infolge Marasmus der Tod ein. Eine Autopsie ist nicht vorgenommen.

Fall II. Max M., Oberst a. D.

Familienanamnese o. B. Früher immer gesund. Lange Zeit in China und Südwest-Afrika. Dabei schwere Entbehrungen aller Art. Im Anschluß daran „Darmleiden", das oft rezidivierte. Angeblich später Gallensteine (?) und Leberschwellung. Früher niemals Ikterus, Gallensteine im Stuhl nicht nachgewiesen.

Der Patient war wiederholt in der Klinik. Im Jahre 1908 wegen seiner Durchfälle, wiederholt im Jahre 1911, und zwar im Januar wegen Herzbeschwerden. Er war damals am ganzen Körper ödematös, hatte sehr erheblichen Ascites und unregelmäßige Herztätigkeit. Aber die Erscheinungen von seiten des Herzens waren therapeutisch sehr leicht beeinflußbar, so daß er sehr bald in ausgezeichnetem Zustande entlassen werden konnte, ohne daß sich die Erscheinungen seitens des Herzens wieder eingestellt haben. Die anderen

Male kam er, ebenso wie zuletzt im Januar 1912, in die Klinik, weil er außerordentlich an Körpergewicht verloren hatte, so schwach war, daß er völlig arbeitsunfähig wurde und an den genannten Durchfällen litt. Während er nach Ausweis der Krankengeschichten im Juli 1908 noch 64,4 kg, im Januar 1911 nach völligem Verschwinden der Ödeme und des Ascites 60,5 kg gewogen hatte, betrug sein Körpergewicht jetzt im Januar 1912 nur 48,8 kg. Luetische Infektion nicht vorhanden gewesen. Auch anamnestisch keinerlei Anhaltspunkte hierfür. Patient ist außerordentlich starker Trinker und will früher — besonders in den Tropen und China — noch viel mehr Alkohol zu sich genommen haben. Der Untersuchungsbefund bei der letzten Aufnahme in die Klinik am 4. Januar 1912 ergab folgenden Befund:

Patient in sehr schlechtem Ernährungszustand, penetranter Geruch nach freier Fettsäure. Die Haut ist welk und trocken und läßt sich in Falten abheben. Das Fettpolster ist ganz minimal. Die Muskulatur schlaff und schlecht. Die Hautfarbe ist blaß, von ungesundem Kolorit, kein Ikterus. Wassermannsche Reaktion negativ.

Schleimhäute normal gerötet.

Keine Ödeme, keine Drüsenschwellungen.

Brustkorb gut gewölbt, dehnt sich bei der Atmung gut und gleichmäßig aus. Atmungsorgane überall normal.

Atemgeräusch rein vesiculär, ohne Nebengeräusche.

Cor.: nach rechts $3^1/_2$, nach links 8 cm von der Mittellinie (radiol.).

Herztöne rein, o. B. Herzaktion regel- und gleichmäßig.

Puls: normal. Blutdruck 120 mm Hg (Riva-Rocci).

Bauchorgane: bei der Palpation o. B.

Nervensystem: o. B.

Urin: 1700, spez. Gew. 1009.

Acetonprobe
Gerhardsche Eisenchloridprobe } positiv.

Zuckerprobe: positiv, 0,9%.

Kein Eiweiß, keine Zylinder.

Stuhl: Befund ähnlich wie bei Fall I.

Vermehrte und häufige dünne Stühle; eigentümlicher penetranter Gestank nach freien Fettsäuren. Über den Faeces setzt sich eine fettige, ölige, gelblich-grünliche Flüssigkeit ab, die beim Erkalten zu einer stearinähnlichen festen Masse gerinnt. Sie ist in Äther sehr leicht löslich; nach Verdunsten sind mikroskopisch Fettsäurenadeln vorhanden. Die mikroskopische Untersuchung des Stuhls zeigt eine homogene Masse, an manchen Stellen Fettsäurenadeln. Ferner massenhafte Mengen unverdauter Fleischfasern. Caseinprobe positiv.

Gallenfarbstoff vorhanden.

Nach der Entlassung aus der Klinik, in der sich der Kräftezustand des Kranken wesentlich gehoben hatte, ohne daß der objektive Befund sich wesentlich geändert hätte, trat bald ein Rückfall in dem Befinden ein, so daß Patient ein auswärtiges Krankenhaus aufsuchen mußte. Auch hier infolge von antidiabetischen Maßnahmen Entlassung mit Besserung des Befindens. In dem sehr erheblichen Potatorium war keinerlei Veränderung eingetreten. Im August 1912 wieder schwerer Rückfall, dem Patient am 30. 8. erlag. Da ich sofort benachrichtigt wurde, konnte unmittelbar nach dem Tode die Autopsie vorgenommen werden, die die Richtigkeit meiner Diagnose bestätigte. Außer einer Myodegeneratio cordis bestand eine sehr erhebliche Lebercirrhose und Pankreassklerose. Das Pankreas bestand aus einem Bindegewebsstrang, wesentlich kleiner als die normale Drüse, in dem makroskopisch Drüsengewebe überhaupt nicht mehr erkennbar war. Mikroskopisch fand sich eine völlige fibröse Verödung, von dem Drüsenparenchym war auch im mikroskopischen Präparat nicht die Spur nachweisbar. Dagegen war es auffallend, daß die Langerhansschen Zellhaufen vollkommen erhalten geblieben waren. Die Gänge waren erweitert, in ihnen lagen Konkrementablagerungen, meistens in Form eines feinen „Grieses", doch waren auch Konglomeratkonkremente vorhanden. Trotzdem waren alle Gänge durchgängig. Auch solche Gänge waren erweitert, in denen nur feine Konkremente vorhanden waren und in denen ein Verschluß nicht bestanden hatte. Aus dem ganzen Bild konnte man schließen, daß diese „Steinbildung" nicht die Ursache der Pankreaserkrankung war, sondern daß als Folge des krankhaft zusammengesetzten Sekrets feste Substanzen ausgefallen waren und sich in den Gängen abgelagert hatten.

Ganz ähnlich lagen die Verhältnisse in dem von Gigon untersuchten Fall. Auch hier fand sich nach dem Tod ein Stein im Ausführungsgang, ohne daß jemals Koliken bestanden hatten. Das ist doch wohl nur so zu erklären, daß, wie auch wohl in meinem Fall, infolge der fibrösen Verödung nur ganz wenig Sekret von abnormer Beschaffenheit gebildet wurde, aus dem nachher feste Substanzen ausfielen und zur Steinbildung führten. In beiden Fällen waren also folgende bemerkenswerte klinische Symptome vorhanden:

1. Diabetes der leichten Form,
2. Steatorrhöe,
3. Azotorrhöe,
4. positiver Ausfall folgender Funktionsprüfungsmethoden:

Die Sahlische Glutoidkapselmethode, die Kernprobe von Schmidt, die Verfahren von Winternitz (Monojodbehensäure-Äthylester) von Müller und Schlecht, die Caseinprobe von Groß und Koslowsky ergaben alle ein positives Resultat. Die Methoden sind an anderer Stelle eingehend besprochen und gewürdigt. Betrachten wir die bei Pankreaskrankheiten beobachteten Symptome, so interessieren uns vor allem die Erscheinungen, die auf Störungen des Stoffwechsels und der inneren Sekretion zurückzuführen sind.

a) Störungen des Stoffwechsels und der inneren Sekretion. 1. Diabetes mellitus. Besonderes Interesse hat bei der Pankreassklerose natürlich der Kohlenhydratstoffwechsel bzw. das Verhalten der Glykosurie. Bei beiden Kranken war ein Diabetes mellitus vorhanden. Bei der Wichtigkeit des Pankreas für den Stoffwechsel der Kohlenhydrate, wie sie zuerst durch die grundlegenden Untersuchungen Merings und Minkowskis dokumentiert wurde, ist ja das Auftreten eines Diabetes mellitus bei so schweren Pankreaserkrankungen, wie sie in unseren Fällen vorhanden waren, zu erwarten. Viel eher könnte man sich darüber wundern, daß in beiden Fällen der Diabetes einen verhältnismäßig leichten Verlauf nahm, zumal, wenn wir in Betracht ziehen, daß bei dem zur Autopsie gelangten Patienten tatsächlich das Pankreasparenchym überhaupt nicht mehr nachweisbar war. Die Tabelle auf S. 181 zeigt die Verhältnisse der Glykosurie bei Patient I: In anderen Fällen wurde die Glykosurie überhaupt vermißt. Erklärlich wird dieses Verhalten aber, wenn wir den Standpunkt einnehmen, daß als Träger der inneren Sekretion, besonders soweit sie für den Kohlenhydratstoffwechsel maßgebend ist, die intertubulären Zellhaufen in Betracht kommen. War es doch bei Fall II besonders auffallend, daß während das Drüsenparenchym völlig geschwunden war, die Langerhansschen Zellen intakt gefunden wurden. Diese Beobachtung steht nicht etwa allein da, sondern wurde auch von anderen Untersuchern gemacht (Chabrol, Robson, Gigon). Die Glykosurie kann entweder vollkommen fehlen (Obici) oder es liegt ein Diabetes der leichten Form vor (Walko, Martina, Albu, Rosenberger, Wrede), oder aber die Zuckerausscheidung tritt, wie wir das bei der Pigmentcirrhose auch sehen, nur zeitweise und relativ spät auf; aber auch eine schwere bzw. mittelschwere Form der Zuckerkrankheit kommt vor. (Hirschfeld, Gigon, Albu). Sehen wir die Langerhansschen Zellen als die Funktionäre der inneren Sekretion an, so ist das vielgestaltige Verhalten der Glykosurie leicht zu erklären. Je nach dem Grad, in dem sie von dem Krankheitsprozeß ergriffen sind, sind die Störungen des Kohlenhydratstoffwechsels mehr oder weniger erheblich. Wir haben die Annahme nicht nötig, daß die von der Bauchspeicheldrüse geregelte innere Sekretion nach deren Zerstörung von anderen Organen vikariierend übernommen würde (Hansemann, Cohnheim). Diese Anschauung scheint mir mit den zahlreichen Untersuchungen bei pankreasexstirpierten Tieren unvereinbar zu sein. Auf die heutigen Anschauungen über die Bedeutung der intertubulären Zellhaufen ist an anderer Stelle eingegangen.

Charakteristisch für die pankreatische Glykosurie soll nach Hirschfeld das Fehlen oder der geringe Grad der Polyurie sein, im Gegensatz zu der sonst beim Diabetes vorhandenen Polyurie. Er schildert den Zustand folgendermaßen: „Magendarmerscheinungen können in der Form von heftigen oder leichten Kolikanfällen vorhanden sein, bisweilen aber ganz fehlen. Deutlicher ist ein anderes Symptom, die Glykosurie. Der Prozentgehalt des Harns an

Zucker stellt sich bei der Mehrzahl auf 2—6%. Die Glykosurie bleibt bei Ver-
ringerung der Kohlenhydratmenge in der Kost bestehen, wenn sie auch sinkt.
Solange die Zuckerausscheidung besteht, fehlt die Polyurie, obgleich die
Patienten oft über Durst und Trockenheitsgefühl im Mund klagen. Die Urinmenge beträgt zumeist $1^{1}/_{2}$ bis 2 Liter, sofern keine übermäßig großen Mengen
von Kohlenhydraten fortdauernd genossen werden. Auf reichliche Flüssigkeitszufuhr erfolgt in den nächsten Stunden eine geringere Zunahme der Harn-
ausscheidung als bei anderen gleichaltrigen gesunden oder zuckerkranken Per-
sonen. In vereinzelten Fällen sind Ödeme beobachtet worden, die sich auf
keine Organerkrankungen oder allgemeine Schwäche zurückführen ließen.
Die Dauer der Anfälle beträgt zumeist 1—5 Monate, dann kann die Glykosurie
vollständig verschwinden oder es besteht noch eine geringfügige Zuckerausscheidung, oft nur bei etwas reichlicher Kohlenhydratkost, ausnahmsweise
kann aber auch unter Zunahme der diabetischen Stoffwechselstörung der Tod
eintreten. Dann ähnelt oder vielmehr entspricht das klinische Bild dem des
Diabetes acutus. Ähnliche Anfälle können ganz ausbleiben, in der Mehrzahl
wiederholen sie sich jedoch nach $^{1}/_{2}$ bis 3 Jahren. Je häufiger sich die Anfälle
folgen, desto geringer ist die Aussicht, daß die Glykosurie verschwindet, der
Diabetes nimmt zumeist dann den gewöhnlichen chronischen Charakter an,
und zwar meist den der schweren Form." Daß bei der Glykosurie ebenso wie
bei anderen Formen des Diabetes auch erhebliche Polyurie bestehen kann
und Hirschfelds Beobachtungen nicht zu verallgemeinern sind, zeigt die
Tabelle auf S. 181.

Hier sei auch der alimentären Glykosurie gedacht. Sie soll nach Albu
eine sichere Stütze für den Verdacht einer Pankreaserkrankung sein. Wenn
dieses Symptom auch ohne nachweisbare Erkrankung des Pankreas bei anderen
Leiden vorkommt, andererseits bei sicheren Pankreaserkrankungen oft fehlt,
so ist es nach Albu insofern diagnostisch sehr wichtig, „da es gerade sich oft
mit anderen sicheren Symptomen bzw. diagnostischen Momenten einer Pankreaserkrankung vergesellschaftet". Auch ich habe bei chronischer Pankreatitis,
die durch Autopsie sichergestellt war und bei der Diabetes nicht vorhanden
war, alimentäre Glykosurie beobachtet.

Von manchen Autoren wurde eine Ausscheidung von Maltose als für
den durch Pankreaskrankheit hervorgerufenen Diabetes für charakteristisch
angesehen (LeNobel, Lépine und Boulud, van Ackeren, Kottmann).
Auf die Methodologie zum Nachweis der Maltose hier einzugehen, würde zu
weit führen.. Ich verweise dazu auf die Originalliteratur. Die Identificierung
geschieht durch Schmelzpunktsbestimmung der erhaltenen Osazone. Da jedoch
der Schmelzpunkt der Osazone Schwankungen bis zu 20° unterworfen ist,
je nach dem zur Herstellung angewandten Verfahren (Grimbert), so ist die
Feststellung von Maltose mit Vorsicht aufzunehmen. Auch bei pankreasexstirpierten Hunden ist, ebenso wie bei manchen Fällen von Diabetes, die deshalb als Pankreasdiabetes gedeutet wurden, Maltose nachgewiesen worden
(Lépine und Boulud). Kottmann hat dies Verhalten bei zwei Diabetikern
und fünf pankreasexstirpierten Hunden bestätigt. Bei dem einen der Zuckerkranken, bei dem eine Sektion vorgenommen werden konnte, fand sich Pankreasatrophie und ein Stein im Pankreasschwanz. Die Untersuchungen
Minkowskis, Hirschfelds und Gigons haben das Bestehen einer Maltosurie
bei Pankreasdiabetes nicht bestätigen können. Auch mir ist bei sicheren Fällen
von Diabetes infolge Pankreassklerose der Nachweis einer Maltosurie nicht
gelungen. Auch das Auftreten von Pentosurie (Sauvé) und Lipurie (Gaultier) ist so außergewöhnlich selten, daß es nicht als für Pankreaskrankheiten
charakteristisch angesehen werden kann.

Datum	Urin-menge ccm	Spez. Gew.	Re-aktion	Albu-men	Acet-Essig-säure	Ace-ton	NH₃	Zucker		Kohlenhydrate	
								°/₀	Absol. 24 stdg. Menge	in Brot und Milch	im ganzen
11. 11.	4400	1027	s	0	0	0	0,7	5,5	242	gem. Diät	
12.	4400	1030	s	0	0	0	0,9	4,4	193		180
13.	3350	1017	s	0	0	0	1,2	2,0	67		75
14.	2500	1015	s	0	0	0	0,85	1,4	35		50
15.	2400	1015	s	0	0	0	—	0,9	21,6		50
16.	2300	1014	s	0	0	0	—	0,9	20,7		50
17.	1700	1016	s	0	0	0	—	1,4	23,8		25
18.	3400	1010	s	0	0	0	—	0,1	3,4	Gemüse	
19.	3000	1009	s	0	0	0	—	0,5	15		25
20.	1750	1011	s	0	0	0	—	Spuren			25
21.	2500	1009	s	0	0	0	—	0	0		25
22.	2700	1014	s	0	0	0	—	1,2	32,4		25
23.	2300	1011	s	0	0	0	—	0,3	6,9		25
24.	3100	1009	s	0	0	0	—	0,5	15,5		25
25.	2300	1010	s	0	0	0	—	0	0		25
26.	2200	1009	s	0	0	0	—	0,4	8,8		25
27.	2900	1011	s	0	0	0	—	0	0		25
28.	2800	1007	s	0	0	0	—	0	0		25
29.	2500	1008	s	0	0	0	—	0	0		25
30.	3000	1010	s	0	0	0	—	0	0		35
1. 12.	2700	1009	s	0	0	0	—	0	0		35
2.	2900	1010	s	0	0	0	—	0	0		35
3.	2800	1010	s	0	0	0	—	0	0		40
4.	2300	1010	s	0	0	0	—	0	0		50
5.	2400	1011	s	0	0	0	—	0	0		50
6.	2300	1011	s	0	0	0	—	0	0		50
7.	2400	1011	s	0	0	0	—	0	0		55
8.	1900	1010	s	0	0	0	—	0	0		60
9.	2800	1011	s	0	0	0	—	0	0		65
10.	3300	1012	s	0	0	0	—	0	0		75
11.	2900	1010	s	0	0	0	—	0	0		100
12.	3200	1010	s	0	0	0	—	0	0		100
13.	3100	1011	s	0	Sp.	0	—	0	0		115
14.	2500	1010	s	0	0	0	—	0	0		115
15.	1600	1010	s	0	0	0	—	0	0		125
16.	2900	1010	s	0	0	0	—	0	0		135

Die Glykosurie ist natürlich nicht nur für die Pankreatitis allein spezifisch sondern kommt auch, wenn auch nicht so ausgesprochen und häufig, bei anderen Erkrankungen der Bauchspeicheldrüse vor. Das ist um so natürlicher, als die Pankreatitis, wie wir gesehen haben, eine sehr vielseitige Genese hat und sich im Anschluß an fast jede Pankreaserkrankung entwickeln kann.

Ich verweise deshalb des weiteren auf das Kapitel Pankreasdiabetes in diesem Handbuch.

Ausnutzung der Nahrung. Wenn das Pankreas in stärkerem Maße erkrankt ist, so ist zu erwarten, daß auch sein Produkt, der Bauchspeichel, qualitative und quantitative Veränderungen höheren Grades zeigt. Dies muß sich in Änderungen in der Ausnutzung der Nahrung zeigen In der Tat haben sich eine große Reihe von Forschern mit dieser Frage beschäftigt und es liegen sehr interessante Resultate über das Verhalten der Nahrungsausnutzung bei Entfernung der Bauchspeicheldrüse und bei Gangunterbindung vor Aber diese Resultate, am Versuchstier gewonnen, decken sich nicht vollkommen mit den Beobachtungen am Menschen. Der Bauchspeichel ist ja für die Verdauung sehr wichtig. Sind auch außer dem Trypsin noch eine Reihe anderer proteolytischer Fermente im Körper, so ist das Steapsin des Pankreassaftes tatsächlich das einzige fettspaltende Ferment, wenn man von dem von Volhard entdeckten lipolytischen Ferment des Magens absieht, das nur auf emulgierte Fette einwirkt. Wir haben bei Erkrankungen des Pankreas erhebliche Störungen in der Fermentproduktion und also auch solche in der Nahrungsausnutzung zu erwarten. Besonders interessiert uns hier das Fett. Dabei ist zu berücksichtigen, daß auch der normale Kot nicht unbeträchtliche Mengen unresorbierten Fettes enthält, die nach Rubner u. a. bei Milchnahrung einen Verlust von 3,3—7,1 % bzw. einem Fettgehalt des Trockenkots von durchschnittlich 16,55 % gleichkommen. Also nicht nur die Fettresorption, sondern auch die Fettspaltung bei Pankreaskrankheiten interessiert uns.

Friedrich Müller vermißte bei zwei sicheren Pankreaskranken, einem Patienten mit Pankreascyste und einem mit Degeneration der Drüse nach Gangverschluß, die Steatorrhöe überhaupt. Aber in dem im Stuhle noch vorhandenen Fett war die Fettspaltung vermindert. Im Gegensatz dazu fand Deuscher einen Fettverlust von 80 % bei normaler Fettspaltung. Keuthe fand weder eine wesentliche Störung der Fettresorption noch der Fettspaltung, Weintraud bei Pankreassklerose mit Lebercirrhose einen Fettverlust von 20 %. Ehrmanns Patientin zeigte verminderte Fettspaltung, verminderte Seifenbildung, erhöhte Lecithinausscheidung. In Giogns Fall betrug der Fettverlust in maximo 47,7 %, in minimo 13,59 %. Die Fettspaltung war erheblich gestört. In einer Versuchsperiode fand sich beispielsweise nur 22,2 % des Fettes als Fettsäure und Seife, in einer späteren Periode allerdings 82,3 %. Eine Erklärung dieser erheblichen Schwankungen gebe ich bei Besprechung meiner eigenen Beobachtungen. In Gigons Untersuchungen handelte es sich um eine chronische Pankreatitis mit Steinverschluß. Wenn aber Gigon hervorhebt, daß sein Fall sich vor anderen, bei denen es sich um Absceß, Neubildungen oder Kombination mit Lebercirrhose gehandelt hätte, dadurch auszeichnet, daß für die Resorptions- störung der Abschluß des Pankreassaftes durch Steinverlegung allein verantwortlich gemacht werden könnte, so ist er meines Erachtens im Unrecht, wie wir weiter unten sehen werden und bei Besprechung der physiologischen Aufgaben der Bauchspeicheldrüse in bezug auf die innere Funktion schon ausgesprochen haben.

Wir sehen aus alledem, daß in den einzelnen Fällen die Verhältnisse bezüglich der Fettverdauung ebenso ungesetzmäßig erscheinen wie bei der Glykosurie. Daß die Fettverdauung sehr erheblich gestört sein kann, geht schon aus den „Ölstühlen" hervor, wie sie bei schwerer Pankreassklerose bzw. Atrophie beobachtet werden. In den beiden oben näher beschriebenen Fällen waren sie vorhanden und ich glaube, daß dieser Zustand besonders geeignet ist, um sich beim Menschen ein Bild über den Einfluß der Bauchspeicheldrüse auf die Fettverdauung zu bilden. Ich habe deswegen bei beiden Patienten genauere Stoffwechselversuche vorgenommen. Die Versuchsanordnung bei diesen Versuchen war so, daß die Kranken eine Standardkost mit möglichst genau bestimmtem Fettgehalt erhielten, zu der dann in den Versuchsperioden Fett zugelegt wurde. Die weitere Versuchsanordnung und die Untersuchungsresultate mögen im folgenden nochmals beschrieben sein.

Die Versuche wurden gewöhnlich in Perioden von zwei Tagen eingeteilt. Zu Beginn jeder Periode erhielt der Patient zugleich mit der ersten Nahrung eine Messerspitze Carmin zur Kotabgrenzung, die nach einiger Schulung des Patienten auch scharf gelang. Der Harn wurde ebenfalls periodenweise gesammelt.

Gewisse Schwierigkeiten bot die Verarbeitung des Stuhles. Bei seiner mitunter außerordentlich großen Menge war es einerseits unmöglich, den ganzen Stuhl einer Verarbeitung zu unterziehen. Es wurde also der Kot einer jeden Periode in einer sog. Teigrührschüssel, wie sie in jedem Haushaltungsgeschäft zu haben ist, zu einem vollkommen gleichmäßigen dünnflüssigen Brei verarbeitet und an zwei verschiedenen Stellen einzelne Proben zur Verarbeitung entnommen. Auf diese Weise gelang es mir, sehr gut übereinstimmende Resultate zu bekommen. Selbstverständlich muß man bedenken, daß sich gerade in dem Stuhl Pankreaskranker öfters Stücke unverdauten Fleisches finden, die sich nicht mit absoluter Gleichmäßigkeit in der ganzen Masse verteilen lassen. Es sind dies Versuchsfehler, deren ich mir wohl bewußt bin, die aber meiner Meinung nach ohne größere Bedeutung sind, da sie auf das Gesamtresultat praktisch ohne Einfluß sind. Der größere Teil des Fleisches bei der Kreatorrhöe wird als mikroskopisch sichtbare Muskelfasern ausgeschieden, die sich völlig gleichmäßig verteilen lassen.

Es wurden die jeweilig dem Stuhl entnommenen beiden Stuhlportionen in gewogenen Porzellanschalen eingedampft. Es ist dabei notwendig, immer wieder Alkohol zuzusetzen, da die Wasserdämpfe zugleich mit dem verdampften Alkohol weggehen, so daß der Prozeß des Eindampfens wesentlich beschleunigt und erleichtert wird. Der zur Lufttrockenheit eingedampfte Stuhl wird zunächst im Trockenschrank bei 106 Grad weiter getrocknet, sorgfältig quantitativ aus der Porzellanschale entfernt, zu einem feinen Pulver zerrieben und in der Porzellanschale weiter bis zur Gewichtskonstanz getrocknet und im Exsiccator erkalten lassen. Die dabei entstehenden, vor allem den N-Gehalt betreffenden geringen Fehler kommen für meine Zwecke gar nicht in Betracht und können vernachlässigt werden. Man hat dann die einer bestimmten Kotmenge entsprechende Trockensubstanz, aus der die der ganzen Periode entsprechende Trockensubstanz berechnet wird. Schwierigkeiten beim Eintrocknen — vor allem wegen der dem Stuhl beigemischten großen Fettmengen — habe ich nicht gehabt. Das Trockenpulver diente nun zur weiteren Verarbeitung, wobei natürlich Doppelbestimmungen zur Kontrolle gemacht wurden. Ich habe mich bei der weiteren Verarbeitung des Kots auf Fett und Fettsäuren an die Angaben Müllers gehalten, jedoch bedurfte das Verfahren einiger Modifikationen. Bestimmt wurden die Neutralfette, freie Fettsäure und Seifen, ferner der Stickstoff.

Im Soxhlet-Ätherextraktionsapparat wurden abgewogene Mengen des Trockenpulvers so lange der Ätherextraktion unterworfen, bis in dem Ätherextrakt keine Spur von Fett mehr nachweisbar war.

Im allgemeinen genügte dazu eine Extraktion von 4—5 Tagen. Bei einer Extraktionsdauer von 3 Tagen, die gewöhnlich als hinreichend bezeichnet wird, lassen sich stets noch Spuren von Fett im Ätherextrakt erkennen. Auf diese Weise erhält man eine ätherische Lösung, die freie Fettsäuren und Neutralfett enthält. Wenn der Stuhl wirklich trocken ist, wenn ferner die Soxhlet-Kapsel vor der Ätherextraktion mit Äther gründlich befeuchtet ist, so bekommt man eine völlig klare goldgelbe Lösung. Wenn man das Extrakt eindampft und den Rückstand mit wasserfreiem Äther aufnimmt, so werden sich hierin nur wieder die freien Fettsäuren und das ungespaltene Fett lösen, während die im Äther unlöslichen Seifen, die vielleicht durch den Wassergehalt des Äthers mit in Lösung gegangen sein könnten, zurückbleiben. Wiederholte Beobachtungen haben mir gezeigt, daß sich stets im wasserfreien Äther alles löst, daß also wasserlösliche Bestandteile in den Ätherextrakt nicht mit übergegangen waren. Ich habe deshalb das erste Ätherextrakt zur weiteren Verarbeitung benutzt. Dieses Filtrat wird mit Äther auf ein bestimmtes Volumen (300 ccm) im Maßkölbchen aufgefüllt, hiervon ein aliquoter Teil in einer gewogenen Glasschale auf dem Wasserbad verdunstet. Da der Äther nicht wasserfrei sein kann, weil er, auch wenn man absolut wasserfreien Äther nehmen würde, während des Verdunstens Wasser aus der Luft annimmt, so muß der Rückstand im Trockenschrank bei 106 Grad getrocknet und gewogen werden. Es liegt natürlich der Gedanke nahe, daß bei diesem Prozeß eventuell entstandene flüchtige Fettsäure sich der Beobachtung entziehen.

Ich bin daher so vorgegangen, daß ich zur Kontrolle eine Portion des Ätherextraktes direkt mit alkalischer N/5-Kalilauge titrierte, ferner das im Trockenschrank getrocknete Ätherextrakt wieder auflöste und titrierte. Ich habe dieses Kontrollverfahren bei sämtlichen Analysen angewandt und stets absolut übereinstimmende Werte bekommen.

In dem eingedampften Ätherextrakt hat man freie Fettsäuren + Neutralfett. Durch Titration mit alkalischer N/5-Kalilauge erhält man die freie Fettsäure. Dabei muß beachtet werden, daß man insofern einen Fehler macht, als man den gefundenen Wert für eine bestimmte Fettsäure — in unserem Falle habe ich die Werte für Stearinsäure berechnet — auswertet, während in dem Extraktrückstand naturgemäß eine Reihe verschiedener Fettsäuren vorhanden ist. Aber der dadurch entstehende Fehler ist unvermeidlich; er kommt auch praktisch nicht in Betracht.

Ein Kubikzentimeter N/5-Kalilauge entspricht 56,8 mg Stearinsäure.

Der bisher gefundene Wert wird von dem Gewicht des Gesamt-Ätherextraktionsrückstandes abgezogen, um die Menge für Neutralfette zu erhalten.

Zur Bestimmung der Seifen wurde der extrahierte Kapselinhalt, die die in Äther unlöslichen Seifen enthält, mit Salzsäurealkohol gespalten, eingedampft und der Rückstand wiederum mehrere Tage mit Äther extrahiert. In dem Ätherextrakt bestimmt man dann nach dem soeben angegebenen Verfahren durch Titration die Fettsäuren, um sie dann auf Stearinsäure umzurechnen.

Es ist unbedingt notwendig, daß vor der Extraktion mit Äther jede Spur von Salzsäure, die aus dem Salzsäurealkohol stammt, entfernt ist. Denn der Äther, der tagelang zur Extraktion gebraucht wird, nimmt naturgemäß Wasser auf, und damit werden dann auch eventuell noch vorhandene Reste von Salzsäure aufgenommen und mittitriert. Man muß aus diesem Grunde vor der Extraktion den zu extrahierenden Rückstand bei 106 Grad absolut trocknen, wobei denn jede Spur freier HCl entfernt wird. Sollte dabei etwaige, vorher gebundene, freie Fettsäure verloren gehen, was nach dem oben Angeführten unwahrscheinlich ist, so ist der Fehler wesentlich geringer, als wenn man nicht mit peinlichster Sorgsamkeit jede Spur von HCl entfernt. Kontrollanalysen haben mich hiervon überzeugt.

Ich habe versucht, die in dem Ätherextraktionsrückstand enthaltenen Seifen auch noch auf anderem Wege zu bestimmen, wobei die genannten Fehler vermieden werden sollen. Die Hülse wird mit dem gesamten Inhalt in ein Kölbchen gebracht und mit destilliertem Wasser zu einem Brei geschüttelt. Der Brei wird wiederholt mit Tierkohle geschüttelt, filtriert und gut ausgewaschen. Die im Filtrat enthaltenen Seifen werden mit Kalk- oder Barytwasser gefällt, der Niederschlag auf einem Filter gesammelt und gut gewaschen. Filter und Niederschlag werden erneut in einem Kölbchen mit Wasser zu einem Brei geschüttelt und hier hinein CO_2 geleitet. Kalk oder Baryt fallen als Carbonat aus, die Seife kann im Filtrat nach Eindampfen und Trocknen durch Wägen bestimmt werden.

Auf diesem Wege bekommt man sehr genaue Werte, jedoch ist das Verfahren zeitraubend, so daß ich bei der relativ großen Zahl der auszuführenden Analysen die zuerst genannte Methode in Anwendung gebracht habe. Sämtliche hier gegebenen Werte sind die Mittelwerte zweier aus zwei verschiedenen Portionen feuchten Kots vorgenommener, gut miteinander übereinstimmender Analysen. Wenn, was nur ausnahmsweise vorkam, eine gute Übereinstimmung nicht vorhanden war, wurde der Versuch resp. die Analyse wiederholt.

Bei unseren Patienten fanden sich im Stuhl, wie ja schon die makroskopische Untersuchung zeigte, beträchtliche Fettmengen. So schied der eine Kranke bei einer Fettzufuhr von 168 g 88 g aus, der normale Mensch im Kontrollversuch nur 4,2 g. Wurden dem Kranken 750 g zugeführt, so betrug die Ausscheidung im Stuhl 416,2 g. Die näheren Verhältnisse gehen aus nachstehendem Versuchsprotokoll hervor.

Versuch II, fettarme Diät (Pat. I) (2 Tage).
Fett in der Nahrung zugeführt . . . . . 168 g
Fett im Stuhl ausgeschieden . . . . . . 88 g = 52,4% des zugeführten Fettes.

a) Neutralfett . . . . . . 30,3 g = 34,5%
b) Freie Fettsäuren . . . . 54,2 g = 61,6% } des im Stuhl ausgeschiedenen Fettes.
c) Seifen. . . . . 3,4 g = 3,9%

Normaler Mensch.   Dieselbe Diät wie in Versuch II.
Fett in der Nahrung zugeführt . . . . . 168 g
Fett im Stuhl ausgeschieden . . . . . . 4,2 g = 2,5% des zugeführten Fettes.

a) Neutralfett . . . . 1,5 g = 35,4%
b) Freie Fettsäuren . . . . 2,2 g = 52,4% } des im Stuhl ausgeschiedenen Fettes.
c) Seifen . . . . 0,5 g = 12,1%

Normalperiode (Patient I).
Versuch I, fettreiche Diät (2 Tage).
Fett in der Nahrung zugeführt . . . . . 750 g
Fett im Stuhl ausgeschieden . . . . . . 416,2 g = 55,4% des zugeführten Fettes.

a) Neutralfett . . . . . . 161,1 g = 38,7%
b) Freie Fettsäuren . . . 236,5 g = 56,8% } des im Stuhl ausgeschiedenen Fettes.
c) Seifen . . . . 18,6 g = 4,5%

Wir sehen also, daß der Pankreaskranke prozentualiter ungefähr immer dieselbe Fettmenge verwertet hat. Die Fettspaltung entsprach vollkommen den normalen Verhältnissen, sie war jedenfalls nicht vermindert. Das war bei dem zweiten Kranken noch ausgesprochener, denn hier konnte man sogar eine vermehrte Fettspaltung nachweisen.

Patient II. Dieselbe Kost.
Fett in der Nahrung zugeführt . . . . . 415 g
Fett im Stuhl ausgeschieden . . . . . . 122,5 g = 29,5 % des zugeführten Fettes.

a) Neutralfett . . . . . . 15,2 g = 12,4 % ⎫
b) Freie Fettsäuren . . . . 96,1 g = 78,4 % ⎬ des im Stuhl ausgeschiedenen Fettes.
c) Seifen . . . . 11,2 g = 9,1 % ⎭

Die Fettausnutzung war zeitweise besser als in dem ersten Fall, bei anfallsweise auftretenden Verschlechterungen ging sie aber ganz erheblich zurück.

Fett in der Nahrung zugeführt . . . . . 512 g
Fett im Stuhl ausgeschieden . . . . . . 416 g = 81 % des zugeführten Fettes.

a) Neutralfett . . . . . . 37,3 g = 8,9 % ⎫
b) Freie Fettsäuren . . . 370,2 g = 89,2 % ⎬ des im Stuhl ausgeschiedenen Fettes.
c) Seifen . . . . 8,5 g = 2,0 % ⎭

Dabei also eine noch viel bessere Fettspaltung! Durch Verabreichung von Pankreon blieb die Fettverdauung vollkommen unbeeinflußt.

Auch auf die relative Menge der gebildeten Seifen ist Gewicht gelegt worden. Wie aus meinen Versuchen hervorgeht, ist die Seifenmenge recht erheblichen Schwankungen unterworfen, während das Verhältnis von Neutralfett zu freier Fettsäure ungefähr dasselbe bleibt. Die Seifenbildung hängt von Zufälligkeiten ab. Je nach der Menge des vorhandenen freien Alkalis werden mehr oder weniger Seifen gebildet. Sie sind auf dieselbe Stufe wie die Fettsäuren zu stellen. Was geht nun aus meinen Versuchen hervor? Trotz der schweren Erkrankung der Bauchspeicheldrüse ist die Fettspaltung ungestört. Sie kann unmöglich durch den Bauchspeichel zustande gekommen sein, denn in dem einen Fall ist es autoptisch bewiesen, daß sich das Organ in einem Zustand befand, der eine Bildung von Bauchspeichel unmöglich machte, und es ist anzunehmen, daß bei dem anderen Fall genau dieselben Verhältnisse vorlagen. Auch die verschiedenen Funktionsprüfungsmethoden zeigten uns, daß der Bauchspeichel im Darm vollständig fehlte. (Auch in dem nach Ölfrühstück ausgeheberten Duodenalsaft.) Also müssen andere Faktoren für die Fettspaltung maßgebend sein. Da aber das fettspaltende Enzym des Magens nicht in Betracht kommen kann, außer ihm und dem Steapsin lipolytische Fermente in dem Körper nicht vorkommen, so liegt es nahe, Bakterienwirkung dafür verantwortlich zu machen. In der Tat zeigte es sich, daß, wenn man Duodenalinhalt zusammen mit Fett in den Brutschrank brachte, das Fett gespalten wurde. Wenn man aber durch Zusatz von Chloroform oder Toluol das Bakterienwachstum verhinderte, dann blieb das Fett ungespalten. Kontrollversuche zeigten, daß Steapsinwirkung durch Chloroform oder Toluol unbeeinflußt bleibt. An dem Darminhalt eines an Pankreassklerose verstorbenen Patienten mit Ölstühlen konnte ich nachweisen, daß die Fettspaltung nicht etwa in den unteren Partien des Darmes, sondern schon im oberen Dünndarm stattgefunden hatte. Dieser Nachweis ist für die Auffassung der verminderten Fettresorption äußerst wichtig.

Wir sehen also, daß während bei gesunden Menschen die Fettspaltung durch Bakterien nur eine untergeordnete Rolle spielt (Müller) und die Steapsinwirkung praktisch allein für die Fettspaltung in Betracht kommt, beim Fehlen des Pankreassaftes der Hauptteil des Fettes durch Bakterien gespalten wird.

So lassen sich auch die verschiedenen Resultate der einzelnen Autoren erklären. Je nach der Darmflora über deren verschiedene Zusammensetzung und Ursache wir noch wenig wissen, wird die Fettspaltung in den einzelnen Fällen sehr verschieden sein und von allen möglichen Zuständen und vielleicht Zufälligkeiten abhängen.

Wie kommt es nun, daß wir trotz der vorzüglichen Fettspaltung eine so schlechte Fettausnutzung haben, während wir doch in den Fällen, in denen der Pankreassaft durch Verschluß des Ausführungsganges (z. B. durch Steine) vom Darm abgeschlossen ist, eine verhältnismäßig gute Fettausnutzung finden ?

Ich glaube, daß meine Versuche am Menschen durchaus mit den Resultaten Lombrosos übereinstimmen. Er zeigte, daß bei Unterbindung der Pankreasausführungsgänge beim Hunde die Fettresorption wenig leidet, daß sie aber erheblich gestört ist, wenn das Pankreas exstirpiert ist. Auf den Menschen übertragen, heißt das: Ist der Pankreassaft durch ein mechanisches Hindernis vom Darm abgeschlossen, das Pankreas selbst aber gesund oder relativ gesund, so wird das Fett durch Bakterien gespalten, es wird resorbiert unter Einfluß des noch im Körper befindlichen Organs. Eine Funktion der inneren Sekretion bewirkt diese Resorption. Ist aber das Organ so schwer erkrankt und destruiert, daß diese innere Funktion ausfällt, so bleibt das Fett je nach der Schwere der Erkrankung mehr oder minder unresorbiert, obwohl es gespalten ist. Was für eine Funktion der inneren Sekretion hierfür maßgebend ist, ob es sich dabei vielleicht um die Bildung von Hormonen handelt, die die Darmepithelien zur Resorption veranlassen, oder ob andere Momente in Betracht kommen, steht dahin. Also die innere Sekretion ist es, die für die Fettresorption maßgebend ist. Daß die schlechte Resorption nicht etwa darin zu suchen ist, daß die Spaltung erst in den unteren Darmabschnitten vor sich geht, ist daraus zu sehen, daß diese Spaltung, wie ich nachgewiesen habe, tatsächlich schon im Dünndarm statthat. Diese Auffassung erklärt es auch, daß Pankreon oder künstlich zugeführtes Pankreas auf die Fettresorption ohne Einfluß bleiben muß. Auch die Untersuchungen von Fleckseder, Niemann, Brugsch führten zu ähnlichen Resultaten. Der Lecithinverlust durch den Kot ist nach Ehrmann ebenfalls gegenüber den normalen Individuum erheblich gesteigert.

b) Eiweiß. Obwohl außer dem Trypsin noch andere proteolytische Fermente im Körper vorhanden sind, finden wir bei Pankreasatrophie doch recht erhebliche Störungen der Eiweißverdauung. Das ist auch erklärlich, wissen wir doch durch die Arbeiten A. Schmidts, daß dem Pespin des Magens und dem Trypsin des Bauchspeichels nicht gleiche Aufgaben bei der Verdauung zufallen, sie sich also auch nicht ohne weiteres gegenseitig ersetzen können. Dient das Pepsin bei der Fleischverdauung vor allem der Auflösung des Bindegewebes, so verdaut das Trypsin die Muskelfasern und die Zellkerne. So kommt es, daß wir bei Pankreaserkrankungen nicht nur eine Azotorrhöe, d. h. eine vermehrte Stickstoffausscheidung im Stuhl finden, sondern vor allem auch eine Kreatorrhöe (Ehrmann), die massenhafte Ausscheidung unverdauter Muskelfasern, worauf schon Fles im Jahre 1864 aufmerksam gemacht hatte. Natürlich läßt eine solche nicht unbedingt auf eine Erkrankung des Pankreas schließen, sondern sie kann auch auftreten, wenn z. B. bei erheblich beschleunigter Darmpassage die Muskelfasern der Einwirkung des Bauchspeichels nicht lange genug ausgesetzt waren. Wenn sich Albu auf Grund der Untersuchungen von Frank und Schittenhelm zur Ansicht bekennt, daß die proteolytische Pankreasfunktion anscheinend durch das von Cohnheim entdeckte Ferment der Darmschleimhaut, das Erepsin, vollkommen ersetzt werden kann, so kann ich diese Anschauung nicht teilen. Dem Erepsin fallen bei der Eiweißverdauung ganz andere Aufgaben zu und Beobachtungen haben mir gezeigt, daß ein vikariierendes Eintreten des Erepsins für das Trypsin nicht möglich ist oder aber, was praktisch dasselbe bedeutet, daß das Erepsin im Darm auch dann fehlt, wenn das Trypsin nicht nachweisbar ist. Auch in den beiden von mir untersuchten Fällen fiel die Azotorrhöe bzw. die Kreatorrhöe auf.

Perioden von je 2 Tagen.
Patient I.

N zugeführt 73   g
N ausgeschieden . . . 84,4 g, davon $\begin{cases} \text{im Harn} & 47,3 \text{ g} \\ \text{im Kot} & 37,1 \text{ g} = 50,8\,^0/_0 \text{ des zugeführten N} \end{cases}$
Bilanz . . . . −11,4 g

Patient I.

N zugeführt . . . . . 51,3 g
N ausgeschieden . . . 59,5 g, davon $\begin{cases} \text{im Harn} & 33,3 \text{ g} \\ \text{im Kot} & 26,4 \text{ g} = 51,2\,^0/_0 \text{ des zugeführten N} \end{cases}$
Bilanz . . . . − 8,2 g

Patient II.

N zugeführt . . . . . 33,4 g
N ausgeschieden . . . 37,6 g, davon $\begin{cases} \text{im Harn} & 27,2 \text{ g} \\ \text{im Kot} & 10,4 \text{ g} = 31,1\,^0/_0 \text{ des zugeführten N} \end{cases}$
Bilanz . . . . − 4,2 g

N zugeführt . . . . . 33,4 g
N ausgeschieden . . . 40,0 g, davon $\begin{cases} \text{im Harn} & 27,8 \text{ g} \\ \text{im Kot} & 12,3 \text{ g} = 36,5\,^0/_0 \text{ des zugeführten N} \end{cases}$
Bilanz . . . . − 6,6 g

N-Ausnutzungsversuch mit stickstoffreicher Kost. In 2 Tagen.

N zugeführt . . . . . 40,2 g
N ausgeschieden . . . 43,7 g, davon $\begin{cases} \text{im Harn} & 26,2 \text{ g} \\ \text{im Kot} & 17,5 \text{ g} = 40\,^0/_0 \text{ des zugeführten N} \end{cases}$
Bilanz . . . . − 3,5 g

Wir sehen also, daß der Stickstoffverlust ein außerordentlich hoher war und daß große Mengen des zugeführten N den Körper unausgenutzt verließen.

Aber die Eiweißausnutzung zeigt ein sehr abweichendes Verhalten von der Fettausnutzung, wenn dem Körper das fehlende Ferment künstlich zugeführt oder wenn das Eiweiß dem Körper in gespaltenem Zustande dargeboten wird. Benutzt wurde zu diesen Versuchen ebenfalls das Pankreon (Rhenania Aachen) bzw. frische Pankreassubstanz.

Patient I.
Urin 5700 ccm, 1012 spez. Gew., 0,51 $^0/_0$ Traubenzucker.

I. Periode 2 Tage.

Stickstoff in der Nahrung zugeführt 77   g
Stickstoff ausgeschieden . . . . . 86,4 g $\begin{cases} \text{im Harn} & 45,7 \text{ g} \\ \text{im Stuhl} & 40,7 \text{ g} = 52,8\,^0/_0 \text{ des zugeführten N} \end{cases}$
Bilanz . . . . − 9,4 g

II. Periode 2 Tage.
40 Pankreontabletten täglich.

Stickstoff in der Nahrung zugeführt 71   g
Stickstoff ausgeschieden . . . . . 57,78 g $\begin{cases} \text{im Harn} & 36,65 \text{ g} \\ \text{im Stuhl} & 21,13 \text{ g} = 29,9\,^0/_0 \text{ des zugeführten N} \end{cases}$
Bilanz . . . . + 13,22 g

III. Periode 2 Tage.
40 Pankreontabletten täglich.

Stickstoff in der Nahrung zugeführt 70,7 g
Stickstoff ausgeschieden . . . . . 51,9 g $\begin{cases} \text{im Harn} & 43,3 \text{ g} \\ \text{im Stuhl} & 8,6 \text{ g} = 12,1\,^0/_0 \text{ des zugeführten N} \end{cases}$
Bilanz . . . . − 18,8 g

IV. Periode 2 Tage, 150 g Schweinepankreas.

Stickstoff in der Nahrung zugeführt 61,4 g
Stickstoff ausgeschieden . . . . . 54,4 g $\begin{cases} \text{im Harn} & 39,43 \text{ g} \\ \text{im Stuhl} & 15,00 \text{ g} = 28,5\,^0/_0 \text{ des zugeführten N} \end{cases}$
Bilanz . . . . + 7,00 g

V. Periode 2 Tage, 150 g Schweinepankreas.

Stickstoff in der Nahrung zugeführt 52,4 g
Stickstoff ausgeschieden . . . . . 41,9 g $\begin{cases} \text{im Harn} & 33,5 \text{ g} \\ \text{im Stuhl} & 8,4 \text{ g} = 16\,^0/_0 \text{ des zugeführten N} \end{cases}$
Bilanz . . . . + 10,5 g

Wir sehen, daß die Stickstoffbilanz nach reichlicher Zuführung von Pankreon bzw. von frischer Pankreasdrüse sofort positiv wurde und, was interessant ist, Trypsin im Stuhl nachgewiesen werden konnte.

Noch instruktiver ist der folgende Versuch, in dem ein Teil des Milcheiweißes durch verdautes Eiweiß (Erepton) ersetzt wurde.

Vorversuch Patient I.
Zugeführt 10 Liter Milch in 2 Tagen.

Darin enthalten Stickstoff 48,9 g
Stickstoff ausgeschieden . 56,95 g, im Harn 40,26 g, im Stuhl 16,69 g
Bilanz . . . .— 8,05 g

1. Hauptversuch.
Zugeführt 8500 ccm Milch in 2 Tagen.

Darin enthalten 41,64 g Stickstoff + 50 g Erepton.
(12,75 % N), darin   6,37 g Stickstoff
in toto 48,01 g Stickstoff.
Stickstoff ausgeschieden 51,3 g, im Harn 40,6 g, im Stuhl 10,7 g
Bilanz . . . . — 3,3 g

2. Hauptversuch.
Zugeführt 8000 ccm Milch in 2 Tagen.

Darin enthalten   39,4 g Stickstoff
+ 70 g Erepton (12,75 % N)   8,9 g Stickstoff
zusammen 48,3 g N
Stickstoff ausgeschieden . 47,9 g, im Harn 39,3 g, im Stuhl 8,6 g
Bilanz . . . .+ 0,4 g

Nachperiode.
Zugeführt 10 000 ccm Milch in 2 Tagen.

Darin enthalten . . . . 48,9 g N
Stickstoff ausgeschieden 58,2 g, im Harn 38,1 kg, im Stuhl 20,1 g
Bilanz . . . . — 9,3 g

Die Azotorrhöe kommt also tatsächlich nur dadurch zustande, daß das Eiweiß nicht gespalten wird. Bietet man dem Darm des Pankreaskranken Eiweiß in gespaltener Form an oder führt man künstlich Pankreon oder Pankreassubstanz ein, so wird der Stickstoff resorbiert, es kommt zum Eiweißansatz.

Die Azotorrhöe ist, soweit die Fleischverdauung in Betracht kommt, also die Folge der Kreatorrhöe. Die Eiweißresorption ist nicht, wie die Fettresorption, die Funktion einer inneren Sekretion der Drüse und ist nur von dem in den Darm ergossenen Bauchspeichel abhängig. Es sei hier auf die Massenhaftigkeit der Stühle hingewiesen, eine Folge der in ihnen enthaltenen großen Mengen unverdauter Nahrung. Diarrhöen werden häufig beobachtet und sind in der Hauptsache wohl die Folge der sehr beträchtlichen Darmreizung, doch kommen sie auch bei leichten Formen ohne erhebliche Störung der Nahrungsausnutzung vor. Aber auch Obstipation wird beobachtet, oft nur zur Zeit der Schmerzattacken (Deaver). Im übrigen zeigen die Stühle die genannten Charakterstica.

Die Cammidge-Reaktion, die besonders von chirurgischer Seite (Cammidge, Kehr u. a.) für die Diagnose der chronischen Pankreatitis herangezogen wurde, habe ich bei Besprechung der allgemein diagnostischen Methoden der Pankreaserkrankungen und der Ätiologie der Pankreassklerose gewürdigt (s. S 65). Was die übrigen funktionell-diagnostischen Methoden betrifft, deren Ausfall für alle Pankreaskrankheiten im allgemeinen gilt und von denen keine für chronische Pankreatitis spezifisch ist, so verweise ich ebenfalls auf das Kapitel über allgemeine diagnostische Methodik (s. S. 39).

Ikterus. Auf das Fehlen von Ikterus ist bei Pankreatitis kein Gewicht zu legen, dagegen bildet das Vorhandensein von Ikterus eine wichtige Stütze für die Diagnose Pankreatitis. Bei den geschilderten eigentümlichen anatomischen Verhältnissen des Ductus choledochus ist es erklärlich, daß Ikterus fehlen kann, daß er aber leicht auftritt, wenn der Gallengang durch den Pankreaskopf hindurchzieht, dieser geschwollen ist und den Gang komprimiert. Ich selbst habe bisher Ikterus bei Pankreatitis nicht beobachtet, doch wird er von manchen Autoren als häufig auftretendes Symptom angegeben (Cammidge, Oser). Dabei soll gerade das allmähliche Auftreten des Ikterus für Pankreatitis typisch sein (Chabrol). Aber auch akuter Ikterus kommt vor (Albu). Die Gelbsucht kann so die Folge der Pankreatitis sein, aber es ist auch zu bedenken, daß ein Gallenstein, der zu Ikterus geführt hat, gleichzeitig die Ursache für die Pankreatitis sein kann. Differentialdiagnostisch ist der Ikterus jedenfalls nicht gegenüber anderen Pankreaskrankheiten zu verwenden, zumal er bei diesen, vor allem beim Pankreascarcinom recht häufig angetroffen wird. Oft kann nur der günstige Verlauf der Erkrankung die Differentialdiagnose entscheiden (s. Albu, Walko u. a.). „An Pankreatitis soll man denken, wenn nach einem Kolikanfall der Ikterus nicht schwindet, Mattigkeit und Appetitlosigkeit das Krankheitsbild beherrscht" (Kehr).

Robson glaubt, wie vor ihm schon Oser vermutet hatte, daß der katarrhalische Ikterus, wenigstens in vielen Fällen, infolge der Kompression des Ductus choledochus durch den angeschwollenen Pankreaskopf zustande kommt, und zwar sowohl bei der akuten als auch bei der chronischen Form. Gerade die letztgenannte ist nach seiner Ansicht stets durch einen Katarrh oder eine interstitielle Entzündung des Pankreas bedingt, so daß der katarrhalische Ikterus eine Pankreaserkrankung wäre. Der chronische katarrhalische Ikterus stellte demnach das erste Stadium der chronischen Pankreatitis dar. Die Annahme Osers und Robsons wurden durch Untersuchungen Michailows bestätigt, der bei Ikterus Biliverdin im Darmkanal nachweisen konnte, während deutlicher Trypsinmangel vorhanden war. Er schließt daraus auf eine Alteration der Funktion des Pankreas, die er als Ursache für den katarrhalischen Ikterus ansieht (?). Bei einem Kranken der Greifswalder medizinischen Klinik, der fast ein Jahr an katarrhalischem Ikterus erkrankt war, und der an den Folgen einer Operation starb, konnte ich weder Veränderungen am Pankreas, noch an der Vaterschen Papille, noch am Duodenum feststellen.

Abmagerung und Kachexie. Auffallend ist die sehr erhebliche Abmagerung der Kranken mit chronischer Pankreatitis. Aber sie tritt vor allem da auf, wo auch andere schwere Störungen vo handen sind. Berücksichtigt man den enormen Verlust an Fett und Stickstoff, der bei Pankreatitis auftreten kann, zieht man außerdem in Betracht, daß ein mehr oder weniger schwerer Diabetes bestehen kann, so braucht man sich über das Aussehen der Kranken nicht zu wundern. Eine wie außerordentlich große Abmagerung zeigten während des Krieges doch körperlich ganz gesunde Menschen, nur durch die Fettarmut der Nahrung bewirkt! Eine um wieviel stärkere Abmagerung muß auftreten, wenn bei Daniederliegen der Fettresorption der ganze Stoffwechsel gestört ist. In der Tat sind manche Kranke zum Skelett abgemagert, so schwach, daß sie nicht auf den Füßen stehen können, die Haut ist trocken und welk; infolge des kolossalen Kräfteverfalls besteht starkes Schlafbedürfnis. Ich glaube nicht, daß es nötig ist, für diesen Körperverfall einen toxogenen Eiweißzerfall anzunehmen. Er findet seine Erklärung in den geschilderten Umständen. Steht der Diabetes im Vordergrund, so kommt es zum Krankheitsbild, das die

Franzosen mit dem Namen des „diabète maigre" belegt haben (Lépine). Auch
die bei Pankreatitis beobachtete Anämie ist die Folge der Unterernährung.

Von weiteren objektiven Symptomen ist der Palpationsbefund wichtig.
Natürlich ist ein solcher nur dann zu erheben, wenn die Drüse erheblich geschwollen ist, d. h. wenn es sich um die hypertrophische Form der Krankheit
handelt oder wenn das interstitielle Fett so gewuchert ist, daß die erkrankte
Drüse die gesunde an Volumen erheblich übertrifft (Martina).

Da die Drüse bei der chronischen Pankreasentzündung aber nicht vergrößert
zu sein braucht (Chabrol), das Pankreas sogar, wie wir gesehen haben, in
seinem Volumen erheblich verkleinert sein kann, so ist nur auf den positiven
Befund Gewicht zu legen (Martina, Riedel). Da die Patienten oft in ihrem
Ernährungszustand sehr stark reduziert sind, ist der Tumor mitunter schon
sichtbar. So fiel bei der hochgradig abgemagerten Patientin Martinas bei
Rückenlage und leerem Magen durch die sehr dünnen Bauchdecken links von
der Mammillarlinie ein quergestellter Tumor auf, „der nach seiner Lage und
Oberfläche sowie seiner Beziehung zum Magen nur auf das Pankreas bezogen
werden konnte". Auch das normale Pankreas ist bei mageren Patienten,
besonders bei gleichzeitig bestehender Gastroptose, als ein quer verlaufender
wulstförmiger Tumor fühlbar (siehe auch Albu) und in diesen Fällen auch bei
sicher pankreasgesunden Individuen druckschmerzhaft. Doch ist nach Albu
und Hausmann die pathologisch veränderte Bauchspeicheldrüse viel häufiger
zu fühlen als die gesunde (Martina, Schmieden, Riedel). Die vermehrte
Resistenz, auf die Albu besonders Gewicht legt, ist bei Palpation nur mit
Vorsicht zu verwerten, da schon normalerweise die Konsistenz der Drüse sehr
erheblichen Schwankungen unterliegt. Andere Autoren (Kehr, Bode) vermissen
den Tumor überhaupt. Ist er vorhanden, so fühlt man oberhalb des Nabels, bald
mehr nach rechts, bald mehr nach links, einen meist druckempfindlichen Tumor,
der mehr oder minder scharf umschrieben und respiratorisch unverschieblich
ist. Wird der Magen und Darm aufgebläht, so verschwindet er (Fey). Bei
bestehendem Tumor ist die Differentialdiagnose gegenüber Geschwulstbil-
dungen des Magens (Carcinom oder entzündlicher Geschwulst infolge Ulcus ventriculi) retroperitonealen Lymphdrüsen, der linken Niere oder Nebenniere, des peripankreatischen Bindegewebes, des Netzes, Mesenteriums, gegenüber Aneurysmen
der Aorta abdominalis, Arteria coeliaca und lienalis nicht immer leicht und
der Befund nur in Gemeinschaft mit anderen Symptomen zu verwerten. Bestehen gleichzeitig Erkrankungen der Gallenwege, Riedelscher Lappen usw.,
so wird die Diagnose erheblich erschwert (Martina). Fettleibigkeit kann
ebenfalls den Palpationsbefund erschweren. Um den Tumor dem Palpationsbefund möglichst zugänglich zu machen, empfiehlt Schmieden die Untersuchung bei leerem Magen.

Es möge hier noch auf das Courvoisiersche Symptom hingewiesen
werden, das für Pankreaskrankheiten charakteristisch ist. Man versteht
darunter die Vergrößerung der Gallenblase zu einem großen Tumor, die durch
die Erweiterung der Gallenwege einschließlich der Gallenblase durch Kompression des Choledochus bei Pankreatitis zustande kommt. Im Gegensatz
dazu bildet sich bei Gallensteinleiden eine Schrumpfung der Gallenblase aus
oder sie behält ihre natürliche Größe. Die Ursache ist darin zu suchen,
daß bei Pankreaserkrankungen ihre Elastizität meist unverändert ist und
die Blase sich bei Stauung unbehindert ausdehnen kann, während beim
Steinverschluß die Gallenblase infolge früherer Anfälle, Verwachsungen und
Entzündungen geschrumpft und nicht ausdehnungsfähig ist. Wir haben uns
von dem Wert und der Richtigkeit des Courvoisierschen Symptoms überzeugen
können.

Im übrigen kann der Palpationsbefund durch reflektorische Bauchdecken-spannung recht erheblich erschwert werden, doch ist es nach Albu, wenigstens für akute Pankreaskrankheiten, pathognomonisch, daß die circumscripte reflek-torische Bauchdeckenspannung fehlt, was aber nach unseren Erfahrungen nicht immer zutrifft.

Bei bestehender Pankreassklerose fällt häufig eine starke Druckempfind-lichkeit der Drüse auf. Ich habe schon erwähnt, daß auch die normale Drüse, wenn sie überhaupt der Palpation zugänglich ist, besonders bei empfindlichen Kranken bis zu einem gewissen Grade druckempfindlich ist. Die Stelle der Druckschmerzhaftigkeit schwankt und wird teils zweifingerbreit unter dem linken Rippenbogen und drei Querfinger von der Mittellinie (Martina), teils unter dem rechten Rippenbogen angegeben. So beschreibt Ochsner einen charakteristischen Punkt 10 cm über dem Nabel, über dem Musculus rectus, ferner Mayo-Robson einen Punkt in der Mitte zwischen dem Sternalansatz der neunten rechten Rippe und dem Nabel. Verbindet man den Nabel mit der Achsel durch eine Linie, so soll nach Desjardin 6 cm oberhalb des Nabels ebenfalls ein typischer Druckpunkt liegen. Nach Chauffard ist die Druckempfindlichkeit am ausgesprochensten in der „Zone pancreatico-cholé-docienne", deren Lage aus folgender der Arbeit von Guleke entnommenen Zeichnung am besten hervorgeht.

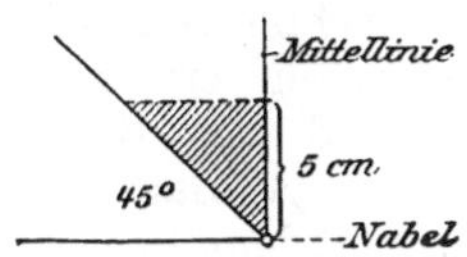

Abb. 42. „Zone pancré-atico-cholédocienne". (Nach Chauffard.)

Die Druckschmerzhaftigkeit wird also an sehr ver-schiedenen Stellen lokalisiert, so daß man sich auf bestimmte Punkte nicht festlegen soll. In einem meiner Fälle von Pancreatitis chronica war die Schmerzhaftigkeit mehr diffus, nicht an bestimmte Druckpunkte gebunden und nahm die ganze Oberbauchgegend ein.

Schmerzanfälle. Bei der außerordentlich mannigfaltigen Ursache der chronischen Pankreasentzündung ist es von vornherein zu erwarten, daß Schmer-zen in der Anamnese eine große Rolle spielen. Ich erinnere daran, daß unter anderem Geschwürsbildungen in Magen und Darm, peritonitische Prozesse, akute Entzündungen der Bauchspeicheldrüse, Pankreassteine, vor allem aber Gallensteine die Ursache für Pankreassklerose abgeben können, alles Erkran-kungen, die zu mehr oder weniger heftigen Schmerzanfällen Veranlassung geben können und dadurch in der Vorgeschichte des Kranken in den Vorder-grund treten. Es ist daher oft recht schwierig zu entscheiden, ob Schmerzen, die bei dem Patienten vorhanden sind oder vorhanden waren, die Folgen der genannten Ursachen sind oder direkt auf die chronische Pankreasentzündung bezogen werden müssen. Es ist auch daran zu denken, daß Schmerzen durch Konkrementablagerungen in den Ausführungsgängen hervorgerufen werden, die Steinbildung selbst aber die Folge der Pankreaserkrankung sein kann, so daß die Schmerzen gewissermaßen nur sekundär sind.

Der epigastrische Schmerz tritt jedenfalls mitunter sehr frühzeitig auf, ist in manchen Fällen unabhängig von der Nahrungsaufnahme (Walko); in anderen Fällen tritt er einige Zeit nach ihr auf (Martina, Owen) und kann in seiner Intensität außerordentlich verschieden sein. Die Schmerzen, durch Druck auf das Ganglion coeliacum hervorgerufen, können große Ähnlichkeit mit den gastrischen Krisen bei Tabes haben (Leriche). Bald wird der Schmerz unter dem linken Rippenbogen, bald in die Wirbelsäule lokalisiert, in anderen Fällen strahlt er in die Schulterblattgegend aus, dann wieder wird er in den oben ge-nannten Punkten angegeben. Er kann rechts und links von der Mittellinie sein. Stets wird er aber nach Martina ins Epigastrium lokalisiert. Auch mit Gallen-steinkoliken, vor allem aber mit gastralgischen Schmerzen kann er leicht verwechselt werden (Dreesmann). Bei anderen Kranken fehlt er vollkommen, wie in den beiden oben genannten Fällen von chronischer Pankreasentzündung. Da die Ursache des Schmerzes verschieden sein kann, aber meist in einem Druck des an Volumen vermehrten Organs auf die Nachbarorgane zu suchen ist, so ist es natürlich, daß er meis.ens nur bei den sog. hypertrophischen Formen bzw. bei entzündlicher Schwellung des Organs vorhanden ist, bei den atrophischen Formen aber gewöhnlich fehlt. Das Zustandekommen des Schmerzes wird verschieden erklärt und hat auch wohl recht verschiedene Ursachen. In Martinas Fall wurden die Schmerzen wohl durch entzündliche Veränderungen im Peritoneum über Kopf und Schwanz hervorgerufen, das schwartenartig verdickt war. Ähnliche Ursachen nahmen Dreesmann und Schmieden an; ferner wird der Schmerz durch Druck auf den Plexus solaris bzw. durch entzündliche Veränderungen der Rami pancreatici dieses Plexus erklärt (Barth, Cammidge). Auch Druck und Zerrungen am Ganglion coeliacum sollen die Ursachen der Schmerzen sein. Daß die Schmerzen besonders intensiv nach dem Essen auftreten, erklärt Martina mit Recht durch den verschiedenen Füllungszustand mit Blut und vermehrte Spannungsverhältnisse des Organs. Wir wissen ja, daß die Drüse einen sehr schwankenden Blutgehalt haben kann, ja nachdem sie sich in dem Zustand der Ruhe oder der Verdauung befindet und wir wissen ferner, daß in dem letzteren Zustand das Drüsenvolumen und die Konsistenz (s. oben) erheblich vermehrt ist. Schwillt das Pankreas bei der Verdauungstätigkeit an, so wird aber auch der Druck auf die Nachbarorgane vermehrt, dadurch können sehr wohl Schmerzen hervorgerufen werden. Wegen der Schmerzen in der Verdauungsperiode besteht bei den Kranken direkte Angst vor der Nahrungsaufnahme (Martina, Dreesmann). Zum Teil werden Exacerbationen der Schmerzen durch akute entzündliche Vorgänge hervorgerufen, die sowohl als Ursache der chronischen Entzündung in Betracht kommen als auch im Verlauf derselben auftreten (Kirchheim) und zu Nachschüben Veranlassung geben können (Larkin). Auch muß berücksichtigt werden, daß manche scheinbare Rezidive nach Gallensteinoperationen auf Pankreatitis beruhen (Dreesmann).

Außer den genannten Symptomen sei noch auf einige wichtige Zeichen hingewiesen, die bei Pankreassklerose vorhanden sein können und in diesem Falle für die Diagnose mitverwendet werden müssen. So wird mitunter Speichelfluß beobachtet. Der dafür gewählte Ausdruck Sialorrhoea pancreatica scheint mir zu Mißverständnissen Veranlassung geben zu können, da darunter viel eher ein Bauchspeichelfluß gemeint sein könnte. Es handelt sich aber vielmehr um eine vermehrte Sekretion der Mundspeicheldrüsen, die man vielleicht dann einfacher als Sialorrhöe oder aber als Salivatio ex morbo pancreatico bezeichnet. Walko wurde auf Grund dieses Symptoms in einem Falle auf das Bestehen einer Pankreatitis aufmerksam gemacht. Es soll sich dabei um eine reflektorisch ausgelöste starke Sekretion der Kopfspeicheldrüsen handeln. Der Speichelfluß wird auch bei anderen Pankreaskrankheiten beobachtet (Battersby, Ludolf, Caw und Woerner), ist im übrigen außerordentlich selten. Nach Oser besteht kein kausaler Zusammenhang mit Pankreaskrankheiten. Er schließt sich der Ansicht Friedreichs an, daß die Ursache der Sialorrhöe in einer Mitbeteiligung des Magens zu suchen ist. Dieser zeigt — das kann ich aus meiner Erfahrung bestätigen — oft erhebliche Störungen der sekretorischen Funktion. In den beiden oben beschriebenen Fällen, wie in einem dritten von mir beobachteten, fehlte die Salzsäure vollkommen, das Pepsin war erheblich herabgesetzt, es bestand ein starkes Salzsäuredefizit. Die Amylorrhexis war entsprechend schlecht.

Ähnliche Verhältnisse bestanden in Walkos Fall. Nach Probefrühstück keine freie HCl und kein Pepsin, Milchsäure stark positiv, Gesamtacidität 28, so daß zunächst an ein primäres Magencarcinom mit sekundärem Leber- und Pankreascarcinom gedacht worden war. Auch in anderen Fällen konnte Walko in 50 % das Fehlen der HCl feststellen, in anderen waren die Sekretionsverhältnisse normal oder die Säure war vermehrt (s. auch Sauvé). Bei einigen Fällen sah Rehn eine Verlegung des Pylorus mit folgender Magenektasie durch das vergrößerte Pankreas.

Die Loewische Adrenalinmydriasis (s. S. 27) infolge der Aufhebung des Pankreasantagonismus, die bei Pankreaskrankheiten aller Art auftreten kann, und wiederholt bei Pankreatitis beobachtet ist (Fey bei einem Fall von Pancreatitis luetica), habe ich stets vermißt. Robson beobachtete in allen Fällen von interstitieller Pankreatitis Krystalle von Kalkoxalat im Urin, die nur bei Vorhandensein von Gallensalzen fehlen, da die Krystalle durch Gallensäuren aufgelöst werden.

Die Symptome, die die Pankreascirrhose macht, sind also außerordentlich vielgestaltig. Kaum eine der genannten Erscheinungen kommt nur bei Pankreatitis vor. Viele Fälle machen zu Lebzeiten überhaupt keine Erscheinungen. weder subjektive noch objektive, oder die Erscheinungen der ursächlichen Erkrankung und der Lebercirrhose stehen im Vordergrunde des Krankheitsbildes. Der Verlauf kann sehr verschieden sein, wie das ja bei der wechselnden Ätiologie natürlich ist. Oft bestehen jahrelang nur allgemeine Verdauungsbeschwerden von seiten des Magens und Darms. Und wenn man die Anamnesen der in der Literatur vorliegenden Fälle nachliest, so findet man, daß in der Tat sehr viele der Kranken lange Zeit wegen aller möglichen Magen-Darmleiden behandelt wurden. Auch bei dem einen der beiden oben näher beschriebenen Patienten (II) wurde 5 Jahre vor dem Tod ein „Duodenalkatarrh" angenommen, obwohl schon damals die große Menge der Fleischfasern im Stuhl aufgefallen war und auf die richtige Diagnose hätte führen können. In diesem ersten Stadium stehen die subjektiven Beschwerden im Vordergrund: Gefühl der Völle und Schmerzen im Epigastrium, dyspeptische Beschwerden, die meist durch die Anacidität erklärt zu sein scheinen, Obstipation, Durchfälle, Abmagerung, Hinfälligkeit, allgemeine Körperschwäche, körperlicher Verfall. In der Anamnese kann das Grundleiden im Vordergrund stehen, vor allem Gallensteinanfälle, oft aber auch die Beschwerden von seiten der gleichzeitig auftretenden Lebercirrhose. Ikterus wird häufig in der Vorgeschichte angegeben, sei es, daß er die Folge der Gallensteine ist, sei es, daß er durch die Kompression des Ductus choledochus (s. S. 167) infolge der Schwellung des Pankreaskopfes hervorgerufen wird. Die „Gastralgien" vortäuschende Pankreaskoliken treten verhältnismäßig spät auf. Ebenso tritt die Zuckerkrankheit erst spät auf, wenn ein großer Teil des Gewebes durch den entzündlichen Prozeß geschwunden ist. Mitunter wird Milztumor beobachtet. Auch Ascites infolge Druckes des Pankreastumors auf die Pfortader kommt nach Oser vor. Ebenso sollen Ödeme durch Kompressionen der Vena cava inf. beobachtet sein (Rigal, Friedreich). Ob der Ascites wirklich durch Druck auf die Vena portarum zustande gekommen oder die Folge einer vielleicht gleichzeitig bestehenden Lebercirrhose ist, geht aus den Berichten nicht immer mit Sicherheit hervor. Wenn die übrigen Störungen des Stoffwechsels vielleicht auch früher vorhanden sein können, so kommen sie dem Kranken erst zum Bewußtsein, wenn sie höhere Grade angenommen haben. Der Stuhlgang wird infolge der vielen unverdauten Nahrungsbestandteile an Zahl und Menge stark vermehrt, die Durchfälle werden stärker, sie bekommen das charakteristische Aussehen der Ölstühle. Mikroskopisch findet man jetzt ausgesprochene Kreatorrhöe neben dem vielen Fett. Die Abmagerung und der Kräfteverfall nimmt immer mehr zu. Ausgesprochene Kachexie tritt auf. Die Kranken werden durch den Gestank der Faeces nach freien Fettsäuren, der sich der Atemluft mitteilt und dem Kranken und dessen Umgebung den charakteristischen, widerlichen Geruch verleiht, stark belästigt. Unter immer stärker werdender Schwäche und Kachexie werden die Kranken schließlich durch den Tod von ihrem Leiden erlöst. Aber der Verlauf der Erkrankung kann auch wesentlich milder sein. Wir haben ja schon gesehen, daß die chronische Pankreatitis überhaupt ohne Erscheinungen verlaufen kann. Übergänge jeder Art zwischen diesem symptomlosen und dem foudroyanten Verlauf kommen vor. Die Erscheinungen können, vor allem bei richtiger — besonders chirurgischer — Behandlung die Grundursachen völlig zurücktreten, wie zahlreiche Beobachtungen (siehe Riedel) zeigen. Auch kann das Leiden jahrelang stationär bleiben oder Remissionen zeigen, um schließlich doch zu einem tödlichen Ende zu führen. Daraus ergibt sich die Prognose, die, wenn das Leiden frühzeitig genug erkannt wird, durchaus nicht schlecht ist, in vorgeschrittenen Fällen aber, in denen es zu hochgradigen Diabetes gekommen ist und in denen schwere Störungen der Nahrungsausnutzung bestehen, besonders wenn Komplikationen von seiten der Leber vorliegen, absolut infaust ist. Ich kann die Einteilung der Pankreatitis in vier Formen, wie sie Cammidge vorgeschlagen hat, nicht empfehlen, da ich sie für willkürlich halte. Übergänge aller Art sind stets vor-handen und die bei Lebzeiten nicht immer erkennbaren ätiologischen Faktoren sind zu verschieden.

Therapie der chronischen Pankreasentzündung. Die Hauptaufgabe bei der Behandlung der Pankreassklerose muß natürlich die Beseitigung der Ursachen sein. Wir haben gesehen, wie mannigfaltig diese sein können. Da in erster Linie Entzündungen der Gallenwege durch Gallensteine für die Pankreatitis verantwortlich zu machen sind, sind diese zu entfernen. Wenn es der Zustand des Kranken einigermaßen gestattet und nicht besondere Kontraindikationen vorhanden sind, ist die chirurgische Behandlung am Platz, da die interne Behandlung in ihrer Wirksamkeit problematisch, zum mindesten aber zu lang-wierig ist und oft Eile not tut. Besteht infolge der Pankreassaffektion ein Diabetes, so muß der Kranke möglichst rasch zuckerfrei gemacht werden, was besonders durch Einschaltung von Hunger- bzw. Gemüsetagen meistens rasch gelingen wird, oder der Zuckergehalt des Harnes ist auf ein Minimum herabzudrücken. Eine absolute Kontraindikation zur Operation ist die Zucker-krankheit nicht, da der Zucker mitunter auch nach dem Eingriff sofort ver-schwindet.

So ist in allen Fällen die Grundursache zu ermitteln. Mit der Ver-wertung der Wassermannschen Reaktion bei Verdacht auf Lues sei man vorsichtig, da auch bei sicher nicht Luetischen die Wassermannsche Reaktion positiv sein kann, wenn gleichzeitig Ikterus besteht. Im übrigen ist über diese Form der Pancreatitis chronica sowie über die tuberkulöse Form in einem besonderen Kapitel gesprochen worden. Besteht die Ursache der Erkrankung in chronischen Magen-Darmkatarrhen, so müssen diese be-handelt werden, was wegen der an sich schon bestehenden oft erheblichen Unterernährung der Kranken ziemlich schwierig ist. Gerade für diese Fälle scheinen sich Brunnenkuren in Karlsbad, Kissingen bzw. in Mergentheim zu empfehlen, während sie in anderen Fällen gewöhnlich erfolglos bleiben. Was die interne Therapie betrifft, so steht die Diätbehandlung im Vordergrund des Interesses. Ihre Aufgabe ist es vor allem, wenn erhebliche Störungen der Nahrungsausnutzung bestehen, diese nach Möglichkeit zu vermindern und den Kräfteverfall des Kranken hintanzuhalten. Unsere Kenntnisse über die

Stoffwechselvorgänge beim Pankreaskranken gestatten uns in der Tat, dieses Ziel bis zu einem gewissen Grade zu erreichen. Wir haben oben gesehen, daß u. a. auch besonders der Stickstoffwechsel leidet, indem sehr erhebliche Mengen des Nahrungseiweißes den Körper unausgenutzt verlassen, und zwar infolge der mangelhaften Eiweißverdauung, und daß sie nicht etwa die Folge des Fehlens einer für die Stickstoffresorption maßgebenden inneren Sekretion ist. Unsere Aufgabe muß es daher sein, das fehlende Ferment künstlich zuzuführen oder dem Darm das Eiweiß in abgebautem, d. h. künstlich verdautem Zustande anzubieten. Für den ersten Zweck eignet sich vorzüglich das Pankreon der Firma Rhenania in Aachen, ferner das Pankrofirm der Firma Verfürth (München) sowie das Pankreatin der Firma Freund und Redlich und das Pancreasdispert-Krause. Ferner kann man, besonders wenn Salzsäuremangel des Magens besteht, Bauchspeicheldrüsensubstanz (Schwein, Kalb oder Hammel) verabreichen. Die oben in extenso wiedergegebenen Versuche haben gezeigt, daß es selbst in ganz schweren Fällen dadurch gelingt, Stickstoffgleichgewicht, ja sogar Stickstoffansatz selbst auf längere Zeit hin zu erzielen. Es ist dabei nur nötig, größere Mengen der Präparate — mindestens 20—40 Tabletten Pankreon am Tage — bzw. der Drüsensubstanz zu verabreichen.

Noch besser läßt sich das Ziel erreichen, wenn man das Eiweiß als gespaltenes Eiweiß in Form von „Erepton“ zuführt. Erepton ist ein von der Firma Merck in Darmstadt auf Veranlassung Abderhaldens hergestelltes, künstlich verdautes Eiweißpräparat mit einem auf jeder Packung genau angegebenen Stickstoffgehalt von ungefähr 12,5%. Das Präparat ist ursprünglich zu dem Zweck angegeben, auf rectalem Wege Stickstoff zuzuführen. Dabei hat es sich mir in Untersuchungen, die ich gemeinsam mit Avé-Lallemant angestellt habe, weniger bewährt. Dagegen ist es bei manchen Formen der Pankreatitis fast unentbehrlich. Auch mit Nutrose läßt sich die Stickstoffausnutzung verbessern. Über andere Präparate habe ich keine Erfahrungen.

Bezüglich der Fettverdauung liegen die Verhältnisse komplizierter. Die Fettspaltung kann gestört sein, sie kann aber auch, wie oben ausführlich auseinandergesetzt ist, normal oder vermehrt sein. Das hängt von der Darmflora bzw. von der Sekretionsstörung der Drüse ab. Die Fettresorption kann trotz guter Spaltung völlig daniederliegen, wenn die Zerstörung des Parenchyms hochgradig genug vorgeschritten ist. Davon hängt es auch ab, ob man, wie in Ehrmanns Fall durch künstliche Zufuhr von Pankreon bzw. Pankreatin zur Herbeiführung einer Fettspaltung Erfolg hat oder ob die Fettausnutzung dadurch unbeeinflußt bleibt, wie in den beiden von mir geschilderten Fällen (siehe auch die Arbeiten von Salomon, Gigon, Bence, Robson, von Noorden). Wird trotz aller Versuche das Fett in höherem Maße im Stuhl wieder ausgeschieden, so bleibt nichts übrig, als das Fett in der Nahrung nach Möglichkeit auszuschalten. Denn es ist selbstverständlich, daß die großen Mengen von Fett und Fettsäuren, wie sie bei Ölstühlen vorkommen, abgesehen von der Belästigung des Kranken durch den Geruch, den Darm erheblich reizen und dadurch die Nahrung noch schlechter ausnutzen lassen. Man muß in diesen Fällen versuchen, den Calorienverlust durch Kohlenhydrate, die immer noch am besten verwertet werden, zu decken. Ehrmann schlägt eine Kohlenhydrat-Milchkost vor; ich habe mit befriedigendem Erfolge Kohlenhydrat-, Magermilch- bzw. Magerkäse verabfolgt. Im übrigen soll der Darmtractus geschont werden; die einzelnen Mahlzeiten dürfen nicht zu voluminös sein. Es empfiehlt sich, immer nur kleine Nahrungsmengen zu verabfolgen und dies öfter am Tage, vielleicht jede Stunde, zu tun. Sehr wichtig ist es auch, auf die Magenverdauung zu achten. Oft liegt auch sie vollkommen darnieder. Die Verabreichung von verdünnter Salzsäure hat keinen sehr großen Wert, noch problematischer scheint mir die Verabreichung von Pepsinwein und anderen Pepsinpräparaten zu sein. Wie ich zeigen konnte, ist der Pepsinwert der meisten Präparate so verschwindend klein, daß er praktisch gar keine Rolle spielt. Am meisten hat sich mir bei diesen Zuständen noch das Acidolpepsin bewährt. Man muß auch daran denken, daß die Salzsäure ein wichtiges Mittel zur Anregung der pankreatischen Sekretion ist, wie wir durch die Versuche der Pawlowschen Schule wissen. Noch besser sind Spülungen des Magens mit verdünnter Salzsäure, die in ihrer Konzentration ungefähr einer $n/_{10}$ HCl entspricht. Die Spülungen werden am besten morgens nüchtern und abends einige Stunden nach der letzten Nahrungsaufnahme vorgenommen. Die Kranken gewöhnen sich rasch daran und empfinden den Vorteil dieser Prozedur sehr bald.

Von Brunnenkuren habe ich nicht sehr viel Erfolg gesehen. Auch in der Anamnese der in der Literatur niedergelegten Fälle spielen Karlsbader Kuren zu Hause und in Karlsbad eine große Rolle, ohne daß damit wesentlich geholfen wurde. Auch die medikamentöse Therapie scheint keinen großen Erfolg zu haben. Pilocarpin war bei einem Patienten ganz ohne Einfluß, ebensowenig habe ich von Calomel, das die Sekretion anregen soll und deshalb empfohlen wurde, Erfolg gesehen. Im übrigen dürfte mit dem Fortschreiten unserer diagnostischen Erfahrungen die chirurgische Behandlung immer häufiger angewandt werden. Aber wenn sie Zweck haben soll, so muß sie möglichst frühzeitig einsetzen und es ist falsch, damit bis zu einem Zeitpunkt zu warten, in dem das Drüsengewebe schon vollkommen atrophisch ist. Dann kann man auch von ihr Erfolg nicht erwarten.

Die chirurgische Behandlung der chronischen Pankreatitis.

Von N. Guleke.

Die Frage, wie lange eine chronische Pankreasentzündung mit inneren Mitteln, von wann ab sie chirurgisch (operativ) behandelt werden muß, läßt sich nicht allgemeingültig beantworten. Da wir wissen, daß aus einer anfangs leichten, nur auf einzelne Teile des Pankreas, besonders seinen Kopf, beschränkten chronischen Entzündung diffuse, in späteren Stadien irreparable Prozesse hervorgehen können, die zur Atrophie und zum vollständigen Untergang des Drüsengewebes führen, so ist es selbstverständlich unsere Aufgabe, einzugreifen, ehe solche irreparablen Schädigungen aufgetreten sind. Eine genaue Zeitangabe aber, wann ein chirurgischer Eingriff im Einzelfalle noch Erfolg verspricht, wann nicht mehr, ist natürlich nicht zu machen. Bei den meisten für den Chirurgen in Betracht kommenden Fällen stellt die chronische Pankreatitis nur eine, wenn auch schwere Komplikation von Erkrankungen der Nachbarorgane, in allererster Linie der Gallenwege (Gallensteine, entzündliche Zustände der Gallenblase und -gänge), dann des Magens und Duodenums (Ulcus) dar. Hier wird also in der Regel der Verlauf des Grundleidens und nicht der Zustand des Pankreas den Zeitpunkt für die Ausführung der Operation bestimmen. Der Verdacht auf eine gleichzeitig bestehende Pankreatitis oder der Nachweis einer solchen wird allerdings den Entschluß zur Operation beschleunigen und insofern (entgegen der Anschauung Heibergs) für die Einleitung der chirurgischen Therapie mitbestimmend sein. Bei gleichzeitig bestehendem Ikterus kann die Mahnung von Robson und Phillips, zur Operation zu schreiten, wenn der Ikterus durch interne Behandlung nach 6—8 Wochen nicht beseitigt ist, als ungefährer Anhaltspunkt dienen, wenn man es nicht vorzieht, noch früher einzugreifen, wie wir bei jedem Ikterus unklarer Provenienz, besonders wenn die Möglichkeit eines mechanischen Hindernisses vorliegt, mit der Operation nicht zu lange zu warten pflegen. (Die seinerzeit von Kehr aufgestellte Regel, bei latenter Cholelithiasis nach 4wöchentlicher Ruhe- und Thermophorkur die Operation vorzunehmen, wenn die Cammidge-Probe dann zum zweiten Male positiv ausfällt, kann heute nicht mehr als zu Recht bestehend anerkannt werden, da sich inzwischen die Wertlosigkeit der Cammidge-Probe für die Entscheidung dieser Frage zur Genüge herausgestellt hat.)

Die Frage, ob man bei schon bestehender Glykosurie noch operieren soll, beantwortete Robson dahin, daß kleine Zuckermengen keine Gegenindikation gegen die Operation bilden können, sondern daß ihr Auftreten im Gegenteil ein Grund mehr sei, die Operation vorzunehmen, ehe das Pankreasgewebe vollständig zugrunde gegangen und irreparable Zustände eingetreten sind. Diese Frage ist aber nur sehr vorsichtig von Fall zu Fall zu entscheiden, da noch keine genügende Klarheit darüber herrscht, wieweit eine chronische Pankreatitis, die bereits so schwere Schädigungen des Pankreasgewebes verursacht hat, daß die innere Sekretion desselben gestört ist, durch operative Eingriffe noch aufgehalten werden kann. Eigene Erfahrungen und die anderer Autoren zeigen leider zur Genüge, daß die Erkrankung, wenn einmal ein gewisses Stadium erreicht ist, trotz aller Maßnahmen ihren Fortgang nimmt, doch kommen gelegentlich auch nach längerem Bestehen innersekretorischer Störungen noch völlige Heilungen zustande.

Heiberg weist mit besonderem Nachdruck darauf hin, daß es bei der chronischen Pankreatitis „in den meisten Fällen, die mit Recht hierunter gesammelt werden, ein diffus ausgebreiteter, langsam verlaufender, irreparabler Prozeß ist, gegenüber dem sich nur eine symptomatische Therapie instituieren läßt". Mit vielen anderen Chirurgen kann ich mich dieser pessimistischen Auffassung nicht ohne weiteres anschließen, sondern glaube nach wie vor, daß sich für manche dieser Fälle durch ein frühzeitiges chirurgisches Eingreifen ein Stillstand oder Rückgang der Erkrankung erzielen läßt.

Wie die klinische Erkennung der chronischen Pankreatitis dem behandelnden Arzt in der Regel große, manchmal unüberwindliche Schwierigkeiten bereitet, so ist auch die Feststellung während der Operation, ob das Pankreas chronisch-entzündlich verändert ist oder nicht, für den das Pankreas untersuchenden Operateur oft mit den größten Schwierigkeiten verbunden. Es kann bei genauerem Studium der Literatur gar kein Zweifel darüber obwalten, daß die Anschauungen der einzelnen Chirurgen darüber, was sie als chronische Pankreatitis bezeichnen und was sie noch als eine normale Drüse ansehen, weit auseinandergehen und daß der eine viel eher geneigt ist, schon geringfügige Veränderungen im Aussehen, der Konsistenz und der Größe der Drüse als chronische Entzündung zu bezeichnen, und infolgedessen die „chronische Pankreatitis" häufiger zu Gesicht bekommt als der andere [1]). Es muß daher zugegeben werden, daß Fehldiagnosen, auch auf Grund des operativen Befundes, nicht selten vorkommen mögen.

Ich stimme mit Heiberg darin vollkommen überein, daß Fälle, bei denen bei der Operation eine Verdickung und Verhärtung am Pankreas gefunden und als Produkt einer chronischen Entzündung angesprochen wurde und wenige Tage später bei der Sektion sich nichts mehr von diesen Veränderungen nachweisen ließ, zum mindesten als sehr zweifelhaft angesehen werden müssen, da die Erklärung Mayo Robsons, daß es sich dabei eben um die ersten Stadien des Leidens handle, die im Wesentlichen auf einer nach dem Tode verschwindenden Hyperämie beruhen, doch wohl nicht als stichhaltig anerkannt werden kann.

---

[1]) So hat Körte bei 254 Operationen der Gallenwege nur 6 mal eine chronische Pankreatitis angetroffen. Kehr berichtet über 69 Fälle dieser Komplikation bei 220 Operationen an den Gallenwegen. Die Gebrüder Mayo fanden an 2200 Operationen an den Gallenwegen 141 mal = 6,1 °/₀ die Komplikation einer Pankreatitis.

Auf der anderen Seite ist es aber auch nicht angängig, den Palpationsbefund bei der Operation als „zu unsicher" überhaupt abzulehnen oder ihn mit Heiberg als „öfter so wertlos als möglich" zu bezeichnen. Da das Pankreas inbezug auf seine Größe und Konsistenz auch normalerweise gewissen, mitunter nicht unerheblichen Schwankungen unterliegt (anders sind wenigstens die sich widersprechenden Befunde bei Operationen und darauffolgenden Sektionen nicht zu erklären), so muß man eben diesbezügliche Veränderungen der Drüse geringeren Grades bei der Beurteilung des Einzelfalles als physiologisch in Rechnung stellen. Wenn man aber nur hochgradigere Veränderungen berücksichtigt und besonders wenn sich neben den kranken Partien gesunde Teile des Pankreas finden, die als Maßstab des Normalen gelten können, so hat der Erfahrene bei einiger Kritik genügenden Anhalt, die Diagnose „chronische Pankreatitis" zu stellen (ganz abgesehen von den Fällen, bei denen auch Ausfallserscheinungen in bezug auf die innere oder äußere Sekretion des Pankreas auf diese Diagnose hinweisen). Den Beweis für die Richtigkeit dieser Auffassung liefern die Fälle, bei denen die mikroskopische Untersuchung probeexcidierter Stücke die Richtigkeit des bei der Operation erhobenen Palpationsbefundes bestätigt oder der weitere Verlauf der Erkrankung und der spätere Sektionsbefund mit dem operativ-autoptischen Befund in Übereinstimmung steht.

Bei den besonders häufigen Verhärtungen und Vergrößerungen des Kopfes des Pankreas können Täuschungen dadurch hervorgerufen werden, daß die Veränderungen nicht durch eine Entzündung des Pankreasgewebes selbst, sondern durch eine Entzündung der den Pankreaskopf teils umgebenden, teils in denselben eingelagerten Lymphdrüsen und Lymphgefäße, auf die besonders Deaver und Arnsperger aufmerksam gemacht haben, hervorgerufen werden. Da dieselben sich vom Pankreasgewebe nicht trennen lassen, sofern nicht eine genaue anatomische Präparation vorgenommen wird, sind solche Verwechslungen auf Grund des Aussehens und der Konsistenz des Pankreaskopfes verständlich. Im übrigen wird das schnelle Zurückgehen derartiger vermeintlicher Pankreaskopf-Entzündungen auf die Beseitigung der primären Ursache hin (Entfernung der entzündeten Gallenblase, Ableitung der Galle) durch das Vorkommen solcher Lymphadenitiden erklärlich.

Die größten Schwierigkeiten erwachsen dem Operateur ferner oft bei der Unterscheidung der chronischen Pankreatitis von einem Pankreascarcinom. In dieser Beziehung kommen immer wieder Verwechslungen und Täuschungen vor und in vielen Fällen schafft erst der weitere Verlauf Klarheit, wofern nicht durch die mikroskopische Untersuchung eines während der Operation probeexcidierten Stückes aus dem Pankreas oder einer Lymphdrüse aus der Umgebung eine sichere Diagnose gewonnen wird. Wenn auch im allgemeinen als Regel angesehen werden kann, daß bei der chronischen Pankreatitis das Pankreas in ganzer Ausdehnung oder teilweise gleichmäßig verdickt und verhärtet, die Läppchenstruktur verwischt, die Oberfläche kleinhöckerig ist und die Lymphdrüsen der Nachbarschaft vergrößert, aber nicht so hart wie beim Carcinom sind, beim Carcinom dagegen die Größe und Konfiguration der auf der Oberfläche vorspringenden Höcker und Knoten eine unregelmäßigere ist und die erkrankten Lymphdrüsen härter als die entzündlichen Drüsen sind, so sind das doch nur ungefähre Anhaltspunkte und jeder erfahrene Chirurg weiß, wie unsicher man sich in dieser Beziehung oft fühlt.

Der auf diesem Gebiet so erfahrene Mayo Robson schildert den Unterschied folgendermaßen: „Bei interstitieller Pankreatitis ist das Pankreas gleichmäßig geschwollen und härter als gewöhnlich und die Läppchen fühlen sich abgegrenzt und voneinander getrennt an, ganz anders als bei der gesunden Drüse und auch ganz verschieden von dem harten knotigen Charakter, wie man ihn bei Krebs des Pankreaskopfes oder Pankreaskörpers findet."

Bei der operativen **Behandlung** der chronischen Pankratitis kommen indirekt das Pankreas beeinflussende und am Pankreas selbst direkt angreifende Operationsverfahren in Betracht.

Auch die einfache Laparotomie ohne jeden Eingriff am Pankreas und seinen Nachbarorganen, höchstens verbunden mit einer Lösung der in der Umgebung des Pankreas vorhandenen Verwachsungen, soll gelegentlich zur Heilung geführt haben (Fälle von Robson, Owen, Cohn), die, ähnlich wie bei der Operation der tuberkulösen Peritonitis, auf die Wirkung der bei der Operation zustande kommenden mechanischen Reizungen des Pankreas, der dadurch herbeigeführten Hyperämie oder auf die Lösung von Adhäsionen zurückgeführt wird. Eine derartige Deutung scheint uns wenig begründet. Viel eher dürfte, sofern bei diesen Fällen die Diagnose wirklich zu Recht bestand, die Annahme Eloessers das Richtige treffen, daß die Bettruhe im Verein mit der vor und nach jeder Operation üblichen Regelung der Diät diese Erfolge herbeigeführt hat.

Bei der ganz überwiegenden Mehrzahl der den Chirurgen beschäftigenden Fälle von chronischer Pankreatitis tritt diese als Komplikation von Erkrankungen der Nachbarorgane auf und besteht daher die Aufgabe der chirurgischen Behandlung darin, die Ursache der Pankreatitis, d. h. das Leiden der Nachbarorgane zu beseitigen. Das Vorgehen wird demnach, je nach der eigentlichen Ursache, ein verschiedenes sein.

Entsprechend der überwiegenden Häufigkeit der Kombination von Gallenwegserkrankungen mit chronischer Pankreatitis ist die Ableitung der Galle neben der Entfernung etwaiger Steine, eventuell auch der erkrankten Gallenblase, in den meisten Fällen die kausale Therapie, wie schon Riedel betonte. Die Wirkung der Gallenwegsdrainage besteht nach der Annahme von Robson u. a. darin, daß durch Ableitung der Galle eine Saugwirkung auch auf den Pankreasgang und damit eine indirekte Drainage des Pankreasganges und Entspannung im entzündeten Pankreas herbeigeführt wird. Daß eine solche indirekte Drainage bei den mit Ikterus einhergehenden Fällen, bei denen der Ikterus auf einer Infektion der Gallenwege oder auf einer Kompression des im Pankreas liegenden Teiles des Choledochus durch den entzündlich geschwollenen Pankreaskopf beruht, von besonderer Bedeutung sein muß, liegt auf der Hand und wie wirksam sie sein kann, zeigen u. a. die so behandelten Fälle von chronischer Pankreatitis, denen es so lange gut ging, als die Gallenfistel offen war, während bei Schluß der Fistel wieder eine Verschlechterung eintrat (z. B. Beobachtung von Barling). Durch ein derartiges Vorgehen wird aber nicht nur eine Besserung, sondern eine Ausheilung der Pankreatitis tatsächlich erreicht, wie eine große Zahl von Beobachtungen beweist, bei denen alle Krankheitserscheinungen, also auch diejenigen von seiten des Pankreas, nach der Operation verschwanden und vieljährige Heilung eingetreten ist. Mit auf Grund eigener Beobachtungen muß allerdings darauf hingewiesen werden, daß weiter vorgeschrittene Fälle von chronischer interstitieller Pankreatitis der indirekten Beeinflussung trotzen, wenn auch vorübergehende, mitunter länger dauernde Besserungen erzielt werden. Daher darf die Operation der Gallenwegserkrankungen nicht zu lange hinausgeschoben werden, ganz besonders nicht beim Befallensein des Choledochus, da in letzterem Falle viel häufiger entzündliche Prozesse im Pankreas auftreten als bei Gallenblasensteinen oder Gallenblasenentzündungen (nach Kehr waren 50 $^0/_0$ seiner Fälle von chronischer Pankreatitis mit Choledochussteinen kombiniert).

Für die Ableitung der Galle kommen zwei Wege in Betracht: die Ableitung nach außen (Cholecystostomie, Choledochus- oder Hepaticusdrainage) oder die Ableitung in den Magendarmkanal (Cholecystogastro-, Cholecystoduodeno- oder Cholecystenterostomie und Anastomosen zwischen Gallengängen und Darm).

Die Ableitung nach außen kann durch die Cholecystostomie oder, wenn die Gallenblase exstirpiert worden ist, durch Choledochus- oder Hepaticusdrainage erzielt werden. Bei Schrumpfung der Gallenblase, die diese zu einer Anastomose mit dem Magendarmkanal unbrauchbar macht oder bei Unmöglichkeit der Gallenblasendarmverbindung wegen zu ausgedehnter Verwachsungen

oder wegen zu schlechten Allgemeinbefindens des Kranken kommt die
Ableitung nach außen allein in Frage, wenn nicht kompliziertere Verbindungen
zwischen den Gallengängen und dem Darm ausgeführt werden sollen. Die
Cholecystostomie ist ein verhältnismäßig einfacher ungefährlicher Eingriff,
hat aber mehrere Nachteile. Abgesehen davon, daß die Fistel besonders bei
längerem Bestehen ihrem Träger immer sehr lästig wird, kommt durch den
oft sehr reichlichen Gallenabfluß ein nicht unbedenklicher Verlust an Ver-
dauungssäften zustande; außerdem hängt die Dauer des Bestehens der Fistel
vielfach davon ab, wie schnell sich die Pankreasentzündung zurückbildet und
der Choledochus dadurch wieder frei und durchgängig wird. Das ist nun außerordentlich verschieden.

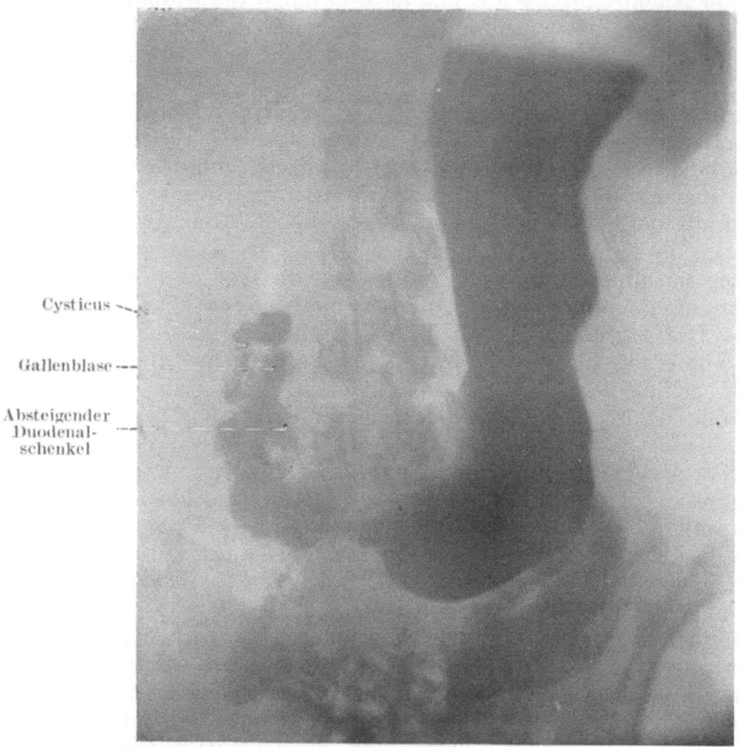

Abb. 43. Vor 2 Jahren angelegte Cholecystoduodenostomie wegen chronischer Pankreatitis.
Jetzt füllt sich die Gallenblase und von ihr aus der Cysticus und Choledochus mit Kontrastbrei, der dann durch die Papilla Vateri wieder in das Duodenum zurückläuft. (Beobachtung
der chir. Klinik Jena.)

Die Angaben von Desjardins und Deaver, daß die Fistel sich durchschnittlich nach
3—6 Wochen schließt, sind wohl etwas zu optimistisch. Nach Quénu und Duval schließt
sich die Gallenblasenfistel bei gleichzeitiger chronischer Pankreasentzündung im Durchschnitt nach 62 Tagen. Die Fisteln nach Hepaticusdrainage bei den Fällen von Körte
und Kehr schlossen sich nach 30 bis 100 Tagen. Demnach ist die Dauer des Bestehens
der Fistel also jedenfalls eine sehr variable und muß damit im Einzelfalle gerechnet werden.

Besonders unangenehm ist die Gallenblasenfistel dann, wenn eine Fehldiagnose gestellt ist und an Stelle der vermeintlichen chronischen Pankreatitis
ein Carcinom der Bauchspeicheldrüse besteht, das den Choledochus komprimiert;
denn bei solchen Fällen bleibt die Fistel bis zum Tode offen.

Diese Nachteile vermeidet die Cholecystenterostomie. Sie ist aber in der Ausführung schwieriger, besonders bei starker Füllung und Spannung der Gallenwege, wobei die in der Regel infizierte Galle durch die Stichkanäle der Gallenblasenwand durchsickern und zu einer Peritonitis führen kann. Durch vorsichtige Punktion und genügende Entleerung der Gallenblase vor Ausführung der Anastomosennaht und durch Deckung der Anastomose mit Netz läßt sich dieser Gefahr begegnen. Trotzdem bleibt die operative Mortalität der Cholecystenterostomie, besonders bei Ikterischen, eine größere wie die der einfachen Cholecystostomie. Weiter birgt das Verfahren die Gefahr einer späteren Infektion der Gallenwege vom Darm aus in sich, zumal bei Rückgang des Choledochusverschlusses, da dann für den Abfluß der Galle zwei Wege offen stehen und dadurch leicht ein rückläufiger Strom in dem einen oder anderen Abflußweg zustande kommen kann (vgl. Abb. 43). Wir können eben nach Riedels Worten keine Papille rekonstruieren. Endlich kann sich die Anastomosenöffnung nachträglich verengern, wodurch eine erneute Stauung herbeigeführt wird. Das läßt sich aber durch Anlegung einer genügend breiten Anastomose verhüten.

Auf der anderen Seite gewährleistet die richtig ausgeführte Cholecystenterostomie die Entlastung des Gallenwegssystems und des Pankreas auf sozusagen natürlichem Wege, da die Galle dem Körper vollständig erhalten bleibt und in normaler Weise an der Verdauung dauernd weiter mitarbeitet. Daß man die Wunde in der Regel primär schließen kann, ist ein weiterer Vorteil. Da sich die oben erwähnten Gefahren der Methode durch geeignete Technik mehr oder weniger vermeiden lassen, so ist die Cholecystenterostomie das Verfahren der Wahl wohl der meisten Chirurgen geworden. Ob dabei die Verbindung mit dem Magen (Kehr, Pólya), Duodenum oder Jejunum vorgenommen wird, hängt von den vorliegenden Verhältnissen und den Gepflogenheiten des betreffenden Chirurgen ab. Fest steht aber, daß die Anastomose nicht mit dem Kolon hergestellt werden soll, da bei derartigen Verbindungen die Gefahr einer frühzeitigen aufsteigenden Infektion von dem hochinfektiösen Dickdarminhalt aus erfahrungsgemäß eine besonders große ist, außerdem durch das Einfließen von Galle in den Dickdarm außerordentlich hartnäckige Diarrhöen zustande kommen.

Neben den genannten wichtigsten Verfahren kommt die von Kehr für geeignete Fälle vorgeschlagene Ektomie der Gallenblase mit Hepaticusdrainage oder eine Anastomose des Choledochus oder Hepaticus mit dem Duodenum oder Jejunum nach vorhergehender Gallenblasenexstirpation sehr viel seltener zur Anwendung. Jedenfalls ist vor einer Exstirpation der Gallenblase in jedem Fall ernstlich zu erwägen, ob deren Erhaltung nicht für eine nachträglich notwendig werdende Anastomose von Nutzen sein kann. Gegen eine unnötige Opferung der Gallenblase tritt Robson übrigens auch deswegen auf, weil nach seiner und Flexners Anschauung die von der Gallenblase abgesonderte Schleimbeimengung zur Galle die reizende Wirkung der letzteren herabsetzen soll.

Es versteht sich von selbst, daß etwa anwesende Gallensteine aus der Gallenblase und den Gallengängen sorgfältig zu entfernen sind und daß auf das etwaige Vorhandensein eines eingeklemmten Choledochus- oder Papillensteines stets zu fahnden ist. Ebenso selbstverständlich ist es natürlich, daß auch im indurierten Pankreas steckende Steine entfernt werden müssen, wie das in dem Kapitel über die Behandlung der Pankreassteine ausgeführt ist.

Für die Fälle, bei denen es sich nicht sicher feststellen läßt, ob die vorliegende Schwellung im Pankreas auf eine chronische Pankreatitis oder auf ein Carcinom zurückzuführen ist, kommt aus den oben schon erwähnten Gründen nur die

Cholecystenterostomie in Betracht. Wenn die mit diesem Verfahren beim Carcinom erzielten Resultate nach Lage der Dinge auch keine glänzenden sind, so wird der Patient in einer ganzen Anzahl von Fällen doch von dem quälenden Ikterus befreit und, wie die Statistik lehrt, durchschnittlich eine mehrmonatliche Verlängerung seines Lebens erzielt.

Wenn die chronische Pankreatitis die Folge eines Magen-oder Duodenal-ulcus ist, so ist dieses je nach den vorliegenden Verhältnissen durch Resektion oder Gastroenterostomie zu behandeln. Die circumscripte, in der nächsten Umgebung eines penetrierenden Ulcus sich entwickelnde Pankreatitis geht meist ohne weiteres auf die Ausheilung oder Entfernung des Geschwüres hin zurück. Weiter vorgeschrittene diffuse Entzündungsprozesse im Pankreas bestehen dagegen trotz Ausheilung des Geschwüres nicht selten fort und können sich weiter entwickeln, wie Erfahrungen zeigen, über die ich seinerzeit berichtet habe. Auch im Hinblick auf diese Gefahr sollte man daher mit der Operation ins Pankreas perforierter Magen- und Duodenalgeschwüre nicht zu lange warten.

Arnsperger berichtete über mehrere Fälle von Ulcus duodeni im absteigenden Duodenal-schenkel, bei denen durch vom Geschwür aus fortgeleitete Entzündung des Pankreas-kopfes zeitweilig Gallenstauung mit Ikterus, Spannungsschmerzen in der Gallenblasen-gegend, mitunter auch mit Gallenkoliken, zustande gekommen waren. Arnsperger behandelte dieselben mit Anastomosierung der Gallenblase mit dem obersten Teil des Duodenums, d. h. er vereinigte die Gallenblase oberhalb des Ulcus mit dem Duodenum, um das Ulcus mit Galle zu berieseln und durch deren Einwirkung die Ulcusheilung zu begünstigen. Er hat mit dieser Erfahrung in mehreren Fällen so günstige Resultate erzielt, daß die von ihm geplante spätere Ausschaltung des Ulcus unnötig wurde.

Neben den bisher geschilderten, das entzündete Pankreas nur indirekt beeinflussenden Behandlungsmethoden ist bei einer Anzahl von Fällen, und zwar besonders bei weiter vorgeschrittener schwerer Entzündung und bei Fällen, bei denen ein primäres Grundübel nicht zu finden war, die Pankreatitis demnach ein mehr oder weniger selbständiges Leiden darstellte, auch das erkrankte Pankreas selbst operativ angegriffen worden.

Vautrin empfahl bei Cirrhose des Pankreaskopfes die retroperitoneale Ablösung des Duodenums mit dem Pankreaskopf von rechts her mit nach-folgender Drainage des retropankreatischen Raumes, da die Drainage seiner Ansicht nach, wenn sie wirksam sein soll, möglichst nahe am erkrankten Pan-kreasgebiet angebracht werden soll. Bei länger bestehendem Ikterus empfiehlt er die Durchtrennung der den Choledochus komprimierenden Pankreasschicht von hinten her mit dem Thermokauter und nachfolgende retropankreatische Drainage. Dadurch ist es ihm bei einem Fall gelungen, eine hartnäckige Gallen-fistel in 3 Wochen zur Heilung zu bringen.

Da es aber nicht wahrscheinlich ist, daß eine, wenn auch noch so nahe ange-brachte Drainage der Außenfläche des Pankreas bei intakter Kapsel von nennens-werter Wirkung sein kann, dürfte dieses Vorgehen kaum weitere Verbreitung finden. Wenn man schon auf diesem Wege einen Erfolg erzielen will, dann muß dazu meines Erachtens mindestens die Pankreaskapsel gespalten werden.

Diesen Schritt taten zuerst Payr und Martina, die bei ihrem Fall die stark verdickte schwartige Kapsel des Pankreas spalteten und dadurch einen aus-gezeichneten, anscheinend dauernden Erfolg erzielten, der im wesentlichen der Entspannung des durch die entzündete Kapsel offenbar stark zusammen-gepreßten Pankreas zu verdanken war. Da die Erfahrung lehrt, daß weiter fortgeschrittene Stadien der sekundär entstandenen chronischen Pankreatitis trotz Beseitigung des Grundleidens nicht selten unbeeinflußt bleiben, die indirekte Behandlung bei ihnen mithin versagt, so halte ich mit Dreesmann, Habs u. a. die Kapselspaltung auch bei diesen schweren Fällen sekundärer Pankreas-entzündung für angezeigt.

Da der Fall von Payr und Martina besonders instruktiv ist, sei er in Kürze angeführt. Eine 33jährige Frau leidet seit 4 Jahren, besonders nach der Nahrungsaufnahme, an starken Schmerzen in der Magengegend links. Kein Erbrechen, Starke Abmagerung. Am Außenrand des linken Rectus zwei Finger unter dem Rippenbogen findet sich eine Druckempfindlichkeit; hier ist auch hinter dem Magen eine Resistenz mit höckeriger Oberfläche zu fühlen. Stuhl und Urin normal. Unter der Diagnose „benigne Pankreasaffektion" Operation (Payr). Magen o. B., auch nach Eröffnung des Pylorus findet sich nichts. Stumpfes Vordringen auf das Pankreas durch das Mesokolon. Das Pankreas ist in allen seinen Teilen sehr vergrößert und derb, das Bauchfell darüber sehr stark verdickt, schwartenartig. Es wird zur Entspannung gespalten, worauf das Pankreasgewebe sofort weit hervorquillt. Tamponade, Bauchnaht. Heilung in 18 Tagen, die nach $2^3/_4$ Jahren anhält. Patientin ist blühend, hat nie wieder Schmerzen gehabt.

Die Kapselspaltung wird besonders bei solchen Fällen von Nutzen sein, wo das Pankreasgewebe selbst noch leidlich gut erhalten und erholungsfähig ist. Bei weiter vorgeschrittenen Fällen mit stärkeren Veränderungen im Drüsengewebe selbst dürfte sie nicht ausreichen. Hier kommt die zuerst von Barth und Dos Santos empfohlene Incision in das indurierte Pankreasgewebe selbst in Frage. Die Gefahr, daß durch solche Incisionen eine Pankreasfistel entsteht, ist wegen der sklerotischen Veränderung des Gewebes nicht so groß, wie man zunächst annehmen sollte. Dagegen kann durch die Entspannung des Gewebes, soweit es nicht schon vollständig erdrückt und atrophisch ist, und durch die Ableitung von gestautem Sekret und entzündlichen Produkten eine Erholung des Gewebes, ein Stillstand oder Rückgang des Prozesses und eventuell seine Heilung erzielt werden. Die Incision bringt den weiteren Vorteil mit sich, daß man dabei nicht selten von außen nicht fühlbare Steine entdecken und entfernen kann (siehe das Kapitel über die Pankreassteine).

In diesem Zusammenhang seien zwei Fälle von Gobiet kurz erwähnt. Eine 37jährige Frau leidet an Gallensteinkoliken und Ikterus. Schwere, ins Kreuz ausstrahlende Schmerzen im Epigastrium. Täglich Erbrechen, Kachexie. Tumor rechts oberhalb des Nabels, mäßig verschieblich, hart und druckempfindlich. Die Operation ergibt Steine in der Gallenblase. Exstirpation der Gallenblase. Das Pankreas ist steinhart, apfelgroß. Keilexcision aus dem Pankreas und Tamponade. Blutung dabei minimal. Heilung in 4 Wochen; nach 4 Monaten blühend, hat 14 kg zugenommen.

Der zweite Fall betrifft einen 24jährigen Mann, der seit zwei Jahren an Gallensteinkoliken leidet. Seit drei Monaten ständig Koliken, Brechen, Ikterus, Abmagerung. Tumor in der Mittellinie oberhalb des Nabels, unbeweglich, druckschmerzhaft. Operation: Gallenblase völlig geschrumpft, 6 Steine darin. Cholecystektomie. Der Pankreaskopf steinhart, komprimiert den Choledochus. Mobilisierung des Duodenums nach Kocher. Befreiung des Pankreaskopfes aus seiner schwartigen Kapsel und Incision in das Pankreas, dessen Gewebe so hart ist, daß es beim Schneiden knirscht. Tamponade der Pankreasincision. Hepaticusdrainage, Bauchnaht. Entlassung nach 4 Wochen. Pankreasresistenz nicht mehr fühlbar. Nach $1^1/_2$ Jahren völlig gesund und arbeitsfähig. Abdomen o. B.

Bei beiden Fällen handelte es sich also um eine von den Gallenwegen aus hervorgerufene sekundäre Pankreatitis, so daß der Einwand erhoben werden kann, daß diese auch auf die an den Gallenwegen vorgenommenen Eingriffe allein hin zur Ausheilung gelangt wäre. Ein strikter Beweis gegen eine solche Annahme läßt sich natürlich, wie zugegeben werden muß, nicht führen. Der glatte und schnelle Verlauf und das Verschwinden aller Erscheinungen trotz der schweren Veränderungen im Pankreas macht es aber zum mindesten wahrscheinlich, daß die direkte Entlastung des entzündeten Pankreasgewebes günstig auf den Heilungsprozeß eingewirkt hat; denn die Heilung der nach indirekten Eingriffen zurückbleibenden Gallenfisteln dauert in der Regel viel länger, ganz abgesehen davon, daß nicht selten trotz gründlichster indirekter Eingriffe das Pankreasleiden selbst unbeeinflußt fortbesteht oder sich verschlimmert.

Die von verschiedenen Seiten ausgeführte Keilexcision oder gar die Resektion ganzer Teile des chronisch entzündeten Pankreas ist im Gegensatz zu den bisherigen Verfahren nicht zu empfehlen, da dabei vielleicht dringend notwendiges Pankreasgewebe unnötig geopfert, der ganze Krankheitsherd im übrigen aber doch nicht völlig beseitigt wird. Das Ziel derartiger Eingriffe, die Entlastung des Gewebes und die Ableitung von Sekret und Entzündungsprodukten, kann meines Erachtens durch die Incision mit nachfolgender Drainage in völlig genügender Weise erreicht werden.

Gegen die das Pankreas bei chronischer Entzündung direkt angreifenden chirurgischen Maßnahmen wendet sich Heiberg in seiner Monographie über ,,die Krankheiten des Pankreas". Er hebt hervor, daß die chronische Pankreatitis bei der überwiegenden Mehrzahl der Fälle nur eine sekundäre Komplikation bestimmter Erkrankungen der Nachbarorgane ist und daß bei den Chirurgen in viel zu hohem Maße die Neigung besteht, auf Grund des Palpationsbefundes bei der Operation eine ,,chronische Pankreatitis" zu diagnostizieren, ihr den Charakter einer selbständigen Krankheit zuzuschreiben und ihr unter Umständen einen Einfluß auf die Wahl des Operationsverfahrens einzuräumen. Heiberg hält diesen Standpunkt für falsch, da seines Erachtens für die Behandlung der chronischen Pankreatitis lediglich die Beseitigung der Grundkrankheit (Gallenwegsleiden, Ulcus ventriculi oder duodeni) in Betracht kommt, die in vielen Fällen zu einer Ausheilung der Pankreatitis führt. Wo das nicht der Fall ist, seien Eingriffe am Pankreas selbst zwecklos, wie sie auch bei der primären chronischen Pankreatitis vollkommen zwecklos seien, da nicht einzusehen sei, in welcher Weise das zwischen dicken Bindegewebssepten eingezwängte atrophische Pankreasgewebe durch chirurgische Maßnahmen im Sinne einer Besserung beeinflußbar sei.

Ohne in eine eingehende Diskussion der Einwände Heibergs und auf Einzelheiten einzugehen, möchte ich doch kurz darauf hinweisen, daß zwischen den Anschauungen Heibergs und denen wohl der meisten Chirurgen eine weitgehende Übereinstimmung herrscht. Es ist Heiberg ohne weiteres zuzugeben, daß die Diagnose einer chronischen Pankreatitis auf Grund des Operationsbefundes außerordentlich schwierig sein kann, daß Fehldiagnosen sicher nicht selten vorkommen und daß infolgedessen das Urteil, das man sich über die Wirkung der vorgenommenen Eingriffe macht, mitunter ein falsches ist. Ebenso teilen wohl auch alle Chirurgen die Ansicht Heibergs, daß die chronische Pankreatitis bei der überwiegenden Mehrzahl der Fälle als eine sekundäre, komplizierende Erkrankung nach primärer Gallenwegserkrankung oder nach Geschwürsprozessen am Magen und Duodenum anzusehen ist und daß bei der Mehrzahl der Fälle die Pankreatitis durch entsprechende Behandlung des Grundleidens zur Ausheilung kommt.

Dagegen muß ich aber daran festhalten, daß der Palpationsbefund bei der Operation bei kritischer Beurteilung durch einen erfahrenen Chirurgen denn doch nicht ganz so wertlos ist, wie Heiberg annimmt (s. oben). Ich glaube auch, daß es nicht angängig ist, eine chronische Pankreatitis nur dann zu diagnostizieren, wenn deutliche äußere oder innere Ausfallserscheinungen von seiten des Pankreas nachweisbar sind. Denn das Auftreten der Ausfallserscheinungen hängt doch ganz von der Ausdehnung der Erkrankung im Pankreas ab. (Schreibt doch Heiberg selbst, daß die Symptome des Fehlens der äußeren Sekretion ,,vor der Glykosurie, mit ihr gleichzeitig oder erst nach einer langen Dauer eines ausgesprochenen Diabetes auftreten können" und muß es doch Stadien der Erkrankung geben, in denen manifeste Ausfallserscheinungen überhaupt noch nicht vorhanden sind.) Die Fälle, bei denen eine Probeexcision gemacht und die mikroskopische Untersuchung ausgeführt wurde, beweisen im übrigen, daß chronische Pankreatitiden vorliegen können, ohne daß äußere Sekretionsstörungen vorhanden sind.

So beschreibt Barth den Krankheitsverlauf bei einem 54jährigen, etwas fettleibigen Herrn, der seit zwei Jahren an Beschwerden litt, die als Gallensteinkoliken gedeutet wurden. Anfangs bestand Druckgefühl im Epigastrium, dann traten Kolikanfälle mit galligem Erbrechen auf (6—7 mal im Jahr); kein Ikterus dabei. Der Stuhl stets normal. Im letzten Jahre waren die Koliken seltener, dafür trat aber häufiges Erbrechen auf. Am 1. 10. 1903 hohes Fieber mit Erbrechen, Koliken in der Gallenblasengegend und Auftreibung des Leibes. Am 3. Tag schwerer Ikterus, Temperaturen dauernd zwischen 39 und 40°. Schnelle Zunahme septischer Allgemeinerscheinungen.

Am 5. 10. Cholecystostomie. Die prall gefüllte Gallenblase enthielt trübe eitrige Galle, darin Bact. coli in Reinkultur. Weder in der Gallenblase noch im Choledochus ein Stein. Frische Pericholecystitis. — Auf die Drainage der Gallenblase hin glatter Rückgang aller Erscheinungen. Kein Steinabgang.

Am 3. 11. 1903 schwerer langanhaltender Kolikanfall mit Erbrechen, aber ohne Temperatur. Seitdem öfters dumpfe Schmerzen im Epigastrium mit Übelkeit, manchmal auch mit Erbrechen. Kein Grund dafür auffindbar; Temperatur, Stuhl, Urin andauernd normal. Am 28. 11. Entlassung. Bald darauf Heilung der Fistel.

Seit Januar 1904 Steigerung der beschriebenen Beschwerden bis zu äußerster Heftigkeit, so daß Morphium nutzlos blieb. ,,Durch die heftigen und fast kontinuierlichen Schmerzen wurde der sonst willensstarke Mann zur Verzweiflung gebracht." Kein Fieber. Gallenwege frei. In letzter Zeit Abmagerung.

Am 19. 1. 1904 Relaparotomie. Gallenblase ziemlich normal; darin klare Galle, die allerdings wieder Bact. coli enthält. Keine Steine in den Gallenwegen. Pankreaskopf auffallend hart und etwas verdickt, der Hals und der Körper des Pankreas besonders hart. ,,Die normale Körnelung und Lappung war an den am schwersten veränderten Partien völlig verschwunden." Umgebung normal. In der Annahme eines Carcinoms Probeexcision aus dem Pankreaskörper und Naht der Wunde in dem schwieligen und nur wenig blutenden

Pankreasgewebe. Darüber Tamponade und Wundschluß. Zwei Tage hielten die Schmerzen noch unvermindert an, dann völliges Aufhören derselben bis zu dem Tode 16 Tage später. Nach Aufhören der Schmerzen setzte unstillbares Erbrechen ein, ohne daß ein Ileus bestand. Vier Tage nach der Operation ging die Wunde beim Brechen auseinander und es trat Darmprolaps auf. Reposition desselben. Nachher Absceß in der Wunde und Erysipel, dem der Kranke am 5. 2. erlag.

Die mikroskopische Untersuchung des probeexcidierten Stückes ergab das Bild der indurativen Pankreatitis und die Sektion ergänzte den Befund dahin, daß im Bereich des Pankreaskörpers das Drüsengewebe durch die Bindegewebswucherung vollkommen untergegangen war, während es im Kopf und Schwanz teilweise noch gut erhalten war. Der Ductus Wirsungianus war total verödet und nur der Ductus Santurini offen. Gallenwege und Gallenblase o. B., nirgends ein Stein.

Barth hebt ausdrücklich hervor, daß bei dem Kranken weder diabetische Erscheinungen noch Veränderungen des Stuhles beobachtet worden sind.

Weiter kann ich die Ansicht von Heiberg, daß da, wo die Ableitung der Galle oder die Beseitigung des Ulcus die Pankreatitis nicht zur Ausheilung bringt, Eingriffe am Pankreas selbst zwecklos seien, nicht teilen. Es wird gewiß eine ganze Reihe solcher Fälle geben, bei denen auch mit direkten Eingriffen am Pankreas nichts mehr erreicht wird. Aber ich halte es sehr wohl für möglich, daß es Zwischenstufen gibt, bei denen der Entzündungsprozeß im Pankreas so weit vorgeschritten ist, daß eine indirekte Einwirkung keinen Erfolg mehr bringt, während eine direkte Entlastung und Ableitung aus dem entzündeten Gebiet selbst sehr wohl noch Nutzen bringen kann. Wenn Heiberg angibt, es sei schwer sich vorzustellen, in welcher Weise das derb sklerosierte Pankreas durch Incisionen heilend beeinflußt werden könnte, so hat er dabei offenbar Endfälle im Auge, bei denen in der Tat nichts mehr zu bessern ist. Daß aber frühere Stadien günstig beeinflußt werden können, erscheint mir kaum zweifelhaft, besonders wenn man Fälle wie den von Payr und Martina oder den von Schmieden heranzieht und wenn man sich vergegenwärtigt, daß eine solche Entspannung des Gewebes auch an anderen parenchymatösen Organen, z. B. bei der Decapsulation der Niere (bei chronischer Nierenentzündung mit Übergang zur Schrumpfniere — Mühsam, Caro u. a.) in geeigneten Fällen ausgezeichnete Resultate ergibt. Die Schwierigkeit besteht nur darin, zu erkennen, wann ein solcher Eingriff noch Erfolg verspricht, wann er keinen Erfolg mehr bringen kann oder wann er überflüssig ist. In dieser Beziehung müssen erst weitgehende weitere Beobachtungen Klarheit bringen; denn daß die bisher vorliegenden Erfahrungen über den Wert der direkten Eingriffe am Pankreas noch nicht ausreichen, um ein bestimmtes Urteil darüber zu fällen, ist sicherlich richtig. Angesichts eines so günstigen und eindeutigen Erfolges wie bei dem Fall von Payr und Martina (den Heiberg allerdings als ein Unikum bezeichnet), ist meines Erachtens ein zu weitgehender Pessimismus aber nicht berechtigt.

Was nun die Resultate der chirurgischen Behandlung der chronischen Pankreasentzündung anlangt, so liegt es auf der Hand, daß dieselben außerordentlich verschiedenartig sein müssen. Bei den leichteren Fällen der sekundär nach Gallenwegsleiden oder nach Magen- oder Duodenalgeschwüren auftretenden Pankreatitis wird, wie schon erwähnt, durch die operative Beseitigung des Grundleidens in der Regel auch die Pankreaserkrankung zur Ausheilung gebracht. Bei den schwereren Fällen, bei denen der Prozeß im Pankreas weiter vorgeschritten ist, bringt ein derartiges Vorgehen bei einem Teil der Fälle noch einen Rückgang der Entzündung, bei einem anderen Teil bleibt es dagegen erfolglos. Hier schreitet der Prozeß unaufhaltsam fort und führt allmählich zur Atrophie und zum Schwund des Drüsengewebes. Aller Wahrscheinlichkeit nach wird bei einem Teil dieser Fälle durch geeignete direkte Eingriffe am Pankreas selbst doch noch ein Erfolg erzielt werden können. Die Hände dabei resigniert in den Schoß zu legen, halte ich vorderhand nicht für gerechtfertigt. Dagegen ist bei allen den Fällen, bei denen bereits eine ausgesprochene Atrophie und Sklerose des Parenchyms vorliegt, eine Besserung von einem Eingriff irgendwelcher Art nicht mehr zu erwarten. Ebenso dürften auch die primären chronischen Pankreasentzündungen (auf arteriosklerotischer, alkoholischer Basis usw.), wie Heiberg betont, im allgemeinen nicht Gegenstand chirurgischer Therapie sein.

Es versteht sich auf Grund des früher Gesagten von selbst, daß die operative Mortalität bei der chronischen Pankreasentzündung je nach dem Fall und je

nach der angewandten Behandlungsmethode eine verschieden hohe ist. So
hatte Mayo Robson, der im allgemeinen der Cholecystenterostomie den
Vorzug gibt, bei 102 operierten Fällen eine operative Mortalität von 3,9%;
darunter befanden sich 56 Fälle mit Gallensteinen, von denen 55 geheilt wurden
und 46 Fälle ohne Gallensteine mit 42 Heilungen (ein Fall starb nach der Operation, 2 Patienten wiesen später einen Diabetes auf, einer eine perniziöse
Anämie). Kehr hatte unter 69 Fällen 8 Todesfälle = 11,6% Mortalität. Diese
Zahlen lassen sich aber kaum vergleichen, da das der Berechnung zugrunde
liegende Material sicher kein gleichartiges war und eine solche Statistik nur
dann einen Wert hat, wenn die leichten und die schweren Fälle getrennt berechnet
werden. Schon der Hinweis auf die viel größeren Gefahren eines jeden Eingriffes bei bestehendem Ikterus genügt, um das klarzustellen.

Dementsprechend ist auch die Dauer bis zum Eintritt der Heilung bei den
einzelnen Fällen eine verschieden lange. In günstigen Fällen verschwinden
alle auf das Pankreas hinweisenden Erscheinungen schon in den ersten Wochen
nach der Operation, bei anderen können Monate darüber vergehen, bis die
Beschwerden und der manchmal fühlbare Tumor sich vollständig zurückbilden.
Wieder bei anderen Fällen kann der Verlauf ein schwankender sein, indem
die Erscheinungen nach anfänglicher Besserung von neuem auftreten und
dann in der Regel nicht mehr zu beeinflussen sind. Bei den nicht ganz seltenen
Fällen, bei denen ein Carcinom irrtümlicherweise für eine chronische Pankreatitis gehalten wurde, pflegt das schnelle Wachstum des Tumors, das Auftreten
von Metastasen und die Kachexie bald zum Exitus des Patienten zu führen.

Zum Schlusse sei kurz darauf hingewiesen, daß die chirurgische Therapie
der chronischen Pankreasentzündung durch gleichzeitige Anwendung innerer
Mittel wesentlich unterstützt werden kann. Neben der selbstverständlichen
Bettruhe und entsprechender Diät kommt die Verabreichung von Pankreas-
ersatzpräparaten, die das Pankreas funktionell entlasten, besonders beim Bestehen von Ausfallserscheinungen von seiten desselben in Betracht. (Das Nähere
darüber siehe bei der inneren Behandlung der chronischen Pankreatitis.)

Konkremente im Pankreas.
(Sialolithiasis pancreatica, Pancreolithiasis.)
Von O. Groß.

Wie es in den meisten drüsigen Organen infolge krankhafter Prozesse
zur Ablagerung von Konkrementen kommen kann, so ist eine solche Steinbildung
auch in der Bauchspeicheldrüse möglich. Wir kennen Konkretionen in den
Gallenwegen, im Nierenbecken, der Blase, den Ausführungsgängen der Mundspeicheldrüsen, und auch im Pankreas werden nicht allzu selten derartige Ablagerungen beobachtet. Wenn dies aber nicht häufiger geschieht, als dies in
Wirklichkeit der Fall ist, so dürfte das vielleicht seinen Grund vor allem
darin haben, daß bei Autopsien das Pankreas sehr oft unbeachtet bleibt, wie
wir das an anderen Stellen wiederholt ausgeführt haben. Pankreassteine sind
in der Tat schon recht lange bekannt. Ohne auf die Geschichte dieser Erkrankung ausführlich eingehen zu wollen, möchte ich nur erwähnen, daß sie in
der Mitte des 17. Jahrhunderts schon von Panorolus und Gajea beobachtet
wurden. Aber in der Folgezeit blieben die Beobachtungen doch noch sehr
vereinzelt, so daß sie Hoppe-Seyler 1877 noch immer zu den Seltenheiten
rechnete. Bezüglich der älteren Literatur verweise ich auf das Werk von Oser,
in dem sich die historischen Angaben finden.

Auch heute gelten die Pankreassteine noch immer als seltene Erkrankungen und ihre Diagnostik zu Lebzeiten gehört, wie wir sehen werden, zu den größten Seltenheiten. Weit häufiger werden sie bei der Autopsie zufällig gefunden, und die während des Lebens beobachteten Symptome können mitunter nachträglich auf sie bezogen werden. Bei Besprechung der chronischen Pankreasentzündung, sowie bei anderen Erkrankungen, mußten wir oft auf die Steinbildung hinweisen, nicht nur, weil sie ätiologisch eine wichtige Rolle spielt, sondern vor allem auch, weil die Steinbildung mit dem obigen Krankheitsprozeß in engstem Konnex steht.

Die Statistik im Jahre 1891 betrug nach Minnich etwa 50 Fälle. Nach Opitz lagen in der Gesamtliteratur bis zum Jahre 1901 97 Fälle von Pankreassteinen vor, zu denen dann noch 3 von ihm beschriebene Fälle hinzukamen. Inzwischen sind einige 20 neue Fälle hinzugekommen. Dabei ist aber zu bedenken, daß nicht alle Fälle von Steinbildung, die beobachtet sind, in der Literatur niedergelegt wurden, zumal es sich in sehr vielen, vielleicht in den meisten Fällen, nur um sandfömige Bildungen handelt, die zusammen mit anderen Krankheiten vorkommen. Nach Rindfleisch wurden unter 2000 Obduktionen der Königsberger Medizinischen Klink nur 3 Fälle von Steinbildung beobachtet, obwohl „die Bauchspeicheldrüse stets herausgenommen, halbiert und mit einem großen das Organ halbierenden Schnitt bedacht wurde, durch den der Ductus Wirsungianus in großer Ausdehnung freigelegt wird". Nur selten ist die Diagnose intra vitam gestellt worden.

Was das Vorkommen der Pankreaskonkremente angeht, so sehen wir sie im Gegensatz zu den besonders das weibliche Geschlecht betreffenden Gallensteinen besonders bei Männern auftreten. Nach einer Zusammenstellung Osers über 32 Fälle wurden 26 mal Männer, nur 6 mal Frauen betroffen. Das ist durchaus erklärlich, wenn wir uns zu der Annahme bekennen, daß die Pankreaskonkretionen in der Mehrzahl der Fälle als Folgezustände anderer Pankreaskrankheiten aufzufassen sind, diese aber vor allem, wie wir besonders bei der chronischen Pankreasentzündung gesehen haben, das männliche Geschlecht betreffen. Der Grund ist in den als Ursache in Betracht kommenden Schädlichkeiten, vor allem in chronischem Alkoholmißbrauch, zu suchen, dem das männliche Geschlecht weit häufiger ausgesetzt ist, als das weibliche. Aus der Zusammenstellung Osers ergibt sich ferner, daß vor allem das Alter zwischen 36 und 45 Jahren von der Erkrankung betroffen wird, daß im Kindes- und Greisenalter die Krankheit nur selten vorkommt, was ebenfalls zugunsten unserer Auffassung einer sekundären Natur der Steine (siehe weiter unten) spricht.

Die Größe der Steine ist großen Schwankungen unterworfen. Oft findet man nur sand- oder grießförmige Konkretionen, doch können die Steine auch die Größe einer Walnuß erreichen. Der Stein Mantanis wog 70 g. Trotz ihrer Multiplizität zeigen sie fast niemals — und das ist mitunter diagnostisch wichtig — im Gegensatz zu Gallensteinen Facettierungen ihrer Oberfläche, die vielmehr rauh, unregelmäßig ist und mit warzenförmigen Fortsätzen versehen sein kann, die in die Seitenäste des Ductus Wirsungianus hineinreichen. Facettierte Steine sind nur von Fleiner und Lazarus (beim Tier) beschrieben. Friedreich erwähnt einen von Schupmann beobachteten Stein, der eine Länge von $1\frac{1}{2}$ Pariser Zoll hatte und 200 Gran wog, ein anderer Stein war sogar $2\frac{1}{2}$ Zoll lang. Die Farbe der Steine ist weiß bis hellgrau, kann aber besonders bei Steinen, die organische Substanz in größerer Menge enthalten, oder lange in der Vaterschen Papille gelegen haben, auch ganz dunkel sein (Bonet, Mercklin, Dieckhoff). Auf der Schnittfläche ist die Farbe dieselbe, oder sie ist gefleckt. Konzentrische Schichtung kommt besonders bei organischen Steinen vor und ist selten. Die Zahl der Steine ist erheblichen Schwankungen unterworfen. Seltener ist nur ein einziger vorhanden, wie in den Fällen von Ancelet

(3 Einzelsteine in 16 Fällen), Lazarus (1 Einzelstein unter 6 Fällen), Recklinghausen und Matani, meistens finden sich mehrere Konkremente. In der
Aufstellung Ancelets, die ich nach der Arbeit von Opitz wiedergebe, fand
sich folgendes Verhältnis:

Zahl der
Fälle	Konkremente
3	1
1	7—8
1	4
1	12
1	zahlreich
8	20

Besonders dann, wenn sich nicht einzelne große Steine finden, und wenn der
Gang mit sand- oder grießförmigen Konkrementen ausgefüllt ist, ist die Zahl
besonders groß und gar nicht festzustellen. Gerade diese Fälle, in denen es infolge krankhafter Veränderungen der Drüse zu dieser Art von Konkrementbildung kommt, scheint mir besonders häufig zu sein.

Meckel (nach Claessen 1842) beschreibt den Befund sehr treffend: „Das
Pankreas in eine tuffsteinartige Masse (massa tophosa et lapidea) entartet, den
Ausführungsgang als mit einer ähnlichen Materie verstopft und derartig ausgedehnt, daß er den Gallenweg zusammendrückte und den Abschluß der Galle
vollständig verhinderte." Die Konsistenz ist nach der Zusammensetzung
sehr verschieden, jüngere Steine erscheinen weicher, als ältere. Zum Teil sind
sie leicht zu zerreiben, je mehr anorganische Salze in den Steinen ausgeschieden
sind, desto härter und weniger leicht zerreiblich sind sie.

Auch bezüglich ihrer, chemischen Zusammensetzung weichen die Pankreassteine von den Gallensteinen erheblich ab. Während letztere vor allem aus
organischen Substanzen bestehen und höchstens $15—20\%$ anorganische Körper
enthalten, bestehen die Pankreassteine zur Hauptsache aus anorganischem
Material, vor allem Kalksalzen, das für die meist weiße bis hellgraue Farbe verantwortlich zu machen ist. Sie sind meist amorph, während die Gallensteine
gewöhnlich krystallinisch sind.

Die Steine bestehen entweder aus Kalksalzen, was am häufigsten der Fall und für
die Diagnose besonders wichtig ist (Röntgenogramm!), oder sie setzen sich in der
Hauptsache aus organischem Material zusammen, zweifellos der seltenste Fall, oder
es handelt sich um Mischsteine aus organischem und unorganischem Material.

Was zunächst die organischen Steine betrifft, so bestehen sie aus einer festen
Proteinsubstanz, die in Essigsäure löslich und die aus dieser Lösung durch
Kaliumeisencyanür fällbar ist. Sie bestehen aus zwiebelartigen konzentrischen
Schichten (Virchow). Auch Cholesterinsteine sind beschrieben worden,
daneben Fettsäuren (Müller). Allen diesen Steinen ist die organische Grundlage eine Eiweißsubstanz, die wohl aus den Epithelien des Ganges gebildet
wird, gemeinsam. Ferner ist Leucin und Tyrosin (Caparelli) gefunden
worden. Lehmann beschreibt ein im Hauptgang gefundenes Konkrement, das
in der Hauptsache aus Proteinsubstanzen bestand. Xanthin und Guanin
hat Opitz in einem Falle gefunden. Die organischen Steine enthalten neben
organischen Substanzen in der Hauptsache Kalksalze. Ein derartiger von
Baldoni analysierter Stein zeigte folgende Bestandteile:

Fett	$12,4\%$
Fettsäuren	$13,4\%$
Seifen und Pigmente	$40,9\%$
Cholesterin	$7,7\%$
Eiweiß	$3,5\%$
Calciumphosphat, Calciumcarbonat und Chloride	$12,7\%$

Um fast nur organische Steine hat es sich in Minnichs Fall gehandelt, insofern die im Stuhl gefundenen Steine wirklich Pankreassteine gewesen sind. Der Autor gibt über das Aussehen und das chemische Verhalten folgende Beschreibung: Am 14. 12. vier über linsengroße Konkremente von unregelmäßig rundlicher Form mit stumpfen Rändern, wobei eine Fläche etwas vorwiegt. Am 15. drei ähnliche Konkremente. Am 17. nach besonders schwerem Anfall drei Steine von Kirschsteingröße, darunter einer platt gedrückt. In den folgenden zwei Tagen gingen nur noch kleine Bröckel und Grieß ab. Die Stühle wurden aus äußeren Gründen vom 21.—31. 12. nicht mehr nachgesehen. Die Untersuchung der Konkremente ergab, daß sie aus einer zähen halbfesten Masse bestehen, die sich mit dem Finger zerdrücken läßt, wobei dieselben aber nicht pulverförmig zerfallen, sondern höchstens einige, unregelmäßige Risse entstehen lassen. Die Steinmasse ist zu kohärent, als daß sie sich kneten ließe. Die Oberfläche ist beinahe glatt und durch die Stuhlfarbstoffe leicht gelbgrau gefärbt. Die Schnittfläche der Steine ist vollständig weiß, mattglänzend und besitzt Ähnlichkeit mit der eines Obstkerns. Schichtung und Zentralkern nicht erkennbar. Mikroskopisch erweist sich die Steinsubstanz vollständig amorph. Krystalle und andere morphotische Elemente lassen sich nicht erkennen. Die Steine sind in Chloroform sehr leicht löslich unter Bildung einer weißen Trübung. Beim Ausglühen im Reagenzglas entwickelt sich dicker Rauch von stark aromatischem Geruch. Im obersten Teil des Glases bleibt etwas gelbes Kondenswasser und als Rückstand ein vollständig weißer Stein, der die Reaktionen auf kohlensauren und phosphorsauren Kalk gibt.

Eine genaue chemische Analyse über die Natur der in den Steinen enthaltenen organischen Substanz liegt leider nicht vor. Jedenfalls hat es sich auch hier um einen gemischten Stein gehandelt, der aus organischer Substanz und Kalksalzen zusammengesetzt war.

Weitaus häufiger als organische und gemischte Steine sind die rein anorganischen Konkremente. Sie bestehen entweder ausschließlich aus kohlensaurem Kalk (Foucroys, Wollaston (Stein eines Ochsen) Baumel, Opitz, Fall 2). Claessen berichtet schon, daß sich nach Baillie „pankreatische Konkremente in Salzsäure mit Entwicklung von viel kohlensaurem Gas auflösten". Sie bestanden aus kohlensaurem Kalk. Der Stein Schupmanns bestand aus basisch kohlensaurem Kalk mit Spuren von Phosphorsäure.

Ein von Legrand analysierter Stein bestand aus

$$CaCO_3 \ldots\ldots\ldots\ldots\ldots 93,14\,\%$$
$$P_2O_5 \ldots\ldots\ldots\ldots\ldots 2,45\,\%$$
$$\text{Organische Substanz} \ldots\ldots 0,686\,\%$$
$$H_2O \ldots\ldots\ldots\ldots\ldots 1,96\,\%$$

Auch Kühn und Opitz u. a. fanden Beimengungen phosphorsaurer Salze, während in den Fällen von Collard de Martigny, Henry u. a. die Steine in der Hauptsache aus phosphorsaurem Kalk bestanden. Auch Oxalatsteine sind beschrieben worden (Shattok).

Genaue Analysen liegen von Scheunert und Bergholz über Steine vor, die allerdings den Bauchspeicheldrüsen von Tieren entstammten.

Der eine Stein einer Mastkuh enthielt:

$$CaO \quad = 52,75\,\%$$
$$CO_2 \quad = 38,98\,\%$$
$$P_2O_5 \quad = 2,11\,\%$$
$$H_2O \quad = 0,48\,\%$$
$$\text{Fett} \quad = 0,48\,\%$$
$$\text{Protein} = 3,49\,\%$$

ein anderer, ebenfalls von einem Rind stammender Stein, ergab einen Gehalt von

$$51,61\,\%\ \mathrm{CaO}$$
$$2,0\,\%\ \mathrm{P_2O_5}$$

ein dritter Stein ergab bei der Analysierung ein ähnliches Resultat.

Wie aus diesen Angaben schon hervorgeht, kommen Pankreassteine nicht nur beim Menschen vor, sondern sind auch bei Tieren wiederholt gefunden worden. Vor allem scheinen bei Rindern Pankreassteine nicht zu den größten Seltenheiten zu gehören (Wollaston, Bär, Jungers, Centra, Lazarus). Die chemische Zusammensetzung entspricht, wie wir gesehen haben, den beim Menschen gefundenen. Die Drüse zeigt gewöhnlich erhebliche Veränderungen, die den beim Menschen gefundenen außerordentlich ähnlich sind. Sie wird als geschrumpft beschrieben, die mikroskopische Untersuchung zeigt einen Schwund des Parenchyms zugleich mit Wucherung des interstitiellen Gewebes, also das typische Bild, wie wir es auch beim Menschen als Pankreassklerose oder chronische Pankreasentzündung kennen gelernt haben (Bär). In den meisten Fällen fehlen mikroskopische Untersuchungen, so daß auf die Angaben, daß die Drüse normal gefunden wurde, kein allzu großes Gewicht gelegt werden darf. In anderen Fällen machen die Autoren die Angabe, daß die Drüse in einen mit Steinen angefüllten Sack verwandelt ist (Scheunert und Bergholz), oft fehlen Angaben über das Verhalten der Drüse vollkommen. Die Tiersteine kommen ebenfalls meist multipel vor, Mengen bis 260 g werden genannt. Von menschlichen Calculi unterscheiden sie sich mitunter durch Facettierung, die beim Menschen nur von Fleiner beobachtet ist, und die den Tiersteinen eine gewisse Ähnlichkeit mit Gallensteinen gibt. Oft ist aber auch die Oberfläche rauh und unregelmäßig, Fortsetzungen in die Seitenäste finde ich nirgends notiert. Interessant ist es vielleicht noch, daß trotz der schweren Pankreasveränderungen bzw. -Zerstörungen die Tiere zu Lebzeiten keine Ausfalls- oder sonstigen Krankheitserscheinungen zeigten und sich teilweise in ausgezeichnetem Futterzustand befanden.

Ätiologie der Pankreassteine. Wir müssen nun die Frage nach der Ätiologie der Calculose der Bauchspeicheldrüse aufwerfen. Friedreich nimmt als Ursache der Steinbildung vor allem Behinderung des Sekretabschlusses an, daher sollen sie besonders gern in Retentionscysten vorkommen. Als weitere ätiologische Momente nimmt er Schleimhautkatarrhe der Ausführungsgänge und Mischungsanomalien des Drüsensekretes an, so daß die Verstopfung des Ganges und die Bildung von Retentionscysten als sekundär aufzufassen ist.

Zum Verständnis der Ursache der Steinbildung sei hier daran erinnert, was Naunyn über die Gallensteinbildung annimmt. Danach entstammen die Bestandteile der Gallensteine weniger der Galle selbst, als vielmehr den Epithelien der Gallenwege, vor allem das Cholesterin soll seinen Ursprung dem Zerfall dieser Zellen verdanken. Ebenso stammt der Kalk aus der Schleimhaut, eine Ansicht die nach Naunyn schon Frerichs vertreten hat. So besteht auch das sog. „Gallensediment", die amorphen Massen, die sich in der Galle finden und sich in der Hauptsache aus Bilirubinkalk und Cholesterin zusammensetzen, aus Zerfallsprodukten der Gallengangsepithelien, indem sich der darin enthaltene Kalk mit dem Bilirubin zu Bilirubinkalk verbindet. Es kommt hinzu, daß durch das darin enthaltene Eiweiß der Kalk ausgefällt wird. So entsteht die Grundlage der Gallensteine. Ihre weitere Entwicklung und die Bildung der Gallensteine soll uns hier nicht weiter interessieren.

Die Ursache der Gallensteinbildung sieht also Naunyn, worauf schon früher Meckel v. Hemsbach hingewiesen hatte, in den Katarrhen der

Gallenwege, durch die die grundlegenden Bedingungen für die Gallensteinbildung gegeben werden. Diese Katarrhe werden durch Bakterien hervorgerufen, die vor allem dann ihre Wirkung entfalten können, wenn es zu einer Verlangsamung bzw. zu einer Stauung des Gallenabflusses kommt (Bacterium coli!).

Hält man sich diese Entstehung der Gallensteine vor Augen, so liegt es außerordentlich nahe, für die Pankreassteinbildung analoge Vorgänge anzunehmen. Auch hier sehen wir mit Vorliebe die Steine da auftreten, wo infolge einer Erkrankung der Drüse der Sekretabfluß gehemmt ist. Es ist ferner zu berücksichtigen, daß dem Pankreasgang im Gegensatz zu den Gallenwegen glatte Muskelfasern fehlen, so daß die Weiterbeförderung des Bauchspeichels einzig und allein durch die vis a tergo vor sich geht, d. h. daß also nur der Sekretionsdruck der Drüse das Sekret weiter befördert. Ist die Drüse erkrankt, so wird dieser Druck und die Sekretmenge sinken, das Sekret bleibt in den Gängen liegen, die vom Darm eingewanderten Bakterien kommen zur Wirkung und eine Steinbildung ist die Folge. Auch die Möglichkeit, daß es infolge der Erkrankung der Drüse und dadurch hervorgerufenen narbigen Schrumpfungen zu Abschnürungen der Gänge und dadurch zu Sekretstauungen kommt, die zu Steinbildung Veranlassung geben, muß zugegeben werden (Körte, Scheunert und Bergholz u. a.). Doch trifft das kaum für alle Fälle zu. Wie mich eigene Beobachtungen wiederholt gelehrt haben, können solche Abschnürungen des mit Konkrementen gefüllten Ganges vollkommen fehlen, der nach Entfernung der Konkremente leicht sondierbar wird. Hier sei auch an die besonderen anatomischen Verhältnisse der Ausführungsgänge der Bauchspeicheldrüse erinnert. Der Nebenausführungsgang, der Ductus Santorini, soll imstande sein, bei Verschluß des Wirsungschen Ganges dessen Funktion mit zu übernehmen (Lazarus u. a.). Wie jedoch Opies Untersuchungen an 100 Bauchspeicheldrüsen dargetan

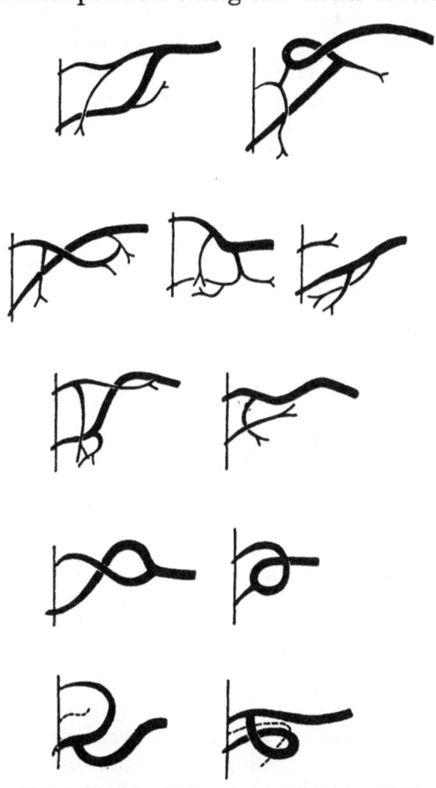

Abb. 44. Variationen des Ductus Wirsungianus und Santorini. (Nach Opie.)

haben, liegen die Verhältnisse nicht so einfach. Sie sind am deutlichsten an folgender Zeichnung, die ich nach Opie wiedergebe, zu ersehen.

Es zeigte sich, daß in 90 Fällen eine Anastomose beider Gänge bestand, daß aber 22mal der Santorinische Gang vollkommen verschlossen gefunden wurde, noch häufiger war er so verengt, daß er praktisch als Ersatz gar nicht in Betracht kommen konnte. Der Ductus Wirsungianus war stets offen, selbst in den seltenen Fällen, in denen der Ductus Santorini weiter war, als er.

Es sei ferner an dieser Stelle auf die eingehenden Untersuchungen hingewiesen, die Clairmont an 50 Leichen Erwachsener über das Verhalten des Ductus Wirsungianus und Ductus Santorini vorgenommen hat. Dabei zeigte es sich, daß der letztere vollkommen fehlen oder so rudimentär sein kann, daß seine Existenz praktisch gar keine Rolle spielt. In drei Fällen bildete der Ductus

Santorini den Ausführungsgang eines kleinen isolierten Nebenpankreas, das mit der übrigen Bauchspeicheldrüse in keiner Beziehung stand. Gar nicht selten kommuniziert er als zweiter Ausführungsgang des Pankreas mit dem Wirsungschen Gang oder er ist selbständiger Ausführungsgang ohne Verbindung mit diesem. Die Bedeutung des Santorinischen Ganges wächst, wenn er zum Hauptausführungsgang, der Ductus Wirsungianus zum Nebenausführungsgang wird. Dieses Verhalten fand sich allerdings nur in einem einzigen Falle. Der Wirsungsche Gang kann sogar vollkommen fehlen und der Ductus Santorini der einzige Ausführungsgang bleiben. Mit diesem kann dann an der sog. Papilla duodeni minor der Ductus choledochus münden. Auch das Vorhandensein von drei Papillen kommt vor: 1. die Papilla duodeni minor, an welcher der Hauptausführungsgang des Pankreas mündet; 2. die Papilla Vateri, mit dem Austritt des Ductus choledochus; 3. eine tiefer gelegene Papille, an welcher ein akzessorischer Pankreasausführungsgang mündet.

Bei Unterbindungen eines Ausführungsganges beim Hunde konnte ich sehen, daß ein Teil der Drüse, der dem nicht unterbundenen Ausführungsgang angehörte, unbeeinflußt blieb, während ein anderer Teil nach der Unterbindung zugrunde ging. Auch das spricht dafür, daß sich beide Gänge nicht einfach ersetzen können, sondern daß jeder, wenigstens in vielen Fällen und beim Hunde, einem bestimmten Bezirk der Drüse angehört, der praktisch von dem anderen getrennt ist.

Auch die sog. „Pankreassteinkatarrhe" (Robson) spielen häufig eine wichtige Rolle, besonders da, wo die Ursache in Gallensteinleiden zu suchen ist. Man versteht darunter vom Darm oder den Gallenwegen aufsteigende Katarrhe. Berücksichtigt man, worauf schon bei der Pankreassklerose eingegangen ist, die eigentümlichen anatomischen Verhältnisse des Pankreas- und Gallenganges, ferner, daß die infizierte Galle, vor allem bei Gallensteinverschluß der Vaterschen Papille, in den Wirsungschen Gang fließen kann, so hat diese Erklärung für manche Fälle viel für sich und widerspricht in keiner Weise den oben vertretenen Anschauungen. Gudiceandrea konnte in einem Pankreasstein ein Bacterium in großer Menge nachweisen, das große Ähnlichkeit mit dem Bacterium coli hatte und vielleicht mit ihm identisch war, daneben fanden sich noch andere Mikroorganismen. Wie weit diesem Mikroorganismus aber eine ätiologische Bedeutung zukam, war dem Autor selbst zweifelhaft. Dazu kommt aber, worauf ich bei der Betrachtung über die bei chronischer Pankreasentzündung gefundenen Steine schon aufmerksam gemacht habe, daß wahrscheinlich eine durch die Drüsenerkrankung hervorgerufene krankhafte Zusammensetzung des Sekrets als weiteres ätiologisches Moment beachtet werden muß. In der Tat kommen Pankreassteine bei allen möglichen Erkrankungen der Drüse (Entzündungen, Tumoren, Cysten, Abscessen usw.) vor. Friedreich macht schon auf die „Mischungsanomalien" des Drüsensekrets aufmerksam und vielleicht ist der Gehalt des Pankreassaftes an Kalksalzen, den schon Claessen kennt, dabei nicht unwichtig. Eine Analyse des Pankreassaftes von 2 Frauen, die Lining anstellte, ergab folgende Zusammensetzung:

Chlor	2,52— 2,65
Kieselsäure	4,82— 0,93
Schwefelsäure	0,40— 0,22
Kalium	11,78—12,02
Natrium	14,07—20,20
Phosphorsäure	46,99—45,29
Mangan	2,23— 2,52
Calcium	2,56—16,94
Magnesia	1,48— 0,37 %.

Prende will die Mikrobeneinwirkung auf die Pankreasschleimhaut als Ursache der Steinbildung nicht anerkennen, da man beim Kaninchen durch Gangunterbindung Steinbildung unter Ausschluß von Mikrobenwirkung hervorrufen kann. Die im Blute zirkulierenden, das Pankreas schädigende Noxen (Alkohol, Lues, Arthritis) sollen infolge der Pankreasveränderung auch Änderungen in der Zusammensetzung des Sekrets hervorrufen, durch die die Steinbildung begünstigt wird. Allerdings können desquamierte Mucosazellen — ohne bakterielle Entzündungen — den Kern für die Konkretionen abgeben.

Die Steinbildung bei Pankreaserkrankungen ist häufig als sekundär aufzufassen. Natürlich soll damit keineswegs behauptet werden, daß nicht auch primäre Katarrhe der Pankreasgänge mit konsekutiver Steinbildung vorkämen und daß der durch die Steinbildung hervorgerufene Verschluß des Ausführungsganges die Drüse sekundär zur Erkrankung bringen könnte. Auf diese „Pankreassteinkatarrhe“ (Sialangitis pancreatica) wird von manchen Seiten besonderes Gewicht gelegt (Körte, Larzarus, Robson, Scheunert und Bergholz). Von Wichtigkeit ist vielleicht dabei die Tatsache, daß die Pankreassteine fast ausnahmslos in der Drüse selbst liegen, im Gegensatz zu den Gallensteinen, die zu 90 % (Lazarus) extrahepatisch, vor allem in der Gallenblase, liegen. Das trägt sicherlich viel dazu bei, daß bei Pankreassteinleiden die Drüse so oft entzündlich mit erkrankt. Auf den Zusammenhang zwischen Pankreasleiden und Gallensteinen habe ich schon verwiesen. Das gilt besonders auch für die Pankreassteine, indem zunächst durch Gallensteine ein Katarrh der Vaterschen Papille entsteht, der den Ductus Wirsungianus hinaufsteigt und zur Pankreassteinbildung Veranlassung gibt. Dazu kommt, daß bei Gallensteinleiden die Galle fast stets infektiös ist.

Auch die Möglichkeit, daß eine Entzündung des Ductus choledochus direkt auf die Drüse übergeht, und so Steinbildung veranlaßt, mußt berücksichtigt werden. In der Tat werden Gallen- und Pankreassteine zusammen beobachtet (Ancelet, Dieckhoff, Lazarus).

Als weitere Ursache für die aufsteigende, Pankreaskonkretionen veranlassenden Katarrhe kommen alle die Momente in Betracht, die zu krankhaften Zuständen der Gallenwege und des Duodenums führen. Sie sind bei der chronischen Pankreatitis geschildert. So können Duodenalkatarrhe auf den Wirsungschen Gang übergehen. Lazarus beschreibt einen Fall, in dem sich infolge einer Fischvergiftung ein Icterus catarrhalis entwickelte. Im Anschluß daran trat nach 8 Monaten eine mit Steinen komplizierte Erkrankung der Drüse auf. Es möge hier auf die in diesem Abschnitt später entwickelte Auffassung Robsons über den Icterus catarrhalis verwiesen sein. Alkoholismus, ferner Lues (Lancereaux, Lazarus) spielen bei der Entstehung der Steine ebenfalls eine Rolle. Dabei dürfte es sich wohl meistens um eine primäre Pankreatitis mit konsekutiver Steinbildung handeln. Wie weit ein durch Alkoholismus hervorgerufener Duodenalkatarrh, den man für das gemeinsame Auftreten von Leber- und Pankreascirrhose verantwortlich gemacht hat, dabei ätiologisch in Betracht kommt, möge dahingestellt bleiben.

Lazarus hat den Versuch gemacht, Pankreassteine experimentell bei Tieren hervorzurufen, und zwar

    1. durch Sekretstauung,
    2. durch Infektion des Gangsystems,
    3. durch Kombination von Stauung und Infektion.

In der Tat ist es ihm in dem letztgenannten Falle gelungen, eine Erweichungscyste hervorzurufen, in der sich ein konkrementähnliches, aus zerfallenen Epithelien bestehendes Bröckelchen befand, das er als das organische Gerüst eines

Konkrements betrachtet (?). Die Versuche entsprechen also nicht den oben erwähnten Prendes.

Auf die sekundären Sklerosen ist bei Besprechung der Pankreasentzündung infolge Verschluß der Ausführungsgänge ausführlich eingegangen. Daß Steine Veranlassung zu Erweiterung der Gänge, ja zu Cystenbildung geben können, wird von Clark, Dieckhoff, Recklinghausen u. a. angegeben.

Symptomatologie der Pankreolithiasis. Die Symptomatologie der Pankreassteine ist nicht so charakteristisch, daß dadurch ein abgerundetes Krankheitsbild entsteht. Einesteils können die subjektiven Symptome auch andere Leiden, vor allem Gallensteinerkrankungen, vortäuschen, andererseits sind auch die objektiven Symptome wenig eindeutig, wofern es nicht besondere Umstände gestatten, mit Hilfe besonderer Methoden die Vermutungsdiagnose zu bestätigen. Es kommt hinzu, daß die Drüse durch chronische Steinleiden so schwere Veränderungen erleiden kann, daß diese das Krankheitsbild beherrschen.

Häufig finden wir in der Anamnese Koliken angegeben (Caparelli, Lanceraux, Leïchtenstern, Lichtheim, Minnich-Holzmann, Kinikutt, Glaeßner), die zunächst als Gallen-, bald als Nierensteinkoliken imponieren, in anderen Fällen wieder als kardialgische Anfälle beschrieben werden. Gerade für die Steine sind diese Schmerzen aber nicht allein charakteristisch, denn wir haben gesehen, daß sie bei allen möglichen Pankreaskrankheiten vorkommen. Immerhin ist es schon ein wesentlicher Gewinn, wenn sie darauf hinweisen, daß das Pankreas überhaupt erkrankt ist. Die Schmerzen beginnen in der Magengegend und strahlen in den Rücken aus, bald mehr nach der rechten, bald mehr nach der linken Seite zu, oft stimmen sie mit den bei der Pankreassklerose geschilderten Schmerzstellen überein und können einen unerträglichen Grad annehmen, oft haben schon lange Zeit vorher unangenehme Sensationen in der Magen- bzw. Pankreasgegend bestanden. Für die Entstehung der Schmerzen gilt das bei der Pankreassklerose Gesagte; die Stauung und Schwellung des Organs ist die Hauptursache. Dazu kommt der Druck auf die Nachbarorgane vor allem auf die nervösen Gebilde. Erbrechen wird meistens bei den Anfällen beobachtet. Die Schmerzen sind also den Gallensteinkoliken zum Verwechseln ähnlich. Gallen- und Pankreassteine kommen außerdem auch zusammen vor (Ancelet), erstere dürften gar nicht selten die Ursache der Pankreassteine sein, indem sie zu einem aufsteigenden Katarrh der Pankreasgänge Veranlassung geben. Man vergesse aber nicht, daß die Schmerzen, wie ich es selbst bei Steinbildung infolge chronischer Pankreasentzündung gesehen habe, auch fehlen können (Rindfleisch). Vor allem scheint das dann der Fall zu sein, wenn es sich um sandförmige Konkremente handelt. Aber auch größere Steine können schmerzlos verlaufen. Die Schmerzen treten, wenn sie vorhanden sind, anfallsweise auf, fehlen dann oft lange Zeit, um schließlich wiederzukommen. Allmählich vermehren sich die Schmerzattacken, um dann oft täglich aufzutreten. Mitunter gelang es, nach solchen Anfällen Konkremente im Stuhl nachzuweisen (Glaeßner). Die chemische Untersuchung solcher im Stuhl aufzufindenden Konkremente erscheint mir für die Erhebung und Sicherstellung der Diagnose besonders wichtig. Ein zweites, wichtiges Zeichen, das aber auch bei anderen Pankreaskrankheiten vorkommt, und die Differentialdiagnose gegenüber Gallensteinen oft erschwert, ist der Ikterus. Wie er entsteht, ist bei den nahen anatomischen Beziehungen zwischen Choledochus und Pankreas leicht verständlich. Wir sehen ihn ja auch bei anderen Pankreaskrankheiten. Der Gang durchzieht häufig das Pankreas, die Mündung des Gallen- und Pankreasganges ist oft gemeinsam, so daß Stauungen in der Drüse und im Gang einen Druck auf den Ductus choledochus und damit Ikterus hervorrufen muß.

Auch Braunfärbung der Haut ist beobachtet worden (Tschirschwitz, Glaeßner), die bei Besserung des Befindens und nach Sistieren der Anfälle verschwand.

Wir finden infolge der meist vorhandenen Pankreasveränderungen, die nach den obigen Ausführungen oft das primäre Leiden darstellen, alle die Erscheinungen, die wir bei Besprechung der verschiedenen Pankreaskrankheiten kennen gelernt haben. Störungen der äußeren und inneren Sekretion können im Vordergrund des Krankheitsbildes stehen. So wurde in ungefähr der Hälfte aller beobachteter Fälle (Oser) (nach Lanceraux in 40 Fällen 12 mal) Diabetes mit seinen üblichen Erscheinungen festgestellt, der sich in nichts von dem Diabetes bei anderen Pankreaskrankheiten unterscheidet. Der Diabetes ist gewöhnlich erst leicht, kann aber auch mit Fortschreiten des krankhaften Prozesses im Pankreas ganz schwere Formen annehmen. Daneben findet man gewöhnlich auch schwere Erscheinungen von seiten der Nahrungsausnutzung. Reichliche Mengen unverdauter Muskelfasern im Stuhl (Kreatorrhöe), Azotorrhöe, ferner Steatorrhöe die zu schweren Ölstühlen führen können. Wenn die Stühle auch nicht immer ausgesprochene Fettstühle sind, so finden sich doch oft reichlich Fettsäurenadeln und meistens auch unverdaute Muskelfasern (Lichtheim). Immerhin müssen wir mit Zesas annehmen, daß die Zeichen der Störungen innerer und äußerer Sekretion gewöhnlich zu den Spätsymptomen der Kalkulose gehören. Sie treten also erst dann auf, wenn tiefgreifende Veränderungen im Drüsengewebe vor sich gegangen sind. Diarrhöen, wenigstens zeitweise, besonders während und nach den Anfällen, werden fast stets beobachtet.

Im übrigen ist darauf zu achten, daß der Befund im einzelnen Fall sehr wechseln kann und die Symptome oft nur während der Anfälle vorhanden sind. Gerade das wechselvolle Resultat der diagnostischen Untersuchung ist nach Glaeßners Ansicht wichtig. Man muß den Stuhl also besonders nach den Schmerzanfällen untersuchen, da nur eine vorübergehende Pankreasinsuffizienz vorliegen kann.

Die Anfälle können mit Temperatursteigerungen einhergehen. Glaeßner beobachtete bei Anstellung der alimentären Zuckerprobe, „die in allen Fällen (s. auch Albu), namentlich im Anfall, oder vor oder nach demselben positiv war, in zwei Fällen Temperaturerhöhung bis auf 39° nach Zufuhr der Glykose". Auch Salivation ist, wie bei anderen Pankreaserkrankungen, wiederholt beobachtet worden (Eichhorst, Caparelli, Giudiceandrea, Glaeßner). Bei den Patienten Holzmanns, der Minnichs Fall weiter beobachtet hat, trat die Salivation zu Beginn der Kolikanfälle auf, war sehr heftig und veranlaßte den Patienten zum fortwährenden Ausspucken; dabei kam es zu einer Flüssigkeitsmenge von über einem Liter, die Speisereste enthielt und fadenziehend war. Zugleich mit dem Sistieren der Kolik hörte auch der Speichelfluß auf. Folgende, von Glaeßner veröffentlichte Fälle, die mir besonders charakteristisch erscheinen, mögen in extenso angeführt werden.

1. Fall. Es handelte sich um eine 55jährige Frau, die im Herbste 1910 an heftigen Koliken erkrankte, die sich plötzlich ohne jede vorausgegangene Krankheit bei ihr einstellten. Die Kolikschmerzen traten anfangs in größeren Intervallen von 2—3 Wochen auf, besonders nachts und bestanden in rasenden Schmerzen, die in der Magengrube begannen, von hier besonders nach rückwärts und in die rechte Seite ausstrahlten, von schneidend krampfartigem Charakter waren und mehrere Stunden anhielten. Gewöhnlich waren diese Koliken von einer starken Diarrhöe gefolgt, die noch am nächsten Tage bestand. Die Schmerzen traten immer häufiger auf und kamen endlich öfters am Tage zum Ausbruch, so daß bereits an eine Operation von seiten des behandelnden Arztes gedacht wurde, welcher die Affektion für Magenkrämpfe mit perigastritischer Grundlage hielt. Die Patientin magerte ab, traute sich trotz großen Appetites und obwohl ihr die Nahrungsaufnahme gar keine Schmerzen bereitete, nichts mehr zu essen, litt an Schlaflosigkeit und vor allem an heftigen Angstgefühlen vor dem drohenden Anfall. Die Untersuchung der Kranken bot nun absolut keine

Besonderheiten, nur fiel eine geringfügige subikterische Verfärbung der Haut und Schleimhäute auf. Die Untersuchung des Stuhls ergab keine Besonderheiten im anfallsfreien
Stadium, jedoch zeigte der diarrhöische Stuhl nach dem Anfall das charakteristische Aussehen des Fettstuhles. Es fanden sich darin zahlreiche unverdaute Muskelfasern mit Kernen,
ferner Neutralfett und Fettsäurenadeln. Die chemische Untersuchung ergab etwa 30%
Fettverlust durch den Kot und etwa 70% ungespaltenes Fett. Die Probe auf alimentäre
Glykosurie fiel ebenso wie die Untersuchung des Stuhles im anfallsfreien Stadium negativ
aus, dagegen konnte am Tage eines Anfalles deutliche alimentäre Dextrosurie festgestellt
werden. Die übrigen Proben auf Pankreasfunktion, auch die Cammidgesche Reaktion, fielen
negativ aus. Ich stellte nach diesen Befunden die Diagnose Pankreatitis, wahrscheinlich
durch Stein bedingt und war meiner Diagnose sicher, als sich bei der Untersuchung eines
Anfallsstuhles zahlreiche sandkorngroße Konkremente in der Entleerung vorfanden, die
hart, krümelig und graubraunem Aussehen, der Hauptmasse nach aus kohlensaurem Kalk
bestanden. Die Röntgenaufnahme der Pankreasgegend hatte ein negatives Resultat ergeben.
Nach Entleerung der Steinchen besserte sich wie mit einem Schlage das Befinden, die
Patientin nahm an Gewicht zu, die subikterische Farbe verschwand und es trat bis heute
kein Rezidiv ein; die Frau befindet sich ausgezeichnet. Zu irgendwelchen anderen therapeutischen Maßnahmen, als symptomatischer Behandlung, hatte der Fall keine Veranlassung
gegeben.

2. Fall. Dieser Fall wurde in der Sitzung der Gesellschaft der Ärzte zu Wien besprochen
und auch die Konkremente demonstriert. Es handelte sich um einen 69jährigen Mann, der
bis vor 5 Jahren ganz gesund gewesen war, früher bestand Nikotinabusus und Potatorium,
keine Lues in der Anamnese. Das jetzige Leiden begann vor 5 Jahren mit Erbrechen, Diarrhöen und gallensteinkolikartigen Schmerzen und Ikterus. Auf Karlsbader Kur besserten
sich die Symptome, das Gewicht hob sich wieder zur alten Höhe und 3 Jahre vergingen ganz
leidlich. Vor 1 1/2 Jahren neuerliche Koliken, jedoch ohne Ikterus, wiederum eine Karlsbader Kur, die jedoch den erwünschten Erfolg nicht bringt; seit dieser Zeit wiederholte
Kolikanfälle mit sehr starken Schmerzen, zwischen den Anfällen ein andauernder schleichen-
der Schmerz in der Magengegend, der nach beiden Seiten hin ausstrahlt; in der letzten Zeit
(Herbst 1912) häuften sich die Anfälle zu unerträglichen Schmerzen, die, oft zwei- bis dreimal
täglich auftretend, den Zustand beträchtlich verschlimmern. Seit mehreren Wochen gesellt sich eine immer intensiver werdende Gelbsucht hinzu, die zu starkem Hautjucken
Anlaß gibt. Bei der vorgenommenen Untersuchung klagte der Patient über dauernde
Schmerzen in der Magengrube, abwechselnd Schmerzen in der Lebergegend und im Epigastrium. Es fand sich beträchtliche Abmagerung, Zeichen von Arteriosklerose, Ikterus,
belegte Zunge, Acetongeruch, die Leber etwa 2 Querfinger über den Rippenbogen reichend,
die Gallenblase als schmerzhafter, etwa nußgroßer Tumor deutlich palpabel, Milz nicht
vergrößert, im Urin weder Zucker noch Eiweiß, jedoch Gallenfarbstoff. Indikan vermehrt,
die Cammidgesche Reaktion negativ. Der Stuhl zeigte vereinzelte unverdaute Muskelfasern mit Kernen, viel Bindegewebe, wenig Fett. Es bestand starke Speichelsekretion.
Die Röntgenuntersuchung zeigte keine Veränderungen im Bereich des Magendarmkanals
außer einer etwas beschleunigten Entleerung der Wismutspeise, die Mageninhaltsunter-
suchung ergab Achlorhydrie, keine Milchsäure, keine anderen organischen Säuren. Es bestanden leicht subfebrile Temperaturen, die Probe auf alimentäre Glykosurie fiel positiv aus
und interessanterweise stieg nach Zufuhr von Zucker die Temperatur bis 39° an, um nach
einigen Stunden wieder abzufallen, dasselbe Verhalten konnte bei Wiederholung dieser
Probe nochmals konstatiert werden.

Ich entschloß mich trotz der negativen Stuhluntersuchung zu der Diagnose: chronische
Pankreatitis mit Steinen und Choledochusverschluß durch Schwellung des Pankreaskopfes.
Am 30. September 1912 kam es zu einem besonders heftigen Schmerzanfall, der mehrere
Stunden dauerte und mit großen Gaben Morphin bekämpft werden konnte. Im Stuhl
fanden sich drei Tage später zwei charakteristische Konkremente, die etwa linsengroß, von
unregelmäßiger Oberfläche, sehr hart, ausgezackt, von grauschwarzer Farbe waren. Ihre
chemische Analyse wies einen beträchtlichen Gehalt an kohlensaurem und phosphorsaurem
Kalk nach. Nach diesem Anfall kam es noch zu mehreren kleineren Anfällen, der Ikterus
dauerte noch etwa 3 Wochen an, die Leber schwoll langsam ab, ebenso die Gallenblase, der
Appetit hob sich, die Salivation ließ nach, das Fieber verschwand und unter einer Ölkur,
die 10 Tage fortgesetzt wurde, später unter einer Karlsbader Kur, gingen alle Krankheitserscheinungen bis auf Schwäche in den Beinen zurück. Jetzt ist der Patient völlig genesen
und erfreut sich des besten Wohlbefindens. In der Woche nach dem großen Anfall wurde
nochmals eine Probe auf alimentäre Glykosurie ausgeführt. Die Temperatur stieg sofort
auf 39° an, um am Nachmittag desselben Tages wieder abzusinken.''

Die Symptomatologie der Pankreassteine wird aber noch erheblich komplizierter durch die vielen Folgeerscheinungen, die sie hervorzurufen vermögen.
Lazarus gibt folgende Aufstellung der Störungen, die infolge der Pankreassteine auftreten können:

1. Eigentliche Steinsymptome.
   Pankreaskolik.
   Anschwellung der Drüse.
   Steinabgang per anum.
2. Folgeerscheinungen der Pancreolithisis.
   Pankreatitis und Peripankreatitis (Drucknekrose des Ganges).
   Pankreasabscesse.
   Pankreasblutungen.
   Pankreasfisteln.
   Pankreascysten.
   Dazu kommt Durchbruch in die Nachbarorgane [Colon (Scherschewski)
   Duodenum (Nicolas)].
3. Ausfallserscheinungen von seiten des Pankreas.
   Glycosurie.
   Steatorrhöe und Kreatorrhöe bzw. Azotorrhöe.
4. Sekundäre Erscheinungen von seiten der umgebenden Organe.
   Dyspepsie infolge Verwachsungen des Pankreas mit dem Magen oder Darm.
   Ikterus bei Papillensteinen bei Anschwellungen des Pankreaskopfes oder
   infolge von Peripankreatits.
   Bronzefärbung.
   Aneurysma infolge Kompression der Aorta descendens.
   Salivation.
5. Allgemeinerscheinungen.
   Abmagerung.
   Kräfteverfall.

Diagnose. Wenn Friedreich sagt: „die Diagnose der Pankreassteine ist unmöglich", so können wir, wie das aus der Literatur hervorgeht, heute nicht mehr unterschreiben. Kennen wir doch schon eine ganze Reihe von Fällen, in denen bei Lebzeiten die Diagnose auf Pankreassteine gestellt wurde; ja es liegen sogar, wenn auch vereinzelte Berichte über geheilte Fälle in der Literatur vor (Mikulicz, Moynihan, Glaeßner). Daß die Diagnose solche Schwierigkeiten macht, liegt zum Teil daran, daß „die klinischen Symptome, die sie hervorrufen, so wenig charakteristisch sind, daß es ein Krankheitsbild der Pankreassteine noch nicht gibt" (Guleke). Wir haben ja in der Tat gesehen, daß alle die genannten Symptome, abgesehen davon, daß sie denen bei den unendlich viel häufigeren Gallensteinleiden zum Verwechseln ähnlich sein können, bei allen möglichen Pankreaskrankheiten vorkommen können, die meisten sogar „Spätsymptome", d. h. die Folge der sekundären schweren Drüsenveränderungen sind.

Aber die Tatsache, daß in der Literatur einige Fälle vorliegen, in denen zu Lebzeiten die Diagnose gestellt wurde, zeigt doch immerhin, daß man zunächst einmal an die Möglichkeit von Pankreassteinen denken muß. Das ist die Vorbedingung für die Diagnose. Ich kann zwar der Ansicht Glaeßners, daß Pankreassteine keineswegs eine sehr seltene Affektion zu sein scheinen, nicht beistimmen; immerhin kommen sie sicherlich weit häufiger vor, als sie diagnostiziert werden. Zesas hat 1906 von 70 in der Literatur niedergelegten Fällen von Pankreassteinen im ganzen 7 Fälle zusammengestellt, in denen die Diagnose intra vitam gestellt werden konnte. Inzwischen sind noch ungefähr 8 Fälle hinzugekommen, eine im ganzen zwar nicht große Zahl, die aber bei dem weiteren Ausbau unserer diagnostischen Methoden gewisse Aussichten eröffnet.

Besonders wichtig erscheint es mir, bei Koliken, die an Pankreasaffektionen denken lassen, den Stuhl genau auf Konkremente zu untersuchen. Vor allem ist da aber auch auf die sandförmigen Bildungen zu achten, die das Sieb leicht passieren, die aber deshalb besonders wichtig sind, weil, wie wir gesehen haben, sehr häufig größere Konkremente vollkommen fehlen. In der Tat ist es wiederholt gelungen, aus diesen Steinbildungen die Diagnose zu stellen (Minnich, Glaeßner u. a.). Handelt es sich um organische Steine, die wie oben geschildert, am seltensten vorkommen, dann ist allerdings von der chemischen Analyse nicht viel zu erwarten. Anders ist das aber bei den weit häufigeren anorganischen Steinen, die fast ausnahmslos aus Kalk, und zwar meistens in der Hauptsache aus kohlensaurem Kalk bestehen. Wenn sich das Äußere der Steine durch das Fehlen der Facettierungen schon von dem der Gallensteine unterscheidet, so finden wir in der chemischen Zusammensetzung einen grundlegenden Unterschied, wie wir oben ausgeführt haben. Der hohe Gehalt an Aschenbestandteilen spricht für Pankreassteine, doch ist zu berücksichtigen, daß sich im Darmkanal selbst ähnlich zusammengesetzte Konkremente bilden können.

Dieser hohe Kalkgehalt kann aber noch aus einem anderen Grunde für die Diagnose sehr wichtig werden. Ist es doch gelungen, die Pankreassteine röntgenologisch zur Darstellung zu bringen. Während die radiographische Fixierung der Gallensteine wegen ihres hohen Cholestearingehaltes nur in ganz vereinzelten Fällen möglich war — gibt doch ein herausgenommener auf die photographische Platte gelegter Gallenstein mit Röntgenstrahlen bestrahlt keinen oder kaum einen Schatten —, liegen Berichte in der Literatur vor, die auf diesem Wege bei zweifelhaften Fällen diagnostische Resultate erwarten lassen.

So berichtet Aßmann über einen Pankreastumor, der Steine enthielt, die auch im Ausführungsgang lagen. Wurde die Diagnose auch nicht bei Lebzeiten gestellt, so konnten die Steine, nachdem die Sektion das Leiden aufgedeckt hatte, doch noch nachträglich auf dem Röntgenbild festgestellt werden. Ähnlich lagen die Verhältnisse in einem Falle Pförringers. Es handelt sich dabei um einen mit der Diagnose „Nierenstein" überwiesenen Patienten, der seit längerer Zeit an heftigen, plötzlich auftretenden, immer häufiger gewordenen kolikartigen Schmerzen litt, die in die rechte Bauchseite lokalisiert wurden und mit Erbrechen verbunden waren. Ikterus hatte nie bestanden. Die Röntgenuntersuchung zeigte in der rechten Nierengegend einen kirschkerngroßen intensiven Konkrementschatten, der näher an der Wirbelsäule lag, als dies bei Nierensteinen für gewöhnlich der Fall ist. An einer wegen „Nierensteinen" vorgenommenen Operation ging der Kranke an einer Nachblutung zugrunde. Die Autopsie ergab ein rundliches Konkrement im Ausführungsgang des Pankreas, dessen Größe den Dimensionen des im Röntgenbild gefundenen Schattens entsprach.

Ich habe mich bei Pankreassteinen, die bei einer Autopsie gefunden wurden, in der Tat überzeugt, daß sie ihrer chemischen Natur entsprechend für Röntgenstrahlen wenig durchlässig sind und einen intensiven Schatten geben und stimme darin Robson, Neumann und Delagénière zu. Es muß aber erwähnt werden, daß in einem Falle Glaeßners trotz Konkrementbefund und typischem Verlauf die röntgenologische Diagnose versagte, obwohl die Steine in der Hauptsache aus kohlensaurem Kalk bestanden.

Chemische Untersuchung der Konkremente und röntgenologische Untersuchung scheinen mir allein spezifische Symptome zu sein. Bei Verdacht auf Pankreasstein ist hierauf in erster Linie zu achten. Daneben sind natürlich alle Untersuchungsmethoden, die wir für die Diagnose der Pankreaskrankheiten kennen gelernt haben, vor allem die Fermentuntersuchung des Stuhles, mit heranzuziehen. Durch sie ist zunächst einmal festzustellen, ob das Pankreas überhaupt erkrankt ist. Daneben ist der Verlauf zu berücksichtigen, besonders die kolikartigen Schmerzen, Ikterus, Verhalten und Aussehen des Stuhles,

Urinuntersuchung, Salivation. Kommen Nierensteine differentialdiagnostisch in Betracht, so sind sie, evtl. durch wiederholte Cystoskopie mit Ureterenkatheterismus, auszuschließen. Ist ein Gallensteinleiden angenommen worden und der Kranke kommt zur Operation, so ist nach Eröffnung des Leibes stets auf das Pankreas zu achten, wenn Gallensteine nicht vorhanden sind. Natürlich schließt das Vorhandensein von Gallensteinen, die ja sogar als Ursache der Pankreassteine in Betracht kommen können, das Bestehen einer Pankreolithiasis nicht aus. Die Differentialdiagnose gegenüber der akuten Pankreasentzündung dürfte mitunter größere Schwierigkeiten machen, zumal auch diese in leichteren Formen rezidivierend mit Schmerzattacken auftreten und längere Intervalle zwischen den einzelnen Anfällen bestehen können.

Verlauf und Prognose der Pankreolithiasis. Wie aus der Schilderung der Diagnose und der Symptome hervorgeht, handelt es sich bei den Pankreassteinleidenden im allgemeinen um eine chronische Erkrankung, die jahrelang bestehen kann, immer wieder rezidiviert, wie das ja bei der Multiplizität der Steine auch von vornherein anzunehmen ist. Im Vordergrund des klinischen Bildes stehen die kolikartigen Anfälle, die aber auch, besonders bei mörtelartigen kleinen Konkrementen vollkommen fehlen können. Immerhin scheint dies nur in der Minderzahl der Fälle vorzukommen. Sie werden vielleicht durch die Verschiebung der Steine zustande kommen, wobei allerdings zu berücksichtigen ist, daß den Pankreasgängen glatte Muskelfasern fehlen. Vielleicht spielen bei den Schmerzattacken aber auch mehr die Umstände eine Rolle, die wir bei Besprechung der analogen Schmerzen bei chronischer Pankreasentzündung kennen gelernt haben. Daß nach den Koliken Steine abgehen, spricht meines Erachtens nicht dagegen, denn wir haben gehört, daß die Herausbeförderung der Steine nur durch den Sekretionsdruck des gestauten Sekrets zustande kommt. Nach den Anfällen kommt es zu einer vollkommenen Wiederherstellung des Wohlbefindens, bis ein neuer Anfall eintritt, der sich dann in immer steigender Heftigkeit wiederholt; kommt es dann zu einer Erkrankung der Drüse mit Zugrundegehen des Parenchyms, so beherrschen die hierdurch hervorgerufenen Symptome das Krankheitsbild. Vor allem ist es der Diabetes, der allmählich schwerer wird und den Kranken stark herunterbringt. Treten Fettstühle und Kreatorrhöe auf, so kommt es zu schwerem Marasmus, an dem der Kranke schließlich zugrunde geht.

Die Prognose ist im allgemeinen infaust zu stellen. Zwar sind Fälle in der Literatur bekannt, bei denen die Anfälle aufhörten, aber wie der von Minnich, später von Holzmann, beobachtete Fall zeigt, ist dem Frieden nicht zu trauen. Ein von Moynihan operierter Fall ist geheilt, und es ist zu hoffen, daß bei weiterem Ausbau der chirurgischen Therapie und vor allem bei frühzeitiger Diagnose sich die Prognose bessert. Voraussetzung ist es natürlich, daß es sich um primäre Steine handelt und die Steine nicht nur dadurch hervorgerufen sind, daß die Drüse schwer erkrankt ist.

Therapie der Pankreassteinerkrankung. Über die interne Therapie der Pankreassteinerkrankuug ist leider nur sehr wenig zu sagen. Handelt es sich um sekundäre Steinbildung, so ist selbstverständlich das primäre Leiden zu behandeln. Ich verweise auf die diesbezüglichen Abschnitte, besonders den über chronische Pankreasentzündung. Liegt ein maligner Tumor des Pankreas als Ursache vor, so ist die Therapie machtlos. Glaeßner glaubt bei Pankreassteinen guten Erfolg von Ölkur und Durchspülen mit großen Mengen alkalischer Flüssigkeit gesehen zu haben, nachdem Skaller ähnliches berichtet hatte. Die übliche gegen Gallensteine gerichtete Diät, Morphium, Opium, Karlsbader Salz, lokale Wärmeapplikation, warme Bäder hatten in Minnichs Fall und anderen keinen wesentlichen Erfolg. Eichhorst hat bei einem seit 19 Jahren wegen Koliken in Behandlung befindlichen Kranken mit sicheren Pankreassteinen gute Erfolge mit Injektionen von Pilocarpin (0,005—0,01) erzielt. Es ist durchaus denkbar, daß durch die durch das Pilocarpin angeregte Sekretion der Druck im Ausführungsgang erhöht und dadurch der Stein in Bewegung gesetzt wird.

Nimier hat empfohlen, verdünnte Salzsäure zu verabreichen, um dadurch die Steine aufzulösen. Abgesehen davon, daß die Steine durchaus nicht immer aus kohlensaurem Kalk bestehen, ist nicht anzunehmen, daß durch HCl die alkalische Reaktion des Bauchspeichels in eine saure verwandelt wird. Aber es ist die Möglichkeit zuzugeben, daß die HCl, die, wie wir wissen, die Pankreassekretion mächtig anregt, eine vermehrte Saftproduktion hervorruft. Dadurch läßt sich eine Wirkung schon erklären, indem nämlich durch die vermehrte Saftmenge der Druck im Gang hinter dem Stein ansteigt und diesen mobilisiert. Ähnlich ist wohl auch die Wirkung der Mineralwässer und des Wassers überhaupt zu erklären.

Aber bei jeder Anregung der Sekretion ist zu bedenken, daß sie nur dann von Nutzen sein kann, wenn der Stein nicht so fest eingekeilt ist, daß der Druck im Gang steigt, ohne daß der gewünschte Erfolg eintritt. Man wird sonst gerade das Gegenteil von dem erreichen, was man bezweckt. Es wird nämlich die Stauung vermehrt werden, die Schmerzen müssen zunehmen und die Folgen des vermehrten Drucks auf das Organ sind unausbleiblich.

Ist ein chirurgischer Eingriff aussichtslos, oder beherrschen die Veränderungen der Drüse das Krankheitsbild, so ist bei den bei Besprechung der Pankreassklerose gegebenen Richtlinien zu verfahren. Vor allem Regelung der Diät, Bekämpfung des Diabetes, Verabreichung von Pankreaspräparaten, evtl. von abgebautem Eiweiß, um die Nahrungsausnutzung zu verbessern und den Kräfteverfall hintan zuhalten.

Im übrigen dürfte die innere Therapie rein symptomatisch sein und ich kann Guleke nur beistimmen, wenn er vor einer allzu langen Fortführung der inneren Therapie warnt, da der rechte Zeitpunkt zur Operation versäumt werden und sich sekundäre Veränderungen an der Drüse ausbilden können, die irreparabel sind und zu Diabetes führen können.

Die Behandlung der Pankreassteine.

Von N. Guleke.

Da die Steinkrankheit in der Regel auf dem Boden einer chronischen Pankreatitis sich entwickelt, und stets mit chronisch entzündlichen Veränderungen der Bauchspeicheldrüse einhergeht, so richtet sich die innere Behandlung in erster Linie gegen die chronische Pankreatitis (s. dort), die durch Wärme, diätetische Maßnahmen und Zufuhr von Ersatzpräparaten die Krankheitssymptome und vor allem die Ausfallserscheinungen zu bekämpfen sucht. Dazu kommt auf Vorschlag von Einhorn und Gläßner die reichliche Verabfolgung von alkalischen Wässern, auch Ölkuren, die günstig auf den Abgang der Steine einwirken sollen. Beim Auftreten von Steinkoliken wird die Anwendung von Bettruhe, Wärme und von schmerzstillenden Mitteln, vor allem Morphium, Opium und Atropin (Einhorn) empfohlen. Das nicht seltene Versagen des Morphiums hängt (nach Lazarus und Heiberg) wohl damit zusammen, daß es sich bei den durch Pankreassteine hervorgerufenen Koliken nicht um einen Muskelkrampf, sondern um eine Überdehnung des in geringerer oder größerer Ausdehnung entzündeten Organs handelt. Nach Nußbaum und Eichhorst wirkt die subkutane Verabfolgung von Pilocarpin (0,01—0,04), das die Pankreassekretion steigert, in vielen Fällen außerordentlich günstig, da dadurch eine

Durchspülung der Pankreasgänge, soweit sie frei sind, und unter Umständen auch eine Lockerung und Fortbewegung der Steine und sonstiger entzündlicher Produkte erreicht wird. In dieser Beziehung weist aber Heiberg wohl mit Recht darauf hin, daß gelegentlich durch das Pilocarpin die Stauung noch vermehrt und dadurch weitere Schädigungen des Pankreasgewebes mit nachfolgender Erweiterung der Gänge und evtl. Cysten- oder Absceßbildung herbeigeführt werden können, namentlich, wenn die Hauptausführungsgänge verstopft sind und das Abflußhindernis weiter bestehen bleibt. Zudem ist bei vorgeschritteneren Stadien des Schrumpfungsprozesses im Pankreas „eine Anregung der Speichelsekretion eo ipso erfolglos". Hier tritt das Steinleiden gegenüber der Sklerose und dem Schwund des Pankreasgewebes ziemlich in den Hintergrund, um so mehr, als dabei schwere Kolikanfälle auch ohne die Anwesenheit von Steinen aufzutreten pflegen und sind Heilerfolge mit keinem der uns zur Verfügung stehenden Mittel zu erwarten.

Wenn durch den Nachweis von Pankreassteinen im Stuhl oder durch einen klaren Röntgenbefund das Vorhandensein von Steinen im Pankreas sichergestellt ist, wenn auf den Stein oder die Steine hinweisende Koliken aufgetreten sind, und trotz vorangegangener interner Behandlung eine Besserung nicht erzielt ist, ist es ratsam, im Interesse der Erhaltung funktionsfähigen Drüsengewebes die innere Behandlung nicht zu lange fortzusetzen, sondern beizeiten zur operativen Behandlung überzugehen.

Der Fall von Eichhorst ist allerdings 19 Jahre lang (!) innerlich behandelt worden, bis sich der genannte Autor entschloß, die Operation anzuraten, wenn sich die „Beschwerden wieder steigern sollten"; wenn man aber die Krankengeschichte des Falles durchsieht, und hört, daß der Patient seit Jahren mit Unterbrechungen, mehrfach $^{1}/_{2}-1$ Jahr lang, arbeitsunfähig war und ständig Schmerzen hatte, die sich $1-2$ mal täglich für $2-3$ Stunden zu unerträglicher Höhe steigerten, so wird man sich doch fragen müssen, ob dieser Zustand nicht durch eine früher vorgenommene Operation günstiger hätte gestaltet werden können, ganz abgesehen davon, daß infolge des langen Bestehens der Steinkrankheit die sekundären Schädigungen des Drüsengewebes in hohem Grade verschlimmert und die Aussichten einer Operation immer fraglicher werden mußten.

Freilich ist zuzugeben, daß der chirurgischen Therapie von vornherein mancherlei Schwierigkeiten entgegenstehen. Da es sich bei der Steinkrankheit im Pankreas in der Regel um sekundäre, auf dem Boden einer chronischen Pankreatitis entstandene Steinbildungen handelt, so verbürgt besonders in späteren Stadien der Krankheit die Entfernung anwesender Steine keine sichere Ausheilung des Grundleidens. Dabei handelt es sich häufig um multiple Steinbildungen an verschiedenen Stellen der erkrankten Drüse, gelegentlich um ganze Ausgüsse ausgedehnter Gangsysteme, und wieder in andern Fällen weniger um eigentliche Steinbildungen, als um Inkrustationen der Pankreasgänge, die nur durch Abkratzen mit dem scharfen Löffel zu beseitigen sind. So kommt es, daß nicht selten einzelne Steine übersehen werden und daß die Operation hier lange nicht so Vollkommenes leisten kann, wie etwa bei der Entfernung von Gallensteinen.

Eine weitere Schwierigkeit ergibt sich daraus, daß es oft nicht gelingt, die Steine bei der Operation durch das verdickte, oft steinharte Drüsengewebe hindurch zu tasten; auch in Abscessen und Cysten des Pankreas sind sie mehrfach erst nach Eröffnung der Hohlräume bei sorgfältiger Austastung entdeckt worden. Ein Übersehen der Steine im Pankreas wird vor allem auch dadurch leicht herbeigeführt, daß sehr häufig gleichzeitig Gallensteine vorhanden sind oder entzündliche Gallenwegserkrankungen vorliegen, die das Krankheitsbild so beherrschen, daß sich der Operateur beim Auffinden der genannten Erkrankungen der Gallenwege über das Vorhandensein einer gleichzeitigen Pankreassteinerkrankung hinwegtäuschen läßt, um so mehr, als die klinische Diagnose bei der Schwierigkeit einer scharfen Trennung der beiden Krankheitsbilder oft gar nicht auf das Pankreas hinweist.

Als Beispiele dafür, wie leicht man solchen Täuschungen unterliegen kann, seien im folgenden kurz einige Fälle aus der Literatur angeführt:

So berichtet Körte über einen 48jährigen Arbeiter, der seit 9 Jahren wiederholte Schmerzanfälle in der Lebergegend mit Gelbsucht hatte. 4 Wochen vor der Aufnahme erneuter heftiger Anfall mit Vergrößerung der Gallenblase und leichten Ikterus. Cholecystotomie, Entfernung eines bohnengroßen Gallensteins und Drainage der Gallenblase. Es stellten sich bald von neuem Kolikanfälle ein, trotzdem reichlich Galle aus dem Drain ablief. Die Kolikanfälle glichen den früheren, die Faeces wurden farblos. Kaffeesatzähnliches Erbrechen. Der Pat. starb unter zunehmender Schwäche $3^{1}/_{2}$ Wochen nach der Operation. Die Sektion ergab im Pankreasgang kurz vor seiner Mündung einen Stein und eine große, mit Blut, eitrigen Massen und kreideartigen Konkrementen angefüllte Höhle im Pankreaskopf. Das übrige Pankreas war cirrhotisch verhärtet und mit vielfachen kleinen Abscessen durchsetzt. Im Duodenum ein rundes Geschwür mit scharfen, wallartig aufgeworfenen Rändern.

Bei einem Fall von Leichtenstern (zit. nach Heiberg) wurde in der Annahme von Gallensteinen die Gallenblase eröffnet, Steine wurden aber nicht gefunden. Da nach der Operation sich steigernde Schmerzanfälle auftraten, erneute Operation. Wieder wurden keine Gallensteine gefunden; das Pankreas war vergrößert. Die Pat. ging zugrunde und die Sektion ergab im Pankreas zahlreiche, stecknadel- bis erbsengroße Abscesse, in denen ebenso, wie in den Gängen, mörtel- und grießartige kleinste Steinchen sich vorfanden.

Pförringer berichtete über einen Kranken, bei dem seit Jahren anfallsweise heftigste Schmerzen in der rechten Bauchseite, die gewöhnlich einen Tag dauerten und nur mit Morphium zu lindern waren, aufgetreten waren. Icterus hatte nie bestanden. Die Röntgenuntersuchung ergab einen sehr deutlichen Steinschatten in der rechten Nierengegend, der etwas näher an der Wirbelsäule saß, als das bei Nierensteinen der Fall zu sein pflegt, so daß Pförringer der Vermutung Ausdruck gab, daß es sich bei dieser Lage des Steines möglicherweise gar nicht um einen Nierenstein handle. Pat. wurde aber von anderer Seite in der Annahme eines Nierensteines resultatlos operiert und ging an einer Nachblutung zugrunde. Die Sektion ergab einen Pankreasstein im Ausführungsgang der Drüse.

Über einen operativen Eingriff wegen wohl sicher vorliegenden Pankreassteines mit negativem Operationsbefund berichtet Einhorn. Eine 37jährige Frau hatte seit 9 Jahre periodisch auftretende Schmerzen im Epigastrium, vor 6 Jahren hatte auch Gelbsucht bestanden, Pat. hatte damals 6 Wochen gelegen, worauf ein aus kohlensaurem Kalk bestehender Stein, der als Pankreasstein angesehen wurde, abgegangen war. Bei einem erneuten schweren Anfall wurde daher die Diagnose „Pankreasstein" gestellt, und die Operation vorgenommen. Das Pankreas war zwar etwas vergrößert, Steine wurden dagegen nicht gefunden. Auch die normal aussehende, wenn auch vergrößerte Gallenblase enthielt keinen Stein. Cholecystostomie. Glatte Heilung. Seit einem Jahr gesund [1]).

Wie leicht trotz glücklicher Extraktion von Steinen das Vorhandensein noch weiterer Steinbildungen im Pankreas übersehen werden kann, zeigt der Fall von Pearce Gould, der erste wegen eines Pankreassteines überhaupt operierte Fall (1898).

Bei einem 46jährigen Mann bestanden seit $^{1}/_{2}$ Jahr Schmerzen im Epigastrium, die mit Ikterus einhergingen. Leber und Gallenblase waren vergrößert. Bei der Operation wurde eine Cholecystostomie ausgeführt, außerdem wurden ein großer und mehrere kleine Pankreassteine, die aus Phosphor und kohlensaurem Kalk bestanden, aus dem erweiterten Ductus Wirsungianus entfernt. Da nach der Operation das Abflußhindernis für die Galle weiter fortbestand, wurde nach 4 Wochen nochmals operiert, und ein großer Stein aus dem Pankreaskopf entfernt. Leider ging der Patient 12 Tage nach der Operation an Entkräftung zugrunde.

Auch bei dem weiter unten zu erwähnenden Fall von Lacouture und Charbonnel ergab das nach der Operation aufgenommene Röntgenbild, daß trotz glücklich durchgeführter Steinextraktion aus dem Pankreas noch mehrere kleine Steine bei der Operation übersehen und zurückgeblieben waren.

Wie die Kombination von Pankreassteinen mit Abscessen, Cysten oder mit Carcinomen die Auffindung der Steine in manchen Fällen erschwert, so können wieder bei anderen bei der Eröffnung von Abscessen und Cysten vorher nicht entdeckte Steine darin aufgefunden werden.

So entfernte Capparelli Steine aus Abscessen des Pankreas und über einen komplizierteren derartigen Fall berichtete Allen: eine 30jährige Alkoholistin, befand sich seit einem Jahr schlecht, häufig Übelkeit und Verdauungsstörungen Vor 9 Monaten wochenlang Ikterus. Vor 5 Monaten war eine schwere Schmerzattacke im Epigastrium aufgetreten, nach einem Monat ein ähnlicher Anfall; dazu häufig Schmerzen in beiden Lumbalgegenden,

---

[1]) Der Fall ist insofern nicht ganz eindeutig, als die Koliken möglicherweise durch die bestehende chronische Pankreatitis hervorgerufen waren. Indessen ist der Befund am Pankreas so gering, daß diese Annahme, besonders bei Berücksichtigung des früheren Abganges eines Steines nach einem ganz gleichartigen Anfall, wenig Wahrscheinlichkeit hat.

Schüttelfrost und Urindrang. In den letzten Monaten trat etwa alle 2 Wochen eine Schmerzattacke in den Seiten, besonders rechts, auch in die rechte Schulter ausstrahlend, auf. Die
Stühle waren teilweise ungefärbt. 50 Pfund Gewichtsabnahme. Steinabgang nicht nachgewiesen. Die Untersuchung ergab eine leichte Auftreibung des Bauches rechts oben und
zwischen 10. rechter Rippe und Nabel, in der Tiefe eine undeutliche Resistenz, die druckempfindlich war. Leber vergrößert, acholischer Stuhl, im Urin kein Zucker, aber Eiter.
Auf interne Behandlung zunächst Besserung.

Nach 6 Monaten wieder häufige Attacken, Schmerzen in der linken Nierengegend,
Fieber, Nachtschweiße, Zucker im Urin. Bei der Wiederaufnahme Schmerzen und Muskelspannung in der Mitte zwischen Nabel und Schwertfortsatz. Kein Tumor, kein Ikterus.
Erbrechen, blutige Diarrhöen, viel Eiter im Urin. Wahrscheinlichkeitsdiagnose: Nieren-
tuberkulose beiderseits. Außerdem wird eine unklare Affektion von Leber, Magen oder
Pankreas angenommen. Probelaparotomie: Es werden zwei Cysten im Pankreas eröffnet,
die eine orangengroß, zwischen kleiner Kurvatur des Magens und der Leber gelegen, mit
zwei Steinen darin, und dahinter eine zweite walnußgroße Cyste ohne Kommunikation
mit der andern. Einnähung und Drainage der Cysten. Exitus nach 5 Tagen. Die Sektion
ergab neben einem Fehlen der linken Niere und einer ausgedehnten Durchsetzung der
rechten Niere mit Abscessen in der Mündung des Ductus Wirsungianus einen Stein, der den
Gang verschloß und gleichzeitig den Eingang in eine dritte, bei der Operation nicht auf-
gefundene Cyste ausfüllte. Die eröffneten Cysten hingen nicht mit dem Ausführungsgang
zusammen und waren anscheinend durch die Steine hervorgerufen.

Daß sich die Pankreasaffektion sogar beim Vorliegen eines Carcinoms mit schweren
Veränderungen des Organes und mit zahlreichen Steinen der Erkennung vollkommen
entziehen kann, beweist ein Fall von Opitz aus der Kieler Klinik.

Bei einem 44jährigen Mann hatten 10 Monate lang periodisch auftretende Schmerzen
im Epigastrium und zeitweise Ikterus bestanden. Pat. war sehr mager, es bestand bei seiner
Aufnahme schwerer Ikterus und Ascites. Die Gallenblase war prall gefüllt und druckempfindlich. Keine Angaben über den Urinbefund. Diagnose: Choledochusverschluß durch
Tumor oder Stein. Bei der Operation (1895) wurde weder ein Tumor, noch ein Stein gefunden,
und eine Cholecystenterostomie gemacht. Pat. ging nach 6 Tagen zugrunde und die Sektion
ergab ein Carcinom im Pankreaskopf, das den Ausführungsgang vollkommen verschlossen
hatte. An Stelle des Pankreas fand sich ein mehrfach geschlängelter Sack mit etwa 300 ccm
trüber gelb-bräunlicher Flüssigkeit als Inhalt; darin waren 24 große und 13 kleine weiß-
gefärbte Steine, hirsekorngroß bis zu einer Größe von 1 cm Länge und 0,5 cm Querdurch-
messer, enthalten.

Aus den angeführten Beispielen ist ersichtlich, welchen Schwierigkeiten der
Operateur gegenübersteht, wenn die klinische Annahme des Vorhandenseins von
Pankreassteinen sich durch den Palpationsbefund am Pankreas nicht ohne
weiteres bestätigen läßt. Je schwerer und ausgedehnter die begleitende Pankreatitis ist, um so schwerer ist es auch, in dem schwieligen oft steinharten
(„eisenhart" — Riedel) Gewebe das Vorhandensein von Steinen mit Sicherheit
nachzuweisen. Aber auch im wenig veränderten Pankreas können sich Steine
dem Nachweis entziehen, wie bei dem oben erwähnten Fall von Einhorn.
Diese Schwierigkeiten nötigen dazu, gegebenenfalls durch Punktionen oder
Incisionen in das Pankreasgewebe sich Klarheit zu verschaffen. Das führt
häufig zum Ziel, darf aber nur mit Maß und Vorsicht gemacht werden, da gelegentlich auf solche Probeincisionen hin eine schwere akute hämorrhagische
Pankreasnekrose aufgetreten ist.

Die Technik der Steinextraktion aus dem Pankreas verfügt über zwei Wege.
Bei Sitz des Steines im Ductus pancreaticus in der Nähe der Papilla Vateri
kommt die transduodenale Erweiterung der Papille mit nachfolgender Extraktion
des Steines durch die Papille in Betracht. Dabei wird das Duodenum gegenüber
der Papille längsgespalten, die Papille stumpf erweitert oder nach dem Pankreas
zu incidiert (Wirsungoduodenostomie — Kocher) und der Stein aus der erweiterten Gangmündung herausgehoben, wie das z. B. bei den Fällen von
Lisanti und Robson zur Ausführung kam. Bei Sitz des Steines in den übrigen
Teilen des Pankreas wird, nach Freilegung der Pankreasoberfläche durch das
Lig. gastrocolicum, in der Tiefe der Bursa omentalis durch das Pankreasgewebe
auf den Stein incidiert, wobei auch der Ausführungsgang wenn nötig eröffnet

wird. Dabei ist stets auf das Vorhandensein multipler Steine zu achten, denn die vorliegenden Erfahrungen zeigen zur Genüge, wie leicht selbst nach Extraktion mehrerer Steine noch weitere Konkremente übersehen werden können. Wenn der Pankreasgang beteiligt ist, so muß er nach beiden Richtungen hin sorgfältig sondiert und auf seine Durchgängigkeit hin geprüft werden. Bei Fällen, in denen er vollständig inkrustiert ist, ist die Auskratzung desselben mit dem scharfen Löffel angezeigt, die aber ein wenig befriedigendes, wegen der Rezidivgefahr unsicheres Verfahren darstellt. Wenn Cysten oder Abscesse im Pankreas vorliegen, müssen sie auf das Vorhandensein von Steinen sorgfältig untersucht, im übrigen in der üblichen Weise versorgt werden. Bei aseptischen Verhältnissen folgt die Naht der Pankreaskapsel, andernfalls ist die zurückbleibende Höhle zu tamponieren, wie übrigens auch bei den Fällen, bei denen die Kapselnaht vorgenommen ist, die Bauchhöhle vor der Gefahr des nachträglichen Ausfließens von Pankreassekret durch Tamponade zu schützen. Die direkte Drainage des Ductus Wirsungianus im Anschluß an die Steinextraktion ist mit Erfolg von Link ausgeführt worden, indem ein dünnes Drain in den Pankreasgang eingeführt und gegen die Bauchdecken fixiert wurde. Eine Verzögerung der Heilung durch Entstehung einer Pankreasfistel ist dabei nicht beobachtet worden. Ob das Verfahren eine allgemeinere Verbreitung verdient, wie Link empfiehlt, erscheint mir einstweilen zweifelhaft. Im einzelnen wird die Art des Vorgehens natürlich durch die im Pankreas sonst vorliegenden Veränderungen mitbestimmt, da man beim Vorliegen von Abscessen oder ausgedehnter Hohlraumbildungen im Pankreas natürlich anders vorgehen wird, wie bei einer diffusen sklerosierenden Pankreatitis.

Bei der Kombination mit Gallensteinen ist die gleichzeitige Entfernung der Gallensteine angezeigt, wenn der Gesamtzustand des Patienten es irgend erlaubt. Einhorn verlangt, daß bei Operationen wegen Pankreassteinen stets eine Gallenwegsdrainage ausgeführt wird, da man seiner Ansicht nach auf diese Weise am sichersten einen Rückgang der bei Steinen gewöhnlich vorhandenen chronischen Pankreatitis erzielt. Wegen der schon erwähnten Verschiedenartigkeit der begleitenden Veränderungen im Pankreas scheint mir dieser Vorschlag in seiner allgemeinen Fassung zu weitgehend zu sein; wohl aber hat er Berechtigung bei allen weiter vorgeschrittenen Fällen von chronischer Pankreatitis.

Die Zahl der bis jetzt ausgeführten Steinextraktionen aus dem Pankreas oder aus dem Ductus pancreaticus ist noch keine große. Mayo Robson berichtete 1908 über 5 Steinextraktionen aus dem Ductus pancreaticus, Lacouture und Charbonnel fanden bis 1917 16 Fälle von Steinextraktionen aus dem Pankreas in der Literatur, bei denen die Laparotomie übrigens meist unter falscher Diagnose vorgenommen worden war. Wegen der Seltenheit derartiger Beobachtungen sei im folgenden (ohne Anspruch auf Vollständigkeit dieser Zusammenstellung) eine Anzahl von Fällen angeführt, bei denen die Steine, wenn auch im Einzelfall mit mancherlei Schwierigkeiten, mit Erfolg operativ entfernt worden sind.

Lisanti entfernte (1899) einen mandelgroßen Stein aus dem Pankreasgang durch transduodenale Extraktion von der erweiterten Papille aus und erzielte Heilung.

Moynihan war der erste, der unter der richtigen Diagnose eines Pankreassteines die transduodenale Extraktion desselben mit Erfolg ausgeführt hat (1902). Die 57jährige Frau klagte seit langem über zunehmende Schwäche und epigastrische Koliken von der Mitte des Leibes zur Mitte des Rückens ausstrahlend. Sie wies eine fleckig braune Hautpigmentation auf; dazu gesellte sich erst später leichter Ikterus. Der Stuhl war manchmal acholisch. In Narkose fand sich oberhalb des Nabels etwas mehr rechts als links ein Tumor. Es wurde eine chronische Pankreatitis evtl. mit einem Stein an der Vaterschen Papille angenommen. Die Operation ergab eine stark gefüllte Gallenblase ohne Steine. Das Pankreas war in ganzer Ausdehnung vergrößert und hart, besonders der Pankreaskopf. An der Einmündungsstelle des Ductus ins Duodenum fühlte man eine harte Masse (Tumor?). Incision des Duodenums und Spaltung der Papilla Vateri. Danach fand sich an der Einmündungsstelle des

Pankreasganges in die Papille ein kleiner, zum Teil noch im Duktus, zum Teil in der Ampulle liegender Stein. Der Choledochus erwies sich als frei. Extraktion des Steines, Versorgung der Papille, Naht des Duodenums. Cholecystostomie. Heilung.

Mayo Robson operierte (1903) eine 56jährige Patientin, der er mehrere Steine aus dem Ductus Wirsungianus und Santorini durch direkte Incision in das Pankreasgewebe und einen Papillenstein aus der Einmündungsstelle des Ductus Wirsungianus auf transduodenalem Wege mit Erfolg entfernte.

Delagenière berichtete (1906) über eine erfolgreiche Steinextraktion bei einem 59jährigen Mann, der stark abgemagert und ikterisch war, und krampfartige Schmerzanfälle in der Magenwand, mit dem Gefühl zusammengepreßt zu werden, hatte. Der Stuhl war entfärbt. Im Epigastrium bestand ein quer nach rechts ausstrahlender Druckschmerz. Gallenblase vergrößert. Diagnose: Cholelithiasis, Kompression des Choledochus.

Operation: In der prall gefüllten Gallenblase ein Stein. Im Pankreaskopf eine Verhärtung, anscheinend ein Pankreasstein. Incision in das harte Gewebe, das mit dem scharfen Löffel ausgekratzt wird, wobei sich mit Kalksalzen imprägnierte Granulationen entfernen lassen. Tamponade der Pankreasincision. Cholecystostomie. Heilung nach 6 Monaten.

Bei dem Fall von Ruth wurden die schweren Kolikanfälle für Gallensteinattacken gehalten. Die Operation zeigte, daß die Gallenwege und Gallenblase vollkommen frei waren, während das Pankreas von zahlreichen Steinen durchsetzt war, deren größter über 2 Zoll lang und 280 g schwer war. Ruth entfernte die Steine und erzielte durch Drainage der Pankreaswunde Heilung.

Link beobachtete eine 22jährige Frau, die seit längerer Zeit Magenbeschwerden, unregelmäßiges Erbrechen, seit $^1/_2$ Jahr Schmerzanfälle unter dem linken Rippenbogen hatte. Sie war stark abgemagert; kein Ikterus, keine Entfärbung des Stuhls, keine Diarrhöen. Die Schmerzen traten in der linken Nierengegend auf und schienen sich dem linken Ureter entlang auszubreiten; längs dem l. Ureter und in der l. Nierengegend bestand auch Druckempfindlichkeit. Es wurde zunächst ein Lumbalschnitt links ausgeführt, der aber ergab, daß die linke Niere gesund war. Daher mediane Laparotomie. Gallenblase und Gallenwege, ebenso der Magen normal. Dagegen Vergrößerung des Pankreas, das sich wie ein mit Sand gefüllter Sack anfühlte. Lösung des caudalen Teils des Pankreas und Durchziehen des beweglich gemachten Organs durch einen Schlitz im Mesokolon vor die Bauchwunde. Nach Abdecken der Umgebung wurde das schwer veränderte Pankreas in $^2/_3$ seiner Ausdehnung gespalten, und der stark dilatierte, mit kleinen Steinen angefüllte Ductus Wirsungianus eröffnet. Entfernung der Steine. Einführen eines dünnen Katheters in den caudalen Teil des Pankreasganges und Naht der Wandung des Ganges und des Pankreas selbst, soweit es möglich war, über dem Katheter. Zur Abdichtung der Naht wurde noch das Mesokolon und das Netz benutzt. Das Drainrohr im Ductus Wirsungianus wurde nach außen geleitet und die Wunde bis auf einen abdichtenden Tampon geschlossen.

Anfangs starke Sekretion durch das Drainrohr (700 ccm in 24 Stunden), nach einigen Wochen Nachlassen der Sekretion. Patient fühlte sich trotz Fortbestehens der Fistel wohl, hat gut zugenommen, keine Schmerzanfälle mehr.

Link glaubt auf Grund dieses Falles, daß die „Pankreatostomie" bei Steinen im Ductus Wirsungianus allen anderen Verfahren überlegen sei.

Über einen weiteren Fall von erfolgreicher Steinextraktion aus dem Pankreas berichten Lacouture und Charbonnel.

Eine 33jährige Bäuerin war 1911 erfolgreich wegen eines Leberechinokokkus operiert worden. Im Juni 1913 traten heftige epigastrische Schmerzanfälle, die zum Rücken ausstrahlten und manchmal von Erbrechen begleitet waren, auf. Die Operation ergab dicht unter der hinteren Oberfläche des Pankreaskopfes, oberhalb des Choledochus einen bohnengroßen Kalkstein mit weichem kreidigem Kern, der sich nach Mobilisierung des Duodenums durch einen kleinen Einschnitt in die Drüsensubstanz von hinten her ohne Blutung und Pankreassaftfluß entfernen ließ. Die gesunde Gallenblase wurde mitentfernt. Es erfolgte glatte Heilung. Allerdings zeigte die nachträglich gemachte Röntgenaufnahme, daß noch mehrere Steine im Pankreas zurückgeblieben waren.

Die Entfernung eines Pankreassteines und eines gleichzeitig im Pankreas befindlichen Krebsknotens — wohl der erste zunächst wenigstens mit Erfolg operierte Fall einer derartigen Kombination — liegt der Veröffentlichung Hartigs (1916) zugrunde.

Bei einem 34jährigen Bergmann bestanden seit $^1/_2$ Jahr heftige, in die Lenden- und Schultergegend beiderseits ausstrahlende, besonders nach dem Essen auftretende Schmerzen im Oberbauch. Sie nahmen allmählich kolikartigen Charakter an, die Koliken traten täglich mehrmals auf und dauerten minuten- bis stundenlang. Blässe, graue Hautfarbe; kein Zucker, nie Fettstühle. Eine exakte Diagnose konnte nicht gestellt werden, da auch die Röntgenaufnahme sowohl bezüglich der Anwesenheit von Steinen, als auch bezüglich der Magen- und Darmverhältnisse nichts Abnormes ergab. Als die Schmerzen allmählich unerträglich wurden, wurde zur Operation geschritten. Magen- und Gallenwege völlig frei. Im Pankreaskörper, und zwar links von der Mittellinie, war ein hühnereigroßer Tumor zu fühlen. Eingehen durch das Mesocolon transversum auf den Tumor. Das Pankreasgewebe wurde senkrecht zur Längsachse der Bauchspeicheldrüse gespalten, ebenso die $1/2$ cm unter der Pankreasoberfläche liegende bindegewebige Kapsel des Tumors. Die Ausschälung des Tumors aus seiner Kapsel gelang leicht, nur nach dem Pankreaskopf zu war er fest mit dem Ductus Wirsungianus und dem Drüsengewebe verwachsen, hier wurde er teils excidiert, teils mit dem Pacquelin und dem scharfen Löffel abgetragen. Dabei Eröffnung der Ductus Wirsungianus, wobei sich eine große Menge gestauten Pankreassekretes unter Druck vom caudalen Ende her entleerte und sich zwei Steine, ein haselnußgroßer kopfwärts gelegener und ein bohnengroßer dicht daneben caudalwärts befindlicher Stein, aus dem stark erweiterten Ausführungsgang herausheben ließen. Danach gelang die Sondierung des Ganges nach dem Duodenum zu ohne weiteres. Das Loch im Ausführungsgang wurde, „so gut es geht", geschlossen und „durch das Parenchym der Drüse ein Gummidrain, welches vor der Bauchwand mündet", gelegt. Um das Drain herum wurde das Drüsengewebe vernäht, der Bauch in gewohnter Weise geschlossen. Das Tumorgewebe war viel härter, als das umgebende anscheinend gesunde Pankreasgewebe; es erwies sich bei der mikroskopischen Untersuchung als Carcinom.

Zunächst entstand eine Pankreassekretfistel, die sich aber nach 3 Wochen schloß. Dann ging es dem Patienten 3 Monate lang gut, worauf erneute Koliken auftraten, und schon 5 Monate nach der Operation ging der Patient an einem Rezidiv mit massenhaften Metastasen zugrunde. Eine zweite zum Zweck der möglichst radikalen Exstirpation der Bauchspeicheldrüse vorgenommene Operation mußte wegen der Ausbreitung des Carcinoms resultatlos abgebrochen werden.

Aus den angeführten Beispielen geht hervor, daß die operative Entfernung von Pankreassteinen bei geeigneten Fällen zu befriedigenden Erfolgen führt: die Beschwerden der Patienten verschwinden nach der Entfernung der Steine und die Operateure berichten über „Heilungen" ihrer Patienten. Wie weit diese befriedigenden Resultate allerdings von Dauer gewesen sind, wie weit später wieder Steinrezidive auftraten, wie weit vor allem der chronisch entzündliche Prozeß im Pankreas, der zur Steinbildung geführt hatte, sowie die sekundären durch das Auftreten der Steine bedingten Veränderungen durch die Operation beeinflußt wurden, darüber ist vorläufig noch nichts Bestimmtes bekannt (auch bei den oben erwähnten Fällen erfahren wir nichts, ob die Erfolge von Dauer waren). Nimmt man die Schwierigkeiten der Diagnose hinzu, so erhellt aus dem Gesagten, daß man es hier noch nicht mit einem abgeschlossenen, fertig durchgearbeiteten Kapitel der Pankreaschirurgie zu tun hat, sondern daß noch zahlreiche Erfahrungen erforderlich sind, bis Klarheit über die vielen, hier noch zu beantwortenden Fragen erzielt wird.

Die Tuberkulose der Bauchspeicheldrüse.

Von O. Groß.

Wenn wir auch in den Obduktionsprotokollen neuerer Untersucher tuberkulöse Veränderungen der Bauchspeicheldrüse häufiger als früher verzeichnet finden, seitdem das Augenmerk der Pathologen mehr auf die Erkrankungen dieses Organs gerichtet ist, so tritt die pathologische Bedeutung der Pankreastuberkulose dadurch weit zurück, daß primäre Tuberkulose nur äußerst selten vorkommt. Diese Tatsache war schon den älteren Autoren bekannt. „Bei den älteren Schriftstellern findet sich eine gewisse Anzahl Beobachtungen, bei denen sich mit Tuberkeln in anderen Organen, namentlich in den Lungen, zugleich eine krankhafte Beschaffenheit des Pankreas vorfand. Nur in den seltensten Fällen scheinen die Tuberkeln isoliert in dem Pankreas, in den meisten zugleich in anderen Organen, namentlich den Lungen und der Leber, vorhanden gewesen zu sein" (Claessen 1841). Friedreich (1875) bezeichnet die Tuberkulose der Bauchspeicheldrüse als eine höchst seltene Erkrankung, die sich besonders „als kleineres oder größeres Aggregat miliarer Granulationen in Form eines mehr oder minder käsigen Knotens, zugleich mit chronischer Tuberkulose und Phthisis der Lungen und des Darmkanals findet." Nach Rokitansky werden tuberkelartige käsige Massen und Kavernen im Pankreas außerordentlich selten beobachtet. Virchow bestreitet sogar das Vorkommen von Tuberkeln im Pankreas und glaubt, daß die beobachteten käsigen Veränderungen im Pankreas nicht das Pankreasgewebe selbst betreffen, sondern benachbarte Lymphdrüsen. Auch Orth steht auf dem Standpunkt, daß da, wo Tuberkel beobachtet werden, diese von den interstitiellen Lymphdrüsen ausgehen. Klebs bestreitet die Mitbeteiligung des Pankreas bei allgemeiner Miliartuberkulose. Dies geschieht zweifellos mit Unrecht, wie wir aus der einzigen, in der Literatur vorliegenden größeren zusammenfassenden Arbeit über Pankreastuberkulose von Kudrewetzky entnehmen und wie das auch frühere Beobachtungen gezeigt haben. Sowohl Mitbeteiligung des Pankreas bei allgemeiner Miliartuberkulose (Roeser, Barlow) als auch tuberkulöse Abszeßbildung (Aran) und größere tuberkulöse Herde (Chvostek) waren beobachtet worden. Unter den in den Jahren 1878 bis 1896 im Göttinger pathologischen Institut beobachteten Pankreaserkrankungen hat Laup nur dreimal tuberkulöse Veränderungen verzeichnet. Es handelte sich jedesmal um schwer tuberkulöse Individuen, von denen das eine vielfach kleine und in der vorderen Hälfte des Pankreas auch größere Käseknoten, das andere eine käsige Höhle in der Bauchspeicheldrüse hatte. In dem dritten Fall war gleichzeitig eine Atrophie des Pankreas vorhanden. Die Untersuchungen Kudrewetzkys sind besonders dadurch wertvoll, daß die Diagnose „Tuberkulose" vor allem auch durch den Nachweis von Tuberkelbazillen begründet wurde. Wie die sehr sorgfältigen Untersuchungen des aus dem Prager pathologisch-anatomischen Institut gewonnenen Materials zeigen, ist die Pankreastuberkulose durchaus nicht so selten, wie allgemein angenommen wurde. In 68 mikroskopisch untersuchten Fällen von Tuberkulose der verschiedensten Art anderer Organe fand sich 13 mal Tuberkulose des Pankreas, also in rund 19 %. Berechnet man die positiven Fälle unter Berücksichtigung auch der nur makroskopisch untersuchten Drüsen (128), so wurde Tuberkulose der Bauchspeicheldrüse noch immer in 9,4 % gefunden. Besonders bei miliarer Tuberkulose ist das Pankreas sehr häufig mitbetroffen. In 18 Fällen von allgemeiner Miliartuberkulose fand sich 6 mal Miliartuberkulose der Bauchspeicheldrüse, also in $33^1/_3$ %. Bei chronischer Tuberkulose fand sich Pankreasbeteiligung in 6,3 %. Das Alter scheint, wie auch aus den Veröffentlichungen anderer Autoren hervorgeht, insofern eine wichtige Rolle zu spielen, als im Kindesalter die Erkrankung auffallend häufig vorkommt. In 44,4 % der sezierten tuberkulösen Kinder fand sich Mitbeteiligung des Pankreas. Und zwar läßt sich dieses eigentümliche Verhalten nicht nur bei der Miliartuberkulose, sondern auch bei chronischer Tuberkulose konstatieren.

A. Mayer fand bei 184 Fällen von Tuberkulose 10 mal, also in 5,4 %, Mitbeteiligung des Pankreas, darunter 4 mal bei Kindern. Unter 42 Fällen an allgemeiner Miliartuberkulose war in zweien (1,1 %) Beteiligung der Bauchspeicheldrüse nachweisbar. Diese fand sich unter 20 Fällen von partieller Miliartuberkulose 3 mal (1,6 %), unter 122 Fällen chronischer Tuberkulose 5 mal (2,7 %). In 8 Fällen waren die umgebenden Lymphdrüsen schwer verändert. Tuberkulöse Veränderungen in den Drüsen beschränkten sich hierbei auf das Lymphdrüsengewebe.

Interessant ist eine Beobachtung von Glaus, bei der bei einem 80 jährigen Mann, der klinisch unter den Erscheinungen einer Arteriosklerose und einer doppelseitigen terminalen hypostatischen Pneumonie litt, bei der Autopsie außerdem eine chronische käsige Tuberkulose des Pankreas, die auf die Vena lienalis übergriff, gefunden wurde. Diese Venentuberkulose hatte zu einer ausgedehnten akuten Miliartuberkulose der Leber geführt. Die Ursache der Pankreastuberkulose, die auch hier sekundär war, war in einer geringgradigen chronischen nodösen Tuberkulose der Lungen zu suchen.

Wie eingangs erwähnt, findet sich fast niemals primäre Tuberkulose des Pankreas, ein Verhalten, das auch Kudrewetzky bestätigt.

Als Infektionsweg für die Tuberkulose kommt die hämatogene Verbreitung in Betracht, sei es als akute Miliartuberkulose, sei es als chronische Tuberkulose von anderen tuberkulös erkrankten Organen ausgehend, ferner aber auch der Übergang von Erkrankung der Nachbarorgane auf die Drüse per contiguitatem. So ließ sich das Übergreifen der Erkrankung vom tuberkulös erkrankten Peritoneum und von tuberkulösen Lymphdrüsen auf das Pankreas einwandfrei nachweisen. Dagegen ist eine aufsteigende Erkrankung von den Drüsenausführungsgängen aus nicht mit Sicherheit nachgewiesen und beobachtet worden [1]).

Was die Tuberkel selbst betrifft, so liegen sie auch im eigentlichen Drüsengewebe nicht etwa, wie das von Orth behauptet worden war, nur in den interstitiellen Lymphdrüsen, es kommt zur Zerstörung der Acini mit Verkäsung des Tuberkels im Zentrum (Kudrewetzky, Lefas). Tuberkelbacillen lassen sich stets, Riesenzellen meistens nachweisen. Bei der chronischen Pankreastuberkulose kann es zu weitgehender Zerstörung der Drüse (siehe auch Aran), dann zur Höhlenbildung und Durchbruch in Nachbarorgane kommen (Kudrewetzky, Fall 13). Kudrewetzky macht ferner mit Recht auf die Schwierigkeit der makroskopischen Pankreasuntersuchung auf Tuberkulose aufmerksam. Abgesehen davon, daß Tuberkel außerordentlich leicht übersehen werden können, kann auch im Gegenteil das Vorhandensein von Tuberkeln vorgetäuscht werden, wo keine vorhanden sind. Nicht nur, daß große Langerhanssche Inseln mitunter schon makroskopisch erkennbar sein und den Eindruck von Tuberkeln hervorrufen können, machen auch kleine Fettgewebsnekrosen makroskopisch durchaus den Eindruck von Miliartuberkeln. Truhart hat sicherlich nicht unrecht, wenn er einen großen Teil der älteren Beobachtungen von Miliartuberkulose des Pankreas auf Verwechslung mit dieser Erkrankung zurückgeführt wissen will. Bei allen diesen Beobachtungen handelte es sich immer um sekundäre Tuberkulose.

Primäre Tuberkulose kommt, wenn überhaupt, nur äußerst selten vor. Vielleicht ist hierher der Fall Mayos zu rechnen:

Mann, 38 Jahre alt. Seit 17 Wochen krank. Schmerzen im Bauch, von der rechten Rippenbogengegend nach dem Rücken zu ziehend. Auftreten von Ikterus, acholischer Stuhl, dunkler Harn. Oberhalb des Nabels, kurz vor dem Exitus Tumor fühlbar. Ödeme des rechten Armes und der rechten Nackenseite. Bei der Sektion Pleuraerguß, Hydrops der Gallenblase. Pankreas vergrößert, vor allem im Kopfteil, der im Durchmesser 10 cm mißt. Dadurch Kompression des Gallengangs. Das Drüsengewebe ist mit tuberkulösen Massen durchsetzt, zum Teil erweicht und eitrig eingeschmolzen.

Auch der oben erwähnte Fall von Aran, auf den an anderer Stelle eingegangen ist (Bronzediabetes), gehört hierher. Beobachtungen, bei denen es sich um Erkrankung der Lymphdrüsen des Pankreas gehandelt hat, sind sensu strictiori nicht als primäre Bauchspeicheldrüsentuberkulose zu bezeichnen, wie dies bei Sendlers mikroskopisch genau untersuchten Fall gewesen war, der durch Operation geheilt wurde. Daß in allen diesen Fällen die Erkrankung doch sekundär und irgendwo im Körper ein kleiner, primärer, unbeobachtet gebliebener Herd war, der keine Erscheinungen machte, läßt sich natürlich nicht ausschließen.

---

[1]) Die Ansicht von H. Groß, daß infolge des innigen Konnexes des Lymphapparats der Lunge und des Parenchymabdomens die Tuberkulose des Pankreaslymphadenoms auf aerogenem Wege entstehen, erscheint mir wenig wahrscheinlich.

Seyfarth, der der Tuberkulose des Pankreas eine größere Bedeutung beimißt (s. unten), unterscheidet folgende Formen:

1. Chronische tuberkulöse Pankreatitis.

Sie ist die häufigste Form der Pankreastuberkulose und ist analog der Lebercirrhose bei Tuberkulose aufzufassen. Nach Chabrol und Walter-Sallis ist eine hypertrophische und eine atrophische Form zu unterscheiden. Auch in den Beobachtungen von Mayer ist die chronische Pankreatitis zur Beobachtung gekommen. Doch läßt sich diese indurative Entzündung, die vielleicht eine Folge der Toxinbildung im Körper ist, kaum zur Tuberkulose hinzurechnen. Dabei kommen sklerotische Prozesse neben fettiger Degeneration vor.

2. Die größeren von Lymphdrüsen oder anderen tuberkulösen Prozessen der Umgebung des Pankreas auf dieses übergreifenden tuberkulösen Herde.

3. Die im eigentlichen interstitiellen Gewebe der Bauchspeicheldrüse selbst vorkommenden größeren oder kleineren, zumeist miliaren Tuberkel.

Wir glauben nicht, daß die Tuberkulose des Pankreas praktisch eine allzu große Bedeutung hat. Sie wird noch weiter durch die Tatsache herabgesetzt, daß Glykosurie dabei so gut wie niemals vorkommt. Transitorische Zuckerausscheidung ist nur in einem Falle (Ssobolew) beobachtet, bei dem sich bei der Autopsie zahlreiche tuberkulöse Herde im Pankreas fanden. Doch schreiben die Untersuchungen Seyfarths der Tuberkulose des Pankreas eine wichtigere klinische Stellung zu, als man im allgemeinen annimmt. Bei Phthisikern sollen tuberkulöse Veränderungen des Pankreas gar nicht so sehr selten sein und sie spielen nach Seyfarth bei der Entstehung des Diabetes mellitus eine nicht zu unterschätzende Rolle. „In manchen Fällen von chronischer Lungentuberkulose verursachen die Tuberkelbacillen oder ihre Toxine Veränderungen des Pankreas, die bei stärkeren Schädigungen desselben zum Diabetes führen können." Auch bei der Tuberkulose erkennen wir die große Widerstandsfähigkeit der intertubulären Zellhaufen gegen krankhafte Veränderungen (Ssobolew).

Kurz sei auch auf die Untersuchungen Carnots eingegangen. Durch Injektion von Tuberkelbacillen in den Ausführungsgang und das Parenchym der Bauchspeicheldrüse erzielte er Tuberkulose der Drüse mit erheblichen sklerotischen Veränderungen, wie sie auch von anderer Seite beobachtet sind. Auch vorübergehende Glykosurie trat bei diesen Versuchen auf. Ähnliche Versuchsresultate erhielten Klippel und Chabrol, ferner Salomon und Halbron.

Aber auch beim Menschen fand sich Sklerose des Pankreas bei gleichzeitiger Tuberkulose anderer Organe, wie sie vorher schon Ancelet, Arnozan, Morache und andere gesehen hatten. Carnot bekam bei intraglandulärer und subcutaner Injektion von Tuberkulin Pankreassklerose und nimmt an, daß die bei Tuberkulose beobachtete Bindegewebswucherung die Folge der Ausscheidung von Toxinen der Bacillen (Seyfarth), ferner aber auch eine Schutzvorrichtung gegen die Einwirkung der Bacillen selbst sein kann.

Bei menschlicher Pankreastuberkulose will auch Lennhof Glykosurie beobachtet haben. Da aber eine Bestätigung der Diagnose durch Autopsiebefund nicht vorliegt, ist dieser Fall durchaus unsicher. Gilbert und Lereboullet beobachteten Diabetes, entstanden durch tuberkulöse Pankreatitis.

Da primäre Pankreastuberkulose so gut wie niemals vorkommt, da die sekundäre Tuberkulose nur eine Begleiterscheinung schwerer Tuberkulose anderer Organe ist, und diese dann stets im Vordergrund des klinischen Bildes steht, da ferner die tuberkulösen Pankreaserkrankungen höchstens ausnahmsweise vermutet, praktisch aber wohl niemals diagnostiziert werden, so kann ich ihr nicht die klinische Bedeutung beilegen, wie es Kudrewetzky und

Carnot tun. Dafür, daß primäre Tuberkulose so selten ist, geben vielleicht die Tierexperimente von A. Mayer Aufschluß. Die Bauchspeicheldrüse verhält sich „gegenüber Tuberkelbazillen ebenso wie gegenüber Infekten mit anderen pathogenen Keimen. Eine Infektion, sei sie ascendierend oder hämatogen, ist nur bei einer besonderen vorhergegangenen Schädigung des Pankreas möglich". Dazu genügt Stauung durch Unterbindung des Ausführungsganges.

Damit hängt die Frage der Therapie eng zusammen: Abgesehen von dem oben erwähnten Falle Sendlers, der durch Operation geheilt wurde und dadurch einzigartig dasteht, und bei dem die Diagnose auch erst post operationem gestellt werden konnte, war eine Indikation zu therapeutischem Vorgehen niemals vorhanden.

Die Syphilis der Bauchspeicheldrüse.

Von O. Groß.

Bei einer Erkrankung, die wie die Syphilis jedes Organ des menschlichen Körpers befallen kann, nimmt es nicht wunder, daß auch an der Bauchspeicheldrüse luische Veränderungen schon relativ frühzeitig beschrieben sind. Gerade die parenchymatösen Organe sind es ja, die mit Vorliebe der Sitz dieser Erkrankung sind. Demnach müßte man syphilitische Erscheinungen am Pankreas viel häufiger erwarten, als sie in Wirklichkeit gefunden sind. Die Ursache hierfür ist einmal darin zu suchen, daß die Viscerallues überhaupt — vielleicht mit Ausnahme der Leberlues — bisher erhebliche diagnostische Schwierigkeiten gemacht hat, daß ferner die Diagnose der Syphilis der Bauchspeicheldrüse wie auch die der anderen Erkrankungen dieses Organs infolge seiner anatomischen Lage auf ganz besondere Schwierigkeiten stößt. Durch unsere in den letzten Jahrzehnten erworbenen Kenntnisse über die Funktion des Organs, die modernen Methoden, diese Funktionen einer Prüfung zu unterziehen und durch die Wassermannsche Reaktion eröffnen sich erhebliche diagnostische Ausblicke. Es kommt hinzu, daß manche Veränderungen der Drüse, wie sie an der Leiche gefunden wurden, erst relativ spät als Folgen der Lues erkannt sind, vielleicht auch, daß besonders früher bei Autopsien auf das Pankreas nicht mit der notwendigen Sorgfalt geachtet wurde.

Aber in der Tat sind Beobachtungen über syphilitische Erkrankungen schon relativ alt und schon Rokitansky verzeichnet Bauchspeicheldrüsenerkrankungen als Folgen der Lues sowie gummöse Prozesse. Rostant berichtet über einen Fall von Gummiknoten im Pankreas neben solchen in anderen Teilen des Körpers bei einem Manne, 14 Jahre nach Schanker. Lancereaux hat bei visceraler Lues ein hartes, induriertes Pankreas gefunden. Er nimmt an, daß man derartige Befunde häufiger erleben könnte, wenn bei Sektionen auf die Bauchspeicheldrüse genauer geachtet würde. Ähnliche Beobachtungen von Cruveilhier gehören ebenfalls hierher. Friedreich betont die Seltenheit der Affektion; der Sitz der Erkrankung kann bald die ganze Drüse sein, bald sind es nur einzelne Abschnitte, die betroffen sind. In diesem Falle finden sich partielle, narbig-schwielige Herde mit oder ohne Bildung von Gummiknoten. Wie wir weiter sehen werden, ist diese Beobachtung durchaus richtig und entspricht unseren heutigen Anschauungen von der Pankreassyphilis. Bei einem faultot zur Welt gekommenen, sehr atrophischen Foetus war das „Pankreas, insbesondere sein Kopfteil, sehr stark vergrößert und ungemein hart; es stellte auf den Durchschnitt eine derbe, fast knorpelharte, nahezu homogene, speckartig glänzende Masse dar, mit auffallend geringem Blutgehalt. Es handelt sich, wie die mikroskopische Untersuchung ergab, wesentlich um eine dichte Bindegewebswucherung, in welcher nach Essigsäure ein engmaschiges Netz von innerhalb einer homogenen hyalinen Grundsubstanz gelagertes Bindegewebskörperchen sichtbar wurde. Zugleich lagen an verschiedenen Stellen innerhalb des Grundgewebes größere und kleinere, rundliche, aber voneinander überall durch breite Züge von Bindegewebe getrennte Häutchen kleiner kernhaltiger Zellen, welche eher für neugebildete follikelartige Bildungen als für Reste der Acini aufgefaßt werden mußten, insofern als an diesen Zellen nirgends fettige Degeneration bestand und nirgends eine Ähnlichkeit mit Drüsenzellen des Pankreas hervortrat". Chvostek beschreibt narbige Einziehungen am Schwanz der Bauchspeicheldrüse infolge Syphilis, wodurch die ganze Partie der Drüse gelappt erschien. Gummöse und schwielige luetische Veränderungen wurden auch von anderer Seite beschrieben (Klebs, Drozda).

Wie wichtig gerade die ererbte Syphilis für die Entstehung luischer Pankreaserkrankungen erachtet wurde, geht aus den Mitteilungen Birsch-Hirschfelds hervor. In 23 Fällen, in denen andere Befunde auf hereditäre Lues hinwiesen, fand er 13 mal Miterkrankungen der Bauchspeicheldrüse. Später gibt er niedrigere Werte an: Bei 124 syphilitischen Neugeborenen 29 mal Erkrankungen des Pankreas. Birsch-Hirschfeld nimmt an, daß sich die betreffenden luetischen Veränderungen erst in den letzten Monaten der Entwicklung einstellten. Das Organ war stets erheblich vergrößert und hatte ein Gewicht von ca. 10 g (gegenüber 5 g in der Norm). Im übrigen zeigte es die Veränderungen, die weiter unten beschrieben sind. Müller beobachtete bei der Autopsie von 18 totgeborenen syphilitischen Kindern 3 mal Mitbeteiligung des Pankreas. In einem Falle bestand eine wesentliche ,,Periacinöse Granulationszellenwucherung mit Vernichtung der Drüsensubstanz dergestalt, daß das Parenchym stellenweise runde Granulationsherde darbietet, welche dem Bau nach mit miliaren Syphilomen übereinstimmen". Bei einem zweiten Fall findet sich an Stellen der Drüsenacini circumscripte Wucherung von lymphoiden Zellen, im dritten Falle periacinöse fibröse Wucherung. Wegner fand in 12 Fällen 2 mal, Mraczek in 19 Fällen 5 mal die Bauchspeicheldrüse miterkrankt. Nach Schlesinger finden sich bei hereditärer Lues Erkrankungen der Milz, Leber, Knochen und Lungen häufiger als die des Pankreas, dagegen sind hereditärsyphilitische Veränderungen an Thymus, Herz, Darm und Nieren weitaus seltener. Im Gegensatz zu Birsch-Hirschfeld ist er der Ansicht, daß in dem zeitlichen Verhalten das Pankreas keine Ausnahmestellung gegenüber anderen Organen einnimmt und daß es ebenso früh und ebenso spät wie diese erkranken kann. Bei der hereditär-syphilitischen Erkrankung der Drüse findet man Konsistenzvermehrung, später Vergrößerung, Gewichtszunahme. Das Organ nimmt an Härte noch weiter zu und wird in eine gleichmäßig weiße bis weißgraue Masse umgewandelt. Es gleicht dann mikroskopisch einem Scirrhus. Im allgemeinen wird der Kopfteil stärker ergriffen als der Schwanzteil. Niemals hat Schlesinger bei hereditärer Lues Gummiknoten im Pankreas gefunden. Mikroskopisch dokumentiert sich die Erkrankung zunächst an einer Entwicklung des interacinösen Bindegewebes, die in der Peripherie des Lobulus stärker ist als im Zentrum. Allmählich kommt es zu einer immer stärker werdenden Wucherung des Bindegewebes und einem mit ihr einhergehenden Schwund des Parenchyms. Schließlich wird als letztes Stadium das Organ knorpelhart, ,,an Fibroid erinnernd". Es besteht dann aus einem zellarmen fibrösen Bindegewebe, an anderen Stellen finden sich mehr oder weniger dichte Anhäufungen von Rundzellen. Bindegewebe findet sich auch innerhalb der Acini und sogar zwischen den Zellen. Das ganze bietet das Bild einer

Pancreatitis interstitialis diffusa. Ich verweise daher bezüglich der pathologischen Anatomie auf das Kapitel „Chronische Pankreatitis". Mit der Bindegewebswucherung einher geht eine Arteriitis syphilitica der mittelgroßen und kleineren Arterien, wobei das periacinöse Capillarnetz verschwindet.

Nach Seyfarth zeigen alle kongenital-syphilitischen Kinder Veränderungen am Pankreas, so daß ihr vor allem in der Ätiologie des Diabetes mellitus eine weittragende Bedeutung zukommt. Die Inseln sind dann oft mit einer festen bindegewebigen Masse umgeben, die die von ihm beobachtete Umbildung in Acini verhindert. Auch v. Noorden hat auf den ätiologischen Zusammenhang zwischen hereditärer Lues und Diabetes hingewiesen.

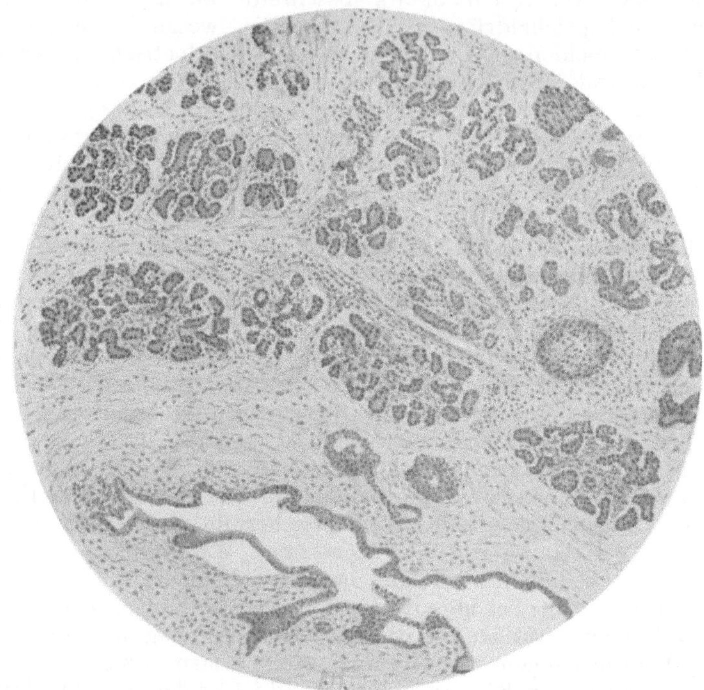

Abb. 45. Gummöse Pankreatitis bei angeborener Lues.

Wie wir das bei anderen Krankheiten gesehen haben, bleiben, selbst wenn das übrige Drüsenparenchym vollständig geschwunden ist, die Langerhansschen Zellhaufen gut erhalten.

Der von Schlagenhaufer beschriebene Fall erworbener Bauchspeicheldrüsensyphilis ist wegen seiner genauen Untersuchung besonders interessant. Neben Lebersyphilis bestand Lues der Bauchspeicheldrüse, deren Kopf besonders derb und hart war. Schon makroskopisch ist in ihm die Bindegewebswucherung erkennbar, durch die die noch erkennbaren, klein und atrophisch erscheinenden Drüsenläppchen auseinandergedrängt sind. Im Pankreaskörper ist ein haselnußgroßer, im Zentrum erweichter Gummiknoten, der von Bindegewebe umgeben wird. Dem makroskopischen Aussehen entspricht der mikroskopische Befund. Auch hierbei fällt vor allem die Bindegewebswucherung auf. Durch sie werden die Läppchen auseinandergedrängt und zum Schwund gebracht. Das erwähnte im Zentrum verkäste Gumma wird auch mikroskopisch als solches identifiziert. Sichere Fälle von syphilitischer Pankreaserkrankung hat ferner

Stolper beschrieben, der bei 61 Sektionen erworbener Syphilis 3mal interstitielle, niemals gummöse Veränderungen der Bauchspeicheldrüse fand, ferner Thorel, bei dessen Fall mikroskopische Gummiknoten gefunden wurden. Daneben bestand ein größeres verkästes Gumma in der Drüse, das er durch Einschmelzung einer intrapankreatischen Lymphdrüse zu erklären versucht. Ähnlich verhält sich der von Truhart beschriebene Fall. Weitere Beobachtungen stammen von Trinkler, Steinhaus (Endarteriitis obliterans im Pankreas, kleine Gummen in der Leber, gleichzeitig bestehender schwerer Diabetes), Scrzelitzer, Albu.

Es bestehen also bei der Syphilis des Pankreas analoge Verhältnisse wie bei der Leber. Wie bei dieser müssen wir scharf zwei Formen unterscheiden, eine gummöse — sei es, daß es sich um große, sei es, daß es sich um miliare oder nur mikroskopisch nachweisbare Gummiknoten handelt — und eine indurativ-fibröse Form, bei der es vor allem zu einer Wucherung des Bindegewebes und einem dadurch bewirkten Schwund des Parenchyms kommt. Gerade bei dieser letzteren Form dürfte die syphilitische Genese oft übersehen sein. Beide Formen kommen oft vergesellschaftet vor.

Größere Gummen scheinen bei hereditärer Lues niemals vorzukommen; kleinere sind beobachtet, wenn der Lues pancreatica hereditaria auch wohl meistens der Typus der indurativen Form zukommt. Die Bindegewebswucherung und die dadurch hervorgerufene Verhärtung des Organs stehen im Vordergrund des pathologisch-anatomischen Bildes. Die Konsistenz nimmt immer mehr zu, das Parenchym immer mehr ab. Werden die Läppchen anfangs nur auseinandergedrängt, finden wir zu Beginn stets noch normales Drüsengewebe, so dringt das Bindegewebe, immer zellärmer werdend, schließlich zwischen die einzelnen Drüsenzellen und bewirkt so ihr Zugrundegehen. Gefäßveränderungen, wie sie für die Syphilis anderer Organe typisch sind, werden bei keiner der beiden genannten Formen der Pankreassyphilis vermißt.

Bei der hereditären Lues wird fast stets die indurativ-fibröse Form gefunden, während bei der erworbenen Pankreassyphilis beide Formen angetroffen werden. Praktisch dürfte es, wie der weiter unten beschriebene Fall zeigt und auch aus der vorliegenden Literatur hervorzugehen scheint, durchaus nicht einerlei sein, welche Form vorliegt. Es ist anzunehmen, daß bei der indurativ-fibrösen Form, wenn es erst einmal zu starker Bindegewebswucherung gekommen ist, durch eine spezifische Behandlung eine wesentliche Besserung nicht zu erzielen ist. Dahingegen kann es bei gummöser Erkrankung praktisch zu einer restitutio ad integrum, wenigstens zu einer solchen der Funktion kommen. Notwendig ist es dazu, daß die Diagnose rechtzeitig gestellt wird. Daß dies schwierig ist, ist oben schon erwähnt; daß dies unter Anwendung moderner Untersuchungsverfahren aber möglich ist, dafür möge folgender von mir beobachteter Fall als Beispiel dienen. Denkt man überhaupt an die Möglichkeit einer Pankreassyphilis, dann dürfte auch in Zukunft in vivo die Diagnose öfters gestellt werden können.

G. R., 39 Jahre alt, Rechtsanwalt. Mit Ausnahme von Kinderkrankheiten früher stets gesund. Vor 10 Jahren syphilitische Infektionen. Damals Schmierkur von 5 Wochen, nach zwei Jahren Wiederholung. Patient ist verheiratet, hat ein Kind, das im Wachstum erheblich zurückgeblieben ist, aber normale Funktionen hat. Frau keine Früh- oder Fehlgeburt. Seit zwei Jahren anfallsweise auftretende Schmerzen „in der Magengegend", die nach dem Rücken ausstrahlen, aber von dem Patienten als nicht allzu heftig geschildert werden. Nach Applikation heißer Umschläge pflegen sie zu verschwinden. Vor einem Jahr Kur in Karlsbad, da von dem behandelnden Arzt ein Gallensteinleiden angenommen wurde. Dadurch keine wesentliche Besserung. Seit ca. 4 Wochen klagt Patient über starkes Hunger- und Durstgefühl, dabei starke Abmagerung. Im Urin wurde Zucker nachgewiesen. Außerdem fanden sich Spuren Eiweiß. Stuhlgang nach Ansicht des Patienten etwas vermehrt, breiig, keine Durchfälle.

Befund: Mann von über Mittelgröße, in mäßigem Ernährungszustand; sichtbare Zeichen der Abmagerung. Die Haut läßt sich in Falten abheben. Keine Ödeme, kein Exanthem. Vereinzelte Leistendrüsenschwellungen, sonst keine Schwellungen der Lymphdrüsen. Leichte subikterische Verfärbung der Skleren.

Lungen: Grenzen an normaler Stelle, gut verschieblich. Klopfschall überall hell und voll und ohne abnorme Schallverkürzung an entsprechenden Stellen beider Seiten.

Herz: Nicht verbreitert, Herztöne rein, Puls o. B. Blutdruck 145 mm Hg.

Bauchorgane: Leber in der rechten Mammillarlinie bis zum Rippenbogen reichend. Rand glatt. Gallenblase nicht fühlbar. Keine abnorme Resistenz oder Druckempfindlichkeit.

Zwischen Schwertfortsatz und Nabel vielleicht geringe Druckempfindlichkeit. Auch hier ist keine Resistenz fühlbar.

Hoden: Palpatorisch o. B.

Magen: Nüchtern leer, nach Probefrühstück: freie HCl 39, Gesamtsäure 52. Gute Amylorrhexis.

Darm: Colon descendens als kontrahierter Strang zu fühlen. Sonst o. B.

Nieren: Nicht palpabel.

Urin: Bei gemischter Kost (200 g Brot) Tagesmenge 2600 ccm, 3,2% Zucker (83,2 g). Kein Aceton, keine Acetessigsäure.

Eiweiß: Spuren.

Mikroskopisch keine Zylinder, kein Blut.

Stuhl: Ziemlich voluminös, breiig. Mikroskopisch ziemlich reichlich unverdaute Muskelfasern nachweisbar. Fett oder Fettsäuren weder makroskopisch noch mikroskopisch nachweisbar.

Nach Schmidtscher Probekost: Muskelfasern, kein Bindegewebe, im übrigen o. B.

Caseinprobe: Auf Trypsin nach Carmin-Fleischprobemahlzeit: Casein bleibt vollkommen unverdaut; nach dreimal 24 Stunden noch völlige Ausfällung des Caseins nach Essigsäurezusatz.

Wassermannsche Reaktion stark positiv.

Zunächst wird eine diätetische Behandlung unter Einfügung von Gemüsetagen eingeleitet. Bei absolut kohlenhydratfreier Kost gelingt es auch, Patient zuckerfrei zu machen. Dabei tritt Aceton und Acetessigsäure auf. Ammoniak bis 1,3 g pro die. Verabreichung von Natrium bicarbonicum.

Bei Zulage von 10 g Kohlenhydraten tritt wieder Zucker im Harn auf.

Beginn mit energischer antisyphilitischer Kur: Dreimal 0,9 Neosalvarsan innerhalb von 14 Tagen. Mercinol-Embarinbehandlung. Jodkalium bis zu 5 g täglich. Dabei steigt die Toleranz des Patienten ganz erheblich. Nach 4 Wochen ist Patient dauernd zuckerfrei bei gemischter Kost und als geheilt zu betrachten.

Besonders interessant bei diesem Fall ist das Verhalten der Caseinprobe. Während ursprünglich die Probe vollkommen positiv ausfiel, d. h. das Casein völlig unverdaut blieb und auf Grund dieses Befundes eine organische Veränderung der Bauchspeicheldrüse, und zwar in Verbindung mit dem positiven Ausfall der Wassermannschen Reaktion die Diagnose auf Viscerallues mit besonderer Beteiligung des Pankreas angenommen wurde, trat bald nach Beginn der antisyphilitischen Kur ein Umschlag ein, so daß der Stuhl schließlich eine vollkommen normale Caseinprobe zeigte. Damit war meines Erachtens die Richtigkeit der gestellten Diagnose bewiesen, gleichzeitig auch in diesem Fall der Wert der Methode dokumentiert. Auch die Muskelfasern verschwanden aus dem Stuhl.

Es dürfte dies der erste Fall sein, in dem bei bestehendem Diabetes auf Grund der Funktionsprüfung unter Berücksichtigung der anderen Momente die Diagnose auf Syphilis und Bauchspeicheldrüse gestellt wurde; mit Hilfe dieser Methode war es fernerhin möglich, sich über das Fortschreiten des Heilungsprozesses ein klares Bild zu machen. Wir müssen annehmen, daß es sich bei unserem Patienten um die gummöse Form der Pankreassyphilis gehandelt hat. Bei der fibrösen Form ist eine wesentliche Einwirkung einer antisyphilitischen Kur aus den oben erörterten Gründen nicht zu erwarten. Es braucht wohl kaum besonders erwähnt zu werden, daß bei Diabetes, der nicht auf syphilitischen Veränderungen der Pankreas beruht, die Caseinprobe stets negativ ausfällt. Nach Naunyn ist „das vorliegende, einigermaßen gesicherte Material an Fällen von syphilitischer Diabetes sehr spärlich." Bei den in der älteren

Literatur angegebenen Fällen ist es meist nicht zu entscheiden, inwiefern die Lues ätiologisch für den Diabetes in Betracht kam, bzw. ob wirklich Pankreasveränderungen vorgelegen haben oder ob der Diabetes, worauf ich weiter unten noch zu sprechen komme, nur indirekt als Ursache in Betracht kommt.

Immerhin sind Fälle von Diabetes bei visceraler Lues wiederholt beschrieben worden. So berichtet Hemptenmacher über einen mit Hemiplegie kombinierten Fall von Diabetes mellitus, dem 6 Jahre zuvor eine syphilitische Infektion vorangegangen war. Die Heilung des Diabetes und sichtbarer tertiärsyphilitischer Erscheinungen durch eine antiluetische Kur lassen es wohl als sicher erscheinen, daß es sich auch hier um viscerale Lues mit gummösen Veränderungen der Bauchspeicheldrüse gehandelt hat.

In Ehrmanns Fall trat die Zuckerharnruhr schon einen Monat nach dem syphilitischen Primäraffekt auf. Durch antiluetische Behandlung wurde fünf Monate nach dem primären Ulcus eine Toleranz für 150 g Dextrose erreicht. Hier kann es sich unmöglich um tertiärsyphilitische Erscheinungen an der Bauchspeicheldrüse gehandelt haben, da die Zuckerkrankheit schon nach so kurzer Zeit post infectionem auftrat. „Über die Gründe kann man nur vermutungsweise andeuten, daß es sich vielleicht um ein vorübergehendes Versiegen der inneren Sekretion des Pankreas durch Stoffwechselprodukte der Spirochäten handeln kann." Dieser Fall steht bezüglich des raschen Auftretens des Diabetes nach der Infektion einzigartig da, und man muß doch wohl annehmen, daß es sich hier um eine Erkrankung bei einem zur Zuckerkrankheit disponierten Individuum handelte. Wie weit psychische Momente bei der Entstehung der Zuckerkrankheit in Betracht gekommen sind, wie weit andere Momente hierfür maßgebend waren, läßt sich bei der ja noch vollkommen dunklen Ätiologie des Diabetes überhaupt nicht sagen.

Bei einem von Fey beobachteten Patienten handelt es sich um einen schweren, mit Acidose einhergehenden Diabetes bei einer älteren Frau. Bei der Autopsie wurde ein sklerosiertes Pankreas gefunden, die Gefäße zeigten den typischen Befund der Endarteriitis obliterans; in der Leber fanden sich Gummiknoten.

Interessant ist auch der Fall Walkos, den ich gekürzt wiedergebe:

Es handelte sich um einen 45jährigen Luetiker, der mit Schmerzen in der linken Seite erkrankte, die sich nach dem Kreuz zu hinzogen. Es kamen dann später Verdauungsstörungen, Appetitlosigkeit, Aufstoßen, Abmagerung und Schwäche hinzu. Patient hatte erhebliche Verdauungsbeschwerden, Erbrechen und später Gelbsucht. Eine Kur in Karlsbad brachte keine Besserung. Körpergewichtsabnahme von 105 auf 78 kg. Da der Verdacht eines Magen- bzw. Lebercarcinoms bestand, wurde eine Laparotomie vorgenommen; dabei zeigte sich das Pankreas in eine übermannsfaustgroße, höckerige Masse verwandelt, die mit der Umgebung verwachsen zu sein schien; eine Verwachsung mit dem Magen bestand nicht. Die Geschwulst wurde als inoperables Pankreascarcinom angesehen und das Abdomen wieder geschlossen. Die Operation wurde sehr gut überstanden und der Kranke erholte sich nachher zusehends. Später traten dann wieder Störungen auf, vor allem Anfälle von Herzklopfen, Kongestionen, wiederholte Ohnmachten, Schwindel, Appetitlosigkeit, Aufstoßen, Obstipation. Die Untersuchung des Patienten ergab jedoch nur eine stärkere Druckschmerzhaftigkeit der Pankreasgegend, eine mäßige allgemeine Arteriosklerose. Blutdruck 150 mm Hg. Der Urin reduzierte meist sehr stark, war jedoch nicht zuckerhaltig (?). Es traten dann Schwellungen des Gesichts und der Hände auf. Im Harn war eine Spur Eiweiß, einzelne Nierenepithelien und Zylinder. Nach der Verabreichung von 2 g Jodnatrium täglich schwanden die Erscheinungen, die zweifellos durch eine luetische Affektion des Nierenparenchyms bedingt waren. Im nächsten Jahre wieder Erkrankung mit Erbrechen, Verdauungsbeschwerden und Obstipation. Die Untersuchung ergab das Vorhandensein einer mäßigen Leber- und Milzschwellung. Die Funktionsprüfung des Magens und des Darmes zeigte normale Verhältnisse; im Urin kein Eiweiß, kein Zucker, keine geformten Bestandteile. Von einer vorübergehenden Periostitis an der dritten rechten Rippe abgesehen, wahrscheinlich auch luetischen Ursprungs, befand der Kranke sich später wohl.

Der Fall war zunächst nicht leicht zu deuten. Die ursprüngliche Annahme, daß es sich um ein primäres Magencarcinom und um ein sekundäres Leber-Pankreascarcinom gehandelt habe, wurde durch den ungeahnten Verlauf natürlich widerlegt. Er zeigte, daß die Ursache der Erkrankung in einer Syphilis der Bauchspeicheldrüse zu suchen war.

Bei einem Patienten, an dem Bence Stoffwechselversuche angestellt hat, und bei dem eine auf Syphilis beruhende vollständige Zerstörung des Drüsengewebes einschließlich der Langerhansschen Inseln vorhanden war, bestand Zuckerausscheidung im Harn, Steatorrhöe, Kreatorrhöe und Durchfälle. Der Zuckergehalt des Urins betrug zuerst 9—10%, später 3—4%. Der Fettgehalt des Kots betrug bis 46,5% des mit der Nahrung eingeführten Fettes. Davon waren 36,6% Neutralfett, 55,4% freie Fettsäuren, 8% Seifen.

Ähnliche Beobachtungen wie die geschilderten sind neuerdings wiederholt gemacht worden (Carnot und Harrier, Steinhaus, Maderna und Scotti, Chrzelitzer).

Auf den Zusammenhang zwischen Diabetes und Lues II des Pankreas weist neuerdings auch Seyfarth hin, dagegen ist Diabetes bei gummöser Syphilis selten (Herxheimer, Hirschfeld, Koch).

Bei 7 Diabetikern Truharts fand sich Lues der Bauchspeicheldrüse. Granularatrophie des Pankreas beobachtete Manchot bei zwei syphilitischen Diabetikern.

Was ist nun für diese Fälle von Pankreassyphilis klinisch charakteristisch? Zunächst möchte ich die von den meisten Kranken angegebenen Schmerzen nennen, die eines gewissen Charakteristicums nicht entbehren. Anfallsweise auftretend, werden sie in die Oberbauchgegend lokalisiert. Gewöhnlich werden sie für Gallensteinanfälle, mitunter für Gastralgien infolge von Ulcus oder irgendwelcher anderer Art gehalten. Gallensteinanfälle erscheinen um so wahrscheinlicher, als bei diesen Kranken oft leichter Ikterus beobachtet wird. Dieser kommt nicht etwa von einer gleichzeitig auftretenden Mitbeteiligung der Leber, sondern läßt sich zwanglos aus den anatomischen Verhältnissen erklären. Als zweites wichtiges Symptom ist der Diabetes zu betrachten. Gewiß tritt er nicht regelmäßig auf, wahrscheinlich sogar nur in einer Minderzahl der Fälle. Es beruht dies auf dem verschieden starken Ergriffensein der Langerhansschen Inseln, die ja, wie wir gesehen haben, auch bei der Pankreassyphilis ihre besondere Resistenz zeigen. „Aber wenn auch die Inseln noch so resistent sind, eine starke allgemeine Sklerose bedroht ja immer ihr Dasein" (Heiberg). Besonders wichtig erscheint uns aber die Prüfung der Funktionstüchtigkeit. Ein Funktionsausfall, zusammen mit den anderen Momenten, dazu eine positive Wassermannsche Reaktion läßt die Diagnose mit Sicherheit stellen, auch dann, wenn der Diabetes fehlt. Solche Fälle beschreiben Singer und Fey.

Beobachtet man alle die genannten Symptome, dann wird die Diagnose weniger schwierig sein, als es im ersten Moment der Fall zu sein scheint.

Was die Therapie betrifft, so richtet sie sich nach den allgemeinen Prinzipien der antisyphilitischen Behandlung. Sie soll möglichst rasch und energisch durchgeführt werden, ehe der Allgemeinzustand des Kranken zu sehr heruntergekommen ist. Daß man vor allem dann Erfolge haben wird, wenn es sich um gummöse Prozesse handelt, habe ich bereits erwähnt. Die fibröse Form mit Schwund des Parenchyms erscheint für die Therapie wenig aussichtsvoll. Liegt Diabetes vor, so hat selbstverständlich eine diätetische Behandlung Platz zu greifen; ebenso ist die diätetische und medikamentöse Behandlung, wenn Funktionsstörungen im Pankreas nachgewiesen sind, nach den Prinzipien durchzuführen, wie sie für die Pankreaskrankheiten überhaupt an anderer Stelle eingehend besprochen werden.

Bronze-Diabetes (Hämochromatose des Pankreas).

(Pigmentsklerose des Pankreas.)

Von O. Groß.

Es kann fraglich erscheinen, ob es angebracht ist, dieser Erkrankung in einem Handbuch der Pankreaskrankheiten ein besonderes Kapitel einzuräumen. Denn, wie wir sehen werden, handelt es sich dabei eher um ein Symptom, das infolge besonderer Lokalisation in der Gefolgschaft eine Allgemeinerkrankung der inneren, besonders der abdominellen Organe auftreten kann, aber durchaus nicht immer auftritt. Da andererseits die Entstehung dieser Form des Diabetes, die sich im übrigen durch nichts von anderen Arten der Zuckerkrankheit, wie wir sie bei schweren Pankreaserkrankungen auftreten sehen, auszeichnet, auf die spezifischen Veränderungen der Bauchspeicheldrüse zurückzuführen ist, mag eine besondere Besprechung gerechtfertigt sein. Im übrigen sei auf die Abhandlung Eppingers in dieser Encyklopädie verwiesen.

Es waren wohl zuerst französische Forscher, die eine eigentümliche Trias von Symptomen beschrieben (Trousseau) und sie mit dem Namen Diabète broncé avec cirrhose hypertrophique pigmentaire belegten (Hanot und Chauffard). Das Charakteristische der Erkrankung erblickten sie in der Kombination von Lebercirrhose, Pigmentablagerung in der Haut und den inneren Organen und Zuckerkrankheit. Vorher hatte schon Quinke einen hierhergehörigen Fall beschrieben, bei dem er jedoch den Hauptwert auf die ausgebreitete Ablagerung des Blutpigments, weniger auf die Zuckerkrankheit legte. Neben den geschilderten Symptomen fiel die Kachexie der Kranken auf, die dem Symptomenkomplex den Namen „Cachexie broncé dans le diabète" eintrug. In der Folgezeit wurde das immerhin seltene Krankheitsbild wiederholt beobachtet, ohne daß es bisher gelungen wäre, seine Ursache mit Sicherheit zu erkennen. Das eine läßt sich wohl mit Bestimmtheit sagen, daß der Diabetes erst relativ spät auftritt, daß die übrigen Krankheitserscheinungen so schwer sein können, daß der Kranke stirbt, ehe es zur Ausbildung der Zuckerkrankheit kommt. Mit anderen Worten: der Diabetes kann fehlen.

So nehmen auch Heß und Zurhelle an, daß in ihren beiden Fällen „der Diabetes die jüngste Erkrankung war und daß die Entstehung sowohl der Lebercirrhose wie der Hämochromatose viel weiter zurückliegen".

Das Typische bei dem Bronze-Diabetes ist die Hämochromatose, d. h. die Ablagerung eines braunen Pigments, dessen hämatogener Charakter zuerst von Mossé und Danic erkannt worden war, in die Haut und in die inneren Organe, vor allem die des Abdomens, aber auch in Herz, Nieren und Lymphdrüsen. So kommt es, daß zu Lebzeiten zunächst ein Krankheitsbild auftritt, das mit der Addisonschen Krankheit eine recht erhebliche Ähnlichkeit aufweist. Die Färbung der Haut wird dabei bald als bronzefarben, bald als bräunlich mit einem Stich ins Graue beschrieben, sie ist schmutziggrau, mitunter braunrot. Sie hat dem Krankheitsbild den Namen Bronze-Diabetes gegeben. Die Färbung ist diffus und unterscheidet sich von der Färbung bei Addisonscher Krankheit auch dadurch, daß sie gleichmäßig über den ganzen Körper geht und an Druckstellen und unter den Armen nicht stärker erscheint. Schleimhautpigmentationen im Mund, die bei Addisonscher Krankheit wohl niemals fehlen, finde ich nirgends verzeichnet. Ein prinzipieller Unterschied liegt ferner darin, daß beim Addison die Pigmente, die nur in Haut und Schleimhaut gefunden werden, chemisch vollkommen anders zu bewerten sind. Sie gehören in das Gebiet der Melanine, stammen also wahrscheinlich vom Tyrosin, bezugsweise dessen Abkömmlingen (Homogentisinsäure?) oder dem Adrenalin ab, verdanken ihre Entstehung wohl der Wirkung bestimmter im Organismus vorhandener Fermente (Tyrosinasen), während es sich bei der Hämochromatose sicherlich um Derivate des Blutfarbstoffs handelt. Ferner besteht bei Addisonscher Krankheit eine Hypoglykämie und erhöhte Toleranz gegen Dextrose (Porges, Bernstein und Falta). Auffällig ist es, daß der Bronzediabetes nur bei Männern vorkommt. Zwei Beobachtungen dieser Erkrankung bei Frauen (Abbot, Bith) waren mir in der Originalliteratur nicht zugänglich. Nicht zu verwechseln mit der Verfärbung beim Bronzediabetes ist die von Hansemann und Turner beschriebene leichenfleckenartige Verfärbung des Bauches bei akuter Pankreatitis mit Fettgewebsnekrose, deren Ursache durch direkte Einwirkung des durch das Ligamentum rotundum oder durch das retroperitoneale Gewebe an die Oberfläche getretenen Bauchspeichels zu suchen sein soll.

Es wird beim Bronzediabetes entweder Hämosiderin abgelagert, ein Blutfarbstoffderivat, das Eisenreaktion gibt, daneben aber auch Hämofuscin, das die Eisenreaktion nicht gibt und wahrscheinlich aus dem Hämosiderin entstanden ist (Lubarsch, Buß, Hinze, Anschütz, Heß und Zurhelle, Ungeheuer). Man bezeichnet es aus dem genannten Grund fälschlich als eisenfreies Pigment, obwohl der Nachweis, daß es wirklich eisenfrei ist, noch aussteht. Aus den genannten Gründen ist es auch inkorrekt, den Zustand als Hämosiderosis zu bezeichnen. Das Pigment liegt in der Haut und den inneren Organen, vor allem der Leber, in der es stets gefunden wird, dann in den übrigen parenchymatösen Organen des Bauches, den Lymphdrüsen, mitunter in Speicheldrüsen und Nieren, in dicken Schollen und Körnchen oder aber auch diffus verteilt. Innerhalb der Blutgefäße ist niemals Pigment gefunden worden (Hintze, Göbel, Quinke, Anschütz, Heß und Zurhelle). Dieser Umstand hat zu der Annahme Veranlassung gegeben, daß der Blutfarbstoff in gelöstem Zustand den Organen zugeführt und erst an Ort und Stelle im Pigment verwandelt wird.

Diese Auffassung findet ihre Stütze in dem Pigmentmangel der Milz, in der sehr verschiedenen Größe der einzelnen Pigmentkörner, die in Leberbindegewebe und Leberparenchym erhebliche Größenunterschiede aufweisen, ferner in der Imbibition der Zellen mit Farbstoff, die neben der körnchenförmigen Ablagerung auftritt (Heß und Zurhelle).

Wir finden nun an den inneren Organen recht erhebliche Veränderungen, deren Zusammenhang mit der Pigmentablagerung uns noch weiter interessieren soll. An dieser Stelle kommt es für uns vor allem in Betracht, daß auch das Pankreas eine Prädilektionsstelle für die Pigmentablagerung darstellt und daß es so erhebliche und schwerwiegende Veränderungen erfahren kann, daß es zu einem Pankreas-Diabetes kommt. Dabei können schwere Veränderungen der Funktionen auftreten, wie in dem von Anschütz beschriebenen Fall, in dem Fettstühle und Kreatorrhöe vorhanden waren. Schmerzen unter dem Schwertfortsatz, wie sie für Pankreaskrankheiten typisch und wie sie an anderer Stelle besprochen sind, werden oft beobachtet. Der Diabetes selbst ist dadurch charakterisiert, daß er zeitweise verschwindet, zuletzt aber in der schweren Form auftreten kann.

Interessant ist der Verlauf eines von mir beobachteten Falles, der von Moses veröffentlicht ist und den ich aus seiner Dissertation wiedergebe:

Anamnese: R. E., Maurermeister, 47 Jahre alt. Nach den Angaben der Frau, von der auch nur schwer Angaben zu bekommen sind, war der Mann früher stets gesund und erblich nicht belastet. Potatorium nicht vorhanden. Vor 4 Jahren wurde er an Skorbut behandelt. Er hatte damals Blutungen aus dem Zahnfleisch und soll ein halbes Jahr schwer krank gewesen sein, so daß er von dem behandelnden Arzte aufgegeben wurde. Er hat sich dann aber wieder erholt und konnte seinem Berufe nachgehen. Im Winter 1915/16 soll er an Rheumatismus gelitten und 3 Monate krank im Bett gelegen haben, da heftige Schmerzen in sämtlichen Gliedern bestanden. Er erholte sich dann wieder. Bei dieser Erkrankung wurde vom Arzte der Urin wiederholt untersucht und stets normal befunden. Übermäßiges Durstgefühl und Abmagerung höheren Grades soll damals noch nicht bestanden haben. Im August 1916 hatte er am ganzen Körper Geschwüre, war jedoch nicht beim Arzt. Gleichzeitig trat sehr starker Durst auf, so daß Patient große Mengen Flüssigkeit zu sich nehmen mußte. Es bestand starker Appetit. Im Gegensatz hierzu dauernde Körpergewichtsabnahme und Kräfteverfall. Seit zwei Tagen klagte Patient über starke Schmerzen in allen Gliedern, die Krankheitserscheinungen nahmen zu, sein Durstgefühl war kaum zu stillen und es trat allmählich eine immer stärker werdende Benommenheit auf. Aufnahme in die Klinik am 14. 10. 1916.

Befund: Mann von Übermittelgröße, in sehr schlechtem Ernährungszustand mit starker Abmagerung, die Haut läßt sich in Falten abheben. Kein Ikterus, keine sonstige abnorme Verfärbung der Haut, keine Ödeme. Sichtbare Schleimhäute blaß. Kein nachweisbarer Geruch der Atemluft nach Aceton. Sensorium benommen.

Urin: Sehr viel Zucker, sehr starke Acetonprobe, sehr starke Eisenchloridprobe, Spuren Eiweiß.

Herz: Grenzen rechts 3, links 8 cm von der Mittellinie, Töne rein, leise; Herztätigkeit unregelmäßig, beschleunigt; Puls unregelmäßig, beschleunigt, klein.

Bauch: Decken weich, die Leber überragt den Rippenbogen in der rechten Mammillarlinie um zwei Querfinger, der Rand ist hart. Keine Druckempfindlichkeit. Gallenblase nicht palpabel. Milz unter dem linken Rippenbogen deutlich fühlbar, überragt diesen um 4 cm, hart. Rectaluntersuchung o. B.

Patient klagt in lichten Momenten über Schmerzen in allen Gliedern. Die Flüssigkeitszufuhr betrug am 14. 10. 5200, am 15. 10. 7000 ccm.

Urinmengen am 14. 10.: 5500 ccm, spez. Gew. 1019.
     15. 10.: 8800 ,,   ,,   ,, 1013.
     16. 10.: 1000 ,,   ,,   ,, 1017.

Die Reaktion war stets sauer. Albumen +, Acetessigsäure +, Aceton +, NH_3 2,2 innerhalb 24 Stunden.
Der Zuckergehalt am 14. 10.: 2,5%.
       15. 10.: 1,3%.
Diät am 14. 10.: 300 ccm Milch.
   15. 10.: 500 ,,   ,, und 200 ccm Bouillon.
Ordination am 14. 10.: Natr. bicarb. 50 g,
     15. 10.: ,,   ,, 80 g.
Am 17. 10. Exitus letalis.

Die Sektion hatte folgenden Befund: Mittelgroße, männliche Leiche. Bauch etwas vorgewölbt, geringes Fettpolster, rote Muskulatur. Nach Eröffnung der Bauchhöhle sieht man das mäßig fettreiche, etwas gallertartige Netz über die Dünndärme ausgebreitet. Kein fremder Inhalt in der Bauchhöhle. Auffallend große braune Leberoberfläche. Nach Wegnahme des Brustbeins collabieren beide Lungen. Die Pleuren sind völlig zart. Brustfellsäcke und Herzbeutel fast leer, das Lungengewebe beiderseitig lufthaltig. Das Herz fällt dadurch auf, daß in den ziemlich großen, mit Blut prall gefüllten Ventrikeln an zwei Stellen der Spitze, sowie etwas höher hinauf, rundliche rote Stellen erscheinen von 1 bis $1^1/_2$ cm Durchmesser, die durch neugebildete Blutgefäße hervorgebracht sind und zentrale miliare Abscesse enthalten.

Die Herzmuskulatur sieht etwas scheckig gefleckt aus, indem mehr dunkelrote Abschnitte und normale abwechseln. Der Klappenapparat ist zart.

Die Milz 17 cm : 5 cm ist sehr beträchtlich auf mehr als das Doppelte vergrößert. Die Kapsel grauweiß, verdickt mit vielen knorpelharten Knötchen von Hirsekorngröße. Der Durchschnitt zeigt neben einer ziemlich derben äußeren Schicht eine weiche, blutreiche Pulpa nach dem Hilus zu. Die frische Untersuchung ergibt in dem zellenreichen Milzgewebe keine Pigmentablagerung. Beide Nebennieren sind nicht verändert. Die linke Niere von ziemlich reichlicher Fettschicht umgeben, die Kapsel leicht abziehbar, das Organ gleichmäßig trübe, beträchtlich vergrößert, dick, lebhaft, rot, läßt an der Oberfläche eine größere Zahl gleichmäßig verstreuter submiliarer Abscesse erkennen. Auf dem

Durchschnitt sind ähnliche Eiterherde in Rinde und Mark, die aber wegen des großen Blutreichtums nur schwer zu unterscheiden sind. Die Farbe der Oberfläche ist bräunlichrot. Eine auffallende Trübung der Niere besteht makroskopisch nicht, auch die Marksubstanz ziemlich durchscheinend, blutreich. Kelche und Becken eng, von weißer Schleimhaut ausgekleidet. Die rechte Niere ebenso groß, ebenso übersät von kleinsten Eiterherden. Die frische Untersuchung der Nierenrinde zeigt eine viel stärkere gleichmäßige Trübung, als man vermuten konnte, namentlich die geraden Kanälchen sind gleichmäßig im Beginn der Verfettung, aber auch viele Rindenkanälchen geben das Bild der toxischen Nephritis. Außerdem sind in manchen Harnkanälchen braune Schollen vorhanden, die Eisenreaktion geben. Am unteren Pol eröffnet der Hauptschnitt einen eitrigen Herd von Haselnußgröße, der augenscheinlich aus vielen kleinen zusammengesetzt ist, auch hier ist in den Harnwegen nichts Abnormes zu sehen.

Die Harnblase ist ziemlich eng, Schleimhaut hell rosa zart. Die Prostata ist klein, auf mehreren Durchschnitten nicht die kleinste Veränderung, ebenso ist das Rectum völlig intakt. Es wird nunmehr nach einer Quelle für die Pyämie in den Halsorganen geforscht. Ein zäher glasiger Schleim bedeckt den Schlund. Nach dem Abspülen ist die Schleimhaut weiß die Tonsillen kaum auffindbar klein, nicht die geringste akute Entzündung ist wahrzunehmen.

Dagegen enthält die ziemlich stark vergrößerte linke Schilddrüsenhälfte auf den Durchschnitt in einem Gewebe von merkwürdig dunkelbrauner Farbe eine ausgebreitete phlegmonöse Entzündung. Mehrere Halsmuskeln sind von kleinen Abscessen durchsetzt, eine bohnengroße Lymphdrüse unter der Haut der linken Halsseite zeigt in braunem Durchschnitt gelbe Eiterherde. Der rechte Schilddrüsenlappen ist auffallend klein, braun, sonst unverändert.

Beim Abtrennen des Mesokolons und Coecums stößt man auf einen 6 cm langen Eiterherd, der hinter dem Bauchfell längs des Ileopsoas verläuft. Auch hier ist nicht festzustellen, ob es sich um eine primäre Eiterung oder Metastase handelt. Letzteres erscheint wahrscheinlicher. Einen höchst seltsamen Befund geben bei der Herausnahme von Magen und Leber die epigastrischen und portalen Lymphdrüsen. Sie sind bis zur Größe mittlerer Pflaumen geschwollen, weich und von eigentümlicher gleichmäßig dunkelbrauner Farbe des Durchschnittes.

Der Magen mittelgroß, zeigt eine Narbe in der Mitte der kleinen Kurvatur. Ringsum etwas gefaltete, von zähem Schleim bedeckte Mucosa. Hinter dem Pylorusring liegt im Duodenum eine weiße kleine Narbe. Rechts und links von ihr ist die Duodenalschleimhaut divertikelartig ausgebuchtet, ohne daß in diesen vorgewölbten, für die Kuppe des Daumens Raum gewährenden Buchten die Schleimhaut verändert wäre.

Die Leber groß, schwer, beide Lappen sind an der Vergrößerung gleichmäßig beteiligt. Die Oberfläche grünlich, das Organ sehr derb. Der Durchschnitt ist gleichmäßig dunkelbraun, sehr blutreich, anstatt der Acini sieht man lauter miliare, rundliche, körnige Inseln, von Narbengewebe eingeschlossen.

Mikroskopisch zeigt die Leber, wie schon die körnige Beschaffenheit dem bloßen Auge verrät, eine schwere, cirrhotische Veränderung, lauter Inseln von Lebergewebe, die $^1/_2$ bis $1^1/_2$ Acini entsprechen, aber nicht von einfachem Bindegewebe voneinander getrennt sind, sondern entweder von einem zellreichen, von zahlreichen gewucherten Gallengängen durchzogenen Narbengewebe oder von einem Bindegewebe, das so massenhaftes braunes körniges Pigment enthält, daß man an melanotische Geschwulstmassen erinnert wird. Auch innerhalb einzelner Acini sind vielfach Gruppen von dunkelbraun pigmentierten Leberzellen vorhanden.

Der Dünndarm ist unverändert, im Dickdarm besteht ein leichter Grad von schwach rauchgrauer oder hellbrauner Pigmentierung ohne sonstige Veränderung der Schleimhaut.

Das Pankreas ist von mittlerer Größe, läßt deutlich Läppchen von hellbrauner Farbe erkennen. Am Pankreas liegt eine Gruppe geschwollener weicher Lymphknoten, die auf Durchschnitten dieselbe dunkelbraune Färbung zeigen wie die Drüsen in der Leberpforte.

Am Gehirn und seinen Häuten keinerlei Veränderungen, insbesondere nichts von fibröser Verdickung oder von Ödem der Pia mater, wie es bei Potatoren vorzukommen pflegt.

Sektionsdiagnose (Diabetes mellitus). Cirrhosis chronica hepatis, Haemosiderosis hepatis, glandulae thyreoideae, glandularum lymphaticarum, Phlegmone lobi sinistri thyreoideae. Splenitis chronica et recens. Abscessus metastatici renum, musculi ileopsoas dextri, nephritis toxica. Cicatrices ventriculi et duodeni.

Mikroskopischer Befund. Nachdem Stücke von der Leber gehärtet und gefärbt worden sind, läßt sich der schon am frischen Präparate erhobene Befund nur bestätigen.

Die Leber ist in sehr gleichmäßiger Weise von alten Bindegewebswucherungen durchzogen, die stellenweise im fibrillären Gewebe, aber nirgends zusammenhängend frische Rundzellenwucherungen aufweisen, so daß es durchaus den Anschein hat, als sei der Prozeß der interstitiellen Hepatitis schon vor längerer Zeit unter Bildung von Narbengewebe zum

Abschlusse gekommen. Dieses gewucherte interstitielle Bindegewebe enthält nun eine große Menge von braunem, körnigem Pigment in Spindelform oder birnenähnlichen großen Zellen abgelagert. Es wird durchzogen von einem Gewirr von Kanälen, das schon am frischen Präparate richtig erkannt wurde, nämlich als ein System neugebildeter Gallengänge, deren Epithelien so gleichmäßig braunes Pigment enthalten, daß sie auf dem Längsschnitte als braune Stränge, auf dem Querschnitte als braune Säume um ein zentrales Lumen zu erkennen sind.

Außerdem trifft man ziemlich reichliche dünnwandige Venenlumina in dem cirrhotischen Narbengewebe an. Die Inseln von Lebergewebe ergeben bei schwacher Übersichtsvergrößerung lauter annähernd gleiche, außen abgerundete Parenchymabschnitte, die aber nur ausnahmsweise Andeutungen von Acinusstruktur erkennen lassen, sondern reihenförmig angeordnete Leberzellen, wie sie den hyperplastischen Abschnitten eigen sind, zu Wirbeln angeordnet, nirgends das Lumen von Zentralvenen erkennen lassend. In diesen Inseln von Lebergewebe treten besonders bei mittlerer Vergrößerung Gruppen von braunen pigmentierten Leberzellen hervor, die aber zweifellos am frischen Präparate viel deutlicher zu sehen waren als nach der Härtung. Da es sich später bei der Frage nach der Entstehung dieser schweren Lebercirrhose auch um die Erörterung des Alkoholismus handeln wird, so sei hier ausdrücklich hervorgehoben, daß gar keine Fettinfiltration in den Leberzellen vorhanden ist, wie es bekanntlich bei Potatoren in hohem Grade der Fall zu sein pflegt. Oft genug beginnt bei Alkoholikern die Schwellung mit einer einfachen Fettinfiltration, der sich dann später kleinzellige Wucherung hinzugesellt. Auch im Schrumpfungsstadium bleibt die Fettinfiltration als Erscheinung die Regel.

Portale Lymphdrüsen. Die Schnitte durch die großen, weichen, portalen Lymphdrüsen ergeben schon bei schwacher Vergrößerung eine sehr unregelmäßige Verteilung des braunen Pigmentes; während die meisten Gesichtsfelder mehr dunkelbraune Pigmentschollen enthalten, als blaugefärbte Kerne, trifft man zuweilen doch im Gesichtsfelde solche, die am Hämatoxylinpräparate vorwiegend blaue runde Kerne enthalten. In außerordentlichen Mengen steckt das braune körnige Pigment in den Bindegewebszellen und im Stroma. Da fast alle braunen Zellen die kleinen lymphatischen Zellen an Größe übertreffen, so könnte man zweifelhaft werden, ob überhaupt auch die eigentlichen Lymphdrüsenzellen Träger des Pigments wären, wenn nicht bei starker Vergrößerung ganze Gesichtsfelder so voller Hämosiderinklumpen wären, daß kaum normale lymphatische Zellen daneben sichtbar sind.

Bemerkenswert ist, daß mehrfach Riesenzellen zur Beobachtung kommen, die sechs und mehr Kerne enthalten und mehrfach außerdem noch Pigmentschollen. So ähnlich auch diese Riesenzellen denen bei Lymphdrüsentuberkulose sind, so ist es doch bei aller Aufmerksamkeit nicht möglich, in ihrer Umgebung wirkliche Verkäsung oder Knötchenbildung festzustellen. Es handelt sich um reichliche Pigmentablagerung in chronisch vergrößerten hyperplastischen Lymphdrüsen, deren zuführende Arterien auffallend pigmentarm sind.

Pankreas. Das Pankreas ist in toto eingelegt, es werden sowohl von dem Schwanzteil als auch von dem Kopf Stücke entnommen, geschnitten und mit Hämatoxylin-Eosin und nach van Gieson gefärbt. Im allgemeinen trifft man lauter normale Strukturbilder an, namentlich bezüglich des Diabetes ist bestimmt zu sagen, daß sowohl im Kopfteil als im Schwanzteil reichlich gut gefärbte Langerhanssche Inseln vorhanden sind. Braunes Hämosiderinpigment ist wohl in jedem Gesichtsfelde in Form kleiner Herde im interstitiellen Bindegewebe sichtbar, es liegt in spindelige und keulenförmige Zellkörper eingeschlossen, aber auch eine ganze Anzahl von unzweifelhaften Drüsenzellen ist mit braunem Farbstoff versehen. Die Kerne sind daneben gut erkennbar, eine diffuse Braunfärbung ist gelegentlich in den Ausführungsgängen zu erkennen. Das Fettgewebe zwischen den Bindegewebsläppchen ist ebenso wie das Drüsengewebe ohne jede bemerkenswerte Veränderung.

Rechter Schilddrüsenlappen. Die Schnitte durch den rechten Schilddrüsenlappen zeigen sehr reichliches, normales Schilddrüsengewebe mit gallerthaltigen Follikeln und feinkörnigem, braunem Farbstoff, der vornehmlich in den auskleidenden Epithelien um die Kerne herum enthalten ist. Vielfach ist braunes Pigment auch im Lumen, rings von Gallerte umgeben, vorhanden.

Auffallend frei von Pigment ist das Bindegewebe, aber noch überraschender ist, daß in diesem scheinbar normalen Lappen Herde von eitriger Schmelzung an einzelnen Stellen vorhanden sind. Offenbar aber handelt es sich nur um mikroskopisch kleine Eiterherde, da in anderen großen Schnitten nichts davon vorhanden ist.

Linker Schilddrüsenlappen. Im Gegensatz zum rechten sind hier nur wenige Stellen normaler Follikel sichtbar, deren Randepithelien dieselbe zierlich braune Körnung zeigen wie rechts. Das Bindegewebe ist nur an wenigen Stellen noch im Ruhezustande, meistens ist es in völliger eitriger Schmelzung begriffen. Vielfach sind es völlig kernfreie zerfallene Abschnitte, die vollständig von dichten Staphylokokkusmassen eingenommen sind. In dem freien Eiter sind massenhafte Diplokokken und Ketten zu sehen. Nach pigmenthaltigen Zellen sieht man sich vergeblich um, was ja auch dem Befunde in der rechten Schilddrüsenhälfte entspricht, in der das Pigment nur in den Drüsenepithelien enthalten ist. In den Anfangsstadien der Bindegewebsentzündung sind sehr vorzüglich die Abschnürungen der langen gestreckten Kerne zu den mehrfach aneinandergereihten Kernen der sog. „Leucocyten" sichtbar.

Der Tod bei diesen Patienten ist gewissermaßen an einer interkurrenten Erkrankung erfolgt. Der Diabetes hatte noch nicht lange bestanden, noch wenige Monate vor dem Tode war der Urin von dem behandelnden Arzt untersucht und zuckerfrei gefunden worden. Ich schließe mich der Auffassung von Moses an, daß die Erscheinungen des Diabetes erst zwei Monate ante exitum aufgetreten sind; damals kam es, wohl infolge der Zuckerkrankheit zu einer Geschwürsbildung am ganzen Körper, die als Ursache der zum Tode führenden Pyämie aufgefaßt werden muß. Daß bei Diabetikern durch derartige schwere fieberhafte Erkrankungen ein Koma ausgelöst wird, ist ja bekannt. Durch diesen nicht durch die Hämochromatose mit ihren direkten Folgeerscheinungen verursachten Tod ist es ja wohl auch zu erklären, daß die sichtbaren Veränderungen des Pankreas noch nicht so ausgesprochen waren wie in anderen Fällen, bei denen es zu schwerer Pankreassklerose (Cirrhose) gekommen war (Anschütz, Marie, Acard, Auscher, Gonzalez, Hanot-Chauffard, Mossé und Daunic usw.).

Auch der folgende in Beobachtung der Medizinischen Klinik befindliche Kranke bietet ebenfalls charakteristische Erscheinungen der Hämochromatose:

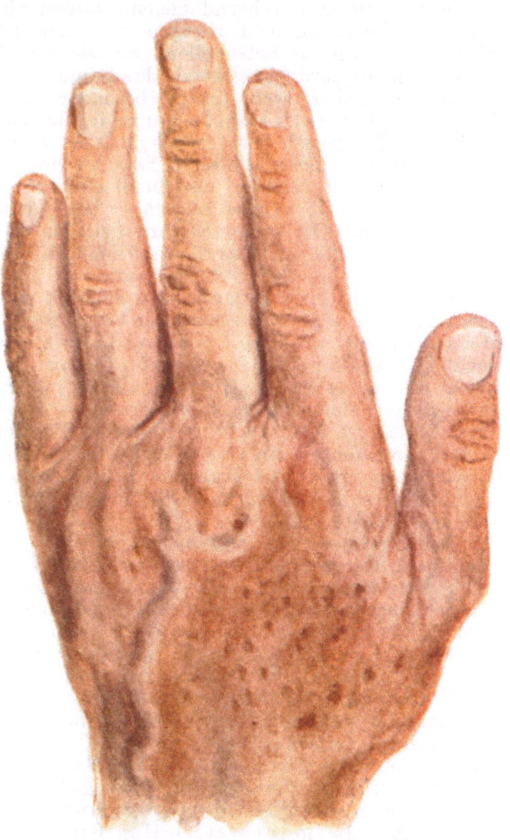

Abb. 46.

K., Lehrer, 59 Jahre alt, stammt aus gesunder Familie. Er war als Kind stets gesund. Die erste Frau ist an Lungenschwindsucht gestorben, die beiden Kinder aus dieser Ehe sind gesund. Keine Fehlgeburten. Im März 1920 Grippe, wonach er sich nicht mehr richtig erholen konnte. Bei einer Röntgendurchleuchtung wurde auf der Lunge noch ein „Rest" der damaligen Erkrankung gefunden. Seit 4—6 Wochen klagt Patient über Kriebeln und Gefühl der Taubheit in den Füßen, zuerst nur im linken Fuß, dann im linken Bein, später auch im rechten Bein. Seit 14 Tagen ist er auffallend appetitlos. Gewichtsverlust. Gefühl der Schwäche und Mattigkeit. Morgens etwas Auswurf.

Seit mehreren Jahren bemerkte Patient eine stets zunehmende Braunfärbung im Gesicht und an den Händen. Er gibt an, daß er früher nicht braun gewesen sei, daß aber die jetzige Braunfärbung im Sommer stärker sei als im Winter.

Befund: Untersetzt gebaut, schmal, Ernährungszustand reduziert. Im Gesicht, an den Unterarmen und Handrücken starke Braunfärbung. Haut des Rumpfes diffus braun, besonders in der Achselgegend. Die Handflächen sind weiß, die Furchen der Hand sind braun. Die Braunfärbung an den genannten Stellen ist zum Teil diffus, zum Teil tritt sie, besonders im Gesicht und Handrücken, mehr fleckförmig auf (s. Abb. 46).

Keine Drüsenschwellung, keine Exantheme, keine Ödeme (die Haut ist überall bedeckt mit Kratzeffekten).

Mund und Rachen: o. B. Schleimhaut nur an den Unterlippen dunkler als sonst. Zunge nicht belegt, Gebiß in Ordnung. Brustkorb: mäßig gewölbt, atmet regelmäßig. Lungen: Grenzen hinten und rechts 10., links 11. Brustwirbel, vorn rechts 6. Rippe, verschieblich, Klopfschall hell, Vesiculäratmen. Links hinten unten hin und wieder etwas Rasseln in der Höhe des 8. Brustwirbels.

Röntgenbefund der Lungen: Linke Lunge: Am Hilus findet sich eine faustgroße, leicht zackig begrenzte, intensive Trübung. In deren Umgebung nach außen zu befinden sich noch mehrere kleine Trübungen.

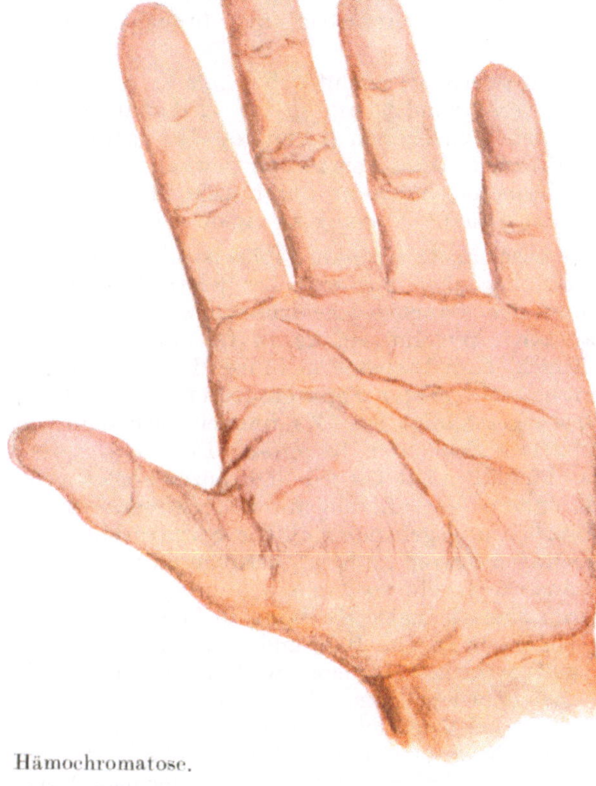

Hämochromatose.

Herz: Grenzen nach rechts 4, nach links 8 cm von der Mittellinie, oben 4. Rippe, Töne rein. Puls: Mittelvoll, regelmäßig. Blutdruck: 140 mm Hg.

Abdomen: Weich, nicht druckempfindlich, Leber überragt den Rippenbogen um 1—2 Querfinger, Rand ist hart und glatt. Oberfläche feinkörnig rauh. Milz nicht zu fühlen. Kein Ascites.

Röntgenuntersuchung des Magens: Füllung erfolgt rasch. Es setzt sofortige Entleerung ein. Magen zeigt Hakenform mit sehr spitzwinkeliger Flexur. Der ganze Magen ziemlich weit nach links. Auch Pylorus links und handbreit oberhalb des Nabels. Pylorus zu sehen. Es bildet sich rasch große Intermediärschicht. Magenblase groß. Beweglichkeit o. B. Nach 3 Stunden Magen leer. Auf der Platte Leberrand sichtbar (Verdrängung des Magens nach links).

Nervensystem: Keine Abweichungen von der Norm.

Urin: Alb. —, Sa. —, Urobilin +, Urobilinogen +, Bilirubin —, Indican —.

Rectaluntersuchung o. B.

Verlauf: 22. 7. Keine Änderung im Befinden. Blutdruck 140 mm Hg.

Appetit sehr gering, Stuhlgang: Kein Blut, keine Parasiteneier.

Blutstatus: Rote 5 320 000, Hgbl. 105%, F. J. 0,99, Weiße 12 600.

Blutbild: Neutr. 67%, Eosin. 1%, Lymphoc. 24%, Gr. Mon. 8%.

25. 7. Befinden unverändert. Parästhesien immer gleich stark. Das nächtliche Hautjucken wird durch Pudern etwas herabgemindert.

27. 7. Klagt über starke Geruchsempfindlichkeit. Blutdruck 135 mm Hg. Wassermannsche Reaktion: negativ.

30. 7. Morgens nüchtern 100 g Traubenzucker. 12 Uhr Traubenzucker im Urin schwach positiv.

Die Richtigkeit der Diagnose „Hämochromatose" beweist außer der Braunfärbung die Lebervergrößerung, ferner die Zuckerausscheidung nach Verabreichung von 100 g Traubenzucker und die Parästhesien, die auch schon bei anderen, autoptisch sicher gestellten Fällen (Morawitz) beobachtet wurden. Der gesunde Mensch scheidet nach Verabreichung dieser Menge keinen

Zucker im Harn aus; besteht bei unserem Kranken auch kein „Diabetes", so zeigt die alimentäre Glykosurie doch eine gewisse Schwäche des Kohlenhydratstoffwechsels, die auf eine beginnende Mitbeteiligung der innersekretorischen Elemente der Bauchspeicheldrüse zurückzuführen ist. Vor allem aber beweist dieses Verhalten, daß es sich bei unserem Kranken nicht etwa um eine Addisonsche Krankheit handeln kann, die differentialdiagnostisch in Betracht käme, wenn auch die mehr braune Färbung gegen Addison spricht. Finden wir doch bei diesem Leiden einen verminderten Blutzuckergehalt und eine erhöhte Toleranz gegen Traubenzucker.

Nicht immer ist das Pankreas erkrankt und der Diabetes kann fehlen (Recklinghausen, Opie) („Pigmentcirrhose"); auch dann, wenn schwere Veränderungen an der Bauchspeicheldrüse nachweisbar sind, braucht Diabetes nicht zu bestehen (Nakano).

Der Verlauf des Diabetes ist insofern oft eigentümlich, als er niemals ein dauernder ist, sondern zeitweise verschwindet, um später wieder aufzutreten und schließlich bis zum Tode bestehen zu bleiben (Letulle, Gonzalez, Hermandez, Simmonds). Der Bronzediabetes zeigt auch gewisse andere Abweichungen vom gewöhnlichen Diabetes, indem er durch Diät oft nur wenig beeinflußbar ist und im allgemeinen keine Neigung zu Acidose hat.

Das als Hämochromatose bezeichnete Krankheitsbild ist also im Prinzip dasselbe wie der Bronzediabetes, der eben nur eine besondere Lokalisation und vorwiegende Mitbeteiligung der Bauchspeicheldrüse bzw. ein späteres Stadium der Erkrankung darstellt. Wir müssen daran festhalten, daß die Hämochromatose an sich noch nicht zum Diabetes zu führen braucht, daß die dabei beobachtete Zuckerkrankheit ein echter Pankreasdiabetes ist und daß sie nur auftritt, wenn die Drüse geschädigt ist. Es handelt sich dann um Schädigungen, die die intertubulären Zellhaufen betreffen. Dem widerspricht natürlich auch nicht die Tatsache, daß nicht bei jedem Bronzediabetes außer der Pigmentablagerung noch andere Veränderungen nachgewiesen wurden. So wurden in dem oben ausführlich angegebenen Fall die Strukturbilder des Pankreas normal gefunden. Es waren sowohl im Kopf- als auch im Schwanzteil reichlich gut gefärbte Langerhanssche Inseln vorhanden, ob aber quantitative Veränderungen vorhanden waren, wie sie nach Heiberg in keinem Fall von Diabetes vermißt werden, läßt sich nicht sagen. Heß und Zurhelle vermißten in einem Falle die Zellinseln vollkommen, in einem zweiten Falle finden sie „wenigstens an einer Stelle eine deutliche Langerhanssche Insel". In den anderen Abschnitten des Pankreas ließen sich sichere Reste von Langerhansschen Inseln ebensowenig wie in dem ersten Fall nachweisen. In dem Anschützschen Fall waren die intertubulären Zellhaufen in geringer Menge sichtbar. Das Pigment wird zum Teil nur im intraacinösen Bindegewebe, zum Teil aber in den Zellen selbst gefunden. Gerade die Inselzellen schienen oft besonders stark pigmentiert zu sein.

Quinke macht darauf aufmerksam, daß man mitunter bei Diabetes Hämosiderose ohne gleichzeitig bestehende Lebercirrhose findet; in einer von Simmonds obduzierten Leiche eines Diabetikers fand er Siderosis der Lymphdrüsen, der Leber und der Bauchspeicheldrüse, aber keine Lebercirrhose. Die Langerhansschen Inseln fehlten fast vollkommen. Nimmt es da wunder, daß, wenn wir die Zellhaufen überhaupt für den intermediären Kohlenhydratstoffwechsel verantwortlich machen, dieser erheblich im Sinne des Diabetes gestört ist? Auch im Pankreas lassen sich beide Pigmente Hämosiderin und Hämofuscin nachweisen. Verschieden wird das Verhalten des Bindegewebes angegeben. Mitunter bestehen in dieser

Beziehung gar keine wesentlichen Veränderungen, bald erscheint es vermehrt, tritt in breiten Zügen auf, drängt sich zwischen die Acini und sprengt sie auseinander, so daß sie aufgelöst erscheinen. Daneben kommt es zu einer exzessiven Vermehrung der Pankreasausführungsgänge (Anschütz). Verminderung und schwere Schädigung der Acinuszellen dokumentieren in vielen Fällen den Grad der Erkrankung.

Aber das Pankreas kann von der Sklerose auch vollständig verschont sein. In anderen Fällen ist es stark betroffen, ohne daß es schon zu einem Diabetes gekommen wäre. Hierher gehört der Fall Nakanos, in dem die Bindegewebswucherung „ziemlich auffallend war. Sie fand sich im ganzen Organ in ausgedehntem Maße vor, war aber in ihrer Intensität sehr verschieden und manchmal bis in die kleinsten Fasern der Drüsenacini hinein stark erkennbar, stellenweise so stark, daß einige Drüsenläppchen von den Bindegewebszügen abgeschnürt und teils stark atrophisch, teils sogar zum gänzlichen Verschwinden gebracht worden waren." Ferner wurde eine Verfettung der Langerhansschen Inseln festgestellt, während die Parenchymzellen keine Fettfärbung zeigten. Trotz aller dieser Veränderungen kein Diabetes!

Im Gegensatz dazu ist kein Fall von Bronzediabetes bekannt, dem Pankreasveränderungen gefehlt hätten. In allen Fällen wären solche nachweisbar, stets Pigmentablagerungen, dagegen nicht immer Bindegewebswucherungen, wenn dies auch meistens der Fall war. Unter den von Anschütz zusammengestellten 24 Fällen wurde dreimal das Pankreas nicht untersucht. In allen untersuchten Drüsen fanden sich die genannten Veränderungen.

Es erhebt sich nun die Frage, welches die Ursachen dieses eigentümlichen Krankheitsbildes sind, und wie es entsteht. Betrachten wir die Anamnese der in der Literatur niedergelegten Fälle, so fällt uns auf, daß öfter als daß dies ein zufälliges Zusammentreffen sein könnte, in der Anamnese Potatorium angegeben ist, daß ferner auffällig oft Erkrankungen des Blutes in der Vorgeschichte eine Rolle spielen, die oft jahrelang vor dem eigentlichen Ausbruch der Erkrankung aufgetreten sind. Sehr häufig werden Erkrankungen der serösen Häute gefunden. In beiden Fällen von Heß und Zurhelle fanden sich Serositis, in dem einen Perisplenitis und Perikarditis, im anderen Perihepatitis. Pleuritis, Perikarditis und Perisplenitis wurden auch von anderen Untersuchern oft festgestellt. Bei anderen fehlen allerdings alle Anzeichen für derartige Momente. Was die Bluterkrankungen betrifft, so handelte es sich in dem Falle von Tillmanns um Hämochromatose nach schweren Verletzungen mit Blutextravasaten, in Hindenlangs Fall war Werlhoffsche Krankheit in der Anamnese angegeben. Heß und Zurhelle beobachteten bei einem ihrer Kranken Hämoglobinurie, daneben auch noch Lipämie. (Der Fettgehalt des Leichenblutes betrug 2,8–2,9%.) In unserem Falle war der Kranke vor 4 Jahren an „Skorbut" erkrankt gewesen. Auch in Simmonds Fall war „skorbutähnliche Erkrankung" in der Anamnese angegeben. Ähnliche Beobachtungen sind in anderen Fällen auch gemacht. Dagegen, daß ein vermehrter Blutzerfall an sich zu einer Anhäufung von Blutpigment in den Organen und zur Hämochromatose führt, spricht die tägliche Erfahrung. Bei hämolytischem Ikterus, perniziöser Anämie, Malaria, Erkrankungen, bei denen es oft jahrelang zur Zerstörung roter Blutkörper kommt, sehen wir niemals allgemeine Hämochromatose. Noch öfter wird Potatorium beobachtet (siehe Heß und Zurhelle). Nun wissen wir ja, daß das Potatorium eine der Hauptursachen der Lebercirrhose ist und Weichselbaum nimmt an, daß in dem Alkoholismus die Ursache des Bronzediabetes zu suchen ist. Aber auch das könnte nur für einen Teil der Fälle zutreffen. Bei unserem Falle fehlte Potatorium sicher. Aber da die Lebercirrhose auch auf anderem Wege entstehen kann, so könnte die Lebercirrhose immerhin als Ausgangspunkt in Betracht kommen (Hanot und Chauffard, Hanot und Schachmann, Brault und Galliard). Sie soll das Primäre sein und durch sie soll es zu einer Anhäufung der Blutderivate in Leber und anderen Organen kommen. Manches spricht aber dafür, daß die cirrhotischen Veränderungen die Folge der Pigmentanhäufung sind (Anschütz).

Naunyn, Murri, Heß und Zurhelle glauben, daß Lebercirrhose und Hämochromatose in keinem Zusammenhang miteinander stehen (?). Die letztgenannten Autoren meinen immerhin, daß „für beide Erkrankungen eine gemeinsame Ursache, eine eigenartige, vielleicht durch Alkoholismus begünstigte Stoffwechselstörung verantwortlich" zu machen sei. Schädigungen im „Haushalt des allgemeinen Stoffwechsels" sollen zu einer allgemeinen „Zelldystrophie" und diese mit einer Fähigkeit einhergehen, Blutfarbstoff aufzunehmen und zu fixieren, ferner mit einer Vermehrung des Bindegewebes. Außerdem wird eine Verminderung der Oxydationskraft für Kohlenhydrate, die nebenher geht, angenommen. Dagegen spricht die Tatsache, daß man nach allen Beobachtungen und anatomischen Befunden annehmen muß, daß der Diabetes erst lange Zeit nach der Hämochromatose auftritt (s. S. 242). Als Ursache der Glykosurie sieht Naunyn die Lebercirrhose an. Cirrhose wie Diabetes können zu einer Hämochromatose führen, eine Kombination beider muß eine besonders starke Pigmentierung herbeiführen. Dagegen spricht das stets beobachtete zeitweise Verschwinden des Diabetes, ferner die vereinzelt beobachteten Fälle von Bronzediabetes, bei denen Lebercirrhose fehlt, außerdem die doch immerhin seltenen Kombinationen von Lebercirrhose und Diabetes (Simmonds). Daß auch Verfärbung der Haut ohne Cirrhose der Leber und ohne Diabetes entstehen kann, zeigt der Fall von Aran. Bei der Leiche einer 25jährigen Frau, die ein Jahr an Hinfälligkeit und Erbrechen erkrankt war, hatte sich die Haut tiefdunkel-bronzefarben verfärbt. Bei der Autopsie fand sich ein tuberkulöser Knoten von Hühnereigröße im Schwanz der Bauchspeicheldrüse. Ebenso wird über Hautverfärbung bei Carcinom der Bauchspeicheldrüse berichtet (Jenni, Kappeller, Moritz). Also auch ohne Lebercirrhose und Diabetes kann bei Pankreaserkrankungen Bronzeverfärbung der Haut entstehen. Auch Simmonds nimmt an, daß Hämochromatose und Lebercirrhose beide unabhängig voneinander entstanden und beide die Folge einer chronischen Intoxikation, in der Regel des Alkoholismus, sind. Auch der Diabetes soll durch den Alkoholmißbrauch entstanden sein. Ich glaube, daß der Alkoholismus, der ja nicht entfernt in allen Fällen vorhanden war, höchstens als prädisponierendes Moment in Betracht kommt.

Wir sehen sklerotische Veränderungen vor allem auch an den Lymphdrüsen. Das scheint mir durchaus für die Tatsache zu sprechen, daß die sklerotischen Veränderungen die Folge der Pigmentansammlung im Sinne von Anschütz sind. Diese Bindegewebswucherung kann doch wohl nur sekundär als Folge der Pigmentablagerung gedeutet werden. Es erscheint mir daher die Ansicht von Anschütz, auf den Anschauungen Biondis fußend, zutreffend zu sein, daß die Pigmentablagerung die Lebercirrhose verursacht. Biondi hält die Siderosis der Leberzellen für einen Ausdruck der Alteration. „Einer schweren Alteration wird die Degeneration der Zelle folgen." Die Hypothese von Anschütz, daß die Zellen unter irgendwelchen uns unbekannten Einflüssen das hämatogene Pigment festhalten, so daß die normale Eisenausscheidung des Körpers verringert oder aufgehoben ist, hat vieles für sich. Beträgt doch der Eisengehalt das 50- bis 100fache des Normalen (Quinke, Anschütz, Heß und Zurhelle). Während normal der Eisengehalt der Leber 0,08% beträgt

(Aidtmann), wurden bei Bronzediabetes 7,6% (Anschütz) und 7,1% (Heß-Zurhelle) gefunden.

Wenn Heß und Zurhelle es zum mindesten als fraglich dahinstellen, ob der Zelluntergang durch die Pigmentablagerung bedingt ist, weil „die Ausscheidung des Farbstoffes bzw. Ablagerung des Pigments nicht nur in der Leber, sondern in allen sezernierenden Organen, insbesondere in den Nieren, Schilddrüse, Hypophyse, Plexus chorioideus, Pankreas stattgefunden hat, ohne auch nur eine Spur von Cirrhose in diesen Organen hervorzurufen", so erscheint mir dieser Grund durchaus nicht stichhaltig, denn erstens findet man tatsächlich Bindegewebswucherung, wenigstens in den meisten dieser Organe. sehr häufig, fehlt sie aber, so kann dies daher kommen, daß der Krankheitsprozeß noch nicht weit genug vorgeschritten ist oder noch nicht lange genug bestanden hat.

Vielleicht ist es nicht unwichtig, daß bei Lebercirrhose sehr häufig Eisenreaktion der Leber gefunden wird (Kretz, Simmond, in 46 Fällen 32 mal Eisenreaktion).

Nach diesen Anschauungen wäre also Hämochromatose und Bronzediabetes folgendermaßen zu erklären: Durch eine Schädigung der Körperzellen (Alkohol, infektiöse Prozesse(?)) kommt es zu einer Retention von Zerfallsprodukten der Blutkörper. Diese verursacht einen reaktiven Vorgang, der sich in den meisten Organen in Bindegewebswucherung und Sklerose dokumentiert. So entsteht die Lebercirrhose und die Pankreassklerose. Dabei kommt es zu einer Degeneration von Zellen, durch deren Schädigung im Pankreas der Diabetes hervorgerufen wird.

Damit ist die Anschauung Eppingers leicht vereinbar, der in der Hämochromatose eine Systemerkrankung der „Siderocyten" sieht, indem die Reticulo-Endothelien, denen die Aufgabe zukommt, den Eisentransport zu leiten und das Eisen dem Organismus verfügbar zu machen, insuffizient werden und nicht imstande sind, das von ihnen aufgenommene Pigment wieder abzugeben. Also nicht vermehrter Blutzerfall, sondern Ansammlung der Derivate des durch den physiologischen Blutabbau freigewordenen Hämoglobins infolge mangelhafter Zellfunktion ist die Ursache der Hämochromatose.

Cystenbildungen der Bauchspeicheldrüse.

Von O. Groß.

Die Kenntnis der Pankreascysten ist, trotz der auffälligen Erscheinungen, die sie in der Regel machen, verhältnismäßig neueren Datums. Claessen, in dessen 1842 erschienenem Buch der „Krankheiten des Pankreas" sich eine große Anzahl vortrefflicher Beobachtungen findet, die auch heute noch völlige Gültigkeit beanspruchen dürfen, kennt die Pankreascyste überhaupt noch nicht, wenn man von einem von ihm beschriebenen Tumor absieht, bei dem es sich wohl um ein erweichtes Medullär-Carcinom, also eine Erweichungscyste handelte. Als Friedreich (im Jahre 1875) schrieb, daß die Behandlung der Pankreascysten eine „symptomatisch-diätetische" sei, sah er die Entwicklung der Pankreaschirurgie nicht voraus, die gerade bei der Behandlung der Pankreascysten besondere Erfolge zu verzeichnen hat. Gussenbauer (1882) ist es im besonderen zu verdanken, zuerst auf diesem Gebiet erfolgreich gearbeitet und dadurch das Augenmerk der Chirurgen auf die bisher als Stiefkind der Chirurgie behandelten Gebiete gelenkt zu haben. So kommt es, daß gerade die Pankreaspathologie in der Literatur, vor allem in der chirurgischen, der letzten Jahrzehnte einen besonders breiten Raum einnimmt und zu den bestbekannten Kapiteln der Pathologie überhaupt gehört. Unsere Anschauungen über die Entstehung der Cysten haben manche Wandlungen erfahren. „Die Cysten des Pankreas entwickeln sich in der Regel durch Stauung des Sekrets und Erweiterung der Ausführungsgänge, gehören somit fast ausschließlich zur Gruppe der Retentionscysten. Selten haben Pankreascysten eine andere Genese und bilden sich hier und da infolge hämorrhagischer Vorgänge (hämorrhagische Cysten).“ Diese Auffassung Friedreichs über die Entstehung der Cysten, die auch Virchow vertrat, hat bis in die Neuzeit geherrscht. Heute wissen wir, daß zwar auf die beschriebene Weise Cysten entstehen können, daß aber die Mehrzahl der sog. Pankreascysten eine völlig andere Entstehungsweise hat.

Wir unterscheiden mit Körte folgende Arten von Cysten:

I. Retentionscysten.

    a) Durch Verlegung des Ausführungsganges (Ranula pancreatica Virchows).

    b) Bei interstitieller Pankreatitis durch Abschnürung der Drüsenacini und kleinsten Gänge.

II. Proliferationscysten (Cystoma glandulare proliferans).

III. Degenerationscysten (infolge Erweichung von Tumoren, durch Selbstverdauung eingekapselter Blutextravasate, durch Degeneration von Drüsenläppchen auf dem Boden akuter Pankreatitis.

IV. Pseudocysten. Dazu kommen

V. Echinokokkuscysten.

Diese Reihenfolge soll, wie wir sehen werden, in keiner Weise einen Maßstab für die Häufigkeit oder Wichtigkeit der Cystenbildung darstellen.

I. a) Retentionscysten durch Verschluß des Ausführungsganges (Ranula pancreatica).

Diese Form der Pankreascysten wurde zuerst von Virchow beschrieben, der ihnen den Namen „Ranula pancreatica“ in Analogie zu Bildungen in den Ausführungsgängen der Mundspeicheldrüsen gab. Eine besondere Entstehungsweise sollte mit diesem Namen nicht präjudiziert werden. Virchow unterscheidet zwei Formen der Ranula pancreatica: bei der einen handelt es sich um Erweiterungen des Ganges in seinem ganzen Verlauf, wobei die Ektasien rosenkranzartig nebeneinander sitzen, eine Form, die vorher schon Cruveilhier beschrieben hatte. Dabei ist es nicht erforderlich, daß die Seitenäste des Ganges mit erweitert werden, die letzten Äste pflegen von der Erweiterung verschont zu bleiben. Doch sind auch Erweiterungen dieser Äste beobachtet (v. Recklinghausen). Bei der zweiten Form besteht ein Verschluß des Ausführungsganges an seiner Ausmündungsstelle in den Darm, so daß es zu einer cystischen Erweiterung des ganzen Ganges kommt. Dabei können größere Bildungen entstehen. Virchow selbst hat Säcke von der Größe einer Faust beobachtet. Als Ursache dieser zweiten Art von Pankreascysten kennt Virchow Retraktion durch Narbenbildung und Druck durch Geschwülste (Friedreich). Doch kommen als Ursache des Gangverschlusses und der Sekretverhaltung mancherlei Ursachen in Betracht. So wurden Pankreas- und Gallensteine im Ausführungsgang beobachtet (Ancelet, Clark, Engel,

Phulpins). Im Falle v. Recklinghausens hatte die Erweiterung die Größe eines Kindskopfes, die Ursache war ein Steinverschluß, wie bei dem Falle Goulds, in dem die Cyste so groß war, daß sie durch die Bauchdecken hindurchgefühlt werden konnte. Neubildungen am Ausführungsgang (Virchow), katarrhalische Verschlüsse (Pepper, Hjelt) sind als Ursache beobachtet worden, wobei ich es dahingestellt sein lassen möchte, ob in diesen älteren Fällen die Cystenbildung nicht doch auf andere Ursachen zurückzuführen und die katarrhalische Entzündung als sekundär aufzufassen war. Klebs nimmt an, daß durch katarrhalische Schwellung und Sekretstauung an den kleinen Ausführungsgängen bläschenförmige Erweiterungen entstehen können (Acne pancreatica s. u.). Auch narbige Veränderungen, die von außen her den Gang komprimieren, sind beschrieben. So in Hoppes Fall, in dem die Gangmündungen durch Bindegewebswucherungen narbig verändert waren. Auch von einem Nebenpankreas kann eine solche sackförmige Erweiterung ausgehen. Derartige Cystenbildungen können recht erhebliche Ausdehnung gewinnen. Busse demonstrierte die Organe einer 75jährigen Frau, bei der Gallenblase und Gallengänge bis weit in die Leber hinein mit großen Steinen ausgefüllt waren. Der im Kopfteil des Pankreas normal weite Pankreasgang zeigte an der Grenze zwischen Kopf und Mittelstück einen narbigen Verschluß, wodurch dieses und der Schwanz infolge enormer Ausdehnung des Ganges in eine darmähnliche schlauchförmige Cyste umgewandelt waren, die einen klaren schleimig-wässerigen Inhalt hatte. Die Wandung ließ im Narbengewebe Reste vom Drüsenparenchym erkennen.

Hierher scheint auch eine von Virchow beschriebene Drüse zu gehören, bei der sich im Schwanz hellgelbe, in die Tiefe reichende Flecken befanden, die aus einer „dickschmierigen butterartigen Masse" bestanden; dabei war der Ductus pancreaticus erweitert. Klebs hat diesen Zustand als Acne pancreatica bezeichnet. Diese multiplen Cysten nehmen ihren Ausgang von den kleinsten Verzweigungen des Ausführungsganges.

Der ganze pathologisch-anatomische Befund bei dieser Art von Cysten scheint zu zeigen, daß es sich hier um echte Retentionscysten handelt. Konnte doch bei einer großen Anzahl der beschriebenen Fälle das obturierende Hindernis gefunden werden. Die Erkennung der Genese wird auch gerade bei diesen Cysten dadurch wesentlich erleichtert, daß sie im allgemeinen nicht allzu groß werden, niemals die Größe der weiter unten beschriebenen anderen Formen von Cystenbildung erreichen. Meistens erreichen sie nur die Größe eines Apfels, selten die eines Kindskopfes. Unsere Ansicht über die Genese dieser Blasenbildungen kann auch nicht durch die Untersuchungen Senns erschüttert werden, dem es im Tierexperiment durch Unterbindung des Ausführungsganges nicht gelang, Retentionscysten zu erzeugen. Ich kann diese Resultate durchaus bestätigen. Bei zahlreichen beim Hund vorgenommenen Unterbindungen, die zu anderen Zwecken vorgenommen wurden, habe ich niemals Cystenbildung finden können, obwohl ein großer Teil der Versuchstiere den Eingriff lange überlebte. Zwar wurde, wie auch in Senns Versuchen, der Pankreasgang etwas erweitert gefunden, aber von einer Cystenbildung konnte nicht die Rede sein. Wir treten der Ansicht Senns bei, daß der Verschluß des Ganges allein nicht genügt, um eine Cystenbildung zu bewirken. Vielmehr müssen auch wir uns zu der Annahme bekennen, daß bei Verschluß des Ganges der im Gang bestehende Druck durch die Sekretstauung zwar vermehrt wird, daß aber die Druckvermehrung sehr bald dadurch ein Ende erreicht, daß es zu einer Rückresorption des Sekrets und dadurch zu einem Ausgleich der Druckvermehrung kommt. Sonst sieht man das ausschlaggebende Moment in einer Behinderung dieser Resorption des Pankreassaftes, „welche entweder auf einer Veränderung des Pankreassaftes selbst durch pathologische nicht resorbierte Beimengungen oder auf einer verminderten Leistungsfähigkeit der zur Resorption dienenden Gefäße in dieser Hinsicht beruhen muß." Oder aber, und das erscheint uns vielleicht das Wahrscheinlichste, die Zellen verlieren zwar die Eigenschaft zu resorbieren, aber sie sezernieren noch weiter. Wissen wir doch auch, daß bei lang bestehender Abflußerschwerung schwere Veränderungen am Parenchym vor sich gehen, die schließlich zu einer chronischen Sklerose führen. Diese kann an sich schon die Ursache der unter b) zu beschreibenden Cystenbildung sein. Betrachten wir uns die auf S. 211 wiedergegebene Zeichnung Opies, die die Beziehungen des Ductus accessorius zu dem Hauptgang darstellen, so sehen wir, daß schon beim Menschen bei einem gewissen Prozentsatz die beiden Gänge miteinander kommunizieren und so für einander eintreten können. Bei Tieren, vor allem beim Hunde, spielt aber der „Nebengang" eine viel wichtigere Rolle als bei den Menschen. Oft sind zwei oder auch mehr Nebengänge von erheblicher Stärke da, ein Verhalten, das oft übersehen wurde. Ich habe in Versuchen das Pankreas zwischen den Gängen geteilt, so daß das Versuchstier gewissermaßen zwei Bauchspeicheldrüsen mit besonderen Ausführungsgängen hatte, und den einen Gang unterbunden. Auch in diesem Falle ist es mir nicht gelungen, eine Cystenbildung zu erzielen, wobei allerdings zu berücksichtigen ist, daß durch den operativen Eingriff auch schwere Veränderungen an zuführende Nerven gesetzt wurden. Auch gingen die Tiere bald nach dem Eingriff zugrunde, so daß vielleicht nicht genügend Zeit zur Ausbildung einer Cyste vorhanden war. Diese Versuchsresultate decken sich vollkommen mit denen von Lazarus, dem es nach künstlich gesetzter Sekretstauung beim Hunde auch nicht gelang, Retentionscysten zu erzielen. Allerdings kam es durch Zerfall und Verflüssigung der durch den Versuch hervorgerufenen nekrotischen Massen zur Bildung „cystoider Hohlräume, welche von einem eitrig-hämorrhagisch infiltrierten Fettzellenmantel umschlossen waren", also sicherlich keine Retentionscysten waren.

Wegelin und Yamane glauben, daß für das Auftreten mancher Pankreascysten verschiedene Momente in Betracht kommen, vor allem eine Entwicklungsstörung (besonders Abschnürungen einzelner Ausführungsgänge), wie das wiederholt beobachtete gemeinsame Auftreten von Cysten des Pankreas und anderer Organe zeigt. In der Tat scheint es, „daß gewisse Formen von Pankreascysten nicht einfach als Retentionscysten auf Grund extrauterin erworbener Abflußhindernisse aufgefaßt werden können, sondern als dysentogenetische Retentionscysten von den gewöhnlichen erworbenen Retentionscysten abgetrennt werden müssen". Lues spielt hierbei keine Rolle (Yamane).

Die Retentionscysten des Pankreas können, je nach dem Sitz des obturierenden Hindernisses, sehr verschieden aussehen. Wir können uns auch heute noch der Einteilung von Klebs anschließen, der drei Formen derartiger Erweiterungen unterscheidet.

1. Sitz des Hindernisses in der Nähe der Mündungsstelle des Ductus Wirsungianus. Folgezustand: Erweiterung des ganzen Ganges und der Nebenausführungsgänge. Die Erweiterung ist nicht gleichmäßig, sondern der Gang ist rosenkranzförmig dilatiert. Klebs sieht hierin nur eine „Steigerung des normalen Verhaltens, indem der Gang bereits in diesem Zustand kleine seitliche trichterförmige zugespitzte Ausbuchtungen besitzt, in deren Spitzen die Nebenkanäle ausmünden". Durch eine Ausdehnung der Seitenäste soll nur ausnahmsweise die eigentümliche Rosenkranzform entstehen.

2. **Sitz der Obstruktion im Gang selbst.** Folgezustand: Erweiterung des zentral vom Hindernis sitzenden Gangteiles und Bildung von mitunter großen Cysten, die Kindskopfgröße erreichen können. Form der entstehenden Tumoren verschiedenartig, bald mehr länglich, bald kugelig. Cystenwand derbfibrös, Innenfläche glatt, Drüsengewebe oft nur an einzelnen Stellen nachweisbar. Sekundäre Veränderungen der Cystenwand, wie sie von Salzer beschrieben sind. Sekundäre Veränderungen der Drüse im Sinne einer chronischen fibrösen Induration. Druck auf die Nachbarorgane.

3. **Sitz des Hindernisses in einem oder mehreren Nebengängen des Pankreasausführungsganges.** Folgezustand: Acne pancreatica (Klebs), Erweiterung der Endgänge und der Acini, so daß ein aus einzelnen Bläschen bestehendes Gebilde entsteht. Sitz vor allem im Schwanzteil der Bauchspeicheldrüse. Der Drüseninhalt ist je nach dem Alter des Zustandes verschieden. Entweder ist er ziemlich klar (Engel, Klebs) oder er ist in eine butterähnliche schmierige Masse verwandelt, wie in dem oben beschriebenen Falle Virchows, oder er ist eingedickt, mörtelig, verkalkt. Sehr trefflich vergleicht Dieckhoff diese Form mit der Cystenniere, die an zweiter Stelle beschriebene aber mit der Hydronephrose.

Diese Art der Retentionscysten leitet schon zu der sub 1b zu besprechenden Form über.

Wie aus diesen Schilderungen hervorgeht, kann Größe und Form der „Ranula pancreatica" sehr verschieden sein. Solitärcysten und maulbeerartige Gebilde kommen vor, die Form ist bald langgestreckt, bald kugelig. Die Größe schwankt von der einfachen rosenkranzartigen Erweiterung des Ganges bis zu der eines Kindskopfes, doch kommen ganz große Gebilde, wie wir sie bei anderen Formen der Pankreascysten noch kennen lernen werden, kaum vor. Cysten von 10 und noch mehr Litern Inhalt gehören nicht hierher.

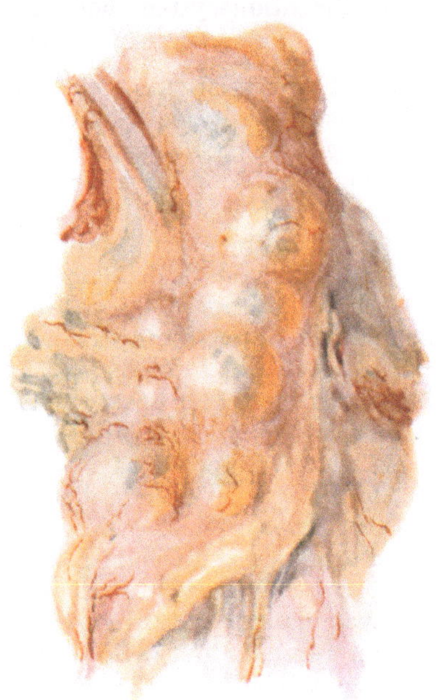

Abb. 47. Retentionscysten bei Pankreascarcinom.

Der Inhalt ist sehr verschieden, wie das schon geschildert ist. Er besteht stets aus mehr oder weniger verändertem Pankreassaft, in dem sich mitunter die Fermente noch nachweisen lassen. Auf die Fermentuntersuchung und auf die Gründe, warum sich Fermente nicht immer nachweisen lassen, sei später bei der gemeinsamen Besprechung der Diagnose der Pankreascysten eingegangen, ebenso bezüglich des Vorkommens von Blutfarbstoff und dessen Abkömmlingen auf die spätere Besprechung verwiesen. Pankreasfremde Substanzen, z. B. Harnstoff (Hoppe), wurden hier wie bei anderen Pankreas- und Körpercysten nachgewiesen, ebenso Cholesterin, Zerfallsprodukte von Zellen und anderes.

Was diese Art von Cysten charakterisiert, ist die Auskleidung mit Epithel, das dem Gangepithel entspricht und das nur die sub I (a und b) geschilderten Cysten haben. Erwähnt möge noch werden, daß sich in den Cysten häufig Konkremente finden, wie sie in einem besonderen Abschnitt besprochen werden.

Sie bestehen meistens aus Kalksalzen, besonders kohlensaurem Kalk. Den Steinen kommt also bei den Cysten eine doppelte Bedeutung zu, die nicht immer leicht zu trennen sein mag:

1. Können sie durch Verschluß des Ganges die Ursache der Cystenbildung sein,

2. können sie sich sekundär im Cysteninhalt durch die Stagnation des Sekrets bilden. Über die Ursache dieser Konkrementbildung siehe das Kapitel über Pankreassteine.

Erwähnt möge noch werden, daß derartige Cystenbildung, auf Steinverschluß beruhend, auch bei Tieren beschrieben sind (Scheunert und Bergholz).

I. b) Retentionscysten bei interstitieller Pankreatitis durch Abschnürung der Drüsenacini.

Das Charakteristicum der chronischen Pankreasentzündung, der Pankreassklerose, ist die mit dem Schwund des Parenchyms einhergehende Bindegewebswucherung, die „Einsargung" der Drüsensubstanz, die dem Krankheitsbild in Analogie mit der Lebercirrhose den Namen Pankreascirrhose gegeben hat. So wie es hier einerseits zur Abschnürung von Teilen der Leberläppchen, andererseits neben regressiven Veränderungen zu Neubildung von Leberläppchen und vor allem von Gallengängen kommt, so sehen wir ganz analoge Vorgänge auch bei der Pankreassklerose auftreten: Abschnürung von Drüsenteilen, Wucherung neugebildeter Pankreasausführungsgänge. So ist es leicht verständlich, daß es durch den infolge des Bindegewebszugs bewirkten Verschluß und die Abknickung der Pankreasgänge zu Sekretverhaltung und -Stauung kommen muß. Wir sehen als Folge der chronischen Stauung Cysten auftreten, die als echte Retentionscysten aufzufassen sind. Dazu kommt die in dem erkrankten Gewebe aufgehobene Rückresorption der sezernierten Flüssigkeit. Lazarus bezeichnet den Zustand als Pancreatitis interstitialis cystica. Diese Form der cystischen Entartung tritt also nur bei Pankreasentzündung auf, wozu auch hierbei zu bemerken ist, daß Ursache und Folge nicht immer leicht voneinander zu trennen sind. Sehen wir doch gerade als Folge des Druckes, den Tumoren aller Art, also auch Cysten, auf das Pankreas ausüben, Pankreassklerose entstehen.

Zweifellos würde bei dem doch immerhin relativ seltenen Vorkommen der Pankreassklerose diese Art von Cysten eine relativ untergeordnete Rolle spielen, wenn die Pankreassklerose nicht auch die Folge aller möglichen Arten von anderen Pankreaserkrankungen, vor allem von Konkrementen und Tumoren sein könnten. Nach Lazarus ist der restierende Drüsenteil stets miterkrankt. Bei Retentionscysten fand er chronische Pankreatitis, die in der Umgebung der Drüse am stärksten entwickelt war. Unter 12 Fällen war dreimal Pankreassklerose vorhanden, die auf arteriosklerotischer Grundlage entstanden war, dreimal fand sich ein Carcinom, zweimal Konkrementbildungen in den Haupt- oder Nebenausführungsgängen. Und so kommt es, daß vielleicht ein Teil der bei Tumoren beobachteten cystischen Entartungen hierher zu rechnen ist, d. h. auf dem Umwege der komplizierenden chronischen Entzündung zustande kommt. Eine scharfe Trennung dieser Cysten von den unter I a genannten ist nicht immer möglich. Was zunächst die Entstehung betrifft, so müssen wir annehmen, daß sich infolge der durch Bindegewebszug entstehenden Sekretstauung einzelne kleine Cysten bilden, so daß es zu der schon oben beschriebenen Maulbeerform kommt (Engel). Die einzelnen Cysten konfluieren, indem die Scheidewände rarefiziert werden und aus mehreren kleinen Blasen entsteht eine größere. So kann es allmählich durch weitere Sekretstauung zu einem großen cystischen Gebilde kommen. Dafür spricht auch das Aussehen der Cystenwand in manchen der beobachteten Fälle, in denen die Innenfläche eine netzartige Struktur als Residuum der zugrunde gegangenen Zwischenwände zeigte (Anger), in anderen Fällen (Zukowski, Riedel) konnten sogar Reste dieser Kammerwände festgestellt werden.

Aber nicht nur Verengerung der Gänge und Sekretstauung allein gibt die Veranlassung zur Cystenbildung, sondern auch durch den Zug des Bindegewebes werden die Ausführungsgänge erweitert, „ähnlich wie dies bei der Bronchiektasenbildung im Anschluß an fibröse Peribronchitis der Fall ist. In den erweiterten Gängen kommt es nun leichter zu Retention reizender Stoffe, die sezernierenden Zellen leiden, das Sekret wird selbst chemisch umgewandelt, nimmt eine zähere, festere Beschaffenheit an und wirkt selbst als Hindernis, so daß die Erweiterung der Ausführungsgänge bedeutender wird" (Dieckhoff).

Vor allem hat Tilger auf die ätiologische Bedeutung der chronischen Pankreasentzündung für die Entstehung der Cysten hingewiesen und gezeigt, daß es Zirkulationsstörungen und Sekretverhaltung sind, die zur fettigen Degeneration der Drüsenzellen und zur Erweichung führen. Ob dabei eine Art von Selbstverdauung des Pankreas, was Tilger für wahrscheinlich hält, eine wichtige unterstützende Rolle spielt, möge zunächst dahingestellt bleiben. Auf dem genannten Wege entstehen so kleine Cysten, die auf die geschilderte Weise immer mehr an Volumen zunehmen. Aber Lazarus macht mit Recht darauf aufmerksam, daß zwischen diesen Cysten und den durch Autodigestion entstandenen scharf zu trennen ist. Der Unterschied macht sich vor allem auch mikroskopisch bemerkbar. Finden wir doch bei allen Retentionscysten in der Wandung stets Reste des Epithels, das bei Erweichungscysten naturgemäß fehlt. Bei weiterem Wachstum der Cysten kann es allerdings geschehen, daß durch die Einwirkung des Sekrets der Epithelbelag arrodiert wird und abfällt (Lazarus), so daß er nicht mehr überall nachweisbar ist.

Tilger hat zuerst darauf aufmerksam gemacht, daß die alte Einteilung der Pankreascysten in hämorrhagische Cysten und Retentionscysten nicht statthaft ist und daß das Aussehen der Cystenflüssigkeit in keiner Weise für die Entstehung maßgebend ist. Auf diese Eigenschaften des Cysteninhaltes komme ich weiter unten noch zu sprechen.

Was die relative Häufigkeit dieser Art von Retentionscysten betrifft, so nehmen sie in Anbetracht der vielen Ursachen, die zu Pankreassklerose führen können, unter den Cystenbildungen der Bauchspeicheldrüse eine hervorragende Stellung ein. Lazarus konnte unter 12 von ihm untersuchten Cysten 8 mal chronische interstitielle Pankreatitis nachweisen, darunter 3 mal bei alten Leuten von 62—76 Jahren. Lazarus vergleicht diese auf Arteriosklerose beruhenden Cysten im Schrumpfpankreas alter Leute mit der cystischen Umwandlung der Harnkanälchen bei der genuinen Schrumpfniere und führt zur Stütze dieser Annahme seine Beobachtung „der Multiplizität der Cystenbildung im Gehirn, dem Adergeflecht, der Niere und dem Pankreas" an. Ich kann diese Beobachtung bestätigen in einem von Beyer in der Medizinischen Klinik und dem Pathologischen Institut zu Greifswald beobachteten, weiter unten beschriebenen Fall.

Alle die bei der chronischen Pankreasentzündung beschriebenen Ursachen kommen so auch als Ursache der Retentionscysten in Betracht. Zunächst sind Erkrankungen der Gallenwege, insbesondere Gallensteine, die häufigste Ätiologie der Pankreassklerose, dann aufsteigende Katarrhe des Duodenums und des Ductus Wirsungianus (Sialangitis pancreatica), ferner

Pankreasgangsteine. Auf die **Arteriosklerose** habe ich schon verwiesen. Aber auch hämatogene Ursachen gibt es eine ganze Reihe: Chronische Intoxikationen, vor allem durch **Alkohol (Lubarsch), Syphilis (Lazarus), Infektionskrankheiten** der verschiedensten Art, wie **Typhus (Hoffmann, Lazarus), Influenza (Gussenbauer, Schnitzler, Bessel-Hagen)**, ferner **Gravidität** und **Puerperium (Lazarus, Heinricius, Kootz, Martin** u. a.). **Lazarus** sieht die Ursache dieser Cysten in mannigfachen Verhältnissen. So soll durch das Erbrechen der Schwangeren ein Gastroduodenalkatarrh hervorgerufen werden können, der auf den Ductus Wirsungianus übergeht und so zur Entstehung einer chronischen Entzündung Veranlassung gibt. Oder es könnte durch das Erbrechen zu einem Eindringen von Darminhalt in den Ausführungsgang und zu Läsionen der Bauchspeicheldrüse infolge der Zerrung kommen. Auch Sekretstauung infolge Zirkulationsstörungen, hervorgerufen durch den Druck des graviden Uterus sollen in Betracht kommen. Oder akute Entzündungen des Pankreas als Teilerscheinung einer allgemeinen Sepsis soll zur chronischen Entzündung und damit zur Cystenbildung führen können. Auch **Traumen** werden als Ursache der Pankreassklerose und somit der Cysten angegeben (**Körte**).

II. Proliferationscysten (Kystoma glandulare proliferans), Kystadenoma.

Während wir unter Retentionscysten, wie wir gesehen haben, solche Blasenbildungen verstehen, bei denen sich infolge eines Verschlusses eines Ausführungsganges das von den Drüsenzellen gebildete Sekret in einem vorhandenen Hohlraum, nämlich dem zentral von dem Hindernis gelegenen Teil des Ganges ansammelt, diesen allmählich immer mehr erweitert, bis schließlich eine Cyste daraus wird, handelt es sich bei den Kystomen um Neoplasmen, um **Neubildungen von Gewebe**, und zwar um ein spezifisches Drüsengewebe, ein **Adenom**. Da es aus Drüsenzellen zusammengesetzt ist, diese Drüsenzellen aber ihre spezifische Funktion der Sekretion nicht verloren haben, so staut sich das Sekret also auch hier und aus dem Adenom bildet sich eine mit Sekret gefüllte Blase, ein **Kystom** bzw. ein **Kystadenom**. Während so gewissermaßen alle Cysten Retentionscysten sind — denn nur durch die Retention kommt es zur Flüssigkeitsansammlung —, treten auch bei beiden Arten der genannten Cysten Neubildung von Drüsenzellen auf. „Auch bei den Retentionscysten muß die Zellen- und Bindegewebsbildung mit der fortschreitenden Ausdehnung Schritt halten, soll es nicht zur Atrophie bzw. Ruptur der Wandungen kommen. Der Unterschied liegt in der Genese; während die letzteren sich durch Retention in präexistierenden Drüsenkanälen entwickeln, begegnen wir bei der ersteren der primären Proliferation von Drüsenräumen (Adenom) und ihrer Metamorphose in Cysten" (**Lazarus**).

Retentions- und Proliferationscysten haben also viel Gemeinsames, manches, was sich in konkretem Fall nicht immer sofort klarstellen läßt. Und das dürfte auch eine der Ursachen sein, warum die Anschauungen über die Häufigkeit der verschiedenen Cysten so widersprechend sind.

Während **Dieckhoff** meint, daß die Proliferationscysten sehr viel seltener seien als die Retentionscysten, und auch **Oser** diese Ansicht vertritt, steht **Lazarus** auf dem Standpunkt, „daß es sich in der überwiegenden Mehrzahl der klinisch zur Beobachtung und zur Operation gekommenen Fälle um echte glanduläre Kystome gehandelt hat". Er glaubt, die Ursache der falschen Anschauung vor allem in dem chirurgischen Vorgehen suchen zu müssen, das fast stets in Incision und Drainage und Einnähung der Cystenwand in die

Bauchwunde besteht, wodurch eine genaue pathologisch-anatomische Untersuchung unmöglich gemacht wird, zumal die Patienten in der Regel geheilt werden. Nach seiner Ansicht waren von 13 total exstirpierten und mikroskopisch untersuchten Fällen 11 als Kystome und nur 2 als Retentionscysten anzusehen.

Tatsächlich scheinen die Proliferationscysten nicht gar so selten zu sein, wie es den Anschein hatte, und manche als Retentionscysten gedeutete Bildung gehört zu den Kystomen. Es kommt dazu, daß in der älteren Literatur nach dem Vorgehen Friedreichs oft überhaupt nur Retentions- und hämorrhagische Cysten unterschieden werden, und alles, was keinen blutigen Inhalt hatte, zu den ersteren gezählt wurde. Wie falsch das ist, werden wir noch sehen, zumal es ja außerdem noch andere Arten von Cystenbildungen im Pankreas gibt.

Der erste Fall von Proliferationscyste, der als solcher erkannt wurde, ist von v. Petrykowski beschrieben. Es handelte sich dabei um eine aus zwei kleineren und einer größeren, $2^1/_2$ Liter Flüssigkeit enthaltenden Blase bestehenden multiplen Cystenbildung bei einem $3^1/_2$jährigen Knaben. Während die große Cyste eine epitheliale Auskleidung nicht mehr hatte, war das bei den beiden kleineren, walnußgroßen Bildungen der Fall, die typisches Adenomgewebe zeigten. Aus einer kritischen Sichtung der Literatur, wie sie v. Petrykowski und Lazarus angestellt haben, ergibt sich, daß manche als Retentionscysten beschriebenen Fälle typische Kystome waren.

Aber auch echte Übergänge von Retentions- zu Proliferationscysten sollen nach Lazarus vorkommen. Er beschreibt einen solchen Fall, bei dem sich in einem sklerotischen Pankreas „neben Bindegewebshyperplasie an zahlreichen Stellen eine durch Sprossenbildung und Abschnürungsprozesse unzweifelhaft charakterisierte Neubildung von Drüsengängen" fand. Letztere waren vielfach dilatiert und in Cysten umgewandelt.

Wie schon erwähnt wurde, kommt auch diesen Cysten eine epitheliale Auskleidung zu, die aber nicht immer und überall nachweisbar ist. Das Fehlen dieses Belages soll verschiedene Ursachen haben und nach Lazarus die Folgen der Fermentwirkung, die übrigens oft im Cysteninhalt vermißt wird, sein. Körte macht mit Recht darauf aufmerksam, daß diese Ursache unwahrscheinlich ist, zumal kein Grund einzusehen ist, warum das Pankreassekret die Epithelien verdauen, das Bindegewebe aber verschonen sollte. Die Ansicht Waldeyers (für die Ovarialcysten), daß das Epithel durch den in der Cyste herrschenden Druck zugrunde geht, erscheint mir wahrscheinlicher.

Die epitheliale Auskleidung entstammt dem primären Adenom, das zur Cystenbildung geführt hat. Gewöhnlich handelt es sich um ein hohes Epithel, das mit den Drüsenzellen des Pankreas keine Ähnlichkeit mehr zeigt, darunter liegt eine mehr oder weniger gefäßreiche Schicht proliferierten Bindegewebes, in das neugebildete Drüsenschläuche einwuchern können. Die Bindegewebsbildung kann sehr verschieden stark sein und das ganze mikroskopische Bild beherrschen, so daß man von einem Adenokystoma fibrosum oder Fibroadenoma cysticum (Lazarus) sprechen kann. Die Neubildung der Drüsenzellen und die Proliferation des Bindegewebes verleihen der Geschwulst den Charakter des Neoplasmas.

Das ganze mikroskopische Bild hat meistens keinerlei Ähnlichkeit mit Pankreasgewebe, doch kommen auch Cysten aus Pankreasgewebe vor, wie in den Fällen Adlers und Hippels, bei denen sich in der Cystenwand „neben den durch einen Wucherungsprozeß aus erweiterten Drüsenkanälchen hervorgegangenen Cysten noch ruhendes Pankreasgewebe, keine Spur von Adenomwucherung" fand. Haben sich nun auf dem beschriebenen Wege mehrere Kystadenome gebildet, so können sie sich vereinigen; entweder so, daß es zu einer

Rarefizierung der Zwischenwände und dadurch zur Bildung eines unilokulären
Kystoms kommt, oder aber die Zwischenwände bleiben stehen und es entsteht
eine multilokuläre Cyste und eine wiederholt beobachtete wabenartige Struktur
(Stark, Hippel, Lazarus). Die Größe der Kystadenome kann sehr verschieden sein. Im allgemeinen kommen sie erst zur Beobachtung, wenn sie
eine gewisse Größe erreicht haben, doch sind mannskopfgroße Cysten mit 10 bis
20 Liter Inhalt wiederholt beschrieben. Größe und Zahl der Cysten ist bei den
Kystadenomen sehr verschieden; sie können großblasig und kleinblasig sein.
Der Epithelauskleidung nach kann man eine cylindrocelluläre und eine kubo-
celluläre Form unterscheiden; erstere gehen aus den Epithelien der größeren
Ausführungsgänge hervor und haben einen mehr schleimigen Inhalt, letztere

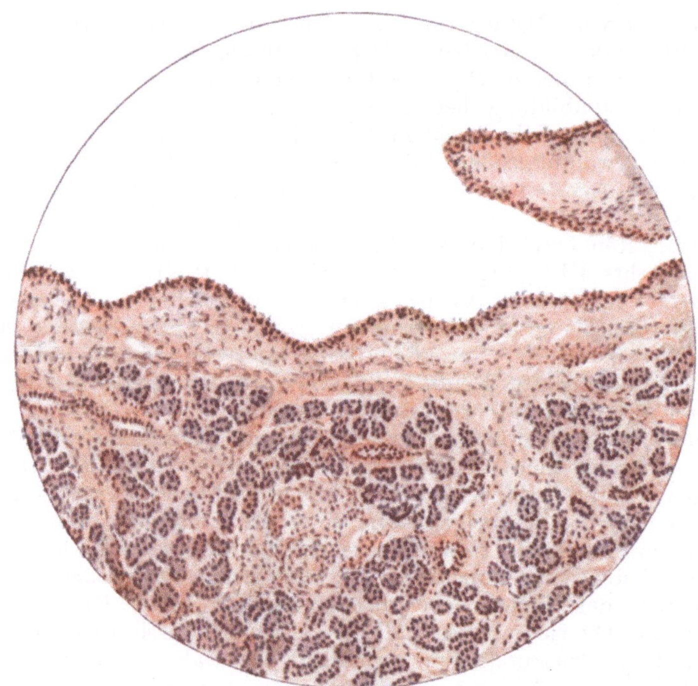

Abb. 48. Pankreascyste.

sind Abkömmlinge der Schaltstücke oder centroacinären Zellen, ihr Inhalt
hat serösen Charakter (Wegelin). In großcystischen Adenomen kann die
epitheliale Auskleidung infolge sekundärer Veränderungen zugrunde gehen und
dadurch fehlen, in kleincystischen Geschwülsten ist es fast stets erhalten
(Yamane).

Charakteristisch ist das progressive Wachstum. Während die Retentionscysten, wenn sie eine gewisse Größe erreicht haben, zum Stehen zu kommen
pflegen, ja sogar eine Art von Spontanheilung, wie in dem Falle von Beyer,
eintreten kann, haben die Kystome die Tendenz des progressiven Wachstums,
mitunter der Malignität. Das Wachstum der Kystome ist oft sehr langsam.
In einem Falle von Lazarus konnte es auf 12 Jahre festgestellt werden, in
dem Falle von v. Petrykowski betrug es nur 1 Jahr.

Der Sitz ist fast stets der Schwanz des Pankreas (Petrykowski, Heinricius, Zukowski, Lazarus und viele andere), im Gegensatz zu anderen

Pankreaserkrankungen, deren Prädilektionsstelle der Kopf ist. Auf die Möglichkeit des Ausganges einer Cyste von einem Nebenpankreas haben Lazarus und Hippel hingewiesen.

III. Degenerationscysten.

(Cysten infolge Erweichung von Tumoren, durch Autodigestion eingekapselter Extravasate, durch Degeneration von Drüsenläppchen auf dem Boden akuter Pankreatitis.)

Die Degenerationscysten sind die Produkte regressiver Prozesse. Sie entstehen innerhalb maligner Tumoren, Blutansammlungen und im Drüsengewebe selbst infolge entzündlicher Prozesse, wobei die spezifische Wirkung des Pankreassaftes an der Cystenbildung einen hervorragenden Anteil haben kann. Doch ist es nach Wegelin dabei nicht unbedingt notwendig, daß hierfür eine Aktivierung des Trypsins durch Darmsaft angenommen wird, da auch gewisse Abbauprodukte des Eiweißes, wie z. B. die Aminosäuren, ebenso wirken können, zumal die Pseudocysten meistens in der Cauda sitzen. Es geht daraus hervor, daß wir es hier nicht mit echten Cystenbildungen, sondern mit Cystoiden zu tun haben. Tumoren des Pankreas sind ja nicht allzu selten, und hier kann es auf verschiedenen Wegen zur Cystenbildung kommen. Zunächst kann der Tumor selbst ein Adenocarcinom sein, so daß es auf dem bei den Cystomen beschriebenen Wege zur Retention gebildeter Sekretflüssigkeit und damit zu einer Cystenbildung kommt. Also auch hier keine scharfe Trennung zwischen Kystomen und Carcinomen. Aber auch infolge Degeneration des Tumors kann Cystenbildung auftreten, wie wir das ja auch bei Tumoren an anderen Organen kennen, bei denen der Tumor in seinem Inneren erweicht. Es liegen naturgemäß über diese immerhin seltenen Cystenbildungen, bei denen die Tumorbildung im Vordergrund des klinischen Bildes steht, nicht sehr viele Beobachtungen vor. Sie treten vor allem bei Männern in höherem Alter auf (Lazarus). Claessen hat unter den von ihm zitierten Fällen eine dahin gehörige Beobachtung, die ich schon oben genannt habe. Im übrigen sind Ulcerationen, die in den Darm durchbrechen, häufiger als Cystenbildung. Die Degenerationscysten sind dadurch charakterisiert, daß die Cystenwand aus Tumormassen besteht und kein eigenes Epithel besitzt.

Die Verhältnisse bei der Umwandlung von Blutextravasaten in Cystoide sind durch die grundlegenden Untersuchungen von Lazarus geklärt. Durch diese Versuche bekommen wir gleichzeitig einen Einblick auf die Rolle, die das Trauma als ätiologischer Faktor bei der Entstehung von Pankreascysten spielt. Lazarus gelang es, im Tierexperiment durch Erzeugung eines Blutextravasates im Pankreas durch stumpfe Gewalt und Injektion von Jodtinktur in das umgebende Drüsenparenchym eine traumatische Cyste zu erzeugen. Die durch die Jodtinktur erzeugte Entzündung in der Umgebung des Extravasats ist dabei von grundlegender Wichtigkeit. Lazarus kommt auf Grund seiner Tierversuche zu dem Schluß, daß der ausschlaggebende Faktor bei der Entstehung traumatischer Cysten in indurativen Vorgängen zu suchen ist. Durch diese Induration in der Umgebung des aus zerfallenen Parenchymzellen und Blutkörperchen bestehenden Herdes kommt es zur Sekretstauung und vor allem auch zur Erschwerung der Resorption. Die verminderte Resorptionsfähigkeit wird dadurch verursacht, daß das gewucherte Bindegewebe die Membrana propria der Endbläschen umhüllt und diese von dem Capillarmaschennetz trennt. Dazu gesellt sich eine Verödung von Capillaren in diesem Netz. Durch die Sekretstauung werden die Acini ausgedehnt, das Sekret selbst in seiner Zusammensetzung verändert. Der angesammelte Drüsensaft verdaut das ausgetretene Blut sowie die zerstörten Zellen des Parenchyms. Gleichzeitig entsteht durch reaktive Vorgänge in der Wand des Herdes eine Neubildung von Bindegewebe und Bildung einer Cystenwand.

Außerdem aber besteht noch die Möglichkeit, daß der aus den verletzten Drüsengängen austretende Bauchspeichel das Hämatom, die Gewebstrümmer und das angrenzende Parenchym verdaut (Lazarus). Demnach sind also auch die posttraumatischen Cystoide in gewissem Sinne als Retentionscysten aufzufassen, wie ja Tilger auf dem Standpunkt steht, daß alle Cysten hierher zu rechnen sind. Tilger sieht die chronische Entzündung als das Primäre an. Sie führt zur Cystenbildung, die Blutung in die Cyste ist sekundär. Ich glaube nicht, daß sich diese Genese für alle Cysten verallgemeinern läßt. Dagegen spricht vor allem der mikroskopische Befund, d. h. das Fehlen der Epithelauskleidung in vielen traumatischen Cysten.

Ähnlich liegen sicherlich auch die Verhältnisse beim Menschen. Die durch Verletzung kleiner Blutgefäße entstehenden Blutungen können durch Arrosion noch intakter Gefäße durch den aus den verletzten Sammelgängen austretenden Pankreassaft vergrößert werden. Die Fremdkörperwirkung des Extravasats und der Drüsensaft bewirkt eine reaktive Entzündung in der Umgebung des Herdes (Truhart), womit die Bedingungen zur Entstehung einer Cyste gegeben sind. Die durch die reaktive Entzündung gebildete Bindegewebskapsel wird durch weitere Bindegewebsbildung und durch Niederschläge, die sich organisieren, verdickt und durch neue Arrosionsblutungen weiter ausgedehnt und vergrößert.

Auf die beschriebene Weise kommen nach Lazarus vielleicht auch die traumatischen Cysten der Potatoren (Tilger, Pitt, Newton und Jacobson u. a.) zustande, indem prädisponierende Gefäßveränderungen zu Blutungen und daraus entstehenden Cysten Veranlassung geben. Dabei darf wohl aber auch die meistens auf Alkoholismus zurückzuführende chronische Pankreasinduration nicht außer acht gelassen werden.

Auch aus einer akuten Pankreasnekrose kann sich so eine Cyste entwickeln, indem eine Entzündung des Gewebes um den Nekroseherd veranlaßt wird. Sie bewirkt Sekretstauung durch Aufhebung der Resorption, der Nekroseherd fällt der Autodigestion anheim und durch reaktive Bildung von Bindegewebe entsteht die Cystenwand. Schließlich kann sich jeder entzündliche Herd im Pankreas auf diese Weise zu einer Cyste ausbilden, wobei alle möglichen ursächlichen Momente, so auch metastatische Nekrosen bei Infektionskrankheiten in Betracht kommen. Lazarus beschreibt solche Fälle cystischer Degeneration des Pankreas im Anschluß an Infektionskrankheiten. In einem Falle handelte es sich um ein an Typhus gestorbenes 12 jähriges Mädchen, bei dem man bei der Autopsie einen aus walnußgroßen und kleineren Cysten bestehenden Tumor fand. Eine epitheliale Auskleidung der Cystenwand fehlte, der Inhalt war „klares Serum“. Bindegewebsvermehrung im Drüsenparenchym war nicht nachweisbar, doch zeigten die Drüsenzellen schwerste Veränderungen. Ähnlich lagen die Verhältnisse im zweiten Falle, der eine 21 jährige an puerperaler Peritonitis verstorbene Frau betraf. Das Pankreas war mit erbsenbis bohnengroßen serösen Cysten durchzogen, die sich in großer Menge vorfanden. Im Lumen der kleinsten Cystchen waren hier neben Detritus noch einzelne nekrotische Drüsenzellen erkennbar. Lazarus trennt diese nach Infektionskrankheiten auftretenden, schon früher beobachteten (Salzer, Gussenbauer) Cysten scharf von den bei chronischer Pankreasentzündung auftretenden, oben beschriebenen Cysten, die eine ganz andere Genese haben. Die akute Erkrankung ruft eine parenchymatöse Entzündung der Bauchspeicheldrüse hervor. Diese führt zu einer Nekrotisierung der Zellen des

Parenchyms, das zerfällt, wodurch Hohlräume entstehen, die zu größeren Cysten konfluieren. Die Sekretstauung durch Druck auf die Umgebung ist sekundär und unterstützt den ganzen Vorgang, der sich mikroskopisch verfolgen ließ. Es handelt sich also um „das Ergebnis eines degenerativen Prozesses, welcher infolge toxisch-infektiöser Schädlichkeiten in der Bauchspeicheldrüse ausgelöst wurde". Daß entzündliche Prozesse in der Bauchspeicheldrüse bei Infektionskrankheiten auf hämatogenem Wege zustande kommen, ist in dem Kapitel „Entzündung" besprochen.

Folgender Fall von Erweichungscyste wurde in der Medizinischen Klinik zu Greifswald beobachtet. Die Krankengeschichte sowie den Sektionsbefund gebe ich im folgenden nach der Dissertation von Beyer, wo die Beobachtung niedergelegt ist, gekürzt wieder.

J. Z., 47 Jahre alt, Lehrer aus U.

Aufgenommen: 17. 8. 1910. Gestorben: 8. 12. 1910.

Diagnose: Arteriosklerose, Myodegeneratio cordis, Apoplexia cerebri.

Anamnese: Eltern des Patienten: Vater lebt und ist gesund, Mutter an Herzschwäche gestorben. Drei Kinder leben und sind gesund. Als Seminarist hatte der Patient Diphtherie, im Alter von etwa 20—22 Jahren heftige krampfartige Magenbeschwerden. Sein jetziges Leiden trat zuerst vor zwei Jahren auf mit Schüttelfrost, Atemnot und Schlaflosigkeit nach Gartenarbeit. Patient wurde öfter mit vorübergehendem Erfolg behandelt, jedoch trat keine dauernde Besserung ein. Ein Aufenthalt in Bad Nauheim war erfolglos. Da die Beschwerden zunahmen, ließ sich Patient am 17. 8. in die Klinik aufnehmen. Alkoholabusus und geschlechtliche Infektion negiert. Seine jetzigen Beschwerden sind Atemnot und geschwollene Füße. Letztere sollen schon in Nauheim aufgetreten sein. Hin und wieder schwollen die Füße ab, bis sich 1908 eine Schwellung des ganzen Körpers bemerkbar machte. Zeitweise Besserung, doch nie vollkommene Heilung trotz wiederholter ärztlicher Behandlung.

Status: Mittelgroßer Mann von kräftigem Körperbau mit sehr starkem Fettpolster und guter Muskulatur. Gesicht gerötet, Lippen und sichtbare Schleimhäute etwas cyanotisch. Hautfarbe etwas ikterisch. An den unteren Extremitäten Ödeme. Beim Eindrücken bleibt eine Delle zurück.

Patient ist etwas dyspnoisch. Hals kurz, gedrungen. Habitus apoplecticus. Zunge belegt. Pupillen beiderseits gleichweit, kreisrund, reagieren gut. Augenbewegungen frei, kein Nystagmus. Skleren gelblich verfärbt. Thorax gut gebaut und gewölbt, faßförmig, beiderseits gleichmäßig beweglich.

Lungengrenzen: Vorn unten unterer Rand der 6. Rippe, hinten beiderseits in gleicher Höhe, wenig verschieblich. Dornfortsätze wegen des starken Fettpolsters nicht abtastbar. Atemgeräusch überall vesiculär. Hinten unten sind trockene Rasselgeräusche wahrnehmbar.

Herzgrenzen: Rechts 1 bis 2 Fingerbreit rechts vom rechten Sternalrand. Oben dritte Rippe, links $1^1/_2$ Fingerbreit außerhalb der Mammillarlinie. Spitzenstoß nicht palpabel. Herztätigkeit ist stark arrhythmisch. Es wechseln kurze Perioden hoher und niedriger Frequenz miteinander ab. An der Herzspitze ist der erste Ton akzentuiert, der Puls ist klein, weich, kaum tastbar, sehr unregelmäßig.

Abdomen etwas aufgetrieben, freie Flüssigkeit ist nachweisbar. Resistenz nicht tastbar, Leber 1 Fingerbreit unter dem Rippenbogen.

Urin: Eiweiß positiv, Zucker negativ, im Sediment Leukocyten und Erythrocyten, Urobilin positiv.

Im September erlitt Patient eine Apoplexie, Hemiplegia dextra.

Urin ist trübe, reagiert alkalisch, ist frei von Eiweiß und Zucker. Mikroskopisch amorphe Salze, vereinzelte Leukocyten und Epithelien sowie Bakterien in größerer Menge.

14. 10. Hautsensibilität überall vorhanden. Aktive Bewegung vom rechten Arm und rechten Bein nicht möglich. Reflexe rechts gesteigert. Es besteht Fußklonus. Linke Pupille erweitert. Facialislähmung rechts.

17. 10. Wassermannsche Reaktion negativ.

25. 10. Zum ersten Male aktive Bewegung des Beines.

27. 10. Aktive Bewegung des Oberarmes.

25. 11. Bewegt werden aktiv die Beuger des Oberarmes, der Schultergürtel, die Beuger des Oberschenkels, die Auswärtsroller des Oberschenkels, die Unterschenkelmuskeln.

27. 11. Urinmenge in letzter Zeit sehr gering, nimmt noch ab. Urin sehr reich an Ziegelmehlsediment.

30. 11. Spuren von Eiweiß.

1. 12. Größere Atemnot. Es findet sich Hypostase der hinteren unteren Abschnitte der Lungen. Dilatation des rechten Ventrikels, 2 Fingerbreit vom rechten Sternalrand. Rascher Puls. Coffein subcutan. Digitalis, Schröpfköpfe (60 ccm Blut).

3. 12. Zur besseren Entwässerung Calomel.

Unter zunehmender Herzschwäche tritt am 8. 12. der Tod ein.

Sektionsprotokoll im Auszug: Schädelhöhle: Schädeldach und Dura mater o. B. Die Pia mater ist sehr blutreich, ödematös und leicht abziehbar. Die beiden Großhirnhälften sind symmetrisch. Die Art. basilaris zeigt einige kleine gelbliche Verdickungen. Denselben Befund weisen die Stümpfe der Carotiden und die Artt. fossae Sylvii auf. Die linke Art. foss. Sylvii ist im Hauptstamm durch ein gelbbraunes Gerinnsel verstopft, ihr hinterer Ast ist drehrund, derb anzufühlen, durch ein dunkelrotes Gerinnsel prall angefüllt. Beide Seitenventrikel sind etwas erweitert mit je einigen Eßlöffeln klarer, seröser Flüssigkeit angefüllt. Der Vorderteil des linken Corpus striatum ist in gut Zehnpfennigstückgröße eingesunken und zeigt eine gelbbraune Verfärbung.

Das Herz übertrifft die Größe der Faust beträchtlich, es ist mit reichlichem Fett bedeckt. Auf der Vorderfläche befindet sich ein kleiner, weiß glänzender, sehniger Fleck. Beide Herzhälften enthalten reichlich dunkelrotes Blut. Der linke Ventrikel ist dilatiert und hypertrophisch, seine Wand ist bis zu 3 cm dick. Die Herzspitze ist etwas ausgesackt und die Wand hier nur etwa 1 cm dick. Das Endokard zeigt nahe der Spitze eine Zehnpfennigstück große gelbliche fibröse Verdickung. In der Muskulatur über dieser Stelle befindet sich ein gelbbrauner und braunroter Zerfallsherd. Zwischen den Trabekeln der Herzspitze sitzen einige krümelige, trockene, braunrote, adhärente Blutgerinnsel. Die vordere Kranzarterie zeigt gelblichweiße, nicht verkalkte Verdickungen der Intima und beherbergt nahe der Herzspitze ein kleines braunes adhärentes Gerinnsel. Die Segel der Mitralis sowie der Sehnenfäden sind zart und dünn, die Spitzen der Papillarmuskeln fibrös entartet, die Aortenklappen schlußfähig, zart und dünn. Die Aorta zeigt stellenweise zahlreiche, weißlichgelbe, nicht verkalkte Einlagerungen.

Die rechte Herzhälfte ist ebenfalls erweitert und trägt einige gelblichweiße sehnige Verdickungen am Endokard. Der Klappenapparat ist intakt. Die Wandstärke des rechten Ventrikels beträgt 3 mm.

Bauchhöhle: Zwischen Milz und Zwerchfell bestehen sehr feste und unlösliche Verwachsungen. Das Colon transversum liegt dem Magen dicht an. Ein Zipfel des Mesokolon ist mit der Gallenblase fest verwachsen, das Mesenterium sehr fettreich.

Die rechte Nierenoberfläche ist höckerig. Sie trägt zahlreiche kleinere wasserhelle Cysten und eine größere Anzahl unregelmäßiger eingesunkener Narben, die auf dem Durchschnitt keilförmig sich in das Markgewebe erstrecken.

Die sodann herausgenommene Aorta zeigt bis in die Iliaca hinab zahlreiche gelblichweiße, nicht verkalkte Verdickungen der sonst intakten Intima. Die Art. coeliaca ist durch ein hellbraunes Blutgerinnsel völlig verstopft.

Die Leber ist braunrot mit glatter Oberfläche. In der Mitte des rechten Lappens befindet sich eine 2 cm lange, 1 cm breite eingesunkene Narbe. Die Größe der Leber ist 23 : 21 : 7 cm, ihre Konsistenz ist derb. Die Schnittfläche ist glatt, dunkelrot mit deutlicher Acinuszeichnung und reichlichem Blutgehalt.

Die Milz muß mit dem Messer vom Zwerchfell abgetrennt werden. Sie mißt 12: 10: 7 cm. Die Kapsel ist überall sehnig verdickt und grauweiß, die Schnittfläche trocken und braungrünlich, am Rande orangenfarbig, von Struktur ist nirgends etwas erkennbar. Die ganze Milz ist nekrotisches Gewebe, diffus blaurot imbibiert, trübe, nur an der Oberfläche, an der Stelle der stärksten Verwachsungen mit dem Zwerchfell zeigen sich einige unregelmäßig begrenzte erbsengroße Herde eines weichen dunkelroten milzähnlichen Gewebes.

Die Oberfläche der linken Niere ist höckerig, trägt zahlreiche Cysten und viele große eingesunkene, auf dem Schnitt keilförmige Narben.

Von dem durch Gerinnsel ausgefüllten Stumpf der Art. coeliaca aus werden jetzt die Artt. lienalis, hepatica und pancreatica mit der Schere aufgeschnitten. Die Lumina sind sehr eng. An der Innenfläche haften im ganzen Verlaufe grauweiße, das Innere nicht mehr vollständig verschließende Gerinnsel.

Das Pankreas ist graurot mit deutlicher Läppchenzeichnung. In seinem Schwanzende, das mit der Milz fest verwachsen ist, ist es in eine gänseeigroße, mit gelbbraunen Konkrementen und trüber, schokoladefarbener Flüssigkeit gefüllte Cyste umgewandelt. Die Wand der Cyste ist innen glatt, sehr dünn, erweicht und von dem umliegenden Gewebe sehr schwer abzugrenzen. In dem die Cyste umgebenden Gewebe finden sich zahlreiche rundliche, größere und kleinere hellgelbe Herde. Von einem Schnitte durch die Pankreassubstanz aus, der den Ductus pancreaticus freilegt, läßt sich dieser bis in das Duodenum verfolgen, er ist durchgängig. Nach der anderen Seite mündet er frei in die beschriebene Cyste.

Ein mikroskopischer Schnitt durch Cystenwand und angrenzendes Pankreasgewebe läßt zunächst erkennen, daß die Wand der Cyste aus Bindegewebe besteht. Ein das Cystenlumen auskleidendes Epithel ist nicht wahrnehmbar. Im Pankreasgewebe wechseln Komplexe gut erhaltenen Drüsengewebes, zylindrische und polygonale, zu Acini angeordnete Zellen, mit Stellen, die wenig oder gar keine Gewebsstruktur erkennen lassen und aus kleinkörnigen Massen mit vereinzelten, in Zerfall begriffenen Drüsen- und Fettzellen und Fettsäurekrystallen bestehen. Das typische Bild der Pankreas-Fettnekrose.

Die Pankreascyste nun, gleichgültig ob rein traumatischen Ursprungs oder die Folge einer sekundären Pankreatitis, ist ein erweichter Nekroseherd, um den sich durch reaktive Entzündung eine bindegewebige Kapsel bildete, die sich jetzt als Cystenwand darstellt.

Somit wäre der Kausalzusammenhang dieses großen Komplexes pathologischer Veränderungen ziemlich lückenlos klargestellt: Als Folge einer Cholelithiasis Pankreatitis; unter Mitwirkung eines Traumas daraus hervorgehend eine ausgedehnte Pankreasfettnekrose mit Bildung einer Cyste durch Erweichung eines größeren Nekroseherdes; regionäres Fortschreiten der Entzündung, Verwachsungen mit den Nachbarorganen, Thrombosierung der nächstliegenden Art. lienalis; als Folge davon Totalnekrose der Milz; Weiterschreiten der Arteriitis centripetal bis zum Stamm der Art. coeliaca, von dort zentrifugal zur Art. hepatica communis.

Die Krankengeschichte und der Obduktionsbefund, der ja auch wegen der Thrombosierung der Art. lienalis und der Art. coeliaca sowie, wegen der Milznekrose besonders interessant ist, zeigen also, daß die Pankreascysten insofern zu einer Spontanheilung kommen können, als sie Jahrzehntelang bestehen können, ohne daß irgendwelche Erscheinungen auftreten. In diesem Falle ist anzunehmen, daß der Beginn der Erkrankung in das 20.—22. Lebensjahr des Patienten fällt, in eine Zeit, in der der Kranke an sehr heftigen krampfartigen Magenschmerzen gelitten haben will, die Krankheit dürfte ungefähr 25 Jahre zurückliegen.

IV. Pseudocysten.

„Die häufigste Form unter den operierten Pankreascysten ist jedenfalls die der Pseudocysten" (Körte), infolge davon beanspruchen sie unser ganz besonderes Interesse. Unter Pseudocysten sind Cystenbildungen zu verstehen, die sich in der Umgebung der Drüse bilden, von dieser aber auszugehen pflegen und als deren Ursache traumatische oder entzündliche Einwirkungen anzusehen sind. Infolgedessen kommt es zu exsudativen Prozessen in der Umgebung des Pankreas, vor allem in der Bursa omentalis. In der Ätiologie dieser Cysten spielt das Trauma eine besonders hervorragende Rolle.

Yamane nimmt folgende Ursachen für die Pseudocysten an:

1. Primäre Blutungen (traumatische und spontane).
2. Erweichungen nekrotischer Herde auf entzündlicher oder anämischer Basis oder infolge von Fettgewebsnekrosen.

Ich habe schon oben auf die Ansicht Tilgers verwiesen, der jede Cyste als Retentionscyste betrachtet und annimmt, daß die in eine Cyste erfolgende Blutung immer erst sekundär auftritt. Die Cysten seien also stets das Produkt einer „Behinderung der Sekretausfuhr durch chronische, die Ausführungsgänge oder unmittelbar die Lobuli komprimierende und regressive Metamorphose in den Drüsenepithelien verursachende Vorgänge", wobei der Einfluß des Drüsenferments auf die krankhaft veränderten Gewebe eine wichtige Rolle spielt. Wenn diese Anschauung für echte Cysten zweifellos bis zu einem Grade richtig ist, so ist sie, wie wir mit Körte annehmen müssen, nicht maßgebend für die von Körte als Pseudocysten bezeichneten Gebilde. Durchaus nicht jede Pankreasblutung ist sofort tödlich und vor allem gilt das nicht für die Blutungen, bei denen der Erguß in die Umgebung der Drüse stattfindet. Die Pseudocysten kommen

nach Körte so zustande, daß durch eine Verletzung der Bauchspeicheldrüse eine
Blutung in die Umgebung der Drüse oder in den Netzbeutel statthat, indem die
hintere Wand der Bursa omentalis zerrissen und das Foramen Winslowii
verschlossen wird. Auch kann die Cyste durch das Foramen Winslowii hindurchwachsen (Albert, Payr). Wird das das Pankreas bedeckende Peritonealblatt
bei der Verletzung oder durch die Blutung nicht verletzt, so sammelt sich
das Blut und das Sekret zwischen Bauchspeicheldrüse und Peritoneum an und
es entsteht eine retroperitoneale peripankreatische Cyste. Der infolge der
Verletzung austretende Pankreassaft tut sein übriges, es kommt zu Arrosionen
von Gefäßen und dadurch zu neuen Nachblutungen in den schon vorhandenen
und abgekapselten Bluterguß. Durch die Einwirkung des Pankreassaftes entstehen Veränderungen des ursprünglich aus Blut und Sekret bestehenden
Cysteninhalts. Bei dieser Genese können peritonitische Reizerscheinungen nicht
ausbleiben, die in der Tat im Anschluß an das Trauma selten vermißt werden.
Es erhellt aus dem Gesagten, daß sich diese traumatischen Pseudocysten insofern von anderen Cysten, für die ebenfalls ein Trauma (s. unten) verantwortlich gemacht wird, unterscheiden, als die Cystenbildung sehr bald nach dem
Trauma in Erscheinung tritt. „Für diejenigen traumatischen Pankreascysten,
welche bald nach der Verletzung (13 Tage bis wenige Monate) entstanden,
kann man allerdings nicht annehmen, daß eine wirkliche Cystenbildung im
Pankreas vorgelegen habe, vielmehr muß man diese Fälle, welche die Mehrzahl der unter dieser Bezeichnung geschilderten Affektionen ausmachen, als
„Pseudocysten" ansehen, als Ergüsse hämorrhagischer oder entzündlicher
Natur, welche entweder in die Bursa omentalis direkt oder unter das die Drüse
bedeckende Peritonealblatt stattfanden" (Körte). Aber der von Adolf
Schmidt beobachtete Fall zeigt, daß auch endopankreatische Hämatome
schon sehr bald nach dem Trauma eine Pankreascyste vortäuschen können.
Es handelte sich dabei um einen 15jährigen Knaben, der aus 6 Meter Höhe
mit dem Bauch auf einen Balken fiel. Bewußtlosigkeit, mehrtägiges Blut-
erbrechen. Aufgetriebener, links oben druckempfindlicher Bauch. Nach einer
Woche fluktuierende Geschwulst oberhalb und links vom Nabel. Durch wiederholte Punktion Entleerung hämorrhagischer Flüssigkeit. Bei der Operation
fand sich eine Cyste, die ausgelöst wurde und einen grünlich-braunen Inhalt
hatte. Pankreas nicht sichtbar. Die mikroskopische Untersuchung der Cystenwand zeigte, daß diese ausschließlich aus Pankreasgewebe bestand, über dem
sich eine dünne Bindegewebsdecke gebildet hatte. Es kann sich hier nicht
um eine „Degenerationscyste" im Sinne von Lazarus gehandelt haben, da
sich die cystische Geschwulst unmittelbar nach dem Trauma ausgebildet hatte.
Somit kann nur ein „Pankreashämatom" vorgelegen haben, das genetisch
den Pseudocysten an die Seite zu setzen ist.

Die traumatischen Pseudocysten stellen also in Wirklichkeit ein Bursa-
Hämatom dar. Sie liegen gewöhnlich intraperitoneal, die echten Cysten da-
gegen stets extraperitoneal, was in der ausgebildeten Cyste aus naheliegenden
Gründen meistens nicht mehr zu unterscheiden ist und daher oft nicht zur
Differentialdiagnose herangezogen werden kann.

Den typischen Verlauf einer solchen Pseudocyste sehen wir in dem von
Dezmann beschriebenen Fall eines 12jährigen Jungen, der durch den Stoß
einer Wagendeichsel in die Magengegend verletzt wurde. Im Anschluß daran
trat Temperatursteigerung, Auftreibung des Leibes und Ascites auf, der 1 Monat
nach dem Unfall in der Menge von 7 Litern entleert und dabei hämorrhagisch
befunden wurde. Sechs Wochen später hatte sich über dem Nabel zwischen
Magen und Querkolon eine runde fluktuierende Geschwulst gebildet. Diagnose
Pankreascyste. Operation nach Gussenbauer; Heilung. In der alkalischen

Cystenflüssigkeit stark diastatische und schwach proteolytische Fermentwirkung, starke Emulsion von Fett nachweisbar. Der Autor nimmt wohl mit Recht an, daß sich zunächst durch Ausfluß von Pankreassekret und Blut aus dem Foramen Winslowii eine Peritonitis ausgebildet hat, daß sich dann aber das Foramen Winslowii verschlossen hat und es so zu einer Cyste kam. Es wäre dies also ein typisches Beispiel für die Entstehung einer Pseudocyste.

Ein klassisches Beispiel für die Entstehung einer peripankreatischen Cyste, das die Verhältnisse im Beginn der Cystenbildung sehr anschaulich zeigt, ist der Fall Kraskes: Schwerer Schlag auf die linke Seite durch eine herabfallende Kiste. Schmerzen besonders in der linken Seite, wenig aufgetriebenes, weiches Abdomen; am 6. Tage schwere Anämie und Zeichen innerer Blutung. Jetzt Auftreibung der Regio hypogastrica, hier Dämpfung, fluktuierende Geschwulst zwischen Magen und Querkolon. Die Dämpfung geht in die Leberdämpfung über, ist aber von der Milzdämpfung getrennt. Sektion: Pankreas 5—6 cm vom Ende im Schwanzteil unmittelbar vor der Wirbelsäule quer durchgerissen, Bursa omentalis in einen mit Blut gefüllten Sack verwandelt.

Die ganze Natur der Pseudocysten beweist schon die wichtige Tatsache, daß den Pseudocysten, die zwar von dem Pankreas ausgehen, aber in seiner Umgebung liegen, eine epitheliale Auskleidung fehlt. Das ist deswegen wichtig, weil sie einem chirurgischen Eingriff ganz besonders zugänglich sind, da sie durch Incision und Drainage zur Ausheilung gelangen. Außerdem besteht die Möglichkeit, daß sie durch Resorption kleiner werden.

V. Echinokokkuscysten (s. auch S. 284).

Echinokokkuscysten des Pankreas sind ganz außerordentlich selten. Hanser stellt im Anschluß an einen von ihm beobachteten Fall eine Statistik der bisher veröffentlichten Fälle auf und kommt dabei auf 28 Fälle, davon scheiden 7 aus, bei denen es sich wahrscheinlich nicht um Pankreasechinokokkus gehandelt hat. Aber auch bei den übrig bleibenden ist es noch unsicher, ob wirklich stets ein Echinokokkus der Bauchspeicheldrüse vorlag.

Wie selten die Erkrankung ist, geht daraus hervor, daß Teichmanns Statistik gezeigt hat, daß unter 2452 Fällen von Echinokokkus-Erkrankungen nur 3 mal die Bauchspeicheldrüse der Sitz des Leidens war, also nur in 0,12 %. Beobachtet man die relative Seltenheit der Echinokokken in Europa und die Tatsache, daß sich die genannte Statistik auf die Literatur der ganzen Welt bezog, dann kann man sich ein Bild von der Seltenheit des Vorkommens in Deutschland machen. Während wir hier in Neuvorpommern verhältnismäßig viele Fälle von Echinokokkus, besonders der Leber und der Lunge zu sehen bekommen, ist Pankreasechinokokkus nur einmal in Greifswald beobachtet worden. Es handelt sich dabei um den von Martin aus dem Jahre 1902 berichteten Fall aus der Chirurgischen Klinik (Bier).

21 jähriges Dienstmädchen fühlt sich seit 7 Monaten unwohl, klagt über Rückenschmerzen saures Aufstoßen, heftige Magenschmerzen, auch Blutbrechen. Ein zweimonatiger Aufenthalt im Krankenhause hat Besserung, aber nicht Genesung herbeigeführt. Jetzt bricht sie täglich nach dem Essen, leidet an Verstopfung.

An dem großen Mädchen wird in der Mitte und links am Abdomen in der Umgebung des Nabels eine Druckempfindlichkeit wahrgenommen. Es besteht deutliches Magenplätschern. Die Zunge ist belegt, unter dem Magen wird eine harte Geschwulst gefühlt, welche aus der Tiefe heraus die Bauchwand berührt. Befund des aufgeblähten Magens läßt nur eine geringe Verschiebung der Masse erkennen. Chemismus des Magens und der Stühle nicht verändert.

Die Differentialdiagnose schwankt zwischen einem indurierten Ulcus ventriculi und einer Pankreasgeschwulst. Nach Spaltung der Bauchwand stellt sich heraus, daß die

Geschwulst dem Pankreas angehört. Sie ist reichlich 2 Faust groß. Bei Eröffnung entleeren sich Echinokokkusblasen. Da in der Pylorusgegend die Magenwand stark verdickt erscheint, wird eine Gastroenterostomie ausgeführt. Heilung ohne Störung.

Im späteren Verlaufe, etwa nach 6 Monaten, treten von neuem Übelkeit und Schmerzen hervor. In der Tiefe keine Resistenz fühlbar.

Die ältesten Fälle sind von Claessen berichtet worden. Und zwar handelt es sich um die Fälle Engels. Es erscheint mir sehr zweifelhaft, ob es sich dabei wirklich um Echinokokken und nicht vielleicht doch um Pankreascysten anderer Art gehandelt hat. Der Echinokokkus wurde entweder im Pankreas allein gefunden oder er trat multipel auf, wie in den Fällen von Seidel, Pericic und Lalic, Melnikow, Villar. Die Größe schwankt sehr, von Apfelgröße bis zu mehreren Litern Inhalt.

Der Echinokokkus kann multilokulär (Seidel, Martin u. a.) sein oder er ist unilokulär. Nach Hanser sind die Pankreasechinokokken am seltensten, die

1. solitär im Pankreas,
2. im Schwanzteil lokalisiert sind.

Meistens wird also der Pankreaskopf befallen (Pericic und Lalic, Melni-Vegasy, Cranwell, Jonnescu, Mokrowsky usw.).

Hanser hält es für am wahrscheinlichsten, daß es sich bei den Pankreasechinokokken um eine direkte Infektion durch den Ductus pancreaticus vom Darm aus handelt. Zum mindesten hält er diese Art der Infektion bei Echinokokken des Pankreaskopfes für denkbar. Auch einen eventuell retrograden Transport von der Pfortader aus hält er nicht für ausgeschlossen.

Die Diagnose des Pankreasechinokokkus dürfte wohl fast stets unmöglich sein. Um so beachtenswerter ist der Fall Righettis, der einen Echinokokkus der Bauchspeicheldrüse diagnostizierte und operierte. Die Diagnose war nur dadurch möglich, daß die Patientin schon früher an einem Leberechinokokkus operiert wurde und ein im Epigastrium fühlbarer Tumor nur als Pankreasechinokokkus angesprochen werden konnte. Righetti warnt im übrigen auch vor der Probepunktion.

(Außer Echinokokken sind auch andere Parasiten in der Bauchspeicheldrüse beobachtet, Ascariden, Taenien, Cysticerken und Distomen s. hierzu Seifarth.)

Vorkommen der Pankreascysten (einschließlich Pseudocysten).

Körte hat bis zum Jahre 1902 aus der Literatur 177 operierte Pankreascysten zusammengestellt, deren Zahl im Jahre 1907 auf 232 (Göbell) angewachsen war. Nach Guleke waren bis zum Jahre 1912 260 Fälle beobachtet. Da das Trauma für die Entstehung der Pankreascysten in vielen Fällen verantwortlich zu machen ist, so ist es erklärlich, daß nach der Statistik Honigmanns das männliche Geschlecht überwiegt. Unter 70 Fällen seiner Statistik befanden sich nur 10 (= 14 %) Frauen. Am häufigsten wurden sie zwischen dem 10. und 30. Jahre beobachtet. Die Verhältnisse ergeben sich am besten aus nachstehender Tabelle:

1—10 Jahre	4	männlich	2	weiblich
11—20 „	17	„	2	„
21—30 „	15	„	6	„
31—40 „	11	„		
41—50 „	4	„		
51—60 „	6	„		
61—70 „	1	„		
Alter unbekannt	6	„		

Die von Oser angeführte Statistik über 134 Fälle ergibt jedoch andere Werte.

$^1/_2$—10 Jahren	3 männl.	1 weibl.	zusammen	4
11—20 ,,	5 ,,	4 ,,	,,	9
21—30 ,,	10 ,,	21 ,,	,,	31
31—40 ,,	21 ,,	10 ,,	,,	31
41—50 ,,	8 ,,	7 ,,	,,	15
51—60 ,,	7 ,,	7 ,,	,,	14
61—70 ,,	0 ,,	3 ,,	,,	3
71—93 ,,	2 ,,	4 ,,	,,	6
Alter nicht angegeben	4 ,,	4 ,,	,,	8

60 männl. 61 weibl. zusammen 121

Nach dieser Zusammenstellung wird das männliche und weibliche Geschlecht so gut wie gleichmäßig von der Erkrankung betroffen. Das Maximum der Erkrankung fällt hier zwischen dem 20. und 40. Lebensjahr. Das ist allerdings einigermaßen auffällig, wenn man die Ursachen der Pankreascysten in Betracht zieht. Ist es doch besonders das Trauma und die chronische Pankreasentzündung, die zur Cystenbildung Veranlassung gibt. Erkrankungen, die auf Traumen zurückzuführen sind, finden wir aber sonst ganz allgemein beim männlichen Geschlecht weit häufiger als beim weiblichen; das scheint aber nach Osers Statistik über die Pankreascysten nicht der Fall zu sein. Daß die Cysten vor allen Dingen die jüngeren Jahre bis 40 betreffen, könnte nach Honigmann damit erklärt werden, daß, wie die Untersuchungen von Lazarus zeigen, das jugendliche Pankreas vulnerabler ist als das ältere Organ. Dann müßte man aber wohl Pankreaserkrankungen in noch jugendlicherem Alter eigentlich viel häufiger finden. Andererseits müßte man nach der zweiten Hauptursache, der chronischen Pankreatitis, erwarten, daß gerade ältere Leute, und auch wieder besonders Männer, von der Erkrankung betroffen würden. Ist die chronische Pankreasentzündung doch ein mehr in höherem Alter und infolge chronischen Alkoholgenusses auftretendes Leiden, dem allerdings vielleicht als ätiologischer Faktor für Pankreassklerose die öfter bei Frauen vorkommende Gallensteinerkrankung gegenübersteht.

Pathologische Anatomie.

Makroskopische Veränderungen. Die Größe der Cysten ist außerordentlich verschieden. Am kleinsten sind im allgemeinen die Retentionscysten, die zu chirurgischem Eingriff deshalb am wenigsten Veranlassung geben. Meistens enthalten sie nur bis zu einigen 100 ccm Flüssigkeit, größere Cysten, bis Kindskopfgröße, sind selten und rufen den Verdacht wach, daß es sich um eine Cyste anderer Genese handelt.

Am größten werden die Kystome und die Pseudocysten, die 10—20 Liter Flüssigkeit enthalten können. Über den Cysteninhalt selbst s. Abschnitt Diagnose.

Die Cystenwand ist im allgemeinen derb und hat eine Dicke von 0,3 bis zu mehreren Zentimetern. Die Wandung ist innen meistens glatt, doch kann sie durch Wucherungen und Ablagerungen auch zottig verändert sein. Auch leistenförmige Verdickungen als Reste früher vorhandener rarefizierter Scheidewände findet man, besonders bei den Kystomen, aber auch bei Retentionscysten.

Die Cysten sind, wie wir gesehen haben, unilokulär (Kystome, Pseudo-cysten, Erweichungscysten, Echinokokken, oder sie sind multilokulär (Retentionscysten, Kystome, Echinokokken. Das ist unter Umständen für die Diagnose nicht unwichtig.

Die meisten Cysten gehen vom Pankreasschwanz aus. Besonders gilt dies für die Kystome. Unter 20 Kystomen, die Lazarus zusammengestellt hat, gingen 15 vom Schwanz, 2 von Cauda und Corpus aus.

Mikroskopischer Befund. Nur die wichtigsten Veränderungen sollen hier geschildert werden. Manches über die pathologische Anatomie der Pankreas-cysten und Pseudocysten ist bei Besprechung der betreffenden Gebilde gesagt, soweit es für die einzelnen Arten charakteristisch ist.

Stets finden wir neben der Cyste Veränderungen an der Bauchspeichel-drüse selbst. Entweder sind diese primär und als Ursache der Cystenbildung zu betrachten (Pancreatitis interstitialis cystica) oder sie entstehen sekundär, sei es durch den Druck des Tumors auf das Parenchym, sei es durch die Wirkung des krankhaft veränderten Sekrets, sei es durch die durch die Geschwulstbildung veranlaßten Störungen in der Blutversorgung des Organs. Stets handelt es sich um Veränderungen im Sinne einer chronischen indurativen Pankreatitis. Im Vordergrund des mikroskopischen Bildes steht also in den so veränderten Drüsenteilen die Bindegewebswucherung und die Einsargung des Drüsen-parenchyms, das Zeichen der Degeneration darbietet und schließlich zugrunde geht. Daneben kommt es zu regenerativen Vorgängen, vor allem zu Wucherungen und Neubildungen der Drüsengänge. Alle diese Veränderungen haben wir bei Besprechung der chronischen Pankreasentzündung kennen gelernt. Da die Ursache dieser Entzündung durch arteriosklerotische Prozesse bedingt sein kann, so finden wir in diesen Fällen entsprechende Veränderungen an den Gefäßen. Sind Gallensteinleiden die Ursache, so werden sich an den Gallenwegen ent-sprechende Veränderungen nachweisen lassen. Wie wir gesehen haben, sind auch Erkrankungen an den Ausführungsgängen ätiologisch wichtig, vor allem für die Formen, die als Ranula pancreatica bezeichnet werden. Wir werden also gegebenen Falles Pankreassteine, Entzündungen des Ductus Wirsungianus und seiner Nebenäste, Strikturen oder Verengerungen durch Druck von außen her infolge Neubildung finden. Bei allen diesen Drüsenveränderungen fällt uns auch hierbei wieder die Resistenz der Langerhansschen Inseln auf, die lange erhalten bleiben können, auch wenn das Drüsenparenchym schon schwerste Veränderungen zeigt.

Was die Cyste selbst betrifft, so ist der mikroskopische Befund je nach der Art der Cyste verschieden. Er ist daher für die Diagnose der vorliegenden Erkrankung besonders wichtig. Es ist schon gesagt, daß die Retentions-cysten dadurch charakterisiert sind, daß die Cyste eine Epithelauskleidung trägt. Das ist dadurch zu erklären, daß die Cysten erweiterten Gängen bzw. Acinis entsprechen. Niemals finden wir eine derartige epitheliale Auskleidung bei den Pseudocysten, die den Hauptanteil der traumatischen Cysten dar-stellen. Aber auch bei den echten Retentionscysten ist das Epithel nicht immer und überall nachweisbar, da es, wohl durch den Innendruck der Cyste, verloren geht. Die Verhältnisse liegen ähnlich wie bei den Ovarialcysten (Waldeyer), worauf ich weiter oben eingegangen bin.

Unter dem Epithelüberzuge oder an seiner Stelle finden wir bei den Retentionscysten gewöhnlich eine Schicht kernarmen Bindegewebes, indem sich mehr oder weniger zahlreiche Blutcapillaren finden, die zum Teil thrombosiert sein können. Weiter nach außen finden sich — und auch das ist für die inner-halb der Drüse gebildeten Retentionscysten typisch — stets Reste von Pankreas-gewebe, oft als Acini, mitunter als Lobuli, aber alle Einzelelemente durch

Bindegewebe auseinandergedrängt. Die Drüsenzellen können schwere degenerative Veränderungen zeigen, daneben auch hier Regenerationsprozesse, neugewucherte Ausführungsgänge. Oft entstehen so in der Wand neue mikroskopische Cysten, teils durch Retention, teils durch Erweichung neugebildeter und nicht genügend ernährter Elemente.

Proliferationscysten kann die epitheliale Auskleidung fehlen. Sie sind echte Adenome bzw. Adenokystome. Nach seiner Entstehung im Drüsen-

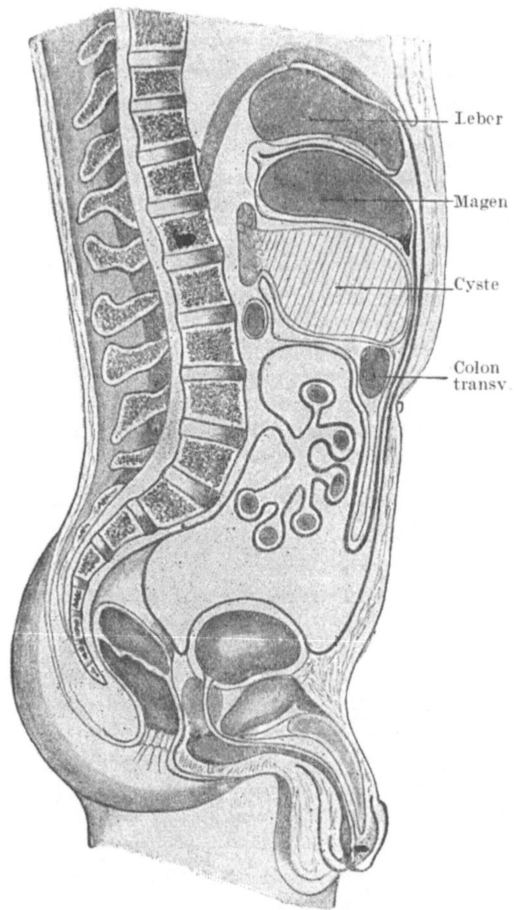

Abb. 49. [Cyste des Pankreas, zwischen Magen (nach oben) und Colon transversum (nach unten) entwickelt. Das Lig. gastrocolicum liegt vor der Geschwulst. (Nach Körte.)

gewebe kann man auch beim Kystom in der Kystenwand Pankreasgewebe nachweisen. In der Innenwand finden sich Wucherungen, die aus Adenomgewebe bestehen. Neben einer oft sehr feinmaschigen Bindegewebsschicht findet man aus längeren oder kürzeren Drüsenschläuchen oder Alveolen zusammengesetzte größere oder kleinere, ineinander übergehende Inseln. Diese Alveolen tragen ein Cylinderepithel, das sich von dem Epithel der Pankreaszellen wohl unterscheidet. Auffällig ist die Wucherung der Drüsengänge. Die Kystome zeigen Tendenz zum progressiven Wachstum, das jedoch besonders die Ausführungsgänge betrifft. Man erkennt im mikroskopischen Bild diese Wucherung der

Ausführungsgänge, wobei das Bindegewebe in gleichem Schritt weiter wuchert
(Hippel). Tritt diese Wucherung des Bindegewebes in den Vordergrund,
so entsteht das Kystoma papilliferum, wuchert das Epithel mit, so entsteht das Kystadenom. Diese Bildungen haben also den Charakter einer
bösartigen Neubildung. Auch hier bleiben die Langerhansschen Zellhaufen
lange bestehen (Edling). In der Wand der Cystome kommen Pigmentablagerungen und Verkalkungen vor.

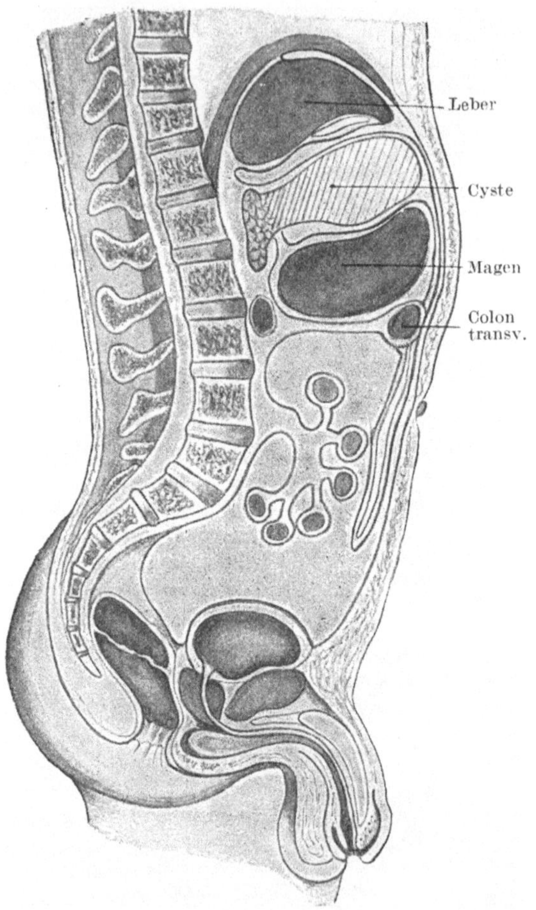

Abb. 50. Cyste des Pankreas, nach oben hin zwischen Leber und Magen entwickelt, durch
das Foramen Winslowii vorgedrungen bzw. hinter dem Omentum minus gelegen.
(Nach Körte.)

Der anatomische Bau der Pseudocysten ergibt sich aus der Genese.
Die Cystenwand wird gebildet von den Blättern der Bursa omentalis, bei Erweichungscysten von dem erweichten Tumor. Dabei möge aber erwähnt werden,
daß auch das Übergreifen einer malignen Neubildung auf eine Cyste (Scola)
bzw. carcinomatöse Entartung der Cystenwandung (Hippel) beobachtet ist.
Die Echinokokkuscysten weichen in nichts von den Echinokokkuscysten in anderen Organen ab.
Topographie der Pankreascysten. Die topographischen Verhältnisse der
Pankreascysten sind sehr verschieden, je nach der Richtung, in der sich der

Tumor ausdehnt. Zunächst retroperitoneal gelegen, kann er, wie wir gesehen haben, in den Bauchraum eindringen und sich zwischen die einzelnen Organe lagern. Die Verhältnisse gehen am deutlichsten aus den instruktiven Abbildungen Körtes hervor, an dessen Schilderung ich mich auch bei der nachstehenden Beschreibung halte.

A. Der Tumor wächst in die Bursa omentalis hinein (wie bei den meisten Pseudocysten). Er drängt den Magen nach oben, das Querkolon nach unten.

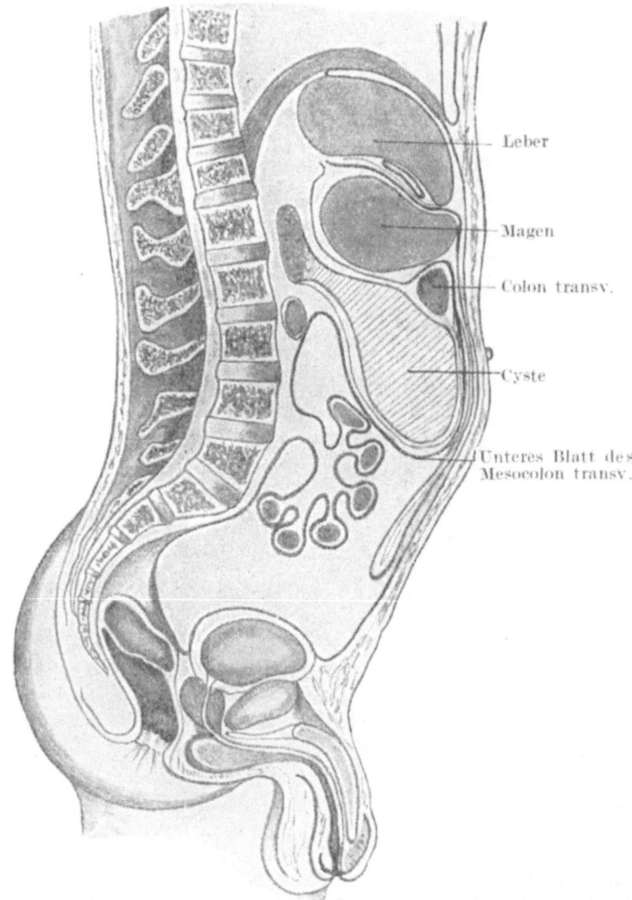

Abb. 51. Cyste des Pankreas, zwischen den Blättern des Mesocolon transversum entwickelt. Kolon am oberen Rande der Geschwulst, unteres Blatt des Mesokolon nach abwärts vorgewölbt. (Nach Körte.)

Bei der Aufblähung bekommt man also oberhalb des Tumors den Magenschall, darunter den tympanitischen Schall des Querkolons.

B. Der Tumor kommt oberhalb des Magens heraus. Die kleine Kurvatur grenzt an den unteren Rand des Tumors. Das Ligamentum hepatogastricum wird vorgedrängt. Der Tumor kann durch das Foramen Winslowii hindurchwachsen (s. o.).

Die Dämpfung des Tumors geht nach oben in die Leberdämpfung über, unten wird sie durch den Magenschall begrenzt.

C. Entwicklung des Tumors zwischen den Blättern des Mesocolon transversum. Das Kolon liegt entweder quer vor oder, wenn es nach unten gedrängt ist, am unteren Rand der Cyste, indem das untere Blatt des Mesokolons vorgewölbt wird.

Ätiologie. Bei Besprechung der Retentionscysten ist auf deren Genese ausführlich eingegangen. Wir haben gesehen, daß sie als sekundär aufzufassen

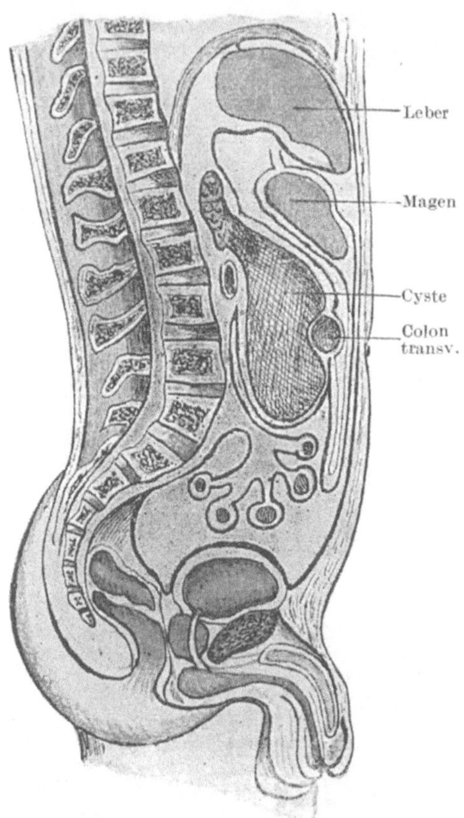

Abb. 52. Cyste des Pankreas, zwischen den Blättern des Mesocolon transversum entwickelt. Das Kolon verläuft quer über die Geschwulst. (Nach Körte.)

und die Folge eines Verschlusses größerer oder kleinerer Ausführungsgänge sind. Auch die Ursachen dieser Verschlüsse haben wir kennen gelernt, entweder sind es die größeren Gänge obturierende Faktoren oder, wie es besonders häufig der Fall ist, ist die Ursache in einer chronischen Pankreasentzündung (Pancreatitis interstitialis cystica) zu suchen. Diese eine so hervorragende Rolle in der Pathogenese der Pankreascysten spielende Entzündung ist in einem besonderen Kapitel eingehend beschrieben. Als Ursachen kommen in Betracht: Alkoholismus, Lues, entzündliche Erkrankungen des Ausführungsganges (Sialangitis pancreatica), oft als Folge von Gallenstein-, mitunter von Pankreassteinleiden. In diesen Fällen macht die ursächliche Erkrankung dem Kranken schon lange Beschwerden, ehe die Cyste nachweisbar ist oder durch Druck auf die Nachbarorgane zu Erscheinungen führt. Ferner ist als ätiologisches Moment der chronischen Pankreasentzündung das Trauma zu erwähnen, und es ist besonders darauf hinzuweisen, daß auch auf diesem Wege ein Trauma imstande ist, die Bildung einer Pankreascyste, und zwar einer Retentionscyste auszulösen. Damit ist ein Moment erwähnt, das bei Entstehung der Pankreascysten überhaupt von ausschlaggebender Bedeutung ist. Es spielt wohl kaum eine Rolle bei den Erweichungscysten innerhalb von Tumoren oder bei den Proliferationscysten. Um so wichtiger ist es für die Entstehung mancher Erweichungscysten nach Hämatomen und vor allem der in der Bursa omentalis vorhandenen Pseudocysten. Der experimentelle Beweis für die Rolle, die das Trauma spielt, ist von Lazarus erbracht worden, dem es in den oben (S. 257) erwähnten Versuchen gelungen ist, im Tierexperiment echte Pankreascysten durch ein künstlich gesetztes Trauma hervorzurufen. Er nimmt an, daß „Cysten auf traumatischer Grundlage entstehen, wenn das aus den lädierten Drüsengängen ausgeflossene Sekret Digestion des Hämatoms, der Gewebstrümmer und des angrenzenden Parenchyms bewirkt, während in der Peripherie die reaktive Entzündung zur Ausbildung der Cystenwand führt und die Resorption infolge indurativer Vorgänge behindert ist." Die dadurch entstandenen Cystenbildungen rechnet er aber nicht zu den echten Cysten, sondern bezeichnet sie als „Cystoide".

Nach Körte wird Trauma etwa in $^1/_4$ aller Fälle als Ursache angegeben. Die Cystenbildung erfolgt entweder unmittelbar auf die Gewalteinwirkung, so daß sie schon nach wenigen Wochen nachweisbar ist, das gilt vor allem für die Pseudocysten, doch hat Honigmann gezeigt, daß auch echte Cysten schon sehr bald nach dem Trauma auftreten können, wenn dies auch sicherlich zu den größten Seltenheiten gehört — oder aber es vergehen Monate, ja Jahre, bis die Cystenbildung den Kranken zum Arzt führt.

In 48 Fällen, die Honigmann über die Zeit, die zwischen Trauma und den ersten Erscheinungen des Tumors lag, zusammengestellt hat, ergab sich folgende Statistik: Die Geschwulst wurde beobachtet

in der 1. Woche nach der Verletzung	2 mal
„ „ 2. „ „ „ „	3 „
„ „ 3. „ „ „ „	6 „
„ „ 4. „ „ „ „	4 „
„ „ 5. „ „ „ „	6 „
„ „ 6. „ „ „ „	3 „
6 Wochen bis 2 Monate „ „ „	4 „
im 3. Monat „ „ „	5 „
„ 4. „ „ „ „	3 „
„ 5. „ „ „ „	2 „
„ 6. „ „ „ „	3 „
im 6.—12. „ „ „ „	0 „
nach 1 Jahr „ „ „	1 „
„ 2 Jahren „ „ „	2 „
„ 3 „ „ „ „	2 „
„ 5 „ „ „ „	1 „
„ 8 „ „ „ „	1 „

In den meisten Fällen kam die Geschwulst in den ersten 3 Monaten nach der Verletzung zur Erscheinung. Es hat sich wohl dabei stets um Pseudocysten im Sinne Körtes gehandelt.

Die ursächliche Bedeutung des Traumas für die Ausbildung der Cysten hat schon Friedreich erkannt, wenn auch die Art der Entstehung vielleicht nicht ganz unseren heutigen Anschauungen entspricht. Besonders bei präexistierenden Veränderungen am Gefäßapparat kann es zu Gefäßzerreißungen und damit zu Blutextravasaten ins Pankreas kommen, aus denen dann sog. apoplektische Cysten entstehen können. Friedreich macht bereits darauf aufmerksam, daß diese apoplektischen Cysten wohl zu unterscheiden sind „von jenen blutführenden Cysten, welche durch Blutungen, die in den Inhalt von präexistierenden Retentionscysten hinein erfolgen, zustande kommen." So sollen auf einem ähnlichen Wege nach Truhart Pankreascysten entstehen können: Das Trauma führt infolge von Kontinuitätstrennungen zu umschriebenen Blutungen. Das Sekret der verletzten Drüsenzellen und -verbände sickert in den interacinösen und interlobulären Raum. Infolge der spezifischen eiweißverdauenden Kraft des Pankreassaftes werden die Wände der kleinen Arteriolen korrodiert, neue kleinere Blutungen entstehen. Dazu kommt der Reiz des Sekrets, der zu einer reaktiven Entzündung und damit zu einer Bindegewebswucherung führt. Durch immer wieder auftretende neue Hämorrhagien wird die Bindegewebskapsel gedehnt, die durch Bindegewebshyperplasie und durch Niederschläge stärker wird. Auch nach Lazarus ist die zu Blutungen führende akute hämorrhagische Pankreatitis von wesentlicher Bedeutung.

Dieckhoff geht so weit, die Entstehung aller traumatischen Cysten auf die beschriebene Weise anzunehmen. Er erblickt in ihnen trotz der selbst bis zur „Wasserklarheit" vor sich gehenden allmählichen Umwandlung ihres blutigen Inhalts ausnahmslos nur inkapsulierte Hämatome.

Im Gegensatz dazu erkennt Tilger solche apoplektischen Cysten nicht an; er betrachtet alle Cysten als Retentionscysten, in die allerdings häufig sekundäre Blutungen erfolgen.

Die Pseudocysten entstehen nach Körte infolge einer größeren traumatischen Blutung der Bauchspeicheldrüse. Die Blutung erfolgt subperitoneal oder kann das das Pankreas bedeckende Blatt des Peritoneums zerreißen und erfolgt so in die Bursa omentalis, wo sie abgekapselt wird und zur Bildung von Pseudocysten führt.

Nach Lazarus kommen für die Entstehung der Pankreascysten direkte und indirekte Momente in Betracht. Bei den ersteren muß man unterscheiden zwischen 1. Kompressionen, 2. Kontusionen, 3. Distraktionen.

1. Kompressionen wirken in der Frontal- oder in der Sagittalebene von zwei Seiten ein (Überfahrenwerden, Quetschungen).

2. Kontusionen und unipolare Gewalteinwirkungen (Stöße, Schläge usw.).

3. Distraktionen (Zerrungen und Zerreißen der Drüse).

Indirekte Gewalteinwirkung ist dann anzunehmen, wenn das Trauma nicht direkt auf die Pankreasgegend wirkt, wie das in manchen Fällen beschrieben ist (Wirkung von Contrecoup). Dabei handelt es sich nach Lazarus zuweilen um Zerreißungen des Pankreas an der Grenze zwischen Kopf und Körper.

Es mögen hier noch verschiedene prädisponierende Faktoren erwähnt werden: Vor allem scheint die Verdauungsperiode eine wichtige Rolle zu spielen. Wir wissen, daß das Pankreas während der Verdauung an Volumen und Konsistenz zunimmt, wie jedes in Tätigkeit befindliche Organ. Es kommt hinzu, daß die das Pankreas umgebenden Verdauungsorgane, vor allem Magen und Darm, in gefülltem Zustand Erschütterungen besser fortleiten, diese Organe in leerem Zustand aber gewissermaßen als Luftkissen dienen und Stöße leichter abhalten. Senn nimmt dagegen an, daß bei leeren Verdauungsorganen ein Trauma leichter zu Verletzungen des Pankreas führt.

Ferner ist nach Lazarus ein erkranktes Pankreas verwundbarer als ein gesundes, so daß Traumen in schon vorher erkrankten Drüsen leichter zur Cystenbildung führen. Auch Stauungen sollen nach Lazarus dabei eine Rolle spielen. Er kommt auf Grund seiner Untersuchungen zu folgendem Schluß: „Die peripankreatischen Cystoide entstehen durch Rupturen der Drüse samt ihrer Kapsel und ihrer Peritonealbekleidung; es kommt bei ihnen zu einem Erguß von Blut und Drüsensaft in den Netzbeutel und durch reaktive Entzündung in der Umgebung dieses Ergusses zu seiner bindegewebigen Abkapselung. Diese Cystoide kennzeichnen sich durch ihr rasches Auftreten kurze Zeit nach dem Trauma.

Die endopankreatischen Cysten und Cystoide kommen durch subkapsuläre Verletzungen der Drüse zustande.

Die echten Cysten entstehen auf dem Boden der Induration durch Stauung in abgeschnürten Drüsengängen; zwischen dem Unfall und der Cystenbildung liegt ein langes Intervall. Die Cystoide unterscheiden sich von den Cysten durch das Fehlen der epithelialen Auskleidung; sie entstehen durch die Autodigestion des Blutergusses und der Gewebstrümmer seitens des aus den eröffneten Speichelgängen aussickernden Sekrets, während die reaktive Entzündung in der Umgebung zur Ausbildung der Cystenkapsel führt."

Diagnose und Symptomatologie. Während wir bei Erkrankungen der Bauchspeicheldrüse anderer Natur oft zufrieden sind, wenn wir das Pankreas als das erkrankte Organ erkennen und über die Art des Leidens nur Vermutungen haben können und die endgültige Diagnose der Autopsia in vivo aut mortuo überlassen müssen, sind Cysten unter Umständen sehr wohl als solche zu diagnostizieren. Das Zusammentreffen einer Reihe von Faktoren, Störungen der inneren oder äußeren Pankreasfunktion, prall elastische Tumoren, die fluktuieren und sich bei der Aufblähung des Magens und Darmes als retroperitoneal gelegen erweisen, die typische Lage, die Untersuchung des durch Probepunktion entnommenen Cysteninhaltes, der Verlauf, der Röntgenbefund und manches andere werden in vielen Fällen die Diagnose einer Pankreascyste sichern.

Wie bei jeder Erkrankung der Bauchspeicheldrüse kann es auch bei den Cysten zu Funktionsstörungen kommen, die sich in Ausfallserscheinungen geltend machen. Andererseits wissen wir, daß ein kleiner Rest wirklich gesunden Pankreasgewebes genügt, um solche Ausfallserscheinungen, besonders soweit sie die innere Sekretion betreffen, zu verhindern; aber gerade bei manchen Pankreascysten, vor allem bei Pseudocysten, kann ein großer Teil des Drüsengewebes vollkommen intakt sein. Deswegen sind innersekretorische Störungen bei Pankreascysten auch verhältnismäßig selten. So wurde Zucker im Harn nur in wenig Fällen beobachtet (Dick, Exner, Bull, Hippel, Goodmann, Malcolm, Nichols, Recklinghausen, Riegener). Das ist auch nicht anders zu erwarten, da bei der Cystenbildung, sofern die Ursache nicht in einer ausgedehnten, das ganze Organ betreffenden Entzündung zu suchen ist, wohl stets ein Teil der Drüse unbeteiligt bleibt. Aber auch wenn das nicht der Fall ist, bleiben die Langerhansschen Inseln am längsten von der Erkrankung verschont. So wurden in den Fällen, bei denen Diabetes beobachtet war und die zur Sektion gekommen waren, schwerste Pankreasparenchymveränderungen nachgewiesen (Nichol, Goodmann, Malcolm).

Auch Kreatorrhöe (Riegener, Karewski, Honigmann) und Steatorrhöe (Fenger, Fisk, Honigmann) wiesen mitunter auf das Bestehen einer Pankreasaffektion hin.

Daß sich in solchen Fällen starke Abmagerung (Pankreaskachexie) findet, die in anderen vielleicht auch durch verminderte Nahrungsaufnahme infolge Drucks auf den Magen zu erklären ist, nimmt nicht wunder (Küstner, Riegener). So wurde sie unter 46 von Kühnast zusammengestellten Fällen 11 mal angegeben. Bei zweien dieser Kranken bestand allerdings Carcinose, bei zweien Kompressionsikterus, einmal hohes Alter (86 Jahre), einmal braune Atrophie der Leber und bei einem Kranken Ikterus mit Lebervergrößerung und Erweiterung des Ductus choledochus (Hjelt).

Bronzeverfärbung der Haut, wie wir sie bei der Hämochromatose kennen gelernt haben, beobachteten Heinricius und Lazarus. Heinricius nimmt als Ursache eine Reizung des Plexus solaris an.

Ikterus kann bei Pankreascysten unter verschiedenen Umständen entstehen (Pitt-Jacobson, Pichler). So entstand er in einem Falle Pels-Leusdens durch Druck auf die Gallengänge. Bei Phulpins Patienten lagen die Verhältnisse umgekehrt: Ein Choledochusstein, der zu Ikterus geführt hatte, war die Veranlassung zur Bildung einer Retentionscyste im Pankreas.

Von ausschlaggebender Bedeutung für die Diagnose ist die Lage der Geschwulst. Wir haben oben gesehen, wie sich die Cyste zu den Nachbarorganen und zu dem Netz bzw. zu dem Peritoneum verhalten kann. Zunächst imponiert die Cyste, wenn sie eine gewisse Größe erreicht hat, als ein in der Oberbauchgegend liegender, prall elastischer, oft fluktuierender Tumor, der wegen seines häufigsten Ausgangspunktes, der Cauda, oft etwas mehr nach links von der Mittellinie gelegen ist (Franke, Brackel). Diese linksseitige Lage wird sich verwischen, wenn der Tumor sehr groß ist, sie wird fehlen, wenn er von einem anderen Teil der Drüse ausgeht. Die Geschwulst kann aber auch nach der Lumbalgegend zu wachsen, und zwar entweder nach rechts (Takayasu) oder, wie bei Honigmann und anderen, nach links.

Da die Geschwulst der Aorta abdominalis aufliegt, ist eine Pseudopulsation und eine Verwechslung mit einem Aneurysma der Aorta descendens möglich (Seefisch, Subbotic, Neusser, s. auch Thiem). Die Pseudopulsation verschwand in Peppers Fall in Knieellenbogenlage. Eine Verwechslung mit einem Aneurysma der Bauchaorta kommt um so eher zustande, als durch den Druck des Tumors auf die Aorta Gefäßgeräusche hervorgerufen und diese fälschlicherweise in den Tumor lokalisiert werden können. Lazarus nimmt an, daß zentral von der Kompressionsstelle die Aorta erweitert wird und daß dadurch Gefäßgeräusche entstehen könnten.

Die Geschwulst ist inspiratorisch nach unten verschieblich, exspiratorisch aber, sofern keine Verwachsungen bestehen, fixierbar. Mitunter zeichnet sie sich durch ihre sehr erhebliche Verschiebbarkeit aus (Keitler, Stark). Über das Größer- und Kleinerwerden der Geschwulst durch Entleerung in den Darm und Wiederanfüllung s. S. 277.

Zur Feststellung, nach welcher Richtung sich die Cyste entwickelt hat, ist die Aufblähung des Magens und des Darmes nicht zu entbehren (Gussenbauer). Wächst der Tumor in die Bursa omentalis und schiebt sich zwischen Magen und Querkolon, so finden wir über dem Tumor den tympanitischen Schall des aufgeblähten Magens, unter ihm hören wir den Darmschall. Kommt der Tumor oberhalb des Magens heraus (Species gastrohepatica Lazarus), so ist eine Abgrenzung nach oben von Leber- und Herzdämpfung nicht immer möglich. Nach unten wird die Dämpfung der Cyste von dem Magenschall begrenzt sein, doch wird der Dämpfungsbezirk der Cyste durch den aufgeblähten Magen zum Teil verdeckt werden können (Riegener, Dick).

Bei der dritten Art der Entwicklung, von Lazarus als Species gastrocolica bezeichnet, wächst der Tumor zwischen den Blättern des Mesocolon transversum. Das Querkolon kann dabei nach unten gedrängt werden, so daß sein tympanitischer Schall an den Dämpfungsbezirk stößt, der oben vom Magen begrenzt wird, oder es zieht quer vor der Cyste her. Nach Körte kann man bei diesem Typ oft nur die Diagnose „retroperitoneal entwickelte Cyste" stellen, wenn nicht andere Symptome auf das Pankreas hinweisen. So weist auch Albu darauf hin, daß sich die Diagnose um so schwieriger gestaltet, je größer der Tumor ist. Die Ursache ist darin zu suchen, daß große Tumoren die Bauchhöhle ausfüllen und durch die Verdrängung der Nachbarorgane zu einer völligen Verschiebung der topographischen Verhältnisse führen. Es liegt nahe, die auf Pankreascyste gestellte Diagnose durch die chemische Untersuchung des Cysteninhalts sicher zu stellen. Dabei darf aber nie vergessen werden, daß die Probepunktion einen gefährlichen Eingriff darstellt, vor dem Körte direkt warnt. Durch Austritt von Cysteninhalt in die Bauchhöhle kann es zu schweren Erscheinungen und Exitus kommen (zum Busch, Philipps). Körte hält die Probepunktion nur dann für zulässig, wenn sie von der Lumbalgegend aus vorgenommen, also unter Umgehung des Peritoneums ausgeführt werden kann. Verletzungen anderer Organe, z. B. der Nieren (Honigmann) oder des Magens (Karewski, Jacobson) sind dabei beobachtet worden.

Vor allem aber werden durch Probepunktionen Nachblutungen in die Cyste ausgelöst (Küster, Stehle, Schröder). Ferner ist nur der positive Ausfall zu verwerten. Die Probepunktion bzw. die chemische Untersuchung des Cysteninhalts geht von der Anschauung aus, daß der Cysteninhalt zum größten Teil aus Pankreassaft besteht. Das ist auch sicherlich richtig. Und doch findet man die Pankreasfermente nur ausnahmsweise. Nur dann kann die chemische Untersuchung ausschlaggebend sein, wenn alle drei Fermente, peptolytisches, lipolytisches und diastatisches, oder wenigstens die beiden ersten nachzuweisen sind. Besonders das diastatische Ferment kommt auch in anderen Körperflüssigkeiten und im Cysteninhalt ganz anderer Genese vor. Das tryptische Ferment ist aber nur selten nachweisbar. Das hat verschiedene Gründe und man muß sich eigentlich wundern, daß man die Frage über die Ursache des Fehlens des Trypsins so oft ventiliert hat. Zunächst einmal wird das Trypsin als Proferment secerniert und erst im Darm durch Hinzutreten des Darmsaftes aktiviert. Das könnte allerdings auch durch andere Substanzen, z. B. durch Leukocyten, geschehen. Wird also auch wirklich Trypsin in das Cysteninnere sezerniert, so müßte zunächst der Versuch der Aktivierung gemacht werden. Das ist aber, soweit ich aus der Literatur sehe, in keinem einzigen Falle geschehen, in dem der Nachweis nicht gelang. Ferner ist das Trypsin eine sehr wenig haltbare Substanz. Stellt man sich eine Trypsinlösung her und bringt sie in den Brutschrank und bestimmt ihre Stärke von Zeit zu Zeit, so kann man leicht erkennen, daß die peptolytische Kraft der Flüssigkeit sehr rasch abnimmt und bald ganz verschwunden ist. Schließlich herrschen in einer Pankreascyste, in die ja nicht fortdauernd neues Trypsin hinzufließt, ganz analoge Verhältnisse. Der wichtigste Faktor, der den Trypsinnachweis verhindert, ist die im Cysteninhalt befindliche Beimengung von Blut bzw. Serum. Das Serum hat eine ganz außerordentlich starke antitryptische Kraft. Man kann sich im Reagensglasversuch leicht davon überzeugen, daß eine starke Trypsinlösung durch einen oder wenige Tropfen Blutserum vollkommen unwirksam gemacht wird, und man kann diese Eigenschaft des Blutserums, die auch bei stärkster Verdünnung vorhanden ist, direkt dazu benutzen, um es nachzuweisen. Es ist also gar nicht zu erwarten, daß Trypsin immer im Cysteninhalt nachweisbar ist, zumal wenn man sich der älteren Methoden bedient, die nur den Nachweis stärkerer peptolytischer Wirksamkeit zulassen.

Ähnlich liegen die Verhältnisse bei den beiden anderen Fermenten, die wenig Spezifisches für sich haben und auch sonst vorkommen. Verlangt muß

18*

also der Nachweis aller drei Fermente werden, der in der Tat in einigen Fällen geführt ist (Riegener, Karewski, Schala, Littlewood, Braun, Dezmann, Seefisch, Honigmann). Eines der Fermente wurde in vielen Fällen gefunden, mitunter konnte keines nachgewiesen werden, so auch in dem Inhalt zweier Pankreascysten, die mir zur Untersuchung übergeben worden waren. Bournot konnte in dem Inhalt zweier Pankreascysten Lipase nachweisen, die jedoch mit der Pankreaslipase insofern nicht identisch war, als niedere Fettsäure-Ester kaum gespalten wurden.

Auch Harnstoff wurde in dem Cysteninhalt gefunden (Rupprecht-Dreyzehner, Hoppe-Seyler). Das ist nicht unwichtig, da der Harnstoffnachweis in dem erstgenannten Falle zur Fehldiagnose Hydronephrose geführt hatte. Der Cysteninhalt wird im übrigen verschieden angegeben. Oft ist er hämorrhagisch — das soll beinahe typisch für Pankreascysten sein —, mitunter klar, mitunter trübe; oft wird er als serös, fast wasserhell, geschildert. Die Farbe ist meistens dunkelgelb bis schokoladenbraun, doch kann die Flüssigkeit auch farblos sein. Die Reaktion pflegt alkalisch zu sein. Der Eiweißgehalt ist stets sehr erheblich, was nach Körte charakteristisch ist. Das Sediment enthält Reste von Zellen: Blutkörperchen, Cylinderzellen, auch Reste von Pankreasparenchymzellen sind nachgewiesen worden.

Nach alledem können wir uns bei Berücksichtigung der schweren Gefahren, die die Probepunktion für den Kranken mit sich bringt, der Ansicht Körtes anschließen und bei dem meist geringen Wert der chemischen Untersuchung vor der Probepunktion nur warnen.

Eine Mitbeteiligung der Niere kann vorgetäuscht werden, wenn gleichzeitig Albuminurie auftritt, was gar nicht so selten ist (Seefisch, Fitz, Honigmann), besonders wenn sich der Tumor nach der Lumbalgegend zu entwickelt. Die Ursache dürfte wohl in Stauungserscheinungen zu suchen sein. Selbst Hämaturie ist beobachtet worden (Seefisch, Chiulamila, zit. nach Honigmann), wahrscheinlich durch das auslösende Trauma entstanden. Ausstrahlende Schmerzen in die Nierengegend und der oben geschilderte Harnstoffbefund im Cysteninhalt können eine Mitbeteiligung des Harnapparates vortäuschen.

Zu allen diesen objektiven Zeichen kommen eine große Reihe subjektiver Symptome, die ein sehr wechselvolles Bild geben können. Ist die Cyste die Folge einer chronischen Entzündung des Pankreas, so haben meistens schon lange, ehe die Cyste Erscheinungen macht, die eigentümlichen uncharakteristischen Beschwerden bestanden, die wir bei der chronischen Pankreatitis kennen gelernt haben. War ein Trauma die Ursache, so können zunächst Mitverletzungen der Nachbarorgane, vor allem der Milz und der Nieren im Vordergrund stehen. Oft verschwinden die Schmerzen, die das Trauma hervorgerufen hat, bald wieder. Der Verletzte fühlt sich schmerzfrei und gesund, bis nach einiger Zeit zugleich mit dem Größerwerden der Geschwulst neue heftige Schmerzen auftreten. Diese Schmerzen werden sehr verschieden lokalisiert. In den Fällen Herrmanns, Riegeners und Honigmanns strahlten sie in die linke Schulter aus. Dazu kommen die Erscheinungen, die der Tumor durch Druck auf die Nachbarorgane hervorruft. Vor allem klagen die Kranken über Schmerzen im Magen, die schon bei geringer Füllung auftreten, oft besteht Obstipation, mitunter Durchfälle, selten als Folge von Ausfallserscheinungen. Bei Verschluß des Ductus choledochus sind die Stühle acholisch (Greisch).

Die Pankreasschmerzen, die wir bei anderen Erkrankungen dieses Organs kennen gelernt haben, führen den Patienten schließlich zum Arzt. Ich habe sie schon in ihren charakteristischen Eigenschaften geschildert. Ist gleichzeitig ein prall-elastischer Tumor mit den genannten Eigenschaften zu fühlen, so macht die Diagnose oft keine Schwierigkeiten. Die Schmerzen treten meist in Form der typischen Pankreaskoliken auf und können eine ganz außergewöhnliche Heftigkeit erreichen. Takayasu hat in einer Statistik über 104 operierte Fälle die Schmerzen nur 40mal vermißt.

Ferner wird fast stets Erbrechen angegeben, das schon sehr frühzeitig aufzutreten pflegt, jedoch an Intensität und Häufigkeit immer mehr zunimmt. Auch Blutbrechen ist beobachtet worden (Pepper, Nothnagel).

Es wird nicht immer leicht sein, den Tumor differentialdiagnostisch sicher als Pankreascyste zu erkennen. Auf die Möglichkeit einer Verwechslung mit Aneurysma der Bauchaorta ist schon hingewiesen. Doch dürfte sich bei genauer Untersuchung die Pulsation stets als fortgeleitet erkennen lassen. Auch sollen abnorme Blässe und venöse Stauung im Gesicht für Aneurysma sprechen (Thiem). Besteht Albuminurie und Hämaturie, so ist auch eine Verwechslung mit einer von den Nieren ausgehenden Bildung, vor allem mit einer Hydronephrose bzw. bei Trauma Hämatonephrose möglich (Neumann). Besonders dürfte das der Fall sein, wenn sich die Cyste lumbal entwickelt. Für die Diagnose ausschlaggebend ist dann der Ureterenkatheterismus bzw. die Chromocystoskopie. Außerdem wird sich anamnestisch die Entwicklung des Tumors vom Epigastrium aus feststellen lassen (Körte). Von einem Lebertumor läßt sich die Cyste im allgemeinen dadurch unterscheiden, daß besonders im Stehen zwischen ihr und Leberdämpfung ein Streifen tympanitischen Schalles nachzuweisen ist. Außerdem wird die Cyste zwar bei der Inspiration nach unten gedrückt, bei der Exspiration aber fixiert werden können. Auch von der Milz läßt sich die Cyste auf diese Weise abgrenzen. Auch Verwechslung mit Ascites ist vorgekommen, wenn die Cyste infolge ihrer Größe das ganze Abdomen ausfüllte (Philipps). Das kommt ja bei Ovarialcysten auch öfters vor.

Die Differentialdiagnose gegenüber retroperitoneal gelegenen Lymph- und Chyluscysten ist oft unmöglich, wenn nicht andere der genannten Symptome auf die Bauchspeicheldrüse hinweisen (Elter). In solchen Fällen kann dann nur die Probelaparotomie und die Untersuchung der dabei gewonnenen Cystenwand und des Cysteninhalts Aufschluß geben.

Verlauf und Prognose. Über die Dauer bis zum Auftreten der Cyste nach dem Trauma s. oben S. 271. Im allgemeinen entwickelt sich die Cyste langsam. Ist die Cyste zur Entwicklung gelangt, so kann es zu verschiedenen Komplikationen und Ausgängen kommen. Zunächst kann das Grundleiden den Verlauf beeinflussen und der Kranke kann an den Folgen seiner chronischen Pankreasentzündung, wie wir sie in dem Kapitel hierüber kennen gelernt haben, zugrunde gehen. Die Pankreaskachexie kann dabei das Krankheitsbild beherrschen, wenn sie auch gerade bei den Cysten relativ selten ist. Wiederholt sind Spontanheilungen einer Cyste beschrieben worden, indem die Cyste in den Darm durchbrach und sich so entleerte (Tepper, Albu u. a.). So beschreibt Seefisch einen Kranken, bei dem die Cyste im Anschluß an einen Spazierritt verschwand. Meistens verschwindet die Geschwulst aber nur vorübergehend, um dann wiederzukommen. Dieses „An- und Abschwellen" der Geschwulst, das auch Albu beobachtet hat, soll bis zu einem gewissen Grad für manche Pankreascysten charakteristisch und bei der Diagnose mit verwertbar sein. Gewöhnlich werden dann beim Verschwinden Diarrhöen beobachtet. Mitunter ist das Verschwinden durch eine Probepunktion ausgelöst worden. Solche Fälle haben Israel, Payr, Le Dante, Mérigot, Karewski, Manin, Schala, Schwarz und Exner beschrieben. Das Verschwinden kann auch, wie in dem Falle Starks, vorgetäuscht werden, indem die Geschwulst in die Zwerchfellkuppe reponiert wird. Auch plötzlicher Tod im Anschluß an

Durchbruch in den Darm ist beobachtet worden, indem eine tödliche
Nachblutung in den Cystensack bzw. in den Darm auftrat. Ebenso
können tödliche Blutungen in die Cyste auch ohne deren Durchbruch in
den Darm erfolgen (Apoplexie). Durchbruch in die Bauchhöhle kommt auch
vor und ist stets tödlich. Auch schwere Nachblutungen in die Cysten
durch Arrosion von Gefäßen können das Leben der Kranken gefährden. Durchbruch in die Harnwege ist ebenfalls beobachtet worden (Honigmann, Adler).
Auch zur Vereiterung der Cyste kann es kommen. Durch Druck auf den
Darm tritt Kompressionsileus auf. Bei den leicht auftretenden peritonitischen Erscheinungen (Dezmann) ist es natürlich, daß peritonitische
Verwachsungen nicht zu den Seltenheiten gehören, die unter Umständen
zu einer Vermehrung der Beschwerden beitragen.

Die operative Behandlung der Pankreascysten.

Von N. Guleke.

Bei der verschiedenartigen Natur und Lage und dem voneinander abweichen-
den Bau der Pankreascysten ist ein einheitliches chirurgisches Vorgehen, das
für alle Fälle Gültigkeit hätte, von vornherein ausgeschlossen. So wünschenswert es erscheinen mag, die Cysten und Pseudocysten des Pankreas und seiner
Umgebung ähnlich, wie cystische Bildungen an anderen Stellen des Körpers,
in toto sauber zu exstirpieren, so ist doch ohne weiteres klar, daß die hämorrhagischen Pseudocysten, deren Umgrenzung von den Nachbarorganen und
von der Wand der Bursa omentalis gebildet wird, ohne daß eine eigene
Wandung besteht, ebensowenig wie viele peripankreatischen retroperitonealen
Cysten einer Exstirpation zugängig sind. Bei der seltenen polycystischen Degeneration des Pankreas kommt ein chirurgisches Vorgehen in der Regel
überhaupt nicht in Betracht. Es ergibt sich somit, daß die verschiedenen Arten
der Pankreascysten auch eine verschiedene Behandlung erfordern, wie sie uns
in der schon bei der ersten Operation einer Pankreascyste von Gussenbauer
(1882) angewandten Einnähung der Cyste in die Bauchwunde mit nachfolgender
Drainage der Cyste und in der Exstirpation des Cystensackes zur Verfügung
stehen. In neuester Zeit ist als drittes Verfahren noch die „Pankreato-Gastro-
stomie" hinzugekommen.

Die einfache Punktion einer Pankreascyste mit oder ohne Injektion von
verödenden Mitteln hat nur in einigen wenigen Fällen (Hahn, Israel, Czerny)
eine dauernde Heilung herbeizuführen vermocht. Demgegenüber sind die
Gefahren der Punktion in Gestalt von schweren Blutungen durch Anstechen
größerer Gefäße, vor allem aber durch das nachträgliche Aussickern von Cysteninhalt durch die Punktionsöffnung der Cystenwand in die freie Bauchhöhle
mit nachfolgender Peritonitis so groß und die mit der therapeutischen Punktion
gemachten Erfahrungen so unbefriedigend, daß die Punktion bei der Behandlung der Pankreascysten in neuerer Zeit grundsätzlich abgelehnt wird (Madelung, Körte). (Ganz dasselbe gilt ja von der Probepunktion der Pankreascysten.)

Das für die überwiegende Mehrzahl der Pankreascysten und Pseudocysten
in Betracht kommende Verfahren ist die **Einnähung und Drainage** der Cysten
nach Gussenbauer, das überall da zur Anwendung kommen muß, wo eine
Exstirpation sich auf Grund genauer Untersuchung als undurchführbar erweist. Dieses Verfahren ist nach Körte der „vorgeschriebene Weg" für die
Pseudocysten, die keine eigentliche Wandung besitzen, sondern in der Mehrzahl

der Fälle nur Ergüsse in die Bursa omentalis darstellen. Sie lassen sich nach Körte während der Operation dadurch von den wahren Cysten unterscheiden, daß ihre Wandung ganz dünn ist und beim Versuch der Ablösung gleich einreißt, während die wahren Cysten eine derbe dicke Wand haben.

Der Eingriff ist im allgemeinen einzeitig durchzuführen, und nur dann ist ein zweizeitiges Vorgehen angezeigt, wenn die Einnähung nicht sicher genug gelungen ist, um ein Ausfließen von Cysteninhalt in die Bauchhöhle zu verhindern, oder wenn die Cystenwand sehr blutgefäßreich ist (Körte). Nach H. Braun und Delagenière soll die Cyste vor ihrer Einnähung von außen und nach ihrer Eröffnung von innen genau abgetastet werden, damit keine Steine, Pankreassequester oder adenomatöse Wucherungen in der Höhle übersehen werden. Wenn letztere vorhanden sind, müßte, wenn irgend möglich, das Operationsverfahren dahin abgeändert werden, daß an Stelle der Einnähung und Drainage die Exstirpation durchgeführt wird, da sonst erfahrungsgemäß sehr hartnäckige, schwer heilende Fisteln zurückbleiben.

Wie wichtig eine derartige Kontrolle ist, beweist der Fall von Piwowarow, bei dem sich in der Tiefe des Cystensackes das leicht herauszuhebende, fast völlig nekrotische Pankreas fand. Ganz ähnlich lagen die Verhältnisse bei einem von E. Wolff beschriebenen Fall.

Je nach dem Sitz der Cyste wird man durch einen Schnitt in der Medianlinie, rechts oder links von der Mittellinie, oder bei lumbaler Entwicklung der Cyste auch von hinten her (Malthe, Takayasu, Honigmann, Schmitt) auf dieselbe vordringen. Bei linksseitiger Entwicklung der Cyste wird der lumbale Schnitt von Garré bevorzugt. Delagenière und Kleinschmidt empfehlen ihn für kleinere Cysten, die sich nicht an die Bauchwunde heranbringen lassen. Wenn der lumbale Schnitt in bezug auf die Schonung der freien Bauchhöhle und auf die bessere Drainagemöglichkeit auch zweifellos Vorzüge besitzt, so ist er doch oft sehr unübersichtlich und nötigt zum Arbeiten in der Tiefe, weshalb ein Laparotomieschnitt im allgemeinen vorzuziehen ist.

Entsprechend der Lage der Cyste sucht man durch das kleine Netz, das Lig. gastrocolicum oder das Mesocolon transversum an die Cystenwand heranzukommen, wobei die über der Cyste gelegenen Bauchfellblätter nach sorgfältiger Ligatur im Wege liegender Gefäße zu durchtrennen sind. Es folgt dann eine genaue Abtastung der Cystenoberfläche und die Feststellung, ob die Cyste sich allseitig so weit gegen die Umgebung abgrenzen läßt, daß ihre Exstirpation möglich erscheint. Diese Orientierung muß sehr gründlich geschehen, da, wie später noch auseinandergesetzt werden soll, ein angefangener und wegen Undurchführbarkeit nachträglich abgebrochener Exstirpationsversuch die Patienten in viel höherem Grade gefährdet, als die vollständige Exstirpation oder gar die Einnähung der Cyste. Mitunter sind die Verwachsungen mit den umgebenden Organen so fest, daß sich die größten Schwierigkeiten, an die Cystenoberfläche heranzukommen, ergeben.

So sah sich Bessel-Hagen genötigt, die Cyste durch den Magen hindurch anzugreifen, und ähnlich erging es Israel bei einem seiner Fälle. Daß man mitunter den merkwürdigsten Verwechslungen ausgesetzt sein kann, zeigt ein Fall von Hippels, der die hinter dem Magen gelegene Cyste für ein Trichobezoar hielt und daraufhin den Magen inzidierte.

Nach genügender Freilegung der Cystenoberfläche und nach sorgfältiger Abstopfung der umgebenden Teile der Bauchhöhle wird die Cystenwand in einem Umkreis von etwa 5 cm Durchmesser mittels feiner runder Nadeln an die Peritonealränder der Bauchwunde angeheftet. Bei starker Spannung der Cystenwand empfiehlt sich das vorherige Ablassen eines Teiles des Inhaltes — selbstverständlich nach sorgfältigster Sicherung der Umgebung und mittels feiner Kanüle —, damit ein Heraussickern von Cysteninhalt durch die Stichkanüle in die Bauchhöhle während der Naht verhütet wird. Wie wichtig das ist, beweist ein infolge Durchsickerns von Cysteninhalt durch die Stichkanäle tödlich verlaufener Fall von Subbotić. Wenn die Nähte einigermaßen fest halten, soll die Eröffnung der Cyste sofort angeschlossen werden. Nach Entleerung des Inhaltes, Austastung der Höhle und nach eventueller Entfernung von Steinen, nekrotischen Pankreasfetzen und nach Abtragung etwa vorhandener Excrescenzen wird ein Drain in die Cyste eingeführt, um das die Wunde vernäht wird. Bei starker Ausdehnung der Höhle nach seitlich oder hinten hin kommt eine Gegenincision nach der Lumbalgegend in Betracht. Um die Bauchdecken vor der verdauenden Wirkung des Cysteninhaltes, der ja nicht selten zwei oder alle Pankreasfermente enthält, zu schützen und um das Auftreten schwerer Ekzeme zu verhüten, ist die Haut in der Umgebung der Wunde von vornherein mit Zinkpaste oder Zinköl zu bestreichen und das Drain so abzudichten und so lang zu lassen, daß das austretende Sekret möglichst in eine Flasche außerhalb des Verbandes abgeleitet werden kann.

Die Cystenhöhle verkleinert sich in der Regel im Anschluß an die Operation schnell. Gelegentlich stößt sich dabei die nekrotisch gewordene Cysteninnenwand ab. Die Sekretion aus der Höhle, die anfangs sehr beträchtlich sein kann (300—700 ccm täglich und mehr), nimmt allmählich ab, wobei das Sekret oft den Charakter reinen Pankreassekretes annimmt. Nicht selten enthält dasselbe, auch wenn traumatische Pseudocysten vorliegen, alle drei Fermente (Fälle von Kostenko, Guleke, Graf). Der Versuch, die Produktion des Pankreassaftes mit Hilfe der Wohlgemuthschen Diät herabzusetzen und einen schnellen Fistelschluß herbeizuführen, hat in manchen Fällen anscheinend Erfolg gehabt, in anderen Fällen blieb jedoch jede Einwirkung aus, so daß z. B. Kroiß dem Verfahren jeden Wert abspricht. Nach den Angaben von Anschütz und Graf gelingt es dagegen, die Pankreassekretion mittels rectaler Ernährung herabzusetzen. Im übrigen soll der Fistelschluß gar nicht zu schnell angestrebt werden, da bei zu schneller Heilung der Fistel, mitunter aber auch bei gar nicht einmal übermäßig schnellem Fistelschluß ein Rezidiv der Cystenbildung beobachtet worden ist (Körte, Guleke, Harsha).

Da die Heilung der Fistel manchmal jahrelang auf sich warten läßt (Villar), sind die verschiedenartigsten Eingriffe an derselben zur Anwendung gekommen, um einen Schluß derselben herbeizuführen (Einspritzungen verödender Flüssigkeiten, wie Jodtinktur oder Chlorzink, vorsichtige Kauterisation und Auskratzung des Fistelganges u. a.). Gelegentlich haben derartige Eingriffe zu befriedigenden Resultaten geführt. Es ist aber zu äußerster Vorsicht dabei zu raten, weil die Verfahren nicht gefahrlos sind und vor allem schwere Nachblutungen auftreten können.

Überhaupt ist der weitere Verlauf nach der Einnähung der Cysten, besonders bei längerem Offenbleiben der Fistel, keineswegs immer ein glatter und gesicherter. So konnte Exner feststellen, daß von sechs in dieser Weise operierten Fällen nach mehreren Jahren nur einer geheilt war und einer noch mit seiner Fistel lebte, während vier Patienten an direkten oder indirekten Folgen des Eingriffes zugrunde gegangen waren. Die sekundäre Infektion des Fistelganges, tödliche Arrosionsblutungen benachbarter Gefäße (so z. B. bei einem Fall von Reinhardt (Läwen) aus einem Arrosionsaneurysma der Art. pancreatico-duodenalis sup., bei einem Fall der Helferichschen Klinik $1^{1}/_{2}$ Jahre nach der Operation) und der sekundäre Strangileus, wie ihn z. B. Exner und Graf bei je einem Fall beobachtet haben, sind es vor allem, die das Schicksal dieser Kranken ständig bedrohen.

Daher hat Wölfler die Exstirpation der Fistel bei deren längerem Bestehenbleiben vorgeschlagen, um eine Heilung herbeizuführen, ein Verfahren, mit dem **Bardenheuer**, **Robson**, **Fraune**, **Körte** u. a. gute Erfolge erzielt haben, wenn die Operationen zum Teil auch sehr mühsam und eingreifend waren.

Einen Beweis dafür, daß solche mühsamen Fistelexcisionen mit völliger Entfernung des Cystenrestes gelegentlich notwendig sind, um eine Heilung zu erzielen, bilden u. a. zwei Fälle von **Körte**.

Bei dem einen war die Cyste vorher schon mehrfach mit Einnähung und Drainage erfolglos behandelt worden. Die von **Körte** vorgenommene Exstirpation der Fistel mit dem ganzen Cystenrest ergab, daß es sich bei diesem Fall im Gegensatz zu den gewöhnlichen Pseudocysten um eine wahre mehrkammerige Pankreascyste handelte, die erst auf die vollständige Entfernung des Cystensackes hin ausheilte.

Bei dem zweiten Fall wurde nach Umschneidung der Fistel, die seit $^1/_4$ Jahr bestand, die Cystenwand aus derben Verwachsungen mit dem Magen, Dickdarm, Mesokolon und den großen Gefäßen mühsam ausgelöst. In der Tiefe ging die Cystenwand in einen Tumor von markiger Beschaffenheit über, der sich in die Drüsensubstanz des Pankreas fortsetzte. Der so veränderte Teil des Pankreas wurde exstirpiert, wodurch ein V-förmiger Defekt in der Bauchspeicheldrüse entstand. Drainage. Allmähliche Heilung. Der markige Tumor erwies sich als ein **Carcinom**.

Es ist ohne weiteres klar, daß bei beiden Fällen eine Heilung nur durch die Exstirpation der Fistel und des ganzen Cystensackes erzielt werden konnte und daß die vorherige Einnähung und Drainage der beiden Cysten ein Fehler war.

Einen anderen Weg, hartnäckige Pankreasfisteln zur Ausheilung zu bringen, schlug **Doyen** ein, indem er die Fistel frei präparierte und in den Magen einnähte. Auch **Michon** hat auf diese Weise eine seit 3 Jahren nach Einnähung einer Pankreascyste bestehende Fistel, die schon zweimal vergeblich exzidiert war, zur Heilung gebracht. Über einen sehr interessanten komplizierten Fall, bei dem die Pankreasfistel in die Gallenblase und diese in den Magen eingepflanzt wurde, berichtete **Kehr** auf dem Chirurgenkongreß 1904.

Bei einem 30jährigen Mann, der seit 12 Jahren gallensteinkrank war, wurde einige Wochen nach Überstehen einer akuten Pankreasnekrose aus der mit Eiter gefüllten Bursa omentalis ein walzenförmiges nekrotisches Pankreasstück extrahiert. Wegen des schlechten Zustandes des Patienten konnte an den Gallenwegen nichts unternommen werden. Heilung bis auf eine kompakte Gallen- und Pankreasfistel. $^1/_2$ Jahr später unternahm **Kehr** in der Annahme eines in der Papille sitzenden Gallensteins, der sowohl den Choledochus als den Ductus pancreaticus komprimierte, den Versuch die Fisteln zu schließen. Die Freilegung der tiefen Gänge erwies sich wegen starker Verwachsungen als unmöglich. Freilegung des Pankreasfistelganges. „Es stellte sich heraus, daß eine Art Pseudocyste zurückgeblieben war, denn bei der Sondierung floß ca. $^1/_4$—$^1/_2$ Liter ganz klares Pankreassekret ab. Der Fistelgang der Bauchspeicheldrüse war in Narben eingebettet, er ließ sich nur so weit isolieren, daß er gerade noch mit der Gallenblase in Verbindung gebracht werden konnte. Eine Anastomose mit dem Duodenum war ganz unmöglich. Ich nähte also den Fistelgang der Pankreascyste in die Gallenblase ein und brachte diese dann mit dem Pylorusteil des Magens in Kommunikation. Die Heilung erfolgte so rasch, daß Patient bereits nach $3^1/_2$ Wochen mit völlig geschlossener Bauchwunde entlassen werden konnte." Patient hat sich sehr erholt, keinerlei Magenbeschwerden (allerdings lag die Operation erst 2 Monate zurück).

Die guten Erfolge, die mit der Einnähung von länger bestehenden Pankreasfisteln in den Magen erzielt wurden, haben wohl dazu geführt, daß **Jedlicka** diese „**Pankreatogastrostomie**" als neue Operationsmethode für die operative Behandlung von Pankreascysten überhaupt vorgeschlagen hat (1921) [1].

Jedlicka resezierte bei einem Fall von Pankreaspseudocyste die Cystenwand bis auf ihren trichterförmigen, in das Pankreasgewebe übergehenden Stiel, den er als den Rest der echten Pankreascyste, durch deren Platzen die große Pseudocyste entstanden sein dürfte, ansprach. Der Cystenstiel, der gewissermaßen einen pathologischen Ausführungsgang des Pankreas darstellte, wurde herauspräpariert und an der nächst gelegenen Partie der hinteren Magenwand in der Nähe des Pylorus in schräger Richtung nach Witzelschem Prinzip, um das Eindringen von Mageninhalt in das Pankreas zu verhindern, eingenäht. Es trat glatte Heilung ein; der Kranke ist seit $5^1/_2$ Jahren gesund, nur leidet er in der letzten Zeit manchmal morgens an Erbrechen.

---

[1] Mir steht diesbezüglich nur das Referat im Zentralblatt zur Verfügung.

Jedlicka empfiehlt dieses Verfahren für alle wahren und Pseudocysten des Pankreas, sofern dieselben in offener Kommunikation mit der Bauchspeicheldrüse stehen. Ein abschließendes Urteil über die Methode läßt sich zur Zeit aber nicht fällen, da noch keine genügenden Erfahrungen darüber vorliegen, wieweit durch das Eindringen von Magensaft in den Cystenrest, besonders wenn es sich um einen breiteren Stiel handelt, Störungen, und zwar unter Umständen außerordentlich gefährliche Störungen (Aktivierung des Pankreassekretes, Autodigestion und eventuell akute Pankreasnekrose) hervorgerufen werden können. Wenn die Pankreascyste sich schon bis auf einen kleinen Rest exstirpieren läßt, so sollte meines Erachtens doch auch der Versuch gemacht werden, sie vollständig zu entfernen.

Die **Exstirpation** der Pankreascysten, für die in neuerer Zeit besonders Göbell eingetreten ist, kommt bei allen Fällen in Betracht, bei denen sich der Cystensack so weit herausschälen läßt, daß die völlige Entfernung desselben durchführbar ist. Für die an ihrer Innenfläche mit Epithel bekleideten, nach Art einer echten Neubildung wachsenden Cystadenome ist die Exstirpation, sofern sie durchführbar ist, „die einzig richtige Methode" (Körte), da nach Einnähung derselben hartnäckige, sich nicht schließende Fisteln zurückbleiben, das Cystadenom in der Tiefe weiterwächst und Rezidive hervorbringt (vgl. auch S. 281). Bei den multilokulären Cystadenomen eignet sich die Einnähung auch schon deshalb nicht, weil dabei ein großer Teil der Cysten gänzlich unbeeinflußt bliebe. Ist es bei solchen Fällen nicht möglich, die Cysten oder den cystisch veränderten Teil des Pankreas ganz zu exstirpieren, so ist es im allgemeinen besser, dieselben unberührt zu lassen, als Teileingriffe vorzunehmen.

Da die Exstirpation sich im Verlauf der Operation häufig sehr viel schwieriger gestaltet, als zunächst bei oberflächlicher Untersuchung anzunehmen ist, so muß gefordert werden, daß der Operateur, ehe er mit der Auslösung der Cystenwand beginnt, sich auf das Gewissenhafteste Rechenschaft darüber ablegt, ob die Operation zu Ende geführt werden kann oder nicht. Die Erfahrung hat gelehrt, daß die Mortalität der begonnenen und nachher abgebrochenen, nur teilweise durchgeführten Exstirpationen 5mal so hoch ist, als die der totalen Exstirpation!

Zur Freilegung der Cyste bedient man sich eines der üblichen Bauchschnitte, der über die Höhe der Geschwulst hinweggeführt wird. Der Übersichtlichkeit halber dürften die Bauchschnitte dem bei links gelegenen Cysten wohl ausreichenden Lumbalschnitt im allgemeinen überlegen sein. Nach Eröffnung der Bauchhöhle folgt eine genaue Orientierung über den Sitz, die Ausdehnung der Cyste und vor allem über die Verwachsungen derselben mit der Umgebung. Die Ablösung vom Magen und Querkolon kann wegen fester Verwachsungen außerordentlich erschwert sein; sie wird möglichst stumpf nach sorgfältiger doppelter Unterbindung der über die Cystenwand hinwegziehenden Gefäße durchgeführt. Mit besonderer Sorgfalt sind dabei die großen Mesenterialgefäße und die Vasa colica zu schonen, da eine Verletzung derselben die Nekrose des zugehörigen Darmabschnittes und eine sekundäre Peritonitis unfehlbar nach sich zieht. Auch die Schonung der Milzgefäße kann erhebliche Schwierigkeiten bereiten, doch ist deren Verletzung nicht so belangreich, da die Unterbindung derselben, wie die Erfahrungen von Mikulicz und von Borchardt lehren, infolge Eintretens der Art. gastricae breves ohne Schaden von der Milz vertragen werden kann. Wenn die Cyste in der Tiefe mit breiter Basis festsitzt, so ist die Lösung dieses Teiles in der Regel besonders schwierig. Anders bei den Fällen, bei denen die Cyste mehr oder weniger gestielt ist, und bei denen sich der Stiel eventuell unter Mitfortnahme eines keilförmigen Stückes aus der Pankreassubstanz herauslösen läßt. Wenn die Cyste im Pankreasschwanz ihren Ursprung hat, so kann die Resektion desselben den Gang der Operation wesentlich vereinfachen. Bei allen frischen Wunden und Defekten im Pankreas ist dabei auf sorgfältige Übernähung der Pankreaswundfläche mit Peritoneum zu achten. Die Einführung eines Tampons oder Drains in die Nähe der Pankreaswunde zur Verhütung des Ausfließens von Pankreassekret in die Bauchhöhle ist im allgemeinen ratsam.

Mit der Resektion sehr ausgedehnter Teile des Pankreas sei man etwas zurückhaltend, besonders wenn der zurückbleibende Rest des Drüsengewebes nicht gesund erscheint. So beobachtete Zweifel eine vorübergehende Glykosurie nach ausgedehnter Pankreasresektion unter alleiniger Zurücklassung des Kopfes, und E. Wolff sah bei einem Fall der Rehnschen Klinik mit multiplen Retentionscysten im ganzen Drüsengewebe infolge von interstitieller Pankreatitis, bei dem wegen einer größeren und vieler kleinen Cysten im Pankreaskörper und Schwanz der ganze erkrankte Teil des Pankreas bis auf den Kopf und einen kleinen Rest des Körpers reseziert wurde, 3 Jahre nach der Operation das Bestehen eines schweren Diabetes. Aller Wahrscheinlichkeit nach war die chronische Entzündung im Pankreasrest weiter fortgeschritten, da ja gewöhnlich sehr viel kleinere Teile des Pankreas, als im vorliegenden Fall, sofern sie gesund sind, für die Aufrechterhaltung der inneren Sekretion des Organes ausreichen.

Nach beendigter Exstirpation der Cyste ist die Wundhöhle sorgfältig zu revidieren, eine exakte Blutstillung vorzunehmen und etwa vorhandene Wundflächen im Pankreas sind sorgfältig zu übernähen und mit Peritoneum, eventuell auch mit Netz zu decken. So wünschenswert es auch ist, solche Wunden nicht zu tamponieren und die Bauchhöhle primär zu schließen, und wenn auch vereinzelte Beobachtungen darüber vorliegen, daß das gelegentlich ohne Schaden geschehen kann (Enderlen, Heymann), so ist doch die Gefahr des Nachsickerns von Pankreassekret in die Bauchhöhle so groß, daß bei den Fällen, bei denen das Drüsengewebe des Pankreas verletzt werden mußte, die Einführung eines Drains, zum mindesten in die Nähe der Pankreaswunde, im allgemeinen noch unerläßlich erscheint.

Die Resultate der gelungenen Totalexstirpationen sind denen der Einnähung mit nachfolgender Drainage wegen der kürzeren Heilungsdauer, wegen Fortfallens aller Gefahren der Pankreasfistel und wegen der Sicherheit einer Dauerheilung wesentlich überlegen. In seltenen Fällen sind allerdings auch nach der Exstirpation Rezidive beobachtet worden, doch handelte es sich dabei entweder nicht um totale Entfernungen der Cystenwand, oder der Cystenbildung lag eine bösartige Neubildung zugrunde, wie bei dem Fall von Martens, bei dem die Cyste aus einem zerfallenden Spindelzellensarkom hervorgegangen war.

Die operative Mortalität der Totalexstirpation ist, entsprechend der größeren Schwierigkeit des Eingriffes, eine wesentlich größere als die bei der Einnähung der Cyste nach Gussenbauer, denn während die letztere nach Bessel-Hagen und Körte 4—5 % Mortalität ergab (auch die mir bekannten annähernd 50 Fälle der letzten 10 Jahre ergeben den gleichen Prozentsatz), beträgt die Mortalität bei der Totalexstirpation nach Göbell (1907) 10,7 %, nach Verfasser (21 Fälle der Jahre 1901—1911) 9,5 %. Die mir seitdem bekannt gewordenen Totalexstirpationen ergeben ungefähr den gleichen Prozentsatz. Es ergibt sich somit, daß die unmittelbare Gefahr der Totalexstirpation eine wesentlich größere ist, als die der Einnähung der Cysten. Berücksichtigt man aber die Spätmortalität bei den eingenähten Cysten, so dürfte der Unterschied in der Gefährlichkeit der beiden Methoden kein sehr erheblicher sein.

Dagegen sei nochmals hervorgehoben, daß die partielle, d. h. die unvollständig durchgeführte Exstirpation viel gefährlicher ist, als die totale. Goebell konnte nachweisen, daß der Prozentsatz der Mortalität der partiellen und der totalen Exstirpation sich wie 55,5 % zu 10,7 % verhält. Das liegt in der Natur der Dinge, da bei diesen Fällen die Operation in der Regel erst abgebrochen wird, wenn schwere Blutungen, ausgedehnte Verwachsungen, Verletzungen der Nachbarorgane usw. die Beendigung der Exstirpation unmöglich machen. Es kann daher nicht dringend genug davor gewarnt werden, ohne gründlichste Orientierung über ihre Durchführbarkeit an die Totalexstirpation von Pankreascysten heranzugehen.

Eine kurze Erwähnung verdienen trotz ihrer Seltenheit die Echinokokkuscysten des Pankreas. Ich hatte 1911 aus der Literatur der vorhergegangenen 10 Jahre 7 Fälle von Pankreasechinokokkus (2 Fälle von Vegas, je einer von Chutro, Cramwell, Lejars, Jonnescu und Villar) sammeln können, von denen die meisten im Pankreaskopf saßen und von denen der Fall von Lejars einer Blutung bei Ausräumung der Cyste erlag, während die übrigen durch Ausräumung der Mutterblase und Tamponade resp. Vernähung des fibrösen Cystenbalges geheilt wurden. 1912 stellte Hanser in einer sehr gründlichen Arbeit aus der Gesamtliteratur 28 Fälle von Pankreasechinokokkus, darunter 6 aus der Umgebung des Pankreas zusammen. Davon sind aber 7 als wohl sicher nicht primär im Pankreas entstanden auszuschließen und auch von den übrig bleibenden ist eine Anzahl zweifelhaft. Zudem sind 4 Fälle von multiplen Echinokokken dabei, bei denen sich also Echinokokkusblasen auch in anderen Organen fanden. Zu diesen Fällen fügte Hanser noch einen Fall der Rostocker Klinik hinzu, und in der Literatur der letzten Jahre fand ich, ohne dabei Anspruch auf Vollständigkeit zu erheben, noch drei weitere Fälle.

Ihrer Seltenheit wegen seien die letzten Fälle kurz erwähnt. Der Fall von Hanser betrifft einen apfelsinengroßen solitären Echinococcus unilocularis des Pankreasschwanzes, der im Drüsengewebe gelegen war und mit dem Duktus nicht im Zusammenhang stand. Die Cyste wurde bei der Sektion eines an chronischer Sepsis nach Rückenkarbunkel gestorbenen Schäfers gefunden (vgl. Abb. 53 und 54). Da solitäre und besonders im Pankreasschwanz lokalisierte Echinokokken unter den an sich schon sehr seltenen Pankreasechinokokken am seltensten sind, ist dieser Rostocker Fall als ein Unikum anzusehen.

Einen operativ geheilten Fall hat Parlavecchio (1913) veröffentlicht. Die Cyste wölbte sich bei der 25jährigen Patientin zwischen Magen und Colon transversum vor; sie ging vom Pankreasschwanz und Mittelstück aus. Mittels Einnähen der Cyste in die Bauchwand wurde — seit 9 Jahren bestehende — Heilung erzielt.

Der Fall von Philips (1913) ist wegen seiner Ätiologie besonders bemerkenswert. Der Krankheitsbeginn lag mit Wahrscheinlichkeit 33 Jahre (im zweiten Lebensjahr des Patienten) zurück, denn damals wurde Pat. in seiner russischen Heimat, entsprechend einer dortigen Volkssitte, wegen einer Kinderkrankheit in der Weise behandelt, daß sein nackter Körper mit frischen tierischen Eingeweiden bedeckt wurde. Wahrscheinlich hat er bei dieser Gelegenheit Bandwurmeier verschluckt.

Die bei Gelegenheit einer wegen Duodenalgeschwürs ausgeführten Gastrojejunostomie zufällig entdeckte Echinokokkuscyste wurde durch Einnähung zur Heilung gebracht. Den Fall Martins siehe auf S. 263.

Da die Differentialdiagnose der Echinokokkuscysten des Pankreas gegenüber anderen Pankreascysten bisher erst einmal (Jonnescu) vor der Operation gestellt worden ist, so wird die Art des operativen Vordringens auf die Echinokokkuscyste mit der bei allen sonstigen Pankreascysten zur Anwendung gelangenden zunächst übereinstimmen. Ist dann nach Eröffnung der Bauchhöhle die Natur der vorliegenden Cyste erkannt, so folgt die Orientierung, ob eine Exstirpation derselben möglich ist oder nicht. Gestielte und wenig verwachsene Echinokokkuscysten sind zu exstirpieren. Bei Sitz der Cyste im Pankreasschwanz kommt auch die Resektion des Schwanzes mit der Cyste in Betracht. Zur Feststellung, ob die Cyste exstirpierbar ist oder nicht, ist oft die Punktion und Entleerung des Inhaltes nötig. (Die Punktion darf natürlich erst erfolgen, nachdem die Umgebung sorgfältigst abtamponiert ist, um ein Ausfließen des Cysteninhalts und damit eine Ausbreitung der Parasiten über die ganze Bauchhöhle zu verhindern.) Wenn die Cyste nicht in toto entfernt werden kann, ist der Versuch zu machen, die Mutterblase durch vorsichtigen Zug aus der fibrösen äußeren Kapsel herauszuschälen. Wenn es

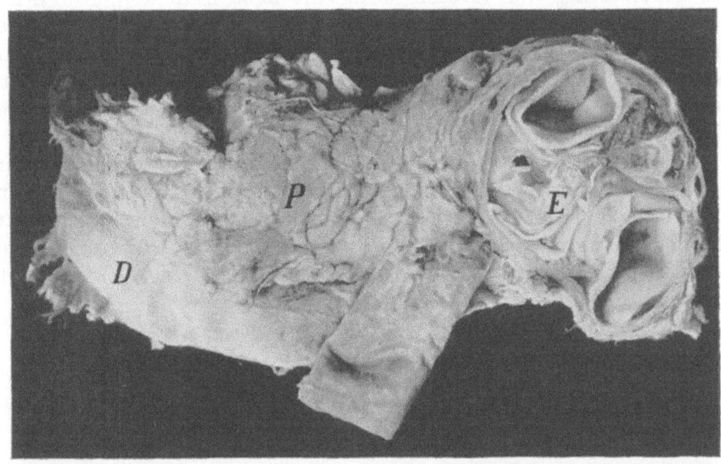
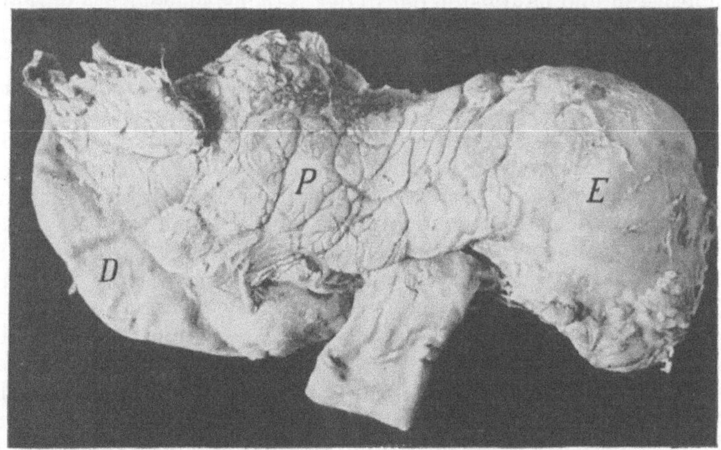

Abb. 53 und 54. Pankreasechinokokkus (Fall Hanser).

D Duodenum, P Pankreas, E Echinokokkussack. In Abb. 53 uneröffnet, in Abb. 54 nach Abtragung der Vorderwand: an der Innenwand der Tochterblasen zahllose Skolices als weiße Pünktchen sichtbar.

gelingt, sie vollständig und sauber zu entfernen, so folgt die Vernähung der fibrösen Kapsel, wodurch die Wundhöhle zum Verschwinden gebracht wird. Haftet die Mutterblase zu fest, um ihre Exstirpation zuzulassen, so erfolgt die Einnähung der Cystenwand in die Bauchwunde (Marsupialisation), nach eventueller „Capitonnage" (nach Delbet), d. h. nach Resektion eines möglichst großen Teiles der Cystenwand. Bei Vereiterung oder Verkalkung des Cystensackes empfiehlt sich ebenfalls die Marsupialisation: ist die Cyste groß genug, so soll sie an die vordere Bauchwand angenäht, eventuell auch mit einer Gegenincision in der Lumbalgegend versehen werden; bei kleinen Cysten ist immer die Drainage nach hinten vorzuziehen.

Um die Gefahr des Ausfließens von Cysteninhalt und der Aussaat von Keimen in die Peritonealhöhle zu vermindern, empfiehlt Hanser das Abtöten des Inhaltes vor der Einnähung des Sackes in der Form der von Quénu zuerst angewandten, von Dévé, Madelung, Hosemann u. a. empfohlenen „Formolage": nach Entleerung der Cystenflüssigkeit läßt man 1 %ige Formollösung in den leeren Sack einlaufen, wodurch die Keime innerhalb 5 Minuten abgetötet werden. Danach wird die Formollösung wieder ausgehebert. Das Verfahren, dessen Technik von Hosemann im einzelnen ausgearbeitet ist, ist völlig gefahrlos und absolut sicher, selbst Mengen von 2 Litern Formollösung (auch in 5 %iger Konzentration) sollen ohne Schädigung vertragen werden. Natürlich werden dadurch nur die im Innern der Mutterblase befindlichen Keime abgetötet und muß daher nach Entfernung der Echinokokkenmembran die zurückbleibende Höhle sorgfältig daraufhin untersucht werden, ob etwa exogene Echinokokken vorhanden sind. Hosemann rät im Hinblick auf diese Möglichkeit, die Wandung der Höhle auf alle Fälle mit Formol-getränkten Kompressen gründlich auszuwischen.

Das primäre Pankreascarcinom.

Von O. Groß.

Die wichtigsten und häufigsten der in der Bauchspeicheldrüse vorkommenden Neoplasmen sind die Carcinome. Wie in anderen Organen kommt der Krebs sowohl als primäre, wie auch als sekundäre Neubildung vor. Die Angaben der älteren Literatur über die Häufigkeit des Pankreaskrebses sind nur mit Vorsicht zu verwerten. Bei den meisten Beobachtungen dieses Literaturabschnittes fehlen mikroskopische Untersuchungen und zweifellos sind eine große Anzahl der früher als „Scirrhus" bezeichneten Fälle mit unterlaufen, bei denen es sich nicht um einen Krebs, sondern um eine chronische Entzündung mit Bindegewebswucherung gehandelt hat. Diese Fälle von sog. „Scirrhus" sind nun naturgemäß unter die primären Krebse registriert, da Metastasen oder Tumoren benachbarter Organe, die zur Verwechslung hätten führen können, fehlten. So kommt es, daß die älteren Beobachtungen über Pankreascarcinome bezüglich der Häufigkeit des Vorkommens der Krebse im Pankreas überhaupt, als vor allem auch bezüglich der Häufigkeit primärer Tumoren im besonderen, heute kaum verwendbar sind. Es kommt dazu, daß in vielen Veröffentlichungen die Frage, ob ein primäres oder sekundäres Carcinom vorlag, überhaupt nicht diskutiert wurde, sich oft auch wegen der Größe des Tumors und seines Übergreifens auf Nachbarorgane nicht entscheiden läßt. So erklärt sich auch die Divergenz der Anschauungen der verschiedenen Autoren über die Häufigkeit des primären und sekundären Krebses im Pankreas, ein Gegensatz, der sich schon in der älteren Literatur bemerkbar macht. (Friedreich, nach dem das sekundäre, Klebs, nach dem das primäre Carcinom häufiger vorkommt.) Heute wissen wir, daß man den Autoren beipflichten muß, die den primären Krebs der Bauchspeicheldrüse als eine ganz besonders seltene Erkrankung ansehen (Lebert, Engel, Soyka, Holsti, Fähndrich). Doch hat Mirallié schon 1893 113 Fälle von primären Pankreascarcinomen zusammengestellt, denen Oser 1898 noch 32 Fälle aus dem Wiener allgemeinen Krankenhaus hinzufügen konnte.

Wie schwierig es ist, primäre und sekundäre Carcinome zu unterscheiden, hat G. Olivier gezeigt, der nachweisen konnte, daß scheinbar sichere primäre Krebse ihren Ausgangspunkt von den Duodenaldrüsen nehmen können.

Nach Soykas Statistik über 313 im Pathologischen Institut zu Prag vorgenommenen Sektionen von Krebs fand sich 3 mal Primärkrebs am Pankreas (1 %). Damit stimmen die Angaben Holstis aus dem Institut in Helsingfors gut überein, der unter 282 Krebssektionen 3 mal primäres Carcinom der Bauchspeicheldrüse feststellte. Unter 220 Operationen am Gallensystem fand Kehr 4 Pankreascarcinome, von denen vielleicht 2 als unsicher betrachtet werden müssen, da die Patienten als vorläufig geheilt entlassen wurden und vielleicht doch nur eine Sklerose vorlag. Dasselbe war bei zwei weiteren Kranken der Fall. Sicher sind also nur 2 Fälle, bei denen es sich, soweit man dies aus Kehrs Veröffentlichungen entnehmen kann, um primäre Carcinome gehandelt hat. Berücksichtigt man, daß sich das Kehrsche Material vor allem aus Ikteruskranken zusammensetzt, und daß es sich dabei „meist um die notorisch hartnäckig und unklaren Fälle, die von auswärts kommen, weil sie trotz aller bisher angewandten Mittel keine Besserung erfuhren“, handelt, so kann man auch hieraus die Seltenheit primärer Bauchspeicheldrüsenkrebse ersehen. In der Statistik Liebolds aus der Kehrschen Klinik fanden sich unter 300 Operationen im ganzen 17 Carcinome des Pankreas, also 5,6 %, doch dürfte es sich hierbei zum großen Teil um sekundäre Krebse gehandelt haben, wobei die genannte Eigenart des Kehrschen Materials noch zu berücksichtigen ist.

Fähndrich macht nun darauf aufmerksam, daß in vielen als primäre Carcinome beschriebenen Fällen Teile des Magens mit dem Pankreas fest verwachsen und in die Geschwulst mit einbezogen sind, daß ferner häufig der Magen, vor allem aber der Pylorus, ebenfalls krebsig entartet ist, daß aber sekundärer Magenkrebs außerordentlich selten ist. Er bezieht sich auf eine Statistik von Lange über 210 Magencarcinome, bei denen der Magen niemals sekundär erkrankt war. Diese Statistik entspricht durchaus denen anderer Autoren (Lebert, Katzenellenbogen, Holsti [unter 152 Magencarcinomen nur 3 sekundäre] Grawitz [600 Carcinome mit 3 Magenmetastasen]). Er glaubt aus diesen Beobachtungen schließen zu können, daß sekundärer Magenkrebs außerordentlich selten ist und es sich zum mindesten in allen den Fällen, in denen Magen und Pankreas zugleich ergriffen sind, um ein Übergreifen eines primären Magenkrebses auf das Pankreas gehandelt hat (wo dieser von der Erkrankung mit ergriffen ist). „Fast in allen Fällen von Pankreaskrebs, die als primär beschrieben wurden, ist der Kopf der Bauchspeicheldrüse hauptsächlich erkrankt, weil eben das gewöhnlich primär erkrankte Gewebe, der Pylorus, ihm anliegt.“ Die nachbarlichen Beziehungen zwischen Kopf des Pankreas und Pylorus sind auch die Ursache, daß der Kopf des Pankreas weitaus am häufigsten von der Erkrankung befallen wird. Wie weit dies richtig ist und verallgemeinert werden kann, mag dahingestellt bleiben. Richtig ist es sicher, daß mancher „primäre“ Tumor in Wirklichkeit als sekundär aufgefaßt werden muß. Das zeigen auch die schon erwähnten Beobachtungen von Olivier, daß scheinbar primäre Carcinome in Wirklichkeit von den Duodenaldrüsen ihren Ausgang nehmen können. Die Seltenheit des primären Carcinoms geht auch aus Försters Statistik hervor, der bei 639 Autopsien niemals primären Pankreaskrebs, dagegen 6 mal sekundären Krebs fand. In der Zusammenstellung von Laup über die in den Jahren 1878 bis 1896 im Göttinger Pathologischen Institut vorgenommenen Sektionen (die Gesamtzahl ist nicht vermerkt), sind unter der Rubrik „primäre Carcinome“ 19 Fälle von Pankreaskrebs verzeichnet. Doch scheint es fraglich, ob es sich dabei wirklich immer um primären Krebs gehandelt hat, den 19 Fällen von primärem Carcinom stehen nur 13 Fälle von sekundärem Krebs gegenüber.

In der Aufstellung von v. Germershausen sind unter 57 in 10 Jahren im Münchener Pathologischen Institut beobachteten Pankreaskrebsen 25 primär und 32 sekundär.

Wie das Carcinom überhaupt eine Erkrankung des höheren Alters ist, so bevorzugt auch das Pankreascarcinom, wie wir das eingangs gezeigt haben, das höhere Alter. Aber es erscheint doch auffällig, daß viele Beobachtungen über primären Krebs das jugendliche Alter betreffen.

Der von Strümpell beobachtete Kranke war 25 Jahre alt, Schlüter beschreibt einen Pankreaskrebs bei einem 26 jährigen Patienten und in seiner Literaturzusammenstellung werden schon eine ganze Reihe von Pankreaskrebsen bei jugendlichen Individuen beschrieben. Und auch die Veröffentlichungen Simons, Dutils, Bandeliers und Keils betreffen zum Teil Individuen im jugendlichen oder sogar kindlichen Alter, ja sogar in fötalen Organen soll Krebs beobachtet sein (Rokitansky, Cruveilhier, Schöller). Hierbei mag die Anschauung von Lancereaux, daß es sich bei den bei jugendlichen Individuen beobachteten Pankreaskrebsen um embryonale Fibrome oder andere Affektionen gehandelt habe, zu Recht bestehen, doch ist die relative Häufigkeit des Pankreaskrebses bei Jugendlichen sicher. So beschreibt Bohn ein primäres Carcinom des Pankreas bei einem sechs Monate alten Kinde, Kühn einen Cylinderzellenkrebs bei einem Mädchen von etwas über einem Jahr. Er glaubt die Ursache der früh entstandenen Pankreascarcinome, die er mit den ebenfalls frühzeitig auftretenden Nierenkrebsen vergleicht, vielleicht in dem physiologischen Verhalten der Drüse suchen zu können, die erst im 2. Lebensjahr die volle Entwicklung ihrer physiologischen Tätigkeit erreicht. Die damit im Zusammenhang stehende Hyperämie soll bei der Carcinomentwicklung bedeutungsvoll sein. Besonders interessant und für die Ätiologie nicht ganz unwichtig ist die Beobachtung von Sotow bei einem Kind:

Vom 9. Monat an erhielt dieses wöchentlich $\frac{1}{4}$ Weinglas Schnaps, so daß es schließlich, an den Alkohol gewöhnt, nach ihm verlangte. $1\frac{1}{2}$ Monate ante exitum Größerwerden des Bauches. Befund: Lymphdrüsenschwellung in der Leiste, Leber bis zum Nabel reichend, derb höckerig, Milz nicht palpabel, Hautvenen des Abdomens erweitert. Ascites, Ödeme der unteren Extremitäten, kein Ikterus. Stuhl flüssig, enthält Schleim, mikroskopisch Seifen und Fettsäurenadeln.

Bei der Sektion fand sich ein Carcinom des Pankreaskopfes, während Schwanz und Körper frei von der Neubildung waren. Metastasen in Leber, Pleura, Perikard.

Haben wir eingangs gesehen, daß das männliche Geschlecht für Pankreascarcinom besonders empfänglich zu sein scheint, so soll nach Simon im jugendlichen Alter das Prävalieren des männlichen Geschlechts abnehmen. Bei den von Simon zusammengestellten Fällen betrafen 13 das männliche, 10 das weibliche Geschlecht. Das Verhältnis verschiebt sich noch mehr, wenn man nur die Fälle unter 30 Jahren berücksichtigt: 5 männliche und 8 weibliche

Unter 25 primären Carcinomen des Münchener Pathologischen Instituts betrafen 16 das männliche, 9 das weibliche Geschlecht (v. Germershausen). Ich habe absichtlich alle die Statistiken — es sind dies die meisten — außer acht gelassen, in denen primäre und sekundäre Carcinome nicht voneinander geschieden sind.

Von besonderem Interesse ist die Lokalisation des primären Pankreaskrebses. Im allgemeinen wird angegeben, daß der Kopf der Bauchspeicheldrüse die Prädilektionsstelle für die primäre carcinomatöse Erkrankung ist. Auch hierbei ist in der älteren Literatur leider kein Unterschied zwischen primären und sekundären Tumoren gemacht. In der Zusammenstellung von Ancelet über 128 Fälle war 33 mal der Sitz der Erkrankung der Kopf, 5 mal der Körper, 2 mal der Schwanz und 88 mal die ganze Drüse. Bei Segré finden wir 45 Caput-carcinome, 2 Corpus-, 1 Caudacarcinom, 19 Erkrankungen der ganzen Drüse. Boldt beschreibt 53 Fälle, worunter 25 mal der Kopf erkrankt war. Oser gibt aus den Sektionsergebnissen des allgemeinen Krankenhauses in Wien von 32 Fällen primären Pankreaskrebses als Sitz der Erkrankung 20 mal den Kopf, 2 mal den Körper, 3 mal den Schwanz und 1 mal die ganze Drüse an. Von 25 primären Carcinomen, die v. Germershausen in der oben erwähnten Ver-öffentlichung zusammengestellt hat, gingen 13 vom Kopfe aus, bei 11 war die ganze Drüse beteiligt, nur in einem Fall war nur der Schwanz betroffen. Am seltensten scheint, wie auch aus den älteren Statistiken hervorgeht, der Körper

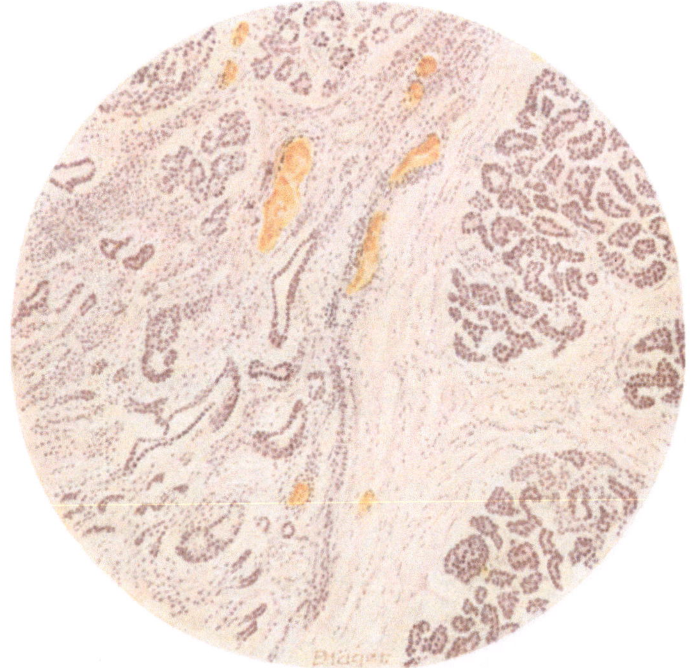

Abb. 55. Pankreaskrebs mit Bindegewebswucherung.

der Drüse befallen zu werden (Carnot). Da diese Carcinome durch ihre Sympto-matologie charakteristisch sein sollen (s. u.), sind sie von besonderem Interesse. Gilmer beschreibt 2 Fälle von Pankreasschwanzcarcinom. Malus hat 21 Fälle von Corpuskrebs zusammengestellt, darunter einige selbst beobachtete. In dem von Heiberg verarbeiteten Material des Frederechs- und Kommune-hospitals in Kopenhagen saß in 23 von 35 Fällen der Tumor allein im Kopf des Pankreas, 5 mal saß er im Schwanz, 2 mal im Körper, in 5 Fällen war das ganze Organ ergriffen. Aus der Veröffentlichung ist allerdings nicht ersichtlich, ob es sich in allen Fällen um primäre Tumoren gehandelt hat.

Pathologische Anatomie des Pankreaskrebses. Das makroskopische und mikroskopische Bild des Pankreaskrebses ist durch seine Mannigfaltigkeit aus-gezeichnet. Nach dem makroskopischen Verhalten und dem grob anatomischen Bau unterscheidet man

    1. den Scirrhus,
    2. den Markschwamm (Carcinoma medullare),
    3. den Gallertkrebs (Carcinoma gelatinosum).

Der Scirrhus, der schon von Claessen vom Markschwamm unterschieden wird, gibt sehr leicht zu Verwechslungen mit chronischen entzündlichen Prozessen (Pankreassklerose) Veranlassung. Wie leicht in dieser Beziehung ein Irrtum möglich ist, geht aus einer Beobachtung von Fuchs hervor. Bei dem genannten Falle war scheinbar das ganze Pankreas in Carcinom umgewandelt, wobei der Kopf besonders stark betroffen zu sein schien. Die mikroskopische Untersuchung ergab aber das eigentümliche Resultat, daß gerade dieser Teil von der Geschwulstbildung vollkommen verschont geblieben war. „Dabei zeigte

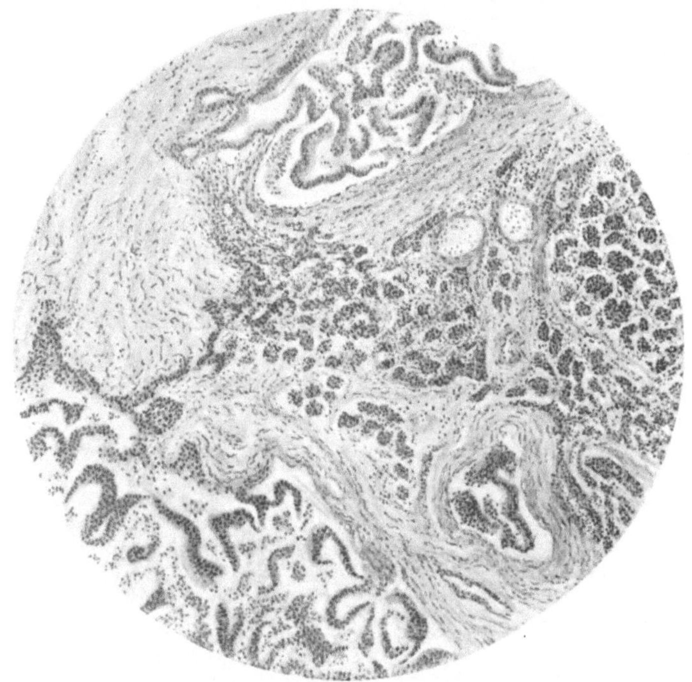

Abb. 56. Carcinom des Pankreas.

sich übereinstimmend in allen Präparaten eine hochgradige interstitielle Bindegewebswucherung und an der Oberseite des Kopfes eine nahezu fingerdicke, derbe Schwiele, ohne die geringste Spur von Zelleinsprengungen, von der aus sich breite Stränge von straffem Bindegewebe zwischen die Drüsenläppchen hineinschieben. Dadurch war eine nicht unbeträchtliche Verdickung und Induration des Caput pancreatis hervorgerufen und auf dem Durchschnitt makroskopisch durch die zwischen die Bindegewebsstränge eingesprengten Drüsenläppchen auch in diesem Teil eine Geschwulst vorgetäuscht worden.“

Der Scirrhus ist von derber Konsistenz, „knorpelhart“ oder „steinhart“, ohne mikroskopische Untersuchung nicht sicherzustellen und leicht mit chronischen entzündlichen sklerotischen Prozessen zu verwechseln. Das Pankreas ist dabei oft erheblich vergrößert; im Innern kann es dabei zu Erweichungen kommen. Auf den Durchschnitt ist der Tumor von weißer Farbe, speckig glänzend, von sehniger Beschaffenheit. Diese Eigenschaften sind durch die

Bindegewebswucherung hervorgerufen, die das ganze Bild beherrscht. In den Bindegewebszügen finden sich Epithelnester eingesprengt. Dementsprechend ist das mikroskopische Bild; vor allem reichliche Entwicklung des Bindegewebes. Die eingesprengten Krebsnester erweisen sich bei der mikroskopischen Untersuchung meistens als Cylinderzellengewebe (s. unter Cylinderzellenkrebs). Neben Bindegewebswucherungen finden sich regressive Vorgänge, wobei jedoch die erstere besonders stark hervortritt (Abb. 55 und 56).

Außer dem Scirrhus kommen Formen des Pankreaskrebses vor, die sich infolge geringerer Bindegewebsentwicklung durch ihre Weichheit auszeichnen und zu den Medullarkrebsen gezählt werden. Hierbei tritt die Bindegewebsentwicklung zurück.

Gallertkrebse entstehen wenn es durch regressive Vorgänge zur Gallertbildung kommt.

Natürlich bestehen alle Übergänge der genannten Formen untereinander, aber es gibt auch Übergänge zu mehr gutartigen Bildungen, die krebsig entarten können (Cysten s. Fuchs, Fall 2).

Richtiger erscheint, die Einteilung nicht nach dem äußeren Verhalten der Tumoren vorzunehmen, sondern nach ihrer histologischen Genese. Hierfür kommen alle drei im Pankreas vorhandenen epithelialen Zellarten als Ausgangspunkt des Krebses in Betracht.

Hiernach lassen sich die Krebse einteilen in solche, die

1. von den Epithelien der Ausführungsgänge ausgehen (Cylinderzellenkrebse),
2. von dem Drüsenparenchym ausgehend,
3. von den Langerhansschen Inseln ausgehend.

Der Cylinderzellenkrebs, der zur Gruppe der Adenocarcinome gehört und seinen Ausgang von den Epithelien der Ausführungsgänge aus nimmt, dürfte nach den vorliegenden Beobachtungen die häufigste Form des Krebses sein. Über diese Art des Krebses liegen zahlreiche Beobachtungen und genaue Untersuchungen vor. Die Konsistenz ist verschieden nach dem Grade der Stromaentwicklung. Steht die Bindegewebswucherung im Vordergrund, so hat man das Bild des Scirrhus, tritt sie zurück und treten mehr regressive Veränderungen ein, so entsteht das Bild des Gallertkrebses oder des Medullarcarcinoms (Abb. 57).

Die mikroskopische Untersuchung gestattet es häufig, den Ausgangspunkt der Neubildung zu erkennen. Gewöhnlich sind dies die Ausführungsgänge des Pankreas, und die Ansicht Simons, daß ein Cylinderzellenkrebs ein Beweis dafür wäre, daß der Tumor seinen Ausgang vom Duodenum genommen hätte, daß aber das Fehlen von Cylinderzellen für Pankreascarcinome spräche, ist sicher falsch. Über den Cylinderzellenkrebs der Bauchspeicheldrüse liegen zahlreiche Beobachtungen vor (Bandelier, Bard und Pic, Birch-Hirschfeld, Dieckhoff, Koch, Kühn, Pott, Strümpell, Vernay, Wesener, Wagner u. a.). Nach Ssobolew entstehen die meisten Pankreaskrebse „aus den Ausführungsgängen, vielleicht im Zusammenhang mit den bei verschiedenen atrophischen und entzündlichen Prozessen vorkommenden Wucherungen derselben". Selbst die carcinomatösen Neubildungen, „die nach ihrer Morphologie von Tubuli und Inselzellen zu stammen scheinen" leitet er von den „gewucherten und in dieser oder jener Richtung differenzierten Gangepithelien" ab.

Typische Fälle, die den Ausgang des Krebses von den Epithelien der Ausführungsgänge demonstrieren, beschreiben Dieckhoff und Koch. Besonders der von Koch aus dem Pathologischen Institut in Berlin veröffentlichte Fall ist recht charakteristisch, so daß ich ihn in Auszug wiedergeben möchte.

Es handelte sich dabei um einen 57 Jahre alten Mann, der unter den Zeichen von schwerem Ikterus, dyspeptischen Erscheinungen einige Monate vor seinem Tode erkrankt war und im Anschluß an eine Cholecystgastrostomie und unter der klinischen Diagnose „Geschwulst der Bauchspeicheldrüse" gestorben war. Diabetes bestand nicht. Die Autopsie ergab ein verkleinertes Pankreas, dessen Hauptmasse durch ein derbes, grauweißes, faseriges Gewebe eingenommen war, das im allgemeinen eine feinmaschige Anordnung zeigte. Die Cauda besteht fast ausschließlich aus derartigem Gewebe, während in Corpus und Caput, in dies Gewebe eingelagert, sich weißliche bis gelbliche weniger konsistente Massen finden. Nur ein Teil des Kopfes zeigt noch einigermaßen deutlich das gewohnte Bild der Bauchspeicheldrüse mit ihrer Läppchenanordnung, doch fallen auch hier die reichlichen Züge grauweißen fasrigen Gewebes auf.

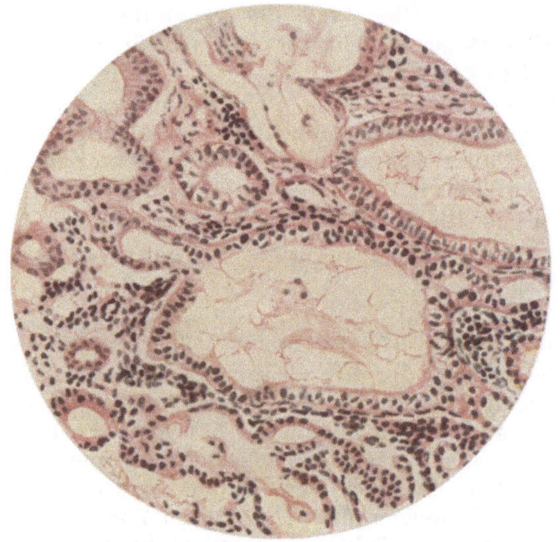

Abb. 57. Pankreaskrebs (Medullarcarcinom).

Mikroskopisch finden sich folgende Eigentümlichkeiten. Im Kopf des Pankreas findet sich der größte Teil des Gewebes in derbes Bindegewebe umgewandelt, das nur noch kleine Reste von Drüsensubstanz einschließt, jedoch sehr zahlreiche und große Langerhanssche Inseln enthält. (Über die Bedeutung dieses Verhaltens s. unten unter den Symptomen des Pankreaskrebses.) Auffallend sind eigentümliche Gebilde von 9 mm Länge und 3 mm Breite, die von kollagenem Bindegewebe mit zahlreichen elastischen Fasern und wenigen glatten Muskelzellen umgeben sind und der Wand der großen Pankreasgänge gleichen. Ins Innere reicht ein Netzwerk aus kollagenen und elastischen Fasern, doch ist das Zentrum frei von Fasern. Dieses und die Lücken des Netzwinkels sind mit drüsenartigen Gebilden ausgefüllt, die eine zarte Membrana propria besitzen, auf der ein hohes Cylinderepithel mit länglich-ovalen Kernen aufsitzt. Mitunter ist ein freies Lumen vorhanden, in anderen fehlt es. Im Körper sind die Epithelien der Neubildung zu unregelmäßigen kubischen Zellen umgewandelt, die sich zum Teil zu soliden Haufen verdichten. Die Langerhansschen Inseln liegen in Zellücken und bilden im Corpus fast die einzigsten Reste ehemaliger Drüsensubstanz, wobei sie eine gruppenförmige Anordnung zeigen. An einigen

Stellen werden sie durch eingedrungene Geschwulstzellenmassen beiseite gedrängt, oft sind sie von diesen Massen vollkommen eingeschlossen.

Im Schwanz fehlen die pathologischen Drüsenbildungen völlig, doch sieht man auch hier Langerhanssche Zellinseln in großer Zahl, die in das den Hauptteil der Cauda ausmachende derbe Bindegewebe eingeschlossen sind. Daneben sieht man, zum Teil mit den Inselzellhaufen zusammenhängend, eine große Menge kleiner Gänge. In dem die peripankreatischen Lymphknoten umgebenden Fettgewebe findet man an mehreren Stellen drüsenartige Neubildungen, ähnlich denen im Pankreas, aus hochzylindrischen Zellen bestehend.

Der im Pankreaskopf beschriebene Herd stellt nach Koch einen mit neugebildeten Drüsen erfüllten Pankreasgang dar, wahrscheinlich dem Ductus pancreaticus selbst. Der Krebs ist also aus den Epithelien des Pankreasganges entstanden, um dann auf das umgebende Gewebe überzugehen. Alle Zwischenstufen zwischen deutlicher atrophischer Drüsenbildung und Hypertrophie des Epithels ist nachzuweisen.

Ich habe diese Beobachtungen in extenso angeführt, weil uns die mit den Hilfsmitteln moderner Untersuchungstechnik ausgeführten Untersuchungen ein anschauliches Bild von der Entstehung des Krebses aus den Ausführungsgängen geben. Ein analoges Verhalten finden wir in der Abhandlung Dieckhoffs. Dieser zeigte an einem weiteren Fall, daß der Krebs aber auch von den Parenchymzellen der Drüse seinen Ausgang nehmen kann. Hier ist der ,,allmähliche Übergang von normalen Drüsenläppchen zu den Krebsschläuchen äußerst klar und beweisend''.

,,Die mikroskopische Untersuchung ergab ungewöhnliche Verhältnisse. An einzelnen Stellen fanden sich allerdings Bilder, die durchaus mit dem übereinstimmen, was vom Pankreasadenom geschildert wird. Die einzelnen Drüsenläppchen waren erweitert und ausgebuchtet und zeigten dichotomische Verzweigungen; die Zellen ähnelten durchaus denen des normalen Pankreas, ja mitunter war es schwer, die unveränderten Pankreasläppchen von der Neubildung zu trennen, nur in einzelnen Fällen war insofern eine scharfe Grenze, als die Epithelien und das Bindegewebe des Pankreas vollkommen nekrotisch waren (diffuse Färbung des ganzen Gewebes), während die neugebildeten Drüsenläppchen sich durch ihre scharfe Kernfärbung abhoben; meistens fällt auch, selbst an der Grenze der Geschwulst, eine Zunahme des Bindegewebes auf, so daß an vielen Stellen das Bild eines Fibroadenoms entsteht. Die Zunahme des Bindegewebes wird nach dem Zentrum zu immer stärker, die Wucherungen werden spärlicher und atypischer, oft sind es nur noch unregelmäßige Stränge niedrig zylindrischer Zellen, die sich zwischen die derben Bindegewebsbalken schieben, so daß an solchen Stellen durchaus das Bild eines scirrhösen Krebses vorliegt.'' ,,Der Übergang der Drüsenläppchen in erweitert adenomartigen Bildungen und von Drüsen bis zu den scirrhösen Krebsnestern ist ein so allmählicher, die Ausführungsgänge sind bei dem ganzen Prozeß so passiv geblieben, daß nicht gut daran gezweifelt werden kann, daß die ganze Neubildung von den Drüsenepithelien ausging.''

Hier haben wir also einen typischen und zweifelsfreien Fall eines von Drüsenepithelien ausgehenden Carcinoms, also eines Adenocarcinoms vor uns (s. auch Roman u. a.).

Bard und Pic hatten darauf hingewiesen, daß man 2 Typen von Pankreasepitheliomen zu unterscheiden habe: Cylinderzellenkrebse, von den Epithelien der Ausführungsgänge ausgehend, und polyedrische Epitheliome, deren Ausgangspunkt in den Alveolarzellen zu suchen sei.

Beobachtungen, die diese letzten genau dartun, haben ferner Ruggi, Cesaris, Demel und auch Olivier gemacht. Letzterer macht darauf aufmerksam, daß die Zellen auch von den Epithelien der Ausführungsgänge stammen können, selbst wenn sie dem Aussehen nach Abkömmlinge des Drüsenepithels zu sein scheinen. Auf das gegensätzliche Verhalten weist Munckenbeck hin, nämlich, daß das Acinusgewebe das Aussehen der Gangepithelien annehmen kann.

Dieckhoff hat vielleicht recht, wenn er annimmt, daß die Krebse mit unbestimmten Epithelformen ihren Ausgangspunkt von den Drüsenepithelien nehmen, während die Cylinderepithelkrebse ihren Ursprung in den Ausführungsgängen haben. Dabei soll aber, wie auch der oben beschriebene Fall von Koch zeigt, nicht vergessen werden, daß die gewucherten Cylinderepithelien, die von

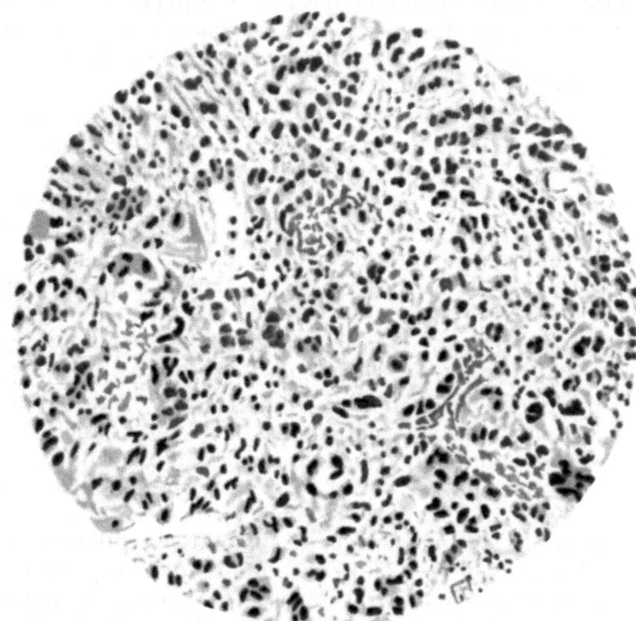

Abb. 58. Pankreascarcinom vom Parenchym ausgehend.

den Ausführungsgängen stammen, ihre Form ändern und ebenfalls mehr die Gestalt eines unregelmäßigen kubischen Epithels annehmen können. Auch in Herxheimers Fall entsprach das Carcinom der gewöhnlichen, von Pankreaszellen abzuleitenden Form.

Eine besondere Schilderung des „Markschwammes" (Carcinoma medullare) erübrigt sich, da es sich ja nicht um eine prinzipiell verschiedene Bildung handelt, sondern das markige Aussehen der Neubildung nur durch das Zurücktreten der Bindegewebswucherung bewirkt wird.

Der Gallertkrebs (Carcinoma gelatinosum) entsteht durch regressive Vorgänge und bildet auch keinen prinzipiellen Unterschied gegenüber den genannten Formen. Es handelt sich dabei um ein Adenocarcinom mit schleimiger Umwandlung (Ssobolew). Solche Krebse haben Mosler und Meyer, Lücke und Klebs, Bruzelius und Key und Ssobolew beschrieben, wobei die primäre Natur der Neubildung nicht immer klar zum Ausdruck kam.

In vielen Beobachtungen ist, wie bereits oben darauf hingewiesen ist, darauf aufmerksam gemacht, daß die Langerhansschen Zellhaufen insofern eine eigenartige Rolle spielen, als sie dem krebsigen Prozeß einen erheblichen Widerstand entgegensetzen und lange, wenn von dem eigentlichen Drüsenparenchym nichts mehr zu sehen ist, wohl erhalten bleiben, ja sie können sogar Regenerationserscheinungen zeigen (Ssobolew). Auch bei der Besprechung anderer Krankheiten ist auf die Wichtigkeit dieser Resistenz der intertubulären Zellhaufen und auf ihre große Bedeutung für den Zuckerstoffwechsel und das Auftreten von Glykosurie verwiesen. Aber auch die Langerhansschen Inseln können den Ausgangspunkt für die Neubildung abgeben. Derartige Angaben liegen in der Literatur allerdings nur spärlich vor.

So beobachtete Fabozzi fünf Fälle von primärem Pankreaskopfkrebs vom Typus des Scirrhus, mit reichlicher Bildung eines derben Bindegewebes. Am Übergang der gewucherten Epithelzellen in das normale Gewebe besteht eine erhebliche Vermehrung der Langerhansschen Zellhaufen, die, von gesundem Gewebe ausgehend, durch Vermehrung ihrer Zellen eine beträchtliche Hyperplasie aufweisen. Weiterhin kommt es dann zu einer Vermehrung ihrer Zahl und zu einer gegenseitigen Verschmelzung zu größeren Verbänden, die dann in das neoplastische Gewebe übergehen, wobei es zu einem Schwund der Drüsensubstanz kommt. Man kann so den Übergang von Zellen in das Gewebe der Neubildung verfolgen. Es läßt sich daraus der Schluß ziehen, daß die Neubildung ihren Ausgang von den Langerhansschen Zellen nimmt. Er konnte die Umwandlung verfolgen „von der einseitigen Hypertrophie der Inselchen zur Vermehrung desselben bis schließlich zur Bildung von Epithelknoten, welche noch immer sämtliche histologischen und mikroskopischen Kennzeichen der Zellen der Inseln zeigen". Allerdings scheint er in seinen Schlüssen zu weit zu gehen, wenn er annimmt, daß die Genese des primären Krebses des Pankreas fast stets in den Epithelzellen der Langerhansschen Inseln zu suchen sei.

Soll auch die Möglichkeit der Entstehung eines Carcinoms an den Langerhansschen Zellinseln nicht bestritten werden, so erscheint es doch höchst unwahrscheinlich, daß sämtliche 5 Fälle Fabozzis diesen seltenen Befund darboten. Vielmehr muß mit einem Irrtum gerechnet werden. Ich verweise auf die Beobachtungen Ssobolews, der ganz ähnliche Befunde erheben konnte, aber sie anders deutet. „Diese Gebilde glichen auf den ersten Blick den Langerhansschen Zellinseln, auch die Capillarverteilung war etwas ähnlich. Der Unterschied war nur in der Polymorphie der Zellen gegeben." Er erklärt die Entstehung „dieser Gewebe in der Weise, daß die atypisch wuchernden Epithelien der Ausführungsgänge wie bei der in normalen Grenzen bleibenden Wucherung nicht nur Schläuche, sondern auch den Inseln ähnliche Formen bilden können".

In einem von Heiberg veröffentlichten Fall eines Diabetikers fand sich im Pankreas ein abgekapselter Tumor, der ganz nach dem Typus der Langerhansschen Haufen gebildet war, so daß der ganze Tumor gewissermaßen eine „Rieseninsel" darstellte. Nicolls fand ebenfalls als Ausgangsort eines Adenoms des Pankreas die Langerhansschen Inseln. Es sind dies die einzigen Angaben, die ich in der Literatur über Carcinome bzw. Adenome, von den Langerhansschen Inseln ausgehend, finden konnte.

Erwähnung möge auch noch ein von Elösser beobachteter Krebs finden, der seinen Ausgang von einem Nebenpankreas nahm.

Wir sehen also, daß den Pankreascarcinomen eine sehr verschiedene Histogenese zugrunde liegen kann, je nach ihrem Ausgangspunkt, der alle epithelialen

Elemente des Pankreas betreffen kann, Ausführungsgangepithelien, Drüsenepithelien und Langerhanssche Inseln und daß je nach der größeren oder geringeren Wucherung des interstitiellen Bindegewebes und nach dem wechselnden Grade regressiver Veränderungen makroskopisch differente Tumoren entstehen, die sich in den Bildern des Scirrhus, des Markschwammes oder des Gallertkrebses äußern.

Ätiologie des Pankreaskrebses. Über die Ursache des Pankreaskrebses wissen wir so wenig, wie über die des Krebses überhaupt. Doch werden manche Faktoren ursächlich mit dem Krebs in Zusammenhang gebracht. Mit welchem Recht das geschieht, mag dahingestellt bleiben. Vielleicht ist aber der Alkoholabusus für die Entstehung der Carcinome der Bauchspeicheldrüse doch nicht ganz so unwichtig und hypothetisch, wie es Oser annimmt. Wenn zwei so außergewöhnliche Umstände, wie Schnapsmißbrauch und Pankreaskrebs bei einem einjährigen Kinde zusammen vorkommen, wie dies in der oben geschilderten Beobachtung Sotows der Fall war, so kann man doch wohl kaum ein zufälliges Zusammentreffen annehmen. Erwägt man ferner den Einfluß des Alkoholmißbrauchs auf das Zustandekommen chronisch-entzündlicher Prozesse in der Bauchspeicheldrüse, und das häufige Zusammentreffen von Pankreascarcinomen mit derartigen Sklerosen (Heiberg in 6 von 18 Fällen), so läßt sich doch ein Zusammenhang nicht ohne weiteres von der Hand weisen. Allerdings muß wohl angenommen werden, daß die sklerotischen Veränderungen nur in einem Teil der Fälle die Ursache der carcinomatösen Erkrankung sind, oft dürfte das umgekehrte Verhalten der Fall sein. Es sei daran erinnert, daß man in der Umgebung anderer, gutartiger Neubildungen des Pankreas bindegewebige Wucherung und das Bild der chronischen Pankreatitis findet.

Hulst vertritt die Auffassung, daß ein Zusammenhang besteht zwischen „Cirrhose und Neubildung, wobei der Cirrhose die Bedeutung eines ätiologischen, prädisponierenden Momentes gegeben wird". Die Ursache der Sklerose ihrerseits ist in Gallensteinbildung zu suchen, die zunächst eine Sialangitis und Perisialangitis hervorruft und so letzten Endes die Ätiologie für den Krebs abgibt. Vielleicht bestand so die mittelbare Ursache in dem von Gluzinski beschriebenen Falle, von primärem Pankreascarcinom in einer Pankreatitis als Folge eines nach dem Pankreas zu reichenden Pylorusulcus. Magengeschwüre, die an die Bauchspeicheldrüse heranreichen, können sehr wohl die Ursache zu einer chronischen Entzündung der Drüse abgeben. Stellt man sich aber auf den Standpunkt, daß auf dem Boden einer chronischen Pankreasentzündung ein Krebs entstehen kann, so könnte auch in dem Gluzinskischen Falle das chronische Magengeschwür die mittelbare Ursache des Krebses gewesen sein.

Ssobolew meint, daß die meisten Carcinome aus den Ausführungsgängen „vielleicht im Zusammenhang mit den bei verschiedenen atrophischen und entzündlichen Prozessen vorkommenden Wucherungen derselben" entstehen. Ich erinnere dabei an das mikroskopische Bild bei der Pankreassklerose, bei der es ganz allgemein zu einer Wucherung der Gänge kommt und im Gewebe neugebildete und gewucherte Gänge nachweisbar sind. Vielleicht erklärt sich aus einer ätiologischen Bedeutung des Alkoholmißbrauchs auch das von allen Autoren festgestellte, überwiegende Vorkommen des Pankreaskrebses bei Männern, das nur bei den jugendlichen Fällen (s. Simon) zurücktritt. In der Tat findet man in der Anamnese der an Pankreaskrebs Verstorbenen Alkoholmißbrauch auffallend häufig in der Vorgeschichte (Fuchs, Gillmer, Koch, Sotow u. a.). Eine ähnliche Auffassung vertritt Buob, nach dessen Annahme sich die Pankreascarcinome, ebenso wie die primären Lebercarcinome, fast ausnahmslos in bindegewebig entarteten Organen entwickeln.

Ssobolew macht für die Entstehung des Pankreaskrebses auch Entwicklungsanomalien der Gänge und abgesprengte Keime derselben verantwortlich. So sind vielleicht die Fälle zu erklären, bei denen die Heredität eine Rolle spielen soll (Harrisson, Allen, Cansield). Auch Trauma wird als

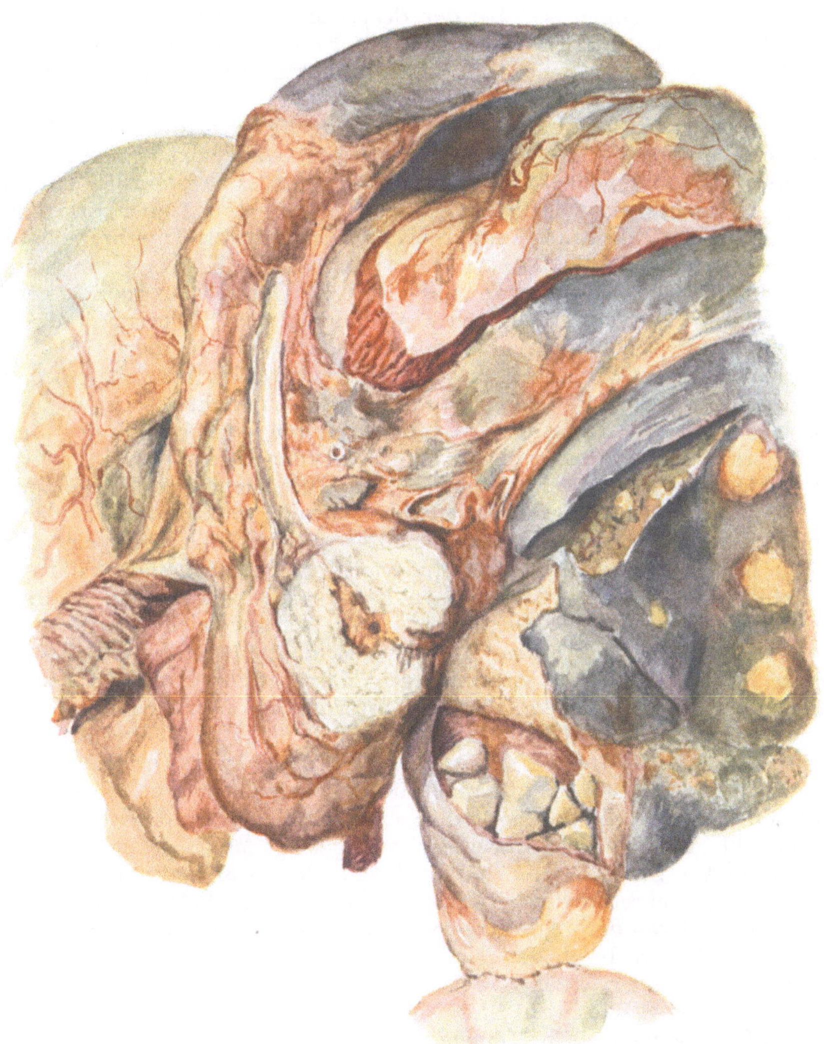

Abb. 59. Krebs des Pankreas (mit Gallensteinen).

Ursache beschuldigt (Wagner, Clurg, Schupmann). Die letztgenannten Angaben entstammen allerdings sämtlich der älteren Literatur.

Hier möge die Möglichkeit der Entstehung von Carcinomen des Wurmfortsatzes von aberrierten Pankreascarcinomen (Meyer) sowie die Umwandlung gutartiger Adenome der Darmwand, die auf aberrierte Pankreaskeime zurückzuführen sind (s. S. 312) Erwähnung finden.

Symptome und Verlauf des primären Pankreascarcinoms. Nach der ganzen anatomischen Lage der Bauchspeicheldrüse ist es verständlich, daß das Carcinom dieses Organs oft zunächst nur unbestimmte Erscheinungen macht, andererseits aber durch Druckerscheinungen auf Nachbarorgane, ferner durch Ausfallserscheinungen schwere Symptome hervorrufen kann, ohne daß das Leiden mit Sicherheit zu erkennen ist. Bei der Besprechung der Diagnose werden wir sehen, daß auch hier durch Anwendung der Funktionsprüfungsmethoden die Wege gewiesen sind, auf denen ein weiterer Fortschritt in der Diagnose zu erhoffen ist.

Der Beginn der Erkrankung macht die Erscheinungen eines Magen-Darmleidens, zunächst oft nur in so geringem Grade, daß an eine ernstere Erkrankung gar nicht gedacht wird. Vor allem ist es der Stuhl, der schon frühzeitig Abweichungen zeigt. Finden wir bei vorgeschrittener Erkrankung, wenn der Ernst des Zustandes keine Zweifel mehr läßt, oft Durchfälle, so wird der Beginn gewöhnlich mit Obstipation eingeleitet, die das Krankheitsbild so beherrscht, daß zunächst nur an eine habituelle Obstipation gedacht und die Hilfe des Arztes gar nicht in Anspruch genommen wird. Diesem Stadium oft hartnäckiger Obstipation folgt gewöhnlich ein Zustand, in dem Durchfälle und Verstopfung abwechseln. In den späteren Stadien herrscht gewöhnlich Durchfall. Wenn ein für den Verdauungsprozeß so wichtiges Organ, wie die Bauchspeicheldrüse, erkrankt ist, so müßten durch den Ausfall der äußeren Sekretion erhebliche Veränderungen in der Zusammensetzung des Stuhles erwartet werden. Ist doch die Bauchspeicheldrüse der wichtigste Fermentspender des ganzen Organismus. Trotzdem fehlen schwere, mikroskopisch sichtbare Störungen der Nahrungsausnutzung mitunter vollkommn, sofern der Tumor nicht den Ductus choledochus komprimiert. Vor allem scheinen Fettstühle (Ölstühle), wie sie bei der chronischen Pankreatitis vorkommen, nicht allzu häufig beobachtet zu werden. Diese Fettstühle zeichnen sich dadurch aus, daß auf dem frisch entleerten Stuhl eine dicke Schicht öligen Fettes schwimmt, daß beim Erkalten zu einer stearinartigen Masse erstarrt. Neben neutralem Fett findet sich, wie wir zeigen konnten, — nur von der Wirkung fettspaltender Bakterien abhängig und differential-diagnostisch nicht zu verwerten — verschieden große Mengen freier Fettsäuren und Seifen. Diese Ölstühle sind aber nicht etwa die Folge des Fermentmangels im Stuhl, denn wir sehen sie nicht beim Verschluß des Choledochus auftreten. Hierbei kommt es zu dem Bild der tonfarbigen Stühle, in denen man nur eine relativ geringe Menge gespaltenen Fettes (Fettsäurenadeln) findet. Sie sind vielmehr der Ausdruck einer schweren Schädigung innersekretorischer Tätigkeit, die mit der Fettresorption in Beziehung steht und von der an anderer Stelle (s. S. 56) eingehend gesprochen ist. Nur wenn das Organ durch den Krebs in höherem Grade zerstört ist, treten Ölstühle auf, die außer durch das genannte charakteristische Aussehen durch ihren penetranten Geruch und ihre Massenhaftigkeit auffallen. In einem Stoffwechselversuch bei einem Patienten Albus mit scirrhöser carcinomatöser Infiltration des Pankreas wurden von 129 g mit der Nahrung eingeführten Fettes nur 21% resorbiert. Dabei war das Fett, wie bei meinem Kranken mit chronischer Pankreatitis (s. S. 184) außerordentlich gut gespalten. Es fanden sich nämlich von dem in den Darm ausgeschiedenen Fett 50% als freie Fettsäuren, 42% als Seifen. Die Spaltung kann auch hier nur die Folge von Bakterienwirkung sein und die schlechte Fettresorption die Folge mangelhafter innersekretorischer Vorgänge. Gewöhnlich kommt es auch zu einer Kreatorrhöe, d. h. zu einem massenhaften Ausscheiden unverdauter quergestreifter Muskelfasern (Albu, Miraillé, Pott, Oser, eigene Beobachtung und andere). Aber es sei ausdrücklich erwähnt, daß man diese schweren

Schädigungen der Nahrungsausnutzung, die man bei der chronischen Pankreas-entzündung relativ häufig findet, bei Pankreaskrebs verhältnismäßig selten zu sehen bekommt. Und dann sind sie vielleicht weniger die Folge des Krebses als der gleichzeitig bestehenden Sklerose. Der Grund für das eigentümliche Verhalten ist darin zu suchen, daß der Krebs in vielen Fällen einen, wenn auch nur kleinen Teil der Drüse unbefallen läßt, während die Pankreassklerose fast stets das ganze Organ gleichmäßig schädigt. Immerhin ergibt auch beim Krebs die mikroskopische Untersuchung des Stuhls, die bei den meisten in der Literatur wiedergegebenen Fällen scheinbar unberücksichtigt geblieben ist, gewisse Schädigungen der Nahrungsausnutzung in dem genannten Sinne, indem nach Verabreichung einer Fleisch enthaltenden Kost, z. B. der Schmidtschen Probediät, mikroskopisch der Nachweis unverdauter Muskelfasern gelingt.

Scheint also zu Beginn der Erkrankung meistens Verstopfung zu bestehen, so beherrschen in den späteren Stadien Durchfälle das Krankheitsbild. Die Darmpassage kann dabei so beschleunigt sein, daß die Speisen ganz kurze Zeit nach der Nahrungsaufnahme im Stuhl wieder erscheinen. Bei einem unserer Kranken mit Pankreascarcinom erschienen die Speisen 15 Minuten nach der Aufnahme in völlig unverdautem Zustande im Stuhl wieder, so daß dieser das Aussehen von Erbrochenem hatte und zuerst an eine Magenkolon-fistel gedacht worden war. Doch hatte der Ausfall der Funktionsprüfung der Bauchspeicheldrüse schon zu Lebzeiten die Diagnose einer Pankreasaffektion stellen lassen.

Führt die Neubildung zu einer Kompression des Ductus choledochus, so wird der Stuhl acholisch, wie bei jedem anderen Kompressionsikterus und zeigt die Merkmale des gallenfreien Stuhles: Tonfarbenes Aussehen, Fehlen des Gallen-farbstoffes und Urobilin, dabei negative Urobilinreaktion des Harns, Fettsäure-nadeln im Stuhl.

Auch Melaena ist wiederholt beobachtet worden. Die Beimischung von Blut kann 2 Ursachen haben: Entweder handelt es sich um eine carcinomatöse Miterkrankung des Magens oder Darms, auf die der Krebs übergegriffen hat, und Arrosion eines Gefäßes, oder aber die Blutung kann auch, ohne daß es zur Arrosion eines großen Gefäßes gekommen ist, durch die bei Pankreaskrebs beobachtete hämorrhagische Diathese, auf die weiter unten eingegangen werden soll, zustande gekommen sein.

Von seiten des Darmtractus können ferner dadurch Erscheinungen ausgelöst werden, daß der Tumor zu einem Verschluß des Darms führt, entweder indem dieser von dem Tumor komprimiert wird, oder indem durch Hinein-wuchern ein Darmverschluß entsteht. Auch können sich in der Umgebung des Darmes strangförmige Verwachsungen bilden, die schwere Erscheinungen hervorrufen können. Um diese Komplikationen zu verstehen, sei nur an die engen anatomisch-nachbarlichen Beziehungen zwischen Bauchspeicheldrüse und Duodenum erinnert. Besonders am absteigenden Schenkel des Duodenums kann es relativ leicht zum Verschluß kommen (Hagenbach, Rahn (Kom-pression des Kolons), Strümpell, Wilms u. a.). Neben den Darmerscheinungen stehen zu Beginn der Erkrankung die Erscheinungen von seiten des Magens im Vordergrund. Vor allem bestehen die Beschwerden in Appetitlosigkeit, Auf-stoßen, Sodbrennen, oft kommt Übelkeit und Brechreiz hinzu. Diese Beschwerden mögen zum Teil ihre Ursache in sekundären Störungen der Magenfunktion haben, vielleicht sind sie aber auch die Folge der Carcinomentwicklung an sich. Aber auch normaler Appetit, ja sogar Heißhunger, wohl durch den enormen Nahrungs-verlust infolge schlechter Ausnutzung, ist beobachtet. Die Aciditätsver-hältnisse des Magens können normal sein, oft findet sich aber Anacidität bzw. Hypacidität. Bei 10 Fällen Heibergs fehlte bei fünf die Salzsäure vollkommen oder doch fast vollkommen; auch bei unseren Beobachtungen war das meistens der Fall, ein Verhalten, das nach Brugsch für Pankreaserkrankung spricht. Hyperacidität und Hypersekretion kommen vor. Dadurch wird ein Teil der Beschwerden, vor allem die Appetitlosigkeit, das Gefühl der Völle nach geringer Nahrungszufuhr, aber auch das Sodbrennen ohne weiteres erklärt. In manchen Berichten ist der Widerwillen der Kranken gegen Fleischnahrung (Kehr), in anderen gegen Fettnahrung erwähnt, was vielleicht als eine Abwehrmaßregel des Körpers bei schlechter Nahrungsausnutzung gegen diese angesehen werden darf. Wie der Tumor, nachdem er eine gewisse Größe erreicht hat, zu einer Kompression und zu Verschluß des Darmes führen und ileusartige Erscheinungen hervorrufen kann, so kann es auch durch Kompression des Duodenums und des Pylorus zu Insuffizienzerscheinungen des Magens kommen. Diese können auch auftreten, wenn das Carcinom auf den Magen übergeht (Albu u. a.). Greift der Tumor selbst auf den Magen über, so kann Hämatemesis auftreten.

Unter Berücksichtigung der topographisch-anatomischen Verhältnisse des Ductus choledochus, wie sie auf S. 167 auseinandergesetzt sind, ist es ohne weiteres klar, daß das Pankreascarcinom schon relativ frühzeitig zu einem schon oben erwähnten Verschluß des Ductus choledochus und dadurch einen Stauungsikterus hervorrufen kann. Der Ikterus ist mitunter das Symptom, das den Kranken zuerst zum Arzte führt. Aus den anatomischen Verhältnissen erklärt es sich auch, daß der Ikterus nicht bei allen Pankreaskrebsen gleich häufig auftritt, sondern daß vor allem die Carcinome zur Gelbsucht führen müssen, die ihren Sitz im Kopf haben, bzw. daß ein Carcinom erst dann zum Ikterus führt, wenn der Kopf vom krankhaften Prozeß mitergriffen ist. Haben wir doch an anderer Stelle gesehen, daß der Ductus choledochus häufig durch das Caput pancreatis hindurchführt oder ihm eng anliegt, so daß eine Tumorbildung außerordentlich leicht zu einem Verschluß führen muß. Der Ikterus ist das erste der von Bard und Pic für den Pankreaskrebs aufgestellten Kardinalsymptome und soll durch seine Konstanz charakteristisch sein. Im Gegensatz zum Ikterus anderer Ätiologie ist er in seiner Intensität unverändert, was durch den unveränderlichen Verschluß des Choledochus durch den Tumor erklärt wird. Mitunter entwickelt er sich schleichend (Oser), mitunter setzt er plötzlich ein (Schupfer). Dabei kann nach Heiberg die Pankreassaftsekretion erhalten bleiben, auch das Gegenteil — sistierende Pankreassekretion ohne Ikterus — soll nach Heiberg vorkommen. Das erstere wäre ja ohne weiteres aus dem Bestehen von Nebenausführungsgängen (Ductus Santorini) zu erklären. Fermentmangel ohne Ikterus erklärt sich durch Druck auf den Ductus Wirsungianus bei Durchgängigkeit des Ductus choledochus. Meines Erachtens kann aber das Verhalten der Pankreassekretion einzig und allein aus der Fermentuntersuchung der Faeces erschlossen werden. Ich kann Heiberg nicht beipflichten, wenn er meint, daß hohe Fermentwerte niemals ein Pankreascarcinom ausschließen. In allen Fällen, in denen der Trypsingehalt des Stuhles untersucht wurde, fehlte er, oder er war doch ganz wesentlich herabgesetzt. Dagegen zeigt hoher Fettverlust in keiner Weise eine Kompression des Ausführungsganges an, denn er ist stets die Folge einer innersekretorischen Störung, worauf an anderer Stelle ausführlich eingegangen ist.

Jedenfalls haben Bard und Pic durchaus recht, wenn sie den Ikterus zu den Kardinalsymptomen zählen. Deshalb braucht er aber nicht in allen Fällen vorhanden zu sein. Von den 17 Fällen Kehrs „wies nur einer, wo der Tumor an der hinteren Magenwand saß und zu keiner Kompression des Choledochus führte, also den Gallenabschluß in den Darm nicht behindern konnte, keinen Ikterus auf. Die 16 anderen Fälle waren bei der Operation mehr oder minder intensiv ikterisch — aber immer konstant, niemals wechselnd ikterisch — eines der Symptome für

Tumor und gegen Steinverschluß sprechend". Bei dem Heibergschen Material von 35 Fällen, unter denen der Tumor 23 mal im Kopf, 5 mal im ganzen Pankreas, 5 mal im Schwanz und 2 mal im Körper saß, fand sich Ikterus

> in 19 von den 23 Fällen mit Sitz im Kopf,
> in 2 von den 5 Fällen mit Sitz im ganzen Pankreas,
> in 1 von den 5 Fällen mit Sitz im Schwanz.

In 107 Fällen von Pankreaskrebs, die v. Germershausen zusammengestellt hat, ist 53 mal Ikterus angegeben. Der remissionslose Verlauf des Ikterus wird von fast allen Autoren angegeben. Zur Differentialdiagnose nicht unwichtig erscheint mir der mitunter schmerzlose Verlauf, der Cholelithiasis ausschließen läßt. Aber man bedenke, daß gerade die Schmerzen, auf die weiter unten eingegangen werden soll, beim Pankreaskrebs häufig sind und zu Verwechslungen mit Gallensteinleiden Veranlassung geben können. Eine Verwechslung ist um so leichter möglich, als der Ikterus im Anschluß an eine Schmerzattacke auftreten oder stärker werden kann. Er ist oft so hochgradig, daß die Farbe des Kranken als „Grün-Schwarz" bezeichnet wird (Schwarzsucht). Der Ikterus kann, wie auch sonst, Veranlassung zu den Erscheinungen der Cholämie geben: Pulsverlangsamung, Hautjucken, Somnolenz (s. Kehr u. a.), komatöse Zustände, vor allem aber auch zu hämorrhagischer Diathese, die zu Blutungen in den Magen-Darmkanal, in die Haut, in die serösen Höhlen, Gelenke und Mundschleimhaut führt. Nach Elösser ist jedoch diese Neigung zu Hämorrhagie bei Pankreaskrankheiten, von der schon weiter oben die Rede war, nicht nur die Folge der Cholämie, sondern für die Erkrankung der Bauchspeicheldrüse charakteristisch. Sie ist „häufiger und stärker, als man es bei einer bloßen, auf einer Cholämie beruhenden hämorrhagischen Diathese zu erwarten hätte, so daß sie nicht nur vom operativen, sondern auch vom diagnostischen Standpunkt beachtenswert erscheint, und man vielleicht hoffen dürfte, in einer veränderten Blutbeschaffenheit das schon lange erwünschte, für Pankreaskrankheiten spezifische Zeichen zu finden".

Unter den 13 Krankheiten Elössers bestand bei 6 hämorrhagische Diathese. Auch Blutungen aus den Nieren, Lungen und in die Augenlider sind beobachtet worden (Herrmann).

Weiter oben ist schon darauf hingewiesen, daß den Gallensteinen vielleicht eine gewisse ätiologische Rolle bei der Entstehung des Pankreaskrebses zufällt. In der Tat wurden Gallensteine ziemlich oft gefunden. So notiert sie Kehr 5 mal als Nebenbefund, „sie lagen völlig latent". In Elössers Statistik fehlen sie in 8 Fällen, 2 mal waren sie vorhanden, bei 3 fehlen Angaben, bei 2 hatten sie früher sicher bestanden, wie sich aus Veränderungen der Gallenblase nachweisen ließ.

Der Zustand der Gallenblase spielt bei der Diagnose des Pankreaskrebses eine Rolle. Nach Bard und Pic bildet der Befund einer vergrößerten und palpablen Gallenblase ein zweites wichtiges Kardinalsymptom, worauf Courvoisier, später Ferier, zuerst aufmerksam gemacht haben. An Hand eines großen Materials zeigte Courvoisier, daß bei Steinobstruktion des Choledochus die Gallenblase meistens schrumpft, während bei sonstigem Verschluß des Ductus choledochus eine Ektasie der Vesica fellea besteht, ein Verhalten, das für die Diagnose des Pankreaskrebses Bedeutung erlangt hat. Die Ursache für das eigentümliche Verhalten ist nach Courvoisier darin zu suchen, daß die Choledochussteine in der Regel aus der Gallenblase stammen und auf ihrem Weg den Cysticus und die Blase reizen „und in beiden deutliche Spuren eines gezwungenen Durchtritts in Form einer chronischen Entzündung der Wand hinterlassen, welche häufig zuletzt zur Schrumpfung der Behälter führt. Ist nun die Gallenblase so verändert, so wird auch die stärkste Gallenstauung sie nicht mehr ausdehnen können". Wenn dieses Symptom nach Elösser auch nicht in allen Fällen vorhanden war, so bestand es doch bei der Mehrzahl. „Die Gallenblase war in 5 Fällen prall gefüllt, in 3 mittelvoll, in 2 Fällen nicht dilatiert, in 1 Falle fehlen die Angaben; in 6 Fällen konnte sie als großer Tumor palpiert werden und wurde richtig erkannt; in einem Falle wurde der Pankreastumor als Gallenblase gedeutet, nicht palpabel war sie in 5 Fällen, in einem Falle war der Palpationsbefund zweifelhaft." In Kehrs Material bildeten in mehr als der Hälfte der Fälle die Gallenblase prall gespannte Tumoren, ein Verhalten, das auch Kehr als pathognomonisch für Tumor betrachtet, vor allem im Gegensatz zu Steinverschluß des Choledochus, wobei sich in 80% geschrumpfte Gallenblasen finden. Auch nach Körte, Robson und Schupfer ist der palpable Gallenblasentumor für die Diagnose sehr wichtig. Heiberg gibt die Bedeutung einer vergrößerten Gallenblase für die Diagnose auf dem Operationstisch zu, doch gelingt nach seiner Ansicht der klinische Nachweis bei der Untersuchung des Kranken viel seltener. In seinem Material von 35 Fällen (23 Caputkrebse) ließ sich eine palpable Vergrößerung der Gallenblase nur in 2 oder 3 Fällen nachweisen, bei der Autopsie dagegen fand sie sich 19 mal dilatiert, wobei es sich im wesentlichen um Kopfcarcinome, nur einzelne Male um Schwanzkrebse handelte. Lachmann teilt eine Beobachtung mit, in der die Gallenblase derartig dilatiert war, daß sie rupturierte.

Adhäsionen der Gallenblase, die natürlich nur auf dem Operationstisch festzustellen sind, finden sich nach Robson vor allem bei Pancreatitis chronica, seltener bei Carcinomen, was auch Elösser bestätigt.

Lebervergrößerung kann durch Stauung der Galle hervorgerufen werden (Mirallié). Schupfer beobachtete in der Mehrzahl seiner Fälle von Krebs des Pankreaskopfes Lebervergrößerung. Sie findet sich am häufigsten bei gleichzeitig bestehendem Ikterus. Unter den 10 Kranken Elössers mit Lebervergrößerung hatten 8 Ikterus. Die Vergrößerung der Leber kann weiterhin daher kommen, daß Metastasenbildung in der Leber besteht; nach Bard und Pic finden sich bei den meisten Pankreascarcinomen Lebermetastasen, jedoch gehört die dadurch bewirkte Vergrößerung zu den Seltenheiten. Im Gegenteil: Trotz der Lebermetastasen bleibt die Leber nach Bard und Pic gewöhnlich klein, was seine Ursache darin haben soll, daß die Lebermetastasen nach Pankreaskrebs sich anders verhalten, als wenn sie die Folge von Carcinomen des Magendarmkanals sind. Die Knoten der Leber sind bei Carcinomen des Pankreas viel kleiner, die Leberoberfläche wird nicht höckerig und ihr Volumen nimmt nicht zu. Heiberg fand in fast allen seinen Fällen Metastasen in der Leber, die aber zu Lebzeiten keinen palpatorischen Befund ergeben hatten und deshalb nicht diagnostiziert waren. Es würde dies den Angaben von Bard und Pic entsprechen. Aber Oser macht schon darauf aufmerksam, daß diese Angaben von Bard und Pic durchaus nicht immer zutreffen und daß die Leber oft vergrößert gefunden wird. Auch wir haben einen Fall von primären Pankreaskrebs mit Lebermetastasen beobachtet, in dem die Leber klinisch und autoptisch erheblich vergrößert gefunden wurde und eine stark höckerige Oberfläche besaß, wie bei Carcinommetastasen anderer Verdauungsorgane (s. Abb. 59). Das Verhalten der Leber ist also beim Pankreaskrebs durchaus verschieden und, da in keiner Weise charakteristisch, für die Diagnose nicht verwertbar. Erwähnt sei aber noch, daß, wohl infolge cirrhotischer Prozesse, die Leber anfangs vergrößert, später von normaler Größe sein kann (Mirallié, Bard und Pic).

Besonderes Gewicht legen manche Autoren (Mayo Robson, Riedel u. a.) auf den Nachweis des Ascites, der die Folge von Venenkompression ist. Vor allem sind es die Venae mesentericae (Battersby), Vena cava und Vena portarum (in Boldts Statistik 10 mal Kompression der Vena portarum und cava), bei deren Stauung Ascites zustande kommt. Naturgemäß gehört Ascites zu den Spätsymptomen der Erkrankung und tritt jedenfalls viel später auf als der Ikterus (Elösser), was ja bei dem mehrfach erwähnten anatomischen Verhalten des Ductus choledochus zur Bauchspeicheldrüse ohne weiteres verständlich ist. Ist die Vena cava durch den Tumor komprimiert, so wird neben dem Ascites vor allem auch die starke ödematöse Schwellung der unteren Körperhälfte bei völligem Freisein der oberen in die Augen springen. Der Ascites wird, wie aus seiner ganzen Ätiologie hervorgeht, nur bei einem Teil der Fälle zu erwarten sein, und so vermißt ihn auch Heiberg 23 mal unter 31 Fällen bei der klinischen Untersuchung, doch war er bei 6 weiteren autoptisch nachweisbar. Dem Nachweis des Ascites bei der Operation kommt insofern eine Bedeutung zu, als sein Vorkommen für Krebs und gegen chronische Entzündung spricht (Riedel), was von Schupfer bestritten wird.

In dem Material von Boldt findet sich 10 mal Kompression der Vena portarum und Vena cava.

Auch die Aorta (Boldt, Rahn u. a.) und der Ductus thoracicus (Boldt) ferner die Ureteren (Laborde, Soyka) können komprimiert werden. Ob es sich dabei immer um primären Krebs des Pankreas gehandelt hat, ist allerdings zweifelhaft. Durch Druck auf die Milzvene kann Milztumor zustande kommen (Schupfer).

Hat der Pankreastumor eine entsprechende Größe erreicht, so ist er der Palpation zugänglich, was aber auch nur in einem Bruchteil der Beobachtungen der Fall ist (nach Schupfer in $^3/_4$ der Fälle). Wir haben bei der Besprechung anderer Erkrankungen des Pankreas schon wiederholt darauf hingewiesen, wie schwer oft dieses Organ infolge seiner anatomischen Lage zu palpieren ist. Andererseits ist die Grundlage der Diagnose gegeben, wenn es gelingt, einen dem Pankreas zugehörigen Tumor zu palpieren und zu identifizieren. Auf diesen Untersuchungsbefund ist daher besonderes Gewicht zu legen. Es möge aber daran erinnert sein, was bei der Besprechung der pathologisch-anatomischen Verhältnisse des Pankreaskrebses ausgeführt ist: Oft kann nur die mikroskopische Untersuchung entscheiden, ob ein Krebs oder eine chronische Entzündung vorliegt. Daraus geht hervor, daß die Palpation durch die Bauchdecken hindurch noch weniger leicht einen sicheren Schluß gestattet. Man bedenke ferner die physiologischen Härteunterschiede der Drüse, auf die bei Besprechung der chronischen Entzündung ausführlich eingegangen ist und man wird sich der Schwierigkeiten der Verwertung des palpatorischen Befundes bewußt werden. Die Palpation des Organs ist bei verschiedenen Individuen sehr verschieden möglich. Bei Enteroptose und dadurch bewirkten Tiefstand des Magens fühlt man bei schlechten Bauchdecken gewöhnlich das Organ als scheinbar pulsierenden Tumor (Glénardsches Phänomen) der Aorta aufliegen, bei normalstehendem Magen ist eine Palpation selbst bei Vergrößerung meistens unmöglich. Die von der Aorta fortgeleiteten Pseudopulsationen, die wir mitunter schon bei Pankreasgesunden finden, wird naturgemäß bei vergrößerte Bauchspeicheldrüse noch deutlicher, und hat diesem Symptom, das schon Senn sehr genau beschreibt, den Namen Pseudo-Aneurysmen eingetragen; die Ähnlichkeit wird dadurch noch vermehrt, daß man mitunter mit dem aufgesetzten Stethoskop ein Geräusch wahrnimmt. „Zum Unterschied von einem Aneurysma aber fühlt man hierbei die Pulsation nur nach einer Richtung, und das Geräusch verschwindet, wenn man den Kranken in die Knieellenbogenlage bringt, so daß der Druck der nach unten fallenden Geschwulst auf das Gefäß nachläßt" (Senn). Da nach der ganzen Entstehung der Symptome diese „Pseudoaneurysmen" auch bei anderen Erkrankungen der Drüse, z. B. Cysten, auftreten müssen und in der Tat nichts anderes darstellen,

als das allgemein bekannte Glénardsche Phänomen, halte ich die Aufstellung einer besonderen pseudoaneurysmatischen Form des Pankreaskrebses,
wie sie französische Autoren (Gimbert) vorgeschlagen haben, für irreführend
und nicht angängig.

Die Oberfläche palpabler Tumoren unterscheidet sich in nichts von der anderer
Carcinome: Sie ist entweder höckerig, unregelmäßig und hart, oder aber das
Pankreas ist in toto vergrößert und hart und dann die Unterscheidung von
anderen Erkrankungen, besonders entzündlicher Natur, sehr schwierig. Der
Tumor sitzt im Epigastrium, erstreckt sich aber bisweilen bis unter die falschen
Rippen. Bestehen Verwachsungen mit der Leber, so kann eine gewisse respiratorische Verschieblichkeit der an sich unverschieblichen Geschwulst vorhanden
sein. Die Statistik von v. Germershausen verzeichnet bei 107 Fällen 50 mal
eine palpable Geschwulst. In Elössers Material von 13 Fällen war der Tumor
6 mal palpabel, in dem Heibergs bei 3 Fällen von Caputcarcinomen und
totalem Krebs und bei 3 Caudacarcinomen.

Relativ frühzeitig finden wir bei Pankreaskrebs charakteristische
Schmerzen, die auch als Pankralgien bezeichnet werden. Ich möchte aber
von vornherein bemerken, daß sie nicht, wie von manchen Autoren angegeben
wird, nur für den Krebs charakteristisch sind. Wir finden sie bei allen Pankreasleiden, vor allem bei denen, die zu einer Vergrößerung des Organs führen, besonders auch bei den entzündlichen Prozessen verschiedenster Art. Diese
Pankralgien bei Krebs bestehen mitunter dauernd, mitunter treten sie anfallsweise mit außerordentlicher Heftigkeit auf und können sich bis zum Kollaps
steigern. Sie werden von den Kranken in die Oberbauchgegend, die Magengegend, seltener in den Rücken lokalisiert und zeigen sich von der Nahrungsaufnahme ziemlich unabhängig. Dadurch unterscheiden sie sich von Schmerzen,
die ihre Ursache in Magenleiden, vor allem Magencarcinomen haben, wobei sich
die Exacerbationen gewöhnlich nach der Nahrungsaufnahme einstellen. Nach
Kerkels sind die Schmerzen im Liegen besonders stark und verschwinden
beim Stehen und Sitzen. Die Ursache der Schmerzen wird verschieden gedeutet: Einige Autoren suchen sie in Sekretstauung, andere in einer Peri-
neuritis des Pankreas, wieder andere nehmen an, daß sie durch Druck auf den
Plexus coeliacus zustande kommen (Neuralgia coeliaca) (Senn u. a.). Allerdings liegen auch Beobachtungen vor, in denen der Schmerz fehlt (Friedreich,
Schiller), ja nach Kehrs Ansicht verläuft das Pankreascarcinom in der Mehrzahl der Fälle schmerzlos, was allerdings den meisten klinischen Erfahrungen
widerspricht. Der Schmerz hat nach Chauffard und Malus insofern einen
besonderen differential-diagnostischen Wert, als er vor allem dann eintritt,
wenn der Körper des Organs von dem Krebs ergriffen ist. Der Schmerz steht
dabei im Vordergrund des klinischen Krankheitsbildes und hat sein Punctum
maximum in der Mittellinie oder ein wenig nach links davon, bis in die falschen
Rippen ausstrahlend, oder er wird im Rücken in der Höhe des letzten Brust-
bzw. obersten Lumbalwirbel lokalisiert. Der Kranke hat ein durchbohrendes
Gefühl, als ob er in einen Schraubstock gespannt wäre. Er kauert sich zusammen
und hält diese Stellung tage- und wochenlang ein, indem er beide Fäuste in die
Magengrube einpreßt. Gleichzeitig können Zustände eintreten, die an Angina
pectoris erinnern. Die krisenähnlichen Anfälle wiederholen sich immer öfter,
um zuletzt gar nicht mehr zu verschwinden (Chauffard, Malus) („Vernichtende
Schmerzen" Schereschewski, „Drame pancréatique" Dieulafoys), wobei
der Sitz des Schmerzes wechseln kann (Chauffard, Malbot). Daneben
finden wir häufig Klagen über ein Gefühl der Völle und des Drucks
in der Oberbauchgegend. Wenn auch für manche Fälle nach Malus als
Ursache dieser heftigen Schmerzen peritonitische Reizungen (Arnozan)

oder Sekretstauung angenommen werden können, so kommt nach diesem Autor als Hauptursache die Nachbarschaft des Plexus solaris in Betracht, dessen nervöse Endigungen im Pankreas liegen (Syndrome pancréatico-solaire). Nur wenn der Körper betroffen ist, sollen Schmerzen auftreten, während Kopf- und Schwanzkrebse ohne Beteiligung des Korpus schmerzfrei verlaufen sollen. Vielleicht erklärt sich so der Widerspruch in den Beobachtungen Kehrs mit denen anderer Autoren. Ikterus fehlt bei den Carcinomen des Pankreaskörpers (Chauffard, Malus, Kehr).

Die für den Pankreaskörper charakteristischen Erscheinungen sind nach Chauffard und Malus

    1. epigastrische Schmerzen von außerordentlicher Heftigkeit,
    2. frühzeitige und rapide Abmagerung,
    3. Fehlen von Ikterus (s. oben).

(Die Differentialdiagnose zwischen Korpus- und anders lokalisierten Carcinomen der Drüse ist wegen der Therapie wichtig.)

Die von Malus für die Diagnose der Korpuskrebse in den Vordergrund des Interesses gerückte Abmagerung tritt bei einem Teil der Pankreaskrebse sehr frühzeitig und rasch auf. Auf sie hat zuerst Pemberton (1817) hingewiesen. Vergegenwärtigt man sich die Ursache dieser Erscheinungen, so mag es zweifelhaft sein, ob es berechtigt ist, die Abmagerung als ein Symptom zu deuten, das nur dem Korpuskrebse zukommt. Diese Kachexie ist in der Tat so häufig und in die Augen springend, daß sie von Bard und Pic ebenfalls zu den Kardinalsymptomen des Pankreaskrebses gezählt wird. Nur selten wird sie vermißt. Sie verläuft noch wesentlich rascher als beim Magenkrebs, gewöhnlich setzt sie auch viel akuter ein. Die Ursache der Abmagerung soll in dem Verschluß des Choledochus und der dadurch bewirkten Absperrung der Verdauungssekrete vom Darm zu suchen sein (v. Germershausen u. a.). Ist die Zerstörung der Drüse derartig, daß auch die eine Funktion der inneren Sekretion darstellende Fettresorption gestört ist, dann macht die Kachexie besonders rasche Fortschritte, wie wir dies bei anderen Pankreaserkrankungen auch gesehen haben. Es ist dies nicht verwunderlich, wenn man dabei die minimale Ausnutzung der Nahrung in Betracht zieht. Ist dies nicht der Fall, dann ist es allerdings zweifelhaft, ob ein Choledochusverschluß und die Absperrung der Pankreasfermente vom Darm allein imstande sind, eine derartige Kachexie zu bewirken. Tritt sie doch niemals in solchem Grade bei langdauerndem Steinverschluß auf. Dafür spricht auch der Umstand, daß die Kachexie vor allem bei Korpuskrebsen zustande kommen soll (Malus), also gerade dann, wenn Ikterus- und Choledochusverschluß fehlen. Auch um eine einfache Krebskachexie allein kann es sich nicht handeln. Mit der Kachexie ist gewöhnlich eine hochgradige Anämie verbunden, so daß wiederholt an eine perniziöse Anämie gedacht worden war. Die Zahl der roten Blutkörper geht erheblich zurück und Zahlen von $1^{1}/_{2}$—2 Millionen gehören nicht zu den Seltenheiten. Der Körperverfall kann zu Ohnmachtsanfällen und zu schwerer Hinfälligkeit des Kranken führen, der schließlich nicht mehr imstande ist, das Bett zu verlassen oder sich allein aufzurichten. Es wurde die Annahme gemacht, daß es sich bei der Pankreaskachexie um eine spezifische toxische Schädigung des Körpers handelt, sei es durch Giftwirkung zerfallenden und resorbierten Pankreasgewebes, sei es durch toxische Wirkung resorbierten Pankreassekrets und der darin enthaltenen Fermente. Man kann ausnahmsweise ähnliche Erscheinungen bei gutartigen Erkrankungen des Pankreas und Verschluß seiner Gänge beobachten (eigene Beobachtung). In neuerer Zeit ist es ja auch gelungen, Substanzen in der Bauchspeicheldrüse nachzuweisen (s. die Arbeiten von

Friedemann, Achalme, Guleke u. a.), die vielleicht eine Erklärung für den rapiden Körperverfall geben.

Ein weiteres Kardinalsymptom für das Bestehen eines Pankreaskrebses sollte nach Bard und Pic das eigentümliche Verhalten der Temperatur sein, die entweder normal, oder im späteren Stadium unter die Norm heruntergehen sollte. Dazu ist zu bemerken, daß eine Temperatursteigerung beim Pankreaskrebs ebensowenig zu erwarten ist, wie bei anderen Carcinomen und, was die Temperaturverminderung betrifft, diese von anderen Beobachtern in keiner Weise als einigermaßen regelmäßig vorkommend bestätigt werden konnte. Im übrigen findet man abnorm niedrige Temperaturen mitunter auch bei anderen Krebsen, und sie sind wohl nur die Folge des durch die Krankheit bewirkten hochgradigen marantischen Zustandes. Heiberg fand subnormale Temperatur nur ein- oder zweimal, so daß auch er diesem Verhalten keinerlei diagnostischen Wert zuspricht. Dem entsprechen auch die Erfahrungen Osers, der in einem Fall mit suppurativer Hepatitis infolge dieser Komplikation Temperaturerhöhung fand. Auch wir beobachteten Temperatursteigerungen, die wir auf die Mitbeteiligung des Darmes bei einem großen Tumor vom Pankreas ausgehend bezogen. Es ist ja eine oft beobachtete Erscheinung, daß Darm- und Magencarcinome unter gewissen Bedingungen zu Temperaturerhöhungen Veranlassung geben können. Auch durch gleichzeitig bestehende Infektion der Gallenwege und Peritonitis kann die Temperatur erhöht sein (Schupfer, Zoja).

Einer interessanten, wenn auch seltenen, Hautveränderung sei hier noch gedacht, der wir auch schon bei anderen Pankreaskrankheiten begegnet sind, nämlich einer Bronzefarbe, wie sie bei Pankreaskrebs wiederholt beobachtet ist (Jaccoud, Lancereaux, Elösser; in der 107 Fälle umfassenden Zusammenstellung von v. Germershausen 3mal verzeichnet; Brault und Amenille). Lancereaux hat angenommen, daß diese Hautverfärbung durch Reizung des Plexus solaris zustande kommt und daß sie für das Carcinom des Pankreaskörpers charakteristisch sei.

Eingangs haben wir als allgemeines Symptom der Pankreaskrankheiten den Speichelfluß erwähnt. Dieser Ptyalismus, der durchaus unregelmäßig auftritt, ist immerhin auch bei Pankreaskrebs wiederholt beobachtet worden. Bei dieser Flüssigkeit sollte es sich jedoch, wie manche Untersucher angaben, gar nicht um Speichel handeln, sondern sie soll aus dem Magen stammen (Claeßen). Eine wesentliche diagnostische Bedeutung kommt dieser Erscheinung, die wir auch bei anderen Erkrankungen des Verdauungstractus finden, nicht zu.

Um so interessanter ist das Verhalten des Kohlehydratstoffwechsels beim Pankreaskrebs. Es wäre zu erwarten, daß bei einer so schweren Erkrankung des Pankreas, wie sie der Krebs darstellt, ein Diabetes auftritt. Um so auffallender ist es, daß Diabetes fast nie vorkommt, und nur mitunter eine leichte Glykosurie beobachtet wurde. Man vergleiche hierzu das Verhalten des Kohlehydratstoffwechsels, wie es bei der Besprechung der Pankreassklerose geschildert ist. So fehlte beispielsweise bei Elössers sämtlichen Fällen Diabetes, „da selbst das carcinomatös entartete Parenchym scheinbar genügend, um vor dieser Erkrankung zu schützen, funktioniert". Auch Kehr fand unter allen seinen Fällen nur bei einem vorübergehend Zucker im Harn, und zwar am Operationstage. Das entspricht der Beobachtung fast der meisten Autoren. Wie ist dieses eigentümliche Verhalten zu erklären? v. Hansemann macht hierfür folgende Annahme: „Es gibt z. B. primäre Pankreaskrebse, die keine Zuckerkrankheit erzeugen, offenbar deswegen, weil die Zellen des Krebses, als Nachkommen der Pankreaszellen noch annähernd dieselbe innere Sekretion ausführen, wie die normalen Pankreaszellen. Es gibt aber andere primäre Pankreascarcinome, bei denen Zuckerkrankheit auftritt, bei denen aber die Entdifferenzierung schon so weit fortgeschritten ist, daß die Zellen nicht mehr die physiologische innere Sekretion vollführen." Daß diese Hypothese nicht richtig sein kann, geht schon aus der oben beschriebenen histogenetischen Entwicklung der meisten Pankreaskrebse hervor, die nicht von den Parenchymzellen, sondern von den Gangepithelien abstammen. Außerdem neigen, wie in dem Kapitel „Innere Sekretion des Pankreas" geschildert ist, die meisten Autoren heute der Anschauung zu, daß als Funktionäre der inneren Sekretion, wenigstens soweit sie den Kohlehydratstoffwechsel betrifft, die Langerhansschen Inseln maßgebend sind. In der pathologisch-anatomischen Besprechung zu diesem Kapitel haben wir aber gesehen, daß die intertubulären Zellhaufen gegen den carcinomatösen Prozeß eine ganz besonders große Widerstandskraft haben und, wenn das Parenchymgewebe schon ganz in den krebsigen Prozeß übergegangen ist, noch wohl erhalten bleiben. Diese Resistenz der Langerhansschen Inseln ist von vielen Autoren festgestellt und vor allem ist es das Verdienst von Fuchs (1904), dieses Verhalten als die Ursache des fehlenden Diabetes richtig erkannt zu haben. Er glaubt in der Tatsache, „daß diese Drüsenbestandteile — nämlich die intertubulären Zellhaufen — allenthalben sichtlich gut erhalten geblieben sind, eine Erklärung dafür zu erblicken, daß sich trotz noch so hochgradiger Veränderungen des Pankreas niemals Diabetes entwickelt hat".

Ssobolew ist dann auf Grund seiner eingehenden Untersuchungen zu demselben Resultat gekommen, ohne scheinbar die Arbeit von Fuchs gekannt zu haben. Und auch Heiberg und Gellé kommen zu derselben Auffassung. Auch alimentäre Glykosurie wird meistens vermißt. Andererseits ist es erklärlich, daß es bei sehr weit vorgeschrittenem Krebs auch zum Diabetes kommen kann. Das gleichzeitige Vorkommen von Pankreaskrankheiten und Zuckerkrankheit ist ja schon lange bekannt (Cawley 1788) und schon Frerichs berichtet über einen Diabetiker, mit hochgradiger Kachexie, bei dessen Autopsie sich ein Pankreaskrebs fand. Solche Fälle von Zuckerkrankheit liegen in der Literatur in größerer Anzahl vor. In der Statistik von v. Germershausen über 107 Pankreaskrebse ist 4mal Zucker im Harn verzeichnet, Bard und Pic und Mirallié finden Diabetes in höchstens 10—25% der Fälle. In Heibergs Material über 25 Journal- und Obduktionsprotokolle bestand leichte Glykosurie nur in 3 Fällen. Brault und Amenille teilen einen Fall von Pankreaskrebs mit, bei dem das ganze Organ von der Erkrankung ergriffen wurde und nur wenige Drüseninseln, die aber auch schon cystisch entartet waren, übrig geblieben waren. Der Kranke hatte eine beträchtliche Glykosurie und schied bei gemischter Kost 280—340 g Zucker aus.

Die Angaben von Mirallié, daß man ein Stadium der Glykosurie von einem ohne diese unterscheiden müsse, ist wohl kaum als Regel aufrecht zu erhalten. Ebensowenig glauben wir der auch von Heiberg angenommenen Anschauung von Bard und Pic und Lépine beitreten zu können, daß es sich in einigen Fällen, in denen die Zuckerkrankheit längere Zeit vor den Erscheinungen des Krebses bestanden habe, um ein zufälliges Zusammentreffen gehandelt hat oder der Krebs das Sekundäre war. Vielmehr müssen derartige Beobachtungen so aufgefaßt werden, daß es sich um einen langsam wachsenden, latent verlaufenden Krebs gehandelt hat, der aus uns unbekannten Gründen ausnahmsweise gerade die innere Sekretion geschädigt hat, oder aber, was vielleicht wahrscheinlicher ist, daß er sich auf dem Boden einer Pankreassklerose entwickelt hat und diese die Ursache der Zuckerausscheidung war. Jedenfalls müssen wir einen, wenn auch indirekten, ätiologischen Zusammenhang annehmen.

Die Diagnose des Pankreaskrebses stützt sich auf die kritische Verwertung aller genannten Symptome. Man kann auch heute noch sagen, daß die

Diagnose erheblichen Schwierigkeiten unterliegt, doch gelingt es in der Tat unter Heranziehung der Funktionsprüfungen der Drüse, zu einem richtigen Resultat zu kommen. Vor allem haben wir mit der Caseinmethode bei Krebs des Pankreas gute Erfahrungen gemacht (Katzenstein, Koslowsky, Groß). Bezüglich dieser und anderer in Betracht kommender Verfahren, die natürlich nur für Pankreaskrankheiten im allgemeinen maßgebend sind, verweise ich auf das Kapitel „Funktionelle Diagnostik". Vor allem sei noch die Vermehrung der Amylase im Harn bei Verschluß des Pankreasausführungsganges (Wohlgemuth) erwähnt. Nach Beobachtungen von Loeper und Rathery besitzen wir in diesem Verfahren ein bei der Diagnose des Pankreaskrebses gut zu verwertendes Zeichen.

Auf die Röntgendiagnose der Pankreastumoren ist in einem besonderen Abschnitt eingegangen.

Verlauf und Prognose. Albu unterscheidet folgende Arten des klinischen Verlaufs des Pankreaskrebses, wobei jedoch zu berücksichtigen ist, daß Übergänge der einzelnen Gruppen vorkommen:

1. Fälle, welche bis zum Tode ganz latent bestehen, insofern der Tumor erst bei der Sektion gefunden wird. Das trifft insbesondere auf viele metastasische Neubildungen der Bauchspeicheldrüse zu.

2. Fälle, welche unter den Allgemeinerscheinungen schwerer Verdauungsstörungen mit besonders auffälliger, frühzeitiger Beeinträchtigung des Ernährungs- und Kräftezustandes, schnell entstehender Kachexie usw. verlaufen.

3. Fälle, welche mit Erscheinungen des Ausfalles spezifischer Organfunktionen (Fettstühle, Kreatorrhöe bzw. Azotorrhöe, Diabetes bzw. alimentäre Glykosurie u. dgl.) einhergehen.

4. Fälle, welche durch Kompression des Ductus choledochus zu rasch zunehmenden und konstantem, schweren Ikterus und durch oft gleichzeitige Kompression des Ductus cysticus zu einem großen Gallenblasentumor führen.

5. Fälle, welche durch Druck auf den Pylorus oder den Anfangsteil des Duodenums zu Stenosen dieser Organe und ihren Folgen führen."

Durch die Albusche Einteilung ist das Wesentliche über den sehr verschiedenen Verlauf des Pankreaskrebses gesagt. Oft stehen die schon genannten Komplikationen im Vordergrunde des Krankheitsbildes, ferner Metastasen in andere Organe. Über die Lebermetastasen ist schon gesprochen und ausgeführt, daß sie sehr erhebliche Erscheinungen machen können, wenn sie auch oft keinerlei klinische Zeichen darbieten (Bard und Pic).

Perforationen in den Darm mit tödlichen Blutungen (Friedreich, Mariani, Labbé) auch solche in den Magen (Kopp, Mühry) sind wiederholt zur Beobachtung gekommen. Auch Metastasen in die Lunge (Ogli) und das Peritoneum kommen vor. Kompressionserscheinungen am Darm mit Stenose desselben und Ileus sind schon erwähnt.

Je nach dem Sitz und dem Wachstum der Geschwulst ist die Dauer außerordentlich verschieden. Den langsameren Krankheitsverlauf zeigen im allgemeinen die scirrhösen Formen, vorausgesetzt, daß es dabei nicht zu einem Verschluß des Choledochus und dadurch zu cholämischen Erscheinungen kommt. Oberflächlicher Sitz bedingt latente Entwicklung, da Pankreasgänge und Choledochus frei bleiben. Wegen der symptomlosen Entwicklung geben diese Formen eine besonders schlechte chirurgische Prognose, da oft schon Lebermetastasen bestehen, wenn der Tumor die ersten klinischen Erscheinungen macht. Dasselbe gilt für den Krebs des Pankreasschwanzes. Tiefer Sitz bewirkt frühes Ergriffenwerden des Pankreasganges, des Ductus choledochus und Plexus coeliacus und solaris, daher frühzeitiges Auftreten von Pankralgien, Kachexie und Marasmus. Während in manchen Beobachtungen klinische Symptome nur zwei bis drei Monate bestanden (Litten, Dickhoff, Labord) betrug die Krankheitsdauer in anderen bis zu vier Jahren (Calfield, Bowditsch, Malbot). Hierher sind wohl auch die oben erwähnten Fälle zu zählen, denen scheinbar ein Diabetes der Erkrankung längere Zeit voranging. Bei den schweren marantischen Formen, wie sie vor allem bei Krebs des Pankreaskörpers vorkommen, tritt der Tod relativ rasch ein, ebenso bei schlechter Ausnutzung der Nahrung im Darm und bei bestehendem Ikterus. Eine besonders kurze Dauer der Erkrankung zeigt das Material Elössers: „Bei 10 der 13 Fälle datieren die ersten Krankheitserscheinungen 2—9 Monate zurück, im Mittel eine Krankheitsdauer von 5 Monaten, bei den übrigen drei Fällen liegen die ersten Anfänge der Krankheit 1—2 Jahre zurück". Auch nach Robson ist die Dauer der Erkrankung nur nach Monaten zu berechnen (höchstens 6—8), nach Heiberg ist sie noch kürzer. Damit stimmt die von Malus angegebene Krankheitsdauer bei Pankreaskörperkrebs überein, die in der Hälfte der Fälle nur 6—7 Monate betrug. Er glaubt, daß der Verlauf um so rascher ist, je jünger das betroffene Individuum ist.

Richards hat über zwei Fälle von Pankreaskrebs berichtet, die durch Röntgenbestrahlung gebessert und noch nach einem Jahre symptomlos waren.

Das Sarkom des Pankreas.

Von O. Groß.

Wegen seiner außerordentlichen Seltenheit tritt das Sarkom der Bauchspeicheldrüse an Bedeutung ganz erheblich hinter dem Krebs dieses Organes zurück. Die in der Literatur niedergelegten Beobachtungen nehmen nur einen recht geringen Raum ein. Unter einem Material von 11 492 Sektionen fand Remo Segré 132 Pankreastumoren, darunter nur 2 Fälle von Pankreassarkom; in der schon mehrfach beschriebenen Statistik von Boldt über die Literatur der Pankreastumoren befinden sich unter 58 primären Pankreasgeschwülsten nur 3 Pankreassarkome, v. Halasz, der das Material des 1. pathologisch-anatomischen Institutes zu Budapest aus den Jahren 1896—1904 bearbeitete, konnte unter 7850 Sektionen nur 19 primäre Neubildungen der Bauchspeicheldrüse, darunter ein einziges Sarkom, registrieren. Im ganzen habe ich 31 Fälle aus der Literatur sammeln können. Sichtet man das vorliegende Material und trennt es in primäre und sekundäre Sarkome, so wird die Zahl der ersteren verschwindend klein. Oft läßt sich die primäre Entstehung in der Bauchspeicheldrüse gar nicht feststellen. Senn unterscheidet zwei Haupttypen von Sarkomerkrankungen der Bauchspeicheldrüse:

1. Das ganze Organ wird befallen, ohne daß es trotz der erheblichen Ausdehnung zu Metastasen kommt (Aldor).

2. Nur ein kleiner Teil des Pankreas ist erkrankt, aber trotzdem greift die Neubildung auf die Umgebung über und macht Metastasen in entfernten Organen.

Der zweite Typ ist nach den vorliegenden Literaturberichten der weitaus häufigere, indem das Sarkom des Pankreas noch maligner verläuft als das Carcinom und noch viel erheblichere Metastasen bewirkt. Sie werden, worauf wir weiter unten zu sprechen kommen, bei fast keinem Fall vermißt.

Der histologische Befund des Pankreassarkoms wird verschieden angegeben Es gibt sowohl Spindelzellensarkome (Ehrlich, Mannilow, Schüler, Ssobolew, Witzel) als auch Rundzellensarkome (Litten, Piccoli, Schirokokroff), und aus polymorphen Zellen (v. Halasz) bestehende Sarkome. Der Ausgangspunkt ist verschieden und danach auch der histologische Bau. Ein Angioma myxomaticum oder Cylindrom wurde von Baudach beschrieben. In Ehrlichs Fall handelt es sich um ein von den Endothelien der Blutgefäße ausgehendes Endotheliom, in dem Falle Krönleins fand sich ein primäres Angiosarkom, das nach Ribberts Untersuchungen von Nebennierenkeimen, die ins Pankreas hineingewuchert waren, seinen Ausgang genommen hatte. Einen ähnlichen Fall hat Ravenna beschrieben. Meistens läßt sich die Abstammung nicht mehr feststellen. Auch Kombination mit Carcinom ist beschrieben (Michelsohn), ebenso Melanosarkom (Chiari); andere Fälle zeigen den Bau des Lymphosarkoms (Bonnamy, Malherbe, Routier). Bei den letzteren scheint es sich meistens um metastasische Pankreastumoren zu handeln.

Was uns bei den mikroskopischen Befunden auch hier wieder auffällt, ist die außerordentliche Resistenz der Langerhansschen Zellen, wie sie in fast allen Fällen, wenn darauf geachtet wurde, gefunden werden konnte, und die hier auch das Fehlen des Diabetes, wie es fast stets beobachtet wurde, erklärt (v. Halász, Schirokokoroff, Shigemura, Ssobolew).

So beschreibt Schirokokoroff die Histologie seines Falles folgendermaßen:

„Obgleich das Parenchym des Organs überall aus dem gleichen Gewebe bestand, so wurden nur einzelne Stückchen aus Kopf, Körper und Schwanz derselben untersucht. Man erhielt überall dasselbe Bild, weil das Gewebe überall fast ausschließlich aus Neubildung bestand. Die Zellen erschienen als kleine Gebilde mit runden, sich intensiv färbenden Kernen, mit 1 oder 2 deutlich sichtbaren Kernkörperchen. Das Protoplasma ist kaum sichtbar, nur bei starker Vergrößerung sieht man, daß der Kern von einem schmalen Ring umgeben ist. In den Präparaten, welche nach der Methode der Auspinselung bearbeitet worden sind, kann man kein Stroma nachweisen. An einigen Stellen, wo sich noch Drüsenelemente erhalten haben, sieht man, daß die Infiltration von Geschwulstzellen im Bindegewebe der Drüse beginnt, wo sie, sich stark vermehrend, die Drüsenelemente immer mehr und mehr verdrängen, von welchen dann schließlich keine Spur mehr übrig bleibt.

In der Menge der gleichartigen Geschwulstzellen begegnet man den Langerhansschen Inseln stellenweise in recht großer Zahl; sie heben sich durch ihre blasse Färbung deutlich vom Grunde der sich intensiv färbenden Geschwulstzellen ab. An einigen Stellen dringen die Geschwulstzellen durch das Stroma in die Inseln ein; die Mehrzahl der Inseln jedoch enthält keine Zelleninfiltration. Die unmittelbar neben den Inseln liegenden Zellen sind zusammengedrängt, stellenweise ist die die Inseln umgebende strukturlose Membran deutlich sichtbar, in welcher man gestreckte, den Endothelien ähnliche Zellen findet."

Eine besondere Erwähnung bedarf noch der Zusammenhang zwischen Pankreassarkom und Pankreascyste. So hat Schüler über einen Fall von „Sarcoma haemorrhagicum" berichtet, bei dem zu Lebzeiten ein großer fluktuierender Tumor unterhalb der linken Rippenbogen bestanden hatte, dessen Inhalt bei der Probepunktion eine braunrote Farbe zeigte. Die Sektion ergab eine große, vom Pankreas ausgehende Cyste, die mit Blut angefüllt war, ebenso wie einen in einem Rest des Kopfes befindlichen Tumor, der auch ein Blutkoagulum enthielt. Die histologische Untersuchung ergab ein Spindelzellensarkom, das in seinem Inneren erweicht war und durch Arrosion von Gefäßen zu Blutungen geführt hatte.

Ähnliche Fälle hat Ehrlich beschrieben, doch glaubt er, daß es sich bei seinen beiden Beobachtungen nicht um eine durch einen Zerfall des Tumors entstandene Cyste gehandelt hat, sondern daß die Wandung einer Cyste sarkomatös entartet ist. Als Grund für seine Annahme nennt er den gleichmäßigen Bau und die ganze Lage der Höhle, ferner den Umstand, daß sich in dem einen

Fall um die ganze Geschwulst ein Mantel von Pankreasgewebe fand, in dem zweiten Fall das ganze Pankreas gleichmäßig vernichtet war. Wie weit die von Ehrlich genannten Gründe wirklich stichhaltig sind, mag dahingestellt bleiben. Eine Erweichungshöhle dürfte jedenfalls das Näherliegende sein.

Wie bei Pankreascarcinomen scheint auch bei Sarkom der Prädilektionssitz der Kopf zu sein, soweit man dies aus den spärlichen Angaben feststellen kann. Bei dem rapiden Wachstum der Sarkome ist gewöhnlich schon das ganze Organ betroffen, wenn der Tod eintritt. Unter 21 Fällen in der Literatur waren nach Kakels nur 3 im Schwanz lokalisiert.

Das Sarkom kommt in jedem Lebensalter vor. L'Huillier beschreibt bei einem neugeborenen Mädchen ein kongenitales Lymphosarkom, die Patienten Littens und Malcolns waren 4 Jahre alt, aber eine größere Anzahl der Beobachtungen betrifft auch Menschen im Greisenalter (Italia, Lépine und Cornil, Blind, Michelsohn u. a.).

Der Verlauf der Erkrankung ist durch seine Schnelligkeit und das rapide Wachstum des Tumors ausgezeichnet. Die Dauer der Erkrankung beträgt mitunter nur wenige Wochen vom Beginn der ersten Erscheinungen, selten bis zu einem Jahr. So hatte die Geschwulst im Falle Littens innerhalb von 14 Tagen eine so exorbitante Größe erreicht, daß der vierjährige Patient trotz kolossaler Abmagerung 8—10 Pfund an Körpergewicht zugenommen hatte. Gewöhnlich tritt der Tumor im Epigastrium als große Geschwulst für die palpierende Hand zutage. Fast in allen Fällen sind Metastasen beobachtet, vor allem in die Knochen (Schädel), Darmwandung, Lungen, Leber, Herzmuskel. Sie können sich in allen Organen finden.

Was die **klinischen Erscheinungen** betrifft, so unterscheiden sie sich in keiner Weise von denen des Pankreaskrebses, was ja durch den gleichartigen Sitz der Geschwulst bedingt ist. Schmerzen stehen oft im Vordergrund der Erscheinungen, Ikterus scheint vielleicht seltener zu sein, als beim Carcinom. Verminderte Ausnutzung der Nahrung (Fettstühle) kommt ebenso vor (Italia), wie bei dem Carcinom, Glykosurie scheint sehr selten zu sein (Peter und Yong).

Gutartige Geschwülste des Pankreas.

Von O. Groß.

Eine eigentümliche Geschwulstbildung hat Koch beobachtet und beschrieben. Es handelt sich dabei um ein Lymphangiom des Pankreas, wie es sich in der Literatur sonst nirgends findet. Der cystische, mit Lymphe angefüllte Tumor, der mit lymphendothelähnlichen Zellen ausgekleidet war, war nach Koch eine echte Neubildung, die sich wahrscheinlich auf dem Boden einer kongenitalen Anomalie des Lymphgefäßapparates im Pankreas entwickelt hatte. Sie zeigt insofern die Charakteristica einer malignen Neubildung, als sie nirgends scharf abgegrenzt war, und diffus den größten Teil der Drüse durchwachsen hatte.

Fibrome (Körte) und **Fibroadenome** (Biondi), also durchaus gutartige Bildungen, sind in einzelnen Beobachtungen beschrieben. In beiden genannten Fällen führten die klinischen Erscheinungen zur Exstirpation des Tumors und dadurch zur Heilung.

Adenome der Langerhansschen Inseln kommen in der Literatur wiederholt vor (Nicols, Rollet, Ssobolew, Cecil, Weichselbaum, Morse). In fast allen beobachteten Fällen bestand Glykosurie. Diese Adenome sind als gutartige und nach Le Comtes Ansicht das Leben nicht verkürzende Erkrankungen zu betrachten. In dem von Heiberg beobachteten Falle handelte

es sich um einen bei einer 64jährigen an Coma diabeticum verstorbenen Frau
gefundenen, bindegewebig abgekapselten Tumor von einer Größe von 6 : 5 : 2
bis 3 cm. Er hatte ganz den Bau der Langerhansschen Inseln, stellte also
gewissermaßen eine „Rieseninsel" dar. Da, wie erwähnt, in fast allen Fällen
Diabetes bestand, so kommt diesen Geschwülsten wohl doch eine klinische
Bedeutung zu und sie sind nicht so harmlos, wie Le Comte es annimmt.

Auch gutartige Adenome des Pankreas, die von aberrierten Pankreaskeimen bzw. Nebendrüsen ausgehen, finden sich in der Literatur. So beschreibt
Beust einen Tumor mit wenig cystisch erweiterten Alveolen, der dadurch besonders interessant ist, daß er seinen Ausgang von einem Nebenpankreas genommen hatte. Dieses war in die Wand des absteigenden Duodenalastes eingelagert. Diesen an sich gutartigen Adenomen soll als Vorstufe der Carcinome
eine Bedeutung zukommen, während sich Kystome aus ihnen nicht entwickeln
sollen. Vielleicht sind die Fälle von Roman und von Wyß auch zu den gutartigen Pankreasadenomen zu zählen. Bei zwei von Prosorowsky beschriebenen
Fällen von Adenomen des Pankreas handelte es sich in dem einem um ein Adenocarcinom, im zweiten Fall um ein Kystadenom.

Aberrierte Pankreaskeime spielen bei der Entstehung gutartiger Tumoren
des Magendarmkanals wohl eine größere Rolle, als im allgemeinen angenommen
wird. Es liegen in der Literatur zahlreiche Beobachtungen hierüber vor. Carbone sieht den Ursprung zweier von ihm beobachteten Duodenaladenome im
versprengten Pankreasläppchen, eine ähnliche Beobachtung stammt von
Lubarsch, bei dessen Fall ein aberriertes Pankreas proliferiert und zu einer
Wucherung der Muskulatur geführt hatte. Ein ähnliches Adenomyom hat
Weishaupt bei einem neugeborenen Kinde beschrieben. Andere hierher ge-
hörende Beobachtungen stammen von v. Heinrich, Trappe, Cohen, Thorel.
Mitunter stehen solche heterotopen Pankreasinseln des Dünndarms in Verbindung
mit Meckelschen Divertikeln, entweder in der Spitze oder im Mesenterium
der Ausbuchtung (Zenker, Kaufmann, Meyer, Linsmayer, Schirmer,
Albrecht). Von hier aus können sich natürlich ebenfalls Geschwülste entwickeln.

Klinisch sind die aberrierten Pankreaskeime, abgesehen von der erwähnten
Möglichkeit einer carcinomatösen Entartung, wichtig durch Krankheitserscheinungen, die sie infolge ihres motorischen Reizes auf die Schleimhaut machen
können. So beschreibt Griep einen Tumor bei einer 52jährigen Frau unter dem
rechten Musculus rectus. Die Kranke litt an heftigen Schmerzanfällen, die durch
den motorischen Reiz der Geschwulst auf die Muskularis zu erklären waren.
Bei der Operation ergab sich ein Tumor an der großen Kurvatur, der aus Pankreasgewebe bestand und auch Langerhanssche Inseln und Ausführungsgänge enthielt.

Die Behandlung der Pankreasgeschwülste.

Von N. Guleke.

Eine rationelle Behandlung der soliden Geschwülste des Pankreas kann nur
in der operativen Entfernung derselben bestehen.

Bei gut abgegrenzten, gutartigen Geschwülsten ist die Ausschälung derselben aus dem Pankreas vorzunehmen. Sind dieselben aus dem Pankreas
hervorgewachsen und lassen sie sich stielen, so ist ihre Entfernung natürlich
leichter, als bei Sitz derselben innerhalb der Drüsensubstanz, besonders im
Bereich des Pankreaskopfes, der von zahlreichen großen Gefäßen umgeben ist
und die Hauptausführungsgänge des Pankreas enthält, die, wenn irgend möglich,

unverletzt bleiben müssen. Die mitunter recht unangenehme Blutung aus dem Tumorbett ist exakt zu stillen und auch bei anscheinend guter Abkapselung der Geschwulst ist das Geschwulstbett sorgfältig zu vernähen. Auf die Nahtstelle des Pankreas ist ein Tampon und daneben ein Drain einzuführen, um etwa in reichlicherer Menge sich ansammelndes Sekret nach außen abzuleiten. Wenn auch bei dem gleich zu erwähnenden Fall von Heymann trotz primärer Naht der Wunde ohne Tamponade ein glatter Heilungsverlauf erzielt wurde, so ist das doch nach unseren bisherigen Erfahrungen als Ausnahme anzusehen, und Heymann selbst gibt zu, daß es richtiger gewesen wäre zu tamponieren. Wir wissen zwar von den Pankreaswundflächen, die nach Ablösung penetrierender Magenulcera im Pankreas zurückbleiben, daß sie nach exakter Peritonealisierung ohne Tampon glatt ausheilen. Es handelt sich dabei aber um granulierende ältere Wundflächen, in deren Umgebung das Drüsengewebe chronisch entzündlich induriert ist. Bei der Exstirpation von Tumoren muß man dagegen nicht selten scharf durch unverändertes Pankreasgewebe vordringen, auch kleinere und größere Ausführungsgänge eröffnen, so daß die Beherrschung eines späteren Sekretausflusses auch bei sorgfältiger Übernähung zu unsicher ist, als daß man auf die Tamponade regelmäßig verzichten könnte. Bei Sitz eines ungestielten Tumors im Pankreasschwanz ist die Resektion dieses ganzen Drüsenabschnittes in der Regel der Ausschälung der Geschwulst vorzuziehen.

Die Zahl der mit Erfolg operierten gutartigen Pankreastumoren in der Literatur ist eine sehr geringe (5). Bei der Seltenheit ihres Vorkommens seien in folgendem die mir bekannten Fälle kurz referiert:

Der Fall von Sendler, der offenbar ein tuberkulöses Lymphom aus dem Pankreas exstirpierte, gehört nicht eigentlich hierher.

Biondi [1]) exstirpierte (1896) ein gestieltes Fibroadenom des Pankreaskopfes, das mit seit Jahren bestehender Appetitlosigkeit, Übelkeit, Erbrechen, leichtem Ikterus und Schmerzen im Epigastrium einherging. Der oberhalb des Nabels etwas links von der Mittellinie palpable Tumor war etwa hühnereigroß, hart, glatt und wenig beweglich. Der Magen überdeckte ihn zum Teile, von der Leber und der Milz ließ er sich abgrenzen. Im Urin fanden sich Spuren von Zucker, im Stuhl reichlich Fett und auch Muskelfasern. Die Operation zeigte, daß der Tumor die unteren $2/_3$ des Pankreaskopfes einnahm und vorn nur von einer dünnen Schicht Drüsengewebes überdeckt war. Die Exstirpation war schwierig und blutig, die Wunde sezernierte etwa 4 Wochen lang, dann trat Heilung ein. Nach 2 Jahren bestand völliges Wohlbefinden. Gewichtszunahme 24 Pfd.

Körte exstirpierte (1909) ein Fibrom des Pankreas. Eine 51jährige Frau bemerkte seit $3/_4$ Jahren einen Tumor in der Magengrube, der ständig wuchs und Druckbeschwerden verursachte. Im Epigastrium fand sich bei der fettleibigen Frau ein über kindskopfgroßer Tumor, der vom Proc. xiphoideus bis in die Nähe des Nabels reichte, und glatt, hart, nicht druckempfindlich, seitlich stark verschieblich war, nicht fluktuierte. Die Geschwulst war gegen den Leberrand abgrenzbar, der Magen lag unterhalb des Tumors, das übrige Abdomen war frei. Urin: o. B. Diagnose: Vom Pankreas ausgehender Tumor.

Operation: Prall elastischer kindskopfgroßer Tumor über der kleinen Kurvatur, vom Omentum minus bedeckt, sehr gefäßreicher Stiel. Durchtrennung des Stieles mittels partienweiser Abbindung und Ausschälung des Tumors aus dem Pankreas. Der Pankreasdefekt wurde durch dichte Nähte geschlossen, das kleine Netz darüber vernäht. Bauchschluß durch Etagennaht. Am 6. Tage mußte die Wunde wegen Retention zum Teil wieder geöffnet werden. Darauf Ausbildung einer Pankreassekretfistel, die bis 450 ccm klarer geruchloser Flüssigkeit täglich entleerte. (Das Sekret war alkalisch, spezifisches Gewicht 1010, stark saccharifizierende Eigenschaft, Eiweißspaltung nicht deutlich, Fettspaltung fehlte.) Nach 6 Wochen Heilung der Fistel ohne wirksame Beeinflussung durch die Wohlgemuthsche Diät.

Körte betont auf Grund dieser Erfahrung, daß die völlige Naht ein Fehler war, und daß auch bei exaktester Naht das Pankreas tamponiert resp. drainiert werden müsse.

---

[1]) Zitiert nach Körte. Die Originalarbeit (Rif. med. 1896) ist auch in der Berliner Staatsbibliothek nicht zu haben. Das Referat im Zentralbl. f. Chirurg. lautet insofern anders, als da von einem gestielten Fibroadenom und dessen „extraperitonealer Stielbehandlung" die Rede ist.

Ein dritter von Wunderli operierter Fall ist von v. Beust (1915) veröffentlicht. Ein 59jähriges Fräulein bemerkte zufällig seit einigen Wochen tief im Oberbauch einen Knoten, der nur hier und da unangenehme Empfindungen im Oberbauch hervorrief. Es fand sich eine faustgroße kugelige, etwas höckrige, zwischen Nabel und Proc. xiphoideus gelegene gut verschiebliche Geschwulst; keinerlei Magen- und Darmstörungen, Urinbefund normal. Wegen der großen Beweglichkeit wurde ein Pankreastumor ausgeschlossen, die Diagnose über die Herkunft des Tumors blieb unklar.

Bei der Operation erwies sich der Tumor als aus dem Pankreaskopf hervorgegangen und stark aus demselben prominierend. Er war mit der Pars verticalis duodeni innig verwachsen, von bläulichweißer Farbe und eher von weicher Konsistenz, ähnlich einer Kolloidstruma. Das Pankreas erwies sich als abnorm beweglich. Die Auslösung des Tumors war wegen zahlreicher eintretender Venen und wegen sehr fester Verwachsungen mit der Duodenalwand schwierig. Das Duodenum riß bei der Ablösung ein und mußte genäht werden. Tamponade des Wundbettes im Pankreas. Bis auf eine anfänglich bestehende Pankreas- und Duodenalfistel, die sich nach einigen Wochen schloß, glatter Verlauf. Nach 10 Wochen geheilt entlassen. Mikroskopisch erwies sich der Tumor als ein cystisches, aus vielen kleinen Hohlräumen bestehendes Adenom.

H. Lorenz stellte in der Wiener Medizinischen Gesellschaft am 24. 6. 21 einen Fall vor, bei dem ein kleines cystisches Adenom des Pankreaskopfes von blumenkohlartiger höckriger Beschaffenheit, glasig durchscheinend, mit Erfolg exstirpiert worden war. Den caudalen Teil des durchtrennten Pankreasganges nähte Lorenz in den Magen ein.

Ferner hat Heymann ein Cystadenom aus dem Pankreaskopf mit Erfolg entfernen können. Eine 41jährige Frau, die seit 4 Monaten dauernd und unabhängig von den Mahlzeiten über oft geradezu unerträgliche Schmerzen im Oberbauch, Übelkeit, Erbrechen und Appetitlosigkeit klagte, wies etwas oberhalb des Nabels am rechten Rectusrand einen eigroßen, festen, nicht druckempfindlichen Tumor auf, der passiv mäßig gut beweglich war, und bei Magenaufblähung verschwand. Das Röntgenbild zeigte einen ständigen Füllungsdefekt im antralen Teil des Magens mit zackigen Ausläufern. Der Bulbus duodeni war ständig gefüllt, die Pars sup. duodeni gezähnelt (Kompression von außen her).

Unter der Diagnose eines Pyloruscarcinoms wurde am 20. 7. 20 die Operation vorgenommen. Es fand sich ein 4 cm im Durchmesser haltender harter Tumor im Pankreaskopf, der die Pars descendens des Duodenums nach vorn vorgedrängt hatte, so daß sie „wie eine Tänie über den Längsmeridian des Pankreaskopfes hinwegzog“. Incisionen des Peritoneums lateral vom Duodenum und Abschieben des letzteren nach der Mittellinie hin. Ablösung der kugeligen Pankreaspartie von hinten her, bis sie nur noch mittels einer schmalen Gewebsbrücke mit dem übrigen Pankreas zusammenhing. Freilegung des Choledochus bis an seine Einmündung in das Pankreas. Spaltung der dünnen, den Tumor noch bedeckenden Drüsenschicht von außen unten her, und Auslösung der Geschwulst. Die Blutung ist dabei sehr beträchtlich und kann erst nach Kompression des Stiels versorgt werden. Fortlaufende Catgutnaht des Wundbettes, Peritonealisierung, Schluß der Bauchhöhle ohne Drainage. Glatter Verlauf und Heilung.

Über die Exstirpation eines Cystadenoms des Pankreaskopfes berichtet auch Cohn (Tietze).

Die von der Pat. selbst entdeckte Geschwulst im Oberbauch war höckrig, faustgroß, ohne Zusammenhang mit der Leber, anscheinend an der Hinterwand des Bauches fixiert. Die Röntgendurchleuchtung zeigte einen Füllungsdefekt im rechten Drittel des Querkolons. Es wurde zunächst ein ins Mesocolon durchgebrochener Dickdarmtumor, nach Darmaufblähung aber wegen der straffen Fixation des Tumors an die hintere Bauchwand ein Mesenterialtumor angenommen.

Die Operation ergab einen höckrigen, zum Teil cystischen Tumor im Pankreaskopf. Seine Enukleation gelang ohne Verletzung des Ductus Wirsungianus. Vernähung der Wundhöhle im Pankreas. Deckung der Naht durch ein Netzstück.

Beim 1. Verbandwechsel floß $^1/_4$ l alkalische Flüssigkeit durch die Wunde ab. Brechreiz, Schmerzen in der Magengegend und im Rücken. Dann Besserung und Heilung.

Der Tumor erwies sich mikroskopisch als Cystadenom.

Gegenüber der klaren Indikationsstellung bei gutartigen, gut abgegrenzten Tumoren des Pankreas, bei denen die Operation das selbstverständliche Verfahren ist, liegen die Dinge bei den bösartigen Pankreasgeschwülsten, die unvergleichlich viel häufiger zur Operation kommen, leider viel schwieriger. Bei den meisten Fällen dieser Art handelt es sich um schon so weit vorgeschrittene Carcinome, daß eine radikale Entfernung derselben von vornherein als aussichtslos anzusehen ist, sehr häufig finden sich schon Lebermetastasen. Diese waren nach den Untersuchungen von Heiberg an 35 Fällen von Pankreascarcinom fast

bei allen Fällen vorhanden, wenn auch durch die Bauchdecken hindurch oft
nicht tastbar. Der meist seit Wochen oder Monaten bestehende schwere Ikterus
erhöht die Gefahr eines größeren Eingriffes wegen der Entkräftung des Körpers
und der großen Neigung zu Blutungen (die in neuerer Zeit durch die von Robson
u. a. empfohlene Verabreichung von Calcium bekämpft wird).

Bei dem Ergriffensein großer Abschnitte des Pankreas und bei dem Übergreifen des Carcinoms auf die benachbarten Organe und auf die Drüsen, ist ein
radikaler Eingriff zwecklos, und können nur Palliativoperationen in Frage
kommen, die eine Entlastung oder Umgehung des komprimierten Choledochus
oder, seltener, des komprimierten Duodenums herbeiführen sollen: bei Duodenalstenose ist die Gastroenterostomie das gegebene Verfahren, während die Jejuno-
stomie, die als ein im ganzen wenig wünschenswerter letzter Notbehelf anzusehen ist, wohl nur ausnahmsweise indiziert ist. Für die Ableitung der Galle
kommt die Cholecystostomie oder die Cholecystenterostomie in Betracht. Die
Cholecystostomie ist beim Carcinom des Pankreas deshalb nicht zu empfehlen,
weil bei dem dauernden Bestehenbleiben der Kompression des Choledochus
die Gallenblasenfistel auch dauernd offen bleiben muß, und der dadurch bedingte
Säfteverlust die ohnehin schwer geschädigten Kranken schnell weiter herunter
bringt, so daß sie den Eingriff im allgemeinen höchstens wenige Wochen überleben. Die Cholecystenterostomie birgt zwar die Gefahr in sich, daß von der
Anastomosenstelle aus eine aufsteigende Infektion der Gallenwege eintreten
kann, doch lehrt die klinische Erfahrung, daß einer ganzen Anzahl von Kranken
auf diese Weise für längere Zeit Erleichterung geschaffen und sogar eine erhebliche
Besserung ihres Befindens herbeigeführt werden kann; nach Körte, Villar,
Riedel, Kehr u. a. überleben sie diesen Eingriff im Durchschnitt 6—8 Monate.
Ob dabei die Anastomose der Gallenblase mit dem Magen, dem unteren Duodenal-
abschnitt oder einer Jejunumschlinge ausgeführt wird, hängt im Einzelfalle
ganz von der Lage der Dinge ab. Bei Benutzung einer Jejunumschlinge zur
Cholecystenterostomie ist es zur Herabsetzung der Gefahr einer aufsteigenden
Infektion ratsam, am Fuße der Schlinge eine breite seitliche Anastomose an-
zulegen, oder die Verbindung mit der Gallenblase Y-förmig nach Roux auszuführen.

Die Anschauung von Robson, daß Palliativoperationen bei Sitz des Carcinoms im Pankreaskopf aussichtslos seien, und daß die erzielte Besserung nicht
allzu hoch einzuschätzen sei („solche Operationen sind daher nur zu rechtfertigen,
wenn man sie in der Hoffnung unternimmt, daß die Krankheit sich als eine nicht
maligne erweisen werde" — Heiberg), kann nicht als richtig anerkannt werden.
Kehr hat unter 71 Patienten mit Pankreascarcinom, bei denen er die Palliativ-
operation ausführte, 10 Patienten noch 2 Jahre nach der Operation lebend erhalten. Ich selbst verfüge z. B. über einen Fall von Pankreascarcinom, der trotz
langsamer Zunahme des Tumors, schwerer Sekretionsstörungen und schließlichen
tödlichen Ausganges an Metastasen und Kachexie die Cholecystenterostomie
länger als $2^1/_2$ Jahre überlebte.

Es ist aber unumwunden zuzugeben, daß die Erfolge mit der Palliativ-
operation nur recht bescheidene sind, und es ist wohl verständlich, daß der
Chirurg unter diesen Umständen in Fällen, bei denen das Carcinom im Pankreas
noch nicht weit ausgedehnt ist und Metastasen nicht vorhanden sind, danach
strebt, wie an anderer Stelle des Körpers, so auch am Pankreas das Carcinom
radikal zu entfernen.

Bei Sitz des Tumors im Pankreaskörper oder im Pankreasschwanz sind die
technischen Schwierigkeiten mitunter keine sehr erheblichen. So konnte unter
Mitfortnahme des Pankreasschwanzes oder unter Querresektion aus dem Pankreaskörper und Wiedervereinigung der Pankreasstümpfe durch Naht ein

umschriebenes Carcinom der Bauchspeicheldrüse mehrmals mit Erfolg exstirpiert werden.

Kleinschmidt berichtete 1921 über einen von Enderlen operierten Fall von Adenocarcinom des Pankreasschwanzes. Der Tumor konnte erst nach Anwendung des Pneumoperitoneums klinisch diagnostiziert und nach Ablassen der Luft auch palpiert werden. Die Operation ergab einen dem 1. und 2. Lendenwirbel fest aufsitzenden in den Pankreaskörper ohne scharfe Grenzen übergehenden Tumor des Pankreasschwanzes. Metastasen waren nicht vorhanden, kein Ascites. Auslösung des Tumors, wobei die Ligatur der Arteria lienalis und infolgedessen die Milzexstirpation erforderlich wird. Peritonealisierung der Pankreaswundfläche, keine Drainage. Glatter Heilungsverlauf. Nach 3 Wochen Röntgenbestrahlung. Zunächst Besserung, auch zu Hause fühlte sich Pat. noch wohl, ging dann aber ziemlich plötzlich zugrunde.

Ehrhardt resezierte (1908) bei einer 32jährigen Frau wegen eines Carcinoms des Pylorus und eines davon getrennten Carcinoms des Pankreaskörpers das Pyloruscarcinom und den größten Teil vom Kopf und Körper des Pankreas unter Durchtrennung des Ductus Wirsungianus. Die beiden Enden des Pankreas werden durch Naht zusammengebracht, Tamponade. Zunächst entstand eine Pankreasfistel; nach 2 Wochen stieß sich ein Stück nekrotischen Pankreasgewebes ab, danach Heilung der Fistel. Nach 5 Monaten ging die Pat. aber an einem Rezidiv zugrunde. Die Querresektion des Pankreaskörpers unter Vereinigung von Kopf und Schwanz durch Naht wurde ebenfalls mit Erfolg bei einem beginnenden Cystadenom von Finney (1909) ausgeführt. Heilung nach 3 Monaten.

Über die Exstirpation eines cystischen Pankreascarcinoms durch Körte vgl. das Kapitel über Pankreascysten.

Viel schwieriger liegen die Verhältnisse, wenn ein Carcinom im Pankreaskopf seinen Sitz hat. Da die Lebensfähigkeit des Duodenums infolge der bei einem größeren Eingriff am Pankreaskopf wohl meist notwendig werdenden Unterbindung der Arteria gastroduodenalis aufgehoben wird, so muß bei der Resektion des Pankreaskopfes auch das Duodenum gleichzeitig mit entfernt werden. Dadurch wird aber nicht nur die Kontinuität des Magendarmkanals unterbrochen und eine Gastroenterostomie notwendig, sondern es fällt auch die Eintrittsstelle des Choledochus und des Pankreasganges in den Darm fort, und es muß für den regelrechten Abfluß von Galle und Pankreassaft in den Darm durch Anlegung neuer Verbindungen (Anastomosierung des Choledochus oder der Gallenblase mit dem Jejunum, Einpflanzung des Pankreasstumpfes oder nur des Ductus Wirsungianus in den unteren Duodenalstumpf) Sorge getragen werden. Eine weitere Schwierigkeit ergibt sich noch daraus, daß bei sehr ausgiebigen oder totalen Exstirpationen des Pankreas auch die Pankreasfunktion in Fortfall kommt. Wenn auch die Frage, inwieweit der Körper ohne die äußere und innere Pankreassekretion auf die Dauer auskommt, verschieden beantwortet wird, und z. B. erst ganz neuerdings wieder von Gilbride darauf hingewiesen wird, daß der Ausfall des äußeren Pankreassekretes im Tierversuch ohne ernste Schädigungen vertragen wird, so ist doch die Frage nach den Folgen eines völligen Ausfalles der inneren Sekretion des Pankreas zur Zeit noch nicht so weit geklärt, daß man sich ohne schwere Bedenken an die bei fortgeschrittenem Carcinom an sich gewiß einzig wünschenswerte totale Exstirpation des Pankreas wagen kann. Über die Verschiedenartigkeit der diesbezüglichen Anschauungen bei den einzelnen Autoren geben die folgenden Vorschläge für das operative Vorgehen am besten Auskunft. Für ein bestimmtes Urteil ausreichende praktische Erfahrungen besitzen wir zur Zeit noch nicht.

Sauvé und Desjardins unterscheiden eine **partielle** und eine **totale Pankreatektomie** und haben für beide Verfahren, unabhängig voneinander, weitgehend übereinstimmende typische Operationsmethoden ausgearbeitet, durch die der Pankreaskopf mit dem hufeisenförmig ihn umgreifenden Duodenum mobilisiert und das Pankreas von rechts nach links beliebig weit entfernt werden kann. Das Verfahren, wie ich es in meiner früheren Arbeit beschrieben habe, ist folgendes:

„Nach Ligatur der Arteria gastro-duodenalis wird der Pylorus durchtrennt und sein orales Ende vernäht, dann das Duodenum nach Kocher mobilisiert und der Pankreaskopf mit dem Duodenum stumpf von der Unterlage abgelöst, was dank der Lamina Treitzii ohne Gefährdung der Vena cava und der Aorta leicht gelingt (vgl. Abb. 60). In gleicher Weise wird an der Vorderfläche des Pankreas und Duodenums das Ligamentum gastrocolicum mit dem Ansatz des Mesocolon längs der präpankreatischen Fascie stumpf zurückgestreift, bis man

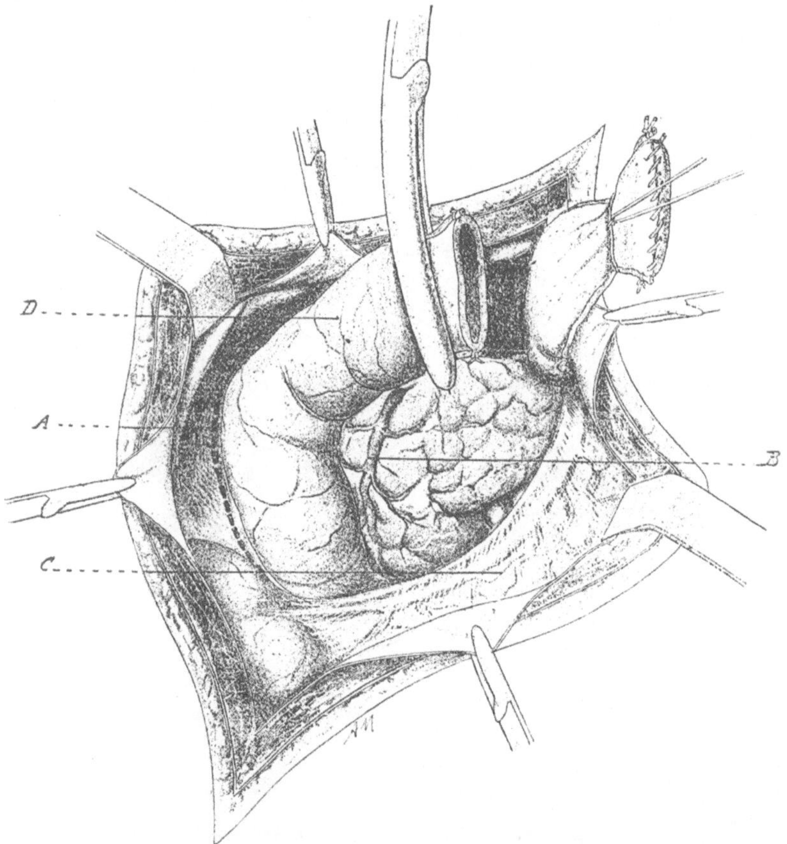

Abb. 60. Technik der Duodeno-Pankreatektomie. 1. Akt
(nach Sauvé: Rev. de chirurg. T. 37).
Durchschneidung des Duodenums (D), Mobilisierung des Duodenums (A).

an die Vasa mesenterica sup. kommt. Diese werden sorgfältig isoliert und rechts von ihnen der untere horizontale Teil des Duodenums durchtrennt und sein distales Ende vernäht (vgl. Abb. 61). Nun kann das ganze „Duodenopankreas" vorgelagert werden. Die weitere Ablösung des Pankreas von den Mesenterialgefäßen und speziell von der Vena portae gelingt ohne Schwierigkeiten, und es kann, wenn man dem Vorgehen von Sauvé und Desjardins folgen will, der Pankreaskopf am Hals quer abgetrennt werden, nachdem der Choledochus durchschnitten und unterbunden ist (vgl. Abb. 62 u. 63). Es folgt nun die Gastroenterostomie, die Cholecystenterostomie oder die Einpflanzung des Choledochus in eine Darm-schlinge, und endlich die Versorgung des Pankreasrestes, der nach Desjardins

und Coffey mit seinem Querschnitt in ein blind endendes Darmstück eingestülpt wird, während Sauvé, der dieses Vorgehen nicht für sicher genug hält, das
Pankreas nach Tuffiers Vorschlag, unter Verzicht auf die äußere Sekretion
desselben, in die Haut einnäht und so eine äußere Pankreasfistel bildet. Damit
der komplizierte Eingriff kein zu schwerer wird, empfiehlt Sauvé die Operation
in der Weise zweizeitig vorzunehmen, daß die Gastroenterostomie voran-
geschickt wird, wobei man sich gleichzeitig über die Ausdehnung und die Lage
des Tumors und über die Widerstandsfähigkeit des Patienten orientieren kann.“

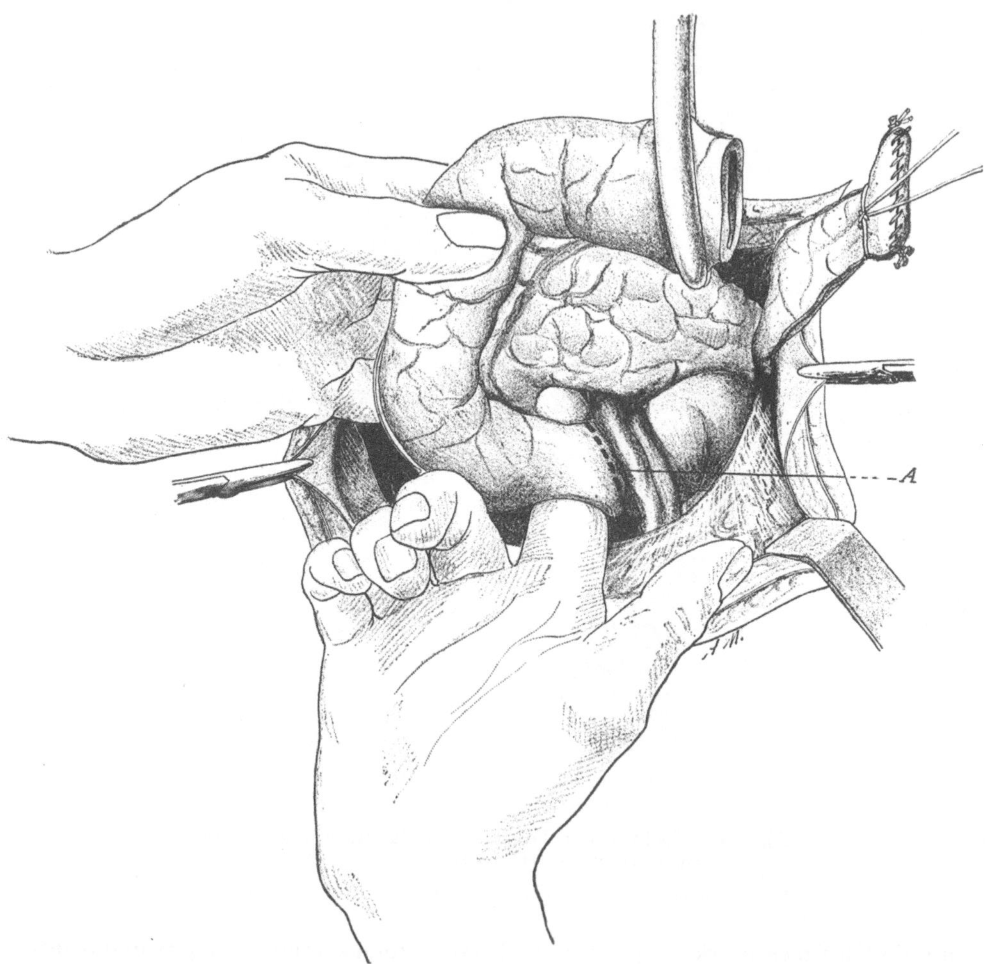

Abb. 61. Technik der Duodeno-Pankreatektomie, 2. Akt (nach Sauvé).
Ablösung des Duodenums bis zu den Vasa mesent. sup. Bei A Durchtrennung des Duodenums.

    Zu einem ganz ähnlichen Vorgehen ist Kausch bei der Behandlung des Carcinoms
der Papilla vateri gekommen. Er verlangt ebenfalls eine Teilung der Operation in zwei
Sitzungen. In der ersten Sitzung soll nach Orientierung über die Lage und Ausdehnung
des Tumors zur Entlastung der Gallenwege die Cholecystenterostomie mit seitlicher Anastomose der zu- und abführenden Schlinge gemacht und der Choledochus unterbunden
werden. (Eine Vereinigung der Gallenblase mit dem Magen oder Duodenum verwirft Kausch.

da dadurch die spätere Operation erschwert wird.) In der zweiten Sitzung soll dann nach Anlegung einer Gastroenterostomie und blindem Pylorusverschluß das Duodenum mit dem angrenzenden Teil des Pankreas reseziert werden. Das untere Duodenallumen, soll dann über den Pankreasquerschnitt, in dem der durchschnittene Ductus Wirsungianus frei mündet, herübergestülpt und womöglich durch mehrere Nahtlinien über dem Pankreas befestigt werden, um einen sicheren Abschluß dieser Wunde zu erzielen. Ist der Duodenalstumpf zu kurz, so kann der zur Cholecystenterostomie führende Darmschenkel dazu benutzt werden.

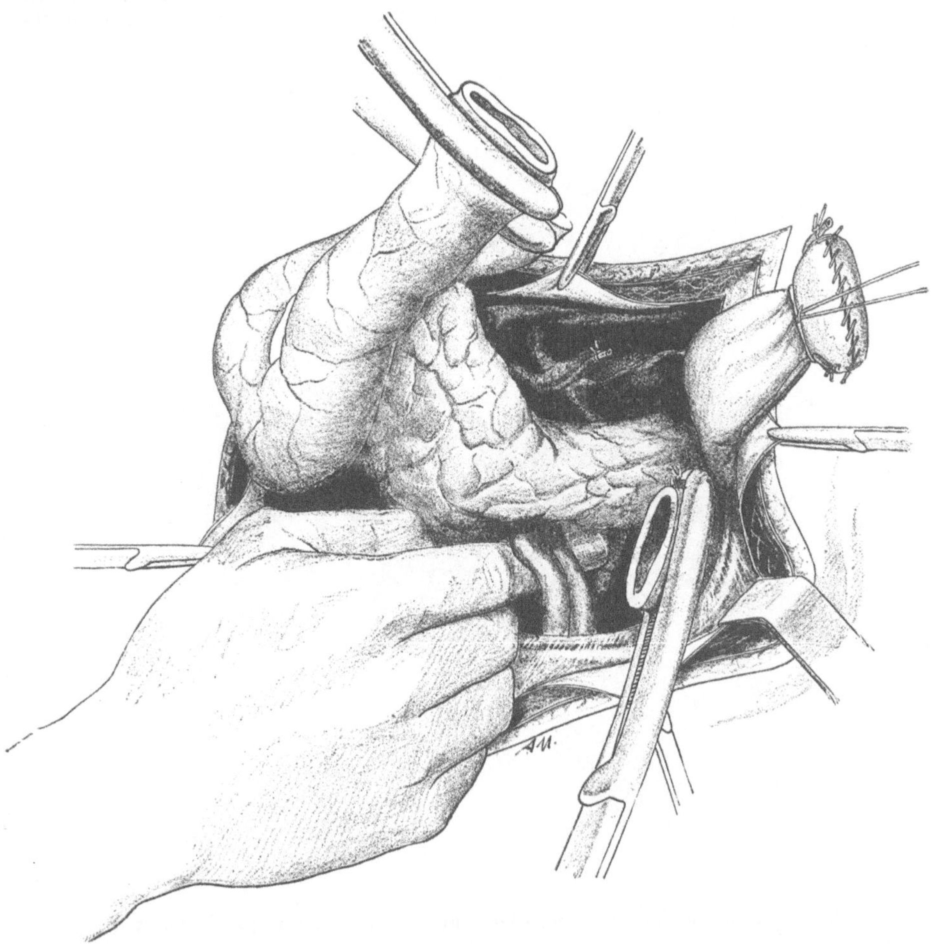

Abb. 62. Technik der Duodeno-Pankreatektomie. 3. Akt (nach Sauvé).
Vorlagerung des durchtrennten Duodenums mit dem P.-Kopf. Abpräparieren der Vasa mesent. sup.

Es ist von Bedeutung, daß Kausch einen Fall von Carcinom der Papilla duodeni in dieser Weise operiert hat, und daß der Patient nach Abheilung der Wunde noch $^3/_4$ Jahre gelebt hat. Er ist dann allerdings an einer schweren aufsteigenden Cholangitis zugrunde gegangen.

Da vorher, soweit ich die Literatur übersehe, nur zweimal, und zwar von Codivilla und Michaux die Entfernung des Duodenums mit dem Pankreaskopf (Duodenopankreatektomie) ausgeführt worden ist und der Fall von Michaux im Chok nach der Operation, der Fall von Codivilla 24 Tage später zugrunde

ging, ist der Fall von Kausch der erste, der den genannten Eingriff längere
Zeit überlebt hat.

Es ergibt sich aus dem Gesagten von selbst, daß die Duodenopankreatektomie
in jeder Form einen schweren, sehr großen Eingriff darstellt, um so mehr, als die
dafür in Betracht kommenden Patienten durch den Ikterus und schwere Ernährungsstörungen in ihrer Widerstandskraft stets hochgradig geschwächt sind.
Dazu kommt, daß das Verfahren auch in technischer Beziehung noch nicht
als vollkommen angesehen werden kann, da die Versorgung des Pankreasstumpfes

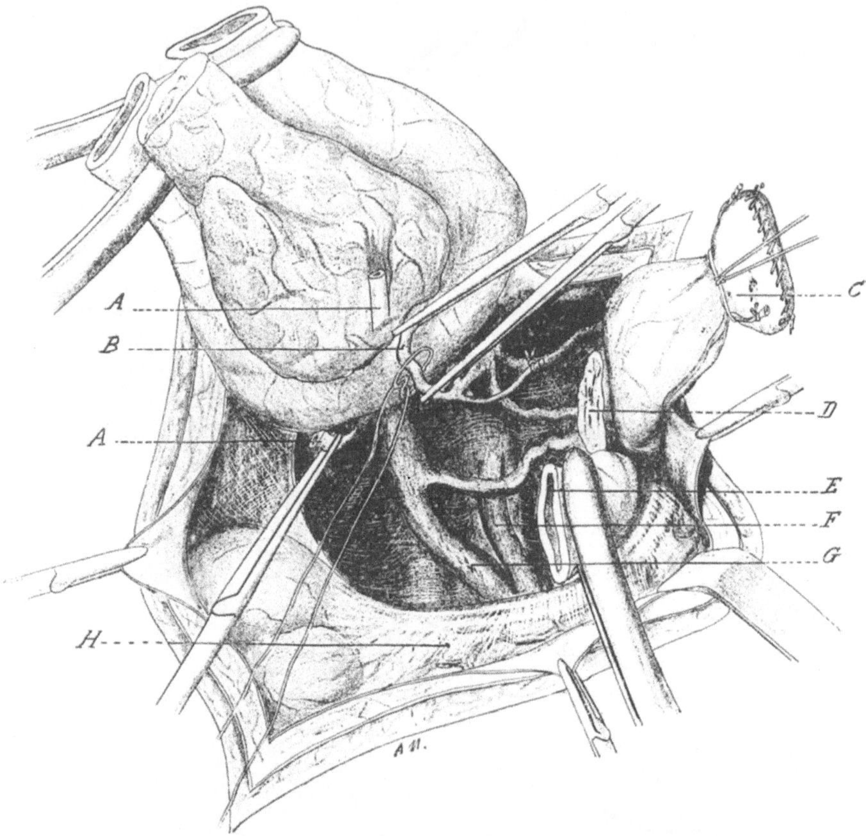

Abb. 63. Technik der Duodeno-Pankreatektomie. 4. Akt (nach Sauvé).
A durchtrennter Choledochus, B Art. gastro-duoden., C orales Ende des Duodenums, D Pankreasstumpf
E peripheres Ende des Duodenums, F und G Vasa mesenterica, H Mesocolon.

nicht genügend gesichert erscheint. Schon Ehrhardt hat auf die Gefahr der
Nekrosenbildung an allen frischen Wundflächen und Nahtstellen des Pankreas
hingewiesen. Ferner haben die zur Prüfung der Einstülpungsmethoden des
Pankreasquerschnittes in den Darm angestellten Tierexperimente zu sehr widersprechenden Ergebnissen geführt. So sah Sauvé auf die Einstülpung des quer-
durchtrennten Pankreas in den Darm tödliche Pankreatitiden folgen, weshalb
der genannte Autor vorschlägt, das Pankreas in die Haut einzunähen und
dauernd nach außen münden zu lassen, -- ein Ausweg, der wegen des dauernden
Verlustes des gesamten Pankreassaftes und wegen des unfehlbar eintretenden
schweren Ekzems der Bauchdecken wohl nur wenig Anhänger finden wird.

Übrigens sprechen sich Marogna und Antoni sowohl, wie auch Sweet und Simons, die an Hunden die gleichen Experimente ausführten, durchaus günstig über ihre Erfahrungen aus, da bei den Versuchstieren der Pankreasgang nach Einstülpung des Pankreasquerschnittes in eine Darmschlinge offen blieb und das Pankreas ohne besondere Veränderungen weiter funktionierte. Der Fall von Kausch ist in dieser Beziehung von besonderer Wichtigkeit, da er den Beweis liefert, daß ein derartiges Vorgehen auch beim Menschen einen vollen Erfolg bringen kann. Bei diesem Fall, bei dem der Pankreasstumpf in den Querschnitt des Duodenums eingestülpt und hier durch mehrreihige Nähte fixiert wurde, erwies sich derselbe bei der Sektion nach $^3/_4$ Jahren (vgl. Abb. 64) als von Schleimhaut des Duodenums ziemlich überkleidet; „nur an einer Stelle

befindet sich eine erbsgroße narbige Krateröffnung, in die eine dicke Sonde in gewundenem, außen von Schwielengewebe komprimierten Gange in den Ductus Wirsungianus führt. Dieser ist gänsefederkielweit, zeigt glatte zarte Wand und als Inhalt eine leicht weißgrau getrübte Flüssigkeit. Das Pankreas selbst zeigt normale Größe, deutliche Läppchenzeichnung ohne Bindegewebswucherung." Mikroskopisch ließ sich nun allerdings eine Pankreatitis interstitialis chronica nachweisen, doch war ein merklicher Untergang von Epithelien noch nicht festzustellen.

So wichtig ein derartiges positives Ergebnis auch ist, so ist doch bei jeder solchen Pankreasduodenalstumpfverbindung mit der Möglich-

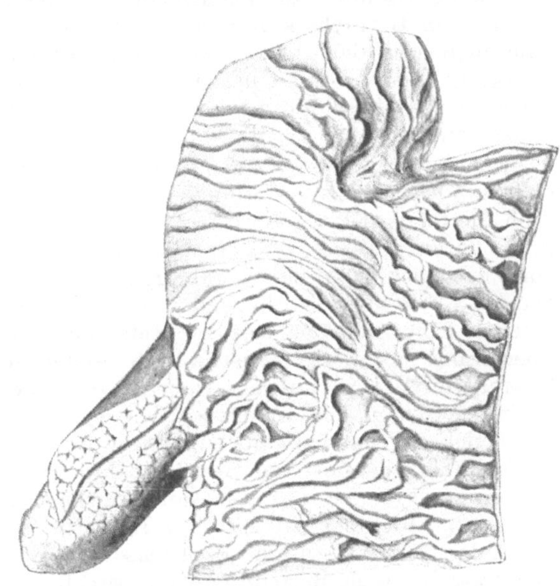

Abb. 64. In den Querschnitt des Duodenums implantierter Pankreasstumpf, $^3/_4$ Jahre nach der Operation. (Fall von Kausch.)

keit einer schweren chronischen Pankreatitis zu rechnen, auch ist die Vereinigung von Pankreasquerschnitt und Duodenallumen bei einiger Spannung nicht so sicher, wie es wünschenswert erscheint. Bei einem von mir in dieser Weise unter mäßiger Spannung anastomosierten Fall wurde die Einstülpungsnaht nach einigen Tagen undicht, es entstand eine Pankreasfistel und der Pat., der schon auf dem Wege der Besserung war, ging nachträglich an einer Arrosionsblutung zugrunde. Ähnliche Erfahrungen werden wohl auch andere Chirurgen gemacht haben. Daher scheint es bei Anwendung der geschilderten Methode sicherer zu sein, falls die Vereinigung von Pankreas und Duodenum nur unter Spannung möglich ist, den Pankreasquerschnitt in eine zu diesem Zweck einseitig ausgeschaltete, blind endigende Dünndarmschlinge nach Desjardins und Coffey, oder nach Kausch in die zur Cholecystenenterostomie führende Darmschlinge, einzupflanzen. Dadurch wird der Eingriff allerdings noch weiter kompliziert.

Daß der Weg für den Abfluß des Pankreassekretes in den Darm auch auf andere Weise wieder hergestellt werden kann, hat u. a. Enderlen 1909 (Dissertation von Rügmer) bei einem Fall von retroduodenaler Papillektomie wegen malignen Adenoms der Papille bewiesen. Bei der Resektion des Tumors wurde das die Papille und den Choledochus umgebende Geschwulstinfiltrat unter Eröffnung des Duodenums, Durchtrennung des Choledochus und des Ductus pancreaticus reseziert. Nach Naht des Duodenums und Einpflanzung des Hepaticus in den Scheitel des Duodenums wurde der Ductus pancreaticus auf $1^1/_2$ cm frei präpariert und in das Duodenum implantiert. Es erfolgte Heilung. Pat. erholte sich anfangs, ging aber 1 Jahr später an ausgedehnten Metastasen in der Leber und den retroperitonealen Lymphdrüsen zugrunde.

Die einfache Implantation der bei Gelegenheit der Excision eines Papillencarcinoms durchtrennten Ductus pancreaticus in das Duodenum ist mehrfach, zuerst von Halsted, mit Erfolg ausgeführt worden.

Für ausgedehntere Resektionen des Pankreaskopfes würde dieses Vorgehen aber nicht in Betracht kommen, da die Wundfläche im Drüsengewebe selbst, in die auch noch der Ductus Santorini einmündet, einer besonderen sicheren Versorgung bedarf. Die Übernähung mit Peritoneum oder Netz würde hier keinen sicheren Abschluß gewährleisten, so daß die Einstülpung in den Darm vorzuziehen wäre.

Die Schwierigkeiten einer sicheren Verbindung zwischen Pankreas und Duodenum fallen vollständig fort, wenn man an die Stelle der partiellen Exstirpation die **totale** setzt. Hierfür ist Körte besonders eingetreten, indem er besonders darauf hinwies, daß eine partielle Resektion des Pankreas wegen Carcinoms bezüglich der Rezidivgefahr genau so unsicher sei, wie etwa beim Mammacarcinom. Die bisher vorliegenden Erfahrungen zeigen in der Tat, daß nach partiellen Eingriffen das Rezidiv stets schon nach einigen Monaten den Tod herbeigeführt hat (s. u.). Es ist ja auch bei der Untersuchung eines carcinomatös schwerer erkrankten Pankreas während der Operation nicht möglich, auch nur mit einiger Genauigkeit anzugeben, wie weit die Grenzen des Kranken, wie weit die des sicher Gesunden reichen. Ich kann daher die diesbezüglichen Zweifel, die Heiberg gegenüber der Stellungnahme Körtes äußert, nicht anerkennen. Viel schwerwiegender ist m. E. der Einwand, daß durch die totale Pankreasexstirpation unfehlbar ein schwerer Diabetes hervorgerufen wird. Die 3 Fälle, von totaler oder fast totaler Pankreasexstirpation, die bis jetzt bekannt sind, haben zwar in dieser Beziehung etwas wirklich Belastendes nicht ergeben, doch dürften sie nicht ganz beweisend sein, da bei ihnen doch noch etwas Pankreasgewebe zurückgeblieben war. Der Fall von Billroth wird wohl mit Recht allgemein bezüglich der Totalität der Exstirpation angezweifelt. Tricomi, der das Pankreas gleichfalls „total" exstirpiert hatte, gibt selbst an, daß bei der Sektion noch ein kleiner carcinomatöser Rest vom Pankreas vorhanden war; der Urin war nach der Operation dauernd zuckerfrei, im Stuhl fand sich kein abnormer Fettgehalt. Bei dem bekanntesten Fall von Franke wird von dem Autor selbst ein Zweifel geäußert, ob nicht ein bei der Operation von ihm am Duodenum zurückgelassenes Nebenpankreas möglicherweise die Ursache des Ausbleibens eines dauernden Diabetes gewesen ist.

Die 68jährige Dame wird im Oktober 1898 wegen gutartiger Pylorusstenose operiert und, da bei der Operation ein Carcinom nicht ganz sicher auszuschließen ist, der Pylorus nach Kocher reseziert. Glatter Verlauf. $1^1/_2$ Jahre später kommt die Patientin mit einer zwischen Nabel und Schwertfortsatz gelegenen kleinapfelgroßen, mäßig verschieblichen Geschwulst wieder, die für ein an der Resektionsstelle sitzendes Carcinom gehalten wird. Die erneute Operation ergibt an der Resektionsstelle des Magens nichts Besonderes, dagegen findet sich hinter dem Magen der Tumor, der oberhalb des Magens und Duodenums angegangen und freigelegt wird; der harte apfelgroße Tumor sitzt im Kopf des Pankreas, der Schwanz der Drüse scheint gesund. Da die genauere Betastung aber doch ein paar härtere Knoten im Pankreasschwanz ergibt, soll dieser mit entfernt werden. Die Lösung des Pankreasschwanzes gelingt ohne Schwierigkeiten, zum Teil stumpf, sehr schwierig dagegen ist die Exstirpation des übrigen Pankreas „da feste Verwachsungen mit dem retroperitonealen Gewebe, zum Teil auch mit dem Darm bestehen, die zum Teil stumpf, zum Teil mit dem Messer, zum Teil mit dem Paquelin getrennt werden". Auch die Loslösung von den größeren Gefäßen gelingt nur mit großer Schwierigkeit. Zahlreiche Unterbindungen sind notwendig. Die an zwei Stellen angeschnittene Vena lienalis wird mit je drei Nähten aus feiner Seide genäht. Unterhalb des Pankreaskopfes nach dem Duodenum zu, sitzt ein kleines haselnußgroßes Gebilde, einer Speicheldrüse ähnlich, das für ein Nebenpankreas gehalten und infolgedessen zurückgelassen wird. Nach sorgfältiger Blutstillung völlige Naht. Heilungsverlauf im ganzen glatt. Vom 5.—11. Tag nach der Operation zwischen 2 und 3$^0/_0$ Zucker im Urin, der nachher wieder vollständig verschwindet. Pat. erholt sich gut, doch $^1/_4$ Jahr später beginnen von neuem Beschwerden und $^1/_2$ Jahr nach der Operation geht die Pat. an „Erschöpfung" zugrunde. Ikterus, Ascites oder Zeichen einer Darmerkrankung sind nicht vorhanden gewesen. Es fand nur eine teilweise Sektion statt; die Leber und sonstigen Eingeweide enthalten keine Krebsknoten. Dagegen finden sich ausgedehnte Krebsmassen hinter und unterhalb des Magens. Leider ist über eine Prüfung der Vollständigkeit der Pankreasexstirpation am Sektionspräparat nichts erwähnt.

Franke bezweifelt mit Ceccherelli, daß der gemäß den bekannten Untersuchungen von Minkowski und Mering nach totaler Pankreasexstirpation auftretende Diabetes beim Menschen auch wirklich zum Tode führen müsse, und in gleichem Sinne scheinen die Untersuchungen von Pawlow und Martinotti zu sprechen. Wieweit die Annahme, daß die innersekretorischen Funktionen des Pankreas bei langsam verlaufender Zerstörung des Organes von den übrigen innersekretorischen Drüsen übernommen werden können, zu Recht besteht, ist heute noch nicht sicher zu sagen. Jedenfalls beweisen aber die klinischen Erfahrungen, daß sehr geringe, erhalten gebliebene Reste des Pankreas mit Langerhansschen Inseln ausreichen können, um die innere Sekretion dieses Organes weiterhin aufrecht zu erhalten, und insofern sind auch sehr ausgedehnte Pankreasresektionen an sich wohl durchaus zulässig.

Überblickt man die Resultate der bis jetzt wegen Carcinom des Pankreas ausgeführten partiellen oder „totalen" Pankreasresektionen, so müssen dieselben als äußerst traurig bezeichnet werden. Bei den von mir 1911 zusammengestellten 24 wegen maligner Tumoren ausgeführten Pankreasexstirpationen betrug die operative Mortalität 50$^0/_0$ (Sauvé kam zu demselben Resultat), und von den Kranken, die die Operation überstanden, hat keiner länger gelebt, als 6 Monate nach der Operation: sie sind sämtlich an lokalem Rezidiv und Metastasenbildung zugrunde gegangen. Wenn aber die Rezidivgefahr nach partiellen Resektionen eine so große ist, dann kann m. E., wenn schon eine derartig eingreifende Operation vorgenommen wird, nur ein radikaler Eingriff — die totale oder zum mindesten ganz ausgedehnte Duodenopankreatektomie in Betracht kommen.

Ob dabei die Zurücklassung eines kleinen, weit vom Tumor entfernten Pankreasrestes zweckmäßig ist oder nicht, darüber müssen weitere Erfahrungen erst gesammelt werden.

Leider wird aber in den allermeisten Fällen ein radikaler Eingriff von vornherein schon deshalb undurchführbar sein, weil ausgedehnte Verwachsungen und ein Übergreifen des Carcinoms auf die Nachbarorgane und Lymphdrüsen und das Vorhandensein von Lebermetastasen jedes Vorgehen aussichtslos machen. Weitere Schwierigkeiten ergeben sich aus der großen Neigung Pankreaskranker zu Blutungen (Robson), die gelegentlich eine lokale Ursache in dem von Payr beobachteten Vorkommen venöser Plexus am Pankreas haben. Es ist daher nicht wahrscheinlich, daß die geschilderte „Radikaloperation" in ausgedehnterer Weise zur Anwendung gelangen wird. Die einzige Möglichkeit, in dieser Beziehung weiter zu kommen, scheint mir darin zu bestehen, daß man die Fälle früher zur Operation bekommt, als das jetzt im allgemeinen der Fall ist. Ob die Diagnostik dahin gelangen wird, bleibt abzuwarten. Jedenfalls sollte dieses Ziel aber mit allen Mitteln erstrebt werden, da trotz aller Mißerfolge der Beweis dafür immerhin geliefert ist, daß die Duodenopankreatektomie als solche technisch durchführbar ist und vom Patienten auch vertragen wird (Fall Kausch!).

Zum Schlusse sei kurz darauf hingewiesen, daß in Fällen, bei denen die Diagnose zweifelhaft ist, ob ein Carcinom oder eine Pankreatitis chronica vorliegt — und das ist gar nicht selten der Fall, — selbstverständlich nicht eine Pankreasresektion oder -exstirpation, sondern nur die Cholecystenterostomie in Frage kommt. Zur Sicherung der Diagnose ist die Probeexcision benachbarter Drüsen angezeigt. Excisionen aus dem Pankreas selbst sind natürlich nur mit Vorsicht auszuführen, da sonst mit der Möglichkeit des Auftretens einer Pankreasfistel gerechnet werden muß. Sie führen auch nicht immer zu einem positiven Ergebnis, da in der Umgebung des Tumors oft eine chronische sklerosierende Pankreatitis besteht, wodurch selbst nach der mikroskopischen Untersuchung noch falsche Deutungen und Zweifel möglich sind.

Bezüglich der operativen Behandlung des Pankreassarkoms gilt natürlich das gleiche, wie bezüglich des Carcinoms. Auch hier sind die Aussichten für die Operation wesentlich günstiger, wenn der Tumor im Pankreasschwanz oder Körper sitzt als im Kopf des Pankreas. Schon 1882 hatte Trendelenburg ein Sarkom des Pankreasschwanzes mit Erfolg exstirpiert. Die Patientin ist aber einige Monate später zugrunde gegangen. Ich habe 1911 28 Fälle von Pankreassarkom aus der Literatur zusammenstellen können, von denen 4 operiert worden waren. Eine 4jährige Pat. von Malcolm starb im Chok nach der Operation; bei ihr war das Sarkom in die Pfortader eingewachsen. Ein von Rossi operierter Pat. überstand zwar den Eingriff, ging aber 5 Monate später an Metastasen zugrunde. Zwei von Ehrlich beschriebene Fälle wurden als Cysten operiert, und erst die mikroskopische Untersuchung von exstirpierten Stückchen der Cystenwand lieferte den Beweis für den sarkomatösen Charakter derselben.

Nach Körte (1913) sind 7 wegen Sarkom des Pankreas operierte Fälle sämtlich bald nach der Operation, teils an dieser selbst, teils an Rezidiven zugrunde gegangen. Über einen gleichen Ausgang berichtete Martens bei einem eigenen weiteren Fall. So sind also auch beim Sarkom die Aussichten bezüglich einer Dauerheilung außerordentlich ungünstig.

Kurz sei noch erwähnt, daß auch ein von Mauclaire exstirpiertes solides primäres Endotheliom des Pankreaskopfes keinen besseren Erfolg ergab. Der $^1/_2$ mandarinengroße Tumor ließ sich ziemlich leicht aus dem Pankreasgewebe exstirpieren. Drüsen waren nicht nachweisbar. Cholecystostomie. Tamponade des Tumorbettes. Der Verlauf war glatt, es blieb auch eine Pankreasfistel aus. Aber schon nach $2^1/_2$ Monaten ging der Pat. an fortschreitender Kachexie zugrunde.

Die Verletzungen des Pankreas.

Von N. Guleke.

Dank seiner versteckten Lage an der Rückwand der Bauchhöhle wird das Pankreas von Verletzungen nur verhältnismäßig selten so schwer betroffen, daß deutliche klinische Erscheinungen dadurch hervorgerufen werden. (Heineke fand z. B. unter 9500 Sektionen des Leipziger Pathologischen Institutes während $7^1/_2$ Jahren nur zwei Pankreasrupturen.) Die Bauchspeicheldrüse wird nämlich nach hinten zu von der Wirbelsäule und der kräftigen Rückenmuskulatur gedeckt, vorn ist sie, zum Teil wenigstens, von den Rippenbögen und bei normalem Situs von der Leber, dem Magen und dem Querkolon überlagert. Eine stumpfe Gewalt, die das Pankreas selbst trifft und zerreißt, muß daher, wenn sie von vorn her angreift, in der Regel zunächst den Widerstand der Rippenbögen überwinden und führt, ehe sie das Pankreas selbst erreicht, meist schwere Nebenverletzungen der in der Nachbarschaft gelegenen Organe, also Quetschungen oder Zerreißungen der Leber, des Magens, des Querkolons und der zwischen diesen Organen ausgespannten Ligamente herbei.

Begünstigt wird die Entstehung der Pankreasverletzungen durch die fixierte Lage des Pankreas vor der lordotisch nach vorn gekrümmten Lendenwirbelsäule und durch den schrägen Verlauf der Rippenbögen nach unten hinten, wodurch nach Boesch eine schiefe Ebene gebildet ist, „die vom Brustbein gegen jene Stelle der Wirbelsäule zuläuft", vor welcher das Pankreas gelegen ist (vgl. Abb. 65). Infolgedessen gleiten den unteren Brustkorb quer treffende Gewalten nach abwärts ab und lädieren das Pankreas.

Leichte Quetschungen des Pankreas dürften häufiger vorkommen, als gewöhnlich angenommen wird, da die dabei auftretenden geringfügigen Gewebsläsionen und Blutungen sich spontan zurückbilden oder zur Entstehung von Cysten und Pseudocysten führen, die oft erst nach Jahren sich bemerkbar machen (Boesch). „Eine exakte Trennung zwischen den einfachen Pankreasrupturen und den traumatischen Pankreascysten ist nicht durchführbar."

Wenn die verletzende Gewalt schräg von vorn unten her angreift, kann sie das Pankreas leichter treffen und unter Umständen isolierte Verletzungen desselben erzeugen. Voraussetzung für das Zustandekommen solcher isolierter Pankreasverletzungen ist eine nicht zu breite Angriffsfläche der einwirkenden Gewalt (Hufschlag, Deichselstoß, Stoß eines Stierhorns), auch muß das Pankreas in besonderer Weise gelagert sein, damit es durch die Bauchdecken

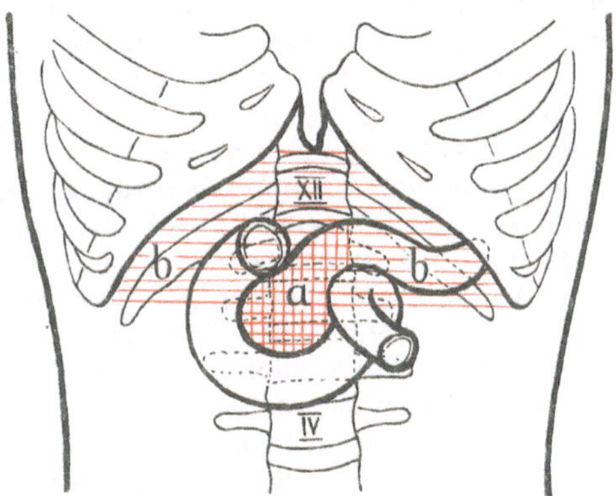

Abb. 65. a direkte, b indirekte Verletzungszone des Pankreas. (Nach Boesch.)

hindurch ohne Nebenverletzung anderer Organe getroffen werden kann: diese Bedingung wird erfüllt, wenn der Magen ptotisch herabhängt und das Pankreas in geringerer oder größerer Ausdehnung oberhalb der kleinen Kurvatur, nur vom kleinen Netz bedeckt, freiliegt. Die Leichenversuche von Körte haben bekanntlich gezeigt, daß nur bei etwa $^1/_3$ der untersuchten Fälle die anatomische Lagerung des Pankreas eine isolierte Verletzung desselben von vorn her zustande kommen läßt (bei dem Versuch, isolierte Pankreasverletzungen an Leichen künstlich durch Einstechen langer Nadeln zu erzielen, gelang es Körte unter 6 Fällen nur zweimal, das Pankreas überhaupt zu treffen, und das eine Mal war dabei die Leber, das andere Mal der Magen durchbohrt). Nach Fowelin liegen übrigens manchmal auch bei leerem, kontrahiertem Magen einzelne Partien der Bauchspeicheldrüse, zum Teil oberhalb der kleinen, zum Teil unterhalb der großen Kurvatur, frei. Nach Herz soll starkes Schnüren das Hervortreten des nach links verdrängten Pankreaskopfes zwischen dem linken Leberlappen und der kleinen Kurvatur des Magens begünstigen. Im allgemeinen sind aber die Vorbedingungen zum Zustandekommen isolierter Pankreasverletzungen nicht häufig gegeben, was mit unseren klinischen Erfahrungen durchaus übereinstimmt.

So hatte Karewski schon 1907 nachgewiesen, daß isolierte Pankreasverletzungen viel seltener vorkommen, als mit Läsionen der Nachbarorgane komplizierte Verletzungen der Bauchspeicheldrüse: Unter 37 aus der Literatur zusammengestellten Fällen fanden sich 23 komplizierte und nur 12 isolierte Pankreasverletzungen. Daß diese Zahl aber den tatsächlichen Verhältnissen kaum entsprechen, habe ich früher schon betont, da mit Sicherheit anzunehmen ist, daß die Zahl der komplizierten Pankreasverletzungen eine relativ viel größere ist; die letzteren werden nur nicht so regelmäßig veröffentlicht wie die isolierten, da sie meist unglücklich ausgehen, und die Läsion des Pankreas wegen der Schwere der Nebenverletzungen bei diesen Fällen nur ein verhältnismäßig untergeordnetes Interesse hat.

Je nachdem eine Pankreasverletzung durch stumpfe Gewalt ohne Eröffnung der Bauchdecken oder durch eine penetrierende Verletzung zustande gekommen ist, unterscheidet man subcutane und offene Pankreasverletzungen.

Die subcutanen Pankreasverletzungen kommen gewöhnlich durch Quetschungen der oberen Bauchgegend zwischen den Puffern zweier Eisenbahnwagen, durch Überfahrung oder Verschüttung, durch Hufschlag, Stoß, Fußtritte, Deichselstoß oder den Stoß eines Stierhorns usw. zustande. In seltenen Fällen kann das Pankreas auch beim flachen Auffallen des Körpers auf den Bauch zerreißen, wie das bei einem Soldaten beobachtet worden ist, der durch eine Granate in die Luft geschleudert worden und dann flach auf den Bauch aufgeschlagen war und bei einem flach aufs Wasser gefallenen Pat. von Cowen beschrieben ist. Am häufigsten sind es die in der Mittellinie vor der Wirbelsäule gelegenen Teile des Pankreas, die gequetscht oder zerrissen werden (Fälle von Neugebauer, Heineke, Guleke, Blecher, Doberauer); dabei wirkt die Wirbelsäule als Widerlager oder auch als Keil, der von hinten her das Pankreas durchquetscht. Nicht selten durchsetzt eine solche Quetschung das Pankreas von hinten her bis dicht an die Vorderfläche heran, ja die Drüse kann auch vollständig durchquetscht sein. Man muß sich daher bei der Untersuchung des Pankreas regelmäßig auch die Rückfläche der Drüse vor der Wirbelsäule zugänglich machen, sonst ist es leicht, die von vorn oft nicht deutlich wahrnehmbare Verletzung völlig zu übersehen.

In der verletzten Drüsenpartie und in ihrer Umgebung kommt es je nach der Schwere der Verletzung zu mehr oder weniger ausgedehnten Nekrosen des Drüsengewebes und zu Blutungen in dasselbe. Verletzungen der Drüsengänge, im besonderen Maße Zerreißungen des Hauptausführungsganges, führen zum Ausfließen von Pankreassekret in die Umgebung, zunächst in die lädierten Drüsenteile, unter die Pankreaskapsel und bei Zerreißung der Kapsel in das retroperitoneale Bindegewebe und in die Bursa omentalis. Bei verschlossenem Foramen Winslowii entsteht ein abgesackter Erguß in der Bursa omentalis, der zur Entstehung einer hämorrhagischen Pseudocyste (Körte, Payr, Heineke, Guleke u. a.) führen kann (vgl. auch S. 272); wenn das Peritoneum über dem Pankreas erhalten ist, so entsteht eine peripankreatische, mit peritonealem Überzug versehene Cyste; auch wahre Pankreascysten können nach Lazarus nach derartigen Traumen zustande kommen. Ist das Foramen Winslowii nicht verschlossen, und kommt es nicht zu einer frühzeitigen Verklebung desselben unter dem Einfluß der durch den Erguß bedingten Reizung, so fließt das ausgetretene Pankreassekret weiter und verbreitet sich in der ganzen Bauchhöhle. Es kommt dadurch zunächst eine rein toxische, später durch Sekundärinfektion bakterielle Peritonitis zustande, die den Tod des Verletzten herbeiführt, wenn nicht rechtzeitig eingegriffen wird.

Auf das seltene Vorkommnis eines „wandernden" Ergusses in der primitiven Bursa omentalis kleiner Kinder machte jüngst Boesch aufmerksam: da die Verschmelzung der beiden, den primitiven Netzbeutel begrenzenden Netzplatten erst im 18.—24. Lebensmonat vor sich geht, so können in den ersten zwei Lebensjahren in dem genannten Hohlraum Flüssigkeitsansammlungen auftreten, die „wandern", d. h. bei aufrechter Haltung der Kinder unterhalb des Nabels hervortreten, beim Liegen zunächst bestehen bleiben (abschließende Wirkung des Querkolons), aber bei kranialwärts gerichtetem Druck und bei Beckenhochlagerung durch Zurückfließen in den oberen dorsalen Teil der Bursa wieder verschwinden.

Die diesbezügliche Beobachtung Boerschs ist folgende:

Ein 2jähriges Kind fällt mit dem Oberbauch gegen eine Holzkante. Geht auch am nächsten Tag noch herum, aber Erbrechen, Schmerz im Oberbauch, besonders im Liegen. Am 3. Tag 38°, Puls 124. Am Abdomen äußerlich keine Verletzung. In der unteren Bauchhälfte flache Vorwölbung zwischen Symphyse und Nabel, Dämpfung darüber, Seitenpartien frei. Die Vorwölbung verschwindet schon bei geringem Druck kranialwärts unter den Händen und nur dicht oberhalb des Nabels bleibt leichter Druckschmerz zurück. Beim Aufrichten tritt die Anschwellung wieder hervor, im Liegen verschwindet sie beim Palpieren.

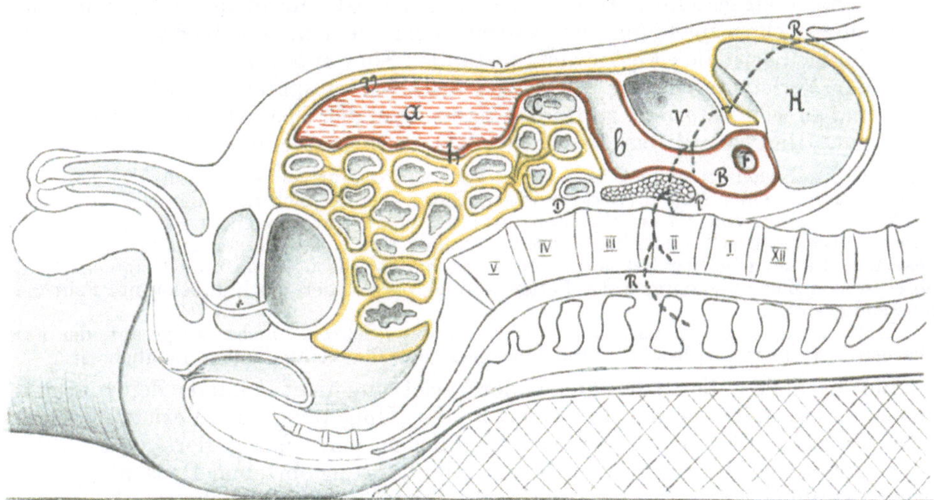

Abb. 66. Lage des Netzbeutel-Ergusses am liegenden Patienten bei etwas erhöhtem Oberkörper. Der Patient war vorher aufgerichtet, die Flüssigkeit hat sich im distalen Teil (Netzsack) der primitiven Bursa omentalis angesammelt. Sagittalschnitt, halbschematisch. (Aus Boesch.)

Rot Peritoneum der Bursa omentalis. Gelb Peritoneum der freien Bauchhöhle. a distale, b proximale Hälfte der Bursa omentalis (B). C Colon transversum, D Duodenum, F Foramen Winslowii, H Leber, P Pankreas, R—R Projektion des Rippenbogens, V Magen, v vordere, h hintere Platte des großen Netzes.

Die Operation ergibt einen cystenartigen Erguß im noch offenen Netzbeutel. Letzterer ist nur in der Cöcalgegend mit der vorderen Bauchwand leicht verwachsen. Luxation der Pseudocyste vor die Bauchdecken. Stichincision und Entleerung von 1150 ccm blutigseröser, etwas trüber Flüssigkeit (vgl. Abb. 66). Die Blutung stammte aus der Pankreasgegend, einige Fettnekrosen in dessen Umgebung. Keine gröbere Pankreasverletzung nachweisbar. Kein Nachsickern von Flüssigkeit. Daher Einnähung des Loches im Netzbeutel in die Bauchwunde.

Einige Tage wird alkalische Flüssigkeit aus der Wunde sezerniert. Nach 12 Tagen völlige Heilung.

Eine gesetzmäßige Beziehung zwischen der Größe des Pankreasrisses und der Menge des ausgeflossenen Sekrets oder auch der Schnelligkeit, mit der eine Pseudocyste sich entwickelt, besteht dabei nicht. Eine spontane Rückbildung derartiger Pseudocysten ist zwar möglich (Eloesser, Guleke), kommt aber nur sehr selten vor. Man sieht im Gegenteil gelegentlich nach operativer „Heilung" solcher Cysten langsam sich entwickelnde Rezidive, wie Verfasser ein solches bei einem Fall der Straßburger Klinik beobachtet hat.

Da die Blutung bei Pankreaszerreißungen, außer wenn größere Nachbargefäße (Vasa lienalia, Arteria pancreatico-duodenalis sup. und inf.) mitzerrissen

sind, gewöhnlich keine erhebliche ist, so besteht die Hauptgefahr bei derartigen
Verletzungen nicht in der Blutung, sondern in dem Ausfließen des Pankreassekretes in die Bauchhöhle. Stich konnte bei seinem Fall in dem Bauchhöhlenexsudat reichlich Diastase, Lipase und inaktives Trypsin nachweisen, das
nach Aktivierung deutlich verdauende Eigenschaften bekam. Die Verhältnisse
entsprechen eben durchaus den seinerzeit von mir angestellten Tierversuchen
mit der sog. „inneren Pankreasfistel" (vgl. S. 123), nach deren Etablierung das
Pankreassekret frei in die Bauchhöhle ausfließen konnte und stets eine toxische,
durch Allgemeinvergiftung zum Tode führende Peritonitis herbeiführte. Durch
die Einwirkung des ausfließenden Pankreassekretes auf das umgebende und
weiter entfernte Gewebe kommen die diffusen Fettgewebsnekrosen und mehr
oder weniger ausgedehnte Hämorrhagien zunächst nur in der Umgebung der
Verletzungsstelle, späterhin im ganzen peritonealen, retroperitonealen und
selbst im mediastinalen Fettgewebe zustande. Sie werden in den ersten Stunden
nach der Verletzung häufig vermißt, sind aber im späteren Verlauf so zahlreich und so weit verstreut zu finden, daß sie bei der Operation einen besonders
wichtigen Hinweis auf das Bestehen einer Pankreaszerreißung bilden.

A. Cohn berichtete jüngst über einen Fall von operativer Verletzung des Pankreas
bei Gelegenheit einer Magenresektion wegen Ulcus, bei der sich nach der Operation eine
größere Retention von klarer, alkalisch reagierender eiweißverdauender Flüssigkeit, „also
sicher Pankreassekret", einstellte. Jedoch „fanden sich nicht die geringsten Fettgewebsnekrosen, die auch bei der Sektion nirgends zu finden waren, so daß die Frage entstand,
ob etwa zum Zustandekommen der Fettgewebsnekrosen andere noch unbekannte Faktoren
notwendig sind".
Leider ist über die fettverdauende Wirkung des „Sekrets" nichts ausgesagt, der Fall
überhaupt so kurz beschrieben, daß eine genauere Beurteilung nicht möglich ist.

Bei den Fällen, die an den Folgen der Verletzung nicht in kurzer Zeit zugrunde
gehen, entwickelt sich im Pankreas in der Umgebung der Verletzungsstelle
eine fibröse Pankreatitis. Unter allmählicher Vernarbung der gequetschten
oder zerrissenen Drüsenpartien, die zur Abschnürung einzelner Drüsenläppchen,
bei vollständiger Durchtrennung von Ausführungsgängen auch zum Verschluß
derselben und zur Abschnürung und Verödung einzelner Pankreasteile, gelegentlich auch zur Entstehung echter Pankreascysten führen kann, heilt die Pankreaswunde ab. Wenn ausgedehnte Drüsenpartien durch die Narbe vom Hauptausführungsgang abgeschnürt sind, so treten mitunter vorübergehend (Wildegans) oder dauernd Ausfallserscheinungen auf, doch ist das nach Verletzungen
nur selten beobachtet. Die begleitenden multiplen Fettgewebsnekrosen, die
an sich keine klinischen Erscheinungen machen, heilen nach einigen Monaten
ab, indem sie durch Resorption völlig verschwinden.

In vereinzelten Fällen schloß sich an das Trauma eine akute Pankreasnekrose an (Fälle von Selberg, Opie und Meakins, Lauenstein, Steiner);
auch eitrige Pankreatitiden können die Folge sein. (Bezüglich der peripankreatischen Cysten und Pseudocysten siehe das Kapitel über die Pankreascysten.)

Die Symptome der subcutanen Pankreasverletzung sind leider keineswegs so charakteristisch, daß sich die Diagnose mit Sicherheit stellen ließe.
Besonders bei den isolierten Pankreasverletzungen kommt man in der Regel
über eine Wahrscheinlichkeitsdiagnose nicht hinaus. Von besonderer Wichtigkeit ist es, daß nach Zurückbildung des anfänglich gewöhnlich auftretenden
Kollapses — der sofortige Tod im Chok (Wilx und Moxon) bei isolierter Pankreasverletzung ist eine Seltenheit — eine weitgehende Besserung in dem Befinden des Verletzten für 1—2, ja für 8 Tage (Nordmann) und noch länger
auftreten kann. Eine Anzahl der Verletzten war sogar imstande, die Arbeit
wieder aufzunehmen und tagelang, in einem Fall 3 Wochen hindurch wieder
in gewöhnlicher Weise tätig zu sein. Meist kommt es danach ziemlich

unvermittelt zu einer plötzlichen Verschlimmerung des Zustandes und unter peritonitischen Erscheinungen bildet sich ein schweres Krankheitsbild aus, das oft schnell zum Tode führt.

Die Klagen der Patienten nach der Verletzung erstrecken sich auf sehr heftige Schmerzen im Oberbauch, ein Gefühl der Oppression und behinderte Atmung. In der Regel tritt früh Erbrechen auf. Eine genaue Untersuchung des Verletzten läßt neben einem ausgesprochenen Druckschmerz im zu Beginn fest eingezogenen Oberbauch — je nach dem Angriffsort des Traumas median oder seitlich — eine Muskelspannung daselbst, mitunter eine dem geschwollenen Pankreas entsprechende Resistenz und bei abgeschlossenem Erguß in der Bursa omentalis auch eine zunehmende Auftreibung des Oberbauches feststellen. Die Lokalisation des Druckschmerzes und der umschriebenen Bauchdeckenspannung auf die Pankreasgegend dienen als wichtige Stütze der Diagnose, auch der Nachweis eines auf den Oberbauch zunächst beschränkten Ergusses kann auf die richtige Spur führen. Die zunehmende Beschleunigung des Pulses, das Auftreten einer allgemeinen Bauchdeckenspannung und eines freien Ergusses im Bauch, die Auftreibung desselben und der zunehmende Verfall weisen darauf hin, daß die ganze Bauchhöhle in Mitleidenschaft gezogen und eine Peritonitis in Entwicklung begriffen ist. Von Blecher und Brewer ist das vorübergehende Auftreten von Zucker im Urin beobachtet worden, doch fehlt diese Erscheinung begreiflicherweise fast immer, da zu ihrem Zustandekommen ausgedehnte Teile der Drüsensubstanz zugrunde gegangen sein müssen. Ob die Fermentdiagnose von Wohlgemuth und Noguchi wesentlich dazu beitragen wird, die Diagnose im Frühstadium zu fördern, werden weitere praktische Erfahrungen erweisen müssen.

Bei den durch Mitverletzung der Nachbarorgane (Magen, Leber, Milz, Darm usw.) komplizierten Pankreasverletzungen treten die von seiten des Pankreas bedingten Folgeerscheinungen gegenüber den übrigen Symptomen ganz in den Hintergrund. Der Verlauf gestaltet sich auch insofern anders, als schwere Blutungen oder die akut einsetzende Peritonitis schon früh einen bedrohlichen Charakter annehmen und zum Eingriff zwingen, der freilich nur selten den Tod abwenden kann (Wildegans). Eine anfängliche Besserung nach dem Trauma und die erst später eintretende Verschlechterung (Garré, Körte) werden daher, zumal wenn sich eine Blutung ausschließen läßt, für die Annahme einer isolierten oder doch nur durch unbedeutende Nebenverletzungen komplizierten Pankreasverletzung verwertet werden können.

Aus dem Gesagten geht hervor, daß die Prognose der subcutanen Pankreasverletzung in erster Linie davon abhängt, ob komplizierende Nebenverletzungen vorliegen oder nicht. Denn in ersterem Falle sind die Nebenverletzungen in der Regel so schwer, daß demgegenüber die Pankreasverletzung in den Hintergrund tritt. Diese Fälle verlaufen in ihrer überwiegenden Mehrzahl tödlich, auch wenn sie operativ regelrecht versorgt worden sind. Entsprechend den ausgedehnteren Zerreißungen ist auf eine Abkapselung der entstehenden Ergüsse (Pseudocystenbildung usw.), wenn überhaupt, so in viel geringerem Maße zu rechnen, als bei den isolierten Verletzungen der Bauchspeicheldrüse.

Bei den isolierten Pankreasrupturen hängt der Verlauf im wesentlichen davon ab, ob das Ausfließen des Pankreassekrets in die freie Bauchhöhle durch Erhaltensein der Pankreaskapsel oder des bedeckenden Peritoneums, durch Verschluß oder frühzeitige Verklebung des Foramen Winslowii oder durch einen frühzeitigen operativen Eingriff verhindert wird oder nicht. In dieser Beziehung spricht die Statistik eine beredte Sprache. Denn alle nicht operierten

Rupturen, bei denen das Pankreassekret sich frei in die Bauchhöhle ergießen konnte, sind tödlich verlaufen und auch von den operierten Fällen ist eine Anzahl zugrunde gegangen, bei denen es nicht gelang, das Pankreassekret genügend von der Bauchhöhle fern zu halten (Simmonds u. a.).

Nach der neuesten Statistik von Frassi (1922) entwickelten sich bei 50 Fällen von isolierter Pankreasverletzung 21 mal retroperitoneale Ergüsse, Pseudocysten und peripankreatische Cysten, die erst nach Wochen oder Monaten zur Operation führten. Einen akuten Verlauf nahmen 29 Fälle. Von diesen wurden 23 operiert (in den ersten 8 Tagen), davon kamen 7 (= 30,4%) zum Exitus. Nicht operiert (resp. in einem Fall die Pankreasverletzung übersehen) blieben 6 Fälle, die sämtlich (= 100%) gestorben sind.

Die Behandlung der Pankreasverletzungen muß daher eine operative sein. Die eventuelle Abkapselung des Ergusses und Entwicklung von Pseudocysten usw. ist bei den isolierten Pankreasrupturen und ganz besonders bei den komplizierten viel zu unsicher, als daß darauf gewartet werden dürfte, um so mehr, als dieselben später doch fast ausnahmslos operativ beseitigt werden müssen. Die Verletzungsstelle im Pankreas muß so frühzeitig wie möglich freigelegt und versorgt werden, und zwar auch dann, wenn nur eine Wahrscheinlichkeitsdiagnose gestellt werden kann. Es ist nicht angängig, mit der Operation zu warten, bis ausgesprochen peritonitische Symptome vorliegen, da dann die Prognose derartiger Eingriffe eine außerordentlich ungünstige ist. So sind bis zum Jahre 1905 alle operierten Fälle gestorben, weil sie teils zu spät operiert, teils die Verletzungen im Pankreas nicht aufgefunden wurden. Erst Garré (1905) hat einen Fall von Querriß des Pankreas durch die Operation zur Heilung gebracht und seitdem ist die Zahl der operativ geheilten isolierten und komplizierten Pankreasverletzungen ständig gestiegen. Körte stellte 1907 11 Fälle, von denen 3 durch Operation geheilt wurden, zusammen; ich fand 1912 in der Literatur schon 30 Fälle, von denen 23 operiert und 15 durch Operation geheilt wurden, während alle nicht Operierten an den Folgen der Verletzung zugrunde gegangen sind.

Was ein frühzeitiger zielbewußter Eingriff auch bei einer mit schwersten Nebenverletzungen komplizierten Pankreaszerreißung zu leisten vermag, beweist u. a. der jüngst publizierte Fall von Wildegans. Ein 8 jähriger Knabe wird von einem Auto überfahren. Die schon zwei Stunden nach dem Unfall bei sehr schlechtem Zustand des Patienten vorgenommene Operation ergibt $^3/_4$ Liter Blut im Bauch, große Risse in der Leber, eine quere völlige Durchreißung des Magens dicht vor dem Pylorus, eine völlige quere Durchreißung des Pankreas rechts von der Wirbelsäule und starke Blutungen aus der Art. pancreaticoduodenalis superior und Ästen der Art. pancr.-duod. inf. — Ligatur der Gefäße, Naht der Pankreaskapsel und des darüber gelegenen Peritoneums, quere Magennaht, Catgutnaht der Leberrisse und Netzdeckung, völliger Schluß der Bauchwunde. Glatte Heilung.

Wenn dieser Ausgang in Betracht der Schwere der Verletzungen auch als ein außergewöhnlich glücklicher anzusehen ist, so geht daraus doch hervor, daß bei solchen Verletzungen die einzige Möglichkeit einer Heilung in der ganz frühzeitigen Operation gegeben ist.

Daher soll bei begründetem Verdacht auf das Vorliegen einer Pankreasruptur lieber einmal im Sinne der Probelaparotomie zu oft eingegriffen werden, als daß man zu lange wartet und damit den tödlichen Ausgang verschuldet.

Bei der Operation bedient man sich je nach dem Ort der Gewalteinwirkung des Mittelschnitts oder eines Schnittes am rechten oder linken Rectusrand. Auch der Schnitt parallel dem Rippenbogen oder Querschnitte werden benutzt. Die in den Ligamenten sichtbaren Blutergüsse oder Einrisse weisen den Weg in die Tiefe, ebenso das durch solche Einrisse hervorquellende Blut oder blutigseröse Exsudat. Von der Lage der Risse oder Sugillationen hängt es auch ab, ob man sich den Weg zum Pankreas durch das kleine Netz oder durch das Ligamentum gastrocolicum bahnt. Bei frühzeitiger Operation fehlen zunächst noch die für die Einwirkung des Pankreassekrets so charakteristischen Fettgewebsnekrosen (z. B. bei dem Fall von Neugebauer, der 4 Stunden nach breiter Zerquetschung des Pankreaskörpers vor der Wirbelsäule operiert wurde oder bei dem Fall von Simmonds). Wenige Stunden später finden sich in der Regel reichliche Fettgewebsnekrosen in der Umgebung der Verletzungsstelle, die dann ohne weiteres das Vorliegen einer Verletzung des Pankreas beweisen. Selbst wenn aber diese charakteristischen Hinweise auf die Bauchspeicheldrüse fehlen, so muß doch, wenn eine Verletzung derselben auch nur vermutet wird, das Pankreas grundsätzlich in ganzer Ausdehnung sorgfältig abgesucht und vor allen Dingen der vor der Wirbelsäule gelegene am häufigsten betroffene Abschnitt auch von der Rückfläche her gut abgetastet werden, da sonst oft schwere Zerreißungen und Zerquetschungen dieses Teils, besonders wenn der vordere peritoneale Überzug erhalten ist, übersehen werden.

Ein glatter Riß des Pankreas kann nach Garrés Vorschlag genäht werden. Dabei soll nur die Pankreaskapsel mit feinen Nähten gefaßt, das Drüsengewebe geschont werden, um Nekrosen desselben zu vermeiden, die, wie Ehrhardt mit Recht betont hat, an den Pankreaswunden und -Nahtstellen sekundär auftreten und die Hauptgefahr bei allen Eingriffen am Pankreas bilden. Kroiß verwirft allerdings die Naht; da seiner Ansicht nach die durchtrennten Teile des Pankreas nur durch Narbengewebe zusammenheilen und der caudale Abschnitt des Pankreas zeitweise in die Wunde hinein sezerniert, bis er verödet, so muß stets eine vorübergehende Pankreassekretfistel entstehen. Demgegenüber weist Wildegans auf Grund eines eigenen Falles darauf hin, daß eine fistellose Heilung durch Naht des Pankreaswunde möglich ist, während allerdings bei Tamponaden der Rißstelle „eine Vereinigung der Pankreasstücke mit Erhaltung der Sekretion des abgetrennten peripheren Drüsenabschnittes in die Hauptausführungsgänge nicht zu erwarten ist". Nach Wildegans soll man daher nur bei unregelmäßigen Rissen im Pankreas mit Gefahr von Nekrosen tamponieren, sonst aber die Pankreaskapsel und das darüberliegende Bauchfell nähen. Trotz des günstigen Heilungsverlaufes bei dem Fall von Wildegans glaube ich nicht, daß man seinem Vorschlage der tamponadelosen Naht selbst von glatten Pankreaswunden ohne weiteres wird folgen dürfen. Die Naht des verletzten Pankreas hat nach den Angaben der Literatur bis jetzt nur ganz vereinzelt gehalten (Fall von Ninni, glatte operative Pankreaswunden nach Exstirpation von Tumoren durch Enderlen und Heymann), fast immer ist sie wieder aufgegangen und es ist zum Ausfließen von Pankreassekret und zu einer wochen- und selbst monatelang bestehenden Pankreasfistel gekommen. Nach v. Mikulicz betrug die Mortalität der tamponierten Fälle 38%, der nicht tamponierten 80% (es handelt sich dabei allerdings um eine schon länger zurückliegende Statistik). Ich halte es daher mit Körte, Garré u. a. immer noch für geboten, die Verletzungsstelle sorgfältig zu tamponieren. Bei für eine Naht besonders günstigen glatten Wundrändern sollte mindestens ein Drain bis in die Nähe der Nahtstelle eingeführt werden, um etwa ausfließendes Pankreassekret abzuleiten und eine Rückstauung desselben zu verhindern.

Die Naht zerrissener Ausführungsgänge nach Heineke kommt nur für den Hauptausführungsgang in Frage, da die Tierexperimente und Erfahrungen an Menschen dafür sprechen, daß die Gänge sich häufig ganz von selbst wieder herstellen. Auch wegen der Gefahr durch die Naht bedingter Nekrosen sei man in dieser Beziehung zurückhaltend.

Bei gleichzeitiger Zerreißung der Milzgefäße und besonders wenn der Ductus Wirsungianus mitzerrissen ist, ist die Entfernung des abgerissenen Schwanzteiles des Pankreas das sicherste Verfahren, da die Ernährung dieses Stückes nicht gewährleistet ist und eine Nekrose desselben wie bei dem Fall von Nötzel

die Heilung sehr lange aufhalten und schwere Gefahren heraufbeschwören kann.
Außerdem wird das periphere Stück wohl meist infolge narbiger Abschnürung
des Ausführungsganges funktionell doch ausgeschaltet und verfällt einer allmählichen Verödung.

Bei der Nachbehandlung ist eine frühzeitige sorgfältige Pflege der Bauchdecken in der Umgebung der Wunde, ganz besonders bei Auftreten einer Pankreasfistel unbedingt notwendig, um schwere Verdauungsekzeme zu vermeiden.
Uns hat sich zu diesem Zwecke am besten das Zinköl erwiesen. Die Fistel, die
zeitweise sehr stark sezernieren kann (700 g täglich und mehr), pflegt sich im
Verlauf von einigen Wochen oder Monaten spontan zu schließen und nur ganz
ausnahmsweise hat sich eine Umschneidung der Fistel und Verpflanzung in
den Magen oder das Duodenum notwendig gemacht. Die von Wohlgemuth
empfohlene antidiabetische Diät zum Zwecke des Sistierens des Sekretabflusses
hat bei einer Reihe von Fällen anscheinend den gewünschten Erfolg gehabt,
bei einer großen Anzahl von Fällen dagegen keinerlei Nutzen gebracht.

Kroiß verwirft dieselbe vollständig und weist darauf hin, daß die drei zur Stütze der
Wohlgemuthschen Therapie angeführten Fälle von Karewski, Heineke und König
nicht beweisend seien, da bei diesen die Wohlgemuthsche Diät erst nach $^1/_4$—$^1/_2$ Jahr langem
Bestehen der Fistel angewandt wurde und die Fisteln, außer bei Heinekes Fall, doch noch
längere Zeit weiter sezernierten, so daß die endliche Heilung doch wohl nur auf den natürlichen Abschluß der Vernarbung zurückzuführen war. Bei dem von ihm beschriebenen
Fall der Schlofferschen Klinik hat Kroiß auf Veranlassung von Pregl eine der Wohlgemuthschen Diät entgegengesetzte Kost verabreicht, nämlich reichlich Kohlenhydrate,
und trotzdem ist die Fistel bei seinem Fall schnell zur Heilung gelangt (nach 7 Tagen Ver-
ringerung der Sekretion, nach drei weiteren Tagen vollständiges Sistieren). Zur Hebung
des Allgemeinzustandes wurde Erepton, täglich 100 g, teils per os in stark gezuckertem
Kaffee und warmer Milch (je 20 g), teils durch Klysma (50 g) verabfolgt. Auch v. Haberer
hat bei einem Fall das schnelle Versiegen einer Pankreasfistel nach rectaler Verabfolgung
von Erepton gesehen (einem nach Abderhaldens Angaben hergestellten, vollständig
abgebauten Eiweißpräparat, das zum Ersatz für das vom Körper infolge des Verlustes des
Pankreassekretes nicht abgebaute Nahrungseiweiß dienen soll).

Unter den offenen Pankreasverletzungen überwiegen die Schußverletzungen der Bauchspeicheldrüse bei weitem. Entsprechend der anatomischen Lage des Pankreas sind die benachbarten Organe sehr oft mitgetroffen
und Schüsse durch die Leber, den Magen, das Duodenum und Querkolon, die
Milz oder die Milzgefäße, die Nieren, das Zwerchfell, die Pleura und die Lungen
sind bei gleichzeitiger Pankreasschußverletzung häufige Erscheinungen; auch
das Herz kann dabei mitverletzt sein.

Die Häufigkeit der Mitbeteiligung der Nachbarorgane illustriert am besten die Zusammenstellung Luxembourgs, der fand, daß bei 31 Schußverletzungen des Pankreas
14 mal der Magen, 12 mal die Leber, 7 mal das Netz, 6 mal die Milz oder die Milzgefäße,
5 mal eine Rippe, 4 mal das Zwerchfell, 3 mal der Blinddarm, je 2 mal die linke Niere und
die linke Lunge, je 1 mal das Herz, die Wirbelsäule und das Schulterblatt mitbetroffen
waren.

Von vorn her eindringende Geschosse durchschlagen in der Regel die Leber
und das Omentum minus oder den Magen, ehe sie das Pankreas treffen (Borchardt), von hinten her eindringende Geschosse setzen vorher Nebenverletzungen der Pleura, der Lungen, des Zwerchfells, der Nieren, der Milz, auch
der Wirbelsäule und der großen Gefäße. Bei dem Fall von Ninni fanden sich
neben der Pankreasverletzung sieben Löcher im Darm. Eine Längsdurch-
schießung des Pankreas, wie sie einmal von Otis beschrieben worden ist und bei
der das Geschoß vorher die Milz durchsetzt hatte, ist meines Wissens bisher
erst einmal beobachtet.

Isolierte Schußverletzungen des Pankreas sind infolgedessen sehr
selten (Becker, Auvray, Berendes, Nordmann), kommen aber entgegen
Borchardts Annahme, daß sie fast ausgeschlossen sind, doch vor. Der Fall

von Frassi[1]) (1922) gehört insofern nicht ganz unter die isolierten Pankreasschüsse, als bei ihm ein kleiner Einriß am freien Leberrand durch das Projektil gesetzt war. Auch der Weltkrieg hat wenigstens nach der mir vorliegenden Literatur nur einige wenige Fälle zu den schon bekannten hinzufügen lassen. Nach Körte sind isolierte Pankreasschußverletzungen beobachtet von Enderlen (ein Fall, durch Operation geheilt), Perthes (ein Fall, nicht operiert, stirbt nach anfänglicher Besserung nach 3 Wochen), Steinthal (zwei Fälle, ein Fall nicht operiert, stirbt an Peritonitis vom Pankreasdurchschuß aus am 7. Tage, ein Fall wird „rechtzeitig" operiert, stirbt aber am nächsten Tag), Körte (ein Fall; die Pankreasschußverletzung wird erst bei der Sektion gefunden; gleichzeitig bestand eine Verletzung des 12. Brustwirbels. Pat. stirbt 4 Wochen nach der Verwundung an subphrenischem Absceß).

Die Blutung bei den Pankreasschußverletzungen ist meist keine erhebliche, wenn nicht benachbarte größere Gefäße, wie die Milzgefäße und die Arteria mesenterica superior, mitverletzt sind. Bei Mitverletzung der Vena portae, der Cava und der Aorta tritt allerdings der Verblutungstod in der Regel ein, ehe ärztliche Hilfe eingreifen kann.

Besonders gefährlich sind die Schußverletzungen des Pankreaskopfes, da hier zahlreiche große Gefäße und die Hauptausführungsgänge des Pankreas dicht beisammen liegen, in vielen Fällen auch das Duodenum, in das der Kopf eingebettet ist, mitverletzt wird. Verletzungen des Pankreaskörpers und -schwanzes geben demgegenüber eine viel günstigere Prognose. Am ungünstigsten liegen erfahrungsgemäß die Verhältnisse bei gleichzeitiger Verletzung von Brust- und Bauchorganen. Die bis zu meiner Zusammenstellung im Jahre 1911 veröffentlichten Fälle dieser Art sind sämtlich gestorben. Demgegenüber finde ich in der neueren Literatur einen Fall von Rehn jun., bei dem die linke Lunge, die Milz, die linke Niere und das Pankreas getroffen war. Bei der vier Stunden nach der Verletzung vorgenommenen Operation wurde die Milz und die linke Niere exstirpiert und eine percutane Phrenopexie ausgeführt. Nach 3 Wochen mußte noch ein Empyem eröffnet werden, dann heilte der Fall ab. Einen weiteren geheilten Fall, bei dem die linke Pleura, die Milz und das Pankreas von dem Geschoß getroffen waren und der $1\frac{1}{2}$ Stunden nach der Verletzung mit Erfolg operiert wurde, veröffentlichte Petermann.

Der Verlauf bei den Schußverletzungen des Pankreas ist, sofern nicht die Folgen von Nebenverletzungen benachbarter Organe im Vordergrund stehen, ähnlich wie bei den subcutanen Pankreasverletzungen, ein anfangs scheinbar wenig bedrohlicher. Erst im Laufe der auf die Verletzung folgenden Tage entwickelt sich das Bild der Peritonitis, wie wir es für die subcutanen Verletzungen schon geschildert haben oder es entsteht bei abgesacktem Erguß in die Bursa omentalis oder unter die Pankreaskapsel allmählich eine Pseudocyste oder peripankreatische Cyste. In selteneren Fällen entsteht im Pankreas ein Absceß (Beobachtungen von Schmieden, Böhler und Körte). Körte schreibt dazu, es sei bemerkenswert, daß die Entstehung von traumatischen Cysten oder Abscessen auf solche Verletzungen des Pankreas zurückzuführen ist, die konservativ behandelt oder bei der Operation nicht gefunden worden waren. Je eine akute Nekrose des Pankreas im Anschluß an einen Pankreasdurchschuß haben Hinz und Steinthal beschrieben.

Bei Steinthals Fall wurde, da anfänglich keine Zeichen einer Darmverletzung bestanden, exspektativ verfahren. Pat. erholte sich zunächst, am 6. Tage entstand eine Peritonitis,

---

[1]) 42jähriger Mann. Revolver-Suicid. Einschuß links, 1 cm unter dem Proc. xiphoideus. Am gleichen Tag operiert. Kleiner Einriß am freien Leberrand. Loch im Lig. hepatogastricum. Magen intakt, Schußkanal oberhalb der kleinen Kurvatur. Im Pankreaskopf steckt die Kugel. Extraktion derselben, Tamponade. Heilung in 18 Tagen.

die trotz Laparotomie zum Exitus führte. Die Sektion ergab eine totale Pankreasnekrose infolge des Pankreasdurchschusses, der Darmkanal erwies sich als unverletzt.

Ein zweiter berühmt gewordener Fall dieser Art ist der des ermordeten Präsidenten der Vereinigten Staaten Mac Kinley.

Bei der eine Stunde nach der Revolverschuß-Verletzung vorgenommenen Operation wurde je eine kleine Perforationsöffnung an der Vorder- und an der Hinterwand des Magens nach Anfrischung der Wundränder durch doppelreihige Naht geschlossen. Wegen schweren Choks wurden die Därme nur oberflächlich abgesucht, das Projektil wurde nicht gefunden. Naht der Bauchwunde. Acht Tage nach der Verletzung starb der Patient. Die Sektion ergab eine Pankreasnekrose; Fettgewebsnekrosen fehlten, dagegen fand sich in der Bursa omentalis eine dicke, graue Flüssigkeit, die nekrotische Massen enthielt und wahrscheinlich als Pankreassaft anzusprechen war.

Die Heilung der Schußverletzungen des Pankreas vollzieht sich in der Weise, daß die Zertrümmerungshöhle im Drüsengewebe durch eine bindegewebige Narbe ersetzt wird, während in der Umgebung des Schußkanales eine chronisch-indurative Pankreatitis entsteht. Eine weitere Ausbreitung der interstitiellen Pankreatitis infolge narbigen Abschlusses der Hauptausführungsgänge mit sekundärer Atrophie des ganzen Drüsengewebes, wie sie von Bardeleben bei einem Fall beobachtet ist, dürfte nur selten vorkommen. Immerhin ist zu erwähnen, daß Rochs $3^1/_2$ Monate nach einer Granatsplitterverletzung der Umgebung des Pankreas infolge ausgedehnter entzündlicher fibröser Induration des Drüsengewebes mit sekundärer Atrophie und hyaliner Degeneration der Langerhansschen Inseln den Tod im Coma diabeticum hat eintreten sehen. Dagegen tritt Diabetes bei lokalisierten Prozessen dieser Art im Pankreas niemals auf.

Die Symptome der Pankreasschußverletzung stimmen mit denen der subcutanen Verletzungen überein. Man wird bei Schußverletzungen des Oberbauchs oder der unteren linken Brustgegend in der Regel bezüglich der Mitbeteiligung des Pankreas über eine Wahrscheinlichkeitsdiagnose nicht hinaus kommen. Die Verhältnisse liegen aber für den Operateur insofern einfacher als bei den subcutanen Verletzungen, als bei jeder Schußverletzung des Bauches die Operation grundsätzlich so früh wie möglich vorgenommen werden soll. Während das als allgemeine Regel früher nur für die Friedensschußverletzungen galt, hat sich diese Forderung auf Grund der Erfahrungen des Weltkrieges als auch für die Bauchschüsse des Krieges geltend allgemeine Anerkennung errungen.

Es ist unsere Aufgabe, neben der Versorgung von Nebenverletzungen und einer exakten Blutstillung auch bei den Schußverletzungen des Pankreas die Bauchhöhle vor dem Einfließen von Pankreassekret zu schützen. Eine Naht der Pankreaswunde kommt wegen der Quetschung der Wundränder durch das Geschoß und wegen ihrer unregelmäßigen Beschaffenheit nicht in Betracht. Stets muß exakt tamponiert und daneben drainiert werden, um Retentionen hinter dem vollgesaugten Tampon zu verhüten. In der Regel kommt es zur Ausbildung einer Pankreasfistel, die nach Wochen oder Monaten spontan auszuheilen pflegt. Bei Durchschüssen durch den Pankreasschwanz ist dessen Exstirpation das sicherste Verfahren, da infolge von Ernährungsstörungen eine Nekrose desselben mit nachfolgender Sequestration und Absceßbildung eintreten kann, wie in dem Fall von Luxembourg.

Ausschlaggebend für den Ausgang ist es natürlich, daß die Pankreasverletzung gefunden und nicht übersehen wird. Denn die Statistik (Guleke, Luxembourg) lehrt, daß sämtliche nicht operierten Fälle von Pankreasschußverletzungen tödlich geendet haben. Daher soll man sich auch bei aller oft gebotenen Eile und Schonung genügend Zeit nehmen, das Pankreas wie überhaupt alle Bauchorgane sorgfältig abzusuchen, da sonst der ganze

Eingriff zwecklos ist. Das traurige Ende MacKinleys ist in dieser Beziehung ein warnendes Beispiel. Ebenso hängt alles davon ab, daß die Operation frühzeitig, d. h. in den ersten Stunden nach der Verletzung, vorgenommen wird. Ich habe in meiner früheren Arbeit die Wichtigkeit der Früh-Operation schon durch eine Anzahl von Beobachtungen aus der Literatur belegt. Auch die von Körte zusammengestellten geheilten Kriegsfälle reden in diesem Sinne eine beredte Sprache, da die geheilten Fälle fast sämtlich innerhalb der ersten 5 Stunden nach der Verletzung operiert worden sind (Enderlen nach 5 Stunden, Busch nach 16 Stunden, dabei lag eine Leber-Magen-Pankreasverletzung vor, E. Rehn zwei Fälle mit schweren Nebenverletzungen nach 4 Stunden operiert, Simmonds Leber- und Pankreasverletzung nach 5 Stunden operiert, Petermann, Leber- und Pankreasverletzung nach 2 Stunden, und Pleura-, Milz-, Pankreasverletzung nach $1^1/_2$ Stunden operiert). Bei allen geheilten Fällen war die Tamponade der Pankreasschußwunde ausgeführt worden.

Es muß auf Grund dieses Materiales ausdrücklich hervorgehoben werden, daß die Prognose der Pankreasschußverletzungen nicht so sehr davon abhängig ist, ob komplizierende Nebenverletzungen vorliegen oder nicht, als vielmehr davon, daß die Versorgung der Wunde frühzeitig erfolgt.

Neben den Schußverletzungen nehmen die Stichverletzungen des Pankreas ihrer Seltenheit wegen eine untergeordnete Stellung ein. Auch gegenüber diesen Verletzungen bietet seine versteckte Lage dem Pankreas einen weitgehenden Schutz. Die komplizierenden Verletzungen der Nachbarorgane stehen dabei im Vordergrunde des Krankheitsbildes.

Einen charakteristischen Fall dieser Art hat Küttner beschrieben. Dabei war der Leberrand und der rechte Rippenbogen angeschnitten, der Magen geschlitzt und das Pankreas links vom Tuber omentale fast völlig durchtrennt. Durch Naht der Magen- und Pankreaswunde, Ligatur der spritzenden Gefäße und Tamponade wurde Heilung in 4 Wochen erzielt.

Bezüglich der operativen Behandlung gelten dieselben Regeln wie bei den Schußverletzungen. Auch bei den Stichverletzungen ist vor allem frühes Operieren und sorgfältiges Absuchen des Pankreas zu fordern. Da es sich in der Regel um glatte Schnittwunden handelt, ist bei diesen Fällen die Naht der Pankreaskapsel gewöhnlich angezeigt. Völlig abgetrennte Teile des Pankreasschwanzes sind aus den oben angeführten Gründen am besten zu exstirpieren. Der Pankreasstumpf kann dabei in günstigen Fällen nach exakter Peritonealisierung ohne Tamponade versenkt werden, wie der Erfolg Enderlens bei einem Falle von Pankreastumor beweist, da ein retrogrades Ausfließen von Pankreassekret bei unbehindertem Abfluß aus den Hauptgängen kaum anzunehmen ist.

Der von Opie und Meakins veröffentlichte Fall von komplizierter Pankreasstichverletzung ist ein Beweis dafür, wie wichtig es ist, dieses Organ sorgfältig abzusuchen. Bei der Operation wurde je eine Stichverletzung der vorderen und der hinteren Magenwand genäht, eine oberflächliche, von der Spitze des Messers verursachte Pankreasverletzung aber übersehen. Infolgedessen trat unter Ausbildung von zahlreichen Fettgewebsnekrosen unter dem Bilde der Peritonitis der Exitus ein.

Die einzige bis jetzt bekannte isolierte Pankreasstichverletzung, von Klemm operiert, ist 1911 von Fowelin beschrieben worden.

Ein 24jähriges Mädchen machte mit einem langen spitzen Messer einen Suicidversuch bei leerem Magen. Das Messer drang links an der großen Kurvatur vorbei durch das Lig. gastro-lienale in den linken Teil des Pankreas, das etwa zur Hälfte durchtrennt war und aus dem eine Arterie spritzt. Zwei Umstechungen im Pankreas, Tamponade der Wunde, glatte Heilung. Daß zum Zustandekommen derartiger isolierter Pankreasstichverletzungen besondere anatomische Vorbedingungen notwendig sind, ergibt sich aus dem früher Gesagten ohne weiteres.

Eine kurze Erwähnung verdienen noch die operativen Verletzungen des Pankreas, die am häufigsten bei den Resektionen in das Pankreas penetrierender Magengeschwüre zustande kommen. Beim Ablösen der ulcerösen Magenpartie vom Pankreas bleibt der Geschwürsgrund in der Regel auf dem Pankreas zurück, umgeben von einer derben Schwiele, die einer lokalen interstitiellen Pankreatitis entspricht. Eine Excision der erkrankten Pankreaspartie ist nur bei Verdacht auf Carcinom notwendig, sonst kommt man mit der einfachen Übernähung des Geschwürsgrundes mit benachbartem Peritoneum oder Netz, mit oder ohne vorangehende Kauterisation der Geschwürsfläche aus. Daraufhin erfolgt fast immer eine glatte Heilung des Entzündungsprozesses im Pankreas, und nur in Ausnahmefällen, bei denen die Pankreatitis schon eine weitere Ausdehnung genommen hatte, geht der Prozeß in eine chronische diffuse Pankreatitis über, die allen therapeutischen Verfahren trotzen kann (vgl. Guleke: L. A. Bd. 99).

In seltenen Fällen ist nach penetrierenden Verletzungen der Pankreasgegend ein **Vorfall** des Pankreas beobachtet worden. Ein solcher Prolaps kann nur zustande kommen, wenn das Pankreas eine besonders große abnorme Beweglichkeit besitzt. Entsprechend seiner festen Einlagerung und Fixation zwischen den Nachbarorganen dürfte der Kopf des Pankreas wohl nie prolabieren, sondern nur sein nicht selten beweglicher Schwanz und Teile seines Körpers. Soweit mir aus der Literatur bekannt, sind bis jetzt neun derartige Fälle beobachtet worden (wobei übrigens, wie Körte hervorhebt, Verwechslungen des Prolapses mit einem Netzvorfall bei einzelnen dieser Fälle möglicherweise unterlaufen sind).

Wenn der Vorfall des Pankreas frisch ist und der prolabierte Teil des Pankreas und die Wunde sauber aussieht, so kann das Organ nach Abspülung mit Kochsalz- oder Wasserstoffsuperoxydlösung wieder in die Bauchhöhle reponiert werden. Andernfalls ist die Resektion des vorgefallenen Pankreaskopfstückes zweckmäßiger, wobei der zurückbleibende Drüsenstumpf sorgfältig zu übernähen und mit Peritoneum zu decken ist. Die Ansicht Heibergs, daß die Erhaltung des Pankreasschwanzes an sich „wünschenswert" ist, kann ich, besonders bei größeren Prolapsen, nur teilen; leider wird aber die Gefahr der Infektion häufig den Ausschlag zu ungunsten der Erhaltung des prolabierten Stückes geben.

Für die Beurteilung der Unfallfolgen nach Verletzungen des Pankreas ist der Hinweis von Dreesmann von Interesse, daß sich an ein das Pankreas treffendes Trauma fast stets Entzündungsprozesse im Pankreas anschließen. Sowohl eine direkte als auch eine indirekte Gewalteinwirkung, z. B. ein Fall aus der Höhe oder starke und plötzliche Muskelanspannungen können nach Dreesmann eine akute traumatische Pankreatitis hervorrufen. Häufig bestehe dabei allerdings schon vorher eine Krankheitsdisposition für das Pankreas infolge von Gallensteinleiden, Magen-Darmstörungen und Potatorium. Dreesmann ist geneigt, eine Pankreatitis als Unfallfolge anzuerkennen, wenn durch den Unfall ein schon bestehendes Gallenwegsleiden verschlimmert und eine Cholangitis und Pankreatitis erzeugt wird. Daß sich eine primäre chronische Pankreatitis im direkten Anschluß an ein Trauma entwickelt, hält Dreesmann für sehr viel seltener, da auch kleine Blutungen nur ausnahmsweise zu interstitieller Entzündung und viel häufiger zu Absceß- oder Cystenbildung führen, falls das Blut nicht resorbiert wird.

Literatur.

Anatomie des Pankreas.

Parhon und Zugravu: Recherches pondérales sur le pancréas chez les aliénés. Arch. internat. de neurol. Tome 36, p. 137. 1914.

Physiologie des Pankreas.

Almagia: Sull' essistenza di una lattasi pancreatica. Arch. di fisiol. Tome 11, p. 355. 1913. — Araki: Enzymatische Zersetzung der Nucleinsäure. Zeitschr. f. physiol. Chem. Bd. 38, S. 84. — Auerbach und Pick: Bemerkungen zur Pankreasverdauung. Biochem. Zeitschr. Bd. 48, S. 425. 1913. — Babkin: Verhandlungen des Kongresses in Petersburg. 1902. — Barcroft and Starling: Oxygen exchange of the pancreas. Journ. of physiol, Vol. 31, p. 491. 1904. — Bayliss: Arch. des sciences biol. de St. Petersburg. Suppl.-Bd. 11. S. 261. — Bayliss and Starling: The proteolytic activity of the pancreatic juice. Journ. of physiol. Vol. 30, Nr. 1. 1903 (24. August). — Dieselben: Relations of enterokinase to trypsin. Journ. of physiol. Vol. 32, p. 129—136 (Februar). — Dieselben: The chemical regulations of the secretory process. Nature Vol. 70, Nr. 1803. 19. Mai 1904. — Dieselben: The mechanism of pancreatic secretion. Journ. of physiol. Vol. 28, p. 325. 1902. — Dieselben: On the uniformity of the pancreatic mechanism in vertebrata. Journ. of physiol. Vol. 29, p. 174. 1903. — Dieselben: Zentralbl. f. Physiol. Bd. 15, S. 23. 1902. — Bickel: Über Sekretionsstörungen des Pankreas im Anschluß an die klinische Beobachtung eines Falles von Supersecretio pancreatica continua. Dtsch. med. Wochenschr. 1908. S. 2111. — Bilina: Die Wirkungen des neutralen Fettes und seiner Bestandteile auf die Arbeit der Magendrüsen und des Pankreas. Rußki Wratsch. Bd. 11, S. 296. 1912. — Bompiani: Sulla lipasi del secreto pancreatico raccolto dopo svariate alimentazioni. Arch. di farmacol. sperim. e scienzi aff. Vol. 11, p. 201. 1912. — Bunge: Lehrbuch der physiolog. Chemie 1901. S. 212. — Cohnheim: Physiologie der Verdauung und Aufsaugung. Berlin 1908. — Derselbe: Physiologie der Verdauung und Ernährung. Nagels Handb. der Physiol. Bd. 2. Braunschweig 1907. Mit reichlichen Literaturangaben. — Cohnheim und Klee: Zur Physiologie des Pankreas. Zeitschr. f. physiol. Chem. Bd. 78, S. 464. 1912. — Claude Bernard: Mémoires sur le pancréas. Paris 1856. — Delezenne: Cpt. rend. des séances de la soc. de biol. Tome 55. 1904. Zit. nach Wohlgemuth. — Ellenberger und Hofmeister: Die Funktionen der Speicheldrüsen der Haussäugetiere. Arch. f. wissenschaftliche u. prakt. Tierheilk. Bd. 11, S. 61. 1885. — Enriquez et Hallion: Reflexe acide de Pawlow et secretine. Cpt. rend. de séances de la soc. de biol. Tome 55, p. 363. (20. März). — Evans, L. Sovatt: Note on the fate of secretin in pancreatic diabetes. Journ. of physiol. Vol. 44, p. 461. 1912. — Faubel: Untersuchungen über den menschlichen Bauchspeichel und das Fermentgesetz des Trypsins. Hofmeisters Beitr. Bd. 10, H. 1/3, S. 35. 1907. — Fleig: Action chimique des savons alcalins sur la sécrétion pancréatique etc. Cpt. rend. des séances de la soc. de biol. Tome 55. p. 1201. — Derselbe: Analyse de mode d'action des savons alcalins sur la sécrétion pancréatique. Journ. de physiol. et de pathol. gén. 1904. Nr. 1. — Derselbe: Intervention d'un processus humoral dans l'action des savons alcalins sur la sécrétion pancréatique. Ebenda. — Derselbe: Du mode d'action des excitants chimiques des glandes digestives. Arch. internat. de physiol. Tome 1. 1904. — Friedemann: Über ein komplexes Hämolysin der Bauchspeicheldrüse. Dtsch. med. Wochenschr. 1907. Nr. 15, S. 585. — Galeotti: Über die Granulationen in der Zelle. Internat. Monatsschr. f. Anat. u. Physiol. Bd. 12, S. 440. 1895. — Glaeßner: Über menschliches Pankreassekret. Zeitschr. f. physiol. Chem. Bd. 55, S. 465. 1903. — Derselbe: Untersuchungen über den Pankreassaft des Menschen. Biochem. Zeitschr. Bd. 41, S. 325. 1912. — — Gley, E.: Action des différents solvents de la sécrétion et des excitants de la sécrétion pancréatique, et leur classification physiologique. Cpt. rend. des séances de la soc. de biol. Tome 72, p. 465. 1912. — Derselbe: Sur les excitants de la sécrétion pancréatique, classification rationelle de ces substances. Journ. de physiol. et de pathol. gén. Tome 14, p. 509. 1912. — Groß: Die Wirksamkeit des Trypsins und eine einfache Methode zu ihrer Bestimmung. Arch. f. exp. Pathol. u. Pharmakol. Bd. 63, S. 159. 1907. — Guleke: Die neueren Ergebnisse in der Lehre der akuten und chronischen Erkrankungen des Pankreas, mit besonderer Berücksichtigung der entzündlichen Veränderungen. Ergebn. d. Chirurg. u. Orthop. Bd. 4, S. 408. 1912. — Heiberg: Die Krankheiten des Pankreas. Wiesbaden: Bergmann 1914. — Heidenhain: Pflügers Arch. f. d. ges. Physiol. Bd. 10. — Derselbe: Physiologie der Absonderungsvorgänge. Hermanns Handbuch der Physiologie Bd. 5, 1, S. 173. 1883. — Henri: Cpt. rend. des séances de la soc. de biol. 1904. — Jacoby: Über die Beziehung der Verdauungswirkung und der Labwirkung. Biochem. Zeitschr. Bd. 1, S. 53. 1906. —Ibrahim und Kaumheimer: Zur Frage der Pankreaslaktase. Zeitschr. f. phys. Chem. Bd. 62, S. 287. 1909. — Iwanoff: Über die fermentative Zersetzung der Thymonucleinsäure usw. Zeitschr. f. phys. Chem. Bd. 38, S. 31. 1903. — Kempf: Über die Sekretion von Pankreasfisteln und ihre Beeinflussung durch antidiabetische Diät. Dtsch. med. Wochenschr. 1908. S. 1585. — Körte: Die chirurgischen Krankheiten und die Verletzungen des Pankreas. Stuttgart: Enke 1898 Deutsche Chirurgie. Lief. 45d. — Krause: Zur Histologie der Speicheldrüsen. Arch. f. mikr. Anat Bd. 49 u. 39, S. 707. 1892. — Kudrewetzky: Materiale zur Physiologie der Bauchspeicheldrüse. Inaug.-Dissert. St. Petersburg 1890; Arch. f. Anat. u. Physiol. 1894. — Kühne: Malys Jahresbericht Bd. 9. — Kühne und Lea: Beobachtungen über die Absonderungen des Pankreas. Untersuchungen an dem physiologischen Institut Heidelberg Bd 2, S. 448. 1882. — Kutscher und Lohmann: Die Endprodukte der Pankreas- und Hefeselbstverdauung. Zeitschr. f. phys. Chem. Bd. 39, S. 159. 1903. — Kyés: Über die Wirkungsweise des Kobragiftes. Berl klin. Wochenschr. 1902. Nr. 38/39. — Kyés und Sachs: Zur Kenntnis der Kobragift aktivierenden Substanzen. Ebenda 1903. Nr. 2/4. — Laguesse: Structure et développement du pancréas d'après les traveaux sécants. Journ. de l'anat. et de physiol. Tome 30, p. 591, 731. 1894. — Derselbe: Sur quelques details du pancréas humain. Cpt. rend des séances de la soc. de biol. 1894. p. 667. — Langerhans: Beiträge zur mikroskopischen Anatomie der Bauchspeicheldrüse. Inaug.-Dissert. Berlin 1869. — Langley: On the structure of the secretory cells and on the changes etc. Internat. Monatsschr. f. Anat. u. Histol. Bd. 1, S. 69. — Derselbe: Ergebnisse der Physiologie. II. Biophysik 1903. — Lombroso: Contributi alla conoscenza degli enzimi proteolitici. Not. 1. Sulla cosidetta ereptasi del secreto pancreatico. Arch. di fisiol. Vol. 10, p 318. 1912. — London: Schittenhelm und Wiener: Verdauung und Resorption von Nucleinsäure im Magendarmkanal. Zeitschr. f. physiol. Chem. Bd. 77, S. 86. 1912. — Matthes: Experimenteller Beitrag zur Frage der Hämolyse. Münch. med. Wochenschr. 1902. Nr. 1. — Mathews: Zit. nach Noll. Journ. of morphol. Vol. 15. 1899 (Suppl.). — Mellanby and Woolley: The ferments of the pancreas. Journ. of physiol. Vol. 47, p. 339. 1913. — Metzner: Die histologischen Veränderungen der Drüsen bei der Tätigkeit. Nagels Handbuch der Physiologie. Bd. 2. Braunschweig 1907. — Meyner: Beitrag zur Pankreasfunktion. Med. Klinik Bd. 16, S. 682. 1920. — Michaelis: Die vitale Färbung, eine Darstellungsmethode der Zellgranula. Arch. f. mikr. Anat. Bd. 55, S. 588. 1900. — Minami: Über die Beziehungen zwischen Pankreas und Nebennieren. Biochem. Zeitschr. Bd. 39, S. 381. 1912. — Morgenroth und Carpi: Über ein Toxolecithid des Bienengiftes. Berl. klin. Wochenschr. 1906. Nr. 44. — Modrakowski, P.: Pflügers Arch. f. d. ges. Physiol. Bd. 114. 1906. — Noll: Die Sekretion der Drüsenzelle. Ergebn. d. Physiol. Bd. 4, 1, 2, S. 84. Hier eingehende Literaturangaben. — Oechsler: Über den Einfluß der psychologischen Erregung auf die Sekretion der Galle und des Pankreas. Internat. Beiträge zur Pathologie und Therapie der Ernährungsstörungen Bd. 5, S. 26. 1913. — Pawlow: Die Arbeit der Verdauungsdrüsen. Wiesbaden 1898. — Derselbe: Die äußere Arbeit der Verdauungsdrüsen und ihr Mechanismus. Nagels Handbuch der Physiologie Bd. 2. Braunschweig 1907. — Pawlow und Parastschuck: Über die ein und demselben Eiweißferment zukommende proteolytische und milchkoagulierende Wirkung verschiedener Verdauungssäfte. Zeitschr. f. physiol. Chem. Bd. 42, S. 415. — Pfaff: Zentralbl. f. Physiol. Bd. 11, S. 652. 1897. — Pflüger: „Speicheldrüsen". In Strickers Handbuch von den Geweben. Bd. 1. 1871. — Pollack: Zur Frage der einheitlichen und spezifischen Natur des Pankreastrypsins. Hofmeisters Beitr. Bd. 6, S. 95. 1904. — Popielski: Über sekretorische Hemmungsnerven des Pankreas. Zentralbl. f. Physiol. Bd. 10, Nr. 14 1896; Inaug.-Dissert. Petersburg 1896. — Sachs: Über die Nuclease. Zeitschr. f. physiol. Chem. Bd. 46, S. 337. 1905. — Schierbeck: Über den Einfluß der Kohlensäure auf die diastatischen und peptonbildenden Fermente im tierischen Organismus. Skandinav. Arch. f. Physiol. Bd. 3, S. 344. 1891. — Schlagintweit und Stepp: Studien über die Pankreassekretion bei Sekretionsstörungen des Magens usw. Münch. med. Wochenschr. 1913. Nr. 34. — Schumm: Über menschliches Pankreassekret Zeitschr. f. physiol Chem. Bd. 36, S. 298. — Sherman and Schlesinger: Studies of amylases: 4) A further invertigation of the properties of pancreatic amylase. Journ. of the Americ. chem. soc. Vol. 34, p. 1104. 1912. — Ssawitsch: Berichte der Gesellschaft russischer Ärzte. Petersburg 1903. — Stepp und Schlaginweit: Notizen zur Extrahierbarkeit des Sekretins und zur Pankreassekretion. Zeitschr. f. Biol Bd. 62, S. 202. 1913. — Dieselben: Experimentelle Untersuchungen über den Mechanismus der Pankreassekretion usw. Dtsch. Arch. f. klin. Med. Bd. 112. — Straub, Beckmann, Erdt und Mettenleiter: Alveolargasanalysen. III. Mitteilung. Erdt: Die Tagesschwankungen der Kohlensäurespannung der Alveolarluft und ihre Ursachen. Dtsch. Arch. f. klin. Med. Bd. 117, S. 497. 1915. — Vernon: Journ. of physiol Vol. 27. — Derselbe: The autocatalysis of trypsinogen. Journ of physiol Vol. 47, S 325 1913. — Derselbe: Autokatalyse des Trypsinogens. Zeitschr. f. Physiol. Bd. 17, S. 841. 1913. — Volhard: Über die

Untersuchung des Pankreassaftes bei Menschen usw. Münch. med. Wochenschr. 1907. Nr. 9, S. 403. — Walther: Die sekretorische Tätigkeit der Bauchspeicheldrüse. Inaug.-Dissert. Petersburg 1897; Petersb. Arch. des sciences de biol. 1899. — Wertheimer und Lepage: De l'action de quelques alcaloides etc. Lille 1904. — Dieselben: Sur les fonctions réflexes des ganglions abdominaux du sympathique dans l'innervation sécrétoire du pancréas. Journ. de physiol. Bd. 2, 3, p. 335. — Dieselben: Sur l'association réflexe du pancréas avec l'intestin grêle. Journ. de physiol. Vol. 3, 5; Journ. de physiol et de pathol. gén. 1901. — Wohlgemuth: Experimentelle Untersuchungen über den Saft der Bauchspeicheldrüse des Menschen. Kongr. f. inn. Med. 1907. Berl. klin. Wochenschr. 1907, Nr. 3; Biochem. Zeitschr. Bd. 2, S. 350, Bd. 4, H. 2/3, S. 271; Bd. 39, S. 302. 1912.

Innere Sekretion des Pankreas.

Allard: Über die Beziehungen der Umgebungstemperatur zur Zuckerausscheidung beim Pankreasdiabetes. Arch. f. exp. Pathol u. Pharmakol. Bd. 59, S. 1. — Allen: Experimental studies on diabetes. Journ. of exp. med. Vol. 21, p. 363, 381, 555, 575, 587. 1920; Americ. Journ. of the med. sciences Vol. 160, p. 781. 1920; Journ. of metabolic. research. Vol. 1, p 5, 53, 75, 89, 165, 193, 221, 251. 1922. — Allen und Wishart: Ebenda Vol. 1, p. 97. 1922. — Apolant: Beitrag zur Pathologie des Pankreas. Virchows Arch. f. pathol. Anat u. Physiol. Bd. 212, S. 188. 1913. — Banting, Best, Collip, Mac Leod and Noble: The effect of pancreatic extract (insulin) on normal rabbits. Americ. Journ. of physiol. Vol. 152, p. 162. 1922; s. ferner: Klin. Wochenschr. Bd. 2, S. 147. 1923. Literaturzusammenstellung; S. 704. Referat von Grevenstock. — Baráth: Über die diagnostische Bedeutung der Adrenalinmydriasis bei inneren Krankheiten. Med. Klinik 1922. Jg. 18, Nr. 37, S. 1182. — Biedl: Über eine neue Form des experimentellen Diabetes. Zentralbl. f. Physiol. Bd. 12, S. 624. 1898. — Derselbe: Innere Sekretion. Berlin-Wien 1916. — Biedl und Offer: Beziehungen der Ductuslymphe zum Zuckerhaushalt. Wien. klin. Wochenschr. 1907. Nr. 49. — Boccardi: Ricerche anatomo-pathologiche sugli animali privati de pancreas. Riform. med. Vol. 6. 1890. — Bouchardat: De la glycosurie en diabète sucré. Paris 1883. Annuaire de thérapeuthique, suppl. 1846. — Bright: Medicochirurg. transactions of London. Vol. 18, p. 3. 1833. — Cavazzani: Zur Physiologie des Duodenums. Zentralbl. f. Physiol. 1908. S. 370. — Derselbe: Le funzioni del pancreas ed i loro rapporti colla patogenesi del diabete. Venedig 1892. — Carnot et Amet: De la dégénérescence des îlots de Langerhans en dehors du diabète. Cpt. rend. des séances de la soc. de biol. Tome 2. 1905. — Chauveau et Kaufmann: Le pancréas et les centres nerveux régulateurs de la fonction glycémique. Mémoires de la soc. de biol. Tome 3, p. 11. 1893. — Dieselben: Pathogénie du diabète. Cpt. rend. hebdom. des séances de l'acad. des sciences. Tome 117, p. 226. 1893. — Claude: Sur l'origine et l'évolution des îlots de Langerhans. Congr. de la soc. d'anat. Tome 11. réun. Nancy 1909. — Cockroft: Loewis adrenalin mydriasis as a sign of pancreatic insufficienzy. Brit. med. journ. 1920. Nr. 3098, p. 669. — Cohn und Peiser: Einige Störungen der inneren Sekretion bei Pankreaserkrankungen. Dtsch. med. Wochenschr. Bd. 38, S. 60. 1912. — Cohnheim: Die Kohlenhydratverbrennung in den Muskeln und ihre Beeinflussung durch das Pankreas. Zeitschr. f. physiol. Chem. Bd. 39. 1903; Bd. 42 u. 43. 1905; Bd. 44. 1906. — Coroley: London med. Journ. 1788. — Curschmann: Thyreotoxische Diarrhöen. Arch. f. Verdauungskrankh. Bd. 20, S. 1. 1914. — Desgrez und Dorléans: Action hypotension de la guanine. Cpt. rend. hebdom. des séances de l'acad. des sciences Tome 154, p. 1109. 1912. — Diamare: Sul valore anatomico e morfologico delle isolo di Langerhans. Anat. Anz. 1899. Nr. 16. — Dieckhoff: Beiträge zur pathologischen Anatomie des Pankreas mit besonderer Berücksichtigung der Diabetes-Frage. Leipzig 1895. — de Dominicis: Studii sperim. intorno agli effetti delle estirpazione del pancreas. Giorn. internaz. d. scienze med. 1889. p. 801. — Derselbe: Noch einmal über den Diabetes pancreaticus. Münch. med. Wochenschr. 1891. Nr. 41/42. — Ehrmann: Über den Einfluß der Ausschaltung des Zwölffingerdarms auf die Zuckerausscheidung. Pflügers Arch. f. d. ges. Physiol. Bd. 119. 1907. — Eppinger, Falta und Rudinger: Über die Wechselwirkung der Drüsen mit innerer Sekretion. Zeitschr. f. klin. Med Bd. 66 u. 67. — Fahr: Diabetes-Studien. Virchows Arch. f. pathol. Anat. u. Physiol. Bd. 215, S. 247. 1914. — Falta: Die Erkrankungen der Blutdrüsen. Berlin 1913. — Frerichs: Diabetes. Berlin 1884. — Guleke: Die neueren Ergebnisse in der Lehre der akuten und chronischen Erkrankungen des Pankreas, mit besonderer Berücksichtigung der entzündlichen Veränderungen. Ergebn. d. Chirurg. u. Orthop. Bd. 4, S. 408. 1912. — v. Hansemann: Die Beziehungen des Pankreas zum Diabetes. Zeitschr. f. klin Med. Bd. 26. 1894. — Derselbe: Über Anaplasie, Spezifizität und Altruismus der Zellen. Berlin 1911. — Heiberg: Hypertrophie der Langerhansschen Pankreasinseln. Münch. med. Wochenschr. 1907. Nr. 51. — Derselbe: Mikroskopiske Undersgelser over Bugspytkirtelens etc. Kopenhagen 1910. — Derselbe: Ein Verfahren zur Untersuchung der Bedeutung der

Langerhansschen Inseln im Pankreas. Zeitschr. f. physiol. Chem. Bd. 49. 1906. — Derselbe: Beiträge zur Kenntnis der Langerhansschen Inseln im Pankreas usw. Anat. Anz. Bd. 29, S. 49. 1906. — Derselbe: Weitere Beiträge zur Kenntnis der Anzahl der Langerhansschen Inseln usw. Anat. Anz. Bd. 37, S. 545. 1910. — Derselbe: Die Inseln in der Bauchspeicheldrüse (Langerhanssche Inseln) nebst Übersicht über einige neuere andere Pankreasarbeiten. Ergebn. d. Anat. u. Entwicklungsgesch. Bd. 19, 2, S. 948. 1911. — Derselbe: Studien über die pathologisch-anatomische Grundlage des Diabetes mellitus. Virchows Arch. f. pathol. Anat. u. Physiol. Bd. 204. 1911. — Derselbe: Ein interessanter Fall zur Beleuchtung der Pathogenese und der pathologischen Anatomie des Diabetes mellitus. Zentralbl. f. d. ges. Physiol. u. Pathol. d. Stoffw. N. F. 1910. Nr. 16. — Derselbe: Bemerkungen über einige vermeintliche durch Intoxikation und Leberleiden hervorgerufenen Veränderungen der Langerhansschen Inseln. Zeitschr. f. exp. Pathol. u. Therap. Bd. 8 1911. — Derselbe: Om Diagnose og diaetetisk Behandling af visse Pankreasbidelso. Soertryk af Nordisk Tidsskrift for Terapi. Sep.-Abdr. — Derselbe: Über Zuckerkrankheit und Krebs in der Bauchspeicheldrüse. Dtsch. Arch. f. klin. Med. Bd. 102, S. 619. 1911. — Derselbe: Beitrag zur Klinik des Pankreascarcinoms. Zeitschr. f. klin. Med. Bd. 72, H. 5/6. — Derselbe: Ein Fall von Adenom in den Langerhansschen Inseln der Bauchspeicheldrüse bei einem Diabetiker. Zentralbl. f. allg. Pathol. u. pathol. Anat. Bd. 22, Nr. 12, S. 532. 1911. — Derselbe: Bemerkungen über einige vermeintliche, durch Intoxikation und Leberleiden hervorgerufene Veränderungen der Langerhansschen Inseln. Zeitschr. f. exp. Pathol. u. Therap. Bd. 8. 1911. — Derselbe: Studien über die pathologisch-anatomischen Grundlagen des Diabetes mellitus. Virchows Arch. f. pathol. Anat. u. Physiol. Bd. 204, S. 175. 1911. — Derselbe: Ein Fall von gleichzeitigem Diabetes insipidus und Diabetes mellitus. Zeitschr. f. klin. Med. Bd. 73, H. 3/4. — Derselbe: Über Diabetes bei Kindern. Arch. f. Kinderheilk. Bd. 56, H. 4/6, S. 403. — Derselbe: Die Krankheiten des Pankreas. Wiesbaden: Bergmann 1914. — Helly: Studien über Langerhanssche Inseln. Arch. f. mikr. Anat. Bd. 67. 1906. — Herlitzka: Contributo allo studio del diabete duodenale di Pflüger. Giorn. R. acad. di med. di Torino. Vol. 71, p. 57. 1908. — Derselbe: Zur Kenntnis des Pflügerschen Duodenaldiabetes. Pflügers Arch. f. d. ges Physiol. Bd. 123, S. 331. 1908. — Hertel: Beiträge zur normalen und pathologischen Anatomie der Langerhansschen Inseln des Pankreas. Inaug.-Dissert. Gießen 1909. — Herxheimer: Pankreas und Diabetes. Dtsch. med. Wochenschr. 1906. S. 829. — Derselbe: Verhandlungen der Deutschen Pathologischen Gesellschaft 1909. Sitzungsbericht. — Hirata: Über die Einwirkung des Arsens auf das Pankreas von Meerschweinchen. Inaug.-Dissert. Greifswald 1909. — Hirsch: Beitrag zur Lehre von der Glykolyse. Hofmeisters Beitr. Bd. 4. — Höckendorf: Zit. nach Biedl. — Isaac: S. v. Noorden: Insulin. Klin. Wochenschr. Bd. 2, S. 331. 1923. — Karakaschoff: Über das Verhalten der Langerhansschen Inseln des Pankreas bei Diabetes mellitus. Dtsch. Arch. f. klin. Med. Bd. 82, S. 60. — Derselbe: Neue Beiträge zum Verhalten der Langerhansschen Inseln beim Diabetes mellitus und zu ihrer Entwicklung. Dtsch. Arch. f. klin. Med. Bd. 87, S. 291. — Kasahara: Über das Bindegewebe des Pankreas bei verschiedenen Krankheiten. Bd. 143, S. 11. 1896. — Kaufmann: Sur la pathogénie du diabète sucr. Sem. méd. 1895. Nr. 4. — Derselbe: Recherches expérimentelles sur la régulation de la glycémie et le mécanisme du diabète sucré. Arch. de physiol. 1895. — Knowlton and Starling: On the nature of pancreatic diabetes. Lancet Vol. 183, p. 812. 1912. — Dieselben: Experiments on the consumption of sugar in the normal and the diabetic heart. Journ. of physiol. Vol. 45, p. 146. 1912. — Körte: Die chirurgischen Krankheiten und die Verletzungen des Pankreas. Stuttgart: Enke 1898. Dtsch. Chir. Lief. 45d. — Laguesse: Nouvelle démonstration expérimentelle du balancement dans les îlots endocrines du pancréas chez le pigeon. Cpt. rend. des séances de la soc. de biol. Tome 68, p. 367. 1910. — Derselbe: Sur la variabilité de la glande endocrine du pancréas et ses conséquences pathologiques. Scalpel. Vol. 73, p. 85. 1920. — Lancereaux: Notes et réflexions à propos de deux cas de diabète avec altération du pancréas. Bull. de l'acad. de méd. II. sér. Tome 6, p. 1215. 1877. — Landsberg: Zur Frage der Zuckerverbrennung im Pankreasdiabetes. Dtsch. Arch. f. klin. Med. Bd. 115, S. 465. 1914; Kongr. f. inn. Med. 1914. — Lapierre: Sur le diabète maigre dans ses rapports avec les altérations du pancréas. Thèse de Paris 1879. — Lauwens: Exstirpation des Duodenums. Zit. nach Biedl. — Lazarus: Experimentelle Hypertrophie der Langerhansschen Pankreasinseln bei der Phloridzinglykosurie. Münch. med. Wochenschr. 1907. Nr. 45, S. 895. — Lemoine et Lannois: Lésions du pancréas dans le diabète. Arch. de méd. exp. Tome 3, p. 33. 1891. — Dieselben: Beitrag zur Pathologie und Therapie der Pankreaserkrankungen. Zeitschr. f. klin. Med. Bd. 51, 53. 1904. — Lépine: Etiologie et pathogénie du diabète sucré. Congr. de méd. internat. à Lyon 25. X. 1894; Revue de méd. 16. X. 1894. p. 17. — Derselbe: Sur la production du ferment glycolytique. Cpt. rend. hebdom. des séances de l'acad. des sciences. 21. I. 1895. — Lépine et Barral: De la glycolyse dans le sang normal et dans le sang diabétique. Cpt. rend. hebdom. des scéances de l'acad. des sciences 17. VII. 1893. — Van Lie rsum: Ist Phloridzin imstande Hypertrophie und Hyperplasie der Langerhansschen

Inseln hervorzurufen? Arch. f. exp. Pathol. u. Pharmakol. Bd. 69, S. 266. 1910. — Loewenfeld und Jaffé: Beiträge zur Kenntnis der Langerhansschen Inseln im Pankreas. Virchows Arch. f. pathol. Anat. u. Physiol. Bd. 216, S. 10. 1914. — Loewi: Eine neue Funktion des Pankreas und ihre Beziehung zum Diabetes mellitus. Wien. klin. Wochenschr. 1907. S. 747; Arch. f. exp. Pathol. u. Pharmakol. Bd. 59, S. 83. 1908. — Loewit: Der Pankreasdiabetes beim Frosch. Arch. f. exp. Pathol. u. Pharmakol. Bd 62, S. 47. 1909. — Martin: Experimental studies in diabetes. Journ. of metabolic. research. Vol. 1. p, 43. 1922. — Martini: Sur les altérations du corps thyroide dans différents états expérimentaux et cliniques. Rev. de chirurg. Tome 33, p. 171. 1913. — Meltzer und Meltzer-Auer: Über die Einwirkung von subcutanen Einspritzungen und Einträufelungen in den Bindehautsack von Adrenalin auf die Pupille der Kaninchen. Zentralbl. f. Physiol. Bd. 17, S. 651. 1904. — Dieselben: On the influence of subcutaneous injections of adrenalin upon the eyes of cats after removal of the superior cervical ganglion. Americ. Journ. of physiol. Vol. 11, 37 u. 38. 1904. — v. Mering und Minkowski: Diabetes mellitus nach Pankreasexstirpation. Arch. f. exp. Pathol. u. Pharmakol. Bd. 26, S. 13. 1889. — De Meyer, J.: Recherches sur la signification et la valeur de la sécrétion interne de pancréas. Lüttich: H. Vaillant-Carmanne 1910. — Derselbe: La sécrétion interne du pancréas. Thèse de Liège 1910. — Derselbe: Glycolyse, hyperglycémie, glycosurie et diabète. Thèse de l'inst. Pasteur 22. X. 1908. — Milne and Peters: Atrophy of the pancreas after occlusion of the pancreatic duc. Journ. of med. research. Vol. 26, p. 405. 1912. — Minkowski: Untersuchungen über den Diabetes mellitus nach Pankreasexstirpation. Leipzig 1893. — Derselbe: Weitere Mitteilungen über den Diabetes mellitus nach Exstirpation des Pankreas. Berl. klin. Wochenschrift 1892. Nr. 5. Kongr. f. inn. Med. Bd. 11. Leipzig 1892. — Derselbe: Untersuchungen über den Diabetes mellitus nach Pankreasexstirpation. Arch. f. exp. Pathol. u. Pharmakol. Bd. 31. 1893. — Derselbe: Die Totalexstirpation des Duodenums. Arch. f. exp. Pathol. u. Pharmakol. Bd. 58, S. 271. 1908. — Derselbe: Die neueren Anschauungen über den Diabetes mellitus. Med. Klinik 1911. S. 27. — Moldenhauer: Über das Verhalten des Pankreas, insbesondere der Langerhansschen Zellinseln nach Gangunterbindung. Inaug.-Dissert. Bern 1905. — Naunyn: Der Diabetes mellitus. Nothnagels Handbuch Bd. 7. I. — v. Noorden: Die Zuckerkrankheit. 7. Aufl. Berlin 1917. — Ohlmacher: Americ. Journ. of the med. science 1904. — Opie: On the histology of the islands of Langerhans of the pancreas. Bull. of John Hopkins hosp. Vol. 11, p. 206. 1900. — Derselbe: Pathology changes affecting the islands of Langerhans of the pancreas. Journ. of exp. med. Vol. 5, p. 387/527. 1900/01. — Patterson und Starling: The carbohydrate metabolism of the isolated heart-lung praeparation. Journ. of physiol. Vol. 47, p. 137. 1913. — Pensa: Osservazioni sulla distribuzione dei vasi sanguigni e dei nervi nel pancreas. Internat. Zeitschr. f. Anat. u. Physiol. Bd 22. 1905. — Pflüger: Untersuchungen über den Pankreasdiabetes. Pflügers Arch. f. d. ges. Physiol. Bd. 118. 1907. — Derselbe: Über die Natur der Kräfte, durch welche das Duodenum den Kohlenhydratstoffwechsel beeinflußt. Ebenda Bd. 119. 1907. — Derselbe: Über den Duodenaldiabetes der Warmblüter. Ebenda Bd. 122. 1908. — Derselbe: Über die durch Resektion des Duodenums bedingten Glykosurien. Ebenda Bd. 124. 1908. — Piazza: Sulla fisio-pathologica della ghiandola endocrino del pancreas. Ann. di clin. med. Vol. 3, p. 261. 1913. — Popper: Das Verhältnis des Diabetes zu Pankreasleiden und Fettsucht. Österr. Zeitschr. f. prakt. Heilk. Bd. 14. 1868. — Pratt: The functional diagnosis of pancreatic diseases. Americ. Journ. of the med. sciences Vol. 143, p. 313. 1912. — Derselbe: The internal function of the pancreas. Journ. of the Americ. med. assoc. Vol. 59, p. 322. 1912. — De Renzi und Reale: Verhandlungen des X. internat. med. Kongresses Berlin. Bd. 2, Abt. V, S. 97. 1890; Berl. klin. Wochenschr. Bd. 29, S. 23. 1892. — Rosenberg: Zur Frage des Duodenaldiabetes. Pflügers Arch. f. d. ges. Physiol. Bd. 121, S. 358. — Derselbe: Weitere Untersuchungen zur Frage des Duodenaldiabetes. Biochem. Zeitschr. Bd. 18, S. 95. 1909. — Sandmeyer: Über die Folgen der partiellen Pankreasexstirpation. Zeitschr. f. Biol. Bd. 31, S. 12. 1894. — Sauerbeck: Langerhanssche Inseln und Pankreasdiabetes. Arch. f. allgem. Pathol. u. Anat. 1902. S. 538. — Derselbe: Die Langerhansschen Inseln im normalen und im kranken Pankreas des Menschen. Virchows Arch. f. pathol. Anat. u. Physiol. Suppl.-Bd 177. 1904. — Schmidt, M. B.: Über die Beziehungen der Langerhansschen Inseln zum Diabetes mellitus. Münch. med. Wochenschr. 1902. Nr. 52. — Schulze: Die Bedeutung der Langerhansschen Inseln des Pankreas. Arch. f. mikrosk. Anat. Bd. 56, S. 491. 1900. — Schwarz: Wien. klin. Wochenschr. 1909. — Seegen: Der Diabetes mellitus. Berlin 1893. — Seo: Über den Einfluß der Muskelarbeit auf die Zuckerausscheidung beim Pankreasdiabetes. Arch. f. exp. Pathol. u. Pharmakol. Bd. 59, S. 341. — Seyfarth: Über die Beziehungen des Pankreas zum Diabetes mellitus. Kongr. f. inn. Med. 1920. S. 178. — Derselbe: Neue Beiträge zur Kenntnis der Langerhansschen Inseln im menschlichen Pankreas und ihre Beziehung zum Diabetes mellitus. Jena 1920. (Hier ausführliche Literaturangaben.) — Ssobolew: Beiträge zur Pankreaspathologie. Beitr. z. allgem. Pathol. u. pathol. Anat. Bd. 477. 1910. — Derselbe: Zur normalen und pathologischen Morphologie der inneren

Sekretion der Bauchspeicheldrüse. Virchows Arch. f. pathol. Anat. u. Physiol. Bd. 168, S. 91. 1902. — Stolper: Pankreas und Ovarium in ihren Beziehungen zum Zuckerstoffwechsel. Gynäkol. Rundschau Bd. 6, S. 898. 1912. — Thiroloix: Diabète pancréatique. Bull. de la soc. anat. Tome 62. 1891. — Derselbe: Étude sur les effets de la suppression lente du pancréas. Mém. de la soc. de biol. IX. sér. Tome 4, p. 303. 22. X. 1892. — Derselbe: Diabète pancréatique expérimental à durée prolongée. Bull. et mém. de la soc. méd. des hôp. de Paris 9. XII. 1910. — Tiberti: Ulteriori richerce sperimentali interno alle isolo del Langerhans. Lo Sperimentale 1908. Nr. 4. — Visentini: Osservazioni sul comportamento delle isole del Langerhans nel diabete e in altri stati patologici. Soc. med. chirurg. di Pavia 1907. — Watermann: La sécrétion interne du pancréas. Arch. néerland. de physiol. de l'homme et d'animal. Tome 4, Heft 3. p. 289. 1920. Ref. Kongreß-Zentralbl. Bd. 14, S. 246. 1920. — Weichselbaum: Über die Veränderungen des Pankreas beim Diabetes mellitus. Sitzungsber. d. Akad. d. Wiss , Wien. math.-naturw. Klasse. März 1910. Bd. 119, 3. Abt., S. 73. Wien. klin. Wochenschr. 1911. S. 153. — Weichselbaum und Stangl: Weitere histologische Untersuchungen des Pankreas bei Diabetes mellitus. Wien. klin. Wochenschr. Bd. 15, S. 190. 1902. — Dieselben: Zur Kenntnis der feineren Veränderungen des Pankreas bei Diabetes mellitus. Wien. klin. Wochenschr. Bd. 14. 1901. — Dieselben: Über den Pankreasdiabetes der Vögel. Arch. f. exp. Pathol. u. Pharmakol. Bd. 24. 1894 — Wille: Ärztlicher Verein Hamburg. 23. II. 1897. — Windle: The morbid anatomy of Diabetes mellitus. The Dublin Journ. of med. science Vol. 76. 1883. — Wohlgemuth und Koga: Zur Frage der inneren Sekretion des Pankreas. Klin. Wochenschr. Bd. 2, S. 386. 1923.

Funktionsprüfung des Pankreas.

Abderhalden und Schittenhelm: Über das Vorkommen von peptolytischen Fermenten im Mageninhalt. Zeitschr. f. physiol. Chem. Bd. 57, S. 317. 1908. — Abelmann: Die Ausnutzung der Nahrungsstoffe nach Pankreasexstirpation. Inaug.-Dissert. Dorpat 1890. — Albu: Beiträge zur Diagnostik der inneren und chirurgischen Pankreasaffektionen. Halle 1911. — Ambard, Binet et Stodel: Étude de l'activité pancréatique par le dosage de l'amylase fécale. Cpt. rend. des séances de la soc. de biol. Tome 62, p. 765. 1907. — Araki: Über enzymatische Zersetzung der Nucleinsäure. Zeitschr. f. physiol. Chem. Bd. 38, S. 84. — Arnozan et Vaillard: Arch. de physiol. norm. et pathol. 1884. S. 287. — Avé Lallemant und Groß: Stoffwechselversuche mit abgebautem Fleischeiweiß (Erepton). Therap. Monatsh. Bd. 27. 1913. — Baldi: Arch. di farmacol. r. terap. 1894. Nr. 10. — Bálint und Molnár: Zur Pathogenese der Diarrhöen bei Morbus Basedowii nebst Bemerkungen und der diagnostischen Bewertung des Fermentgehaltes der Faeces. Berl. klin. Wochenschr. 1910. Nr. 35. — Berard et Colin: Mémoires sur l'exstirpation du pancréas. Supplément aux Comptes rendus. Bull. de l'acad. de méd. 1856, 1857; Gaz. de méd. 1857, 1858. — Bernard, Claude: Mémoires sur le pancréas. Paris 1856. — Binder: Über die Bedeutung der in den Faeces vorhandenen Fermente für die Diagnostik der Pankreaserkrankungen. Inaug.-Dissert. Berlin 1911. — Bidder und Schmidt: Die Verdauungssäfte und der Stoffwechsel. Mitau u. Leipzig 1852. — Boas: Dünndarmverdauung beim Menschen und deren Beziehung zur Magenverdauung. Zeitschr. f. klin. Med. Bd. 17, S. 155. 1890. — Boldyreff: Der Übertritt des natürlichen Gemisches aus Pankreassaft, Darmsaft und Galle in den Magen. Die Bedingungen und wahrscheinliche Bedeutung dieser Erscheinung. Pflügers Arch. f. d. ges. Physiol. Bd. 121, S. 23. 1907. — Derselbe: Über den Übergang der natürlichen Mischung des Pankreas-, des Darmsaftes und der Galle in den Magen. Zentralbl. f. Physiol. Bd. 18, H. 15, S. 457. — Derselbe: Über den selbständigen und künstlich hervorgerufenen Übergang von Pankreassaft in den Magen und über die Bedeutung dieser Erscheinung für die praktische Medizin. Zentralbl. f. d. ges. Physiol. u. Pathol. d. Stoffw. 1908. S. 209. — Bondi, S. und J.: Über die Verfettung von Magen- und Darmepithel und ihren Zusammenhang mit Stoffwechselvorgängen. Zeitschr. f. exp. Pathol. u. Therap. Bd. 6, S. 254. 1909. — Brugsch: Experimentelle Beiträge zur funktionellen Darmdiagnostik. Zeitschr. f. exp. Pathol. u. Therap. Bd. 6, S. 324. 1909. — Brugsch und König: Beitrag zur Klinik der Pankreasentzündungen. Berl. klin. Wochenschr. 1905. Nr. 52. — Brugsch und Masuda: Verhalten des Dünndarmsaftes und Extraktes gegenüber Casein, Lecithin, Amylase. Zeitschr. f. exp. Pathol. u. Pharmakol. Bd. 8, S. 617. — Burkhardt: Über die Leistung verlagerter Pankreasstücke für die Ausnutzung der Nahrung im Darm. Arch. f. exp. Pathol. u. Pharmakol. Bd. 58, S. 201. 1908. — Cavazzani: Alteraz. consec. alla estirpazione del pancreas. Arch. di clin. med. 1893. p. 493. — Cohnheim: Die Physiologie der Verdauung und Ernährung. Berlin 1908. — Delachaux: Thèse de Lausanne. Neufchâtel 1903. — Deuscher: Stoffwechseluntersuchungen bei Verschluß des Ductus pancreaticus. Korrespbl. f. Schweiz. Ärzte 1898. Nr. 11/12. — Döblin: Die Bestimmung des proteolytischen Fermentes in den Faeces. Dtsch. med. Wochenschr.

1909. Nr. 25. — Ehrmann: Über eine Methode zur Funktionsprüfung des Pankreas. Berl. klin. Wochenschr. 1912. Nr. 49, S. 1363. — Derselbe: Stoffwechsel- und Stuhluntersuchungen an einem Fall von chronischer Pankreatitis. Zeitschr. f. klin. Med. Bd. 69, S. 190. — Ehrmann und Kruspe: Untersuchungen über Pancreatitis chron. und Icterus chron. Zeitschr. f. klin. Med. Bd. 78, H. 1/2. — Einhorn: Über Gewinnung von Duodenalinhalt beim Menschen. Berl. klin. Wochenschr. 1910. Nr. 12, S. 522. — Derselbe: Erfahrungen über den Duodenalinhalt. Dtsch. med. Wochenschr. 1910. S. 1519. — Derselbe: Agarröhrchen für Bestimmung der pankreatischen Fermente. Berl. klin. Wochenschr. 1912. Nr. 44. — Derselbe: Neue Studien über die Pankreassekretion. Berl. klin. Wochenschr. 1915. S. 844. — Esser: Untersuchungen über die fermentative Kraft im Polypensekret bei einem Fall von Polyposis coli et recti. Dtsch. Arch. f. klin. Med. Bd. 93, S. 535. 1905. — Fleckseder: Über die Rolle des Pankreas bei der Resorption der Nahrungsstoffe aus dem Darm. Arch. f. exp. Pathol. u. Pharmakol. Bd. 59, S. 407. 1908. — Fles: Arch. f. d. Holländ. Beitr. z. Natur- u. Heilkunde. Utrecht 1864. p. 187. Zit. nach Salomon. — Frank und Schittenhelm: Über das Vorkommen von Erepsin in den menschlichen Faeces. Zentralbl. f. d. ges. Physiol. u. Pathol. d. Stoffw. 1909. S. 881. — Dieselben: Vorkommen und Nachweis von Erepsin und Trypsin im Magendarmkanal. Zeitschr. f. exp. Pathol. u. Therap. Bd. 8, S. 237. — Dieselben: Zentralbl. f. inn. Med. 1909. Nr. 15. — Friedmann: Zur Kasuistik der Pankreaskrankheiten. Arch. f. Verdauungskrankh. Bd. 20, S. 192. 1914. — Fromme: Die Verwertbarkeit der Glutoidkapseln für die Diagnostik von Darmerkrankungen, speziell der Erkrankungen des Pankreas. Münch. med. Wochenschr. 1909. Nr. 15. — Fronzig: Über die Verwendbarkeit der Schmidtschen Kernprobe zur Pankreasfunktionsprüfung. Zeitschr. f. klin. Med. Bd. 77, S. 40. 1913. — Gallart y Monés, F.: Klinischer Wert des Nachweises der Pankreasamylase in den Faeces. Rev. de science méd. de Barcelona Vol. 39, p. 241. 1913. Ref. Kongreßzentralblatt Bd. 8, S. 451. — Galli: Gazz. d. osp. 1904. Nr. 46. — Glaeßner: Zur Diagnose der Pankreaserkrankungen. Med. Klinik 1910. Nr. 29; Zeitschr. f. exp. Pathol. u. Therap. Bd. 4. 1907. — Glatz: Du chimisme duodénal, de sa valeur comparative avec les procédés d'examen indirect des fonctions pancréatiques. Arch. des malad. de l'appar. dig. et de la nutrit. Tome 8, p. 121. 1914. — Goldschmidt: Über den Nachweis von Trypsin und eine einfache Methode zu dessen quantitativer Bestimmung. Dtsch. med. Wochenschr. 1909. Nr. 12. — Groß, M.: Eine Duodenalröhre. Münch. med. Wochenschr. 1910. Nr. 23, S. 1177. — Groß, O.: Zur Funktionsprüfung des Pankreas. Dtsch. med. Wochenschr. 1909. Nr. 16. — Derselbe: Versuche an Pankreaskranken. Dtsch. Arch. f. klin. Med. Bd. 108, S. 106. — Derselbe: Einiges zur Diagnostik und Pathologie der Pankreaskrankheiten. Med. Klinik 1919. Nr. 33 u. 34. — Derselbe: Über den physiologischen Rückfluß von Pankreassaft in den Magen. Dtsch. Arch. f. klin. Med. Bd. 132, S. 121. 1920. — Guleke: Die neueren Ergebnisse in der Lehre der akuten und chronischen Erkrankungen des Pankreas, mit besonderer Berücksichtigung der entzündlichen Veränderungen. Ergebn. d. Chirurg. u. Orthop. Bd. 4, S. 408. 1912. — Hédon: Cpt. rend. des séances de la soc. de biol. 1881. p. 750. — Heiberg: Die Krankheiten des Pankreas. Wiesbaden: Bergmann 1914. — Derselbe: Zwei verschiedene Fälle von fehlendem Pankreasferment in den Faeces usw. Wien. klin. Wochenschrift 1909. S. 52. — Heß: Die Ausführungsgänge des Pankreas. Pflügers Arch. f. d. ges. Physiol. Bd. 118, S. 536; Naturw. Arch. Bd. 1. — Katz: In Oser, Pankreaskrankheiten. Nothnagels Handbuch Bd. 18, S. 2. — Katzenstein: Zur Diagnostik der Pankreaserkrankungen. Inaug.-Dissert. Greifswald 1914. — Kaufmann: Über proteolytische Fermentwirkungen des menschlichen Darminhalts unter normalen und krankhaften Bedingungen. Inaug.-Dissert. Breslau 1917. — Keuthe: Ein Fall von Pankreasatrophie. Berl. klin. Wochenschr. 1909. Nr. 47. — Klieneberger: Diagnostik der Pankreaserkrankungen. Med. Klin. Bd. 3, p. 89. 1910. — Körte: Die chirurgischen Krankheiten und die Verletzungen des Pankreas. Enke 1898. Deutsche Chirurgie. Lief. 45d. — Koslowsky: Der Nachweis des Trypsins in den Faeces und seine diagnostische Bedeutung. Inaug.-Dissert. Greifswald 1909. — v. Koziczkowski: Zur Prüfung der Pankreassekretion und deren Bedeutung für die Diagnostik. Zeitschr. f. klin. Med. Bd. 68, S. 823. 1909. — Langdon-Down: Transactions of the Chirurg. Soc. Vol. 2. 1869. Zit. nach Salomon. — Lewinski: Die Gewinnung des Pankreassekrets aus dem Magen und ihre diagnostische Verwertbarkeit. Dtsch. med. Wochenschr. 1908. Nr. 37, S. 1582. — Lombroso: Kann das nicht mehr in den Darm secernierende Pankreas auf die Nährstoffresorption einwirken? Arch. f. exp. Pathol. u. Pharmakol. Bd. 60, S. 99. — Derselbe: Über die enzymatische Wirkung des nicht mehr in den Darm secernierenden Pankreas. Hofmeisters Beitr. Bd. 11, S. 81. — Derselbe: Über die Funktion des Pankreas bei der Resorption der Nahrungsmittel. Lo Sperimentale 1905. p. 59, H. 5, 626. Ref. Zentralbl. f. d. ges. Phys. u. Path. d. Stoffw. 1906. S. 56. — London: Über das Verhalten der Nucleoproteide im Magen-Darmkanal. Zeitschr. f. physiol. Chem. Bd. 62, S. 451. 1909. — Mahlenbrey: Über den Nachweis tryptischer Fermente im Mageninhalt. Zentralbl. f. d. ges. Physiol. u. Pathol. d. Stoffw. 1909. S. 643 u. 689. — Mayer, Arthur: Über funktionelle Insufficienz der Bauchspeicheldrüse.

Zeitschr. f. exp. Pathol. u. Therap. Bd. 20, H. 2. — Derselbe: Experimentelle und klinische Untersuchungen über die ascendierende und metastatische Infektion der Bauchspeicheldrüse. Ebenda Bd. 20, H. 2. — v. Mering und Minkowski: Diabetes mellitus nach Pankreasexstirpation. Arch. f. exp. Pathol. u. Pharmakol. Bd. 26. 1889. — Minkowski: Untersuchungen über den Diabetes mellitus nach Exstirpation des Pankreas. Leipzig 1893; Arch. f. exp. Pathol. u. Pharmakol. Bd. 31. 1893. — Möller: Über funktionelle Pankreasdiagnostik. Zentralbl. f. d. ges. Physiol. u. Pathol. d. Stoffw. 1910. S. 488 u. 529. — Molnàr: Über die Frage des Übertrittes von Pankreassaft in den Magen. Zeitschr. f. klin. Med. Bd. 67, S. 288. 1909. — Derselbe: Regurgitation von Pankreassaft in den Magen. Orvosi Hetilap 1909. p. 463. Ref. Zentralbl. f. d. ges. Physiol. u. Pathol. d. Stoffw. 1909, S. 829. — Müller, Friedrich: Untersuchungen über Ikterus. Zeitschr. f. klin. Med. Bd. 12, S. 45. — Müller und Jochmann: Über eine einfache Methodik zum Nachweis proteolytischer Fermentwirkung. Münch. med. Wochenschr. 1906. Nr. 29. Kongr. f. inn. Med. 1906. — Müller und Schlecht: Über die Prüfung der Pankreasfunktion durch Trypsinbestimmung in den Faeces. Med. Klinik 1909. Nr. 16/17. — Niemann: Die Beeinflussung der Darmresorption durch Abschluß des Pankreassaftes. Zeitschr. f. exp. Pathol. u. Therap. Bd. 5, S. 466. — Paganelli: Il potere amilolitico delle fecci par la diagnosi della insuffisienza pancreatica. Clin. med. ital. 1910. S. 3. — Pflüger: Pflügers Arch. f. d. ges. Physiol. Bd. 82. — Poddighe: Le variazioni del fermento diastatico nel sangue e nelle urine come segno diagnostico delle lesioni traumatiche del pancreas. Gazz. internaz. di med. chirurg. 1913. p. 1186. — Pratt: The functional diagnosis of pancreatic diseases. Americ. Journ. of the med. sciences Vol. 143, p. 313. 1912. — Rosenberger: Zur Ausscheidung der endogenen Harnsäure bei Pankreaskrankheiten. Zeitschr. f. Biol. Bd. 48, S. 529. 1907. — Roth u. Sternberg: Zur Frage der Pankreasachylie. Dtsch. med. Wochenschrift Bd. 48, S. 1207. 1922. — Rotky: Weitere Mitteilungen über das diastatische Ferment der Faeces. Prag. med. Wochenschr. Bd. 39, S. 145. 1914. — Rubner: Zeitschr. f. Biol. Bd. 15. — Sahli: Lehrbuch der klinischen Untersuchungsmethoden. Leipzig 1913. Dtsch. med. Wochenschr. 1897. Nr. 1; Dtsch. Arch. f. klin. Med. Bd. 61. 1898. — Salomon: Zur Organtherapie der Fettstühle bei Pankreaserkrankungen. Berl. klin. Wochenschr. 1902. Nr. 3. — Derselbe: Zur Diagnose der Pankreaserkrankungen. Wien. klin. Wochenschrift 1908. S. 480. — Schiff: Zur Physiologie des Pankreas. Arch. d. Heilk. 1862. S. 271; Pflügers Arch. f. d. ges. Physiol. 1870. S. 622. — Schlecht: Über eine einfache Methode der Prüfung der Pankreasfunktion beim gesunden und kranken Menschen. Münch. med. Wochenschr. Bd. 55, H. 14. 1908. — Schlecht und Wittmund: Fermentuntersuchungen an einer isolierten menschlichen Dünndarmschlinge und deren Bedeutung für einige neuere Pankreasfunktionsproben. Dtsch. Arch. f. klin. Med. Bd. 106, S. 517. 1912. — Schmidt, Ad.: Die Funktionsprüfung des Darmes mittels der Probekost. Wiesbaden 1908. 2. Aufl. — Derselbe: Klinik der Darmkrankheiten. Wiesbaden 1913. — Derselbe: Ein neues diagnostisches Merkmal bei Pankreaserkrankungen. Kongr. f. inn. Med. Bd. 21. 1905; Zentralbl. f. d. ges. Physiol. u. Pathol. d. Stoffw. 1905. S. 132. — Schmidt und Straßburger: Die Faeces. Berlin 1910. — Selbach: Dtsch. med. Wochenschr. 1910. Nr. 37. — Sinn: Inaug.-Dissert. Marburg 1907. — Staniek: Beitrag zur Funktionsprüfung des Pankreas. Med. Klinik 1910. Nr. 26, S. 1023. — Steele: The Nucleus Test Pancreatic Desease. University of Pennsylvania Medical Bulletin 1906. 192, 35. — Tileston: The diagnosis of complets absence of pancreatic secretion from the intestine with the results of digestion and absorption experiments. Arch. of internal med. Vol. 9, p. 525. 1912. — Tschernoff: Über Absorbierung des Fettes durch Erwachsene und Kinder während fieberhafter und fieberfreier Erkrankungen. Virchows Arch. f. pathol. Anat. u. Physiol. Bd. 98, S. 232. — Derselbe: Über Darmsaftgewinnung beim Menschen. Korrespbl. f. Schweiz. Ärzte 1889. Nr. 6, S. 161. — Umber: Über die fermentative Spaltung der Nukleinproteoide im Stoffwechsel. Zeitschr. f. klin. Med. Bd. 43. S. 282. 1901. — Volhard: Über die Untersuchung des Pankreassaftes beim Menschen und eine Methode zur quantitativen Trypsinbestimmung. Münch. med. Wochenschr. 1907. Nr. 9. — Walko: Erkennung und Behandlung der Erkrankungen des Pankreas. Prager med. Wochenschr. Bd. 34. 1909. — Wallenfang: Über die Symptome der gestörten Funktion des Pankreas mit besonderer Berücksichtigung neuer Versuche zur Prüfung derselben. Inaug.-Dissert. Bonn 1903. — Weinmann: Absonderung des Bauchspeichels. Zeitschr. f. rat. Med. 1853. — Weintraud: Die Bedeutung des quantitativen Stoffwechselversuchs für die Diagnostik innerer Krankheiten, insbesondere von Pankreaskrankheiten. Die Heilkunde 1898. H. 2. — Wertheimer: Untersuchungen zur funktionellen Prüfung des Pankreas. Zeitschrift für klin. Med. Bd. 76, S. 57. 1912. — Werzberg: Zur Diagnostik der Pankreaserkrankungen. Boas Arch f. Verdauungskrankh. Bd. 17. — Winternitz: Über eine neue Methode der Funktionsprüfung des Pankreas. Kongr. f. inn. Med. 1911. — Wohlgemuth: Über eine neue Methode zur quantitativen Bestimmung des diastatischen Ferments. Biochem. Zeitschr. Bd. 9, H. 1. — Derselbe: Beitrag zur funktionellen Diagnostik des Pankreas. Berl. klin. Wochenschrift 1910. Nr. 2. — Wohlgemuth und Noguchi: Experimenteller Beitrag zur Diagnostik subkutaner Pankreasverletzungen. Berl. klin. Wochenschr. 1912. Nr. 23, S. 1069. — Wynhausen: Zur quantitativen Funktionsprüfung des Pankreas. Berl. klin. Wochenschr. 1909. Nr. 30, S. 1406. — Derselbe: Zur Funktionsprüfung des Pankreas. Berl. klin.. Wochenschr. 1910. Nr. 11, S. 749. — Zoja: Zit. nach Ehrmann.

Cammidge-Reaktion.

Cammidge: Beobachtungen im Harn bei chronischen Pankreaserkrankungen. Proc. of the roy. soc. of London, Serie B 81, p. 372. 1909. — Derselbe: On the results. of the „pancreas-reaction" and on the diagnostic value of an analysis of the faeces diseases of the pancreas. Brit. med. Journ. 1910. July 21. — Caro und Wörner: Beitrag zur Diagnostik von Pankreaserkrankungen. Berl. klin. Wochenschr. 1909. Nr. 8. — Dreesemann: Diagnose und Behandlung der Pankreatitis. Med. Klinik 1908. Nr. 38/39. — Eichler: Experimenteller Beitrag zur Diagnostik der Pankreaserkrankungen. Die Cammidgesche Pankreasreaktion im Urin. Berl. klin. Wochenschr. 1907. S. 769. — Eichler und Schirokauer: Zur Diagnose der Pankreaserkrankungen. Die Cammidgesche Reaktion. Ebenda 1909. Nr. 8, S. 352. — Fiorio e Zambelli: Sul Valore diagnostico dei cristalli di Cammidge nelle malatti pancreatiche. Il Morgagni Spet. 1908. Nr. 9. — Grimbert und Bernier: Sur la reaction de Cammidge. Cpt. rend. des séances de la soc. de biol. Tome 66, p. 1020. 1909. — Grosser und Kern: Die Bedeutung der Cammidge-Reaktion. Monatsschr. f. Kinderheilk. Bd. 9, S. 20. 1910. — Guleke: Die neueren Ergebnisse in der Lehre der akuten und chronischen Erkrankungen des Pankreas, mit besonderer Berücksichtigung der entzündlichen Veränderungen. Ergebn. d. Chirurg. u. Orthop. Bd. 4, S. 408. 1912. — Heiberg: Die Krankheiten des Pankreas. Wiesbaden: J. F. Bergmann 1914. — Kehr: Über die Erkrankungen des Pankreas unter besonderer Berücksichtigung der bei Cholelithiasis vorkommenden Pancreatitis chronica. Mitt. a. d. Grenzgeb. d. Med. u. Chirurg. Bd. 20, S. 45. 1909. — Derselbe: Die Bedeutung der Cammidge-Probe in der Indikationsstellung bei der Gallensteinkrankheit Münch. med. Wochenschr. 1909. Nr. 21. — Klauber: Die Bedeutung der Cammidgeschen Reaktion. Med. Klinik 1909. Nr. 11. S. 395. — Körte: Die chirurgischen Krankheiten und die Verletzungen des Pankreas. Stuttgart: Enke 1898. Dtsch. Chir. Lief. 45d. — Maas: Über die Bedeutung der Cammidge-Reaktion für die Erkrankung des Pankreas. Med Klinik 1909. Nr. 5. — Mayesima: Über den Wert und das Wesen der Cammidge-Reaktion bei Pankreaserkrankungen. Mitt. a. d. Grenzegb. d. Med. u. Chirurg. Bd. 25, S. 403. 1912. — Schumm und Hegler: Über die Brauchbarkeit der sog. Pankreasreaktion nach Cammidge. Münch. med. Wochenschr. 1909. Nr. 37. — Derselbe: Zur Kenntnis der Pankreasreaktion nach Cammidge. Ebenda 1909. Nr. 40. — Sorrentino: La reazione del Cammidge nelle urine normale. Rif. med. April 1910. Nr. 17. — Van der Willigen: Een cyste van het pancreas. Neederlandsch Tijdschr. v. Geneesk. Bd. 2. Nr. 13. 1909.

Röntgendiagnostik der Pankreaserkrankungen.

Akerlund: Duodenaldivertikel und gleichzeitige Erweiterung des Vaterschen Divertikels bei einem Falle von Pankreatitis. Fortschr. a. d. Geb. d. Röntgenstr. Bd. 25, S. 540. — Albu: Beiträge zur Diagnostik der inneren und chirurgischen Pankreaserkrankungen. Halle, 1911. — Aßmann: Die Röntgendiagnostik der inneren Erkrankungen. Leipzig 1921. — Derselbe: Röntgenographischer Nachweis von Pankreassteinen. Fortschr. a. d. Geb. d. Röntgenstr. Bd. 18, S. 242. — Bauer: Über den Duodenaldivertikel. Wien. klin. Wochenschrift 1912. Nr. 23, S. 879. — Case: Observations radiologiques sur le duodenum. Journ. de radiol. II, Vol. 25, p. 503. 1916/17. — Eccles: Bull. med. assoc. Belfast 1909. — Eisler und Kreuzfuchs: Die diagnostische Bedeutung der duodenalen Magenmotilität. Wien. klin. Wochenschr. 1912. S. 1526. — Forsell und Key: Ein Divertikel an der Pars descendens duodeni mittels Röntgenuntersuchung diagnostiziert und operativ entfernt. Fortschr. a. d. Geb. d. Röntgenstr. Bd. 24, S. 48. — Groß: Zur Röntgendiagnostik der Pankreaskrankheiten. Klin. Wochenschr. Bd. 2, S. 1346. 1923. — Guleke: Die neueren Ergebnisse in der Lehre der akuten und chronischen Erkrankungen des Pankreas, mit besonderer Berücksichtigung der entzündlichen Veränderungen. Ergebn. d. Chirurg. u. Orthop. Bd. 4, S. 408. 1912. — Heiberg: Die Krankh. des Pankreas. Wiesbaden: J. F. Bergmann 1914. — Herrnheiser: Über die Manifestation von Pankreaserkrankungen im Röntgenbilde. Med. Klinik Bd. 18, S. 233. 1922. — Derselbe: Carcinomatöses Pseudodivertikel der Pars descendens duodeni. Fortschr. a. d. Geb. d. Röntgenstr. Bd. 28, S. 384. 1921/22. — Hessel: XII. Röntgenkongreß 1921. Ref. Münch. med. Wochenschr. Bd. 68, S. 472. 1921. — Köhler: Grenzen des Normalen und Anfänge des Pathologischen im Röntgenbild. 1915. — Körte: Die chirurgischen Krankheiten und die Verletzungen des Pankreas. Stuttgart: Enke 1898. Dtsch. Chirurg. Lief. 45d. — Lexer: Duodenalstauung bei Wanderniere und chron. Pankreatitis. Zentralbl. f. Chirurg. 1914. S. 1031. — Pföringer: Ein Fall von Pankreasstein.

Fortschr. a. d. Geb. d. Röntgenstr. Bd. 19, S. 74. 1912/13. — Püschel: Zur röntgenologischen Diagnostik der Pankreaserkrankungen. Fortschr. a. d. Geb. d. Röntgenstr.
Bd. 27, S. 495. 1919/21. — Rosenow: Lithiasis pancreatica. Verein f. wiss. Heilk. Königs-
berg. Ref. Med. Klinik 1923. Nr. 14, S. 482. — Rosenthal: Können Duodenaldivertikel
eine klinische Bedeutung erlangen? Med. Klinik 1908. Nr. 37, S. 142. — Schlesinger:
Ein Beitrag zur Verwendung der Röntgenuntersuchung bei der Diagnose der Pankreascysten. Med. Klinik 1912. S. 1027. — Derselbe: Die Röntgenuntersuchung der Magen-
Darmkrankheiten. Berlin 1917. — Stierlin: Klinische Röntgendiagnostik des Verdauungskanals. 1916. — Wolff: Bruns Beitr. z. klin. Chirurg. Bd. 74.

Funktionsstörungen des Pankreas.

Bramwell, Byron: Case of pancreatic infantilism. Scott. med. surg. Journ. April
1904. — Carrison: Defiriency disease with special reference to gastro-intestinal disorders
Brit. med. Journ. 1920. Nr. 3103, p. 822. — Ehrmann und Lederer: Über das Verhalten
des Pankreas bei Achylie und Anacidität des Magens. Dtsch. med. Wochenschr. 1909.
S. 879. — Dieselben: Über die Wirkung der Salzsäure auf die Fermentsekretion des Magens
und der Bauchspeicheldrüse. Berl. klin. Wochenschr. 1908. — Einhorn: Neue Studien
über Pankreassekretion. Berl. klin. Wochenschr. 1915. Nr. 32, S. 844. — Derselbe: Erfahrungen über den Duodenalinhalt. Dtsch. med. Wochenschr. 1910. Nr. 33, S. 1519.
— Groß: Über das gleichzeitige Vorkommen von Achylia gastrica und pancreatica. Münch.
med. Wochenschr. 1912. Nr. 51. — Guleke: Die neueren Ergebnisse in der Lehre der akuten
und chronischen Erkrankungen des Pankreas, mit besonderer Berücksichtigung der entzündlichen Veränderungen. Ergebn. d. Chirurg. u. Orthop. Bd. 4, S. 408. 1912. — Heiberg: Die Krankheiten des Pankreas. Wiesbaden: J. F. Bergmann 1914. — Katsch u.
Friedrich: Bauchspeichelfluß auf Ätherreiz. Ein Verfahren. Zugleich ein Beitrag über
Pankreasfunktion bei gastrischer Achylie. Klin. Wochenschr. Bd. 1, S. 112. 1922. — Kern
und Wiener: Beiträge zur Diagnose und Therapie der funktionellen Pankreasachylie.
Dtsch. med. Wochenschr. Bd. 39, S. 2085. 1913. — Körte: Die chirurgischen Krankheiten
und die Verletzungen des Pankreas. Enke 1898. Deutsche Chirurgie. Lief. 45d. — Matko:
Ein Beitrag zur quantitativen Beurteilung der Pankreasfunktion. Arch. f. Verdauungskrankheiten Bd. 19, S. 663. — Mayer: Über funktionelle Insufficienz der Bauchspeicheldrüse. Zeitschr. f. exp. Pathol. u. Therap. Bd. 20, H. 2. — Mooshead: Infantilism-Pancreatic
and Intestinal. Dublin Journ. of med. science e series 577, p. 1. 1920. — Porter: Pancreatic
insufficiency. Americ. Journ. of dis. of childr. Vol. 6, p. 65. 1913. — Pratt: The intestinal
function of the pancreas. Journ. of the Americ. med. assoc. Vol. 59, p. 322. 1912. —
Schmidt, A.: Funktionelle Pankreasachylie. Dtsch. Arch. f. klin. Med. Bd. 87, S. 456.
— Derselbe: Über Pankreasachylie und akute Pankreatitis. Dtsch. med. Wochenschr.
1914. Nr. 24, S. 1208.

Anomalien des Pankreas.

Albrecht: Ein Fall von Pankreas in einem Meckelschen Divertikel. Sitzungsber.
d. Ges. f. Morphol. u. Physiol., München 1901, S. 52. — Albrecht und Arzt: Über die
Bildung von Darmdivertikeln mit dystopischem Pankreas. Frankf. Zeitschr. f. Pathol.
Bd. 4, S. 167. 1910. — Benedetti: Contributo allo studio del pancreas anulare. Policlinico,
sez. chirurg. Vol. 27, III, p. 81. 1920. — Bize: Étude anatom.-clinique des pancréas
accessoires à l'extrémité d'un diverticule intestinale. Rev. d'orthop. 1904. p. 149. —
Carbone: Über Adenomgewebe im Dünndarm. Beitr. z. pathol. Anat. u. z. allg. Pathol.
Bd. 5, S. 217. 1889. — Clairmont und Hadjipetros: Zur Anatomie des Ductus
Wirsungianus und Ductus Santorini. Dtsch. Zeitschr. f. Chirurg. Bd. 159, S. 251. 1920.
— Cohen: Beitrag zur Histologie und Histogenese der Myome des Uterus und des
Magens. Virchows Arch. f. pathol. Anat. u. Physiol. Bd. 158, III, 1889. — Cordua: Fest-
schrift für Orth. 1903. — Endres: Beitrag zur Entwicklungsgeschichte und Anatomie
des Darms, des Darmgekröses und der Bauchspeicheldrüse. Arch. f. mikroskop. Anat.
Bd. 40. 1892. — Gegenbaur: Ein Fall von Nebenpankreas der Magenwand. Arch. f.
Anat. u. Physiol. 1863. — Ghon und Roman: Ein Fall von Mißbildung des Pankreas
mit Diabetes mellitus. Prag. med. Wochenschr. Bd. 38, S. 524 1913. — Gibson:
Accessory pancreas in the gastro-intestinal tract. Med. record. Vol. 82, p. 426. 1912. —
Glinski: Zur Kenntnis des Nebenpankreas und verwandter Zustände. Virchows Arch.
f. pathol. Anat. u. Physiol. Bd. 164, S. 132. 1901. — Goeppert: Die Entwicklung und
das spätere Verhalten des Pankreas der Amphibien. Morpholog. Jahrb. Bd. 17. 1891. —
Derselbe: Entwicklung des Pankreas der Teleostier. Ebenda Bd. 20. 1893. — Griep:
Zur Kenntnis und Klinik des akzessorischen Pankreas in der Magengegend. Med. Klinik
Bd. 16, Nr. 34, S. 873. 1920. — Gruber: Über das Ringpankreas. Ärztl. Kreisverein Mainz.
Münch. med. Wochenschr. 1920. S. 676. — Guleke: Die neueren Ergebnisse in der Lehre
der akuten und chronischen Erkrankungen des Pankreas, mit besonderer Berücksichtigung

der entzündlichen Veränderungen. Ergebn. d. Chirurg. u. Orthop. Bd. 4, S. 408. 1912. — Heiberg: Die Krankheiten des Pankreas. Wiesbaden: J. F. Bergmann 1914. — v. Heinrich: Ein Beitrag zur Histologie des sog. akzessorischen Pankreas. Virchows Arch. f. pathol. Anat. u. Physiol. Bd. 198, S. 392. 1909. — Huet: Le pancréas annulaire. Thèse de Bordeaux 1911. — Hyrtl: Sitzungsber. d. k. Akad. Wien. Bd. 52, S. 275. 1865. — Kaufmann: Lehrbuch der speziellen pathologischen Anatomie. 1920. — Kawamura: Ein Fall mit mehreren Gewebsmißbildungen, darunter eine Pankreasmißbildung. Zentralbl. f. allg. Pathol. u. pathol. Anat. Bd. 24, Nr. 18, S. 801. 1913. — Klob: Pankreasanomalien. Zeitschr. d. Ges. d. Wien. Ärzte 1859. S. 732. — Körte: Die chirurgischen Krankheiten und die Verletzungen des Pankreas. Stuttgart: Enke 1898. Dtsch. Chir. Lief. 45d. — Kremer: De la fréquence des pancréas. Arch. de méd. exp. et d'anat. pathol. Tome 25, Nr. 5, p. 595. 1913. — Kudrewetzky: Über Tuberkulose des Pankreas. Zeitschr. f. Heilk. Bd. 13, S. 101. 1892. — Letulle: Pancréas supnumeraire. Cpt. rend. des séances de la soc. de biol. Tome 10, III. 1900; Sem. méd. 1900. p. 92. — Derselbe: Pancréas aberrant à la face antérieure de l'estomac. Bull. et mém. de la soc. anat. de Paris. Tome 18, p. 33. 1921. — Linsmayer: Bericht über 46 Duodenaldivertikel. 17. Tagung der Deutschen Pathologischen Gesellschaft, München 1914. Zentralbl. f. allg. Pathol. u. pathol. Anat. Bd. 25. — Meyer: Zur Kenntnis der normalen und abnormen Gewebseinschlüsse und ihre pathologische Bedeutung. Zeitschr. f. Geburtsh. u. Gynäkol. 1912. S. 221; Ergebn. d. Pathol. Bd. 9 u. 15. — Nauwerk: Ein Nebenpankreas. Beitr. z. pathol. Anat. u. z. allg. Pathol. Bd. 12, S. 29. 1893. — Opie: Diseases of the pancreas. Philadelphia und London 1903. — Reitmann: Zwei Fälle von Nebenpankreas. Anat. Anz. Bd. 23, S. 155. 1903. — Ribbert: Lehrbuch der allgemeinen Pathologie. S. 402. — Rößle: Beitrag zur Kenntnis der gesunden und kranken Bauchspeicheldrüse. Beitr. z. pathol. Anat. u. z. allg. Pathol. Bd. 69, S. 163. 1922. — Saltykow: Über die Genese der „karzinoiden Tumoren" und der „Adenomyome" des Darms. Beitr. z. pathol. Anat. u. z. allg. Pathol. Bd. 54, S. 559. 1922. — Scagliosi: Beitrag zur Ätiologie des Duodenalgeschwürs. Virchows Arch. f. pathol. Anat. u. Physiol. Bd. 204, S. 220. — Schirmer: Beitrag zur Geschichte und Anatomie des Pankreas. Inaug.-Dissert. Basel 1893. — Sklawunos: Echte diffuse Pankreashyperplasie. Zentralbl. f. allg. Pathol. u. pathol. Anat. Bd. 32, S. 260. 1922. — Thelemann: Über akzessorisches Pankreas in der Magenwand. Dtsch. Zeitschr. f. Chirurg. Bd. 85. S. 692. 1906. — Thorel: Histologisches über Nebenpankreas. Virchows Arch. f. pathol. Anat. u. Physiol. Bd. 174, S. 281. — Wagner: Akzessorisches Pankreas in der Magengegend. Arch. f. Heilkk. Bd. 3. 1862. — Weidmann: Aberrant pancreas in the splenic capsule. Anat. record. Vol. 7, p. 133. 1913. — Weishaupt: Über Adenomyome und Pankreasgewebe im Magen und Dünndarm mit Beschreibung eines Falles von kongenitalem Duodenalmyom. Virchows Arch. f. pathol. Anat. u. Physiol. Bd. 223, S. 24. 1917. — Zenker: Virchows Arch. f. pathol. Anat. u. Physiol. Bd. 21, S. 309. 1861.

Akute Pankreasnekrose.
(Neuere Literatur seit 1911.)

Arnsperger: Zur Entstehung der akuten Pankreatitis. Chirurg. Kongr. Verhandl. Tl. 1, S. 288. — Babitzki: Die aseptische Form der sog. Pancreatitis haemorrhagica acuta. Langenb. Arch. Bd. 97, S. 141. 1912. — Balser: Über Fettnekrose, eine zuweilen tödliche Krankheit des Menschen. Virchows Arch. f. pathol. Anat. u. Physiol. Bd. 90. — Bardenheuer: Einiges über Pankreaserkrankungen. Langenb. Arch. Bd. 74, S. 153. 1904. — v. Bergmann, G.: Die Todesursache bei akuten Pankreaserkrankungen. Zeitschr. f. exp. Pathol. u. Therap. Bd. 3, S. 401. 1906. — v. Bergmann, G. und Guleke: Zur Theorie der Pankreasvergiftung. Münch. med. Wochenschr. 1910. S. 1673. — Bertelsmann: Einritzung der Pankreaskapsel bei akuter Pankreasnekrose. Zentralbl. f. Chirurg. 1903. S. 1319. — Bittorf: Über Abscesse im Saccus omentalis nach Pankreasnekrose. Mitt. a. d. Grenzgeb. d. Med. u. Chirurg. Bd. 26, S. 109. 1913. — Blaxland and Claridge: Remarks on acute pancreatitis. Brit. med. Journ. 1913. Nr. 29. S. 1423. — Bode: Zur operativen Behandlung der Pankreaserkrankungen. Bruns Beitr. z. klin. Chirurg. Bd. 71, S. 651. 1911. — Borelius: Zur Kasuistik der akuten Pankreasaffektionen. Bruns Beitr. z. klin. Chirurg. Bd. 73, S. 261. 1911. — Brentano: Fall von Pancreatitis acuta. Freie Chirurg. Ver. Berlins. 13. November 1905. — Derselbe: Über Pankreasnekrose. Langenb. Arch. Bd. 61, S. 789. 1900. — Brocq und Morel: Pancréatite expérimentelle. Bull. et mém. de la soc. de chirurg. Paris 1914. S. 24. — Bunge: Zur Pathogenese und Therapie der akuten Pankreashämorrhagie und abdominalen Fettgewebsnekrose. Langenb. Arch. Bd. 71, S. 726. 1903. — Caro-Winkler: Ausgedehnte hämorrhagische Pankreasnekrose und Diabetes mit Acidose. Dtsch. Arch. f. klin. Med. Bd. 125, S. 147. 1918. — Chiari: Über einen Fall von Sequestration des Pankreas nach Perforation des Magens durch Ulcera rotunda. Wien. med. Wochenschr. 1876. Nr. 13, S. 292. — Derselbe: Über zwei neue Fälle von Sequestration des Pankreas. Wien. med. Wochenschr. 1880. Nr. 6, S. 139. —

Derselbe: Über Selbstverdauung des menschlichen Pankreas. Zeitschr. f. Heilk. Bd. 17, S. 69. 1896. — Derselbe: Beitrag zur Lehre von der intravitalen Autodigestion des menschlichen Pankreas. Prag. med. Wochenschr. 1900. Nr. 14, S. 157. — Derselbe: Über die. Beziehung zwischen der Autodigestion des Pankreas und der Fettgewebsnekrose. Verhandl. d. dtsch. Pathol. Ges. Karlsbad. 1902. — Clairmont und Hadjipetros: Zur Anatomie des Ductus Wirsungianus und Ductus Santorini. Dtsch. Zeitschr. f. Chirurg. Bd. 159, S. 251. 1920. — Clairmont und Schinz: Zur Diagnose und Chirurgie der Duodenaldivertikel. Dtsch. Zeitschr. f. Chirurg. Bd. 159, S. 304. 1920. — Deaver: Akute Pankreatitis. Ann. of surg. 1918. Nr. 9. — Delagenière: Pankreatitis. III. internat. Chirurg. Kongr. Brüssel 1911. Zentralbl. f. Chirurg. 1911. S. 1429. — Dietrich: Pancreatitis acuta. Bruns Beitr. z. klin. Chirurg. Bd. 92, S. 322. 1914. — Dreesmann: Die Behandlung der akuten Pankreatitis. Med. Klinik 1911. S. 993. — Derselbe: Die chirurgische Therapie der akuten Pankreatitis. Bruns Beitr. z. klin. Chirurg. Bd. 129, S. 41. 1914. — Derselbe: Die Peritonitis pancreatica. Chirurg. Kongr. 1914. Zentralbl. f. Chirurg. 1914. S. 95. — Doberauer: Über die sog. akute Pankreatitis und die Ursachen des schweren, oft tödlichen Verlaufes derselben. Bruns Beitr. z. klin. Chirurg. Bd. 48, S. 456. 1906. — Draper: Pancreatic haemorrhage and sudden death. Boston med. and surg. Journ. Vol. 115, p. 393. 1886. — Eppinger: Zur Pathogenese der Pankreasfettgewebsnekrosen. Zeitschr. f. exp. Pathol. u. Therap. Bd. 2. S. 216. 1905. — Evans, Arth. J.: Acute pancreatitis, its causes, symptoms and treatment. Brit. med. Journ. S. 558. 30. August 1913. — Exner: Apoplexie des Pankreas. Münch. med. Wochenschr. 1917. S. 952. — v. Faykiss: Über die akute Entzündung des Pankreas. Bruns Beitr. z. klin. Chirurg. Bd. 82, S. 596. 1913. — Garrod: The Schornstein lecture on the diagnosis of diseases of the pancreas. Brit. med. Journ. p. 459. 3. April 1920. — Gobiet: Beiträge zur operativen Behandlung der akuten und chronischen Pankreatitis. Wien. klin. Wochenschr. 1910. Nr. 47, S. 1672. — Derselbe: Beiträge zur akuten Pankreasnekrose. Wien. klin. Wochenschr. 1913. Nr. 35, S. 1381. — Guinard: Pancréatite hémorrhagique et pancréatite suppurée. Bull. et mém. de la soc. de chirurg. Tome 33, p. 197. 1907. — Guleke: Die neueren Ergebnisse in der Lehre der akuten und chronischen Erkrankungen des Pankreas, mit besonderer Berücksichtigung der entzündlichen Veränderungen. Ergebn. d. Chirurg. u. Orthop. Bd. 4, S. 408. 1912. — Derselbe: Über die experimentelle Pankreasnekrose und die Todesursache bei akuten Pankreaserkrankungen. I. Teil. Langenb. Arch. Bd. 78, S. 845. II. Teil. Langenb. Arch. Bd. 85, S. 615. — Guleke und G. v. Bergmann: Zur Theorie der Pankreasvergiftung. Münch. med. Wochenschr. 1910. S. 1673. — v. Haberer: Akute Pankreasnekrose. Med. Klinik 1913. Nr. 38, S. 1532. — Derselbe: Beitrag zur akuten Pankreasnekrose. Mitt. a. d. Grenzgeb. d. Med. u. Chirurg. Bd. 29, S. 431. 1917. — Haenel: Chirurgische Erfahrungen über Pankreatitis. Münch. med. Wochenschr. 1909. S. 1709. — Hahn: Über die operative Behandlung bei Pancreatitis haemorrhagica acuta. Dtsch. Zeitschr. f. Chirurg. Bd. 58, S. 1. 1901. — Hammond: Considerations relating to the pathogenesis and diagnosis of surgical diseases of the pancreas. Ann. of surg. 1911. — Heiberg, K. A.: Die Krankheiten des Pankreas. Wiesbaden: J. F. Bergmann 1914. — Heß: Pankreasnekrose und chron. Pankreatitis. Mitt. a. d. Grenzgeb. d. Med. u. Chirurg. Bd. 19, H. 4. — Derselbe: Experimenteller Beitrag zur Ätiologie der Pankreas- und Fettgewebsnekrose. Münch. med. Wochenschr. Nr. 44, 3. November 1903. — Derselbe: Experimentelles zur Pankreas- und Fettgewebsnekrose. Münch. med. Wochenschr. 1905. Nr. 14, S. 645. — Derselbe: Pankreasnekrose und chronische Pankreatitis. Mitt. a. d. Grenzgeb. d. Med. u. Chirurg. Bd. 19, S. 637. 1909. — Hildebrand: Über Experimente am Pankreas zur Erzeugung von Fettnekrosen. Zentralbl. f. Chirurg. 1895. Nr. 12, S. 297. — Derselbe: Neue Experimente zur Erzeugung von Pancreatitis haemorrhagica und Fettnekrosen. Langenb. Arch. 1898. Bd. 57. — Hinz: Zur Pankreas-Chirurgie. Freie Vereinigung der Chirurgen Berlins, Sitzung vom 10. Juli 1911. — Hochhaus: Weitere Beiträge zur Pathologie der Pankreasnekrose und -blutung. Münch. med. Wochenschr. 1904. Nr. 15. — Hofmann, A.: Zur Operation der akuten Pankreatitis. Münch. med. Wochenschr. 1913. Nr. 44, S. 2456. — Jenckel: Zur Pathologie und Therapie der akuten Pankreasnekrose. Dtsch. Zeitschr. f. Chirurg. Bd. 131, S. 253. 1914. — Jores: Pankreasnekrose. Münch. med. Wochenschr. 1915. S. 586. — Joseph und Pringsheim: Zur Frage der Immunität gegen Pankreasnekrose. Mitt. a. d. Grenzgeb. d. Med. u. Chirurg. Bd. 26, S. 290. 1913. — Jung: Über akute Pankreatitis. Bruns Beitr. z. klin. Chirurg. Bd. 102, S. 507. 1916. — Katz und Winkler: Experimentelle Studien über die Fettgewebsnekrose des Pankreas. Arch. f. Verdauungskrankh. Bd. 4, S. 289. 1898. — Kempe: A case of pancreatic hemorhage. Brit. med. Journ. 27. Februar 1904. — Kirchheim: Über die Giftwirkung des Trypsins und seine Fähigkeit, lebendes Gewebe zu verdauen. Arch. f. exp. Pathol. u. Pharmakol. Bd. 66. S. 352. 1911. — Knape: Die Pankreashämorrrhagie. Dtsch. Zeitschr. f. Chirurg. Bd. 121, S. 471. 1913. — Körte: Die chirurgische Behandlung der akuten Pankreatitis. Langenb. Arch. Bd. 96, S. 557. 1911. — Derselbe: Zur Chirurgie des Pankreas. Berl. klin. Wochenschr. 1896. S. 967. — Derselbe: Beitrag zur klinischen Behandlung der Pankreas-Entzündung nebst Experimenten über Fettgewebsnekrose.

Berl. Klinik 1896. — Derselbe: Die chirurgischen Krankheiten und die Verletzungen des Pankreas. Stuttgart: Enke 1898. Dtsch. Chirurgie. Lief. 45d. — Derselbe: Über den Zusammenhang zwischen Erkrankung der Gallenwege und Pankreasentzündung. Chirurgen-Kongreß 1904. — Derselbe: Bemerkungen über Operationen am Magen und am Pankreas. Dtsch. med. Wochenschr. 1906. Nr. 4. — Kraul: Ein Beitrag zur Kenntnis der Pankreasnekrose. Ein Fall von totaler Sequestration. Wien. klin. Wochenschr. 1922. S. 687. — Küttner: Über circumscripte Tumorbildung durch abdominelle Pankreasnekrose und subcutane Fettspaltung. Berl. klin. Wochenschr. 1913. Nr. 1. — Langdon: A case of hemorrhagic Pancreatitis. Brit. med. Journ. Vol. 1, p. 1452. 1898. — Langerhans: Über multiple Fettgewebsnekrose. Virchows Arch. f. pathol. Anat. u. Physiol. Bd. 122. 1890. — Lattes: Über Pankreasvergiftung. Virchows Arch. f. pathol. Anat. u. Physiol. Bd. 211, S. 1. 1913. — Lauenstein: Traumatische Pankreasnekrose. Zentralbl. f. Chirurg. 1913. S. 428. — Liek: Zur Chirurgie der Pankreaserkrankungen. Dtsch. med. Wochenschr. 1911. Nr. 49, S. 2280. — Linder: Akute hemorrhagic pancreatitis. Surg. gynaecol. and obstetr. Vol. 20, Nr. 4. 1915. — Longenecker: Diseases of the pancreas. Med. news. Vol. 2, p. 296. 1905. — Madelung: Chirurgie des Typhus. Neue Dtsch. Chirurgie. Stuttgart: Enke 1922. — Maragliano: La cause della morte per necrosi pancreatica. Policlinico, sez. chirurg. Vol. 19, p. 2. 1912. — Mayer, A.: Experimentelle und klinische Untersuchungen über die ascendierende und metastatische Infektion der Bauchspeicheldrüse. Zeitschr. f. exp. Pathol. u. Therap. Bd. 20, H. 2. 1919. — Mehliß: Über akute Pankreatitis. Münch. med. Wochenschr. 1915. Nr. 13, S. 436. — Mettin: Zur chirurgischen Behandlung der akuten Pankreatitis. Dtsch. Zeitschr. f. Chirurg. Bd. 115, S. 281. 1912. — v. Mikulicz: Über den heutigen Stand der Chirurgie des Pankreas mit besonderer Rücksicht auf die Verletzungen und Entzündungen des Organes. Mitt. a. d. Grenzgeb. d. Med. u. Chirurg. Bd. 12, S. 1. 1903. — Monnier: Über Pancreatitis haemorrhagica acuta. Korrespbl. f. Schweiz. Ärzte 1911. Nr. 7. — Morton: Akute Pankreatitis. Bristol med. and chirurg. Journ. Bd. 35, Nr. 133. 1917. — Mück: Experimenteller Beitrag zur Wirkung des Trypsins auf die Gefäßwand. Samml. klin. Vortr. 1910. Nr. 167. — Müller, K. P.: Akute hämorrhagische Pankreasnekrose. Bruns Beitr. z. klin. Chirurg. Bd. 126, S. 113. 1922. — Natus: Versuch einer Theorie der chronischen Entzündung auf Grund von Beobachtungen am Pankreas des lebenden Kaninchens und von histologischen Untersuchungen nach Unterbindung des Ausführungsganges. Virchows Arch. f. pathol. Anat. u. Physiol. Bd. 202, S. 417. 1910. — Niosi, F.: Sulla patogenesi della citosteatonecrosi disseminata. Clin. chirurg. Vol. 22, 12. 1915. — Nordmann: Experimente und klinische Betrachtungen über die Zusammenhänge zwischen akuter Pankreatitis und Erkrankungen der Gallenblase. Verhandl. d. dtsch. Ges. f. Chirurg. S. 362. 1913. Tl. 2. — Öhler: Über einen geheilten Fall von Pankreasnekrose. Bruns Beitr. z. klin. Chirurg. Bd. 77, S. 356. 1912. — Derselbe: Doppelseitige Phrenicusdurchtrennung bei Singultus. Münch. med. Wochenschr. 1922. S. 1344. — Oidtmann: Pankreasnekrose. Holländ. Ges. f. Chirurg. 17. Dez. 1910. — Opie: The Etiology of acute hemorrhagic pancreatitis. Bull. of the John Hopkins hosp. Vol. 12, Nr. 121, 122, 123. 1901. — Derselbe: The relation of cholelithiasis to disease of the pancreas and to fat necrosis. Americ. Journ. of the med. sciences Vol. 121, p. 27. 1901. — Opie and Meakins: Date concerning the etiology and pathology of hemorrhagic necrosis of the pancreas. Journ. of exp. med. 1909. p. 561. — Orth: Seltener Verlauf einer Pankreaserkrankung. Dtsch. med. Wochenschr. 1918. S. 857. — Payr und Martina: Experimentelle Untersuchungen über die Ätiologie der Fettgewebsnekrose und Leberveränderungen bei Schädigung des Pankreasgewebes. Dtsch. Zeitschr. f. Chirurg. Bd. 83, S. 189. 1906. — Peičić: Akute eitrige Pankreatitis mit subcutaner Fettgewebsneurose usw. Dtsch. Zeitschr. f. Chirurgie Bd. 159, S. 362. 1920. — Polya: Über die Pathogenese der akuten Pankreaserkrankungen. Mitteilungen aus den Grenzgebieten d. Med. u. Chirurg. Bd. 24, S. 1. 1912. — Derselbe: Zur Pathogenese der akuten Pankreasblutung und Pankreasnekrose. Berl. klin. Wochenschr. 1906. Nr. 49. — Derselbe: Die Wirkung des Trypsins auf das lebende Pankreas. Arch. f. d. ges. Physiol. Bd. 121, S. 483. 1908. — Derselbe: Über die Pathogenese der akuten Pankreaserkrankungen. Chirurg.-Kongr. 1910. — Ponfick: Zur Pathogenese der abdominalen Fettnekrose. Berl. klin. Wochenschr. 1896. S. 365. — Reich, A.: Embolie und Thrombose der Mesenterialgefäße. Ergebn. d. Chirurg. u. Orthop. Bd. 7, S. 515. 1913. — Ricker: Kritik zu Seidels Arbeit. Bruns Beitr. z. klin. Chirurg. Bd. 87, S. 729. 1913. — Rittershaus: Beiträge zur Embolie und Thrombose der Mesenterialgefäße. Mitt. a. d. Grenzgeb. d. Med. u. Chirurg. Bd. 16, S. 385. 1906. — Robson: Die entzündlichen Affektionen des Pankreas unter besonderer Berücksichtigung des Pankreaskatarrhes und der chronischen Pankreatitis. Med. Klinik 1905. S. 878. — Derselbe: A lecture on the surgical treatment of certain cases of glycosuria. Brit. med. Journ. p. 973. April 1910. — Rohde: Sekundäre Pankreasnekrose mit großem Bluterguß in die Bauchhöhle. Dtsch. med. Wochenschr. Nr. 37, S. 1022. — Rollmann: Pancreatitis acuta. Dtsch. Zeitschr. f. Chirurg. Bd. 128, S. 86. 1914. — Rosenbach: Experimentelle Studien über tryptische Digestion. Langenb.

Arch. Bd. 94, H. 2, S. 403. 1911. — Derselbe: Gallenstauung im Ductus Wirsungianus durch Stein in der Papilla Vateri als Ursache eines akuten Pankreasnekrose mit galliger Peritonitis. Münch. med. Wochenschr. 1918. Nr. 7, S. 185. — Rudolph: Über Leberdegenerationen infolge Pankreasnekrosen. Dtsch. Arch f. klin. Med. Bd. 87, S. 1. 1906. — Sailer and Speese: Acute Pancreatitis. Transact. of the assoc. of Americ. physicians 1908. S. 540. — Sarfert: Die Apoplexie des Pankreas. Dtsch. Zeitschr. f. Chirurg. Bd. 42, S. 125. 1896. — Seidel: Diskussion zur Arbeit von Pólya. Chirurg.-Kongr. 1910. — Derselbe: Klinische und experimentelle Beiträge zur akuten Pankreasnekrose. Bruns Beitr. z. klin. Chirurg. Bd. 85, S. 239. 1913. — Derselbe: Klinische und experimentelle Erfahrungen über akute Pankreatitis, Fettnekrosen und Immunisierung gegen Pankreassaft. Chirurg.-Kongr. 1911. S. 158. — Derselbe: Bemerkungen zu meiner Methode der experimentellen Erzeugung der akuten hämorrhagischen Pankreatitis. Zentralbl. f. Chirurg. 1910. S. 1601. — Seitz: Blutung, Entzündung, brandiges Absterben der Bauchspeicheldrüse. Zeitschr. f. klin. Med. 1892. S. 1. — Stephan, Joh. Ed.: Die akuten Erkrankungen des Pankreas der Leipziger chirurgischen Klinik in den Jahren 1908—1918. Inaug.-Dissert. Leipzig 1919. — Steward: Sudden death from pancreatic hemorrhage. Brit. med. Journ. 1909. Juni 19. — Stracker: Die Plica longitudinalis beim Menschen und Tier. Sitzungsber. d. Akad. d. Wiss., math.-naturw. Klasse, Wien Bd. 118, Abt III. 1909. — Stubenrauch: Ein Fall von Pankreasnekrose. Münch. med. Wochenschr. 1909. S. 1761. — Tavernier et Guilleminet: Pancréatite haemorrhagique aigue. Lyon méd. Tome 131, p. 23. 1922. — Tietze: Beitrag zur Behandlung der Pankreas-Fettnekrose. Chirurg.-Kongr. S. 159. 1910. Tl. 1. — Turner: Local discoloration of the abdominal wall as a sign of acute pancreatitis. Brit. Journ. of surg. Vol. 7, Nr. 27. 1920. — Urban: Akute Pankreatitis. Ver. nordwestdeutsch. Chirurgen Hamburg. 3. Jan. 1913. — Wagner, A.: Beiträge zur Bakteriologie der Gallenwege. Mitt. a. d. Grenzgeb. d. Med. u. Chirurg. Bd. 34, S. 41. 1921. — Wiesinger: Zwei Fälle von akuter Pankreatitis mit disseminierter Fettgewebsnekrose, geheilt nach Laparotomie. Dtsch. med. Wochenschr. 1904. Nr. 35. — Wilms: Die Seltenheit der akuten Pankreatitis während der Kriegszeit. Münch. med. Wochenschr. 1918. Nr. 8, S. 204. — Wipple: Proteose intoxication, intestinal obstruction, peritonitis and acute pancreatitis. Journ. of the Americ. med. assoc. Vol. 67, H. 1. 1916. — Wise: A direct rout for drainage of the pancreatic area. Journ. of the Americ. med. assoc. Vol. 66, Nr. 3. 1916. — Wohlgemuth: Pathologische Fermentwirkung. Berl. klin. Wochenschr. 1910. S. 2249. — v. Zetschwitz: Über einen Fall von Pancreatitis haemorrhagica. Münch. med. Wochenschr. 1914. S. 368. — Zoepffel: Über die Rolle der Blutung und des Blutbrechens im Bilde der akuten Pankreasnekrose. Dtsch. Zeitschr. f. Chirurg. Bd. 163, S. 24. 1921. — Derselbe: Vorstufen der akuten Pankreasnekrose, zugleich ein Beitrag zur Zweckmäßigkeit der Frühoperation bei Gallensteinleiden. Klin. Wochenschr. 1922. Nr. 24, S. 1203. — Derselbe: Das akute Pankreasödem, eine Vorstufe der akuten Pankreasnekrose. Dtsch. Zeitschr. f. Chirurg. Bd. 175, S. 301. 1922.

Akute und subakute, eitrige Pankreatitis, Pankreasabsceß.

(Neuere Literatur seit 1911.)

Adler: Transpleurale Operation des subphrenischen Abscesses bei eitriger Pankreatitis. Münch. med. Wochenschr. 1910. S. 876. — Allegri: Pancreatitis da orecchioni. Policlinico, sez. prat. Vol. 20, p. 42. 1913. — Bittorf: Über Abscesse im Saccus omentalis nach Pankreasnekrose. Mitt. a. d. Grenzgeb. d. Med. u. Chirurg. Bd. 26, S. 109. 1913. — Borelius: Zur Kasuistik der akuten Pankreasaffektionen. Bruns Beitr. z. klin. Chirurg. Bd. 73, S. 261. 1911. — Brown: Gangrenous pancreatitis with extensive retroperitoneal necrosis. Ann. of surg. 1903. June. — Brugsch und König: Beitrag zur Klinik der Pankreasentzündungen. Berl. klin. Wochenschr. 1905. S. 1605. — Bungart: Zur Pathologie und Klinik der akuten hämorrhagischen Pankreatitis. Dtsch. Zeitschr. f. Chirurg. Bd. 125, S. 530. — Buzi: Pancreatite suppurata. Riv. osped. Vol. 4, Nr. 1, anno IV. 1914. — Edgecombe: Metastatic affection of the pancreas in mumps. Practitioner 1908. Febr. p. 2. — Egdahl: A review of one hundred and five reported cases of acute pancreatitis, with special reference to etiology, with report of 2 cases. Bull. of the John Hopkins hosp. 1907. April. p. 130. — Fasano: Contributo clinico alla conescenza della pancreatite suppurante. Policlinico, sez. chirurg. Vol. 15, p. 8. 1908. — Fritsch: Das Ulcus ventriculi perf. als Ätiologie der Pankreasnekrose. Bruns Beitr. z. klin. Chirurg. Bd. 66, S. 101. 1910. — Groß: Klinische Beobachtungen zur Pankreaspathologie. Virchows Arch. f. pathol. Anat. u. Physiol. Bd. 229, S. 90. 1920. (Festschrift für Grawitz.) — Guinard: Pancréatite hémorrhagique et pancréatite suppurée. Bull. et mém. de la soc. de chirurg. du Paris. Tome 33, p. 197. 1907. — Guleke: Die neueren Ergebnisse in der Lehre der akuten und chronischen Erkrankungen des Pankreas, mit besonderer Berücksichtigung der entzündlichen Veränderungen. Ergebn. d. Chir. u. Orth. Bd. 4, S. 408. 1912. — Heiberg: Die

Krankheiten des Pankreas. Wiesbaden: J. F. Bergmann 1914. — Jung: Über akute Pankreatitis. Bruns Beitr. z. klin. Chirurg. Bd. 102, S. 507. 1916. — Körte: Die chirurgischen Krankheiten und die Verletzungen des Pankreas. Enke 1898. Deutsche Chirurgie. Lief. 45d. — Derselbe: Die chirurgische Behandlung der akuten Pankreatitis. Langenb. Arch. Bd. 96, S. 557. 1911. — Derselbe: Über den Zusammenhang zwischen Erkrankungen der Gallenwege und Pankreasentzündung. Chirurg.-Kongr. 1904. — Lattes, Über Pankreasvergiftungen. Virchows Arch. f. pathol. Anat. u. Physiol. Bd. 211, S. 1. 1913. — Madelung: Chirurgie des Typhus. Neue dtsch. Chirurgie. Stuttgart: Enke 1922. — Marwedel: Zur Kasuistik der Pankreasabscesse. Münch. med. Wochenschr. 1901. Nr. 1. — Mayer, Arthur: Veränderungen der Bauchspeicheldrüse bei der Weilschen Krankheit. Dtsch. med. Wochenschr. 1918. Nr. 31, S. 857. — Mettin: Zur chirurgischen Behandlung der akuten Pankreatitis. Dtsch. Zeitschr. f. Chirurg. Bd. 115, S. 281. 1912. — Neurath: Abdominelle auf Pankreatitis hinweisende Symptome bei Mumps. Wien. med. Wochenschr. 1911. S. 19. — Derselbe: Pankreatitis bei Parotitis. Münch. med. Wochenschr. 1911. S. 603. — Nordmann: Experimentelle und klinische Betrachtungen über die Zusammenhänge zwischen akuter Pankreatitis und Erkrankungen der Gallenblase. Verhandl. d. Ges. f. Chirurg. 1913. II. Teil, S. 362. — Peičić: Akute eitrige Pankreatitis mit subcutanen Fettgewebsnekrosen (nach Duodenalsekretion wegen Ulcus. Heilung). Dtsch. Zeitschr f. Chirurg. Bd. 159, S. 362. 1920. — Pepper, W.: Typhoid fever. abscess of pancreas, suppurative parotitis. Transact. pathol. soc. Philadelphia 1878. VII. Teil, p. 16. — Petrow: Zur Kasuistik der chirurgischen Therapie akut entzündlicher Prozesse in der Pankreasgegend. Russki Wratsch 1910. Nr. 51. — Rieux et Arcolas: Un cas de diabète pancréatique d'origine typhoidique. Progr. méd. 1910. p. 175. — Robson, M.: Die entzündlichen Affektionen des Pankreas unter besonderer Berücksichtigung des Pankreaskatarrhes und der chronischen Pankreatitis. Med. Klinik 1905. S. 878. — Derselbe: Beziehungen der Anatomie usw. Berl. klin. Wochenschr. 1908. S. 136. — Schülein und Hochenegg: Fall von Pankreas-Abscedierung. Zentralbl. f. Chirurg. 1920. S. 1298. — Stockton and Williams: Acute pancreatitis. Buffalo med. Journ. 1908. July. — Weber, H.: Intestins, presenting cicatrices and unhealed ulcers the pancreas and duodenum enhibiting destruction of the areolar tissue between the acini. Transact. pathol. soc. London. Vol. 12, p. 96. 1860/61. — Zöpffel: Rolle der Blutung und des Blutbrechens im Bilde der akuten Pankreasnekrose. Dtsch. Zeitschr. f. Chirurg. Bd. 163, S. 24. 1921.

Chronische Pankreasentzündung.

Abelmann: Die Ausnutzung der Nahrungsstoffe nach Pankreasexstirpation. Inaug.-Dissert. Dorpat 1890. — Van Ackeren: Berl. klin. Wochenschr. 1889. Nr. 14. — Albu: Beiträge für Diagnostik der inneren und chirurgischen Pankreaserkrankungen. Halle 1911. — D'Amato: Il pancreas nella cirrosi de volg. fegato. Rif. med. 1903. Nr. 36/37. — Arnsperger: Über die mit Gallensteinsymptomen verlaufende chronische Pankreatitis. Bruns Beitr. z. klin. Chirurg Bd. 43, S. 235. 1904. — Arnstein: Chronische Pankreatitis. Zentralbl. f. d. Grenzgeb. d. Chirurg. u. Med. Bd. 15, S. 90. 1912. — Barbieri: Pancreatite subacuta e glicosuria secundarie a parotite epidemica. Gazz. d. osped. clin. 1909. Nr. 36. Ref. Zentralbl. f. d. ges. Physiol. u. Pathol. d. Stoffw. 1909. S. 679. — Barth: Verhandl. d. dtsch. Ges. f. Chirurg. Bd. 33. 1903. — Battersby: Sur la diagnostic des maladies du pancréas. Gazz. méd. de Paris 1844. p. 219/617. — Bernard, Claude: Ménoires sur le pancréas. Paris 1856. — Bingel: Jahrb. f. Kinderheilk. Bd. 65, S. 394. — Bode: Zur operativen Behandlung der Pankreaserkrankung. Bruns Beitr. z. klin. Chirurg. Bd. 71, S. 610. 1911. — Boix: Le foie des dyspeptiques et en particulier la cirrhose par autointoxication. D'origine gastrointestinale Paris 1895. — Brugsch: Experimentelle Beiträge zur funktionellen Darmdiagnostik. Zeitschr. f. exp. Path. u. Ther. Bd. 6, S. 324. 1909. — Cammidge: Chronic. Pankreatitis. Lancet 1911. Tl. 1, p. 1494. — Carnot: Recherches experimentales et cliniques sur les pancreatides. Thèse de Paris 1898. — Caro und Wörner: Beiträge zur Diagnostik der Pankreaserkrankungen. Berl. klin. Wochenschr. 1909. S. 354. — Chabrol: Les scléroses du pancréas. Gaz. des hôp. civ. et milit. 1907. p. 543. — Cohnheim: Allgemeine Pathologie. Berlin 1882. — Deaver: Chronique pancreatitis its symptomatology diagnosis entreatment. Journ. of the Americ. med. assoc. Vol. 1. p. 1079: 1911. II. p. 11. — Derselbe: Pancreatic lymphangitis and chronic pancreatitis. Journ. of the Americ. med. assoc. Vol. 60, p. 1. 1913. — Deaver und Pfeiffer: Pancreatic and peripancreatic lymphangitis. Transact. of the Americ. surg. assoc. Vol. 31, p. 393. 1913. — Desjardin: Étude sur les pancreatites Thèse de Paris 1905. — Deuscher: Stoffwechseluntersuchungen bei Verschluß des Ductus pancreaticus. Korrespbl. f. Schweiz. Ärzte 1898. Nr. 11/12. — Dieckhoff: Beiträge zur pathologischen Anatomie des Pankreas. Leipzig 1895. — Dreesmann: Diagnose und Behandlung der Pankreatitis. Med. Klinik 1908. S. 1458. — Derselbe: Diagnose und Behandlung der chronischen Pankreatitis. Münch. med. Wochenschr. 1909. S. 708. — Ebner: Pankreatitis und Cholelithiasis. Volkmanns klin. Vortr. 1907. S. 452/453. — Ehrmann: Über schweren Diabetes infolge syphilitischer Infektion. Dtsch. med. Wochenschr. 1908. S. 1303. — Derselbe: Stoffwechsel- und Stuhluntersuchungen in einem Falle von chronischer Pankreatitis. Zeitschr. f. klin. Med. Bd. 69, S. 190. — Fey: Syphilis des Pankreas, kombiniert mit Syphilis anderer Organe. Med. Klinik 1910. S. 1815. — Fleckseder: Arch. f. exp. Pathol. u. Pharmakol. Bd. 59, S. 407. 1908. — Fleiner: Zur Pathologie der calculösen und arteriosklerotischen Pankreascirrhose und der entsprechenden Diabetesformen. Berl. klin. Wochenschr. 1894. Nr. 1, S. 5. — Fles: Ein Fall von Diabetes mellitus mit Atrophie der Leber und des Pankreas. Archiv für die holländischen Beiträge zur Natur- und Heilkunde. Bd. 3, S. 187. Utrecht 1864. — Frank und Schittenhelm: Über das Vorkommen von Erepsin in den menschlichen Faeces. Zentralbl. f. d. ges. Physiol. u. Pathol. d. Stoffw. 1909. S. 881. — Dieselben: Vorkommen und Nachweis von Erepsin und Trypsin im Magen-Darmkanal. Zeitschr. f. exp. Pathol. u. Therap. Bd. 8, S. 237. — Friedreich: Krankheiten des Pankreas. Ziemssens Handb. Bd. 8. 2. Aufl. — Gaultier: Essai pathogénique d'une variété d'ascite gaisseuse. Cpt. rend. des séances de la soc. de biol. Tome 58, p. 429. 1906. — Gigon: Stoffwechselversuche an einem Fall von Pankreasdiabetes. Zeitschr. f. klin. Med. Bd. 58, S. 437. — Goldie: Pancreatitis with jaundice in the infectious diseases. Lancet Bd. 183, p. 1295. 1912. — Grimbert: Cpt. rend. des séances de la soc. de biol. Tome 2, 7, p. 183. 1903. — Groß: Versuche an Pankreaskranken. Dtsch. Arch. f. klin. Med. Bd. 108, S. 106. — Derselbe: Die Funktionsprüfung der Verdauungsdrüsen. Ergebn. d. wiss. Med. Bd. 3. — Derselbe: Über den Wert käuflicher Pepsinpräparate. Dtsch. med. Wochenschr. 1919. — Derselbe: Klinische Beobachtungen zur Pankreaspathologie. Virchows Arch. f. pathol. Anat. u. Physiol. Bd. 229, S. 90. 1920 (Festschrift für Grawitz). — Groß und Avé Lallemant: Stoffwechselversuche mit abgebautem Fleischeiweiß (Erepton). Therap. Monatsh. Bd. 27. 1913. — Guillain: Sclérose hepato-pancreatique hypertrophique avec hypersplénomégalie. Rev. de méd. Tome 20. Nr. 9. 1900. — Guleke: Die neueren Ergebnisse in der Lehre der akuten und chronischen Erkrankungen des Pankreas, mit besonderer Berücksichtigung der entzündlichen Veränderungen. Ergebn. der Chirurgie u. Orthopädie Bd. 4, S. 408. 1912. — Hagen: Sitzungsbericht ärztlicher Verein Nürnberg 7. Januar 1909. Ref. Dtsch. med. Wochenschr. 1909. S. 1250. — Haggard: The etiology and pathogenesis of pancreatitis. Surg. gynaecol. and obstetr. 1908. p. 613. — v. Hansemann: Die Beziehung des Pankreas zu Diabetes. Zeitschr. f. klin. Med. Bd. 26. 1894. — Happel: Inaug.-Dissert. Marburg 1906. — Harris: The Boston med. and surg. Journ. 1899. p. 465. — Hausmann: Die luetischen Erkrankungen der Bauchorgane. Halle 1913. — Heiberg: Die Krankheiten des Pankreas. Wiesbaden: J. F. Bergmann 1914. — Herxheimer: Über Pankreascirrhose (bei Diabetes). Virchows Arch. f. pathol. Anat. u. Physiol. Bd. 183, S. 228. 1906. — Derselbe: Zur Pathologie des Pankreas. Verhandl. d. dtsch. Pathol. Ges. 1909. S. 276. — Heß: Pankreasnekrose und chronische Pankreatitis. Mitt. a. d. Grenzgeb. d. Med. u. Chirurg. Bd. 19, S. 637. 1909. — Derselbe: Die Ausführungsgänge des Hundepankreas. Pflügers Arch. f. d. ges. Physiol. Bd. 118, S. 536. 1907; Münch. med. Wochenschr. 1907. S. 1505; Naturwiss. Arch. Bd. 1, S. 161. 1908. — Hirschberg: Zur Funktionsprüfung des Pankreas. Dtsch. med. Wochenschr. 1910. S. 1992. — Hirschfeld: Über die infektiöse Entstehung der chronischen Pankreatitis und des Diabetes. Berl. klin. Wochenschr. 1908. S. 537. — Derselbe: Über Pankreaserkrankungen während des Diabetes. Berl. klin. Wochenschr. 1905. S. 1609. — Hirschfeld: Die Zuckerkrankheit. Leipzig 1902. — Hlava: Gaz. hebd. méd. et chirurg. 1897. — Hoffmann: Wien. klin. Wochenschr. 1903. Nr. 51. S. 1429. — Hoppe-Seyler: Beiträge zur Kenntnis der Beziehungen des Pankreas und seiner Gefäße zum Diabetes mellitus. Dtsch. Arch. f. klin. Med. Bd. 52, S. 171. — Kasahara: Über das Bindegewebe des Pankreas bei verschiedenen Krankheiten. Virchows Arch. f. pathol. Anat. u. Physiol. Bd. 143. 1896. — Katzenstein: Zur Diagnostik der Pankreaserkrankungen. Inaug.-Dissert. Greifswald 1914. — Kehr: Über Erkrankungen des Pankreas unter besonderer Berücksichtigung der bei der Cholelithiasis vorkommenden Pancreatitis chronica. Mitt. a. d. Grenzgeb. d. Med. u. Chirurg. Bd. 20, S. 45. 1909. — Kinnikutt: Pancreaticlithiasis etc. Americ. Journ. of the med. science. 1902. — Kirchheim: Über chronische interstitielle Pankreatitis und akute Pankreasnekrose. Münch. med. Wochenschr. 1909. S. 1819. — Klieneberger: Diagnostik der Pankreaserkrankungen. Med. Klinik 1910. S. 89. — Klippel: Le pancréas infectieux. Arch. gén. de méd. 1897. — Klippel und Lefas: Le pancréas dans les cirrhoses du foie. — Körte: Die chirurgischen Krankheiten und die Verletzungen des Pankreas. Enke 1898. Deutsche Chirurgie. Lief. 45d. — Kottmann: De la maltosurie. Inaug.-Dissert. Genf 1901. — Lando: Über Veränderungen des Pankreas bei Lebercirrhose. Zeitschr. f. Heilk. H. 1. — Langendorff: Versuche über Pankreasverdauung der Vögel. Du Bois Arch. 1879. p. 1. — Larkin: A case of hemorrhagic appoplexy of the pancreas. Proc. of the New York pathol. soc. (U. S. A.) Vol. 10. Ref. Zentralbl. f. Chirurg. 1910. S. 1292. — Laup: Beiträge zur Pathologie des Pankreas. Inaug.-Dissert. Göttingen 1896. — Lefas: Le pancréas dans la cirrhose. Arch. gén. de méd. 1900. —

Lemoine et Lepasset: Bull. et mém. de la soc. méd. des hôp. de Paris 1905. — Lépine: Le diabète sucré Paris 1909. — Lépine et Boulud: Maltosurie chez certains diabetiques. Cpt. rend. hebdom. des séances de l'acad. des sciences. Tome 132. p. 610. 1901. — Lériche: Des crises gastriques en dehors du tabes et de leur traitement chirurgical. Lyon chirurg. Tome 11, p. 169. 1914. — Lissauer: Pathologische Veränderungen des Pankreas bei chronischem Alkoholismus. Dtsch. med. Wochenschr. Bd. 38, p. 1972. 1912. — Lombroso: Beziehungen zwischen Nährstoffresorption und enzymatischen Verhältnissen im Verdauungskanal. Pflügers Arch. f. d. ges. Physiol. Bd. 112, S. 531. 1906. — Derselbe: Über die enzymatische Wirkung des nicht mehr in den Darm sezernierenden Pankreas. Hofmeisters Beitr. Bd. 11, S. 81. — Derselbe: Kann das nicht in den Darm sezernierende Pankreas auf die Nährstoffresorption einwirken? Arch. f. exp. Pathol. u. Pharmakol. Bd. 60, S. 99. — Lombroso und Sacerdote: Sur les modifications histologiques du pancréas du lapin après la ligature du conduit de Wirsung. Arch. ital de biol. Vol. 49, Nr. 1. Ref. Zentralbl. f. d. ges. Physiol. u. Pathol. d. Stoffw. 1909. S. 105. — Löwi: Eine neue Funktion des Pankreas. Wien. klin. Wochenschr. 1907. S. 747. — Derselbe: Eine neue Funktion des Pankreas und ihre Beziehungen zum Diabetes mellitus. Arch. f. exp. Pathol. u. Pharmakol. Bd. 59, S. 83. — Luccarelli: Tre casi di pancreatite da influenza. Riv. med. Vol. 28, p. 134. 1920. — Ludolph: Über operativ behandelte Pankreascysten. Inaug.-Dissert. 1890. — Mac Callum: On the relations of the Islands of Langerhans to glycosuria. Bull. of John Hopkins hosp. 1909. p. 265. — Mac Clure: Pancreatic atrophie in a dog following inpection of calculi in the duct. Bull. of John Hopkins hosp. 1907. p. 332. — Martina: Über chronische interstitielle Pankreatitis. Dtsch. Zeitschr. f. Chirurg. Bd. 87, S. 499. — Mendelsburg: Beitrag zur Frage des Pankreasdiabetes und Pankreascirrhose. Inaug.-Dissert. Berlin 1912. — Michailow: Zur Frage der klinisch nachweisbaren Affektionen des Pankreas bei verschiedenen Erkrankungen der Leber. Arch. f. Verdauungskrankh. Bd. 18, S. 273. 1912. — Minkowski: Untersuchungen über Diabetes mellitus. Arch. f. exp. Pathol. u. Pharmak. Bd. 31, S. 154. — Moiret: Cpt. rend. des séances de la soc. de biol. 1895. — Müller, F.: Untersuchungen über Ikterus. Zeitschr. f. klin. Med. Bd. 12, S. 45. — Muroya: Über die Fremdkörpertuberkel des Pankreas, verursacht durch eingewanderte Askarideneier. Dtsch. Zeitschr. f. Chirurg. Bd. 119, S. 21. 1912. — Derselbe: Über Pancreatitis acuta bei Parotitis epidemica. Zentralbl. f. d. ges. inn. Med. u. ihre Grenzgeb. Bd. 9, S. 242. 1914. — Neurath: Abdominelle auf Pankreatitis hinweisende Symptome bei Mumps. Wien. klin. Wochenschr. 1911. S. 19. — Niemann: Zeitschr. f. exp. Pathol. u. Therap. Bd. 6, S. 34. — Derselbe: Die Beeinflussung der Darmresorption durch den Abschluß des Pankreassaftes. Zeitschr. f. exp. Pathol. u. Therap. Bd. 5, S. 466. 1909. — Le Nobel: Dtsch. Arch. f. klin. Med. Bd. 43, S. 285. — Von Noorden: Zur Diagnostik der Pankreaserkrankungen. Klin. therap. Wochenschrift 1908. Nr. 35. — Derselbe: Die Zuckerkrankheiten und ihre Behandlung. Berlin 1917. 7. Aufl. — Obici: Del rapporto fra le malattie del pancreas e il diabete. Boll. d. scienze med. 1893. — Ochsner: The diagnosis of pancreatitis. Surg., gynaecol. and obstetr. Vol. 7, Nr. 6, p. 621. 1908. — Opie: Americ. Journ. of the med. sciences. 1901. p. 27. — Derselbe: Disease of the pancreas. 1903. p. 190. — Oser: Die Erkrankungen des Pankreas. Nothnagels Handbuch Bd. 18, II. Wien 1898. — Owen: Critic medical Journal 1902. — Pariser: Das praktische Problem der inneren Behandlung der Gallensteinkrankheit. Vortrag, gehalten auf der 22. öffentlichen Versammlung der Balneologischen Gesellschaft zu Berlin, März 1901. — Pawlow: Folgen der Unterbindung des Pankreasganges beim Kaninchen. Pflügers Arch. f. d. ges. Physiol. Bd. 16, S. 123. — Pfuhl: Festschrift für E. von Leyden. Bd. 2, S. 115. 1902. — Pirone: Chronische Entzündung des Pankreas und Cirrhose der Leber. Wien. med. Wochenschr. 1903. Nr. 22/23. — Poggenpohl: Zur Frage der Veränderungen des Pankreas bei Lebercirrhose. Virchows Arch. f. pathol. Anat. u. Physiol. Bd. 196. — Pólya: Pathogenese der akuten Pankreasentzündungen. Mitt. a. d. Grenzgeb. d. Med. u. Chirurg. Bd. 24, S. 1. 1911. — Derselbe: Experimentelle Beiträge zur Pathogenese der mit Fettgewebsnekrose einhergehenden Pankreaserkrankung. Ref. Zentralbl. f. Chirurg. 1906. S. 1278. — Pratt: Relation of the pancreas to diabetes. Journ. of the Americ. med. assoc. Vol. 2. 190, p. 2112; New York med. Journ. Vol. 92, p. 1296. 1910. — Von Recklinghausen: Auserlesene pathologisch-anatomische Betrachtungen. Virchows Arch. f. pathol. Anat. u. Physiol. Bd. 30, S. 360, Fall 2. — Riedel: Handbuch der speziellen Therapie von Pentzold und Stintzing. Bd. 4. — Derselbe: Über entzündliche, der Rückbildung fähige Vergrößerung des Pankreaskopfes. Berl. klin. Wochenschr. 1896. Nr. 1 u. 2. — Rigal: Hypertrophie du pancréas. Soc. méd. d'obstétr. de Paris. Vol. 2, p. 310. 1866; Wien. med. Wochenschr. 1870, p. 173; Gaz. des hôp. civ. et milit. 1869. Nr. 142. — Robson: Beziehungen der Anatomie zu den Krankheiten des Pankreas. Berl. klin. Wochenschr. 1908. Nr. 4, S. 136. — Derselbe: Die entzündlichen Affektionen des Pankreas unter besonderer Berücksichtigung des Pankreaskatarrhs und der chronischen Pankreatitis. Med. Klinik 1905. S. 902. — Rosenberg: Pflügers Arch. f. d. ges. Physiol. Bd. 17. — Rosenberger: Dtsch. Arch. f. klin. Med. Bd. 88, S. 608. — Rubener: Zeitschr. f. Biol. Bd. 15. — Rudolph:

Über Leberdegeneration infolge Pankreasnekrose. Dtsch. Arch. f. klin. Med. Bd. 87, S. 1. — Ruge: Beiträge zur chirurgischen Anatomie der großen Gallenwege. Arch. f. klin. Chirurg. Bd. 87, S. 47. — Scheunert und Bergholz: Zur Kenntnis der Pankreaskonkremente. Zeitschr. f. physiol. Chem. Bd. 52, S. 338. 1907. — Schmidt, Adolf: Die Funktionsprüfung des Darms mittels der Probekost. 2. Aufl. Wiesbaden 1908. — Derselbe: Klinik der Darmkrankheiten. Wiesbaden 1913. — Schmieden: Über die Cirrhose des Pankreas. Münch. med. Wochenschr. 1906. S. 2289. — Schmorl: Verhandl. d. dtsch. Pathol. Ges. 1904. S. 73. — Seyfarth: Parasiten im Pankreas. Zentralbl. f. Bakteriol., Parasitenk. u. Infektionskrankh., Abt. I. Orig.-Bd. 85, S. 27. 1920. — Sharp: The relationship and interchangeability of pancreatitis and parotitis. Brit. med. assoc. 1908. — Derselbe: Mumps. Lancet Bd. 1. 1909. — Simon: Inaug.-Dissert. Marburg 1907. — Simonin: Sem. méd. 1903, p. 248. — Ssobolew: Beiträge zur Pankreaspathologie. Beitr. z. pathol. Anat. u. z. allg. Pathol. 1910. S. 399. — Steinhaus: Über das Pankreas bei Lebercirrhose. Dtsch. Arch. f. klin. Med. Bd. 74, S. 537. — Thierfelder: Cirrhose der Leber. Ziemssens Handbuch. — Tiberti: Nouvelles recherches experimentales sur les îlots de Langerhans. Arch. ital. d. biol. Tome 51, p. 123. 1909. — Timbal: Pancreatite ourbienne. Toulouse méd. Tome 15. p. 317. 1913. — Walko: Erkennung und Behandlung der Pankreaskrankheiten. Münch. med. Wochenschr. 1909. S. 786. — Derselbe: Über chronische Pankreatitis. Arch. f. Verdauungskrankheiten. Bd. 13, S. 497. — Weichselbaum: Über chronische Pankreatitis bei chronischem Alkoholismus. Wien. klin. Wochenschr. Bd. 25, p. 63. 1912. — Wrede: Berl. klin. Wochenschr. 1905, S. 83.

Behandlung der chronischen Pankreatitis.
(Neuere Literatur seit 1911.)

Arnsperger: Zur Behandlung des Ulcus duodeni mit chronischer Pankreatitis. Mittelrheinische Chirurgen-Vereinigung Frankfurt. 28. II. 1914. Zentralbl. f. Chirurg. 1914. S. 1029. — Derselbe: Über die mit Gallensteinsymptomen verlaufende chronische Pankreatitis. Bruns Beitr. z. klin. Chirurg. Bd. 43, S. 235. 1904. — Derselbe: Die Entstehung der Pankreatitis bei Gallensteinen. Münch. med. Wochenschr. 1911. S. 728. 4. April. — Arnstein: Chronische Pankreatitis. Zentralbl. f. d. Grenzgeb. d. Med. u. Chirurg. Bd. 15, S. 90. 1912. — Barth: Über indurative Pankreatitis. Arch. f. klin. Chirurg. Bd. 74, S. 348. 1904. — Bode: Zur operativen Behandlung der Pankreaserkrankungen. Bruns Beitr. z. klin. Chirurg. Bd. 71, S. 628. 1911. — Calzavara: Cefalopancreatite cronica e steatonecrosi. Arch. ital. di chirurg. Vol. 5, fasc. 1922. — Cohn, A.: Beiträge zur Chirurgie des Pankreas. Bruns Beitr. z. klin. Chirurg. Bd. 127, S. 177. 1922. — Deaver: Chronic pancreatitis in association with gallstone disease. Journ. of the Americ. med. assoc. Vol. 57, Nr. 1. 1911. — Derselbe: Pancreatic lymphangitis and chronic pancreatitis. Journ. of the Americ. med. assoc. Vol. 55, Nr. 15. 1913. — Derselbe: Chronic pancreatitis, its symptomatologie, diagnosis and treatment. Journ. of the Americ. med. assoc. Vol. 56, Nr. 15. 1911. — Derselbe: Chronic pancreatitis in association with gall stone disease. Journ. of the Americ. med. assoc. Vol. 57. 1911. — Delagénière: Chronische Pankreatitis. Arch. provinc. de chirurg. 1906. p. 211. — Dreesmann: Über Pankreatitis und Unfall. Zeitschr. f. ärztl. Fortbild. 1912. Nr. 5. — Derselbe: Diagnose und Behandlung der Pankreatitis. Med. Klinik 1908. S. 1458, 1496, 1531. — Derselbe: Diagnose und Behandlung der Pankreatitis. Münch. med. Wochenschr. 1909. S. 708. — Elösser: Chronische Pankreatitis. Mitt. a. d. Grenzgeb. d. Med. u. Chirurg. Bd. 18, S. 238. — Gobiet: Beiträge zur operativen Behandlung der akuten und chronischen Pankreatitis. Wien. klin. Wochenschrift 1910. S. 1672. — Guleke: Die neueren Ergebnisse in der Lehre der akuten und chronischen Erkrankungen des Pankreas, mit besonderer Berücksichtigung der entzündlichen Veränderungen. Ergebn. d. Chirurg. u. Orthop. Bd. 4, S. 408. 1912. — Derselbe: Über Diagnose und Therapie der chronischen Pankreatitis. Chirurg.-Kongr. 1912. Langenb. Arch. Bd. 99, S. 120. 1912. — Habs: Die Chirurgie des Pankreas. Med. Klinik 1913. Nr. 32, S. 1277. — Heiberg: Die Krankheiten des Pankreas. Wiesbaden: J. F. Bergmann 1914. — Katzenstein: Zwei Fälle von chronischer Pankreatitis. Chirurg.-Kongr. 1912. Zentralbl. f. Chirurg. 1912. S. 56. — Körte: Die chirurgischen Krankheiten und die Verletzungen des Pankreas. Enke 1898. Deutsche Chirurgie. Lief. 45d. — Link: The treatment of chronic pancreatitis by pancreatostomy. Ann. of surg. Vol. 53, S. 768. 1911. — Martina: Über chronische interstitielle Pankreatitis. Dtsch. Zeitschr. f. Chirurg. Bd. 87, S. 499. 1907. — Mayo: Pancreatitis resulting from gallstone disease. Journ. of the Americ. med. assoc. 1908. April 11. — Mayo-Robson: Die Pathologie und Therapie der chronischen Pankreatitis. Edinburgh med. Journ. Dec. 1905. — Derselbe: Die entzündlichen Affektionen des Pankreas unter besonderer Berücksichtigung des Pankreaskatarrhs und der chronischen Pankreatitis. Med. Klinik 1905. S. 902. — Muroya: Über die Fremdkörpertuberkel des Pankreas, verursacht durch eingewanderte Ascarideneier. Dtsch. Zeitschr.

f. Chirurg. Bd. 119, S. 21. — Moynihan: A case of typhoid pancreatitis. Lancet 1903. June. — Opie, Eugene L.: Diseases of the Pancreas. Philadelphia and London 1903. — Philips: A case of fibroid disease of the pancreas with calculi, accompenied by jaundice and subsequently by diabetes, laparatomy, relief of symptoms, death. Transact. of the chirurg. soc. of London Bd. 17. 1904. — Quénu et Duval: Pancréatites et lithiase biliaire. Rev. de chirurg. Tome 32, p. 401. 1905. — Ritter, Leo: Beitrag zur Kasuistik der Pankreaserkrankungen. Bruns Beitr. z. klin. Chirurg. Bd. 117, S. 324. 1919. — Dos Santos: Aspecto cirurgico das pancreatites chronicas. Lissabon. Libanio da Silva 1906. — Schmidt, Ad.: Über chronische Pankreatitis. Mitt. a. d. Grenzgeb. d. Med. u. Chirurg. Bd. 26, S. 9. 1913. — Schmieden: Über die Cirrhose des Pankreas. Münch. med. Wochenschr. 1906. S. 2289. — Stadtmüller: Die Diagnose chronischer Pankreaserkrankungen. Zeitschr. f. ärztl. Fortbild. 1911. S. 61. — Vautrin: Traitement de la pancréatite chronique compliquée d'oblitération du cholédoque. Rev. de chirurg. Tome 37, p. 589. 1908.

Konkremente im Pankreas.

Albu: Beiträge zur Diagnostik der inneren und chirurgischen Pankreaserkrankungen. Halle 1911. S. 76. — Ancellet: Étude sur les maladies du pancréas. Paris 1866. — Aßmann: Röntgenographischer Nachweis von Pankreassteinen. Fortschr. a. d. Geb. d. Röntgenstr. Bd. 18, H. 4. — Bär: Dtsch. tierärztl. Wochenschr. Bd. 1, S. 347. — Baldoni: Moleschotts Untersuchungen zur Naturlehre. Bd. 17, S. 91. — Baumel: Pancréas et diabète. Monpellier méd. Bd. 1, 2, 5. 1884. — Caparelli: Pancreas e diabete. Morgagni 1883. p. 459. — Derselbe: Virchow-Hirschs Jahresber. Bd. 2, S. 767. 1888. — Centren: Clin. veterin. Vol. 18, p. 244. — Claessen: Die Krankheiten der Bauchspeicheldrüse. Köln 1842, S. 179. — Clairmont: Zur Anatomie des Ductus Wirsungianus und Ductus Santorini; ihre Bedeutung für die Duodenalresektion wegen Ulcus. Dtsch. Zeitschr. f. Chir. Bd. 159, S. 251. 1920. — Clark: Disease of the pancreas and livre accompanied by fatty discharge. Lancet Vol 2, p. 152. 1851. — Delagenière: Contribution à l'étude de la chirurgie du pancréas après 10 observations. Arch. porv. de chirurg. 1906. Nr. 4 u. 5. — Dieckhoff: Beitrag zur Pathologie, Anatomie des Pankreas. Leipzig 1896. — Eichhorst: Handbuch der speziellen Pathologie und Therapie innerer Krankheiten. Bd. 2. 1905. — Derselbe: Über Pankreassteinkolik. v. Leyden-Festschrift 1902. S, 69. — Fourcroys: System der chemischen Kenntnisse. Bd. 4, S. 401. Zit. nach Claessen. — Friedreich: Pankreaskrankheiten. Ziemssens Handbuch der speziellen Pathologie und Therapie Bd. 8, H. 2. — Giudiceandrea: Sulla calcosi de pancreas. Policlin. 1896. p. 33 u. 186. — Glaeßner: Über Pankreassteine. Wien. klin. Wochenschr. 1913. S. 449. — Goult: Brit. med. Journ. 1898. p. 1818. — Guleke: Die neueren Ergebnisse in der Lehre der akuten und chronischen Erkrankungen des Pankreas, mit besonderer Berücksichtigung der entzündlichen Veränderungen. Ergebn. d. Chir. u. Orthop. Bd. 4, S. 408. 1912. — Heiberg: Die Krankheiten des Pankreas. Wiesbaden: J. F. Bergmann 1914. — Henry: Journ. de chim. méd. 1855, p. 273. — Holzmann: Zur Diagnose der Pankreassteinkolik. Münch. med. Wochenschr. 1894. — Hoppe-Seyler: Lehrbuch der allgemeinen Biologie 1877, S. 269. — Jungers: Berl. tierärztl. Wochenschr. 1895, S. 450. — Kinnikutt: Pancreatic lithiasis with a report of a case. Americ. Journ. of the med. sciences 1902. Dez. — Körte: Die chirurgischen Krankheiten und die Verletzungen des Pankreas. Stuttgart: Enke 1898. Dtsch. Chirurg. Lief. 45d. — Kühne: Lehrbuch der physikalischen Chemie 1868. S. 135. — Lazarus: Beitrag zur Pathologie und Therapie der Pankreaserkrankungen mit besonderer Berücksichtigung der Cysten und Steine. Zeitschr. f. klin. Med. Bd. 51 u. 52. 1904. — Lanceraux: Bull. de l'acad. de méd. de Paris 1888. — Legrand Journ. of pharmacol. of chim. 1901. p. 21. — Lehmann: Lehrbuch der physiologischen Chemie. Bd. 2, S. 90. 1853. — Leichtenstern: Handbuch der speziellen Therapie von Pentzold und Stintzing 1896. — Lichtheim: Zur Diagnose der Pankreasatrophie durch Steinbildung. Berl. klin. Wochenschr. 1894. S. 185. — Link: The treatment of chronic. pancreatitis by pancreatostomy. Ann. of surg. Juni 1911. p. 769—783. — Lisanti: Zit. nach Guleke. — Matani: Giorn. di med. Venecia Vol. 4, p. 174. — Mikulicz: Über den heutigen Stand der Chirurgie des Pankreas. Mitt. a. d. Grenzgeb. d. Med. u. Chirurg. Bd. 12, S. 1. — Minnich: Ein Fall von Pankreaskolik. Berl. klin. Wochenschr. Bd. 30, S. 187. 1894. — Moynihan: On pancreatic calculus with notes on a case. Lancet. 9. Aug. 1902. — Naumann: Zur Diagnose der Pankreaskrankheiten. Freie Chirurgenvereinigung Berlin 13. Juni 1904. Außerdem Dtsch. Zeitschr. f. Chirurg. Bd. 74, S. 298. 1904. — Naunyn: Die Gallensteinkrankheiten. Kongr. f. inn. Med. 1891. Bd. 10. — Opie: The anatomy and histology of the pancreas. Transact. of the Congr. of Americ. physiol. and surg. 1903. — Opitz: Über Konkretionen im Pankreas. Inaug.-Dissert. 1901. — Oser: Die Erkrankungen des Pankreas; in Nothnagels Handbuch. Bd. 18, II. — Panarolus und Gajez: In Graaf: Opera omnia de succo pancreatico. Vol. 7. — Pende: Experimenteller Beitrag zur Bildung von Pankreaskonkretionen. Il policlinico 1905. März. Ref. Münch. med. Wochenschr. 1905. S. 12/14.

— Pförringer: Ein Fall von Pankreasstein. Fortschr. a. d. Geb. d. Röntgenstr. Bd. 19, S. 75. — Robson: Die entzündlichen Affektionen des Pankreas unter besonderer Berücksichtigung des Pankreaskatarrhes und der chronischen Pankreatitis. Med. Klinik 1905. Nr. 35/36, S. 878/902. — Derselbe: Beziehungen der Anatomie zu den Krankheiten des Pankreas. Berl. klin. Wochenschr. 1908, S. 136. — Robson and Moynihan: Diseases of the pancreas and their surgical treatement. Philadelphia und London 1903. — v. Recklinghausen: Auserlesene Beobachtungen. Virchows Arch. f. pathol. Anat. u. Physiol. Bd. 30, S. 368. 1864 — Rindfleisch: Beitrag zur Kenntnis der Steinbildung im Pankreas. Mitt. a. d. Grenzgeb. d. Med. u. Chirurg. Bd. 18, S. 782. — Scheunert und Bergholz: Zur Kenntnis der Pankreaskonkremente. Zeitschr. f. physiol. Chem. Bd. 52, S. 338. 1907. — Schupmann: Hufelands Journal Bd. 92, S. 41. 1841. — Shattok: Journ. of pathol. and bacteriol. Vol. 4, p. 219. — Virchow: Verhandl. d. physikal-med. Ges. Würzburg Bd. 2, S. 53. 1852. — Wollaston: Pemberton prakt. Abhandl. S. 76. Lehmann, Zoochemie. — Zesas: Beitrag zur Kenntnis der Lithiasis pancreatica. Zentralbl. f. d. Grenzgeb. d. Med. u. Chirurg. 1903. Nr. 21, S. 801.

Behandlung der Pankreassteine.

Allen: Chronic interlobular pancreatitis. Ann. of surg. 1903. May. S. 740. — Aßmann: Röntgenographischer Nachweis von Pankreassteinen. Fortschr. a. d. Geb. d. Röntgenstr. Bd. 18, S. 242. 1912. — Eichhorst: Über Pankreassteinkolik. Internat. Beitr. z. inn. Med. von Leyden-Festschr. 1902. S. 61. — Einhorn: Zur Klinik der Pankreassteinkolik. Berl. klin. Wochenschr. 1916. S. 110. — Friedrich: Pankreasstein. Chirurg. Kongr. 1913. S. 86. — Glaeßner: Über Pankreassteine. Wien. klin. Wochenschr. 1913. S. 494 — Guleke: Die neueren Ergebnisse in der Lehre der akuten und chronischen Erkrankungen des Pankreas, mit besonderer Berücksichtigung der entzündlichen Veränderungen. Ergebn. d. Chirurg. u. Orthop. Bd. 4, S. 408. 1912. — Hartig: Über einen operierten Fall von Steinbildung und Carcinom des Pankreas. Med. Klinik 1916. S. 616. — Heiberg: Die Krankheiten des Pankreas. Wiesbaden: J. F. Bergmann 1914. — Körte: Die chirurgischen Krankheiten und die Verletzungen des Pankreas. Stuttgart: Enke 1898. Dtsch. Chirurgie. Lief. 45d. — Lacouture et Charbonnel: Les opérations pour lithiase pancréatique. Pancréatostomie rétroduodénale. Rev. de chirurg. 34, année. Nr. 7. — Link: The treatment of chronic pancreatitis by pancreatostomy. Ann. of surg. 1911. Juny. — Moynihan: On pancreatic calculus. Lancet 1902. p. 355. — Derselbe: Some cases of chronic pancreatitis. Lancet 1902. p. 856. — Opitz: Über Konkretionen im Pankreas. Inaug.-Dissert. Kiel 1901. — Pförringer: Ein Fall von Pankreasstein. Fortschr. a. d. Geb. d. Röntgenstr. Bd. 19, H. 1. — Mayo Robson: Beziehungen der Anatomie usw. zu den Krankheiten des Pankreas. Berl. klin. Wochenschr. 1908. S. 136. — Ruth: Transperitoneal retrogastric surgery with report of a case of pancreatic calculi. Colorado medicine 1907. p. 421.

Tuberkulose des Pankreas.

Aran: Observation d'abscès tubercul. et colorature anormale de la peau. Arch. gén. de méd. Tome 3. Paris 1846. — Ancelet: Étude sur les maladies du pancréas. 1864. — Arnozan: Zit. nach Carnot. — Barlow: Transact. of the pathol. soc. of London. Vol. 27, p. 173. 1876. — Carnot: Recherches expérimentales et cliniques sur les pancréatites. Thèse de Paris 1898. — Chabrol: La tuberculose du pancréas. Rev. de la tuberculose, II. Sér. Tome 8, p. 279. 1911. — Chvostek: Wien. med. Blätter 1877. S. 1136. — Claessen: Die Krankheiten der Bauchspeicheldrüse. Köln 1842. S. 345. — Friedreich: Pankreaskrankheiten in Ziemssens Handbuch der speziellen Pathologie und Therapie. Leipzig 1875. — Gilbert et Lereboullet: Du diabète pancréatique par autoinfection. Rev. de méd. Tome 26. p. 849. 1906. — Glaus: Isolierte Miliartuberkulose der Leber bei Tuberkulose des Pankreas und der Vena lienalis. Berl. klin. Wochenschr. 1919. Nr. 23, S. 538. — Groß: Die Tuberkulose der pankreatischen Lymphregion. Eine aerogene Infektion? Arch. f. klin. Chirurg. Bd. 104, S. 558. 1914. — Guleke: Die neueren Ergebnisse in der Lehre der akuten und chronischen Erkrankungen des Pankreas, mit besonderer Berücksichtigung der entzündlichen Veränderungen. Ergebn. d. Chirurg. u. Orthop. Bd. 4, S. 408. 1912. — Heiberg: Die Krankheiten des Pankreas. Wiesbaden: Bergmann 1914. — Klebs: Handbuch der pathologischen Anatomie. Berlin 1870. S. 539. — Klippel et Chabrol: Sur la tuberculose expérimentale du pancréas. Cpt. rend. des séances de la soc. de biol. Vol. 69, p. 347. 1910. — Körte: Die chirurgischen Krankheiten und die Verletzungen des Pankreas. Enke 1898. Deutsche Chirurgie. Lief. 45d. — Kudrewetzky: Über Tuberkulose des Pankreas. Zeitschr. f. Heilk. Bd. 13, S. 102. 1892. — Laup: Beiträge zur Pathologie des Pankreas. Inaug.-Dissert. Göttingen 1896. — Lennhof: Pankreastuberkulose. Verein für innere Medizin Berlin. 13. Juli 1898. — Lefas: Rev. de la tubercul.

Tome 11, Nr. 2. 1914. — Mayer, Arthur: Untersuchungen über Erkrankungen der Bauchspeicheldrüse bei Tuberkulose. Zeitschr. f. exp. Pathol. u. Therap. Bd. 22, S. 235. 1921. — Mayo: Zit. nach Senn. — Morache: Bull. soc. anat. Bordeaux 1881. Zit. nach Carnot. — Orth: Lehrbuch der speziellen pathologischen Anatomie. Bd. 1, S. 903. 1887. — Roeser: Schmidts Jahrb. Suppl.-Bd. 4. S. 184. — Rokitansky: Lehrbuch der pathologischen Anatomie. Bd. 3, S. 312. 1861. — Salomon et Halbron: Lésions du pancréas dans les gastroenterites infantiles. Cpt. rend. des séances de la soc. de biol. 1908. p. 1018. — Sendler: Zur Pathologie und Chirurgie des Pankreas. Münch. med. Wochenschr. 1896. S. 12; Dtsch. Zeitschr. f. Chirurg. Bd. 44. 1896. — Senn: The surgery of the pancreas. Transact. of the Americ. assoc. 1886; Volkmanns Vortr. Chirurgie Nr. 98. — Seyfarth: Neue Beiträge zur Kenntnis der Langerhansschen Inseln im menschlichen Pankreas und ihre Beziehungen zum Diabetes mellitus. Jena 1920. (Hier auch ausführliche Literaturangaben.) — Ssobolew: Beitrag zur Pankreaspathologie. Zeitschr. f. allg. Pathol. u. pathol. Anat. 1912. S. 23; Beitr. z. pathol. Anat. u. z. allg. Pathol. Bd. 46 — Truhart: Pankreaspathologie S. 377. Wiesbaden: J, F. Bergmann 1902. — Walter-Sallis: Tuberculose primitive du pancréas. Rev. de la Tuberculose. II. Sér. Tome 11, p. 114.

Syphilis des Pankreas.

Albu: Beiträge zur Diagnostik der inneren und chirurgischen Pankreaserkrankungen Halle: Marhold 1911. — Bence: Stoffwechselversuche in einem Falle von Pancreatitis interstitialis chronica luetica. Orvosi Hetilap 1907. p 726. Ref. Zentralbl. f. d. Physiol. u. Pathol. d. Stoffw. 1908. S. 110. — Beck: Kongenitale luetische Erkrankung der Gallenblase und der großen Gallenwege. Prager med. Wochenschr. 1884. Nr. 26. — Birch-Hirschfeld: Beiträge zur pathologischen Anatomie der luetischen Syphilis Neugeborener mit besonderer Berücksichtigung einer Veränderung der Bauchspeicheldrüse. Arch. f. Heilk. Bd 16, S. 166—178. 1875. — Carnot und Harvier: Diabète syphilitique par pancréatite scléro-gummeuse. Bull. et mém. de la soc. méd. des hôp. de Paris. Tome 36, p. 71. 1920. — Chvostek: Fall von Syphilis des Pankreas. Wien. med. Wochenschr. 1877. Nr. 33. — Cruveilhier: Anat. pathol. Tome 1. Paris. XV Livrais. Observ. 6, 7, Tafel II. — Drezda: Wien. med. Presse 1880. Nr. 31—34. — Ebstein: Syphilis des Pankreas. Handbuch der Geschlechtskrankheiten (Finger, Jadassohn usw). Bd. 3, S. 1357f. 1913. — Ehrmann: Über schweren Diabetes infolge syphilitischer Infektion. Dtsch med. Wochenschr. Bd. 30, S. 1303. 1908. — Fey, J.: Syphilis des Pankreas, kombiniert mit Syphilis anderer Organe. Med. Klinik 1910. Nr. 46, S. 1815—1816. — Friedreich: Chronische Pankreatitis. Ziemssens Handbuch der speziellen Pathologie und Therapie. Bd. 8, H. 2, S. 253. — Guleke: Die neueren Ergebnisse in der Lehre der akuten und chronischen Erkrankungen, des Pankreas, mit besonderer Berücksichtigung der entzündlichen Veränderungen. Ergebn. d. Chirurg. u. Orthop. Bd. 4, S. 408. 1912. — Hansemann: Die Beziehungen des Pankreas zum Diabetes. Zeitschr. f. klin. Med. Bd. 26, S. 191. 1894. — Hausmann: Die luetischen Erkrankungen der Bauchorgane. Halle (Marhold) 1913. — Derselbe: Die syphilitischen Tumoren des Magens. Ergebn. d. inn. Med. Bd. 7. 1911. — Heiberg: Die Krankheiten des Pankreas. Wiesbaden: J. F. Bergmann 1914. — Hemptenmacher: Jahrbücher der Hamburgischen Staatskrankenanstalten. Bd. 7, S. 646. 1900. — Herxheimer, Gotthold: Pankreas und Diabetes. Dtsch. med. Wochenschr. 1906. Nr. 21, S. 829—832. — Hirschfeld, Felix: Über infektiöse Entstehung der chronischen Pankreatitis und des Diabetes. Berl. klin. Wochenschr. 1908. Nr. 11. — Derselbe: Weitere Beiträge zur Ätiologie des Diabetes. Berl. klin. Wochenschr. 1912. Nr. 5, S. 198. — Kasahara: Über das Bindegewebe des Pankreas bei verschiedenen Krankheiten. Virchows Arch. f. pathol. Anat. u. Physiol. Bd. 143, S. 111. 1896. — Klebs: Handbuch der pathologischen Anatomie. Bd. 2, S. 533. 1870. — Koch: Beiträge zur Pathologie der Bauchspeicheldrüse. Virchows Arch. f. pathol. Anat. u. Physiol. Bd. 214. S. 180. — Körte: Die chirurgischen Krankheiten und die Verletzungen des Pankreas. Stuttgart: Enke 1898. Dtsch. Chirurg. Lief. 45d. — Lancereaux: Traité historique et pratique de la syphilis. Paris 1866 p 318, 552. — Maderna und Scotti: Contributo allo studio del diabete sifilitico. Fol. med. Vol. 6, p. 217 e 251. 1920. — Manchot: Zit. nach Rosenberger. — Müller: Beiträge zur patholog. Anatomie der Syphilis hereditaria der Neugeborenen. Virchows Arch. f. pathol. Anat. u. Physiol. Bd. 92, S. 553. 1883. — Naunyn: Der Diabetes mellitus. Nothnagels Handbuch Bd. 7. Abt. 1. Wien 1900. — Neumann: Syphilis. Nothnagels Handbuch Bd. 23. Wien 1896. — Von Noorden: Die Zuckerkrankheit. 7. Aufl. Berlin 1917. — Oser: Die Erkrankungen des Pankreas. Nothnagels Handbuch Bd. 18. Wien 1898. — Rokitansky: Lehrbuch der patholog. Anatomie. Bd. 3. 1861. — Rosenberger: Die Ursache der Glykurie. München 1911. — Rosenthal: Über einen Fall von chronischer interstieller Pankreasentzündung. Zeitschr. f. klin. Med. Bd. 21, S. 401. 1892. — Rostan: Bull. et mém. de la soc. anat. de Paris 1855. p. 26. — Schlagenhaufer: Ein Fall von

Pancreatitis syphilitica indurativa et gummosa acquisita. Arch. f. Dermatol. u. Syph. Bd. 31. S. 44. 1895. — Schlesinger: Erkrankungen des Pankreas bei hereditärer Lues. Virchows Arch. f. path. Anat. u. Phys. Bd. 154. 1898. — Seyfarth: Neue Beiträge zur Kenntnis der Langerhansschen Inseln im menschlichen Pankreas und ihre Beziehungen zum Diabetes mellitus. Jena 1920. — Singer: Zur Klinik der chronischen Pankreasaffektionen. Wien. med. Wochenschr. Bd. 44, S. 2606. 1910. — Steinhaus: Un cas de glycosurie par syphilis pancréatique. Soc. d'anat. et pathol. de Bruxelles. Journ. méd. de Bruxelles Vol. 12, H. 13, p. 205. Ref. Zentralbl. f. d. Physiol. u. Pathol. d. Stoffw. 1907. S. 434. — Thorel: Über viscerale Syphilis. Virchows Arch. f. pathol. Anat. u. Physiol. Bd. 158, S. 270—287. 1899. — Trinkler: Zur Diagnose der syphilitischen Affektionen des Pankreas. Dtsch. Zeitschr. f. Chirurg. Bd. 75, S. 58. 1904. — Derselbe: Die viscerale Syphilis. Mitt. a. d. Grenzgeb. d. Med. u. Chirurg. 1902. — Truhart: Pankreas-Pathologie. 1. Teil: Multiple abdominale Fettgewebsnekrose. Wiesbaden 1902. — Derselbe: St. Petersb. med. Wochenschrift Bd. 29, N. F. Jg. 21, S. 575. 1904. — Walko: Über chronische Pankreatitis. Arch. f. Verdauungskrankh. Bd. 13, S. 497, 1907. — Wegner: Über hereditäre Knochensyphilis bei jungen Kindern. Virchows Arch. f. pathol. Anat. u. Physiol. Bd. 50, S. 305.

Hämochromatose des Pankreas.

Abbot: Transact. of the pathol. soc. of London 1900. — Acard: Contribution à l'étude des cirrhoses pigmentaires et en particulier de la cirrhose pigmentaire dite diabétique. Thèse de Paris 1895. — Anschütz: Über den Diabetes mit Bronzefärbung der Haut. zugleich ein Beitrag zur Lehre von der allgemeinen Hämochromatose der Pankreasschrumpfung. Dtsch. Arch. f. klin. Med. Bd. 62, S. 411. 1899. — Aran: Observation d'abscès tubercul. et coloratura anormale de la peau. Arch. gén. de méd. de Paris Tome, 3. 1846. — Auscher et Lapicque: Bull. et mém. de la soc. anat. de Paris 1888. — Bernstein und Falta: Wien. klin. Wochenschr. 1912. — Biondi: Experimentelle Untersuchungen über die Ablagerung von eisenhaltigem Pigment in den Organen infolge von Hämatolyse. Beitr. z. pathol. Anat. u. z. allg. Pathol. Bd. 18. 1895. — Bith: Diabète bronzé chez une femme. Soc. méd. des hôp. Sem. méd. 1912. p. 59. — Brault: Deux cas de cachexie pigmentaire non diabétiques. Bull. et mém. de la soc. anat. de Paris 1895. — Brault et Galliard: Sur un cas de cirrhose hypertrophique pigmentaire dans le diabète sucré. Arch. gén. de méd. 1888. — Buß: Ein Fall von Diabetes mellitus mit Lebercirrhose, Pankreasatrophie u. allgem. Hämochromatose. Inaug.-Diss. Göttingen 1894. — Eppinger u. Ranzi: Die hepatolienalen Erkrankungen. Enzykl. d. klin. Med. Berlin 1920. — French: Note on bronzed diabetes. Royal soc. of med. Vol. 1. p. 18. 1910. Lancet Vol. 1, p. 369. 1910. — Goebel: Über Pigmentablagerung in der Darmmuskulatur. Virchows Arch. f. pathol. Anat. u. Physiol. Bd. 136. — Gonzalez Hermandez: La cachéxie bronzée dans le diabète. Thèse de Montpellier 1892. — Groeneveldt, Bruine: Örtliche Verfärbung der Bauchhaut als Zeichen akuter Pankreatitis. Nederlandsch Maandschr. v. Geneesk., N. F. Vol. 9, Jg. 1, p. 672. 1920. — Guleke: Die neueren Ergebnisse in der Lehre der akuten und chronischen Erkrankungen des Pankreas, mit besonderer Berücksichtigung der entzündlichen Veränderungen. Ergebn. d. Chirurg. u. Orthop. Bd. 4, S. 408. 1912. — Hanot et Chauffard: Rev. de méd. 1882. p. 385. — Hanot et Schachmann: Sur la cirrhose pigmentaire dans le diabète sucré. Arch. de physiol. 1886. — Heiberg: Die Krankheiten des Pankreas. Wiesbaden: J. F. Bergmann 1914. — Heß und Zurhelle: Klinische und pathologisch-anatomische Beiträge zum Bronzediabetes. Zeitschr. f. klin. Med. Bd. 57, S. 344. 1905. — Hindenlang: Pigmentinfiltration in Lymphdrüsen, Leber und anderen Organen in einem Falle von Morbus maculosus Werlhofii. Virchows Arch. f. pathol. Anat. u. Physiol. Bd. 79. 1880. — Hintze: Über Hämochromatose. Virchows Arch. f. pathol. Anat. u. Physiol. Bd. 139. 1895. — Jenni: Schweiz. Zeitschr. Bd. 2. 1850; Schmidts Jahrbücher Bd. 69. — Kapeller: Die einzeitige Cholecystenterostomie. Korrespbl. f. Schweiz. Ärzte 1887 u. 1889. — Körte: Die chirurgischen Krankheiten und die Verletzungen des Pankreas. Enke 1898. Deutsche Chirurgie. Lief. 45d. — Lemdorfer und Serriew: Bronzediabetes. Rif. med. 1907. Nr. 45. Ref. Dtsch. med. Wochenschr. 1907. S. 2061. — Letulle: Cirrhose hypertrophique pigmentaire non diabétique. Cpt. rend. des séances de la soc. de méd. 1897. — Marie: Sur un cas de Diabète bronzé suivi d'autopsie. Sem. méd. 1895. Nr. 27. — Moritz: Petersb. med. Wochenschr. 1888. — Moses: Über einen Fall von Bronzediabetes. Inaug.-Dissert. Greifswald 1916. — Mossé et Daunic: Contribution à l'étude de la cirrhose pigmentaire et du diabète bronzé. Gaz. hebd. de méd. et chirurg. 1895. Nr. 28. — Murri: Wien. klin. Rundschau 1901. — Nakano: Hämochromatose unter dem Bilde des Morbus Addisonii. Münch. med. Wochenschr. 1914. Nr. 61, S. 1918. — Naunyn: Der Diabetes mellitus. Nothnagels Handbuch Bd. 7, S. 2. — Opie: Diseases of the pancreas. 2. Aufl. 1910. — Porges: Über Hypoglykämie beim Morbus Addisonii sowie bei nebennierenlosen Hunden. Zeitschr. f. klin. Med. 1910. Nr. 69. — Quinke: Über Siderosis. Festschrift für

Albrecht von Haller. Bern 1877. — v. Recklinghausen: Über Hämochromatose. Tageblatt der Naturforscher-Versammlung zu Heidelberg. 1889. — Simmonds: Über Bronzediabetes und Pigmentcirrhose. Berl. klin. Wochenschr. Bd. 12, S. 531. 1909. — Tillmanns: Interessante Veränderungen der Leber und der abdominellen Lymphdrüsen nach Trauma. Arch. f. Heilk. Bd. 19. 1878. — Trousseau: Clinique médicale. 2. Aufl. Bd. 2. — Turner: Local discoloration of the abdominal wall a sign of acuts pancreatitis. Brit. Journ. of surg. Vol. 7, p. 394. 1920. — Ungeheuer: Ein Fall von Bronzediabetes mit besonderer Berücksichtigung des Pigments. Virchows Arch. f. pathol. Anat. u. Physiol. Bd. 216, S. 86. 1914. — Weichselbaum: Über die Veränderungen des Pankreas bei Diabetes. Sitzungsber. K. Akad. d. Wiss. Wien, Mathem.-naturw. Kl. 1910. — Wille: Mitt. a. d. Hamburgischen Staatskrankenanstalten. Bd. 1. 1897.

Cysten des Pankreas.

Adler: Zur Pathologie des Pankreas. Berlin 1904. — Derselbe: Zwei Fälle von Pankreascyste. Virchows Arch. f. pathol. Anat. u. Physiol. Bd. 177, Suppl. — Albert: Wien. med. Presse 1891. Nr. 43. — Albu: Beitrag zur Diagnostik der inneren und chirurgischen Pankreaserkrankungen. Halle 1911. — Ancelet: Études sur les maladies du pancréas. Straßburg 1830. — Anger: Kyste sanguin du pancréas. Bull. et mém. de la soc. anat. de Paris II. sér. 1. X. 1865. — Bessel-Hagen: Zur operativen Behandlung der Pankreascysten. Verhandl. d. Dtsch. Ges. f. Chirurg. Bd. 29. 1900; Arch. f. klin. Chirurg. Bd. 62. — Beyer: Über einen Fall von Pankreasfettnekrose mit Cystenbildung, totaler Nekrose der Milz und Verschluß der Leberarterie. Inaug.-Dissert. Greifswald 1902. — Bournot: Über Lipasen im Inhalt von Pankreascysten. Biochem. Zeitschr. Bd. 52, S. 155. 1913. — v. Brackel: Zur Kenntnis der Pankreascysten. Dtsch. Zeitschr. f. Chirurg. Bd. 49. — Zum Busch: Zit. nach Körte. — Busse: Gallensteine und Pankreascyste. Verein Posenscher Ärzte. 15. XII. 1910. Bericht Dtsch. med. Wochenschr. 1911. S. 477. — Claessen: Die Krankheiten der Bauchspeicheldrüse. Köln 1842. — Clark: Diseases of the pancreas and liver accompagnies by fatty discharge. Lancet Vol. 2, p. 152. 1851. — Cruveilhier: Traité dé l'anatomie pathol. génér. Tome 1 u. 3, p. 365. — Dezmann: Über traumatische Cysten und Pseudocysten des Pankreas. Liečnički viestnik 1900. Nr. 1 u. 2. Ref. Zentralbl. f. Chirurg. 1900. S. 456. — Dick: Zur Kasuistik traumatischer Pankreascysten. Inaug.-Dissert. Heidelberg 1902. — Dieckhoff: Beitrag zur pathologischen Anatomie des Pankreas. Leipzig 1895. — Dreyzehner: Ein Fall von Pankreascyste mit Nierendrehung. Dtsch. Arch. f. klin. Chirurg. Bd. 50, 2. 1896. — Edling: Zur Kenntnis der Cystadenome des Pankreas. Virchows Arch. f. pathol. Anat. u. Physiol. Bd. 182, S. 110. — Elter: Zur retroperitonealen Cystenbildung. Beitr. z. klin. Chirurg. Bd. 30, S. 558. — Engel: Krankheiten des Pankreas. Med. Jahrb. d. österr. Staates. 1840/41. — Exner: Zur Kasuistik und Therapie der Pankreascysten. Wien. klin. Wochenschr. 1905. Nr. 11, S. 193. — Fenger: The Chicago med. Journ. and examiner Vol. 2. 1888. — Fisk: Traumatic cyst of the pancreas. Ann. of surg. 1900. Nov. — Francke: Beitrag zur akuten Pankreaserkrankung. Dtsch. Zeitschr. f. Chirurg. Bd. 54. — Friedreich: Pankreaskrankheiten. Ziemssens Handbuch Bd. 8. Abt. 2. — Georgesco: Contributions au diagnostic et au traitement des kystes du pancréas. Journ. de chirurg. de Bukarest Vol. 1, p. 115. 1913. — Ghiulamila: Ein Fall von Kystoma serosum pancreatis. Spitalul 1901. Nr. 5, p. 108. — Goebell: Die Totalexstirpation des Pankreas. Chirurg. Kongr. 1907. S. 361. — Goodmann: The value of the Cammidge Reaction in the diagnosis of pancreatic diseases. Ann. of surg. Febr. 1909. — Gould: Anat. Museum of the Boston soc. Boston 1847. p. 174. — Greisch: Über einen Fall von Pankreascyste mit den Erscheinungen des Choledochusverschlusses. Inaug.-Dissert. Kiel 1900. — Guleke: Die neueren Ergebnisse in der Lehre der akuten und chronischen Erkrankungen des Pankreas, mit besonderer Berücksichtigung der entzündlichen Veränderungen. Ergebn. d. Chirurg. u. Orthop. Bd. 4, S. 408. 1912. — Gussenbauer: Zur Kasuistik der Pankreascysten. Prag. med. Wochenschr. 1894. — Derselbe: Zur operativen Behandlung der Pankreascysten. Arch. f. klin. Chirurg. 1883. S. 355. — Hanser: Über Echinokokken des Pankreas. Beitr. z. klin. Chirurg. Bd. 77, S. 360. — Heiberg: Die Krankheiten des Pankreas. Wiesbaden: Bergmann 1914. — Heinricius: Cysten und Pseudocysten des Pankreas und ihre chirurgische Behandlung. Langenbecks Arch. f. Chirurg. 1897. S. 54. — Herrmann: Zur Kasuistik der Pankreascysten. Dtsch. militärärztl. Zeitschr. 1895. S. 473. — Hippel: Zur Pathogenese der Pankreascysten. Inaug.-Dissert. Greifswald 1908. — Hjelt: Fall von Ikterus auf Bindegewebswucherung beruhend. Ref. Schmidts Jahrb. 1873. S. 132. — Honigmann: Zur Kenntnis der traumatischen Pankreascysten. Dtsch. Zeitschr. f. Chirurg. Bd. 80, S. 19. — Hoppe: Über einen abnormen, Harnstoff enthaltenden pankreatischen Saft des Menschen. Virchows Arch. f. pathol. Anat. u. Physiol. Bd. 11, S. 96. 1857. — Jonnescu: Hydatidencyste des Pankreas. Revista de chirurg. 1904. 10/11. Ref. Schmidts Jahrb. Bd. 287, S. 209. 1905. — Karewski: Zwei Fälle von Pankreascysten. Dtsch. med. Wochenschr. 1890. 46/47.

— Keitler: Zur Kasuistik der Pankreascysten. Wien. klin. Wochenschr. 1899. 29. — Klebs: Handbuch der speziellen Pathologie. Bd. 1, 2, S. 552. 1870. — Kootz: Pankreascyste. Inaug.-Dissert. Marburg 1886. — Körte: Die chirurgischen Krankheiten und die Verletzungen des Pankreas Stuttgart: Enke 1898. Dtsch. Chirurgie. Lief. 45 d. — Derselbe: Chirurgie des Pankreas. Handb. d. prakt. Chirurg. 7. Aufl. Stuttgart 1913. S. 727. — Derselbe: Zur Behandlung der Pankreascysten und Pseudocysten. Dtsch. med. Wochenschrift 1911. S. 536. — Kraske: Ärztl. Sachverst.-Zeitung 1895. Nr. 17. — Kühnast: Über Pankreascysten. Inaug.-Dissert. Breslau 1887. — Küster: Diagnose und Therapie der Pankreascysten. Berl. klin. Wochenschr. 1887. S. 154, 189, 215. — Derselbe: Zur Operation der Pankreascysten. Dtsch. med. Wochenschr. 1887. 10, 11. — Lazarus: Zur Pathogenese der Pankreascysten. Zeitschr. f. Heilk. Bd. 22, S. 165, 215. — Derselbe: Beitrag zur Pathologie und Therapie der Pankreaskrankheiten mit besonderer Berücksichtigung der Pankreascysten und -steine. Berlin 1903; außerdem Zeitschr. f. klin. Med. Bd. 51. 1903. — Malcolm: Removal of a sarcomatous tumour from the tail of the pancreas. Lancet 1902. March 1. — Martin: Diagnostik der Bauchgeschwülste. Deutsche Chirurgie. Lief. 45a, S. 138. — Melnikow-Raswedenkow: Studien über den Echinococcus alveolaris s. multilocularis. Beitr. z. pathol. Anat. u. z. allg. Pathol. 1901. Suppl.-Bd. 4, S. 62. — Mokrowsky: Zur Kasuistik des Echinokokkus des Pankreas. Echinokokkotomia nach Prof. A. A. Bobroff, Russ. med. Rundschau Bd. 2, Nr. 11, S. 655. 1904. — Monin: Kyste du pancréas, grossesse avec malformation foetale. Lyon méd. 1901. Nr. 37. — Münzer: Pankreascysten. Zentralbl. f. d. Grenzgeb. d. Med. u. Chirurg. Bd. 6. 1905. — Neumann: Zur Diagnose der Pankreaserkrankungen. Deutsche Zeitschr. f. Chirurgie Bd. 74, S. 298. — Neusser: „Gallensteine" in: „Deutsche Klinik am Eingang des XX. Jahrhunderts" Bd. 5. — Nichols: Case of pancreatic cyst. New-York med. Journ. 26. Mai 1888. — Opie: The anatomy and histology of the pancreas. Transact. of the Congr. of Americ. Physiol. and Surg. 1903. — Payr: Pankreascyste, seltene Topographie. Wien. klin. Wochenschr. 1898. S. 629. — Pepper: Hämatom des Pankreas. Zentralbl. f. d. med. Wiss. 1871. S. 256. — Pericic und Lalic: Beitrag zur Echinokokkenkrankheit des Menschen. Wien. med. Presse 1897. Nr. 30, 31, 32. — v. Petrykowski: Über Kystome (Cystadenome) des Pankreas. Inaug.-Dissert. Würzburg 1889. — Philipps: Some affections of the pancreas etc. Lancet 1907. S. 418 u. 503. — Phulpin: Pankreascyste. Bull. et mém. de la soc. anat. de Paris 1892. p. 9; 1901. 19. I., S. 181. — Pichler: Ein Fall von traumatischer Pankreascyste. Wien. klin. Wochenschr. 1902. 52. — Pitt und Jacobson: Medico chirurgical transactions. Vol. 124, p. 454. 1891. — Pitt, Newton und Jacobson: Pancreatic cyst. Brit. med. Journ. 1892. — v. Recklinghausen: Auserlesene pathologisch-anatomische Beobachtungen. Virchows Arch. f. pathol. Anat. u. Physiol. Bd. 30, S. 360. 1864. — Riedel: Langenbecks Arch. f. klin. Chirurg. Bd. 88, S. 994. 1885. — Riegner: Cyste des Pankreas. Berl. klin. Wochenschr. 1890. Nr. 42. — Righetti: Due casi di echinococco a sede cara (pancreas e mamella). Boll. d. clin. Vol. 30, Nr. 10, p. 440. 1913. — Salzer: Zur Diagnose der Pankreascyste. Zeitschr. f. Heilk. Bd. 7, S. 11. 1886. Prag. Vierteljahrsschr. 1886. 1. — Scheunert und Bergholz: Pankreaskonkremente. Zeitschr. f. physiol. Chem Bd. 52, S. 338. 1907. — Schmidt, Ad.: Münch. med. Wochenschr. 1905. Nr. 11, S. 293. — Schnitzler: Kasuistik der Pankreascysten. Internat. klin. Rundschau 1893. — Schröder: Beiträge zur Diagnostik und Therapie der Pankreascysten. Inaug.-Dissert. Breslau 1892. — Scola: Über krebsige und sarkomatöse Entartung von Pankreascysten. Inaug.-Dissert. Greifswald 1902. — Seefisch: Mitteilung über Pankreascysten. Dtsch. Zeitschr. f. Chirurg. Bd 59. — Seidel: Zur Kasuistik der Entozoen. 3. Echinokokken. Jenaische Zeitschr. f. Med u. Naturwiss. 1864. S. 289. — Senn: Die Chirurgie des Pankreas, gestützt auf Versuche und klinische Beobachtungen. Volksmanns Vortr. 1888 Nr. 313/314 — Seyfarth: Parasiten im Pankreas. Zentralbl. f. Bakteriol , Parasitenk. u. Infektionskrankh., Abt. I Orig.-Bd. 85, S. 27. 1920. — Stark: Zwei Fälle cystischer Pankreasgeschwülste. Bruns Beitr. z klin. Chirurg. Bd. 29. — Steele: Cyst of pancreas. The Chicago med. Journ. and exam. 1888. p. 205. — Subbotic: Beitrag zur Kenntnis der hämorrhagischen Pankreascysten. Dtsch. Zeitschr. f. Chirurg. Bd. 59. — Takayasu: Beitrag zur Chirurgie des Pankreas. Mitt. a. d. Grenzgeb. d. Med. u. Chirurg. Bd. 3, S. 89. 1898. — Teichmann: Zur Lokalisation des Echinokokkus im menschlichen Körper. Inaug.-Dissert. Halle 1898. — Thiem: Handbuch der Unfallkrankheiten. Stuttgart 1898. — Tilger: Beitrag zur pathologischen Anatomie und Ätiologie der Pankreascysten. Virchows Arch. f. pathol. Anat. u. Physiol. Bd. 137, S. 348 — Villar: Du choix de la méthode d'intervention dans le traitement des kystes hydatides de la rate et du pancréas. Journ méd. de Bordeaux 1903. 10, 11. — Vegasy: Hidaticos en la república Argentina Buenos Aires 1901. — Virchow: Über Ranula pancreatica. Berl klin. Wochenschr. 1887. S. 248. — Derselbe: Die krankhaften Geschwülste. Bd. 1. Berlin 1863. — Wegelin: Zur Genese und Einteilung der Pankreascysten. Verhandl. d. Dtsch. Pathol. Ges. 1921. S. 169. — Wyss: Zur Ätiologie des Stauungsikterus. Virchows Arch. f. pathol. Anat. u. Physiol. Bd. 36. 1866. — Yamane: Beiträge zur Kenntnis der

Pankreascysten. Bern: Paul Haupt 1921. Hier auch ausführliche Literaturangaben. — Zukowski: Große Cyste des Pankreas. Wien. med. Presse 1881. Nr. 45.

Die operative Behandlung der Pankreascysten.

Albu: Zur Diagnostik der Pankreascysten. Berl. klin. Wochenschr. 1918. Nr. 13, S. 307. — Bolt: Polycystic disease of the pancreas. Brit. Journ. of surg. Vol. 1, Nr. 1. 1913. — Chiarugi: Steatonecrosi pancreatica da pancreatite acuta traumatica. Clin. chirurg. 1912. Nr. 10. — Decker: Über Pankreascysten. Med. Klinik 1912. S. 1827. — Floderus: Ein Beitrag zur Diagnostik der Pankreascysten. Nord. med. Arkiv Bd. 49, Abt. I, Chirurg.-Heft 5, Nr. 19. 1916. — De Francisco: Un caso di doppia cisti del pancreas. Estirpazione totale delle due cisti mediante resezione del pancreas. Guarigione. Rif. med. Vol. 28, p. 8. 1912. — Guleke: Die neueren Ergebnisse in der Lehre der akuten und chronischen Erkrankungen des Pankreas, mit besonderer Berücksichtigung der entzündlichen Veränderungen. Ergebn. d. Chirurg. u. Orthop. Bd. 4, S. 408. 1912. — Graf: Zur Kasuistik der traumatischen Pankreascysten. Münch. med. Wochenschr. 1910. S. 2529. — Hanser: Über Echinokokken des Pankreas. Bruns Beitr. z. klin. Chirurg. Bd. 77, S. 360. 1912. — Heiberg: Die Krankheiten des Pankreas. Wiesbaden: J. F. Bergmann 1914. — Hesse: Störungen der Pankreasfunktion durch Pankreaspseudocysten. Münch. med. Wochenschr. 1917. S. 1452. — Holzwarth: Über Pankreascysten. Zentralbl. f. Chirurg. 1912. S. 472. — Hosemann: Experimentelle Erzeugung des Echinokokkus durch Keimpfropfung. Bruns Beitr. z. klin. Chirurg. Bd. 72, S. 170. 1911. — Ipsen, J.: Pankreascysten. Hospitalstidende Jahrg. 57, Nr. 29 u. 30. Ref. Zentralbl. f. Chir. 1915. S. 688. — Jedlicka, R.: Eine neue Operationsmethode der Pankreascysten (Pankreatogastrostomie). Rohzledy v chirurg. a gynaecol. Vol. 1, H. 3. 1921. Ref. Zentralbl. f. Chirurg. 1923. S. 132. — Kehr: Über fünf neue Operationen am Leber- und Gallensystem. Chirurg. Kongr. 1904. 1, Teil S. 68. — Körte: Die chirurgischen Krankheiten und die Verletzungen des Pankreas. Stuttgart: Enke 1898. Dtsch. Chirurgie. Lief. 45 d. — Derselbe: Pankreascysten. Chirurg. Ver. Berlins 13. II. 1911. — Derselbe: Exstirpation eines Pankreastumors. Berl. Chirurg. Ver. 26. I. 1914. — Kostenko: Traumatische Pseudocyste des Pankreas. Charkower med. Journ. 1910. Nr. 7. — Mayo: The surgery of the pancreas. Ann. of surg. 1913. August. — Michon: Fistule consécutive à la marsupialisation d'un kyste du pancréas. Guérison obtenue par l'abouchement dans l'estomac. Bull. et mém. de la soc. de chirurg. du Paris Tome 37, 11. Juli 1911. — Le Moniet: Un cas de kyste pancréatique. Arch. gén. de chirurg. Vol. 6, 1. 1912. — W. Müller: Pankreasechinokokkus. Chirurg. Kongr. 1912. — Parlavecchio: Di un caso rarissimo d'idatide del pancreas guarito colla marsupializzazione. Pensiero med. 1913. Nr. 25. — Petraschewskaja: Ein Fall von falscher traumatischer Pankreascyste. Russki Wratsch 1912. Nr. 19. — Phillips: Echinococcus cyst of the pancreas. Journ. of the Americ. med. assoc. Vol. 61, Nr. 22. 1913. — Piwowarow: Ein Fall von Pankreascyste mit Pankreasnekrose. Russki Wratsch 1912. Nr. 14. — Reinhardt: Zur Kenntnis der Pankreascysten und Pseudopankreascysten. Münch. med. Wochenschr. 1916. S. 1413. — Roić: Zur Exstirpation der Pankreascysten. Wien. klin. Wochenschr. 1914. S. 294. — Schlesinger, Emmo: Ein Beitrag zur Bewertung der Röntgenuntersuchung bei der Diagnose von Pankreascysten. Med. Klinik 1912. Nr. 25, S. 1027. — Schwartz: Kystes et tumeurs kystiques du pancréas. Bull. et mém. de la soc. de chirurg. de Paris. Tome 37. 11. Juli 1911. — Thomson: Complete exstirpation of pancreatic cyst. Edinburgh med. Journ. 1910. p 547. — Urrutia: Beitrag zum Studium der Pankreascysten. Riv. chirurg. de Madrid 1915. Nr. 15. Ref. Zentralbl. f. Chirurg. 1916. S. 224. — Wolff, E.: Pankreascysten und -pseudocysten. Bruns Beitr. z. klin. Chirurg. Bd. 74, S. 487. 1911. — Zweifel: Exstirpation einer Pankreascyste. Heilung des Kranken. Zentralbl. f. Gynäkol. 1894. S. 641.

Tumoren des Pankreas.

Albrecht: Ein Fall von Pankreas in einem Meckelschen Divertikel. Sitzungsber. d. Ges. f. Morphol u. Physiol., München 1901. S. 52. — Aldor: Adata hamyálmirigy daganatamak erettanález. Gyógyászat. 1895. — Allen: Phialdelphia med. Times Vol. 2, p. 206. 1875. — Ancelet: Étude sur les maladies du pancréas. Paris 1866. — Bamberger: Unterleibskrankheiten. Erlangen 1864. — Bandelier: Beitrag zur Kasuistik der Pankreastumoren. Inaug.-Dissert. Greifswald 1896. — Bard und Pic: Contributions à l'étude clinique et anatomo-pathologique du cancer primitif du pancréas. Rev. de méd. 1888. p. 257 u. 363. — Dieselben: De la glycosurie dans le cancer primitif. Ebenda 1897. p. 929. — Baudach: Über Angioma myxomatosum des Pankreas. Inaug.-Dissert. 1885. — Battersby: Two cases of scirrhus of the pancreas. Dublin Quart. Journ. of med. science 1844. — Beust: Beitrag zur Kasuistik der adenomatösen Pankreasgeschwülste. Virchows Arch. f. pathol. Anat. u. Physiol. Bd. 219, S. 191. 1915. — Biondi: Riforma med.

1896. Clinica chirurg. 1896. — Birch-Hirschfeld: Lehrbuch der pathologischen Anatomie Bd. 2. 1887. — Blind: Zentralbl. f. pathol. Anat. u. allg. Pathol. 1895. S. 624. — Bohm: Pankreascarcinom bei einem ¹/₂jährigen Kinde. Jahrb. f. Kinderheilk. Bd. 23. 1885. — Boldt: Statistische Übersicht der Erkrankungen des Pankreas nach Beobachtungen der letzten 48 Jahre. Inaug.-Dissert. Berlin 1882. — Bowditsch: Boston med. surg. Journ. 1852. — Brault und Arneuille: Cancer massif du pancréas et diabète. Presse méd. 1907. Nr. 23. — Bruzelius und Key: Carcinom des Pankreas. Dtsch. Zeitschr. f. prakt. Med. 1878. Nr. 32. — Buob: Beitrag zur Pathologie der Pankreasgeschwülste. Inaug.-Dissert. Zürich 1912. — Cane: Cancer of pancreas. Brit. med. Journ. Vol. 24, p. 2. 1883; Vol. 2, p. 1309. 1891. — Canfield: Philadelphia med. and surg. rep. 25. IX. 1871. — Carbone: Über Adenomgewebe im Dünndarm. Beitr. z. pathol. Anat. u. z. allg. Pathol. Bd. 5. 1889. — Carnot: Maladies du pancréas. 1908. S. 305. — Cecil: Concerning adenomata originating from the Islands of Langerhans. Journ. of exp. med. Vol. 13. 1909. — Chauffard: Le cancer du corps du pancréas. Bull. d. l'acad. de méd. 1908. p. 242. — Chiari: Umfängliches metastatisches Sarcoma melanodes des Pankreas. Prag. med. Wochenschr. 1883. Nr. 13. — Clurg: Med. Examiner Philadelphia 1851. — Cohen: Beitrag zur Histologie und Histogenese der Myome des Uterus und des Magens. Arch. f. pathol. Anat. u. Physiol. Bd. 158. 1899. — — Le Comte: Adenomata of the islands of Langerhans. Journ. of med. research. Vol. 29, Nr. 2, p. 251. 1913. — Courvoisier: Kasuistisch-statistische Beiträge zur Pathologie und Chirurgie der Gallenwege. Leipzig 1890. — Demel: Cesaris. Arch. p. l. Scienz. med. 1895. — Dieckhoff: Beitrag zur pathologischen Anatomie des Pankreas. Leipzig 1895. — Dutil: Cas du cancer primitif du pancréas. Gaz. méd. de Paris 1888. Nr. 38. — Ecklin: Über das Verhalten der Gallenblase bei dauerndem Verschluß des Ductus choledochus. Inaug.-Dissert. Basel 1896. — Ehrlich: Ein Beitrag zur Kasuistik der Pankreasgeschwülste. Münch. med. Wochenschr. 1903. p. 358. — Elösser: Die in den letzten zehn Jahren an der Heidelberger Chirurgischen Klinik beobachteten Fälle von Pankreaserkrankungen. Mitt. a. d. Grenzgeb. d. Med. u. Chirurg. Bd. 18, S. 195. 1907. — Engel: Österr. med. Jahrb. Bd. 23, S. 3. — Fabozzi: Über die Histogenese des primären Krebses des Pankreas. Beitr. z. pathol. Anat. u. z. allg. Pathol. Bd. 24, S. 199. 1903. — Fähndrich: Über Carcinom des Pankreas. Inaug.-Dissert. Freiburg 1891. — Förster: Handbuch der speziellen pathologischen Anatomie Bd. 2, 1863. — Friedemann: Über ein komplexes Hämolysin der Bauchspeicheldrüse. Dtsch. med. Wochenschr. 1907. Nr. 15, S. 585. — Friedreich: Ziemssens Handbuch der speziellen Pathologie und Therapie Bd. 8, Th. 2, S. 277. — Gellé: Le cancer primitif du pancréas. Étude histologique et physiologique. Arch. de méd. exp. Vol. 25, p. 1. 1913. — v. Germershausen: Kasuistische und statistische Beiträge zur Lehre vom Pankreascarcinom. Inaug.-Dissert. München 1904. — Gluzinski: Wien. klin. Wochenschr. 1912, S. 15. — Grimbert: Cancer du corps du pancréas à la forme aortique pseudoaneurismale. Thèse de Lyon 1902. — Guleke: Die neueren Ergebnisse in der Lehre der akuten und chronischen Erkrankungen des Pankreas, mit besonderer Berücksichtigung der entzündlichen Veränderungen. Ergebn. d. Chirurg. u. Orthop. Bd. 4, S. 399. 1912. — Gutmann: Beitrag zur Histologie des Pankreas. Virchows Arch. f. pathol. Anat. u. Physiol. Bd. 177 (Suppl.) S. 128. — Hagenbach: Komplizierte Pankreaskrankheiten und deren chirurgische Behandlung. Dtsch. Zeitschr. f. Chirurg. Bd. 27, S. 110. 1887. — v. Halász: Primäres Sarkom der Bauchspeicheldrüse. Wien. klin. Wochenschr. 1908. S. 1807. — v. Hansemann: Zeitschr. f. Krebsforsch. Bd. 5, S. 511. — Harrison: Philadelphia med. Times 1875. — Heiberg: Die Krankheiten des Pankreas. Wiesb.: J. F. Bergmann 1914. — Derselbe: Ein Fall von Adenom in den Langerhansschen Inseln der Bauchspeicheldrüse bei einem Diabetiker. Zentralbl. f. allg. Pathol. u. pathol. Anat. Bd. 22, H. 2, S. 531. 1911. — Derselbe: Beitrag zur Klinik des Pankreascarcinoms. Zeitschr. f. klin. Med. Bd. 72, H. 5/6. — v. Heinrich: Ein Beitrag zur Histologie des sog. akzessorischen Pankreas. Virchows Arch. f. pathol. Anat. u. Physiol. Bd. 198, S. 392. 1909. — Herrmann: Zur Diagnose des Pankreaskrebses St. Petersb. med. Wochenschr. 1880. S. 61. — Herxheimer: Virchows Arch. f. pathol. Anat. u. Physiol. Bd. 183. 1906. — L'Huillier: Über einen Fall von kongenitalem Lymphosarkom des Pankreas. Virchows Arch. f. pathol. Anat. u. Physiol. Bd. 178, S. 507. 1904. — Hulst: Zur Kenntnis der Genese des Adenocarcinoms und Carcinoms des Pankreas. Virchows Arch. f. pathol. Anat. und Physiol. Bd. 180, S. 288. 1905. — Italia: Sarcoma primitivo della testa del pancreas. Il policlin. Nr. 8, anno VII, 15. apr. — Jaccoud: Sur le cancer du pancréas. Journ. méd. et chirurg. prat. 1885. p. 394. — Kakels: A contribution to the study of primary sarcoma of the tail of the pancreas. Americ. Journ. of the med. sciences. März 1902. — Kaufmann: Lehrbuch der speziellen pathologischen Anatomie. 1920. — Kehr: Erkrankungen der Leber und Gallenwege. Handbuch der praktischen Chirurgie 1907. — Derselbe: Über Erkrankungen des Pankreas mit besonderer Berücksichtigung der bei der Cholelithiasis vorkommenden Pancreatitis chronica. Mitt. a. d. Grenzgeb. d. Med. u. Chirurg. Bd. 20, H. 1. 1909. — Klebs: Handbuch der pathologischen Anatomie. Berlin 1870. — Klob: Zeitschr. d. Ges. d. Wien. Ärzte 1859. S. 732.

— Koch: Beiträge zur Pathologie der Bauchspeicheldrüse. Virchows Arch. f. pathol. Anat. u. Physiol. Bd. 214. S. 180. 1913. — Derselbe: Ein Adenom aus Inselzellen im Pankreas eines Nichtdiabetikers. Virchows Arch. f. pathol. Anat. u. Physiol. Bd. 216, S. 25. 1914. — Kopp: Denkwürdigkeiten aus der ärztlichen Praxis. Bd. 1. 1830. — Körte: Exstirpation eines Fibroms des Pankreas. Dtsch. med. Wochenschr. 1909. Nr. 49. S. 2153. — Derselbe: Die chirurgischen Erkrankungen des Pankreas. Stuttgart 1898. Dtsch. Chirurgie. Lief. 45d Handb. d. prakt. Chirurg. 1907. — Krönlein: Klinische und topographisch-anatomische Beiträge zur Chirurgie des Pankreas. Bruns Beitr. z. klin. Chirurg. Bd. 14. 1895. — Kühn: Über primäres Pankreaskarzinom im Kindesalter. Berl. klin. Wochenschr. 1887. S. 628. — Labbé: Bull. et mém. de la soc. anat. de Paris 1865. p. 267. — Laborde: Gaz. méd. de Paris 1860. Nr. 17. — Lancereaux: Maladies du foie et du pancréas. Derselbe: Diabète sucré avec altération du pancréas. Bull. de l'acad. de méd. p. 188. Nr. 19; Wien. med. Blätter 1888. S. 716. — Lachmann: Ein Fall von primärem Pankreaskrebs. Inaug.-Dissert. Greifswald 1889. — Laup: Beiträge zur Pathologie des Pankreas. Inaug.-Dissert. Göttingen 1896. — Lebert: Traité pratique des maladies canceraux. Paris 1851. — Lépine: Le diabète sucré. Paris 1909. — Derselbe: Sur un cas de cancer du pancréas consécutiv à un diabète. Lyon méd. 1907. Nr. 39, p. 253. — Lépine et Cornil: Un cas de lymphome du pancréas et de plusieurs autres organs. — Litten: Drei Fälle totaler krebsiger Entartung des Pankreas. Charité-Annalen 1878. — Derselbe: Ein Fall von primärem Sarkom des Pankreas mit enormen Metastasen bei einem 4jährigen Knaben. Dtsch. med. Wochenschr. 1888. Nr. 44, S. 901. — Linsmayer: Bericht über 46 Duodenaldivertikel. 17. Tagung der Deutschen Pathologischen Gesellschaft in München 1914. Zentralbl. f. allg. Pathol. u. pathol. Anat. Bd. 25. — Loeper und Rathery: La rétention pancréatique dans le cancer de la tête du pancréas. Arch. des malad. de l'appar. dig. et de la nutrit. Tome 3, p. 253. 1910. — Lubarsch: Hyperplasie und Geschwülste. Ergebn. d. allg. pathol. Morph. u. Physiol., Abt. II. Bd. 4, p. 330. 1895. Jg. 2; S. 570. 1897. — Lücke und Klebs: Virchows Arch. f. pathol. Anat. u. Physiol. Bd. 41, S. 9. 1867. — Malbot: Cancer du corps du pancréas. Gaz. des hôp. 1909; Soc. méd. des hôp. séance du 19. II. 1909. — Malcolm: Removal of a sarcomatous tumor from the tail of the pancreas. Lancet 1902. H. 1/3. — Malus: Cancer primitif du corps du pancréas. Thèse de Paris 1910. — Manuilow: Zur Frage der Geschwülste des Pankreas. Wratsch 1900. Nr. 51. — Mariani: Rev. de méd. 1889. p. 7; Rev. de méd. et chir. prat. 1889. — Meyer, Robert: Zur Kenntnis der normalen und abnormen embryonalen Gewebseinschlüsse und ihre pathologische Bedeutung. Zeitschr. f. Geburtsh. u. Gynäkol. 1912. S. 221. Ergebn. d. Pathol. Bd. 9 u. 15. — Michelsohn: Ein Fall von primärem Sarcocarcinom des Pankreas. Inaug.-Dissert. Würzburg 1899. — Mirallié: Cancer primitif du pancréas. Gaz. des hôp. Vol. 19, p. 8. 1893. — Morse: Journ. of Americ. med. assoc. Vol. 51. 1908. — Mosler: Ein Fall von Gallertkrebs des Pankreas. Dtsch. Arch. f. klin. Med. Bd. 28, S. 493. 1881. — Mühry: Markschwammbildung im Pankreas. Caspers Wochenschrift 1835. Nr. 10. — Munkenbeck: Über ein primäres Carcinom des Pankreasschwanzes. Inaug.-Dissert. Marburg 1890. — Nicholls: Journ. of med. Nov. 1902. — Derselbe: Journ. of med. research. May. Vol. 3, p. 385. 1902. — Ollivier: Étude sur le développement du cancer pancréatique. Beitr. z. pathol. Anat. u. z. allg. Pathol. Bd. 15, S. 351. 1894. — Oser: Die Erkrankungen des Pankreas. Nothnagels Handbuch Bd. 18, S. 2. 1898. — Pemberton: Abhandlungen über verschiedene Krankheiten des Unterleibs. Bremen 1817. — Peter und Yong: Nederlandsch Tijdschr. v. Geneesk. Vol. 2, p. 1184. 1912. — Piccoli: Über Sarkombildung des Pankreas. Beitr. z. pathol. Anat. u. z. allg. Pathol. Bd. 22. 1897. — Pott: Ein Fall von primärem Pankreascarcinom. Zeitschr. f. prakt. Medizin. 1878. Nr. 16. — Prosoronsky: Über Pankreasadenome. Frankf. Zeitschr. f. Pathol. Bd. 13. S. 320. 1913. — Rahn: Scirrh. pancreat. diagnosis. Inaug.-Dissert. Göttingen 1796. — Ravenna: Contributo allo studio dei sarcomi del pancreas. Policlinico sez. chirurg. April 1909. Nr. 4. — Riedel: Über entzündliche, der Rückbildung fähige Vergrößerungen des Pankreaskopfes. Berl. klin. Wochenschr. 1896. S. 1. — Richards: Possibilities of roentgenray treatement in cancer of the pancreas. Americ. Journ. of roentgenol. Vol. 9, p. 150. 1922. — Robson and Cammidge: The pancreas, its surgery and pathology. Philadelphia und London 1907. — Rokitansky: Handbuch der pathologischen Anatomie. Wien. Bd. 3. 1840. — Rollet: Über ein seröses Adenom des Pankreas. Frankf. Zeitschr. f. Pathol. Bd. 10. 1912. — Roman: Zur Kasuistik der Pankreastumoren. Virchows Arch. f. pathol. Anat. u. Physiol. Bd. 209. — Routier: Rev. de chirurg. Vol. 13, p. 723. 1892. — Ruggi: Giorn. internaz. d. scienze med. 1890. — Schirmer: Beitrag zur Geschichte und Anatomie des Pankreas. Inaug.-Dissert. Basel 1893. — Schirokogoroff: Primäres Sarkom des Pankreas. Virchows Arch. f. pathol. Anat. u. Physiol. Bd. 193, S. 395. 1908. — Schlüter: Beitrag zur Kasuistik der Pankreascarcinome. Inaug.-Dissert. München 1897. — Schöller: Neue Zeitschr. f. Geburtsk. Bd. 8, S. 2. — Schüler: Ein Fall von Carcinoma pancreaticum haemorrhagicum. Inaug.-Dissert. Greifswald 1899. — Schupfer: Su alcuni interni del cancer della testa del pancreas. Rif. med. Vol. 17, Nr. 99—102. —

Schupmann: Hufelands Journ. Bd. 92, S. 41. 1841. — Segré: Studio clinico dei tumori del pancreas. Ann. univ. di med. e chirurg. Vol. 283, p. 3. 1888. — Senn: Die Chirurgie des Pankreas, gestützt auf Versuche und klinische Beobachtungen. Volkmanns klin. Vortr. 1888. Nr. 313/314. — Shigemura: Primäres Sarcom des Pankreas. Med. Zeitschr. d. Universität Fukuoka. Bd. 1. 1908. — Sotow: Über einen Fall von maligner Neubildung der Leber und des Pankreas bei einem 1 Jahr 6 Monate alten Kind. Mitt. d. K. med. Akad. z. Petersburg 1903. — Soyka: Primäres Pankreascarcinom. Prag. med. Wochenschr. Bd. 42. 1876. — Ssobolew: Beitrag zur Pankreaspathologie. Beitr. z. pathol. Anat. u. z. allg. Pathol. Bd. 47. 1910. — Derselbe: Über die Struma der Langerhansschen Inseln der Bauchspeicheldrüse. Virchows Arch. f. pathol. Anat. u. Physiol. Suppl.-Bd. 177, S. 123. 1904. — Stiller: Zur Diagnose des Pankreaskrebses. Wien. med. Wochenschr. 1895. Nr. 45. — Strümpell: Primäres Carcinom des Pankreas. Dtsch. Arch. f. klin. Med. Bd. 22, S. 226. 1878. — Terrier: La Cholédocotomie proprement dite. Rev. de chirurg. 1892. — Thorel: Histologisches über Nebenpankreas. Virchows Arch. f. pathol. Anat. u. Physiol. Bd. 173, S. 281. 1903. — Trappe: Über geschwulstartige Fettbildungen von Niere, Milz, Haut und Darm. Frankf. Zeitschr. f. Pathol. Bd. 1, S. 109. 1907. — Vernay: Étude clinique et anatomique du cancer de pancréas. Thèse de Lyon. 1884. — Wagner: Ein Fall von primärem Pankreaskrebs. Arch. d. Heilk. Bd. 2. 1861. — Weichselbaum: Sitzungsber. d. k. Akad. d. Wiss., med.-naturw. Klasse Bd. 119. 1910. — Weichselbaum und Stangl: Zur Kenntnis der feineren Veränderungen des Pankreas bei Diabetes. Wien. klin. Wochenschr. 1901. Nr. 41. — Dieselben: Weitere histologische Untersuchungen des Pankreas bei Diabetes mellitus. Wien. klin. Wochenschr. 1902. Nr. 38. — Weishaupt: Über Adenomyome und Pankreasgewebe im Magen und Dünndarm mit Beschreibung eines Falles von kongenitalem Duodenalmyom. Virchows Arch. f. pathol. Anat. u. Physiol. Bd. 223, S. 24. 1917. — Wesener: Ein Fall von Pankreascarcinom. Virchows Arch. f. pathol. Anat. u. Physiol. Bd. 93, S. 386. 1883. — Weyer: Ein Fall von Gallertkrebs des Pankreas. Inaug.-Dissert. Greifswald 1881. — Wilms: Bruns Beitr. z. klin. Chirurg. Bd. 18. 1897. — Witzel: Beitrag zur Chirurgie der Bauchorgane. Dtsch. Zeitschr. f. Chirurg. Bd. 24. 1886. — Wyss: Beitrag zur Kenntnis der zystischen Pankreastumoren. Inaug.-Dissert. Basel 1904. — Zenker: Virchows Arch. f. pathol. Anat. u. Physiol. Bd. 21, S. 369. 1861. — Zoja: Sulla sintomatologia e sulla diagnosi de tumori della testa del pancreas. Internat. Beitr. z. Pathol. u. Therap. d. Ernährungsstörungen Bd. 1, H. 4, S. 483. 1910.

Behandlung der Pankreasgeschwülste.

v. Beust: Beitrag zur Kasuistik der adenomatösen Pankreasgeschwülste. Virchows Arch. f. pathol. Anat. u. Physiol. Bd. 219, S. 191. 1915. — Biondi: Contributo clinico e sperimentale alla chirurgia del pancreas. Milano. Casa editrice Doct. Fr. Vallardi 1896. Zentralbl. 1897. S. 1222. — Bourke: Primary carcinoma of the pancreas in a patient 22 years old. Journ. of the Americ. med. assoc. Vol. 62, Nr. 11. 1914. — Buob: Beitrag zur Pathologie der Pankreasgeschwülste. Wien. klin. Rundsch. 1913. Nr. 5. — Coffey: Pancreato-enterostomy and pancreatectomy. Ann. of surg. 1909. Dec. p. 1238. — Desjardins: Technique de la pancréatectomie. Rev. de chirurg. 27. année Nr. 6, p. 945. 1907. — Ehrhardt: Über Resektionen am Pankreas. Dtsch. med. Wochenschr. 1908. Nr. 14, S. 595 — Ehrlich: Ein Beitrag zur Kasuistik der Pankreasgeschwülste. Münch. med Wochenschr 1903. S. 368. — Fawcett: Sarcoma of the pancreas, associated with pseudolipiemia. Lancet 1914, p. 1280. May. 7. — Finney: Resection of the pancreas. Ann. of surg. 1910. p 818. — Fel. Franke: Über die Exstirpation der krebsigen Bauchspeicheldrüse. Langb. Arch Bd. 64, S. 364. 1901. — Gilbridge, J. J.: The external function of the pancreas and its bearing on the surgery of the pancreas. New-York med. Journ. Vol. 115, p 8 1922. April 19. — Guleke: Die neueren Ergebnisse in der Lehre der akuten und chronischen Erkrankungen des Pankreas, mit besonderer Berücksichtigung der entzündlichen Veränderungen. Ergebn. d. Chirurg. u. Orthop Bd. 4, S. 408. 1912. — Heiberg: Die Krankheiten des Pankreas. Wiesbaden: Bergmann 1914. — Derselbe: Beiträge zur Klinik des Pankreascarcinoms Hospitalstid. 1910. Nr. 38. — Heymann: Über einen gutartigen Pankreastumor. Dtsch. med. Wochenschr. 1922. S. 484. — Kausch: Das Carcinom der Papilla duodeni und seine radikale Entfernung. Bruns Beitr. z klin. Chirurg. Bd. 78, S. 439. 1912. — Kleinschmidt: Zur Klinik der Pankreastumoren. Dtsch. med. Wochenschr. 1921. S. 1162. — Körte: Die chirurgischen Krankheiten und die Verletzungen des Pankreas. Stuttgart: Enke 1898. Dtsch. Chir. Lief. 45d. — Derselbe: Exstirpation eines Fibroms des Pankreas. Dtsch. med. Wochenschr. 1909. Nr. 49, S. 2152. — Derselbe: Handb. d. prakt Chirurgie. Stuttgart: Enke 1913. Bd 3. — Des Ligneris: Über diffuse Lymphosarkomatose des Pankreas. Berl. klin. Wochenschr. 1916. Nr. 23. S. 614. — Lorenz: Wien. med. Ges. 24. VI. 1921. — Malcolm: Removal of a sarcomatous tumour from the tail of the pancreas. Lancet 1902. March. 1. — Mauclaire: Contribution à l'étude chirurgicale des tumeurs de la tête du pancréas. Arch. gén. de chirurg. 1907. Nr. 1. — Marogna e Antoni: Ricerche sperimentali sulla possibilità e sul modo di comportarsi dell'innesto di un moncone di pancreas nell'intestino. Clin. chirurg. 1911. Nr. 7. — Rügmer: Über das Carcinom des Ductus choledochus und seine Behandlung. Inaug.-Dissert. Würzburg 1910. — Sauvé: Des Pancréatectomies. Rev. de chirurg. Vol. 27, p. 335. 1908. — Sweet and Simons: Some experiments of the surgery of the pancreas. Ann. of surg. 1915. März. — Tricomi: Contributo clinico alla chirurgia del pancreas. Zentralbl. f. Chirurg. 1901. S. 390. — Villar: Traitement des tumeurs solides de pancréas. Arch. prov. de chirurg. Tome 15, p. 516. 1906.

Verletzungen des Pankreas.

v. Bardeleben: Pathologie und Therapie der Darmschüsse. Bruns Beitr. z. klin. Chirurg. Bd. 112, S. 431. 1918. — Becker: Isolierte Schußverletzung des Pankreas, durch Operation geheilt. Bruns Beitr. z. klin. Chirurg. Bd. 44, S. 748. 1904. — Berendes: Isolierte Pankreasschußverletzung. Freie Chir.-Ver. Berlins. Zentralbl. f. Chirurg. 1911. S. 163; Dtsch. med. Wochenschr. 1911. S. 331. — Blecher: Operativ geheilte Kontusionsverletzung des Pankreas. 35. Chir.-Kongr. 1906. — Boesch: Pankreasverletzung beim Kinde mit wanderndem Erguß in der primitiven Bursa omentalis. Dtsch. Zeitschr. f. Chirurg. Bd. 167, S. 282. 1921. — Borchardt: Schußverletzung des Pankreas und akute hämorrhagische Pankreatitis. Berl. klin. Wochenschr. 1904. Nr. 3. — Enderlen: Erfahrungen eines beratenden Chirurgen. Bruns Beitr. z. klin. Chirurg. Bd. 98, S. 423. — Fontoynont: Plaie perforante de l'abdomen, hernie du pancréas, blessure de l'estomac. Arch. provinc. de chirurg. 1902. Nr. 9. — Fowelin: Isolierte Stichverletzung des Pankreas, durch Operation geheilt. Langenb. Arch. Bd. 95, S. 1014. 1911. — Frassi: Le lesioni traumatiche isolate del pancreas. Milano. Cordani 1922. — Garré: Totaler Querriß des Pankreas durch Naht geheilt. Bruns Beitr. z. klin. Chirurg. Bd. 46, S. 233. 1905. — Gobiet: Über Schußverletzungen des Pankreas. Wien. klin. Wochenschr. 1907. S. 100. — Guleke: Die neueren Ergebnisse in der Lehre der akuten und chronischen Erkrankungen des Pankreas, mit besonderer Berücksichtigung der entzündlichen Veränderungen. Ergebn. d. Chirurg. u. Orthop. Bd. 4, S. 408. 1912. — Derselbe: Über subcutane Pankreasverletzungen. Münch. med. Wochenschr. 1910. S. 75. — v. Haberer: Pankreasfistel nach ausgedehnter Duodenalresektion. Mitt. a. d. Grenzgeb. d. Med. u. Chirurg. Bd. 29, S. 424. 1917. — Hagedorn: Subcutane Pankreasquetschungen. Zentralbl. f. Chirurg. 1913. S. 124. — Heiberg: Die Krankheiten des Pankreas. Wiesbaden: J. F. Bergmann 1914. — Heineke: Über Pankreasrupturen. Langenb. Arch. Bd. 84, H. 4. 1907. — Körte: Die chirurg. Krankheiten und die Verletzungen des Pankreas. Enke 1898. Deutsche Chirurgie. Lief. 45d. — Derselbe: Kriegsverletzungen des Pankreas. Handbuch der ärztlichen Erfahrungen im Weltkrieg 1914/18. S. 88. — Kroiss: Ein Beitrag zur Behandlung der subcutanen Duodenum- und Pankreaszerreißung. Bruns Beitr. z. klin. Chirurg. Bd. 76, S. 477. 1911. — Luxemburg: Über Pankreasschußverletzungen. Dtsch. Zeitschr. f. Chirurg. Bd. 117, S. 284. 1912. — Neugebauer: Isolierte, subcutane Pankreasrupturen. Med. Klinik 1919. S. 714. — Ninni: Il primo intervento operatorii nelle ferite del pancreas. Art. med. 1901. Nr. 24. — Noetzel: Traumatische Milzruptur bei Milztuberkulose. Pankreasruptur. Langenb. Arch. Bd. 112, S. 157. 1919. — Noguchi: Über die Fermentdiagnose bei Pankreasverletzungen. Langenb. Arch. Bd. 98, H. 2. 1912. — Orth: Seltener Verlauf einer Pankreaserkrankung. Dtsch. med. Wochenschr. 1918. Nr. 31, S. 857. — Perthes: Beitrag zur Prognose und Behandlung der Bauchschüsse im Kriege. Münch. med. Wochenschr. 1915. Nr. 14. S. 495. — Petermann: Über Bauchverletzungen im Kriege. Med. Klinik 1917. Nr. 11, S. 308. — Rehn, E.: Zur Operation der Zwerchfellschüsse und Zwerchfelldefekte. Langenb. Arch. Bd. 112, S. 337. 1919. — Reichle: Über subcutane Pankreasruptur. Berl. klin. Wochenschr. 1920. S. 473. — Rochs: Über eine Pankreaserkrankung (mit Tod im Coma diabeticum) als Folge einer Granatsplitterverletzung der Gegend des Pankreasschwanzes. Berl. klin. Wochenschr. 1918. S. 907. — Schmieden: Bauchschüsse. Bruns Beitr. z. klin. Chirurg. Bd. 96, S. 519. — Steinthal: Der Verlauf von Bauchverletzungen in den Feldlazaretten. Münch. med. Wochenschr. 1919. Nr. 7, S. 183. — Stich: Subcutane Pankreasruptur. Dtsch. med. Wochenschr. 1913. Nr. 9, S. 437. — Turner: Two cases of injury of the pancreas. Brit. Journ. of surg. Vol. 1, Nr. 4. 1914. — Wildegans: Subcutane Ruptur des Pankreas, des Magens und der Leber. Operation, Heilung. Langenb. Arch. Bd. 120, S. 276. 1922. — Wohlgemuth und Noguchi: Experimentelle Beiträge zur Diagnostik der subcutanen Pankreasverletzung. Berl. klin. Wochenschr. 1912. Nr. 23, S. 1069.

Autorenregister.

Die fettgedruckten Ziffern weisen auf das Literaturverzeichnis hin.

Abbot 238, **358**.
Abderhalden 13, 195, 332.
— und Schittenhelm 41, **342**.
Abelmann 58, **342**, **351**.
Acard 242, **358**.
Achalm 306.
Ackeren, van 180, **351**.
Adler 157, 278, **350**, **359**.
— und Hippel 255.
Aidmann 247.
Akerlund 72, 73, 74, 82, 169, **345**.
Albert 262, **359**.
Albrecht 68, 93, 95, 312, **346**,
 361.
— und Arzt **346**.
Albu 43, 46, 51, 52, 54, 69,
 176, 179, 180, 186, 189,
 190, 215, 275, 277, 298,
 300, 308, **342**, **345**, **347**,
 351, **354**, **355**, **357**, **359**, **361**.
Aldor 309, **361**.
Allard 24, **339**.
Allegri 152, **350**.
Allen 30, 31, 222, 233, 297,
 339, **356**, **361**.
— und Wishart **339**.
Almagia 15, **337**.
Amato, de 163, **351**.
Ambard 56.
— Binet und Stodel **342**.
Aménille 306, 307.
Amet 35, **339**.
Ancelet 208, 213, 214, 229,
 248, 288, **349**, **355**, **356**,
 359, **361**.
Anger 253, **359**.
Anschütz 238, 244, 245, 246,
 280, **358**.
Antoni 321, **365**.
Apolant 32, **339**.
Araki 14, 43, **337**, **342**.
Aran 227, 228, **356**, **358**, **362**.
Arcolas 153, **351**.
Arneuille **362**.
Arnozan 229, 304, **356**.
— und Vaillard 60, **342**.
Arnsperger 115, 147, 151, 168,
 170, 198, 202, **347**, **354**,
 358.
Arnstein **351**, **354**.

Arzt 95, **346**.
Aschoff 162.
Aßmann 74, 83, 218, **345**, **348**,
 355, **356**.
Auer **341**.
Auerbach und Pick 13, **337**.
Auscher 242.
— und Lapicque **358**.
Auvray 332.
Avé-Lallemant 195, **352**.
— und Groß 64, **342**.

Babitzki 110, **347**.
Babkin 18, **337**.
Baldi 58, **342**.
Baldoni 208, **355**.
Balint und Molnar 52, 54, **342**.
Balser 103, 106, **347**.
Bamberger **361**.
Bandelier 288, 291, **361**.
Bang 103.
Banting und Best 34.
— — Collip, Mc. Leod und
 Noble **339**.
Bär 210, **355**.
Baráth 38, **339**.
Barbieri 165, 166, **351**.
Barcroft und Starling 12, **337**.
Bard und Pic 291, 294, 300,
 302, 305, 306, 308, **361**.
Bardeleben, v. 167, 334, **365**.
Bardenheuer 170, 281, **347**.
Barling 199.
Barlow 227, **356**.
Barral 340.
Bartels 151.
Barth 192, 204, 205, **351**, **354**.
— und Dos Santos 203.
Battersby 192, 302, **351**, **359**,
 361.
Baudach 309, **361**.
Bauer 72, **345**.
Baumel 209, **355**.
Bayliß **337**.
— und Starling 12, 14, 17,
 18, 89, **337**.
Beate 22.
Beck 148. **357**.
Becker 332, **365**.
Beckmann 17, **338**,

Bence 195, **357**.
Benda 154.
Benedetti 96, **346**.
Beneke 122.
Bérard und Colin 60, **342**.
Berchelot 15.
Berendes 332, **365**.
Bergholz 209, 210, 211, 213,
 252, **348**, **354**, **356**, **360**, **361**.
Bergmann, G. v. 119, 123, 128,
 132, 147, **347**. 348.
— und Guleke 122, 125, **347**.
Bernard, Claude 11, 13, 37, 57,
 60, 164, 167, **342**, **351**, 352.
— siehe auch Claude.
Bernier 67, **345**.
Bernstein und Falta 238, **358**.
Bertelsmann 144, **347**.
Bessel-Hagen 254, 279, 283,
 359.
Best 34, **339**.
Beust, v. 312, **351**, **361**, **364**.
Beyer 256, 259, **359**.
Bickel 19, **337**.
Bidder und Schmidt 57, **342**.
Biedl 24, **339**.
— und Offer **339**.
Bier 263.
Bilina 18, **337**.
Billroth 322.
Binder 51, **342**.
Binet 56, **342**.
Bingel 165, **351**.
Biondi 246, 311, 313, **349**, **351**,
 358, **364**.
Birch-Hirschfeld 231, 291, **349**,
 357, **362**.
Bith 238, **358**.
Bitti **364**.
Bittorf **347**, **350**.
Bize **346**.
Blaxland und Claridge 147, **347**.
Blecher 325, **365**.
— und Brewer 329.
Blind 311, **362**.
Bloch 65.
Boas 41, 44, **342**.
Boccardi 22, **339**.
Bode, 106 125, 132, 167, 190,
 347, **351**, **354**.

Sachregister.